KB252502

간호사 리더십

간호사 리더십

애니타 핀켈맨 지음 | 유선이 옮김

한언

감사의 말

이러한 종류의 책을 쓰는 작업은 언제나 시간이 많이 들 뿐 아니라
다른 이들의 지원을 필요로 한다.
필자가 오랜 시간 저술 프로젝트들에 얽매여 있는데도 불구하고
인내심을 보여준 가족들에게 먼저 고마움을 표한다.
엘리자베스 카를은
이 책의 첫 판이 나오는 데 큰 역할을 해주었으며,
덕분에 제2개정판인 〈간호사 리더십〉이 나오게 되었다.
리사 가우는 이번 개정판의 새로운 디자인을 맡아
필자를 도와주었고,
엘리사베스 가로팔로는 에디터로서
필자의 든든한 지원군 역할을 하였다.
그녀와 함께 하는 작업은 즐거웠고 아주 큰 도움이 되었다.
피어슨 출판사의
수석 원고 검토 에디터인 팜 풀러는
이 프로젝트가 진행되는 내내 통찰력을 발휘해
훌륭한 안내자 역할을 했다.
또한 나의 제자들과 동료 교수들은
내가 이 책을 쓰는 동안 깊이 생각하고
고려할 문제들을 기꺼이 제시해주었다.
훌륭한 전문가들의 도움에 마음 깊이 감사를 표한다.

애니타 핀켈맨

서문

　미국은 최근 의료 서비스 부문에서 커다란 변화를 겪으면서 그 전달을 담당하는 간호 분야의 중요성이 새롭게 부각되고 있다. 이 책은 미국 의학협회가 최근에 실시한 개혁 조치 중에서 특히 '전문 의료진의 5대 핵심 역량'을 중심 틀로 삼아 집필했다. 이번 개혁 조치에 따르면 간호사 리더와 관리자는 다음의 5대 핵심 역량을 자신의 것으로 만들 필요가 있다.

- 환자 중심의 치료 제공
- 전문 의료진 협진 팀에서 근무
- 근거 중심 실무 이용
- 의료 서비스 질 개선
- IT 기술 활용

　우리는 모든 유형의 의료 서비스 환경에서 치료의 질을 개선해야 한다. 이와 같은 사명은 임상 실무뿐만 아니라 리더십과 관리 부문에서도 필수적이다. 리더십과 관리에 대한 내용은 모든 간호대학의 학부와 대학원 프로그램들에 포함돼 있다. 따라서 간호사들은 이 주제에 대해 배우고 자신의 임상 실무에 제대로 적용할 수 있어야 한다. 이 책은 현재 의료 서비스 전달 과정에서 일어나는 당면 과제들을 다각도로 알아볼 수 있는 기회를 제공한다.

　보통 간호사들은 임상 경험을 어느 정도 쌓기 전에는 관리 직책을 맡지 않는 편이다. 그러나 모든 간호사가 환자에게 간호를 제공하고 치료 과정을 조율하며, 스태프 또는 서로 다른 전문 의료진으로 구성된 팀과 협업한다. 이 과정에서 간호사는 임상 실무의 리더로서 여러 문제들을 해결하고 환자가 안전한 양질의 간호를 확실히 받을 수 있도록 의사 결정을 내리게 된다. 간호사들은 또한 전체 조직과 상설위원회, 임시 대책위원회 같은 조직에 속해 계획을 세우고, 의사 결정을 하는 팀에서 의료 서비스 전달에 관여하며, 간호 전문 의료진 조직에서 리더십을 발휘하는 직책을 맡고 있다. 따라서 양질의 안전한 치료를 제공하기 위해 항상 노력하고, 환자와 가족들을 이해하며, 의료 서비스 팀에서 없어서는 안 될 팀원으로 인정받기 위해서 모든 간호사는 리더십을 키울 필요가 있다.

2013년 10월 애니타 핀켈맨

| 이 책의 구성 |

1부 리더십과 관리의 기초 개념들

1부는 효과적인 리더십과 관리의 기본에 대해 다루었다. 1부에 수록된 개념은 변화, 리더와 관리자, 역량, 변화와 의사 결정 과정, 효과적인 치료 전달을 위한 조직 구조, 의료 서비스의 재정 문제를 포함해 기초적인 것들이다.

2부 핵심 역량

2부는 미국 의학협회가 제시한 전문 의료진의 핵심 역량에 초점을 맞추고 있다. 또한 환자 중심의 치료 관리, 의료 서비스 전달과 불평등 문제, 필요성에 부합하는 스태프 모집&보유, 소비자, 전문 의료진 협진 팀 구축, 협업을 통한 팀워크 증진, 치료 조율, 갈등 해결, 효과적인 소통과 관련된 내용을 포함하고 있다.

또한 마지막 두 단원은 의료 서비스 질 개선과 관련한 두 번째 핵심 역량과 다섯 번째 역량인 정보학(Informatics)과 산업 기술 활용에 대해 다룬다. 이와 같은 핵심 역량들은 모든 의료 서비스 제공 환경에서 임상 실무뿐만 아니라 효과적인 리더십을 갖기 위해 꼭 필요한 것이다.

| 이 책의 특징 |

이 책은 간호사 리더십과 관리에 대해 탐구하고 실무에 적용할 수 있는 방법을 배우고자 할 때 도움이 되도록 아래와 같은 구성으로 집필했다.

본 단원의 개요 각 단원에 나오는 주요 제목들을 정리하여 핵심 개념을 파악하고 필요한 부분을 골라 볼 수 있게 하였다.

학습 목표 각 단원의 학습 목표를 한눈에 알아볼 수 있도록 정리하였다.

핵심 용어 각 단원에서 핵심적으로 다루는 중요한 용어들을 뽑아 찾기 쉽게 정리하였다.

학습 방향 각 단원에서 다룬 주제를 이해하기 쉽도록 학습 방향과 접근법을 제시하였다.

효과적인 리더십&관리 증거들 리더십에 초점을 맞춘 관리의 예들을 증거로 제시하였다. 즉 이미 출간된 논문의 요약 내용, 인용문과 고려해야 할 질문들을 수록하였다. 이것을 토대로 해당 논문을 찾아볼 수 있다. 오늘날 근거 중심의 실무와 근거 중심의 관리가 의료 서비스 부문에서 중요시되면서 관리 증거의 중요성이 더욱 커졌다.

사례 연구 한 가지 사례에 관하여 간단한 시나리오와 질문들을 제시하였다.

리더십과 관리 기술 적용하기 책을 읽기 전, 각 단원에서 다루는 주제에 몰입하기 위한 첫 단계로 우선 가상의 임상 병동을 만든다. 여러분은 책임 간호사로서 어떤 병동에서 일하고 싶은가? 여러분이 만든 가상의 병동에 들어가 그 단원의 내용을 돌이켜 생각해보고 간호 리더십과 관리에 대한 지식을 정리해보자. 또한 의학협회가 제시한 5대 핵심 역량에 그 지식들을 적용해보자. 여러분은 가상 병동의 책임 간호사가 되어 병동을 위한 틀을 짜야 한다. 한 번 묘사한 정보는 다시 수정할 수 없으며, 실제 병동에서 일하는 것처럼 자신이 만든 병동에서 일하는 것이다.

가상 병동을 만들 때 가장 먼저 해야 할 일은 아래 제시한 질문을 참고해 병동을 묘사하는 것이다. 가상 병동을 관리하는 책임 간호사로서 업무 내용을 기록할 때는 이 책의 웹사이트에 있는 가상 병동 사이트(www.nursinghighered.com)를 이용한다.

- 여러분의 병동 이름을 정한다.
- 그 병동이 제공하는 의료 서비스를 정한다.
  예) 급성 치료 병동 또는 이동 치료, 내과(호흡기 내과 같은 하부 전문과도 가능), 외과(정형외과 같은 하부 전문과도 가능), 수술실, 응급실, 집중 치료실(ICU), 산부인과, 소아과 등으로 정할 수 있다.
- 병동 규모(병상 수)는 얼마나 되는지, 병원 규모는 얼마나 되는지 정한다.
  예) 병상 100개 미만, 100~200개, 200~300개, 300개 이상
- 도시에 있는 병원인가, 시골 소재 병원인가? 인턴, 레지던트 프로그램이 있는 병원인가, 아닌가? 민간 소유인가, 정부 소유인가를 정한다.
- 여러분은 얼마나 오랫동안 책임 간호사로 근무했는가?

- 여러분 병동의 현재 교대 근무 형태는 어떤가?
  예) 8시간 교대, 10시간 교대, 12시간 교대, 혼합 이용
- 여러분은 대체로 하루에 몇 시간, 한 달에 며칠을 일하는가?
- 최소한 간호사(RN) 4명, 간호조무사(UAP) 4명에 대해 묘사한다. 이때 간호사들의 이름을 쓰고 이어 그들의 성격, 현재 업무 수준에 대해 함께 적는다.
- 여러분은 현재 병동 업무 보조자를 두고 있다. 이름을 쓰고 성격과 업무 평가 내용을 간단히 기술하라.
- 여러분의 가상 병동에서는 간호과 대학생과 의과 대학생들이 실습 중이다.
  병동의 평면도를 만들고 병실들이 독실인지 2인실인지 나타내고, 업무 구역의 위치를 표시하라.

여러분은 이제 책 내용을 적용할 준비가 되어 있다. 각 단원 끝 웹사이트에 있는 가상 병동으로 가서 병동이나 병원에서 일어나고 있는 문제들을 풀어야 한다. 이 과정은 여러분이 책 내용을 이해하고 여러 가지 문제들을 조사하는 데 도움이 될 것이다.

비판적 사고 개발을 위한 질문&활동 각 단원의 내용에 대해 다른 사람과 함께 학습할 기회를 제공한다.

Contents

PART 1

리더십과 관리의 기초 개념

1부에서는 효과적인 리더십과 관리의 근본이 되는 내용으로 구성하였다.
주요 내용으로는 변화, 리더와 관리자, 역량, 변화와 의사 결정 과정,
효과적인 치료 전달을 위한 조직 구조, 의료 서비스의 재정 문제를 포함해
기초적인 개념들이 수록되어 있다.

리더십&관리의 기초 개념들

본 단원의 개요

학습 목표

본 단원을 시작하기 전, 이번 단원의 학습 목표 중 익숙한 것이 있는지 살펴볼 것.

- 의료 서비스 전달 시스템의 변화가 간호사의 리더십에 미치는 시사점을 해석할 것.
- 과거 이론들과 비교해 현재의 주요 리더십 이론을 분석할 것.
- 리더와 관리자의 특징, 역할 및 책임을 비교하고 대조할 것.
- 변혁적 리더십의 중요성 및 변혁적 리더십과 미국 의학협회의 권고안의 관계에 대해 설명할 것.
- 간호사 리더십의 중요성 및 현대 리더십 이론과의 관계에 대해 논의할 것.
- 리더로서 임상 실무 간호사의 역할과 그 역할의 중요성에 대해 설명할 것.
- 미국 간호집행기구(AONE), 미국 간호사협회(ANA) 및 미국 간호대학협회(AACN)에서 기술한 리더십과 관리 능력을 비교, 대조할 것.

핵심 용어

● 법적 책임(Accountability)	● 리더십(Leadership)	● 피터의 원리
● 독재형(Autocratic)	● 관리(Management)	(Peter's principle)
● 권한 부여(Empowerment)	● 관리 기능들	● 변혁적 리더
● 영향(Influence)	(Management functions)	(Transformational leader)
	● 사명 선언문	● 가치(Values)
	(Mission statement)	● 비전(Vision)

학습 방향

현재 변화를 거듭하는 의료 서비스 제공 환경에서, 이를 잘 이해하고 환경에 적용할 수 있는 리더들의 필요성이 커지고 있다. 따라서 모든 간호사들, 심지어 직접 간호를 제공하는 간호사들조차 리더가 될 필요성을 깨달아야 한다. 스턴 웨일러(Stern Weiler, 1998)는 오늘날 의료 서비스 환경에 성공적으로 적용할 수 있는 몇 가지 흥미로운 제안을 하였다. 그녀의 모토는 "한 그루 버드나무가 되는 것"이었다. 이것은 간호사들이 처해 있는 환경과 관련이 있다. 그녀의 의견은 임상 실무 간호사(clinical nurse)에 초점을 맞추고 있긴 하지만, 모든 간호사들에게도 적용되는 것이다.

그녀의 제안에서 첫 번째 요점은 버드나무는 수많은 가지가 있으며, 이 가지들은 사방으로 뻗어나간다는 것이다. 이것은 현재 간호사가 처해 있는 상황에 비유할 수 있다. 간호 임상 실무에 첫발을 내딛을 때 간호사들은 자신이 종사하고 싶은 임상 실무 부문을 생각하지만, 곧 예상치 않은 상황에서 많은 선택의 기회와 마주치게 된다.

버드나무는 바람이 불면 그 가지가 유연하게 휜다. 이것은 변화의 시기에 간호사들이 갖추어야 할 업무 자세를 보여준다. 변화는 현재 의료 현장에서 지속적으로 이루어지는 현상으로서, 융통성 있는 태도는 꼿꼿한 태도보다 훨씬 효과적으로 성공을 이룬다. 휘어지기를 거부하는 가지는 종종 부러질 수밖에 없다. 버드나무의 뿌리는 넓게 퍼지지만 흙 속에 얕게 파묻혀 있다. 한 자리에 깊이 자리 잡고 움직일 줄 모르는 뿌리는 흙 속에 얕게 파묻혀 널리 뻗어나간 뿌리보다 변화를 따라잡기가 훨씬 힘들고 고통스러운 법이다.

융통성은 변화의 시기에 성공을 여는 열쇠다. 날마다 새로운 정보, 새로운 관점, 새로운 변화와 도전 과제가 다가온다. 따라서 신중하게 생각하고 변화에 발맞춰 움직일 수 있는 간호사가 요구된다. 융통성 있는 간호사란 변화를 거부하는 것이 아니라 그에 맞춰 적응하는 흥미진진한 전문직 종사자라는 이미지를 가져야 한다. 간호사 리더들은 공식적으로나 비공식적으로나 변화에 대해 긍정적으로 접근할 수 있는 발판을 마련하고, 간호 스태프의 롤 모델이 되어야 한다. 뿐만 아니라 모든 간호사는 환자 간호와 간호사 임상 실무의 질을 향상시킬 변화를 가져오는 데 참여해야 한다. 간호사들이 당면한 핵심 사안 중에는 다음 것들도 포함된다.

1. 한 팀을 이루어 함께 일할 필요성. 다양한 연령과 문화적 배경, 다양한 언어와 근로 윤리들이 존재하는 상황에서 발생하는 많은 도전 과제들을 해결하고 한 팀으로 일할 필요가 있다.

2. 의료 서비스 환경 개선과 안전 문화 개발의 필요성. 설사 표면적으로는 인정하지 않을지라도 실제로 비난과

처벌이 만연하는 관례적인 의료 서비스 환경을 개선하고 안전 문화를 발전시킬 필요가 있다(의학협회, 1999).

3. 긍정적 정서와 관용의 필요성. 여전히 많은 의료 서비스 환경들에서 치료 결과들에 대한 압력 증가, 실수에 대한 관용 감소 또는 기력 소진, 분노 및 다른 부정적 정서들을 흔히 볼 수 있다.

4. 더 뛰어난 창의성과 협업, 학습의 필요성. 더불어 간호 관리자들이 더 적은 자원으로 더 효과적인 치료 결과를 가져올 필요성.

5. 성공적인 간호 스태프 모집 및 현재에 필요한 간호사들을 보유하라는 압박 증가(로빈슨-워커, 2002, p148).

6. 늘어나는 직업 스트레스와 근로 현장에서 폭력 증가.

우리는 이 책 전반에 걸쳐 리더십과 관리에 대해 탐구하고 많은 관점들을 제시할 것이다. 전문 간호사들은 치료 전달과 간호 임상 실무를 향상시키는 의료 서비스에 대해 하나의 관점을 갖게 될 때까지 다양한 견해들에 개방적인 태도를 보일 필요가 있다. 본 단원에서는 다양한 리더십&관리 이론들과 유형, 간호사 리더십, 효과 및 관리자들에 대해 논의할 것이다. 간호사로서 경력을 쌓는 동안 어떤 간호사들은 직접 간호를 제공하면서도 리더십을 보이게 된다. 또 어떤 이들은 관리직으로 직책을 옮길 결심을 하여 자신의 리더십을 입증할 필요가 있을 것이다. 또 다른 이들은 직접 간호를 하는 간호사직과 관리직 사이를 왔다 갔다 할지도 모른다. 어쨌든 현재 간호사가 되기 위해서는 리더십이 요구된다. 따라서 '분산형 리더(dispersed leader)'라는 용어가 미래의 리더십으로 묘사되고 있다.

이 용어는 한 조직 내에 한 명의 리더가 있는 것이 아니라 리더십 책임을 분산해서 지고 있는 많은 리더들이 있다는 의미다. 하향식, 상향식 및 상관/부하 관계는 이제 사라졌다. 우리는 모든 수준에서 리더들을 개발해야 한다(Shaw, 2007, p26). 쇼(Shaw)는 아래 제시한 것들이 현재 간호 리더십의 중요한 측면이라고 주장하는데, 이 측면들은 본 단원뿐만 아니라 책 전반에서 강조될 것이다(2007, p13~18).

- 간호사 리더들은 간호사가 기능하는 범위 내에서 더 광범위하게 보건&사회 시스템에 대해 이해해야 한다.

- 간호사 리더들은 외부 변화를 민감하게 인식해야 한다.

- 간호사 리더들은 기술의 혜택을 활용할 수 있어야 한다.

- 간호사 리더들은 보건&공공 정책에 기여할 수 있는 능력을 갖고 영향을 끼칠 만한 역량이 있어야 한다.

- 간호사 리더들은 다른 이들이 긍정적인 조치를 취하도록 동기를 부여하고 격려할 수 있어야 한다.

- 간호사 리더들은 간호사들의 생각, 행동과 관련해 충분한 정보를 얻고 전략을 갖고 있어야 한다.

- 간호사 리더들은 공동의 목표 달성을 위해 다른 이와 함께 일할 수 있어야 한다.

- 간호사 리더들은 간호사를 위한 새로운 기회들을 평가하고 개발할 수 있어야 한다.

- 간호사 리더들은 변화하는 보건 시스템에 적응하고 이에 맞는 새로운 역할과 새 기술들을 개발할 수 있어야 한다.

의료 서비스 전달 시스템의 변화: 간호사 리더십에 미치는 영향

간호사들은 의료 서비스 제공 환경에 발을 내딛은 후에야 비로소 변화를 거듭하는 근무 환경을 발견하게 된다. 이런 환경에 접했을 때 좌절하기 쉬운데, 사람은 변화가 심하지 않을 때 일하기가 훨씬 수월하며 언제 무슨 일이 일어날지 예측할 수 있기 때문이다. 그러나 현실은 판에 박힌 대로 흘러가지 않으며, 의료 서비스 제공 조직들로 하여금 변화에 대처하도록 요구한다. 간호사들 역시 이러한 시류에 동참해야 한다. 너무도 중요한 이 변화는 어떤 의미를 갖고 있을까? [표 1-1]에 제시한 변화들의 예를 살펴보자. 대부분 학생들은 학교를 졸업하기 전에 이런 변화들을 접했을 것이다.

이 책에는 이 모든 주제들에 대한 내용이 담겨 있는데, 이것은 리더십과 관리뿐만 아니라 간호사의 역할을 이해하는 데도 중요하기 때문이다.

[표 1-1] 급속도로 변하는 의료 서비스 환경	
● 새로운 의학 지식과 기술	● 소비자, 환자 및 환자 가족의 중요성 증가
● 정보화 기술의 적극적 활용	● 역할 변화(간호조무사들과 다른 근로자들 이용 증가) 및 간호사의 역할과 기능에 대한 예견
● 관리된 간호와 복잡한 변제 시스템	
● 다양해진 환자들과 의료 서비스 근로 인력	● 전문 의료진 협진 팀에서 일할 수 있도록 준비하기 위해 의사와 간호사, 양쪽을 위한 교육과 임상 실무 필요성 증가
● 증거에 입각한 진료를 이용할 필요성 증가	

포터 오그래디(Poter-O'Grady)는 "새롭게 출현하고 있는 21세기 간호 임상 실무의 기반을 중심으로 이 문제들을 다루고 받아들이지 않는 한, 간호사들은 21세기 의료 서비스에서 의미 있는 자리를 찾기 힘들 것이다"라는 말로 의료 서비스 변화에 대한 논의를 끝맺었다(Poter-O'Grady, 2001, p186). 이것은 다소 비관적으로 보일 수 있겠지만 모든 간호사들에게 하나의 도전 과제로 비춰질 수 있다. 이 도전 과제에 대한 답변은 모든 간호사들에게 리더십을 요구하는 것이다. 현재의 의료 서비스 전달 시스템에서 성공하기 위해서, 리더는 동료들, 전문 의료진들과 적극적인 협업을 추구할 뿐만 아니라 의료 기관 외부에서도(예: 소비자, 현지 사업체들 및 현지 정부 기관들) 협조를 받을 수 있다.

미국 간호사협회(ANA)에서 기술한 대로 협업은 "전문 분야 내외에서 다른 이들의 전문 지식을 인정하고, 적절한 경우 다른 전문 지식 제공자들에게 의뢰할 것"(2003, p8)을 요구한다. 협업은 간호사들에게 전문 부문들의 경계를 넘나들며 함께 일할 것을 요구하는데 이것은 그동안 간호사들에게 힘든 문제였다. 간호사들은 의사, 사회복지사, 약사, 물리치료사, 입원 수속 스태프 등 많은 이들과 함께 일한다. 협업의 의미는 융통성 있는 태도를 보이고 다른 이들의 말을 경청하고, 업무에 다른 이들을 포함시키고, 정보와 의견들을 공유하고, 한 문제에 있어 최선의 해결책을 향해 일하고, 무엇보다도 협업 환경을 편안하게 만들 수 있는 능력을 말한다. 간호사는 매일매일 협업할 수 있는 기회를 만난다. 본 단원에서 리더십과 관리 이론들에 대해 논의하겠지만, 협업은 효과적인 리더와 관리자들의 중요한 특징이라는 것을 기억해야 한다. 협업은 9장에서 더 구체적으로 논의하겠지만, 여기서 명심할 것은 협업이 효과적인 리더십의 핵심 구성 요인이라는 점이다.

리더십과 관리 이론 및 유형

이번 장에서는 현대 리더십&관리 이론과 유형들에 대해 논의할 것이다. 이 이론과 유형들은 모든 형태의 의료 서비스 환경에서 일하는 의료 서비스 리더와 간호사 리더들에게 영향을 미친다. 우리는 간호 관리의 최고 직책이나 의료 서비스 제공 조직에서 고위 관리직에 오른 사람들만이 간호사 리더가 될 수 있다고 생각해서는 안 된다. 간호사 리더들은 '공식적인' 관리직을 거치지 않을 수도 있다. 그보다 더 낮은 수준의 관리직에서 일하는 간호사들도 리더로서 경쟁력을 입증해 보이면, 간호사 리더(책임 간호사, 수간호사, 팀 리더 등)로 간주된다. 모든 간호사 리더들에게는 의료 서비스 전달 과정에서 찾는 전문성이 중요하다.

이번 장에서는 리더십 이론과 유형들을 논의하기 때문에, 관리자라도 아직 리더가 되지 못했을 수 있다는 점을 언급할 필요가 있다. 리더가 되기 위해 관리자는 리더십 자질과 경쟁력을 입증해 보여야 하기 때문이다. 어떤 스태프는 비공식적으로는 리더지만 공식적으로는 리더십 직책을 갖고 있지 않은 경우도 많다. 결국, 리더십에 관한 경쟁력은 모든 간호사가 달성하기 위해 애써야 한다. 이 목표를 달성하기 위해 간호사들은 리더십&관리 이론들과 유형들에 대해 이해할 필요가 있다.

리더십 이론들에 대한 역사적 관점

의료 서비스 제공 조직에서 관리와 간호 전달에 영향을 미친 리더십 이론과 유형들은 많다. 우선 과거의 리더십 이론과 유형들 중 현대 이론에 미친 영향들을 이해하는 것이 중요하다. 대체로 과거 리더십 이론들은 통제, 경쟁, 취업을 강조했다. 과거 리더십 이론들에서 창의성은 핵심 부분이 아니었다. 리더십 이론과 유형들은 시간이 지나면서 변화를 겪었다. 어떤 이론과 유형들은 현재까지도 여전히 적용되지만 어떤 것들은 사장되었으며, 어떤 것들은 현대 이론들로 발전해왔다. 리더십 이론의 발전을 역사적 시각에서 검토한 결과, 리더십의 발달은 4단계로 구성되는데 이에 관한 내용은 [표 1-2]에 정리하였다.

의료 서비스 제공 조직들에서 여전히 첫 3단계 동안 개발된 이론을 사용하는 리더들을 볼 수 있다. 예를 들면 [표 1-3]에 기술한 것처럼 독재형 리더십과 관료형 리더십을 이용하는 조직들은 여전히 존재한다. 물론 현재 의료 서비스 전달 시스템에서 과거만큼의 영향력을 발휘하지는 못한다.

근대 또는 현대 리더십 이론과 유형들은 과거 리더십 이론들을 토대로 하고 있지만, 다양한 리더와 관리자 유형이 요구되면서 조직의 욕구에 발맞춰 개발되었다. [표 1-4]에는 이번 장에서 논의한 핵심적인 리더십 이론과 유형들이 정리되어 있다.

1단계: 리더의 특질

1940년대 말까지 강조된 이론들로, 리더가 보이는 개인적 자질과 성격 특징들을 결정하려고 시도했다. 이 접근법에서 중요한 가정은 리더가 만들어지기보다는 태어난다는 믿음이었다. 이 시기 동안 많은 자질과 성격 특성들을 조사했으며, 여기서 나온 결론은 다른 이론들의 토대가 되었다.

2단계: 리더십 스타일

1940년대 말에 시작되어 1960년대 말까지 인기를 구가한 접근법으로 리더의 훈련을 강조했다. 이 점이 1단계에서 강조한 리더에게 요구되는 자질들을 갖고 태어나 선택된 존재가 리더라는 주장과 다른 것이었다. 이 시기의 중요한 관심사는 리더십을 발휘하는 자리에 올리기 전에 그 사람이 진짜 리더인지 여부를 결정하는 방법이었다.

3단계: 상황 적응 접근법에 초점을 맞춤

1960년대 말부터 1980년대 초까지 인기를 얻은 이 접근법은 다양한 리더십 접근법들의 효과에 영향을 미치는 모든 상황 요인들을 조사했다. 리더십에 영향을 미칠 수 있는 환경은 어떤 것이며 조직에선 어떤 일이 일어나는가에 주목했다.

4단계: 새로운 리더십 접근법들

1980년대 초에 시작해서 현재까지 중점적으로 다루어지는 접근법이다. 이 책에서도 이 4단계 접근법을 중점적으로 다룰 것이다. 변혁적 리더십, 카리스마 리더십 및 비전 제시 리더십, 기타 리더십 이론들은 학계와 업계들에서 점점 더 많이 수용되는 추세다. 조직 문화와 그것이 리더십에 미치는 영향뿐만 아니라 리더십이 조직 문화에 미치는 영향에 대한 관심도 높아지고 있다.

(Bryman, 2001)

데밍 이론(Deming's Theory) "데밍(Deming)의 리더십 시스템 관리론의 마법은 이 이론이 관리 기회와 스태프의 상호 작용 기회들은 자주 만들어낸다는 점이다. 개인적 상호 작용은 효과적인 소통 가능성을 높인다는 점에서 신뢰 형성을 위한 가장 큰 잠재력이 된다."(Crow, 2002, p10) 이 이론이 초점을 맞추는 분야는 그룹 업무나 팀워크 및 업무에 대한 팀의 소유권이다. 데밍의 접근법이 미국의 일부 업계에서 성공을 거둔 것은 사실이지만, 의료 서비스 제공 조직들에서 즉각적인 효과는 적은 편이다.

의료 서비스 제공 조직들은 여전히 많은 면에서 중앙 통제적 특징을 보이고 있다. 예컨대 많은 의사 결정에 임상 실무 스태프를 참여시키기보다 상부에서 결정하고 하달하는 경우가 많다. 하지만 점점 더 많은 의료 서비스 제공 조직들이 스태프 참여의 가치를 서서히 깨닫고 있는 중이다. 후기 리더십&관리 이론들에는 스태프 참여의 필요성에 대한 내용이 더 많이 포함되어 있다.

드러커 이론(Drucker's Theory) 피터 드러커는 현대 관리론의 아버지로 여겨진다(Porter-O'Grady & Finnegan, 1984). '관리(management)'에 대한 그의 견해는 참여도가 높은 조직들의 중요성을 깨닫는 쪽으로 관리 이론 방향을 돌리도록 자극했다. 이런 점은 데밍의 접근법과 비슷하다. 드러커는 스태프가 계획 수립, 목표 수립 및 의사 결정에 가능한 한 많이 참여해야 한다고 생각했다. 개인의 자치권(autonomy)이 드러커 관리 이론의 필수적인 부분이다. 그는 스태프가 관리의 핵심 기능들에 참여할 때 그 조직은 더 큰 영향력을 발휘할 수 있을 것이라고 믿었다. 예를 들면 스태프 간호사들은 자신들이 근무하는 병동에 반드시 필요한 변화들을 계획, 수립할 때 아이디어들을 제공하고 변화를 실천해야 하며, 간호 관리자들은 스태프의 의견을 구하고 계획을 수립할 때 도움을 청해야 한다. 드러커의 이론에는 리더십이 학습 가능하다는 가정이 포함되어 있다. 이에 따르면 리더들은 태어나는 것이 아니며, 스태프는 더 큰 리더십 역량을 갖도록 육성될 수 있다는 것이다. 이 접근법은 리더들을 개발할 수 있는 더 많은 기회를 제

[표 1-3] 독재형, 관료형 및 자유방임형 리더십

독재형 리더십(권위적, 직접적 리더십): 독재형 리더가 자신의 그룹을 위한 결정을 내리는 방식은 "자세한 명령들을 내리고 자동적으로 수행되기를 기대하는 식이다."(Curtin, 2001, p238) 이 유형의 리더는 사람들이외적으로 동기 부여를 받으며 독립적으로 판단할 능력이 없다고 가정한다. 외적 동기들은 봉급과 복리후생, 또는 일자리 보장 등이 될 수 있다. 현재 이러한 스타일은 한 사람이 명확한 방향을 제시하는 것이 요구되는, 응급 상황들(예: 병동에 화재 발생 또는 심장 정지 상황)에서 가장 효과적이다. 그렇지만 장기적으로 이용하기에는 효과적이지 않다.

관료형 리더십: 리더 스타일로서 관료형은 독재형과 직접 관련이 있는데, 관료형 역시 그룹은 외적으로 동기를 부여받는다고 전제하기 때문이다. 이 유형의 리더는 조직의 규칙과 정책들에 의존하고 융통성 없는 업무 태도를 취하며 다음 일이 예상되는 방향으로 지시를 내린다.

자유방임형 리더십(직접적, 수동적, 극단적 자유 리더십): 자유방임형 리더는 집단이 타인의 인정, 성취, 책임감 등으로부터 내적으로 동기 부여를 받는다고 가정하며, 자치권과 자율이 필요하다고 본다. 이 유형의 리더는 '손을 떼는' 접근법을 사용한다.
이 리더십 유형은 독재형이나 관료형 리더십과 완전히 상반되는 스타일인데, 리더는 스태프에게 해야 할 일을 정확히 말해주기보다 자발적으로 할 수 있게 해야 한다고 본다. 때때로 이 유형의 리더는 너무 무심해서 어떤 리더십도 존재하지 않으므로 스태프가 우왕좌왕하는 결과를 초래할 수도 있다. 한 간호 병동에 있는 스태프가 그 병동엔 실제로 어떤 리더십이나 지도 방향도 존재하지 않는다고 느낀다면, 아마도 그 병동의 간호 관리자는 자신이 자유방임 접근법을 사용하고 있다는 것을 자각하지 못한 채 그 접근법을 쓰고 있는 것이다.

공하며 간호사에게도 중요하다. 학부 교육에 리더십과 관리에 관한 내용을 포함시키는 것은 간호사 리더십의 가치를 인정하고 학생들이 리더십과 관리 역량을 키울 필요성이 있음을 인지한 것이다.

상황 적응 이론(Contingency Theory) 1967년 피들러(Fiedler)는 리더-구성원 관계, 과제 구조 및 직책 권한에 영향을 미치는 상황 변수들에 초점을 맞춘 상황 적응 이론을 내놓았다(Fiedler, 1967, Huber, 2010).

1. 리더-구성원 관계. 이 변수는 리더와 부하 직원들의 개인적 관계 스타일과 질에 대해 기술한다. 이것은 부하 직원들이 리더에게 갖는 신뢰와 충성심의 정도에 따라 결정된다 (Grohar-Murray & Dicroce, 2003).
2. 과제 구조. 제시된 딜레마 상황에 대한 올바른 해법의 수는 그룹의 과제에서 발견되는 구조의 수준에 초점을 맞춘다.
3. 직책 권한. 리더가 가진 직책의 일부로서 소속 조직으로부터 받는 권한 또는 조직의 지원 규모를 다루는 이 변수는 리더로서 성공을 위한 필수 요인이다.

[표 1-4] 현대 리더십 이론&유형	
● **데밍 이론** 그룹들과 팀들	● **감성 지능 이론** 감정과 자기 인식, 정서적 역량
● **드러커 이론** 현대 경영, 참가 경영, 학습된 리더십	● **혼돈 또는 양자론** 변화들에 대한 새로운 가능성, 잠재력은 언제나 존재, 경험들과 변화 연계
● **상황 적응 이론** 상황 변화들이 리더십에 영향을 미침	● **지식 관리 이론** 지식의 중요성, 조직들의 지식 근로자 자산
● **관리 격자 이론** 생산과 사람들에게 거의 관심이 없는 유형부터 생산과 사람들에게 최대한 관심을 보이는 유형에 이르는 것까지 5개의 리더 스타일	● **변혁적 리더십 이론** 추종자들 동기 부여, 참가형 리더십, 도덕적 행위 스타일, 스태프 능력을 높이 평가
● **통합 리더십 이론** 배려, 상호 연결, 협업	

이 3가지 주요 변수들을 이용해 피들러는 많은 변수들을 조합한 뒤, 어떤 조합이 조직과 리더십에 유리하거나 또는 불리한지 알 수 있게 되었다. 피들러는 리더-구성원의 긍정적 관계, 높은 과제 구조 및 높은 직책 권한이 존재할 때 최적의 상황이 발생한다고 결론을 내렸다. 그룹들은 변화하며, 이것은 상황 변수들을 바꾸게 된다.

이런 변수들에 따라 좌우되는 리더십 역시 바뀌어야 한다. 이것은 또한 상황 리더십이라고 불릴 수 있다. 리더가 상황에서 일어나는 변화들을 고려하기 때문에, 이것은 리더십에 대한 정적인 접근법은 아니라고 할 수 있다.

관리 격자 이론(Management Grid Theory) 리더십을 이해하기 위한 또 다른 접근법으로 관리 격자 모델(Blake & Mounton, 1964, Blake & McCanse, 1991)이 있다. 이 모델은 5가지 리더십 스타일을 제시하고 있다.

1. 관심 빈곤형 리더십(Imperished leadership). 이 스타일의 리더는 생산이나 사람들에 대해 한정된 관심을 보인다. 작업 요건들은 최소 수준으로 정한다.
2. 사교형 리더십(Country club leadership). 이 스타일의 리더는 사람들에게 관심이 많으며, 스태프들은 이 리더를 친밀하고 외향적이라고 묘사한다. 그러나 이 스타일의 리더에게 생산성은 주된 관심사가 아니다.
3. 권위-복종형 리더십(Authority-obedience leadership). 이 스타일의 리더는 '효율성'과 직무를 완수하는 것에 초점을 맞춘다. 여기에는 스태프가 생산적으로 일할 수 있는 작업 환경 제공이 포함되지만, 이 스타일의 리더는 사람으로서 스태프에 대한 관심은 덜한 편이다.
4. 조직형 인간(Organizational man). 스태프의 사기를 유지하면서 과제를 완수하는 데 필수적인 균형 유지에 초점을 맞춘다.
5. 팀 리더십(Team leadership). 이 스타일의 리더는 생산성과 스태프, 직원 사기 및 근로 만족도에 매우 신경을 쓴다.

통합 리더십 이론(Connective Leadership Theory) 통합 리더십 이론은 '배려'에 집중한다. 상호 연결성은 모든 연령대와 다양한 환경에서 환자들과 지역 사회의 요구를 충족시킬 수 있도록 서비스의 연속성을 점점 강조하는 현대 의료 서비스 업계에서 중요한 핵심 요인이 되고 있다. 이 접근법에 따르면, 리더는 의료 조직 내부 및 지역 사회 내 다른 조직들과 협업과 팀워크를 적극 장려할 필요가 있다. 이 접근법은 리더십 스타일에 영향을 미칠 수 있는 많은 그룹들이 존재한다는 점을 인식하고 있다. 개인들, 그룹들 및 조직들과 연결하는 것이 더 큰 성공으로 이어진다. 리더십에 대한 이러한 관점은 현대의 많은 이론들에 포함되고 있다.

감성 지능 이론(Emotional Intelligence Theory) 리더십 이론의 방향이 리더-부하 관계를 고려하는 쪽으로 옮겨감에 따라, 골맨(Goleman)의 감성 지능(EI) 이론과 마찬가지로 감정과 자기 인식(self-awareness)에 더 집중하게 되었다. 정서적 역량은 "업무에서 두드러진 성과를 내도록 만드는, 감성 지능에 기초한 학습 능력"이다(Goleman, 1998, p24, Bradberry & Greaves, 2003). 정서적 역량들은 학습될 수 있는 능력이나 업무 기술이다. 누구나 업무에 반드시 필요한 기술이나 요구되는 역량들을 개발할 잠재력을 갖고 있다(Goleman, 2001). 이 점은 누구나 더 효과적인 학습자가 되는 법을 배울 수 있다고 가정하는, 앞서 논의한 다른 이론들과 관련 있다. 골맨은 감성 지능에 중요한 차원/범주들을 확인했는데, 그는 그것들을 '군집(cluster)'이라고 지칭했다. 각 군집에는 그가 확인한 역량들이 존재하는데, 이들 역량들에 대한 내용은 [표 1-5]에 자세히 기술되어 있다.

이 모든 역량들은 개별적으로 존재하는 것처럼 보일지 모르지만, 골맨은 그러한 역량들이 그룹 내부에서 발생하며, 그 역량들을 '군집들'로 기술한 이유가 바로 그 때문이라고 주장한다. 각 역량은 개인이 다양한 수준에서 역량을 수행할 수 있다는 점에서 한 의료 서비스의 연속체 상에 존재한다. 따라서 간호사들은 의료 서비스들의 연속체 어느 부분에서나 리더십과 관리를 위한 역량들을 발휘할 수 있다. 리더십을 배우기 위해선 많은 시간과 지원이 필요하다. 어느 시점이 되면 개인의 역량은 소위 '티핑 포인트(변화 시점)'라고 불리는 곳에 이르게 되는데, 이때 개인은 그 역량을 뛰어넘는 능력을 갖게 된다(Goleman, 2001). 예를 들어, 한 팀의 리더는 필요한 역량들을 한꺼번에 갖는 것처럼 보인다. 그렇게 되면 팀은 원활하게 돌아가고, 팀 리더는 규칙적으로 팀 구성원들에게 피드백을 주고, 팀 구성원들은 계획 수립에 매우 적극적으로 참여하고, 문제가 생겼을 때 솔직하게 말할 수 있다. 팀 구성원들은 또 다른 구성원을 지지하고 리더가 팀을 지지할 것이라는 느낌을 받으며, 소통은 명료하게 이루어져, 작업 흐름이 원활하게 된다.

감성 지능 리더십은 조직의 업무 성과에 어떤 영향을 미치는가? 이것은 중요한 질문인데

자기 인식 군집(Self-Awareness Cluster)

감정을 이해하고 명확한 자기 평가에 적용하기. 리더는 자신의 감정과 이러한 감정들이 자신과 다른 이들의 업무 성과에 어떤 영향을 미치는지 인식하고 있다. 리더가 자기 감정들의 장점과 한계를 알 수 있기 위해선 자기-평가가 중요하다. 감정의 힘을 인식하는 이 역량을 가진 리더들은 근무 환경을 개선할 수 있는 방법을 찾고, 주변에 피드백을 청하고 과거 경험들로부터 적극적으로 배우려 한다. 자신감(self-confidence)은 이 역량 군집에서 없어서는 안 될 요인들 중 하나다. 자신을 이해하고 그 정보를 자신을 개선하는 데 이용하는 것이 어떻게 더 큰 자신감으로 이어지는지 이해할 수 있다.

자기-관리 군집(Self-Management Cluster)

내적 정서, 충동들 및 자원들 관리하기. 이 군집에는 다음 6개 역량들이 포함되어 있다.

1. 정서적 자기-제어(Emotional self-control). 대부분의 사람들은 권위 있는 직책에 있지만 자신의 감정을 다룰 줄 모르는 사람을 만난 적이 있을 것이다. 대개 이런 리더는 비효과적 리더(Ineffective leader)로 묘사된다. 정서적 자기-제어는 리더가 정서를 절대 표현해서는 안 된다는 것이 아니라 경우에 따라 적절하게 표현해야 한다는 뜻이다.
2. 신뢰성(Trustworthiness). "이 역량은 바꾸어 말하면 다른 이들이 리더의 가치와 원칙들을 알게 하고, 그와 일관된 방식으로 행동하는 것이다. 신뢰할 수 있는 개인들이 자신의 실수를 솔직히 인정하고 다른 이들의 과오에 대해 정면으로 맞서는 것이다."(Goleman, 1998, p34)
3. 성실성(Conscientiousness). 이 역량은 리더가 신중하고, 자기 수양하는 태도로(self-disciplined) 책임을 완수할 때 나타난다.
4. 적응성(Adaptability). 이것이야말로 오늘날 리더들 간에 실제로 차이를 만들어내는 역량이다. 이 역량을 가진 리더들은 새로운 아이디어들에 대해 개방적이고, 도전할 것과 기회들을 찾으며, 앞으로 나아가는 데 그것들을 이용한다. 이 스타일의 리더는 "혁신적으로 생각하고" 위험을 앞으로 나가는 것을 막는 장벽으로 보지 않는다.
5. 성취 욕구. 이것은 "지속적으로 향상되는 업무 성과를 고수하는 낙관적 태도"다(Gloeman, 1998, p35).
6. 개혁 조치(Initiative). 행동을 할 수밖에 없는 상황에 처하기 전 솔선수범해서 행동하는 사람들. 이들은 항상 한 발 앞서 있으며 다른 이들이 의식하기 전에 기회들을 모색하는 것처럼 보인다. 이런 역량들을 가진 간호사 리더들이 더 많이 필요하다. 즉 상황을 분석하고 간호사들이 그들의 역할을 확대할 수 있도록 기회를 만들고 스태프의 역할들을 개선하고 리더십 역량을 개발할 수 있는 리더들이 필요하다. 이러한 역량들은 환자 치료의 질을 향상시킬 것이다.

사회적 인식 군집(Social Awareness Cluster)

사람들과 그룹들의 생각을 정확히 읽는 데 초점을 맞추며, 이 군집에는 3가지 역량이 포함된다.

1. 공감 또는 다른 이들의 감정, 욕구, 관심사들을 인식하는 것. 성공적인 공감을 위해 자기 인식이 요구된다. 다른 이들을 이해하기 전에 자신을 이해하는 것이 우선이다.
2. 서비스 지향성(Service Orientation). 이것은 "고객이 종종 입 밖에 내지 않은 욕구, 관심사들을 알아차리고 그에 맞는 제품이나 용역들을 연결하는 능력"이다(Goleman, 2001, p36).
3. 조직 인식(Organizational Awareness). 리더는 그룹의 감정과 조직의 욕구들을 알아차릴 수 있는데, 이러한 역량은 리더가 연합과 네트워크를 개발하는 데 도움이 된다. 리더가 다른 이들의 감정이나 욕구들을 이해하지 못하면, 스태프가 그 리더와 조직을 위해 일하도록 만들기 어렵다.

대인관계 관리 군집(Relationship Management Cluster)

바람직한 반응들을 유도하는 데 초점을 맞추며 다음 8가지 역량들을 포함하고 있다.

1. 다른 이를 개발시키기. 리더는 언제 스태프가 자신을 더 개발할 준비가 되었는지 알고 있다.

2. 영향(Influence). 다른 이들을 설득할 수 있는 리더의 능력이다.
3. 의사소통(Communication). 효과적인 리더가 되려면 의사소통 역량, 즉 정서와 사실들에 대해 소통하고, 경청하고 정보를 공유하며 정보 공유를 장려하는 능력을 가질 필요가 있다. 현대 세계에서 정보는 많은 작업 활동에서 추진력으로 작용한다.
4. 갈등 관리(Conflict Management). 갈등을 관리하는 법을 배우는 것은 쉽지 않지만, 감성 지능형 리더는 성공하기 위해서 이 역량을 키워야 한다. 갈등 관리를 위해서는 협상력과 더불어 여러 능력이 요구된다.
5. 비전 제시 리더십(Visionary Leadership). 이 스타일의 리더는 하나의 비전을 개발하고 성공을 위해 그 비전에 스태프를 포함시킬 수 있다.
6. 변화 촉매(Change Catalyst). 감성 지능형 리더들은 변화를 기회로 보고 변화를 막는 장벽들을 인정한다. 가능할 때마다 그것들을 제거하고, 현재 상태(status quo)에 도전하며, 변화 과정에 가능한 한 많은 스태프가 개입할 수 있게 해야 한다.
7. 연대감 구축(Building Bonds). 이것은 다른 이들과 연계를 맺고 신뢰를 쌓고 대인관계의 중요성을 인정하게 만드는 방법들을 찾을 때 리더를 돕는 역량이다.
8. 협업과 팀워크(Collaboration and Teamwork). 이 역량은 앞서 확인한 역량들 중 많은 것들에 달려 있다.

한 리더십 접근법이 조직의 스태프와 업무에 긍정적인 영향을 미치지 못한다면 그 접근법을 계속 연구할 이유가 없기 때문이다. "여러 증거들이 감성적으로 뛰어난 리더십은 직원들의 사기를 높이고 열정을 갖고 업무에 최선을 다하도록 격려하는 작업 분위기를 조성하는 핵심 열쇠로서, 그 결과는 향상된 사업 성과로 나타난다는 것을 보여주고 있다."(Goleman, 2001, p40) 감정 지능(EI) 이론을 리더십 스타일에 적용하기 위해서 리더는 자신감(self-confidence), 공감(empathy), 변화 기폭제(change catalyst), 비전 제시 리더십(visionary leadership)이라는 EI 역량들을 입증해 보여야 한다. "모든 종류의 직업에서, 감성 지능은 지능 지수(IQ)와 기능적 기술들(technical skills)의 조합보다 두 배나 더 중요하다."(Strickland, 2000, p112) 한 간호사의 똑똑한 정도는 그 간호사가 리더로서 필수적인 감성 지능 역량들을 갖고 있다거나 개발할 수 있는지 여부만큼 중요한 것은 아니다.

감성 지능 리더십 이론의 긍정적 측면들에 대해 많은 논의가 이루어졌고, 현대에 감성 지능 이론이 인기가 있다 할지라도 이것을 작업장의 성공에 적용하거나 연계시킬 때는 주의할 필요가 있다(Vitello-Ciciu, 2002). 신입 간호사들은 현대의 의료 서비스 제공 환경에서 효과적인 업무 성과에 필요한 사회적, 정서적 역량들 중 최소한 일부라도 개발할 필요가 있다. 또한 일부 신입 간호사들은 졸업 시기에 이러한 역량들 중 일부를 갖고 있다는 것을 입증해 보인다. 그러나 아직까지도 리더십에서 감성 지능이 리더로서의 성공을 예측할 수 있는 강력한 요인이라는 것은 입증되지 못했다. 감성 지능을 측정할 수 있는 도구들이 개발되긴 했지만, 이들 중 많은 도구들이 희망했던 것보다 효과가 덜한 것으로 확인되었다(Vitello-Ciciu, 2002). 이 중 많은 도구들이 자기 평가 측정 도구로서, 때로는 사람들로 하여금 다른 사람들에게 인상을 남기거나 기대된 답변을 하는 식으로 이용하도록 이끌기도 한다. 의심할 바 없이 '사람-지향적' 전문 직종으로서 간호 부문은 정서적 문제들과 반응이 필수적인 전문직 분야다. 또한 간호사들은 효과적인 방법으로 자신들의 정서를 이해하고 관리하는 것 역시 중요하다.

미국 간호집행기구(American Organization of Nurse Executive, AONE)가 실시한 간호 집행 역량에 대한 연구에는 다음과 같이 나와 있다. "현재 간호사 리더들에게 있어서는 대인관계 또는 사람들을 대하는 기술이 임상 실무 기술을 개발하는 것보다 더 중요하다. 간호과 교수진이 학생들에게 키워주고 싶은 대인관계 기술은 감성 지능 평가 기준에 속하는데, 이러한 기술은 타인을 인식하고 정서를 이해하는 능력, 능숙하게 자신의 정서와 대인관계를 관리할 수 있다는 인식이다."(Corning, 2002, Bradberry & Greaves, 2003, Harris와 동료들의 연구에서 인용, 2006, p438) 간호사 리더십은 "만족한 스태프, 환자들 및 그들의 사랑하는 사람들을 위한 분위기를 조성하고, 간호 스태프의 심신을 소진시킬 수 있는 정서적 노동 수준을 줄이는 것이다."(Vitello-Ciciu, 2002, p208) "효과적인 리더십은 조직의 성공에 있어 가장 얻기 힘든 핵심 요인들 중 하나지만 어느 조직이든 원활하게 움직이게 만드는 핵심 요인이다. 또한 리더십은 근본적으로 변하고 있다(Snow, 2001, p440). 감성 지능 이론을 지지하는 사람들은 감정적으로 똑똑한 간호사 리더들은 의료 서비스 제공 조직들에 아래의 효과들을 가져올 것으로 보았다.

1. 간호 스태프의 업무 성과 능력 향상

2. 최고 수준의 재능을 가진 인력 보유 향상

3. 간호사들의 팀워크 향상

4. 팀 구성원들의 동기 부여 증가

5. 간호사 그룹 내 혁신 증가

6. 시간과 자원들 활용도 향상

7. 간호사들과 리더들의 신뢰 공고화

(Snow, 2001, p443)

결과적으론 더 많은 환자들, 간호사들, 의사들, 환자의 가족들 및 모든 관계자들을 위해 최고를 제공하는 작업 환경이 필요하다. 즉 양질의 간호, 안전한 간호, 효과적인 작업 환경, 유능한 스태프 보유 및 근로 환경 개선이 이루어져야 한다.

혼돈 또는 양자론(Chaos or Quantum Theory) 포터 오그래디(Porter-O'Grady, 2007)는 의료 서비스 제공 조직들이 그들의 조직과 리더십에서 모든 것이 상호 의존적이라고 인정하지 않는 접근법들에 집중해왔다고 주장한다. 그러나 리더들은 "처리 과정, 조치, 행동 및 기능들의 연관성"을 인정하는 양자론적(quantum) 사고 접근법으로 초점의 방향을 바꿀 필요가 있다(Porter-O'Grady, 2007, p22).

과거 의료 서비스 제공 조직들은 대안을 고려하지 않은 채 정책들을 따르고, 문제에는 한정된 해결책만 있다고 보았으며, 누가 누구에게 보고할지 명확한 라인을 만들며, 질서에 의존했다. 이것은 '뉴턴 식 사고방식'이라고 표현하는 것으로, 현재 의료 서비스 제공 조직들에서는 현실성이 없는 사고방식이다. 문제에 따른 해결책이 언제나 명확한 것은 아니며, 때로는 위험도 수용해야 하며 실수도 저지를 수 있다. 많은 요인들이 일의 흐름과 작업 과정이 예기치 못한 방향으로 바뀌는 데 영향을 미친다. 정책은 항상 쉽게 적용되는 것이 아니다. 과거의 경험들 덕분에 의료 서비스 관리자들이 통제력은 아주 잘 구사하지만, 많은 관리자들이 스태프가 통제에 대해 불평을 하는 것이 아니라 그냥 수용하도록 하는 방식으로 통제력을 이용한다. 양쪽 접근법 모두 현재의 복잡하고, 변화하는 근로 환경에서는 긍정적인 결과를 낳지 못할 것이다. 현재의 근로 환경에서는 융통성 없는 접근법들이 결국엔 성공을 거두지 못할 것이기 때문이다.

사람들의 관리에 관한 부분 역시 양자 시대(Quantum Age)에 변화해왔다. 시스템의 중요성이 과거 그 어느 때보다 커짐에 따라, 새로운 형태의 리더십이 필요해진 것이다. 창의성과 의료 서비스 관련 지식은 의료 서비스 제공 조직의 성공에 없어서는 안 될 요인이 되었다. 또한 팀 내의 파트너십은 조직의 업무에 계속해서 지대한 영향을 미치고 있다. 우리는 미래의 모습을 자세히 묘사할 능력이 없을지 모른다. 따라서 "복잡하고 혼돈의 시대에 발생하는 예상치 못한 변화들을 미래를 예측하고 계획하는 과정에 포함시킬" 필요가 있다(Porter-O'Grady, 2007, p23).

관리 책임(accountability)은 더 많은 전문 지식을 가진 임상 실무 담당자들이 가져야 한다. 이것은 참여형 리더십(Participative leadership)에서 더 많은 지지를 받고 있다. 참여형 리더십은 현대 리더십 이론 가운데 중요한 부분이다. 의료 서비스 제공 조직들이 처한 '혼돈' 속에서 필요한 변화를 달성하기 위해, 리더의 주된 역할은 스태프가 새로운 규칙과 전략들에 적응하도록 돕는 것이다. 이 새로운 규칙과 전략들을 다루기 위해 리더가 사용할 수 있는 가이드라인으로 는 어떤 것이 있는지 살펴보자.

1. 리더는 미래를 예측해서는 안 된다. 미래의 모습이 어떨지 실제로 아는 사람은 아무도 없기 때문이다.
2. 리더는 변화를 암시하는 지표들에 매우 민감할 필요가 있으며 변화가 요구될 때 그에 맞 게 대응해야 한다.
3. 관리자나 리더는 정보가 결과들을 낳는 데 이용될 수 있도록 분석해야 한다. 오늘날 늘 어나는 정보의 홍수 속에서, 정보에 대한 분석이 절대적으로 필요한데, 이것은 다음에 논의할 이론인 지식 관리 이론과 관련 있다.

(Porter-O'Grady, 1999, p39)

지식 관리 이론(Knowledge Management Theory) 소렐스-존스(Sorrells-Jones, 1999)는 정보화 시대에 발견되는 지식 근로자, 지식-집약적 조직들, 전문 의료진 협진 팀의 협업과 관리 책임 에 대한 강조는 간호사들에게 임상 실무 능력을 향상시키고 확대할 기회를 제공한다고 주장 했다. 지식 업무는 일상적 업무와 비일상적 지식에 기초한 업무의 조합이다. 일상적 업무(예: 면 역 조치나 다른 일상적 개입 조치, 절차들 제공)는 어떤 결과가 나올지 예상 가능한 업무로, 어느 정도 수 준의 예상 가능성을 포함하는 전문화된 지식을 요구한다. 반대로 비일상적 지식 업무는 예외 적인 결과들로 가득 차고 예측 가능성이 없으며, 결과에 대한 해석과 판단을 요구하며, 또한 완전히 이해되지 못할 수도 있다(예: 평가 데이터에 기초해 치료 변경하기). 따라서 학습은 지식 업무의 중요한 구성 요인이다(Sorrells-Jones, 1999).

드러커(Drucker, 1993, 1994)는 자신의 양손과 이론적 지식을 함께 쓰는 사람을 묘사할 때 '지 식 근로자(knowledge worker)'라는 용어를 처음 사용했다. 근로자들 중 40% 이상이 지식 근로 자로 구성된 사업장 스타일이 바로 지식-집약적(knowledge-intense) 비즈니스 조직이다(Sorrells- Jones, 1999). 이 스타일의 조직에서 근무하는 스태프는 그 조직의 지식 자산, 지식 자본이다. 의 료 서비스 제공 조직들은 이 스타일의 조직 기준들에 부합한다. 이후 단원에서 논의하겠지만, 비판적 사고, 임상적 근거 추론 및 판단, 근거 중심 실무와 관리는 간호의 질을 개선하는 데 적용할 수 있는 지식의 필요성에 초점을 맞추는 현대 의료 서비스 제공 조직들에서 중요하게 여겨지고 있다. 이 새로운 지식 성장 시대는 정보를 이용하는 근로자들에게 지식을 생산하고 문제를 해결하고 조직의 목표들을 달성할 것을 요구한다(Weaver, 2001).

간호사들은 노동자가 아닌 지식 근로자로 간주되어야 한다(Drucker, 1993). 현대는 조직에서 한 사람의 직책이 더 이상 가장 중요한 요인이 아니다. 그보다 그 사람의 전문 지식이 가장 중요한 요인이 되었다. 그러나 감성 지능 이론에서 주장한 것처럼, 어떤 스태프는 "넘치는 지식, 메마른 대인관계 기술"을 갖고 있다(Weaver, 2001, p82). 이 말은 이런 스태프가 전문 지식과 일반 지식은 갖고 있을지는 모르나, 그들의 행동이 다른 개인에게 미칠 영향을 평가할 수 있는 통찰력이나 효과적인 대인관계 기술은 결여되어 있다는 의미다. 후자는 "유치원생 대인관계 기술들(공정한 게임 정신, 협업에 헌신, 명성을 공유하려는 의지 및 한 사람의 장점과 약점을 고려하는, 성장하는 자아의식이 결여된 사람들)"을 상징한다. 또한 이런 기술들은 한 팀의 업무 효과를 높이는 데도 필수 불가결한 요인들이다.

언제나 하나의 문제를 해결했을 때 어떤 결과가 나올지 명확히 예측한다고는 말할 수 없는데, 이는 한 개인 또는 팀이 문제 해결을 위해 위험을 기꺼이 수용해야 한다는 것을 의미한다(Weaver, 2001). 의사 결정 과정 중 스태프가 어떤 위험을 감수할 때, 어느 정도 손실 가능성이 있다는 것을 아는 것이 중요하다. 따라서 위험을 감수하는 사람은 이 가능성을 줄이는 방향으로 일해야 한다(Milstead, 2004). 그러나 언제나 상황에 대해 속속들이 평가할 수 있는 충분한 시간이 있는 것도 아니고, 문제에 대한 해결책을 알 수 있는 것도 아니다. 이런 요인은 위험을 감수하는 것을 어렵게 만들 수 있지만, 어떤 상황들에서는 위험 감수의 필요성을 완전히 없애서는 안 된다.

지식 작업 환경에서 관리자가 더 이상 스태프에게 어떤 일을 하라고 말해줄 수 없을 때 그 관리자는 무엇을 할까? 새로운 관리자는 가장 효과적인 업무 성과에 다다르기 위해 다른 지식 기반을 가진 사람들을 함께 데리고 온다. 여기에서 초점은 가장 효과적인 팀을 개발하고, 솔선수범해서 변화를 이끌고, 팀을 코치하고 업무 성과의 기대 목표를 제시하고, 지식 근로자들(예: 간호사와 지식 업무 팀(간호 팀))이 스스로 규율을 지키도록 돕고, 팀이 체계적인 의사결정을 내리는 법을 가르치고, 지속적으로 개선을 추구하는 태도를 갖도록 장려하는 것이다(Mohrman & Mohrman, 1997).

지식 기반 관리자들은 촉진자이자 통합자 역할을 하는 리더가 되어야 한다. 그들은 하나의 공통 목표에 다다르기 위해 일하는 다양한 팀 구성원들을 지원한다. 어떤 스태프도 현재 임상 실무에서 요구하는 모든 내용을 알 수는 없다. 따라서 다양한 전문 의료진이 모인 팀은 의학협회가 강조한 것처럼 핵심 의료 서비스 전문 역량들에 초점을 맞추어야 한다. 현재 중요한 목표들은 팀의 각 구성원의 효율성을 극대화시키기 위해 스태프의 능력을 개발하는 것이다. 팀 구성원들은 자산으로 간주되어야 한다. 그들은 팀과 조직에서 가치 있는 존재들이다. 주된 목표는 다음과 같다. 팀 구성원들은 중요하지 않은 기능과 과제들을 수행하는 시간을 줄여야 하며 그들이 전문 의료진들이라면 절대적으로 필요한 전문 과제를 하는 시간을 줄여야 한다. 이런 예들로는 (a)간호사(RN)의 환자 이송, (b)전문 역량이 필요 없는 간호사의 문서 작업, (c) 종종 "사냥과 채집"이라고도 불리는 간호사의 필요 장비나 물품 검색 같은 업무들이 있다.

변혁적 리더십 이론(Transformational Leadership Theory) 이 이론에서는 두 가지 주된 리더 스타일을 제시하는데, 거래적 리더(Transactional leader)와 변혁적 리더(Transformational leader)이다(Curtin, 2001). 첫 번째 리더 스타일인 거래적 리더는 현재 의료 서비스 제공 조직에서 발견되는 가장 흔한 리더 스타일이다. 물론 많은 의료 서비스 제공 조직들에서 변혁적 리더십으로 바뀌고 있는데, 현재 시시각각 변하는 의료 서비스 시스템에선 변혁적 리더십이 훨씬 더 적용하기 쉽기 때문이다. 어떤 리더들은 그들의 필요에 따라 양쪽 스타일의 리더십을 사용할 수 있다. "변혁하는 리더는 부하들을 잠재적 동기를 찾고, 부하들에게 필요한 것들을 충족시키고 그들을 완전한 존재로 대하려고 노력한다. 변혁적 리더십에서 나오는 결과는 리더와 부하들이 서로 자극을 주고, 부하들을 리더로 바꾸고 리더들을 더 적극적인 중개인으로 전환시킬 가능성을 높이는 관계다."(Curtin, 2001, p239) 또한, 번스(Burns)는 도덕과 윤리의 중요성을 강조하는데, 이것은 전문직 윤리 강령을 준수해야 하는 전문 의료진들인 리더들과 특히 관련 있다(Curtin & Falherty, 1993, p64).

1. 변혁적 리더십이란 무엇인가? 변혁적 리더십은 기꺼이 변화를 수용하고 스태프에게 적절하게 포상하며 조직 내 각 스태프가 자신의 직무 역할, 조직 또는 긍정적 작업 환경의 중요성을 이해하도록 인도하고, 개선을 위해 위험을 감수할 수 있는 자기 인식 스태프 개발이란 방향으로 나아가는 리더들의 필요성에 초점을 맞춘 이론이다. 그렇다고 변혁적 리더가 거래적 리더십에서 강조되는 업무 완수에 요구되는 필수 조직 기능들에 신경

쓰지 않는다는 의미는 아니다. 그러나 변혁적 리더십은 미래에 대한 일종의 비전을 갖고 시작한다. 여기에서 비전이란 어떤 의미인가? 비전이란 미래에 존재할 조직의 모습을 묘사한 것이다. 조직은 어떤 모습을 가질 수 있는가? 비전을 뒷받침하는 사명 선언문에는 그 조직의 설립 목적과 현재 입장 및 지위에 대한 내용이 기술되어 있다. 그렇다면 비전을 갖는 게 왜 그렇게 중요한가? 비전은 한 조직과 그 조직의 리더들 또는 관리자들과 스태프가 합당한 사실들과 경험에 근거해 미래를 내다볼 수 있게 해주고, 이 비전을 이용해 향상할 수 있는 기회들을 창출할 수 있다.

2. 변혁적 리더십은 왜 개발되었는가? 변혁적 리더십이 개발된 핵심 이유는 변화다(Sullivan, 1998). "변혁적 리더십은 이미 문헌에서 변화하는 의료 서비스 제공 조직 환경에 가장 잘 맞는 리더십 모델 중 하나로 제시되었다."(Bass & Avoilo, 1997, Ohman의 논문에서 인용, 1999, p16, Medley & Larochelle, 1985) 의료 서비스 시스템이 극단적이고 빈번한 변화를 경험하기 시작함에 따라, 의료 서비스 시스템에서 사용하던 리더십 스타일도 변화하는 분위기 속에서 효력을 발휘하지 못하게 되었다.

이에 대처하기 위해 의료 서비스 제공 조직들은 훨씬 더 많은 스태프의 임상 실무 기술들과 업무 지식이 필요하게 되었다. 리더 역시 가능한 한 그 변화보다 앞서 판단할 것이 요구되었다. 이런 상황이 비전, 창의성, 스태프에게 권한을 부여하는 새로운 리더십 스타일들을 요구하였다. 새로운 리더십 스타일들로 대개 변혁적 리더십과 거래적 리더십이 나타나지만, 주로 변혁적 리더십이 나타난다(Bass, 1998, Dunham-Taylor, 2000). 변혁적 리더십은 의학협회(IOM)의 보고서 '리더십 예시(Leadership by Example, 2003)'에서 권고한 리더십 스타일이다. 논의한 것처럼 변혁적 리더십의 일부분으로 기술된 성격 특성들 역시 감성 지능 이론, 혼돈 이론 및 지식 관리 이론에서도 발견된다.

3. 변혁적 리더의 자질로는 어떤 것들이 있는가? 변혁적 리더십에서 확인된 자질들로는 자신감(self-confidence), 자기 지시(self-direction), 정직, 에너지, 충성심, 헌신, 비전 개발 및 실행 능력이다. 권한 부여(empowerment)는 변혁적 리더십의 중요한 구성 요인이다. 효과적인 간호사의 변혁적 리더십은 3가지 요인, 즉 개인적 고려, 카리스마, 지적 시뮬레이션으로부터 영향을 받는다(McDanie & Wolf, 1992). 리더가 스태프에게 양도하는 권한이 더 많

을수록, 리더가 얻게 되는 권한도 더 많아질 것이다(Fullan, Lando, Johansen, Reyes & Szaloczy, 1998). 이런 자질들을 가진 변혁적 리더는 창의적인 개발 시기 동안 스태프를 이끌 수 있을 뿐만 아니라 운영상의 문제들을 다룰 수 있어 업무의 효율적인 완수를 보장한다. "이것은 주로 간호 역할에 속하는 기능들을 강조하고 일일 운영에 초점을 맞추는" 거래적 리더와 다르다. 변혁적 리더들은 그들의 부하들에게 필요한 점들을 조사하고 부하들로부터 기대할 수 있는 능력에 기초해 그들에게 맞는 목표들을 세운다(Huber, 2010, p17).

4. 변혁적 리더십이 모든 조직에서 언제나 성공을 거두는가? 변혁적 리더십 역시 언제나 성공을 거두는 것은 아니다. 변혁적 리더십이 실패하는 경우, 대체로 [표 1-6]에 정리된 문제들 중 하나와 관련 있을 것이다(Kotter, 1995).

[표 1-6] 변혁적 리더십의 문제점	
● 위기 감지 능력 결여 ● 연합 인도 능력 결여 ● 비전 결여 ● 비전에 대한 소통 결여	● 비전을 막는 장애물 제거 능력 결여 ● 체계적인 계획 수립 능력 결여 ● 너무 빠른 승리 선포 ● 조직 문화 인식 능력 결여

결론: 효과적인 리더십 효과적인 리더십을 묘사하기는 쉽지 않다. 한 가지 확실한 점은 효과적인 리더십을 보장할 수 있는 어떤 마법의 공식도 없다는 것이다. 앞서 논의한 리더십과 유형에서 언급한 것처럼, 효과적인 리더들은 비전, 영향력, 힘을 갖고 있다. 미래에 대한 비전은 매일매일 의사 결정을 내릴 때 리더에게 길잡이가 되어준다. 리더들은 영향력을 사용하는데, 이것은 신뢰를 키우기 위해 직책이 가진 공식적 권한과 함께 사용되는 화합이라는 비공식적 전략이다. 리더는 설득적이어야 하며 생산적 소통을 이용할 필요가 있다. 힘은 리더가 다른 이들에게 영향을 미칠 수 있게 해주며, 이렇게 함으로써 리더는 스태프의 태도와 행동을 바꿀 수 있으며, 기대하는 결과들을 달성하는 방향으로 움직이게 만들 수 있다. 행동을 인도할 때 함께 하기 때문에 중요한 가치들은 현재의 효과적인 리더십을 이해하는 데 더 중요하게 되었다.

가치들의 영향을 잘 보여주는 한 예는 최종 결과(bottom line)와 이 조직이 제공하는 간호의 질에 미칠 영향은 거의 고려하지 않은 채, 비용 절감에 초점을 맞추는 의료 서비스 제공 조직들에서 찾을 수 있다.

이것은 조직의 스태프, 환자들 및 지역 사회에 한 특정한 가치를 전달하게 된다. 그러나 질적으로 최상의 간호가 개인 환자들에게 제공되는 간호 환경의 중요성을 전하는 의료 서비스 제공 조직들은 일종의 다른 가치를 전하고 있다.

이 두 가지 스타일의 조직들을 이끄는 리더들은 매우 다르지만 중요한 가치들을 전하는 데 적극적으로 관여하고 있다. 첫 번째 스타일의 조직을 이끄는 리더는 재정 문제들에 더 초점을

<table>
<tr><td>근거 중심 실무 적용하기</td><td>효과적인 리더십&관리 증거들</td></tr>
</table>

인용

고웬, C.(Gowen, C.), 헤너건, S.(Henagan, S) & 맥페이든, K.(McFdden, K. 2009)
미국의 의료 서비스에서 변혁적 리더십의 효능과 질적 관리 혁신을 위한 중재자로서 지식 관리(Knowledge management as a mediator for the efficacy of transformational leadership and quality management initiatives in U.S. health care), 의료 서비스 관리 검토(Health Care Management Review)34(9), 129~140.

개요

이 탐색적 연구는 미국 전역의 350개 병원을 대상으로 설문 조사를 실시했으며 응답률은 59%였다. 이 연구는 변혁적 리더십, 지식 관리 및 질적 관리가 각각 동일한 조직에서 실행된 후 서로에게 미치는 영향을 보는 것을 통해 이 3가지 접근법들의 효능을 조사했다. 설문 결과들은 변혁적 리더십과 질적 관리는 지식 관리를 향상시킨다는 것을 시사한다. 변혁적 리더십은 지식 반응성(knowledge responsiveness)의 전적인 중재를 받아야 하며 질적 관리 역시 조직의 수행에 영향을 미치기 위해선 지식 반응성으로부터 부분적인 중재가 있어야 한다. 연구자들은 이후 연구에서 이 3가지 접근법의 관계와 영향을 조사할 것을 권고했다.

응용

현재 변혁적 리더십을 더 많이 강조함에 따라 본 연구는 중요한 시사점을 갖고 있다. 본 단원에서 언급한 것처럼, 지식 관리 역시 현재 의료 서비스 제공 조직들에 있어서 중요한 요인이다. 본 연구서에서도 언급했던, 의학협회의 보고서들을 통해 나타나는 것처럼 의료 서비스 질에 대한 관리의 중요성이 점점 강조됨에 따라, 우리는 접근법들의 조합이 긍정적인 결과들을 낼지 아니면 부정적인 결과들을 낼지 여부에 대해 더 잘 이해할 필요가 있다. 이 연구는 지식 관리가 변혁적 리더십이나 심지어 질적 관리를 대체해야 한다는 것이 아니라 이들의 조합이 조직의 업무 성과에 긍정적인 효과들을 낳을 수 있다고 암시하는 것이다.

질의

1. 변혁적 리더십, 지식 관리 및 질적 관리라는 세 접근법들을 비교, 대조하라.
2. 이 3가지 접근법이 서로에게 도움을 줄 것, 즉 함께 사용할 때 조직의 업무 성과에 긍정적인 영향을 미칠 것이라고 생각하는 이유는 무엇인가?
3. 지식 관리는 환자의 몸 상태에 왜 중요한가?

맞추고 간호의 질에 대한 스태프의 우려가 비용에 주된 영향을 미치지 않는 한, 그런 걱정들을 덜 경청하려 한다. 두 번째 스타일의 조직을 이끄는 리더는 간호의 전체 그림을 보려 하고, 스태프의 의견에 귀 기울이고 간호의 질을 개선할 기회들을 찾지만, 그렇다고 비용을 지속적으로 모니터링할 필요성도 잊지 않고 있다.

리더의 가치들을 이해하기 위해서는 리더가 한 조직에서 어떻게 기능할 수 있으며 조직의 가치가 리더의 가치와 어떻게 부딪히거나 상충할 수 있는지를 이해하는 것이 필수적이다. 조직의 가치와 리더의 가치는 리더십의 효과에 영향을 미친다.

리더&관리자: 비교

'리더십'과 '관리'는 동의어가 아니다. 이 두 가지 개념이 어떻게 비교되는지 이해하고 조직의 목표는 실제로 리더가 되는 관리자들을 갖는 것이라는 점을 깨닫는 것이 중요하다. 관리의 핵심 기능들은 다음과 같다.

- 계획 수립(planning)
- 조직 구성(organizing)
- 지휘(leading)
- 통제(controlling)

그러나 리더십이 관리에 있어 필수적인 역할을 한다는 데는 의심할 여지가 없다. 사실 성공적인 관리자는 리더십 자질들을 보인다. 관리자와 리더의 주된 차이는 관리자들은 대체로 평형 상태를 유지 및 관리하는 데 초점을 맞추는 반면, 리더들은 변화에 더 많이 초점을 맞추고 있다는 점이다. 대부분의 사람들은 관리를 조직의 한 특정 직책으로 생각하는데 이것은 사실이다. 그러나 리더십은 어떤 구체적인 직책을 요구하지 않는다. 간호 부문은 관리를 요구하지만 또한 리더십도 필요로 한다. 리더와 관리자의 차이를 보여주는 예로는 어떤 것들이 있는가? 개인이 리더로서 다른 사람들에게 영감을 불어넣어 준다는 것은 어떤 의미인가? 리더는 스태프에게 스태프의 기여가 얼마나 중요한지 전달하고 그들의 성공을 인정한다.

그렇게 함으로써 스태프는 계속 개선하고 업무 효율성을 높이도록 동기 부여를 받는다. 다른 사람들로 하여금 변화하고 개선하도록 확신을 줄 수 있다는 점에서 리더들 역시 설득력이 있다. 리더의 영향 아래에서 간호의 질은 개선되고 업무 상황은 더욱 생산적이 될 수 있다. 리더들은 질문을 하고, 위험을 감수하고, 변화를 도전으로 받아들인다. 이와 대조적으로 관리자들은 대체로 불안정하거나 비일상적인 상황들에 대처할 능력이 떨어진다. 리더십 역량을 개발하는 관리자들은 보다 더 효과적으로 비일상적인 상황들을 더 잘 다루게 된다. 리더십을 더 잘 이해하려면 리더들과 관리자들이 어떻게 비교되고 대조되는지 고려하는 것이 중요하다.

"리더와 관리자 사이에는 엄청난 격차가 존재한다. 훌륭한 관리자는 일을 제대로 처리하며, 리더는 제대로 된 일을 처리한다."(Bennis & Goldsmith, 1997, p4) 아래에 관리자와 리더의 차이 중 일부를 제시했다.

- 리더는 언제나 그들 주변에 있는 맥락을 정복하는 반면, 관리자는 그 맥락에 굴복한다.
- 리더는 현실을 평가하고 필수 요인들을 확인하고 분석을 하는 반면, 관리자는 별로 질문하지 않고 다른 이들로부터 받는 정보를 진실(truth)로 받아들인다.
- 리더는 효과성(effectiveness)에 초점을 맞추는 반면, 관리자는 효율성(efficiency)에 초점을 맞춘다.
- 리더는 목표 대상과 이유에 초점을 맞추는 반면, 관리자는 목표에 이르는 방법에 초점을 맞춘다.
- 리더는 혁신하고 솔선수범하는 반면, 관리자는 대처하고 현재 상태를 유지한다.
- 리더는 권한을 부여하고 다른 이들에게 자신의 창의적 비전을 갖도록 압력을 넣고 비전을 행동으로 옮기는 반면, 관리자는 권한 양도(empowerment)와 비전에 관심이 덜하다.
- 관리자는 행정 업무를 처리하는 반면, 리더는 혁신안을 제시한다.
- 관리자가 복사자라면 리더는 원본이다.
- 관리자는 유지하는 반면, 리더는 개발한다.
- 관리자는 현실을 받아들이는 반면, 리더는 그것을 연구 조사한다.
- 관리자는 시스템과 구조들에 초점을 맞추는 반면, 리더는 사람들에 초점을 맞춘다.
- 관리자는 통제에 의존하는 반면, 리더는 신뢰를 고취시킨다.

- 관리자는 단기적 시각(view)을 갖고 있는 반면, 리더는 장기적 관점(perspective)을 갖고 있다.
- 관리자는 방법과 시기를 묻는 반면, 리더는 목표 대상과 이유를 묻는다.
- 관리자는 언제나 최종 결과(bottom line)에 눈을 고정한 반면, 리더는 더 멀리 시선을 두고 있다.
- 관리자는 모방하는 반면, 리더는 기원한다(originate).
- 관리자는 현재 상황을 수용하는 반면, 리더는 그것에 도전한다.
- 관리자는 고전적인 훌륭한 병사인 반면, 리더는 자신의 개성을 가진 사람이다.

  (Bennis & Goldsmith, 1997, p4, 9~10)

리더들의 권위(authority)는 일이 완수되도록 다른 사람들에게 영향을 미칠 수 있는 능력으로부터 나온다. 이 때문에 어느 누구든 리더가 될 잠재력을 갖는 것이다. 관리자의 권한은 책임 간호사, 수간호사, 간호감독, 간호과장, 간호부장 같은 조직 내 관리자의 직책으로부터 나온다. 관리자들은 그들이 하는 일뿐만 아니라 하는 방식, 스태프의 역할과 권한을 다루는 방식 있어서 리더와 다르다는 것은 의심할 바 없다. 리더십의 주된 목표는 스태프가 최선의 결과를 달성하도록 인도하고 촉진하는 것이기 때문에 리더들은 업무의 질적, 임상 실무적 개선을 무시할 수 없다(Heller, 1999). 리더로 성공하기 위해서는 평생 학습과 개선에 헌신해야 한다. 리더들은 또한 스태프가 평생 목표를 추구하고 코치와 멘토로서 기여할 수 있도록 장려해야 한다. 이것은 간호의 질 개선이란 목표에 도달하는 데 도움이 되어야 한다. 융통성도 리더십의 핵심 요인 중 하나다. 융통성은 리더들이 계획하고 문제에 반응할 때뿐만 아니라 목표를 달성하기 위해 다른 이들과 함께 일해야 할 때 나타난다. 이 요인은 지식을 필요로 한다. 리더십의 핵심 역할들로는 어떤 것들이 있는가?

1. 전문가(Expert). 전문가는 특정 화제(topic)나 기능을 깊이 이해하고 있다. 전문가는 최고의 업무 성과를 향해 계속 노력한다.
2. 행정가(Administrator). 리더는 조직, 병동 또는 서비스의 효율적인 운영을 보장한다. 이 역할을 할 때 리더는 효율성을 높이는 방법들을 찾고 정책과 절차, 가이드라인, 가치, 시스템과 업무 완수를 위해 반드시 필요한 규칙들을 제공한다.

3. 사람들 사람(People person). 이 역할을 할 때 리더는 스태프가 업무 성과 요건들을 충족시
키는 데 필요한 훈련과 교육을 받았다는 것을 보장해야 한다. 또한 리더는 스태프가 편
안하게 정보와 의견을 나눌 수 있고 하나의 그룹으로 기꺼이 일할 수 있는 작업 환경을
제공하려고 계속 노력한다.

4. 미래를 위한 전략가 또는 계획 수립자(Strategist or planning for the future). 리더는 또한 변화
의 중개인 역할도 한다. 이 역할을 할 때 리더는 조직을 개선시키는 데 변화를 최대한 활
용하도록 계속 노력하며 효과적인 변화에 도달하기 위해 위험도 감수한다.

관리자가 리더십 자질을 보인다면 '관리자'란 말을 '리더'로 대체할 수도 있다. 관리자는 계
획 수립(planning), 조직 구성(organizing), 스태프 제공(staffing), 지시(directing) 및 통제에 초점을 맞
춘다는 점에서 리더와 다르다. "질서 정연한 조직들에 맞는 일련의 처리 과정들로서 관리를 보
는 이 관점은, 관리를 재화와 용역을 효율적으로 생산하는 시스템에 초점을 맞추는 과정으로
보는 코터(Kotter, 2004)의 생각이 지지하고 있다."(Shaw, 2007, p28) 관리자와 리더십의 한 가지 겹
치는 특징은 넓고 멀리 내다보는 의사 결정, 소통 및 부하들에게 동기 부여 필요성에서 찾을
수 있다. 관리자들은 다음에 제시한 관리 기술들이 필요하다.

- 업무 처리부터 결과들로 초점 변화
- 기능적 업무 성과보다는 정보 인프라로 역할 조정
- 개인적 업무 성과보다는 팀 결과들에 초점을 맞춤
- 개별 사건들보다는 복잡한 데이터들 관리
- 직접적인 업무로 자원 배당 및 촉진
- 스태프를 위한 의사 결정보다는 기술 세트들 이전
- 지시를 내리기보다는 스태프가 자기-지시를 내리도록 개발
- 단순히 비용을 찾기보다는 가치를 얻는 데 초점을 맞춤
- 제공자-기반 시스템보다는 소비자-지향 구조에 초점을 맞춤
- 수직적 통제 시스템을 유지하기보다는 수평적 대인관계 구축
- 개인의 행동들을 통제하기보다는 형평성에 기초한 파트너십 촉진
  (Porter-O'Grady, 1999, p40)

리더들은 위 기능을 모두 할 수 있다고 가정하기 쉽지만 그것은 미신이다. [표 1-7]에는 리더십에 대한 몇 가지 다른 미신들이 제시되어 있다.

간호 관리자와 간호사 리더 사이에는 어떤 차이가 있는가?(Laureant, 2000) 간호사(registered nurse)들은 환자 간호를 관리하도록 확실하게 훈련받는다. 팀 관리는 간호 부문에서 흔히 사용된다. "간호 관리자들은 한마디로 통제 때문에 성공한다. 관리자들은 그들의 환경을 통제하고 상황들은 통제될 수 있으며 환자 간호는 조작되거나 관리된다. 이 과정에서, 간호사들은 위기 관리나 통제를 재확립하는 법에 대해 배운다(Laureant, 2000, p84). 이것은 간호 부문의 장점으로 작용했다. 그러나 단순히 간호 관리자에서 리더도 되는 간호 관리자로 이동하는 첫 단계는 이런 통제들의 일부를 포기하는 것이다. 이것은 새로운 간호 관리자들이 실천하기가 항상 쉬운 것이 아니며, 많은 노련한 간호 관리자들 역시 통제를 포기하고 스태프에게 의사 결정과 계획 수립에 더 많이 참여하도록 허용하는 과정에서 여러 문제들과 직면하게 된다.

[표 1-7] 리더십에 대한 신화들

리더십은 많은 신화들을 갖고 있다 고피&존스(Goffee & Jones, 2000)는 이런 신화들 중 일부를 아래와 같이 정리했다.

- 모든 사람은 리더가 될 수 있다. 이 말은 사실이 아니다. 모든 사람이 리더가 될 잠재력은 갖고 있을 수 있다. 그러나 그렇게 되기 위해서는 자기 지식(self-knowledge) 또는 진정성(authenticity) 같은 특정한 리더십 역량들을 개발할 필요가 있다.

- 리더들은 사업 결과들을 전한다. 실제로 그들은 언제나 바람직한 결과를 전하는 것은 아니다.

- 최고 자리에 오른 사람들이 리더다. 이 말도 사실이 아니다. 관리직에 있는 많은 사람들은 리더가 아니며 또한 리더십 역량들도 제한적으로 갖고 있을 뿐이다.
  관리자는 또한 리더십 역량과 능력들을 갖고 있을 수도 있고 없을 수도 있다.

- 리더들은 훌륭한 코치들이다. 그렇지 않다. 그들이 언제나 훌륭한 코치인 것은 아니다. 리더들은 언제나 중요한 임상 실무 기술들을 공유하는 동시에 스태프의 사기를 높인다.

간호사 리더는 어떤 사람인가?

간호 리더십(nursing leadership)과 '정해진 틀에서 벗어날' 필요성에 대해 더 잘 이해하기 위해서는 다음 질문들에 대해 생각해보는 것이 필요하다.

1. 간호 리더십은 어디에서 나오는가?

2. 간호 리더십의 현재 위치는 어디인가?

3. 간호사는 리더십, 관리 이론들 및 유형들로부터 어떤 영향을 받는가?

관리자의 직무는 조직의 업무 목표를 달성하는 것이다. 이것은 급성 치료 병원(acute care hospital), 장기 요양 시설, 개인 의원(clinic)같이 의료 서비스 제공 조직 스타일에 관계없이 사실이다. 관리자 역할과 기능들은 조직 스타일과 관리 수준에 따라 다양하다. 전형적으로 관리는 3가지 수준, 1차 수준, 중간 수준 및 상위 수준에서 평가된다. 1차 수준 관리자들은 비관리 스태프의 업무 관리나 한 특정 그룹의 일일 업무 활동들에 초점을 맞춘다. 1차 관리자의 예로는 병동 책임 간호사들과 수간호사들이 있다. 중간 수준 관리자들은 1차 수준의 여러 관리자들을 감독하는 데 집중한다. 중간 수준 관리자의 예로는 병동 과장들이 있다. 상위 수준 관리자들은 조직의 목표와 전략 계획들을 수립할 책임이 있다. 이들은 조직의 이사와 최고 행정가들이다. 상부 수준의 관리자들은 최고 간호 이사(chief nurse executive, CNE), 환자 서비스 부장, 최고 집행 이사(chief executive officer, CEO), 최고 운영 이사(chief operating officer, COO) 및 병원장(medical director)이 있다. 모든 의료 서비스 제공 조직들이 3가지 수준의 관리자들을 갖고 있는 것은 아니다. 관리자로 간주되지 않는 직책에 있으면서도 자신들에게 요구되는 기능들을 수행하기 위해서 효과적인 리더십 역량이 필요한 간호사들도 있다.

간호사 리더는 간호사의 간호, 임상 서비스를 전달할 책임이 있으며 때로는 의료 기록 같은 지원 서비스들에 대해서도 책임을 진다. 의료 서비스 제공 조직들은 간호사 리더에 대한 그들의 관점들을 계속 바꾸는 중이다. 환자 서비스 부장의 마지막 예는 모든 급성 치료 환경들에서 발견되는 것은 아니지만, 점점 늘어나는 추세다. 더구나 점점 더 많은 간호사들이 급성 치료 병원, 가정 간호, 장기 간호 및 이동 간호(ambulatory care) 같은 의료 서비스 제공 환경들에서 전반적인 행정직 직책들로 옮겨 가고 있는 중이다.

간호사들이 환자 서비스 부장, 최고 집행 이사(CEO), 최고 운영 이사(COO) 직책들에 오르게 되면서, 그들은 의료 서비스 제공 조직의 업무 전반을 감독하는 위치에 있게 되었다. 어떻게 이런 일이 일어나게 되었을까? 어떤 간호사 리더들은 그들이 이 책임들을 다룰 수 있다는 것을 의료 서비스 제공 조직들에 분명히 입증해 보였다. 더구나 간호 부문에서 중요한 가치들 중 많은 것들이 일반적으로 의료 서비스 부문에서 점점 중요하게 되었다(예: 환자 돌보기, 환자 존중,

치료 목표 확인 및 평가). 간호사들은 고위직들로 옮겨 갈 때 이 가치들도 함께 가지고 간다. 그러나 이 고위직에서 성공하기 위해서 간호사들은 이 고위직들이 담당하는 모든 행정 업무를 할 수 있는 역량이 필요하다. "리더십과 간호 관리(care management)는 선진 간호 행정에서 임상 실무 전문 역할을 하는 간호사가 이용하는 주요 전략들이다."(Harris와 동료들, 2006, p437)

부록에는 이 직책이 리더십과 관리 역량들을 어떻게 요구하는지 밝힌 미국 간호집행기구의 역량들이 기술되어 있다.

책임 간호사가 되기 위한 준비와 능력 개발

책임 간호사의 역할 책임 간호사들은 치료 기준 준수, 재정 자원 관리 및 스태프 개발을 직접적으로 책임지고 있다.

이 중간 수준 관리직에 붙는 직책들로는 '책임 간호사(nurse manager)' '수간호사(head nurse)' '간호 병동 관리자(nursing unit manager)' 및 '간호사' 또는 '간호사 코디네이터(nurse coordinator)'가 있다.

책임 간호사의 책임은 조직들마다 다양하지만, 대체로 현장에서 치료하는 간호 리더로서 중요성이 인식된다(O'Rourke, 2007). 어떤 직책들은 관리에 더 초점을 맞추고 어떤 직책들은 임상 치료(clinical care)에 더 집중한다. "책임 간호사들은 변화, 문화적 통합, 스태프와 자원들 보유 및 변화하는 의료 서비스 구조들을 향한 스태프의 태도를 이끄는 데 핵심 역할을 하는 내부 관계자들이다."(Mathena, 2002, p136) 많은 책임 간호사들은 스태프의 스트레스, 사기 저하, 반신반의, 이직, 질적으로 부족한 치료 결과들과 줄어드는 예산에 대처할 필요가 있는데, 이것들은 모두 현재 의료 서비스 제공 조직들에서 흔한 문제들이다.

리더이기도 한 책임 간호사들은 비전 제시, 여러 분야 전문 의료진들로 팀 구성, 업무량과 업무 처리 과정 분석, 이해 관계자 분석 및 쌍방향 계획 수립에도 관여한다(Mathena, 2002). 이런 활동들을 완수하기 위해 필요한 필수 역량들 중에는 아래의 것들도 포함된다.

- 다른 사람들에게 방향 지시하기
- 그룹 관리

- 대인 민감도
- 자신감
- 영향력 구사 전략 이용
- 분석적 사고
- 개혁 조치
- 달성 지향성
- 직접적인 설득

오루크(O'Rouke)는 역할에 기초한 책임 간호사의 필요성을 이렇게 확인했다. "역할에 기초한 관리자들은 그들이 간호 부문에 발을 들여놓은 이유를 기억한다. 역할에 기초한 관리자들은 임상 실무 기준이 모든 환자들의 욕구 충족을 보장하는 것을 그들의 존재 이유로 본다. 그들은 스태프가 강인하고 철저히 준비된 전문 간호사들로 성장할 수 있도록 도울 수 있고, 전문직 종사자로서 임상 실무를 지원하는 환경을 조성할 수 있다는 생각에 사기가 높아진다. 그들은 자신의 역할이 더 효율적인 운영 방식과 환경들을 조성하고 임상 실무를 개선하는 것임을 알고 있다."(2007, p48) 이런 의견과 책임 간호사들에 대한 시각은 모든 수준과 의료 서비스 제공 환경에서 치료(care)의 질을 개선시키려는 의학협회(IOM)의 개혁 조치를 강력하게 지지한다.

피터의 원리(Peter's Principle) 피터의 원리(Peter & Hull, 1969)는 관료주의적 조직들에서 리더십과 관리가 가진 주된 문제에 대해 기술하고 있다(Milgram, Spector & Treger, 1999). 스태프가 배정받은 과제들을 훌륭하게 수행한 결과, 승진하게 되었을 때 문제가 발생한다. 그들이 조직의 직책 사다리를 오르다 보면 결국 자신의 능력이 못 미치는 자리까지 오르게 된다. 한 예로서 양질의 치료를 제공하는 스태프 간호사가 있는데, 임상 간호 숙련가(expert clinician)가 된 후 이어 관리직으로 승진할 것으로 여겨진다고 하자. 이 간호사가 효과적인 관리자가 될 것이라고 가정하는 이유는 그가 임상 간호 숙련가이기 때문이다. 그렇지만 이러한 가정이 항상 맞는 것은 아니며, 또한 해당 간호사가 효과적인 관리자가 될 자격을 갖고 있다 할지라도 리더십과 관리자로서 역량을 더욱 개발할 필요가 있다. 역량이 못 미치는 스타일의 승진이 가진 위험은 좌천이 아주 쉽게 이루어지는 것은 아니라는 점이다. 대개 한 스태프가 관리자이자 리더로서 능력이 없다 할지라도 한 관리직으로 승진하면 그 자리를 지키는 편이다. 간호 부문에서 포상 시스템은 훌륭한 임상 간호 스태프를 관리직으로 승진시키는 것이 전형이었는데, 이러한 승진은 문제들을 유발하고, 피터의 원리의 한 예가 된다. 간호 분야에선 실제로 간호사들이 직접 간호를 제공하는 직책에서 일하도록 하는 방식으로 그들의 임상 전문 지식에 대해 포상할 필요가 있다.

간호사의 관리 능력 개발 힐(Hill, 1993)은 신규 관리자들에 대한 장기 설문 조사를 실시해 그들이 필요로 하는 점들과 우려하는 점들을 확인할 수 있었다. 이것은 현재 간호 부문에 적용할 수 있다. 신규 관리자들에게 가장 힘든 과제는 대인 기술을 개발하는 것이었다. 감성 지능 이론, 지식 관리 이론 및 변혁적 리더십같이 지금까지 논의한 현대 리더십&관리 이론 중 많은 것들이 대인 기술의 중요성을 강조한다. 관리자 역할로 옮겨 가는 스태프 간호사들이 확실히 자기 능력을 인식하고 인간적으로 성장하는 것은 가장 힘든 경험이다. 그렇다면 관리자들은 어떻게 변화하는가? 대개 그들은 시간이 지나면서 천천히 배우게 되지만 그렇다고 자신들이 배우고 있는 것이 무엇인지 항상 인식하는 것은 아니다. 대부분 관리자들은 관리에 대해 한정된 공식적 훈련이나 교육을 받은 것으로 관리 직무에 대해 다 배운 것처럼 군다. 그러나 관리에 대한 한정된 공식 훈련과 교육은 스태프 간호사가 승진한 관리직으로 옮겨 가는 것을 훨씬 용이하게 만들 뿐이다. 이것은 의료 서비스 제공 조직들에 해당하는 것인데 의료 서비스 제공 조직은 다른 스타일의 업계에 속하기 때문이다.

책임 간호사들을 조사한 한 연구에서 관리자들은 재정 관리 역량과 데이터 분석 같은 임상 실무 기술들을 개발하기 위해 추가 교육이 필요하다고 느낀다는 것을 알아냈다(Mathena, 2002). 책임 간호사들은 소통 기술의 중요성을 인식하고 있지만 그것을 높은 역량 순위에 있는 것으로 여기지 않았다. 의료 서비스 제공 조직이 비용 절감에 점점 더 많은 관심을 보이는 환경이 아마도 관리자들이 더 많은 재정 정보를 얻기를 원하게 된 이유일 것이다. 관리자들은 대개 자신들 병동의 예산을 책임지고 있기 때문이다. 예산과 비용들에 대해 이해하는 책임 간호사들이 업무 효과가 더 높을 것은 의심의 여지가 없다. 관리 능력 개발은 힐의 비즈니스 관리자 연구에서 언급된 것처럼 장기적 자기-학습 과정이다. 관리자가 학습할 때, 관리자는 피드백과 인도를 받는 것이 중요하다. "그들의 새로운 역할과 일관된 태도, 심리적 관점을 요구하는 것은 훨씬 더 필요한 것일 수 있다."(Hill, 1993, p155)

관리자는 내성법(introspection)을 적극적으로 사용할 필요가 있다. 내성법은 많은 적응을 요구한다. 신규 관리자들은 관리와 그들 자신에 대해 오해를 하는 경우가 종종 있다. 리더십의 성공을 위해 가장 중요한 가이드라인은 자기 학습이 얼마나 중요한지 이해하는 것이다. 논의하고 피드백을 받기 위해 동료들에게 접근하는 것은 관리자가 새로운 과제들과 책임들을 배울 때 도움이 된다. 신규 관리자들에겐 조언자(mentors)와 코치가 필요하다. 신규 관리자의 감독관은 피드백과 공개 토론을 장려하는 관계를 형성하는 것이 이상적인 모습이다. 신규 관리자가 도움을 청하기는 어려울 수 있기 때문에, 감독관이 먼저 신규 관리자에게 손을 내밀 필요가 있다. 관리자들이 사람들에 대한 판단, 즉 대인적 판단력을 얻게 되면, 이로써 관리자의 자신감(self-confidence)과 자기 확신(self-assurance)도 더욱 커진다. 이러한 역량들은 관리자가 어느 정도 통제를 이양하고 포기할 수 있게 한다. 이렇게 하기 위해서 신규 관리자들은 신속한 의사 결정을 내리기 전에 다른 이들의 말을 경청하는 법을 배우고 의사 결정과 권한 양도에 영향을 미치는 요인들을 고려할 필요가 있다.

신규 관리자들은 업무 결과에 영향을 미치기를 원하기 때문에, 우선적으로 직접적, 독재형(권위형) 접근법을 채택하는 경우가 종종 있다. 그들이 권위형 리더십을 채택할 때, 그들은 매우

<table>
<tr><td>사례 연구</td><td>리더십 스타일: 어떻게 결정할 것인가?</td></tr>
</table>

한 병원의 정형외과 병동에서 6년간 근무한 어떤 간호사가 간호 관리직 후보로 선택되었다. 그녀는 그 직책으로 옮겨 가고 싶었지만 그 자리에서 어떻게 일을 처리할지 걱정이 되었다. 다른 병동의 한 간호 부장이 책임 간호사 역할에 대해 그녀에게 조언을 해줄 것이다. 오리엔테이션이 시작되자 신규 책임 간호사는 현재 사용되는 다른 리더십 스타일들을 평가하기 시작했다. 신규 책임 간호사가 가장 크게 주목한 점은 자신이 그림자처럼 따라다니는 선배 책임 간호사는 대체로 스태프에게 해야 할 일을 지시하는데, 그 선배 책임 간호사의 병동에는 직원 사기 문제가 많이 대두되고 있다는 것이었다. 신규 책임 간호사는 선배 관리자의 병동 스태프가 그를 그다지 신용하지 않으며, 혼자 정보를 갖고 주지 않는다고 선배 뒤에서 쑥덕거리는 것을 들었다. 그 병동의 스태프는 피드백을 거의 받지 못하며, 받을 때도 대개 부정적인 피드백이었다. 한 스태프 간호사는 "우리는 한 번도 일이 어떻게 돌아가는지 알지 못해"라고 불평했다. 신규 책임 간호사는 조언자인 선배 관리자와 함께 점심을 먹으며 자신이 새로운 직책에 어떻게 접근해야 하는지 물었다. 그러자 "자연스럽게 오는 대로 그냥 해"라는 대답이 돌아왔다. 신규 책임 간호사는 선배가 제시한 이 접근법이 탐탁지 않다.

질문

1. 여러분은 이 신규 책임 간호사의 반응이 정상적이라고 보는가? 아니면 비정상적이라고 보는가? 왜 그렇게 생각하는가?
2. 제공된 정보에 기초할 때 조언자인 선배 책임 간호사는 어떤 리더십 스타일을 사용하는가? 여러분이 그 선배 책임 간호사라면 신규 책임 간호사에게 어떻게 대답했을까?
3. 여러분이 그 신규 책임 간호사라면 사용할 리더십 스타일을 선택하고 그 스타일과 관련된 리더십 이론에 대해 기술한 뒤, 선택한 이유를 밝혀라.

직접적으로 명령을 내리는 것처럼 보인다. 그러나 그들이 실제로 직접 명령을 내리고 있다는 사실에도 불구하고, 신규 관리자들은 자신들의 관리 스타일을 기술하라는 요청을 받으면 대체로 독재형보다는 자문형(consultive) 리더로 기술한다. 그들은 스태프에게 업무 방향들을 지시하지만, 그렇다고 이것이 스태프가 그 방향들을 따를 것이라는 의미는 아니다. 이 시점에서 신규 관리자는 설득의 필요성에 대해 배우게 된다. 관리자들은 마지막으로 자체적인 대응책과 아이디어(input)를 의사 결정에 제공할 수 있도록 스태프에게 동기 부여하는 방법을 배우게 되면, 더 큰 성공을 경험하게 된다. 힐은 또한 신규 관리자들의 행정 업무 처리 과정과 관련된 우려들도 언급했다. 관리자들은 종종 "문서 작업과 정보 교환 같은 일상적인 소통 활동들"로 행정 업무를 정의한다. 그들의 행정적 책임은 그들의 자치권(autonomy)을 방해하는 더 중요한 책임들에 요구되는 귀중한 시간을 강탈하는 제약들처럼 보인다(Hill, 1993, p24). 책임 간호사들은 또한 직무를 수행하고 간호(care)의 질과 특정한 대답들을 요구하는 상위의 관리(행정 부서)로부터 받은 요청들을 조사하려고 할 때 이 같은 우려를 경험하게 된다. 신규 관리자들은 여러 차례 작업이 중단되는 것을 겪으며 업무를 수행해야 하는데, 이것은 힐이 오랫동안 연구한 관리자들마다 다를 것이다. 전문 의료진들 간에 발생하는 문제들 역시 관리 과정을 더욱 복잡하게 만든다. 힐의 연구에 참여했던 관리자들이 복잡한 조직들에서 근무한 것과 마찬가지로 책임 간호사들도 복잡한 의료 서비스 제공 환경들에서 근무하고 있다. 효과적인 관리와 리더십을 달성하기 위해서, 관리자들은 "말보다 행동"이라는 금언을 기억할 필요가 있다. 관리자들은 높은 수준의 기준들과 개방적인 문화를 조성할 필요가 있으며 권한은 그들의 스태프에게 이양하거나 공유할 필요가 있다.

간호 관리자의 역량: 개요와 간호사 전문 조직으로 본 시각들

앞서 논의한 것처럼, 가장 우수한 관리자들이 리더가 되기도 하지만 양쪽 모두 되는 것은 하나의 도전 과제다. 관리 기능들에 몰두하고 업무 처리 과정을 리드하는 측면에 대해 잊어버리기 쉽다. 관리자들이 효과적인 관리자이자 리더가 될 수 있도록 보조하는 핵심 기술과 역량들을 아래에 제시했다.

- 비판적 사고- 관리자들에게 요구되는 비판적 사고 기술들을 묘사하기 위해 사용할 수 있는 동사로는 '평가하다, 선택하다, 분석하다, 활용하다, 고려하다, 배정하다, 앞서 주도하다, 계획하다, 생각하다, 인식하다, 예측하다' 등이 있다. 이것은 모두 적극적인 동사들이다. 비판적 사고는 수동적이기보다는 적극적인 입장을 요구한다(Child, Lingle & Watson, 2001).
- 임상 차원의 근거 추론 및 판단을 통해 스태프를 인도하는 능력
- 소통 기술
- 네트워크 형성
- 자원 관리(예: 예산 관리, 스태프 제공)
- 직원의 업무 성과 능력 향상(예: 멘토링)
- 팀 구축하기
- 효과성과 효율성 평가
- 권한 양도하기
- 임상 차원 및 조직 차원의 전문 지식
- 융통성
- 협업(여러 진료과와 협진)
- 조율
- 지향한 결과
- 문제 해결
- 평가 및 분석

사실 이런 기술들은 모든 간호사(RN)에게 있어 중요하며, 이 내용이 모든 간호과 학생들에게 중요한 이유 중 하나가 바로 이것이다. "난 관리자가 되지 않을 거야"라고 말하긴 쉽지만 많은 관리 기술들과 리더십 기술들은 매일 간호사의 임상 실무에 요구되는 것이다. [표 1-8]에는 병동-기반 또는 서비스라인-기반 권한을 가진 간호사의 역할 특징들을 제시했다.

관리자의 핵심 직무 중 하나로 스태프에게 지시 사항들을 분명하게 이해시키고, 그 지시 사항들을 효과적으로 수행하게 하는 것이 있다. 이렇게 함으로써 관리자는 권한을 행사하는 것이다. 관리자는 스태프가 문제들을 확인하고 자신의 업무 성과가 최대한 효과를 거두지 못할 때 솔직하게 말하는 것이 용인된다는 것을 이해하게 되는 근로 분위기를 조성해야 한다.

스태프는 질책당할 것을 두려워해서는 안 되며 또한 부정적인 결과들에 우려하기보다는 관리자에 대한 신뢰를 가져야 한다(의학협회, 1999).

배려와 신뢰 리더이기도 한 관리자들은 그들의 스태프를 배려할 필요가 있다. 이 말은 무슨 뜻인가? 관리자는 스태프의 말에 귀 기울이고 그들이 언제 특별한 지지와 인도를 필요로 하는지 인식하고 반응할 수 있는 시간을 주어야 한다는 의미다. 스태프는 자신감이 바닥날 때가 종종 있는데, 그때 다시 자신감을 갖도록 돕는 것이 관리자의 역할이다. 이 역할을 완수하기 위해서, 관리자는 긍정적인 피드백과 앞으로 나아갈 방향을 제시하거나 새로운 역량들을 키우도록 추가 교육 기회를 제공할 수 있다. 스태프의 훌륭한 업무 성과를 인정해주는 것도 자신감을 키워준다. 친절한 말 한마디와 논평으로 간단히 스태프의 수고와 능력을 인정해줄 수도 있다. 실수가 생길 경우, 리더이기도 한 관리자는 스태프를 질책하지 않고, 실수를 개선의 기회로 이용하며 그 실수가 미치는 시스템의 영향을 평가한다. 이러한 접근법은 13단원에서 자세히 논의할 것이다. 관리자들은 또한 자신들도 실패한다는 것을 인정할 필요가 있으며, 그럴 때 관리자들 역시 개선할 필요가 있다는 것을 보임으로써 스태프에게 역할 모델로 행동한다.

효과적인 관리자는 리더로 비춰지고, 스태프가 탁월해지도록 고취하고 동기를 부여한다. 이 모든 역량은 앞서 논의한 감성 지능 이론, 통합 리더십 이론, 변혁적 리더십 이론들과 관련 있다. 관리자에 대한 스태프의 신뢰를 높이는 데 중요한 4가지 필수 자질들이 있는데 바로 역량(competence), 일치성(congruity), 일관성(constancy), 배려(caring)다.

현재 의료 기관들에서는 복잡한 업무 환경이 팽팽한 긴장감으로 가득 차 있고 스태프는 피곤하고, 사기가 떨어질 수 있는 데다 업무에 필요한 요소들은 늘어날 수 있다. 리더들은 스태프에 대한 믿음과 지지를 보임으로써 지속적으로 신뢰를 키워야 한다. 스태프는 긍정적이든, 부정적이든 자신들이 받은 피드백을 공유한다고 느낄 필요가 있으며, 또한 관리자의 의견에 동의하지 않거나 자신들의 창의적 의견이 지지받지 못할 때도 위협받는다고 느끼지 않아야 한다.

관리자는 어떻게 신뢰를 키울 수 있는가? 우선 관리자는 역량, 가능하다면 리더십에 요구되는 역량을 갖추고 있을 필요가 있다. 한 사람이 리더가 되는 것을 스태프는 어떻게 인식하는가? 대체로 스태프는 관리자가 달성하도록 예정한 목표를 달성할 수 있다는 느낌을 갖게 되었을 때 그를 리더라고 느낀다고 말할 것이다. 이것은 관리자를 완전무결한 사람으로 기술하는 것이다. 스태프들은 관리자가 자신들 편에 서 있기를 바라며 일하기 어려운 상황에 처했을 때 홀로 남겨지지 않기를 원한다. 이런 역량은 갈등이 있을 때 특히 중요하다. 스태프와 약속하는 관리자들은 그 약속을 지킬 필요가 있다. 관리자가 약속을 지키지 않았으면 시기적절한 때 명확하게 설명을 해야 한다. 또한 관리자들은 스태프가 업무를 효과적으로 수행할 것으로 믿는다는 사실을 그들에게 입증할 필요가 있다. 대부분의 사람들은 신뢰가 없는 대인관계들을 경험했을 것이다. 대체로 이런 관계들은 약속한 사람의 말과 행동이 일치하지 않는 경우와 관련 있다. 만약 이러한 언행 불일치가 한 패턴이 되어버리면 신뢰는 결코 자라지 못하거나 없어지고 만다. 그러면 신뢰를 다시 회복하는 것은 어렵다. 따라서 관리자들은 정직해야 하고 그들의 스태프를 공정하게 대해야 한다.

일관성(consistency)은 어떤 리더의 자리에 있든 필수 덕목이자, 배려나 신뢰와도 관련이 있다. 권위를 행사할 때도 관리자는 스태프의 존경심을 키우기 위해서 일관성을 보여야 한다.
어떤 스태프가 자신들보다 더 많은 신용을 받고 있다고 느낀다면 비판을 받아 마땅할 때도 그
비판을 순수하게 받아들이지 못하게 된다. 또 일을 덜 배정받게 되면, 스태프는 관리자에게 불
편함을 느끼고 분개심이 마음에 쌓일 것이다(Heller, 1999). 이런 상황들에 처하면 스태프는 관
리자를 존중하지 않게 되고, 결국 업무 결과나 환자 치료에 영향을 미칠 것이다.

지역 사회에서의 리더십

　지역 사회에서의 리더십과 다른 의료 서비스 제공 환경들에서의 리더십은 차이가 있는가?
지역 사회에서 전달되는 의료 서비스 수준이 높아짐에 따라 간호사 리더십은 더욱 효과적일
필요가 있다. 따라서 지역 사회가 리더십 역량을 개발하는 데 점점 더 많은 간호사들의 조력
이 필요하게 되었다. 2020년이 되었을 때 미국에는 25만 명의 공중 보건 전문 인력이 추가로
필요할 것으로 예상된다(Ollando Business Journal, 2008). 지역 사회에서 기능하는 간호사들은 역
량을 개발하지 않은 채 리더십을 넘겨받고 지역 사회에 방향을 제시해서는 안 된다. 또한 지
역 사회에 힘을 실어주기 위해 그들의 전문 지식을 사용하고 발전하도록 이끌어 지역 사회가
스스로 리더십을 구축하도록 도와야 한다. 이렇게 하기 위해서 간호사들에게 다음의 기술들
이 필요하다.

　"다양한 전문 의료진과 지역 사회 구성원들과 함께 일할 때, 협의에 입각한 파트너십과 공
동 책임(responsibility)과 관리 책임(accountability)을 질 수 있는 능력, 무관한 부분들을 연결하
는 고리들을 예측하며 새로운 질서를 탄생시키고 미래를 예상하고 계획을 세울 수 있어야 하
며… 개방된 시각으로 상황에 접근하고 다양한 기술들을 요구할 때 임기응변으로 처리할 수
있는 능력이 필요하다. 이것은 상황을 다루는 방법들은 여러 가지가 있으며 문제 자체 내에
최선의 해결책이 존재한다는 인식에 기초한다."(Koerner, 2000, p16~17)

　지역 사회의 보건 간호는 간호학에서 점점 더 중요해지고 있다. 이런 환경에서 지역 사회
의 리더십을 무시해선 안 된다. 그렇지만 간호사들은 이러한 환경에 맞는 새로운 역량들을 고
려할 필요가 있다. 또한 흥미진진한 새로운 기회들이 많이 생겨나고 있음에도 불구하고, 미국
의 의료 서비스 전달 시스템은 해결해야 할 문제들이 있다. 이 책에서는 그러한 문제들 중 많

은 것에 대해 논의하고 있다. 의학협회(IOM, 2001)는 의료 서비스 전달 시스템이 혼돈 상태에 이른 주된 이유가 의료 서비스 시스템이 봉사해야 할 사람들이 진짜 중요한 부분에서 초점을 벗어났기 때문이라고 본다. 전문 의료진의 5대 핵심 역량에 대한 강조는 모든 의료 서비스 전문 종사자들의 임상 실무에서 나오는 공통된 토대가 있어야 한다는 것을 의미하는 것이다(의학협회, 2003). 또한 의료 서비스 전달 시스템은 의료 서비스 소비자의 더 많은 참여를 요구하는데, 소비자 참여 역시 환자 중심의 간호를 제공할 수 있는 핵심 역량에서 강조되는 것이다. 울프(Wolf, 2000)는 모든 스타일의 의료 서비스 제공 조직에 적용될 수 있는 4개 요인을 가진 주된 변혁적 치료 모델(key transformational model of care)을 [표 1-9]에서 밝히고 있다.

이 모델은 한 의료 서비스 제공 조직의 문화적 정체성과 리더들과 스태프의 개발 및 유지뿐만 아니라 의료 서비스 시스템을 통합시키는 데도 도움이 될 수 있다.

[표 1-9] 변혁적 치료 모델

1. 이 모델의 첫 번째 요인은 전문적 임상 실무 요인으로, 사려 깊은 비판적 사고, 협의 및 의사 결정에 초점을 맞추고 있다. 그 과정에서 환자들에 대한 개인적 욕구들, 전문직 차원의 권고 사항들 및 효과적인 자원 관리가 고려된다. 병원의 각 과들은 자신들의 진료와 임상의 어떤 요인들이 환자의 치료 목표들에 필수적인지 고려하는 것이 중요하다. 울프는 여기에서 중요한 4대 요인이 있다는 것을 발견했는데 변혁적 리더십, 간호 전달 시스템, 전문 의료진의 성장, 협업 차원의 진료가 바로 그것이다.

2. 두 번째 요인은 처리 과정에 초점을 맞추고 있다. 이 처리 과정에는 각 의료 서비스 그룹이 사용하는 자체 진료 과정(예: 간호사의 업무 처리 과정)이 포함된다. 그러나 간호사들과 기타 의료 서비스 제공 전문 의료진들이 일상적 간호 과정을 계속할 필요가 있는지 지속적으로 평가하는 것이 중요하다. 간호사의 치료가 이루어졌을 때, 다른 의료 서비스 제공 전문 의료진들도 간호의 질적 발전 차원에서 환자를 파트너로 보는 것이 중요하다.

3. 세 번째 요인은 치료의 일차적 결과다. 여기에선 간호 과정과 간호 전달 결과와 환자의 관계를 강조한다.

4. 네 번째 요인은 변화 적응 능력, 재정적 경쟁 능력같이 의료 서비스 제공 조직과 관련된 전략들로부터 나온 결과들을 확인하는 것에 초점을 맞추고 있다. 울프는 또한 의료 서비스 전문 의료진들의 조직, 교육, 연구 및 전문직 활동 내용 출간이라는 전문 의료진과 관련된 전략들로부터 나온 결과들도 확인하고 있다.

간호사 이미지

간호사 이미지는 간호 리더십(nursing leadership)의 중요한 측면이다. 간호사들을 보는 시각은, 간호사들을 예비 리더로 볼 수 있는지와 간호사들이 더 효과적으로 업무를 수행할 수 있는지에 영향을 미친다. 간호 부문 이미지에 대한 〈뉴욕 타임스〉의 한 기사(Villarosa, 2001년 5월 22일자)는 전국적인 여론 조사들을 보면 지속적으로 간호사는 가장 신뢰받는 전문 직종들 중 하나로 여겨진다고 언급했다. 그러나 그 이미지는 그리 긍정적이지 않다. 취학 아동들을 대상으로 한 설문 조사 결과를 보면 간호사라는 직종을 "무시무시하고 스트레스가 심하고 사회적 지위가 낮고, 엄청나게 많은 노동 시간과 흉한 유니폼"으로 인식하는 것으로 나타났다(Villarosa, 2001년 5월 22일자, pD7).

존슨&존슨은 직업 선택으로서 간호사의 긍정적인 특성들을 보여주는 탁월한 TV 광고를 개발하기 위해 간호사들과 파트너로 일했다(Gordon & Nelson, 2005). 이로부터 나온 첫 번째 광고 시리즈는 간호사의 배려하는 측면을, 두 번째 시리즈는 이 전문직에 대한 더 넓은 시각을 강조했다. 이것은 간호사들이 평생 헌신할 천직으로 이 직업을 선택했다는 것을 보여주고 자신의 직업에 자긍심을 갖고 있음을 보여준다. 특히 간호 분야에 종사하기를 원하는 이들에게 더더욱 자긍심을 확실히 전달하는 것이 중요한 목표다.

언론을 통해 대중에게 전하는 메시지는 실제로 효과를 발휘할 수 있도록 명확할 필요가 있다. 어떤 이들은 "간호사들이 지식에 바탕을 둔 정체성을 중심으로 한 '미덕의 대본'으로부터 벗어나야 한다고 권하고 있다."(Gordon & Nelson, 2005, p62) 이 시점에서 리더십이 중요한 역할을 할 수 있다. 간호사들이 의료 서비스 제공 환경에서 어떻게 리더가 될 수 있는지 강조할 필요가 있다. 리더십은 전문직의 필수 요인들 중 하나다. 미국 간호협회(ANA)의 '변화를 위한 간호 부문 의제(Nursing Agenda for Change, 2002)'에서는 대중 홍보/소통 및 간호 부문과 관련된 주요 목표를 밝히고 있다. "의료 서비스 시스템에서 간호사의 핵심 역할을 이 전문 직종 외부의 다양한 대중들에게 정기적으로 입증해 보여야 할 것이다."(p14) 이것은 달성하기 쉽지 않지만 반드시 필요한 목표다. 간호 부문 지원 센터(Center for Nursing Advocacy)는 간호 인력 부족 문제를 해결하기 위해 2001년 설립되었는데 간호 인력 부족의 한 요인으로서 간호사 이미지 개선에 더욱더 집중하고 있다. 이 센터는 자사에서 주최하는 '골든 램프 어워즈(Golden Lamp Awards)'를 통해 간호사의 긍정적 또는 부정적 이미지를 뒷받침하는 미디어 자료들을 평가하고 확인한다. 또한 이 센터는 간호사들 스스로 언론에서 묘사하는 모습을 바꾸기 위한 노력도 기울이고 있다.

간호사의 유니폼은, 주로 간호사 이미지와 관련된 문제로 다시 수면 위로 떠올랐다. 이것은 간호사의 흰색 유니폼과 그 가치에 관해 반복해서 나오는 문제다(Tobin, 2006). 다양한 유니폼들, 주로 다른 색깔의 수술복으로 다변화시키는 것이 전문직으로서 간호 부문 이미지에 상처를 입혔는가? 너무 작아 읽기 힘든 명찰을 단 간호사(RN)를 명확히 알아볼 수 있는가? 토빈(Tobin)은 이 작은 명찰이 간호 인력 부족 문제를 감추고 위장하는 것일지 모른다고 주장한다. 환자와 가족들은 많은 스태프를 보기 때문에 간호사 부족 문제를 전혀 인식하지 못한다. 유니폼을 입고 있든 외출복을 입고 있든 직무를 수행할 때 간호사들은 전문 의료진으로서 이미지를 투사할 필요가 있다.

차이 만들기: 간호사 리더 늘리기

간호사들은 어떻게 리더가 되는가? "간호사 리더는 그냥 나타나는 것이 아니다. 우리들 모두는 리더가 되고, 미래의 리더들에게 조언할 전문 의료진으로서 책임이 있다."(Anderson, 2000, p47) 간호사 교육은 리더십을 가질 수 있는 기회들을 활용해야 한다. 이를 위한 첫 단계는 평생 학습에 헌신하는 것이다. 학생들이 임상 실습과 간호사라는 직업의 세계에 발을 내딛었을 때, 그들은 변화를 만날 것이다. 리더들은 변화를 학습을 위한 기회로 삼는다. 전문 의료진 조직들에 개입하는 것 역시 리더십 개발의 한 중요한 요인이다. 이것은 전국학생간호사협회(National Student Nurses Association, NSNA)나 학문적 기준과 리더십 기준에 기초한 초대 회원제로 운영되는 간호 부문 명예학회(nursing honor society)인 시그마 세타 타우(Sigma Theta Tau, STTI) 또는 다른 교내 조직들에 참여하는 것으로 시작할 수 있다. NSNA 리더십 U는 학생들이 NSNA 활동을 하면서 개발하는 리더십 및 관리 기술들을 인식할 수 있는 기회를 제공한다. 멘토 제도(mentoring) 역시 리더십의 한 부분이다. 어떤 간호사 프로그램은 학생들이 서로 도울 수 있도록 멘토 제도 프로그램을 운영하고 있다.

큰 도움이 될 수 있는 네트워크 형성도 학생 때 시작할 수 있다. 교수진, 동료들 및 임상 현장의 간호사들, 학교나 임상 실습 현장 외부에서 만날 수 있는 간호사들은 간호사의 경력을 쌓는 동안 어느 시점에서 중요한 개인이 될 수 있음을 기억하는 것이 중요하다. 네트워크 형성을 통해 얻어진 인맥은 간호사 경력을 쌓는 동안 도움이 된다. 현재 모든 간호사 직책의 리더십을 모두 채울 수 있을 만큼 능력 있는 간호사들이 충분하지는 않다. 어떤 간호사들은 결국 공식적인 관리직으로 옮겨 갈 것이며 어떤 간호사들은 리더십 기술들을 관리와 무관한 직책과 전문 간호사 조직 같은 전문직 활동에 적용할 것이다. 간호 분야는 잠재적 간호사 리더의 인력 규모를 늘릴 방법을 찾아야 한다.

이 문제에 대한 해결책으로는 (a)간호 관리자들을 위한 임상 차원/경력 등급 사다리(ladder)를 개발하거나 (b)관리자 양성과 조직 및 전문 분야의 발전을 이끌기 위해 목표와 역량에 기초한 결과들을 규정하거나, (c)조언자 역할(mentorship)을 제공하거나, (d)간호사 리더들 사이에 신참과 전문 의료진을 식별하는 시스템을 개발하는 것이 포함된다(Coughlin, 2002). 임상 등급 사다리(clinical ladders)는 직원들의 업무 성과와 역량들을 인식하기 위해 많은 의료 서비스 제공 조직들에서 이용되고 있다. 대체로 신규 간호사는 이 등급 사다리의 최저 수준에서 병원에 입사하게 되며 이어 다양한 임상 수준들로 '사다리를 오르기' 위해 요구되는 구체적인 준거를 준수하고 역량(예: 위원회 회원, 위원회 회장, 환자 교육이나 정책, 절차 변화같이 병동에 기반을 둔 자재 개발, 신규 간호사들에게 조언하기, 간호과 학생들의 지도교사 역할, 근거 중심 간호 임상 실무 실행 또는 연구 진행)을 갖추어야 한다. 간호 이사들과 간호사 리더들을 위한 전문직 협회인 미국 간호집행기구(American Organization of Nurse Executives, AONE)는 근거 중심의 관리 임상 실무들을 확인하고 채택하는 데 전념하고 있다.

미국 간호집행기구(AONE)는 간호 리더십이 간호사들을 모집하고 유지하는 근로 환경을 조성하는 데 아주 중요한 역할을 하며, 현재 관리 임상 실무들이 일관되게 성공을 거두는 것은 아니라고 생각한다(Watson, 2004, p207). 의료 서비스 제공 조직들과 간호 전문 의료진들은 리더십 개발을 위한 최선의 방법들을 고려하고 있지만 잊어서는 안 되는 가이드라인이 있다. 리더들은 "공식을 제시하는 것이 아니라 리더십의 모범을 보일 필요가 있으며, 부하들을 다스리는 것이 아니라 그들의 능력을 개발시키는 것으로 권한 양도를 입증해 보일 필요가 있다. 또한 다른 이들에게 리더십 기회를 제공하는 방법을 배울 필요가 있는데, 무엇보다 코치하는 법을 배울 필요가 있다. 리더들은 간호사들로 하여금 자신들의 업무 범위와 역할에 대한 규정을 확대하게 할 필요가 있다."(Ferguson & Brindle, 2000, p5) 간호사 대다수는 공식적인 관리직에 오르지 않을 것이다. 그렇다면 왜 그렇게 리더십과 관리에 관심을 보이는가? "현재 관리 분야를 소생시킬 수 있는 마법의 공식이 있는가? 아마도 있을지 모르지만, 있든 없든 현재 관리가 처한 딜레마의 해독제는 리더십이다."(Stahl, 1998, p7)

리더십 기술은 이 기술들을 사용하는 고위직 관리자들에게만 요구되는 것이 아니다. "위계 구조는 점점 줄어들고 대신 수평적 조직 구조들이 더욱 늘어나는 현 시점에서, 리더십은 영향력 있는 역할을 하기 때문에 권위를 가진 직책에만 필요한 것이 아니다. 스태프 간호사들은 팀워크를 통해 팀을 이끌고, 명료하고 활발한 소통 네트워크의 개발을 통해 더 나은 임상 실무 능력을 개발하고, 병동과 부서들의 전략적 관리에 기여할 수 있으며, 또한 그렇게 할 의무가 있다. 리더십의 역할과 과제는 의료 서비스 제공 시설들의 성공에 있어서 지엽적인 것이 아니라 핵심적인 것이다."(Ferguson & Brindle, 2000, p5)

리더십에 대한 퍼거슨의 의견은 아주 중요하며 그 중요성은 계속될 것이다. 2003년 5월, 미국 간호대학협회(American Association of College of Nursing, AACN)는 '임상 실무 간호사 리더의 역할(Clinical Nurse Leader)'이라는 백서를 출간했다(2003). 이 백서의 요지는 '리더십은 간호 부문에서 아주 중요하다'는 것이다. 이 주장은 최근에 발표된 의료 서비스의 질과 안전성에 관련된 의학협회의 보고서 내용들로부터 지지받고 있다. 최근에 발표된 의학협회 보고서들은 간호사들을 리더로 기술하고, 의료 서비스의 질과 안전성과 관련해 간호사들의 중요성을 강조하고 있다(Finkelman & Kenner, 2009). 그러나 리더십이 모든 간호 부문 직책들에서 필요하다는 점을 더 많은 사람들이 인식할 필요가 있다. 간호 부문 리더들에 대한 인식 확대라는 이 목표를 달성하기 위해 미국 간호대학협회(AACN)는 학부와 대학원 프로그램들에 더 많은 리더십 개발 수업들을 포함시킬 필요성을 인식하고 있다. 이러한 결정은 의료 서비스 전달 시스템과 간호 부문에 대한 다음 10가지 가정들에 기반하고 있다.

1. 임상 실무는 의료 서비스 전달 시스템 수준에 맞춰져 있다. 간호사들은 모든 스타일의 의료 서비스 제공 환경들에서 임상 실무 경험이 있어야 하고 임상 대상자들(예: 노동 인구 중 어머니들, 의원에 온 환자들, 지역 사회의 아동들)에게 제공하는 치료(care) 결과들을 고려해야 한다.
2. 인구-수준 치료 결과들이 간호 임상 실무에 대한 측정치가 된다. 업무 성과는 임상 결과 및 비용 결과로 측정될 것이다.
3. 임상 실무 가이드라인들은 증거에 기초한다.
4. 내담인 중심의 임상 실무는 한 전문 분야 및 전문 분야 종사자들 사이에서 이루어진다.

5. 정보는 자기-간호와 내담인의 의사 결정 효과를 극대화할 것이다.

6. 간호 부문 평가는 이론과 지식 발전의 근간이 된다.

7. 훌륭한 재정 관리는 양질의 치료의 한 조건이다.

8. 사회적 정의는 필수적인 간호 가치다.

9. 정보 통신 기술은 치료의 지속성과 이해도를 높인다.

10. 임상 실무 간호사 리더(CNL)는 전문 간호를 위한 가이드라인들을 생각해야 한다.

(미국 간호대학협회, 2003, p5~9)

이 10가지 가정은 본 단원에서 논의한 리더십&관리 이론 및 유형들과 분명히 관련되어 있으며 본 책 전반에서 계속 강조될 것이다. 간호사 리더의 역할은 환자, 환자의 가족들과 전체로서 의료 서비스 전달 시스템에 있어서 필수 불가결한 것이다.

간호사는 실제로 이 역할을 아주 오랜 시간 동안 해왔다. 어떤 이들은 이 역할을 다른 이들보다 더 많이 준비했지만, 이제는 모든 간호사들이 공식적인 관리직에 있게 될지 여부와 관계없이 리더십의 자질과 역량을 개발할 필요가 있음을 인정하는 것이 중요하다.

리더십과 관리 기술 적용하기

나의 병동

이 책의 서론 부분에서 여러분 자신의 병동을 창작해보라는 요청을 했다. 이제 여러분은 이 병동의 책임 간호사가 되는 것이다. 매 단원이 끝날 때마다 여러분은 자신의 병동을 다시 방문할 것이다. 매 단원에서 여러분이 논의한 내용들은 연이은 의사 결정 시 고려할 필요가 있을 것이다.

이번 단원에서, 여러분은 자신의 병동에 들어가 다음 내용을 고려해봐야 한다. 병동의 책임 간호사로서 여러분은 어떤 리더십 유형을 사용하기를 원하는가? 여러분은 일상 활동에서 그 스타일을 어떻게 입증해 보일 것인가? 리더십과 관리에 대한 여러분의 철학을 반영하는, 여러분이 차지한 책임 간호사라는 직책을 묘사하는 글을 써보라.

여러분은 스태프의 리더십 역량들을 어떻게 개발시킬 것인가? 본 단원에 나온 내용과 부록에서 찾은 정보를 이용해 설명하라. 여러분의 병동을 관리하는 책임 간호사로서 여러분이 수행하는 업무를 기록하는 데 책의 웹사이트에 있는 가상 병동 사이트(www.nursinghighered.com)를 이용하라.

비판적 사고 개발을 위한 질문&활동

1. 여러분의 임상 현장들 중 한 곳에서 근무하는 책임 간호사를 선택하고 그 관리자에게 다음 질문을 할 것. (1)당신은 어떤 이유로 책임 간호사가 되고 싶었는가? (2)당신이 사용하는 핵심 관리 기술로는 어떤 것들이 있는가? (3)그 책임 간호사에게 책임 간호사와 간호 리더의 차이점을 비교, 대조해달라고 요청할 것. 여러분이 얻은 데이터를 급우들과 공유하고 그들의 데이터와 비교, 대조해볼 것.

2. 소규모 팀들을 이루어 www.aacn.nche.edu/Publications/White-Papers에서 찾은 백서인 '임상 실무 간호사 리더의 역할(The Role of Clinical Nurse Leader)'을 읽고 본 백서의 요점들을 고려해 이 새로운 역할이 간호 임상 실무와 어떤 관련이 있는지 판단할 수 있도록 간호사들에게 배포할 설문지를 개발할 것. 다양한 의료 서비스 환경에서 다양한 근무 연차의 간호사들을 대상으로 설문 조사를 실시할 것. 여러분은 어떤 결과들을 얻었는가? 그 결과들을 분석할 것.

3. 재학 중 및 졸업 후 많은 경험을 쌓으면서, 다른 이들이 어떻게 리드하고 관리하는지 관찰할 것. 임상 현장에서 매주 리더십과 관리 기술들을 관찰하기 위해 의식적인 노력을 기울일 것. 여러분이 관찰한 내용들을 공유하기 위해 여러분의 급우들과 함께 블로그 활동을 시작할 것.

4. 여러분이 직접 간호 관리자와 책임 간호사의 역할을 비교 및 대조할 것. 여러분은 간호 팀 리더의 역할이 다를 수 있다는 점에 대해 어떻게 생각하는가?

5. 여러분이 리더 역할을 맡았던 경험 중 한 시기를 선택할 것. 이것은 현재 역할이 될 수도 있고 과거 역할일 수도 있다. 본 단원에서 다룬 내용을 고려하면서 리더십을 입증할 수 있다고 생각하는 방법이나 리더십을 개선시켰다고 생각하는 방법들에 대해 분석해볼 것.

변화와 의사 결정

본 단원의 개요

학습 목표

본 단원을 시작하기 전, 이 단원의 학습 목표들 중 익숙한 것이 있는지 살펴볼 것.

- 조직 재충전, 재설계, 재규제, 규모 축소 및 재편과 관련해 절대적으로 중요한 간호 문제들에 대해 논의할 것.
- 변화라는 개념이 의료 서비스 환경과 간호사 리더십 및 관리에 왜 중요한지 설명할 것.
- 간호 임상 실무와 의료 서비스 제공 조직들에 영향을 미치는 외부 트렌드, 외적 요인들을 평가할 것.
- 2대 핵심 변화 이론들을 비교, 대조할 것.
- 변화 과정에 주요 8단계를 적용할 것.
- 변화에 대한 저항 문제와 이를 극복할 수 있는 전략들을 분석할 것.
- 변화에 대한 대응들을 개선시킬 수 있는 전략들을 개발할 것.
- 의사 결정 과정을 적용할 것.
- 성공적인 계획 수립의 주요 요소들을 비평할 것.
- 전략 계획 수립과 프로젝트 계획 수립을 구분할 것.

핵심 용어

- 변화(Change)
- 협정(Compacts)
- 의사 결정 과정(Decision-making process)
- 권한을 양도하다/권한 양도(Empower/Empowerment).
- 융통성 있는 의사 결정(Flexible decision making)
- 통합적 의사 결정(Integrative decision making)
- 이동 단계(Moving stage)
- 계획 수립(Planning)
- 프로그램화된 결정(Programmed decisions)
- 변화 준비 완료(Readiness for change)
- 재충전(Reengineering)
- 전문 의료진 임상 실무 재규제(Re-regulating professional practice)
- 간호 교육 재편(Restructuring nursing education)
- 임상적 판단(Clinical judgement)
- 비판적 사고(Critical thinking)
- 이분법적 사고(Dichotomous thinking)
- 재동결(Refreezing) 단계
- 저항(Resistance)
- 인력 규모 조정(Rightsizing)
- 임상적 추론(Clinical reasoning)
- 결정적 의사 결정(Decisive decision making)
- 공감(Empathy)
- 촉진자들(Facilitators)
- 위계적 의사 결정(Hierarchic decision making)
- 직관적 의사 결정(Intuitive decision making)
- 프로그램화되지 않은 의사 결정(Nonprogrammed decisions)

- 전진적 계획 수립(Proactive planning)
- 퀸의 변화 이론(Quinn's theoory of change)
- 재설계(Redesigning)
- 규제(Regulations)
- 억제력(Restraining forces)
- 감각 과부하(Sensory overload)
- 전략 계획 수립(Strategic planning)
- 내규(Internal policy)
- 역장 분석(Force-Field Analysis)
- 상호 인정(Mutual recognition)
- 정책 계획 수립(Policy planning)
- 프로젝트 계획 수립(Project planning)
- 대외 정책(External policy)
- 비전(Vision)
- 상호 호혜성(Reciprocity)
- 체계적 의사 결정자들(Systematic decision-making)
- 팀 의사 결정(Team decision making)
- 근무 재설계(Work redesign)
- 동결 해소 단계(Unfreezing stage)
- 차선책(Workarounds)

학습 방향

의료 서비스 전달 시스템은 매일, 어떤 경우에는 시간 단위로 변화를 경험하기 때문에 정적인 시스템이라고 할 수 없다. 리더와 관리자들은 계속 변화하는 의료 환경에 대처하면서, 아마도 변화를 사라지게 하는 것으로 하루하루 연명한다고 생각하는 경향이 있다.

그러나 간호사 리더들과 관리자들 역시 변화에 대처하기 위해 애를 쓰고 있으며, 변화에 적응하도록 스태프들을 도우려고 한다. 이는 무슨 말인가? 모든 직책 수준에서 간호사들은 변화 과정에 기여하려고 노력하고 그 과정에서 적극적인 역할을 해야 한다는 의미다. 한 관리자가 변화를 일으키고 계속 그 변화를 관리한다면, 그 변화는 오늘날 성공하지 못할 것이다. 한 발 뒤로 물러나 관리자가 차이를 만들어내기만 기다리던 스태프들 역시, 변화는 계속 일어날 것이지만 스태프들의 피드백 없이 성공적인 변화는 없을 것이라는 사실을 깨닫게 될 것이다.

"변화와 이를 파괴하는 잠재적 지뢰들에 대해 이해하는 것이 성공적인 변화를 달성하기 위해 중요하다. 그렇지만 우리는 변화로부터 얻는 혜택들도 인정해야 한다. 물론 우리는 가끔 변화에 대해 불평하긴 하지만 변화는 우리에게 활력을 불어넣을 수 있다. 우리가 어떤 것도 변화시키지 않으면 비판적 사고도 전혀 필요 없게 된다. 어느 정도 시간이 지난 후 우리는 예상된 문제들에 대한 모든 해답 또는 접근법들을 알게 될 것이다. 어느 정도 시간이 흐르고 변화가 없으면, 근무 환경이 다소 따분해졌다는 것도 알게 될 것이다. 물론 우리들 대부분은 처음엔 무풍지대(변화 없는 근무 환경)가 편하게 느껴진다. 하지만 현실 안주와 고립주의는 변화에 있

어 아주 파괴적인 지뢰들이 될 수 있다."(Finkelman, 2001, p195)

이번 단원에서는 의료 서비스 제공 조직에서 일어나는 변화들과 조직의 의사 결정을 집중적으로 다룰 것이다. 조직에 결정적인 변화와 의사 결정 과정들은 어떤 것이 있으며, 변화는 스태프, 의료 서비스 제공 조직과 조직의 의사 결정에 어떤 영향을 미치는가? 의사 결정은 변화와 별도로 구분지어 생각하기 어려운데, 변화에 대처하기 위해선 의사 결정을 내려야 하기 때문이다.

어떤 때는 그 결정이 사소하며, 또 어떤 때는 중요하고, 또 어떤 때는 복잡하다. 간호사들은 변화 과정에 참여하고 그들이 어디에서 임상 실무를 수행하든 의사 결정을 내린다.

5대 R 규칙들: 변화 및 행동의 의사 결정

의료 서비스 전달 시스템은 변제, 스태프 부족, 예산 삭감, 산업 기술, 역할 변화 등의 변화에 적응해왔다. 이러한 변화들은 모두 간호 부문에 큰 영향을 미쳤다. 변화의 원동력은 5대 R 규칙들인데, 이것은 특히 의료 서비스 제공 조직들, 간호 교육 및 간호 임상 실무에 지대한 영향을 미친다. 5대 R 규칙은 다음과 같다.

1. 의료 서비스 제공 조직의 재충전(reengineering)/재설계(redesigning)/재편(restructuring)
2. 인력 재설계(redesign)
3. 전문 의료진 임상 실무 재규제(re-regulating)
4. 인력 규모 조정(workforce rightsizing)
5. 간호 교육 재편(restructuring)

5대 R 규칙들은 모두 변화와 관련된 것으로 의료 서비스 제공 조직과 스태프들의 의사 결정을 요구한다. 간호사들에게 이 규칙들이 과거에 미친 역사적 영향과 일부 경우 현재에까지 미치는 영향과 의사 결정의 중요성을 깨닫는 과정은 서론 부분에 나와 있다.

의료 서비스 제공 조직의 재충전/재설계/재편

'재충전(reengineering)'은 오랫동안 많은 의료 서비스 제공 조직들에서 이용돼온 규칙이다. 물론 현재는 이용하지 않지만, 이 규칙은 많은 의료 서비스 제공 조직들의 현재 모습에 어느 정도 영향을 미쳤다. 의학협회는 간호 부문에 대한 보고서(2004)에서 재충전이 간호 부문에 미친 영향에 대해 논의했다. 이 과정을 기술하기 위해 이용되는 다른 용어들로는 재편(restructuring)과 재설계(redesigning)가 있다. 이 과정은 조직의 사소한 변화 이상의 의미를 나타내는데, 즉 과정, 작업 및 시스템들의 재고안(reinvention) 또는 재창조(recreation) 과정을 의미한다. 의학협회는 의료 서비스 부문에서 재충전에 대해 논의하면서 재충전의 목표는 환자 서비스 과정을 더욱 효율적으로 만드는 것이었다고 주장했다(2004). 종종 재충전은 간호사들이 받아들이기 힘들었는데, 이 과정은 때로 간호 임상 실무에 급진적인 변화를 초래했으며, 간호사들이 재충전 과정에 참여하기를 꺼렸기 때문이다. 재충전 과정에 적극적으로 참여하기 위해서, 간호사들은 자신의 업무를 충분히 이해하고 임상 실무를 개선하기 위한 방법들을 찾으려는 의지를 가질 필요가 있다.

간호사들은 주된 초점이 오직 정규직 근무 시간(full-time equivalents, FTEs)에 해당되는 근로자 수, 주로 정규직 간호사 감축이나 의료 서비스 개발 및 감소 또는 입원 일수 줄이기에만 초점을 맞출 때 재충전으로 기술된 과정을 경험했다. 이러한 과정은 대체로 간호사들의 제한된 피드백을 바탕으로, 다양한 재충전 전략들이 사용되었다. 간호 부문을 위한 중요한 전략들 중 하나나로 환자 중심 치료(patient-centered care), 재충전과 직장 재설계를 함께 사용하는 것이다. 목표는 환자와 소비자의 만족도, 치료의 질을 높이고 비용을 절감하는 것이다.

'환자 중심 치료(patient-centered care)'라는 용어의 사용은 의학협회의 의료 서비스 질에 관한 보고서에서 중요하게 쓰였을 뿐만 아니라 전문 의료진의 5대 핵심 역량들 중 하나이기도 하다. 진료과 중심보다는 환자 중심으로 임상 실무를 배치한다는 아이디어는 환자의 치료 욕구들을 충족시킬 수 있는 치료를 간호사가 전달할 기회를 제공할 수 있다는 점에서 큰 잠재력을 갖고 있다. 그렇지만 치료의 질을 높이고 비용을 절감한다는 목표는 달성하기 쉽지 않았다. 의학협회의 보고서들(2003, 2004)은 현재까지도 지속적으로 환자 중심 치료를 강조하고 있다. 위 보고서들에서 의료 서비스의 질을 강조했지만, 의학협회는 업무의 효율성과 설계의 중요성도 강조했다. 의료 서비스 제공 조직들이 환자 중심 치료를 제공하기까지는 많은 시간과 노력이 필요하며, 의료 서비스 제공 조직 내에 대대적인 변화들이 요구된다. 몇 년 사이 늘어난 부서들, 환자와 스태프들의 상호 작용이 늘어나는 병원에서 환자는 치료를 받았다.

부서의 특수화(specialization)는 의사소통 부족, 복잡한 업무 처리 과정, 문서 작업 증가, 원활치 못한 협업 및 의료 과실이라는 문제들로 이어졌다. 병원이 어떻게 바뀌어야 환자 중심의 병원이 될 수 있을까? 어떤 재설계가 반드시 필요할까? 간호사는 어떤 역할을 할 것인가? 이런 문제들은 의료 서비스 제공 조직들이 대대적인 변화를 가져오기 위해 계획 수립을 할 때 반드시 내려야 하는 아주 중요한 의사 결정에서 다루어지는 대표적인 사안들이다. 의료 서비스 제공 조직들이 대대적으로 구조를 재설계할 때마다, 후향적(retrospective) 평가를 통해 변화의 결과를 평가할 필요가 있다.

의료협회 보고서의 환자들 안전하게 지키기(Keeping Patients Safe, 2004)와 건강개선협회(Institute of Health Improvement)로부터 영향을 받은, 임상 간호의 변혁적 치료(Transforming Care at the Bedside, TCAB)라는 새로운 개혁 조치는 이를 적용한 의료 서비스 제공 조직들에 영향을 미쳤다. 이 개혁 조치는 13단원에서 더 자세히 논의될 것이다. 이 개혁 조치 역시 의료 서비스의 질에 초점을 맞추지만, 치료의 질을 개선하기 위한 업무 설계에도 관심을 집중한다. TCAB는 이번 단원 후반부에서 논의할 '심해 잠수 과정(Deep Dive)'이라고 불리는 변화 접근법을 이용하고 있다.

이 개혁 조치를 토대로 병원들은 필요한 변화들을 이루기 위해 작은 시범 프로그램들(pilots)을 시행했으며 그 시행 과정에 간호사들을 적극적으로 이용하고 있다. 이러한 노력은 재충전 치료(reengineering care)를 대하는 현재 접근법들의 한 예가 되고 있지만, 재충전은 현재 간호사들이 병원에서 임상 실무는 보는 방식에 지대한 영향을 미쳤기 때문에 재충전을 사용한 역사를 이해하는 것 역시 중요하다.

인력 재설계

생산성, 환자와 고객 만족을 늘리는 동시에 더 저렴한 비용으로 양질의 서비스를 제공하기 위해 임상 환경들에 의료 관리(managed care)를 적용할 것이 요구되었다. 이는 간호 집행부와 관리자들에게 자신이 소속한 의료 서비스 기관의 업무 구조를 재설계하라는 압박으로 작용했다. 현재 간호 인력 부족과 더불어 업무 구조 재설계 요구의 중요성은 그 어느 때보다 더욱 커졌다. 더 적은 스태프를 이용해 더 효과적인 임상 실무를 가능하게 하는 향상된 효율성이 절대적으로 중요한 가치가 되었다. 이것은 환자 중심 치료 이용 및 스태프들 조합의 변화, 그에 따른 간호사(RN), 간호조무사(UAP), 정규 임상 실무 간호사(LPN)의 보유 수 변경 및 맡은 책무 변화처럼 입원 환자 치료 전달 모델들의 개발과 이들의 변화로 이어졌다. 이러한 변화의 효과는 각기 다르다. 전통적인 간호사 역할과 활동들은 평가할 필요가 있다.

그런데 더 혁신적인 접근법들을 이용하고 한층 효과적인 역할들로 변화하기 위해서 이러한 평가가 거부되는 경우도 종종 있다. 간호사들은 자신들의 역할과 활동이 효율성, 개선된 치료 및 환자의 상태에 영향을 미친다는 것을 입증하기 위한 데이터를 제공할 필요가 있다. 그런데 문제는 간호사의 업무 재설계에 관해 많은 관점들이 존재한다는 것이다. 양질의 치료를 제공하기 위해 스태프들이 협업하기 가장 좋은 설계 방법을 결정할 때는, 환자를 포함한 안전한 치료가 우선적으로 고려할 핵심 문제가 된다. 일부 병원들의 경우에는 임상 실무 간호사 리더(Clinical Nurse Leader, CNL)라는 새로운 역할을 도입했다. 이 역할에 대해서는 3단원에서 따로 논의하겠지만, 이처럼 새로운 역할의 도입은 미리 계획할 필요가 있다. 새로운 역할은 현재 역할들에 영향을 주며 철저하고 신중하게 판단하지 않는다면 문제를 초래한다.

의료 서비스 제공 조직들이 의료 서비스 시스템의 기능과 과제에 변화를 가져올 필요성을 고려하는 가장 흔한 이유는 비용, 생산성 및 환자의 치료 목표에 대한 우려들 때문이다. 업무 재설계(work redesign)는 이런 우려들을 다룰 때 이용하는 것이지만, 그 밖에 고려할 다른 요인들도 있다. 간호사들은 수행 능력의 기준선(baseline)을 보장할 책임이 있다. 간호조무사(UAP)를 사용할 경우, 간호사들은 환자의 안전과 양질의 치료를 보장하기 위해 해당 간호조무사를 확실히 훈련시키고 감독할 필요가 있다. 11단원에 나온 내용은 이 문제를 다루고 있다. 3단원에서 논의하겠지만 전문 간호사들은 또한 새로운 치료 전달 모델이나 스태프들이 치료를 제공하는 방식(예: 팀 이용)에도 신중을 기해야 한다. 근거 중심 관리 치료(EBM)를 더 효과적으로 실행할 수 있도록 치료 전달 모델들의 치료 목표의 타당성을 입증할 수 있는 더 많은 연구가 필요하다. 여기에서 핵심은 간호 부문이 치료 전달 모델들의 치료 효과를 지지할 수 있는 데이터가 필요하다는 것이다.

어떤 치료 모델들이 효과적인가? 또한 효과적이지 않다면 왜 그런가? 이들 치료 전달 모델들을 더 효과적으로 만들기 위해서는 어떤 조치를 취할 수 있는가? 이 치료 전달 모델은 사용해야 하는가? 어떤 환경에서 이 치료 전달 모델은 효과적 또는 비효과적인가? 간호사들은 이런 질문들을 다른 이들이 할 때까지 기다리지 말고 먼저 해야 한다. 간호사들은 또한 그 해답들을 그 결과들을 분석하고 필요한 변화에 대한 결정을 내리며 직접적인 책임을 져야 한다.

간호사 전문 조직들은 매그넷 인증 프로그램(Magnet Recognition Program)같이 최고 수준의 임상 실무들을 조사하는 방법들을 찾아보고 근거 중심 관리와 근거 중심 실무를 활용할 필요가 있다. 이 프로그램을 통해 어떤 의료 서비스 제공 조직들이 가장 뛰어난 간호사 치료 서비스를 제공하고 전문 간호 업무를 지원하는 근무 환경을 조성했는지 알 수 있다.

인력 규모 조정

인력 규모 조정과 인력 감축(rightsizing and downsizing)은 간호사들을 몸서리치게 만드는 용어들이다. 의료 서비스 제공 조직이 스태프의 규모를 줄일 수 있다는 점을 암시하기 때문이다. 인력 감축(downsizing) 시기 동안 병원들은 스태프와 침상 수를 줄이고, 이어서 필요할 때마다 이러한 결정을 번복해야 했다. 규모 감축은 현재 간호 교육을 받는 간호사 수가 점점 적어지면서 간호 인력 부족이 심각하기 때문에 달성하기 쉽지 않았다. 간호사 지원자 수는 늘어났지만 동시에 대기 명단도 늘어났다. "신청 자격 요건을 모두 갖추고 기본적인 간호사(RN) 프로그램들에 신청한 건 수 중 40% 정도가 2008~09년 사이에 기각되었다."(전국 간호 리그, 2010년 5월 13일) 2009~10년 경제 위기는 여기에도 지대한 영향을 미쳐 신청자 수가 증가했다. 또한 병원 역시 유능한 스태프를 더 많이 확보하라는 요구를 점점 더 거세게 받고 있다. 6단원에서 스태프 보유와 관련된 문제들에 대해 더 자세히 논의할 것이다.

인력 규모 조정(rightsizing)은 한 업무를 하는 데 스태프가 얼마나 많이 요구되는가에 초점을 맞추고 있는데 이것은 결코 예측하기도 달성하기도 쉽지 않다. 전문 의료진을 위한 직업 교육은 시간이 걸리기 때문에 미래 수요를 예측하려고 노력하는 것이 중요하다. 목표는 그러한 수요들을 충족시키기 위해서 얼마나 많은 전문 의료진이 필요한지 결정하고, 그들이 교육과 훈련을 끝마쳤을 때 일자리를 보장하는 것이다. 현재 간호사가 부족한 것은 명백한 사실이며 향후 간호사 수에 대한 예측들 역시 암울하다. 베이비 붐 세대가 간호 부문에서 퇴직하기 때문에 향후 그들의 빈자리를 채우기 위해서는 지금 수요보다 훨씬 더 많은 간호사가 필요할 것이다(Buerhaus, Staiger & Auerbach, 2009).

간호사들이 임상 실무 현장으로 돌아가고 간호 프로그램 신청자 수가 증가한 2009~10년 경제 위기 때 부족한 간호사 수는 더욱 급격하게 줄어들었다. 또한 미국의 일부 지역들에서는 더 이상 심각한 간호 인력 부족 문제를 겪지 않아도 된다는 것을 알게 되었으며, 새로운 졸업 생들은 일자리를 구하기 위해 힘든 시간을 보냈다. 왜냐하면 임상 실무로 복귀한 간호사들과 더 많은 소득이 필요해 조기 퇴직을 받아들이지 않는 간호사들이 생겨났기 때문이다. 그러나 이것으로 곧 은퇴할 간호사들의 자리를 충원해야 하는 고민이 완전히 없어지지는 않는다. 단 순히 필요한 간호사들을 '제대로' 공급한다는 관점에서만 이 문제에 접근하는 것은 도움이 되 지 않는다. 희망하는 수만큼의 간호사를 모두 구하는 것은 가능하지 않을 것이기 때문에, 필 요한 간호사 수를 줄이기 위해 간호사의 치료가 제공되는 방식을 바꾸는 다른 전략들이 필요 할 것이다.

간호 교육 재편

간호 교육을 재편(restructuring)할 때 논의되는 필수적인 두 가지 핵심 부문이 있는데, 하나 는 학술적 교육이고, 두 번째는 현장에서 일하는 간호사들을 위한 지속적인 임상 교육이다. 간호 교육은 현재와 미래의 의료 서비스에 필요한 점들과 임상 실무 현장에서 파트너들과 협 업하기 위해 필요한 점들을 충족시킬 수 있도록 교과 과정에 변화를 도입해야 한다(Finkelman & Kenner, 2007). 의학협회의 전문 의료진 교육(2003) 보고서와 관련 보고서 중 가장 최신에 나온 카네기 재단의 간호 교육 보고서, '간호사 교육: 급격한 변혁 촉구(Educationing Nurses: A Call for Radical Transformation)'같이 최근에 나온 여러 보고서들은 간호 교육의 변화와 개선의 필요성을 강조하고 있다(Benner, Sutphen, Leonard & Day, 2010). 전국 간호 리그(National League for Nursing)의 베벌리 말론(Beverly Malone) 사무총장은 간호 보고서에서 이렇게 언급하고 있다(Benner, Sutphen, Leonard & Day, 2010). "이 책은 역량 강화의 필요성, 즉 우리 신규 간호사의 실무 준비를 향상 시킬 수 있도록 간호 교육자들과 간호 교육 프로그램의 필요성에 대해 이야기하고 있다. 이 책은 간호사들과 다른 이들 간에 논란이 되는 문제들이나, 유익한 논쟁 및 대화 내용을 인용 할 것이다."(Benner, Sutphen, Leonard & Day, 2010, 뒤표지) 이 보고서는 모든 지면을 변화에 대한 내용에 할애했다. 즉 의료 서비스 전달 부문에서 일어나는 변화와 간호 교육을 변화시키기 위해 결정적으로 필요한 것들이 생겨나는 간호 임상 실무 현장에 대해 이야기한다. 의학협회의 보고서는 변화의 필요성과 모든 전문 의료진들이 갖추어야 할 5대 핵심 역량을 강조한다. 5대 핵심 역량은 '전문 간호 임상 실무를 위한 간호대학 교육의 필수 요소들(Essentials of Baccalaureate Education for Professional Nursing Practice)'의 최신 개정판에서도 강조되고 있다(미국 간호대학협회, 2008).

환자 중심 치료(patient-centered care)를 강조하는 의료 서비스 환경에서 중요한 역할을 하는 소비자의 중요성은 이러한 준비의 일부가 되어야 한다. 간호 교육에서 생소한 것은 아닌데, 간호 부문은 언제나 환자 역할의 중요성을 강조해왔기 때문이다. 의료 서비스 부문에서 가치, 동기 및 보험사, 의료 서비스 제공자, 의료 서비스 구입자, 소비자를 포함해 이 부문의 주역들 또는 관계자들의 상호작용을 이해하면 그들이 일하는 의료 서비스 제공 조직 문화를 이해하는 데 도움이 될 것이다. 관계자들은 때때로 의사 결정에 영향을 미치지만 서로 상충하는 이해관계를 갖고 있다.

의료 서비스 시장은 계속 변화한다. 이는 모든 직책에 있는 간호사가 이러한 변화를 인식하고 변화에 긍정적으로 대처하는 법을 알 필요가 있으며, 심지어 변화를 기대할 필요가 있다는 것을 의미한다. 의료 서비스 전달이 점점 더 비즈니스 성향을 띠는 이유와 비즈니스가 간호 임상 실무에 미치는 영향을 이해하는 것 역시 중요하다. 현재 서비스, 혁신, 비용 대비 효과 및 소비자 서비스를 점점 더 강조하고 있다. 비즈니스 성향을 띤 의료 서비스 환경에서 성공하기 위해서 간호사는 융통성을 가질 필요가 있다. 간호사는 치료(care)에 미치는 비용의 영향을 이해하고 자신이 재정적 책임을 어느 정도 지고 있다는 점을 인식하고, 가능할 때마다 비용을 줄이기 위해 적극적으로 노력해야 한다. 재정적 책임에 대한 이해 결여는 비용 절감에 참여하지 않는다는 이유로 더 이상 받아들일 수 없는 것이 되었다. 모든 간호사는 팀 구성원들뿐만 아니라 리더가 될 준비를 할 필요가 있다. 재편되는 간호 교육은 학생들이 리더십 역량을 개발할 수 있도록 돕는 학습 내용과 경험들을 제공해야 한다.

간호 교육에 대해 우려하는 두 번째 부문은 지속적인 교육의 필요성이다. 모든 간호사는 평생 학습자가 될 필요가 있다. 임상 실무는 현재의 지식에 기초해야 한다. 현재의 간호 정보를 필요로 할 뿐만 아니라 그러한 지식을 이해하고 적용할 기회들이 필요하다.

실제 현장에서 근무하는 간호사와 간호과 학생의 교육에 필요한 점들은 간호사가 의사 결정을 할 때뿐만 아니라 의료 서비스 전달 시스템 내에서 변화 과정에 적극적으로 참여하고, 변화를 임상 실무에 확실히 반영할 수 있도록 충족되어야 한다. 간호 부문과 관련된 여러 중요한 요소들은 변화하는 의료 서비스 환경을 이해하는 데 중요하다.

1. 인구 통계적 트렌드에 대한 이해는 인력 공급의 필요성과 관련해 아주 중요한 문제다. 간호 전문 의료진에서 인종 분포와 성별 차이는 문제가 되고 있다.

2. 또 다른 문제는 간호 서비스에 대한 변화하는 요구다. 간호 서비스에 대한 요구는 계속 변하기 때문에 판단하기 어렵다. 간호 인력 부족은 현재 간호 부문에서 가장 큰 문제다. 간호 인력 부족은 의료 서비스 시스템 전반의 유효성에 지대한 영향을 끼쳐왔다. 간호사의 역할과 책임은 간호 서비스의 필요성과 이들에 대한 요구들을 분석할 때 함께 고려해야 한다.

3. 교대 근무 환경도 교육과 현장 양쪽에서 결정적인 문제로 여겨진다. 환자들은 병원에서 모두 아프고 복잡한 치료(care)를 요구하게 되고, 또한 병원 밖 지역 사회 내에서 점점 더 많은 치료가 제공되고 있다. 간호사는 급성 환자의 치료 욕구와 병원 밖 지역 사회 내 환자의 치료 욕구, 양쪽을 충족시키기 위해 어떻게 준비해야 하는가?

4. 간호 교육과 현장 임상 실무를 분리함으로써 대학에 기반을 둔 교육 개발에 많은 도움이 되었지만, 이것은 교육과 임상 실무의 연속체를 원하는 고용주들에게 있어서는 여러 문제의 원인이 되었다. 고용주들은 채용을 위해 구직자들이 최소한의 역량을 갖고 있는지 확인하는 데 더 많이 개입하게 되었다.

5. 변화하는 간호 인력 역량은 간호사들에게 비판적 사고 기술, 독립적인 임상 추론 및 판단, 관리&조직 기술, 리더십 능력, 산업 기술에 대한 이해, 정보통신, 품질 향상 및 근거 중심 실무를 이용해 다양한 환경에서 수행할 수 있는 임상 실무 능력을 갖출 것을 요구한다(의학협회, 2003). 단지 책임 간호사들뿐만 아니라 일반 간호사들도 인력, 서비스, 데이터, 자원을 관리하고 조율할 줄 알아야 한다. 간호사는 또한 리더십 능력을 입증해 보일

필요가 있다.

6. 연구와 간호 임상 실무의 결합을 더욱 확대할 필요성이 있다. 임상 환경으로부터 교육과
   연구를 분리하는 것은 간호 임상 실무에 도움이 되지 않는다. 근거 중심 실무(EBP)는 현
   장 임상 실무에 연구 결과들을 적용할 때뿐만 아니라 기준, 임상 가이드라인 및 임상 경
   로를 이용할 때도 중요한 영향을 끼치고 있다.

증거에 입각한 관리 역시 필수 불가결한 것이다. 근거 중심의 실무와 관리는 12단원에서
더 자세히 논의할 것이다.

변화 개념

모든 의료 서비스 제공자들에게 이제 변화는 정상적인 흐름이 되었다. 그러면 무엇이 변화
하는 중인가? 대체로 모든 것이 변화하고 있다. 변화의 중요한 예로는 의료 서비스 제공 조직
의 구조, 역할과 책임, 소통 방법과 시스템, 정책과 기준, 조직의 문화, 리더십과 관리 접근법,
역량 및 태도와 관련된 변화들이다.

사실, 어떤 한 가지 변화가 완료되기 전에 또 다른 변화가 중심으로 나서기를 한쪽에서 기
다리는 것처럼 보인다. 심지어 어떤 변화들은 동시에 다가와서 스태프와 관리자들이 한번에
여러 변화들과 씨름하도록 만들기도 한다.

변화는 [표 2-1]에 기술된 것처럼 3가지 상호 관련된 관점들에서 보고 그 의미를 찾을 수
있다(Fisher, 1996).

변화는 평형 상태를 교란시킨다. 따라서 스태프들은 자주 균형에서 벗어나는 환경에서 일
하는 법을 배우려고 노력하는 자세가 필요하다. 모든 스태프와 책임 간호사들은 변화에 대한
자신의 반응들이 왜 그런지 이해할 필요가 있다. 한 가지 우려할 점은 의료 서비스 제공 조직
내에 변화에 대한 기대보다는 안정과 안전이 더 중요하다고 느끼는 조직이나 병상들이 있다
는 것이다. 이런 조직은 필연적으로 일어날 변화와 싸우면서 "우리는 업무가 지금 이대로 유

> **개인(Individuals)** 개인과 변화에 미치는 그들의 영향력을 무시하면 비효과적인 반응을 만나게 될 것이다. 개개인, 스태프와 관리자들은 변화를 규정하고, 계획을 짜고, 바리케이드를 설치하고, 변화를 추진하고, 변화를 모니터링한다.

> **조직 문화(Culture of the organization)** 조직 문화는 변화를 위한 배경이 된다. 한 문화에서 가치들이 충돌하면 변화는 결코 일어나지 않거나 변화 과정이 끝났을 때 효과가 없어질지 모른다.

> **변화 내용(Content of the change)** "변화의 각 구성 요소는 따로 다룰 수 있지만, 이러한 구성 요소들을 함께 다룰 때 발생한 시너지 효과는 변혁을 촉진시킬 것이다."(Fisher, 1996, p6) 변화에 대한 성공적인 반응은 변화를 부분 요소들로서만이 아니라 전체로 볼 필요가 있다는 것이다.

지되기를 원해"라고 말하는 리더십을 경험하는데, 이런 조직의 스태프들은 좌절감을 느끼게 된다.

변화가 그렇게 많은 스트레스와 문제들을 일으킨다면 왜 군이 변화를 하려고 하는가? 의료 서비스 제공 조직의 외부에 있는 외적 요인들은 변화의 필요성을 이끄는 핵심 원동력이다. 조직이 실제로 생존하기 위해서 일부는 변화시켜야 한다. 현재 많은 의료 서비스 제공 조직들은 하루하루 생존하며 장기적으로 다른 의료 서비스 제공 조직과 통폐합되거나 합병된다. 간호사는 외부 요인들이 업무와 의료 서비스 전달 시스템에 영향 미치며 간호사의 능력에 영향력을 행사하는 환경에서 매일같이 근무하고 있다. 개별 간호사는 변화의 주역이 될 여러 기회가 있지만, 이런 기회들은 많은 필수적인 외적 요인들에 의해 조성되고 영향을 받는다.

[표 2-2]에는 의료 서비스 전달 과정에서 일어나는 변화에 영향을 줄 수 있는 외적 요인들의 일부 예가 나와 있다.

[표 2-2] 변화에 영향을 미치는 외적 요인들	
● 산업 기술	● 의료 서비스에 대한 지역 사회의 지원
● 경제학	● 노조
● 변제	● 연구
● 경쟁	● 현지 비즈니스
● 의료 서비스 제공자들	● 치료(care)에 접근
● 관리 치료	● 간호 교육
● 모든 유형의 서비스 제공자들	● 마케팅
● 인구통계학적 정보	● 제약 산업
● 전문 의료진 조직들	● 소비자&소비자 조직들
● 전문 의료진 기준들	● 정보 기술
● 의료 서비스 제공 조직들의 인증	● 사회 복지 서비스 대행 기관들
● 의료 과실 문제들	● 지역 사회의 건강 상태
● 지역 사회 문화	● 언론과 이미지
● 간호사 모집&보유	● 환자 권리, 구속 및 비밀 보장
	● 재난과 대처

변화 이론의 예들

변화를 다룬 많은 이론들이 있지만 이번 단원에서는 오직 2개의 이론, 즉 '레빈의 이론'과 그보다 신생 이론인 '퀸(Quinn)의 이론'을 다룬다.

레빈의 변화 역장 모델(Lewin's Force-Field Model of Change) 레빈은 변화 이론을 제안했는데, 그는 이 이론을 '변화의 역장 모델(forced-field model of change)'이라고 불렀다. 변화의 역장 모델에는 3단계가 포함된다(Lewin, 1947).

1. 동결 해소 단계(Unfreezing stage): 이 단계는 문제 인식 능력 개발과 현재 상태를 유지하는 힘을 줄이는 데 초점을 맞추고 있다. 여기에는 문제에 대한 인정과 문제가 개선될 수 있는지 여부가 포함된다. 동결을 촉진하기 위해 사용할 수 있는 대표적인 방법들로는 인터뷰 결과, 설문 조사, 또는 관련 문제들에 대해 공개적인 논의를 하는 회의(meeting)가 있다.

2. 이동 단계(Moving stage): 이 단계 동안 문제는 명확히 확인되고 목표와 목적이 정해지고

전략들을 짜고 실행한다. 이것은 임상 실무 작동 단계로, 이 과정 중 새로운 가치, 태도 및 행동들을 장려하게 된다.

3. 재동결 단계(Refreezing stage): 변화가 작업 환경과 작업 과정들에 결합될 때 발생하는 이 단계는 어느 정도 시간이 걸릴 수 있다. 그 이유는 상황이란 원래 있던 방식으로 돌아가기 쉽기 때문이다. 따라서 이 단계 동안의 목표는 과거로의 회귀를 막는 것이다. 현재 의료 서비스 환경에서, 의료 서비스 제공 조직들은 보통 또 다른 변화를 시작하는 사이 이미 끝난 변화가 재동결하려는 문제를 경험하게 된다. 이 문제는 레빈이 그의 이론을 개발했을 때는 그렇게 중요한 것이 아니었다.

역장 분석(Force-Field Analysis) 역장 분석 이론은 변화 과정을 개선하는 데 이용된다. 이 분석 과정을 통해 관리자(변화 주역)와 스태프는 현재 상황을 바라는 변화나 원하는 결과의 방향으로 이동하도록 도울 수 있는 원동력이나 요인들을 확인하게 된다. 효과적인 분석 과정이 되기 위해서는 관리자와 스태프의 협업이 이루어져야 한다. 관리자가 이러한 원동력들을 확인하고 스태프들의 피드백 없이 그것들을 분석하게 되면, 이것은 스태프들의 피드백을 받을 때의 결과만큼 효과적이지 않을 수 있다. 스태프들은 하나의 전략을 더욱 효과적으로 만들 수 있는 요인들을 빈번하게 확인할 수 있다. 변화를 이끄는 원동력의 대표적인 예로서 늘어나는 스태프, 스태프의 직접 간호 제공 시간 증가, 비용 감소 또는 전문 지식 이용 가능성 확대 등이 있다. 이 과정에서는 변화 수용 증가에 초점을 맞추어야 한다.

그러나 변화의 발생을 계속 막을 수 있는 억제력은 무시해야 한다. 억제력 요인들로는 어떤 것들이 있을까? 대표적인 요인들로는 스태프들의 고민, 안전성 위험 증가 또는 품질 저하 등이 있다. 변화가 앞으로 나아가는 것을 막는 어떤 것이든 억제력 요인이 될 수 있다. 원동력과 억제력 요인들을 확인한 후에는 이들 요인들을 다루는 데 이용할 수 있는 3가지 접근법들이 있는데, 이에 대한 설명은 [그림 2-1]에 나와 있다.

1. 원동력 요인들의 개수 또는 강도 증가
2. 억제력 요인들의 개수 또는 강도 감소
3. 양쪽 요인들의 조합

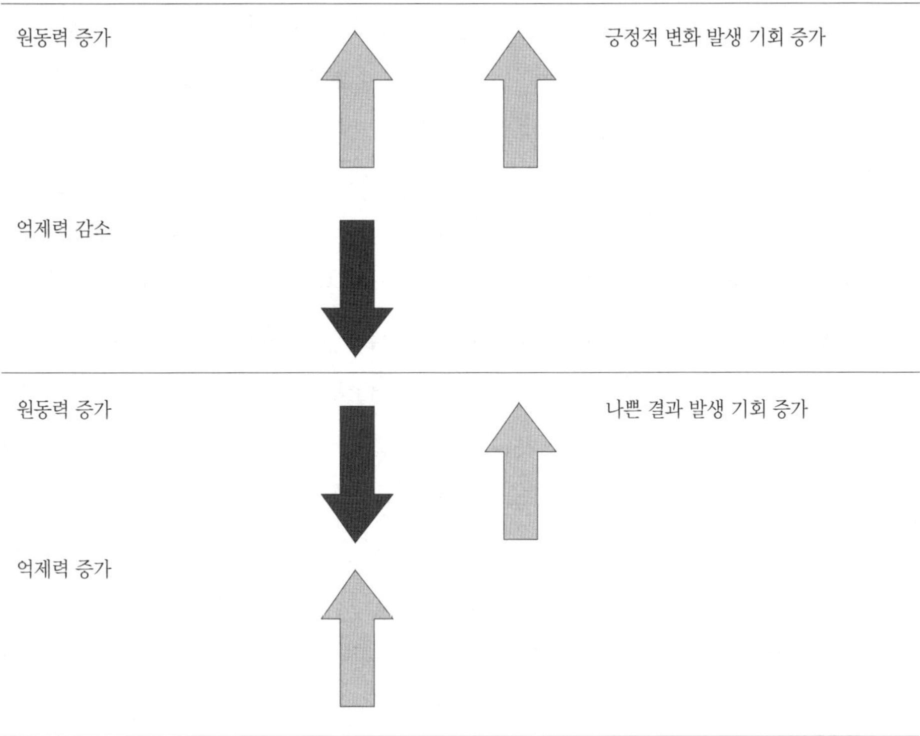

의료 서비스 부문에 이 접근법들을 적용하는 것은 어렵지 않지만 적용하려는 조직, 스태프, 업무 처리 과정들 및 변화 문제에 대한 정보가 필요하다. 또한 유언비어와 지지하거나 지지하지 않을 비공식적 리더들같이 비공식적 과정도 포함하는 것이 중요하다. 레빈의 이론에서 기술한 각 접근법을 이용할 때 이러한 유형의 정보는 신중하게 분석해야 한다.

로저스(Rogers)의 이론(2003)은 변화를 레빈이 기술한 것보다 더 복잡한 것으로 보고 변화에 집중했다. 이러한 변화에 대한 집중은 '혁신들의 확산(diffusion)'이란 용어가 나오게 만들었는데, 이 용어는 새로운 아이디어를 채택했거나 또는 혁신이 발생했을 때 결과들이 존재한다는 뜻이다. 혁신으로부터 나온 이러한 결과들은 고려할 필요가 있다.

퀸의 변화 이론(Quinn's Theory of Change) 변화를 경험할 때, 의료 서비스 제공 조직은 대개 '점진적 사망(slow death)' 또는 '근원적 변화(deep change)'라는 주된 딜레마에 직면하게 된다

(Quinn, 1996, 2000). 그렇다면 언제 '점진적 사망'이 발생하는가? 한 의료 서비스 제공 조직이 현재 상태를 수용하고 변화하지 않는 것이 더 편하다는 것을 발견하게 되면, '점진적 사망' 문제가 생기게 된다. 이 문제는 스태프가 심신의 에너지 소진을 경험하고 무기력 또는 덫에 갇힌 느낌을 받을 때 보인다. 스태프들은 후퇴하고 중요하지 않은 일들을 하면서 맴돈다. '점진적 사망' 문제는 사리사욕이 그룹의 책임을 이길 때 존재한다(Pesut, 2001, p118). 점진적 사망의 그늘이 드리워진 조직에는 미래에 대한 비전이나 미래의 모습에 대한 명확한 묘사가 없다.

그럼 조직과 리더들은 대체로 '점진적 사망' 문제에 어떻게 대처하는가? 첫 번째 방법은 아마도 명백하게 보일 것이다. 즉 그 상황에 맞춰 자신들을 재설계하는 것이다. 두 번째 방법은 그 문제 주변에서 해법을 찾거나 아니면 '점진적 사망'이 주된 문제의 원인을 초래하지 않기를 희망하면서 이 문제로부터 벗어나려고 노력하는 것이다. 이 두 가지 방법들 모두 긍정적 대응 반응이 아닐 뿐만 아니라 대체로 상황을 더 악화시키는데, 해당 조직은 변화가 필요한 시점에 적응하지 못할 것이기 때문이다. 마지막 대처 방법은 '근원적 변화(deep change)'에 관여하는 긍정적 접근법이다. 이것은 변혁적 리더(Transformational leader)가 취하는 방법이다. '근원적 변화'는 변화의 필요성을 이해하고 받아들일 필요성과 조직이 그 변화에 대응하기 위해 필요한 조치들을 취할 것을 요구한다. 변형 변화(Transformation change)는 전략적 변화로 이어져 비전, 변화 구조 및 문화를 개선하게 된다(Robbins & Davidhizar, 2007). 권력 구조에서 다른 이들에게 권한을 양도하고 변화를 만들어라. 퀸(Quinn)의 변화 이론은 변혁적 리더십(Transformational Leadership)과 감성 지능 이론(Emotional Intelligence)같이 1단원에서 논의한 현재 리더십 이론들에 쉽게 적용되는 접근법이다.

변화 과정

문헌에는 변화를 다룬 많은 접근법들이 있다. 데슬러(Dessler, 2002)는 변화 과정의 핵심 요소들을 이해하는 데 도움이 되는 조직 변화를 이끈다고 제안한 자신의 8단계 과정에서 이러한 접근법들 중 하나에 대해 기술하고 있다. 한 조직이 변화의 8단계를 거치는 동안, 변화는 조직 내 모든 수준에서 일어날 수 있다(예: 병동이나 부서, 동네 의원같이 한 장소 또는 조직 전반에 걸쳐 일어날 수 있음). 변화가 어디에서 일어나는가, 조직이 변화로부터 얼마나 영향을 받는가와 관계없이 해당 조직은 저항(resistance)과 수용(acceptance)을 경험하게 될 것이다. [표 2-3]에 강조되어 있는, 다음 단계들은 변화의 8단계 과정 동안 일어나는 일에 대한 설명을 제공하는데 이 단계들은 레빈의 변화 이론에도 적용된다.

<table>
<tr><td colspan="2">[표 2-3] 변화 과정</td></tr>
<tr>
<td>
1. 절박함 조성하기
2. 연합을 이끄는 분위기 조성 및 노력 동원하기
3. 공유할 비전 개발 및 소통하기
4. 변화를 가져올 수 있도록 직원들에게 권한 양
   도하기
</td>
<td>
5. 단기적 승리 얻기
6. 변화 통합 및 더 많은 변화 생산하기
7. 조직 문화 속에서 변화를 이룰 수 있는 새로운 방
   법 공고히 하기
8. 과정을 모니터링하고 요구한 대로 비전 조정하기
</td>
</tr>
</table>

출처: 저자는 Dessler G(2002)의 논문, 관리(Management), p302~306에 나온 내용을 요약 작성함. Upper Saddle River, NJ: Prentice Hall.

1. 절박함 조성하기

동결 해소(unfreezing)가 적용된다는 것은 스태프들이 조직 내 변화를 가져오기 위해 동기를 부여받을 필요가 있다는 의미다. "절박함(urgency)은 변화를 거부하는 직원들의 고질적 이유들을 극복하는 것 이상의 역할을 하는데, 현실 안주로부터 직원들을 끌어낼 수 있다."(Dessler, 2002, p302) 스태프들은 변화의 요구를 피부로 느낄 필요가 있다. 이것은 성공적으로 변화를 가져올 수 있도록 동기 부여를 하는 데 영향을 미친다. 그러나 변화가 너무 빨리 일어나면, 해당 조직과 스태프는 효과적으로 대응할 수 없으며, 결국 이러한 비효과적 대응은 조직의 다른 기능들에도 영향을 줄 수 있다.

2. 연합을 이끄는 분위기 조성 및 노력 동원하기

확실히 변화 주역(예: 책임 간호사, 팀 리더, 스태프 간호사 또는 관리팀 구성원)은 변화를 가져오도록 일을 하는 사람이다. 그렇다고 변화 주역에게만 집중하는 것으로는 충분치 않다. 또한 변화를 앞으로 이끌도록 도울 수 있는 스태프들의 연합이나 스태프 그룹들도 중요하다. 변화 주역은 변화에 대한 정치적 지지, 즉 스태프의 지지와 합의를 구한다. 대책위원회(task force)가 종종 이 역할을 맡고 상호 이해하고 공유할 수 있는 내용을 개발하기 위한 자리를 마련한다. 많은 아이디어들이 논의되는데, 이것은 흥미진진하다. 이 과정은 '스태프들의 탑승(staff onboard)', 즉

변화의 필요성을 인식할 수 있도록 돕는다. 그러나 논의가 계획 수립으로 이어지지 못하면, 그것은 변화를 막거나 저항하는 장벽이 될 때도 있다.

3. 공유할 비전 개발 및 소통하기

비전은 변화를 위한 방향을 제시한다. 스태프들은 그 비전이 어떤 모습이며 자신들과 어떻게 관련되어 있는지 알 필요가 있다. 그들은 나와야 할 변화의 결과, 즉 미래의 모습에 대해 동의한 후, 비로소 그 결과에 도달하기 위해 구체적으로 필요한 점들을 확인할 필요가 있다. 변화 주역들은 비전이 간단하고 현실적인 모습을 띠도록 유지시킬 필요가 있는데, 그렇게 하기 위해서는 스태프들에게 의미 있는 무언가가 필요하다. 스태프들이 이해하고 적극적으로 참여하기 위해서 그들과 비전을 공유하려면 다양한 방법들, 포럼 및 모든 스태프가 비전을 제대로 이해하고 있다는 것을 보장할 수 있도록 비전에 대한 반복이 요구된다.

4. 변화를 가져올 수 있도록 직원들에게 권한 양도하기

한 조직에서 대대적인 변화가 일어나기 위해서는 스태프들이 변화의 모든 단계에 적극적으로 참여할 수 있도록 그들에게 권한을 양도하는 것이 요구된다. 권한 양도(empower/empowerment)는 스태프가 권한을 양도받았을 때 변화를 위해 더 열심히 노력하고 그것을 믿기 위한 방향으로 행동하는 것을 가능하게 한다. 권한 양도 과정은 권한 자원들(authority resources)의 상관관계, 시기적절하고 정확한 정보와 관리 책임(accountability)과 관련이 있다. 변화가 앞으로 나아가기 위해서는 바로 이 시점에서 변화에 대한 저항 같은 장벽들을 해결해야 한다.

5. 단기적 승리 얻기

변화 과정이 오직 장기적 결과들에만 초점을 맞춘다면, 경영진과 스태프들은 그 길을 따라가다 어딘가에서 흐름을 놓치게 될 것이다. 변화는 시간이 걸리지만, 사람들이 제대로 잘 따라가고 있다고 느낄 필요가 있다. 측정 가능한 단기 목표들이나 결과들을 확인하고 그것이 달성되었을 때 평가하는 것은 경영진과 스태프들이 최종 목적지까지 잘 갈 수 있다고 느끼게 한다. 또한 어느 정도 진전이 이루어졌는지 알 수 있고, 효과적인 평가를 할 수 있게 한다. 이러한 단기적 승리들은 사기와 성공 의식을 쌓는 데 많은 기여를 한다. 단기적 승리들은 변화가 목표를 향해 계속 나아가도록 만드는 기준점들(benchmarks)이 된다.

6. 변화 통합 및 더 많은 변화 생산하기

현실에 안주하려는 욕구가 다시 돌아오는 때가 바로 이 시점이다. 스태프들은 일들이 잘 돌아가고 있으며 더 이상 할 일이 아무것도 없다고 느낄 수 있다. 단기적 목표들이 이루어졌다고 인식하면, 이것은 스태프들이 목표를 향한 움직임, 희망에 찬 긍정적인 움직임이 있다는 것을 피부로 실감하는 데 도움을 준다. 스태프들은 일부 변화는 시간이 걸린다는 것을 기억할 필요가 있다. 변화를 할 때 마주치는 전형적인 문제들 중 하나는 변화를 계속 유지시키는 법이다. 많은 관리자와 스태프들은 변화의 필요성, 변화를 위한 계획 및 심지어 변화를 유지하기보다는 훨씬 쉽게 변화를 실행할 수 있는 필요성을 인식할 수 있는 것처럼 보인다. 바로 이 시점에서 변화의 속도가 늦춰질 더 큰 위험이 도사리는데, 마치 모든 관계자들이 "우리는 잘 해왔어. 또 뭐가 있나?" 하고 묻는 것 같다. 이처럼 현실에 안주하려는 욕구가 생기면, 최종 목표는 달성할 수 없다. 너무 빨리 변화의 바퀴를 멈추는 것은 스태프들이 자신들의 조직은 결코 변화를 효과적으로 이룰 수 없다고 느끼는 이유다. 즉 조직은 결코 아무것도 완수하려 하지 않는다.

7. 조직 문화 속에서 변화를 이룰 수 있는 새로운 방법 공고히 하기

모든 조직들에서 가치의 공유는 중요하다. 변화가 일어날 때는 변화와 조직 문화의 어울림을 위해 이 가치들도 변화할 필요가 있을지 모른다. 대표적인 가치들 중 하나로 의사 결정에 스태프 참여의 중요성에 대한 인식, 다양성 및 직원들을 존중하는 경영진 등이 있다.

가치들의 변화는 신중하게 그리고 절대적으로 필요할 때만 이루어져야 한다. 가치들이 도전받을 때 관리자들과 스태프들은 불안함을 느끼기 때문에, 가치의 변화는 스트레스를 유발할 수 있다. 하지만 새로운 가치들을 공유하고 인정하면서 이러한 가치 변화는 효과를 발휘할 수 있다. 예를 들어 한 의료 서비스 제공 조직에서 스태프들로부터 더 많은 피드백을 받고 정보를 사용하고 싶지만, 이 접근법이 과거에 가치 있게 여겨지지 않았다면, 스태프들은 가치 차원의 이러한 변화를 확신할 수 없을 것이다. 어떤 이들은 관리자들이 왜 지금 그들이 말하는 것에 관심을 보이는지 의아해할 수 있다. 또 어떤 이들은 그런 변화가 실제로 일어날지 회의적일 수 있다. 관리자들은 지금 그들이 왜 스태프들의 피드백을 가치 있게 여기는지 충분한 시간을 들여 설명할 필요가 있으며, 이어 모든 직급 수준의 관리자들은 그 변화가 의미하는 바를 입증해야 할 것이다. 그러나 모든 변화들이 가치 변화를 요구하는 것은 아니라는 점을 인식하는 것이 중요하다.

8. 과정을 모니터링하고 요구한 대로 비전 조정하기

평가 역시 무시해서는 안 된다. 변화 과정 중 앞서 세운 측정 가능한 목표나 결과들은 이제 변화 과정의 성공 정도를 가늠하는 데 이용된다. 목표들은 달성되었는가? 의료 서비스 제공 조직들과 스태프들이 겪는 변화는 미리 정해놓은 것이 아니다. 이번 단원에서 언급한 것처럼 변화는 현재 진행형이며, 따라서 너무 안착하는 것은 좋은 생각이 아니다. 조직들은 미래의 변화를 신경 써야 할 뿐만 아니라 각 변화 과정을 모니터링할 필요가 있다. 변화를 겪다 보면 조정이 필요할 수 있으며, 그래야 할 경우 가능한 한 빨리 실시할 필요가 있다. 변화에 맞춰 조직을 조정하지 않으면 스태프들은 매우 의기소침해질 수 있다. 변화에 맞춰 조정하지 못할 경우, 스태프의 사기, 스태프 모집 및 보유, 생산성, 치료(care)의 질 및 기타 변화들에 참여하려는 스태프들의 의지에 상당히 부정적인 영향을 미칠 수 있다.

변화 준비 완료 변화 준비 완료란 관리자들과 스태프들이 기꺼이 변화라는 도전을 받아들이고 변화에 대비한 노력에 투자할 의지가 있다는 의미다. 이때 이들은 변화를 받아들이고 조정할 준비가 된 것이다. 그러나 모든 스태프들이 같은 시점에 변화에 대비할 준비가 되는 것은 아니며, 심지어 어떤 스태프들은 결코 준비를 갖추지 못하기도 한다. 준비 완료(readiness)는 신뢰, 스태프들과 관리자들의 관계, 잃어버릴 수 있는 것에 대한 두려움과 우려, 스태프 경험, 개인 및 작업의 변화와 관련해 과거의 중대한 변화 경험, 소통의 유효성, 변화 과정 결여로부터 영향을 받는다. 변화에 대한 스태프들의 준비 완료 평가에는 다음 질문들도 포함될 수 있다(자유 관리 도서관, 2009).

- 변화-관리 접근법은 조직의 발전을 위해 어떤 활동들을 지금 해야 한다고 제안하는가? 예를 들면, 전략적 관리 방법은 SWOT(강점, 약점, 기회, 위협) 분석이 이루어져야 한다고 제안해야 하는가? 전략적 목표는 각 목표에 맞는 실천 계획과 함께 전략적 목표들이 수립돼야 하는가? 이어 실천 계획을 실행할 때 어떤 면들을 면밀하게 모니터링해야 하는가?

- 선택된 활동이 문제들을 다루거나 해결하거나 목표들을 달성할 가능성이 가장 높은가?
- 그 활동의 근본 성격은 해당 조직의 문화와 잘 어울리는가?
- 변화 주역(들)과 조직의 핵심 구성원들은 그 활동을 실행할 능력이 있는가?
- 그 문제/목표를 다루는 데 이용할 수 있는 시간보다 변화를 실행하는 데 드는 시간이 더 많이 필요한가?
- 해당 조직은 자금, 사람들과 시설의 관심 집중 및 그들의 시간 같은 자원들을 고려해 그 활동을 실행하는 데 반드시 필요한 자원들을 갖고 있는가?

어떤 조직에서든 변화 과정에 영향을 끼칠 수 있는 많은 장벽들과 촉진 요인들을 발견할 수 있다. 전형적인 장벽들은 다음과 같다.

- 스태프들은 그들의 전문 분야에 지나치게 집중해 그 외의 것을 볼 수 없다. 즉 그들은 부분에 집중해서 전체를 볼 수 없으며, 그 결과 종종 고립과 텃세만 초래할 것이다.
- 관리자들이 지나치게 자세하게 방향을 지시하고, 과도하게 관찰하거나 과도하게 보고할 경우, 스태프들은 혁신적이지 못하게 될 것이다. 이런 경우 스태프들은 관리자가 자신들을 돌볼 것이라고 느낀다.
- 스태프나 관리자들이 다음과 같이 말할 때. "항상 이런 식으로 해왔어" "그들은 결코 그것을 못 받아들일 거야" 또는 "우리는 할 수 없어. 그들도 변화에 긍정적으로 반응할 필요가 없다는 것을 알고 있어."
- 정책과 절차들이 스태프가 창의적 방식으로 변화에 다가가는 것을 막는다면 그것은 장벽이 될 수 있다.
- 명확하고 측정 가능한 목표나 결과들이 비효과적인 평가로 이어지지 않았다.

확실히 일부 정책과 절차들은 준수해야 하지만, 이것들이 변화 과정에서 대체할 수 있는 방안들을 고려하는 것을 방해한다면, 그것은 장벽으로 작용할 것이다. 아래에는 그러한 예들이 나와 있다.

- 숨겨진 의제나 동기들을 갖고 있는 관리자들과 스태프는 장벽이 된다.

- 스태프들이 제안을 할 때 그들을 비판하고 도전하고 의문을 제기해 새로운 아이디어의 탄생에 기여하는 스태프들에 대한 적절한 반응은 보상인데, 그들을 사고뭉치로 단정해 버릴 때.
- 계속 변화하는 것처럼 보이지 않거나 현재 시류들을 따라가지 못하는 것처럼 보이는 조직의 관성은 효과적인 조직들에게 하나의 장벽으로 작용한다.
- 예산 제약도 하나의 장벽으로 작용할 수 있다. 변화를 일으킬 충분한 돈이 없다면, 이것은 조직에게 치명적인 약점이 될 수 있다.
- 관료 성격이 강한 조직들은 '불필요한 요식'을 너무 많이 정하는데, 이것은 창의성을 제한한다. 무언가 달성하기 위해서 거쳐야 할 단계들과 상담해야 할 스태프들이 너무 많기 때문이다.
- 스태프들이 짧은 기간에 너무 많은 변화를 경험하면 감각적 과부하가 일어나고 그것은 장벽으로 작용한다. 스태프들은 회복하기 위해 휴식이 필요하다.
- 실패의 두려움을 극복할 수 없는 상태에서 계속 나아가면 그것은 하나의 장벽이 될 수 있다. 이것은 변화에 성공적으로 반응하기 위해 반드시 감수해야 할 위험을 제한시킨다.
- 필요한 변화의 복잡성은 주요한 계획 수립을 요구하는 변화를 시작하기 어렵게 만든다. 변화에 대응하는 반응으로서 한 조치를 취하기 위해서는 자금 마련, 스태프들의 남는 시간, 추가 스태프 등등이 필요하다
- 변화는 방향을 바꿀 의지가 있다는 의미다. 어떤 변화에 대한 결정이 구체적으로 정해져 있다고 볼 때, 이것은 장벽으로 작용할 수 있다.

(Fisher, 1996, Gebelein과 동료들, 2000)

변화의 촉진자(facilitators)들은 헌신하는 변화 주역들(change agents)이자 변화의 장벽들을 줄이거나 제거할 수 있는 상황, 요인들 및 행동들이다(Fisher, 1996). 이러한 촉진자들은 변화를 가능하게 만든다. 자신과 스태프들의 행동과 이러한 행동들이 변화에 대한 조직의 반응에 어떤 영향을 미치는지 이해하기 위해 자기반성(self-reflection)을 이용하는 관리자들은 더 효과적인 변화 촉진자들이다. 이들은 비전을 갖고 변화에 접근할 수 있으며 따라서 스태프들을 더 잘 이끌 수 있다. 스태프들은 변화에 대한 자신들의 반응과 아이디어들을 표현할 때 관리자들과 더 쉽게 소통할 수 있다.

변화 과정에 팀들을 개입시키면 변화가 촉진될 수 있다. 변화의 과정에 참여할 수 있으며 변화를 위한 실천에 어느 정도 자유가 있다고 느끼는 스태프들은 변화 과정을 개선시켜 더 효과적인 결과에 도달하게 할 것이다. 오직 한 가지 접근법만 존재하는 상황들은 거의 없다. 이 사실을 인정할 때 그것은 하나의 촉진자가 된다. "조직이 엄격하고 직무 설명이 너무 꼼꼼하게 되어 있으면 융통성을 발휘할 여지와 책임 주체를 바꿀 여지가 거의 없다."(Fisher, 1996, p56) 융통성을 발휘할 수 있는 여지를 두는 것은 조직이 변화에 창의적으로 접근할 수 있는 방법들을 개발하는 데 도움이 된다.

공감(empathy)은 변화에 대한 준비를 완료하기 위해 절대적으로 필요한 요소로, 공감이 있을 때 성공적인 결과에 도달할 수 있는 더 큰 기회가 온다(Kirkpatrick, 2001). 공감은 효과적인 소통 및 참여와 관련이 있는데, 이 두 가지는 언제나 중요하다. 공감이란 무엇인가? 공감은 한 사람이 다른 사람의 입장에서 자신을 볼 수 있을 때 생겨난다. 변화 수용, 저항 또는 양쪽이 섞인 반응을 이해하는 데 도움이 되는 것이 바로 공감이다. 이러한 정보를 갖고 대하면, 변화에 대한 우려는 더 잘 다루어질 것이며 변화 과정은 더 원활히 진행될 것으로 기대할 수 있다. 만약 관리자와 스태프들이 서로를 알기 위한 시간을 가진다면 공감은 늘어날 것이다. 이어 변화에 대해 서로가 어떻게 반응할지 어느 정도 예상할 수 있게 될 것이다. "소통은 이해의 탄생을 뜻한다."(Kirkpatrick, 2001, p58) 이것은 단순히 정보를 보내고 받는 것 이상의 의미를 갖고 있다. 스태프들은 변화해야 할 '이유' '변화 대상' 및 '방법'을 이해할 필요가 있다. 변화는 어느 정도의 공감과 효과적인 소통 없이는 진정으로 성공할 수 없다.

업무와 관련된 모든 스태프의 참여는 더 나은 소통과 결과를 낳는다. 스태프들의 참여를 장려하는 참여형(participatory) 관리/리더십은 모든 문제를 해결할 수 있는 기적으로 비춰지는 경우가 종종 있다. 단지 스태프들을 변화 과정에 개입시키면 과제는 달성된다. 그러나 이런 식으로만 진행되면 변화는 효과를 거두지 못한다. 참가자들은 제대로 관리받고 신중하게 이용되어야 한다. 또한 참여형 관리/리더십은 스태프들이 변화 과정에 대해 책임과 더불어 관리책임(accountability)을 가져야 한다는 의미이기도 하다.

정해진 시간(타이밍)과 명확한 방향 역시 변화 과정의 일부가 되어야 한다. 여기에서 중요한 하나의 요인은 매우 많은 관리자들이 스태프들의 참여가 성공에 결정적인 요소라고 실제로 믿고 있다는 점이다. 스태프들의 참여할 필요성을 듣기 좋은 빈말(립 서비스)로 전하면, 참여시키지 않는 것보다 스태프와 관리자들의 관계를 더 파괴시켜 그들 사이에 불신을 키울 뿐이다. 스태프들은 관리자가 참가를 요청할 때 빈말이라는 것을 이미 알 것이다. 왜냐하면 이것이 마음속 깊이 자리 잡은 믿음에서 나온 것이 아니라 '해야 하기 때문'에 하는 것임을 알기 때문이다.

공감은 당면한 문제를 이해한 후 변화에 대한 준비를 완료하는 데 영향을 미친다. 공감에서 비롯된 이해는 변화를 준비하는 데 반드시 필요하다.

변화에 대한 저항 대부분의 관리자와 스태프들은 현상 유지가 더 나을 듯한 상황에 실행되는 변화, 즉 강요된 변화를 경험한다.

변화에 대한 스태프들의 저항은 성공을 향한 길에 장벽들을 설치한다. 누군가는 무엇을 포기하거나 어느 정도 변화에 적응해야 한다는 의미로, 당연히 스트레스를 심하게 준다. 뿐만 아니라 변화에 저항하는 스태프는 변화로 인해 이득을 볼 수 없으며, 어떤 이도 변화의 긍정적인 측면을 지적하지 못한다. 그러면 스태프들은 다음과 같은 점을 걱정하게 된다.

1. 이해 결여로 인한 두려움과 편견들
2. 스태프가 변화에 대한 상황을 평가할 수 없을 때 발생할 인식의 문제들
3. 직업 변화, 실직, 감봉 및 승진 기회 결여로 이어질 수 있는 경제적 위협
4. 조직의 사회 구조가 변화할 때 생겨나는 사회적 위협

변화에 대한 저항은 필연적이며 관리자, 스태프, 전체로서 조직 또는 그 일부, 조직의 외부 지역 사회 및 소비자들로부터 저항을 받을 수 있다. 대부분의 사람들은 불균형 상태를 좋아하지 않는다. 왜냐하면 그것은 그들을 불편하게 만들기 때문이다. 변화에 대한 저항은 종종 불균형 상태에 대한 첫 번째 반응이기도 하다. 오늘날 빠르게 일어나는 변화 욕구와 더불어 스태프들이 변화에 적응하기 위해 시간이 필요함에도 불구하고, 그럴 수 있는 시간은 점점 줄어들고 있다. 적응할 시간이 거의 없을 때 변화에 대한 저항은 더 커질 것이다. 변화를 제도화하기 전에 고려할, 관리자와 스태프들이 저항하는 전형적인 이유로는 어떤 것들이 있는가?

• 스태프나 관리자들은 변화의 필요성을 전혀 보지 못하며 현재 일이 진행되는 방식이 좋다고 느끼는데, 이것은 습관과 관성의 영향이다.

- 스태프나 관리자들은 변화의 필요성을 개인적인 비판으로 본다.
- 스태프나 관리자들은 조직은 계속 변하며 그 조직 어디에서도 안정된 느낌을 받을 수 없다고 느낀다.
- 스태프들과 신규 간호 관리자나 새로운 팀 리더는 변화에 성공적으로 반응하기 위해 반드시 필요한 인간관계를 발전시킬 시간을 충분히 갖지 못할 수도 있다.
- 스태프나 관리자들은 자신의 관리자/상관, 간호부 또는 조직에 대해 부정적인 태도를 키우고 모든 변화를 부정적으로 볼 수 있다.
- 스태프들이 책임 간호사를 존중하지 않거나 책임 간호사가 스태프들을 존중하지 않아 객관적일 수 없다.
- 스태프들은 변화에 대해 관리자로부터 직접 듣지 못하고 대신 간접적인 정보를 통해 알게 된다.
- 스태프들이나 관리자들이 소속한 조직에 대해 부정적인 태도를 가질 때, 변화에 대해서도 부정적인 태도를 갖게 된다.
- 변화가 업무에 추가되어 짐으로 여겨진다.
- 스태프나 관리자들은 변화가 문제를 해결하기보다 더 많은 문제를 초래할 수 있다고 느낀다.
- 스태프나 관리자들은 미지에 대한 두려움과 예측 능력 상실에 대한 두려움을 가질 수 있다.
- 행정부 또는 관리부는 변화와 관련된 과거의 일부 의사 결정이 불충분했다고 인정하지 않았을지 모른다.
- 참여시키기보다 지시한 변화는 더 많이 저항을 받는 경향이 있다.

(Kirkpatrick, 2001)

위에 제시한 것들은 모두 스태프나 관리자들이 저항하는 이유가 될 수 있지만, 그중 가장 흔한 이유는 변화에 대해 스태프들이 피드백을 제공하거나 참여할 기회가 결여되는 것이다. 저항의 원인을 확인하기 어려운 경우도 종종 있지만 그 이유를 확인하려고 애쓰는 것이 중요하다. 원인을 알게 되면, 장벽들을 줄이고 촉진자들을 늘리는 데 레빈의 이론을 적용하는 것같이, 저항의 영향을 막거나 줄이기 위한 전략들을 짜고 실행할 수 있다.

상실(loss)은 변화에 대한 저항을 평가할 때 반드시 포함해야 하는 결정적 요소다. 상실은 변화와 함께 자연스럽게 경험된다. 어떤 것을 잃는가? 스태프들이 경험할 수 있는 상실의 예로는 종래의 업무 방식, 오래된 직무 책임, 자신의 자리를 떠나는 관리자나 스태프 또는 오래된 조직 구조 등이 있다.

스태프들은 자신들의 상실을 애도하고 계속 앞으로 나갈 필요가 있다. 일부 스태프들은 이것을 다른 이보다 훨씬 더 쉽게 한다. 애도하기 위해서는 (a)상실을 인정하고, (b)흘러가게 두고, (c)계속 앞으로 나가는 것이 필요하다. 변화가 실행될 때 이에 저항하는 사람들이 흔히 염려하는 점들 중에는 다음의 것들도 포함된다.

- **안전 보장**: 스태프들은 자신들의 일자리를 잃을지 모른다.
- **돈**: 스태프들은 봉급, 초과 근무 수당, 복리 후생, 여행 경비, 교육비 또는 예산 수준에서 감소를 경험할 수 있다.
- **자긍심과 만족**: 직무 재설계는 해당 직무의 권위가 떨어지거나 덜 흥미로워졌다는 것을 의미할 수 있다.
- **친구들과 중요한 연락처들**: 변화는 해당 직무를 맡은 스태프들의 상호작용에 변경을 가져올 수 있다.
- **자유**: 자유는 독립적으로 기능할 수 있는 능력이나 새로운 관리자가 가능한 한 자유롭게 업무를 배정하는 능력에 변화를 가져올 수 있다.
- **책임**: 맡은 책임 수준이 줄어들거나 늘어날 수 있으며, 그 결과 해당 직무의 경쟁력 상실을 초래한다.
- **권한**: 다른 이들에 대한 권력과 권한은 조직 개편과 함께 바뀌거나 잃어버릴 수 있다.
- **훌륭한 근로 조건들**: 스태프들은 근무 공간, 근무 장소, 다른 이들과 더 많은 공간 공유, 근로 시간 등에서 변화를 경험할 수 있다.
- **지위**: 스태프들은 낮은 수준이나 덜 인정받는 직책으로 강등될까봐 두려워할 수 있다.

(Kirkpatrick, 2001, p20~21)

관리자와 스태프들은 위에 제시한 상실들 중 어느 하나라도 경험할 수 있다. 변화가 발생할 때 이런 상실들이 마음에 짐으로 쌓일 것이다. 스태프들에게 가치 있는 것을 보호하고 싶은 마음이 드는 것은 당연하며 이러한 마음은 변화에 대한 저항으로 작용할 수 있다.

변화에 대해 저항하는 것은 가치가 있는가? 그렇다. 저항은 관리자나 변화 주역에게 변화의 필요성을 분명히 밝히고, 더 명확한 목적 선언문과 함께 계획을 짜도록 강요할 수 있기 때문이다. 변화에 의문을 제기하는 사람들은, 더 심각한 실수들을 저지르기 전에 해결할 수 있는 허점들을 지적해주는 것일지 모른다. 저항은 소통 과정이 명확한 메시지를 전달하는 데 효과가 없었다는 것을 암시하기도 하므로 무시해서는 안 된다. 때때로 저항은 저항하는 사람들에 대한 반대로 이용되기도 한다. 저항하는 스태프들은 팀원이 아닌 것으로 여겨질 수 있다. 이러한 접근법은 매우 파괴적일 수 있는데, 이것은 다른 관점을 내놓는 사람들을 억누르는 분위기를 조성하기 때문이다. 저항은 메시지들을 더 명료하게 만들고 다른 이들로부터 피드백을 사용할 수 있는 동기 제공 요인으로 여겨야 한다. 이어 계획에 개입하고 결과들을 명료하게 서술하기 위해서는 추가적인 평가들이 필요하다.

변화에 대항하는 저항에 대처하는 데 결정적인 요소는 관리자와 스태프 사이에 존재하는 장기적인 관계다. 이 관계가 신뢰와 공개적인 소통을 바탕으로 한 긍정적인 것이었다면, 저항에 대처하기가 대체로 더 어려울 것이다. 1단원에서 논의한 것처럼 관리자들은 스태프들과의 관계를 쌓고 유지하기 위해 시간을 두고 접근해야 한다. 이것은 성공의 열쇠가 될 수 있기 때문이다. 리더십 역량을 입증하는 관리자들은 다음과 같은 방식으로 반응할 필요성을 이해할 것이다. "난 멈추어서 귀 기울일 필요가 있어."

어느 정도의 저항은 예상해야 하기 때문에, 변화할 때마다 계획 수립 안에 저항에 대한 대처도 포함해야 한다. 우선, 스태프는 변화가 필요한 이유, 변화의 비전, 변화의 장단점, 변화가 스태프에게 부정적으로 미치는 영향 및 재정적 이득에 대해 이해할 필요가 있다. 손실(loss)은 발생할 수 있지만, 이 잠재적 문제들에 대해서는 공개적인 논의가 필요하다. 변화에 대해 정치적 지지를 얻기 위해 연합 전선을 구축할 필요가 있다.

정치적 지지란 무엇인가? 이것은 어떤 사람에 대해 개인적인 충성심을 느끼고 그의 아이디어를 지지하기 때문에, 그 사람을 따를 때 생긴다. 리더가 두려움을 느끼지 않게 하고 처벌 조치 없이 공개적으로 변화와 관련된 우려들을 논의하도록 허용할 때, 저항이란 장벽은 공개적으로 다룰 수 있다. 분명한 점은 변화의 필요성과 방향을 지지하기 위해 데이터를 제공하는 것은 아주 중요하다는 점이다. 진행되던 일을 멈추고 한 발 뒤로 물러서서 보는 것이 반드시 필요하다. 저항은 정직한 친구나 단서로 여길 필요가 있다. 다른 이들에게 자신의 이야기를 하거나 변화에 대한 우려들을 표현할 수 있게 하는 것은 저항을 성공에 대한 장벽이기보다는 긍정적인 경험이 되도록 만드는 데 도움이 될 수 있다. 어린이들은 길을 건널 때, "멈추고, 보고, 들어라"라는 가르침을 받는다. 이 가르침은 저항이 생길 때 우리가 해야 할 일이다.

변화 수용 저항 문제에 대해 논의한 후에는 모든 스태프들이 변화에 저항한다고 생각하기 쉽지만, 꼭 그렇지는 않다. 그러면 변화에 저항하는 상황은 변화를 수용하고, 일부 경우 환영하는 상황들과 어떤 차이가 있는가?(Kirkpatrick, 2001) 현 상황이 아주 나쁠 때, 변화가 현재 조직의 기능이 제대로 돌아가도록 상황을 개선시킬 것을 희망하면서 환영하는 경향이 있다. 변화 수용에서 핵심 문제는 무엇을 잃어버릴 수 있느냐가 아니라 무엇을 얻을 수 있느냐이다. 이것은 어디에 초점을 두어야 하는가를 의미한다. 물론 잃어버릴지 모를 것에 대한 우려들도 무시해서는 안 된다. 변화로부터 얻을 수 있는 이득은 잃게 되는 요인들과 관련 있지만, 긍정적인 면에 초점을 맞춘다.

스태프들은 자신의 일자리가 더욱 확고해지고 그들의 기술이 더 많이 사용될 것이라고 느낀다. 봉급, 복리 후생 및 다른 인센티브 변화들을 통해 금전적인 인상이 있을 수도 있다. 예산이 전반적으로 향상될 수도 있다. 어떤 사람은 승진할 것이며 스태프들에게 더 많은 권한을 줄 수 있는 새로운 관리자가 임명될 수 있다. 더 많은 공간, 특별한 책임들 또는 새로운 장소와 더불어 직권이 향상될 수 있다. 직무 책임들도 변하고 향상될 수 있다. 변화를 통해 새로운 장비, 향상된 업무 스케줄 또는 더 나은 작업장과 더불어 더 나은 근로 조건들을 얻을 수 있다. 직무나 근로 환경에 대한 자기만족도 높아질 것이다. 스태프들은 한층 나아진 개인적 접촉이나 대인관계를 제공하는 근로 환경에서 일하는 자신을 발견할 것이다. 변화는 업무를 수행하는 데 더 적은 시간과 노력을 요구할 수 있는데, 업무 자체가 효율적으로 바뀔 것이기 때문이다. 결론적으로, 일부 스태프들은 변화에 대해 한편으로는 저항하면서 한편으로 받아들이는 반응을 보일 수 있다. 변화로부터 얻게 될 것과 잃을 것에 대해 개인이 어떻게 보느냐는 변화에 대한 개인의 반응(저항, 수용, 상반된 감정)을 지시하는 결정적 요소들이다.

변화에 당면하게 되었을 때 시작점 정책(예: 정책, 규정 및 인증, 조직과 재정상의 변화)에 대한 조직의 반응에 영향을 미치는 내적, 외적 핵심 요인들이 있다. 이런 요인을 고려할 필요가 있다.

1. 내부&외부 정책들(Internal and external policies): 실행에 옮기기 전 변화가 내부 및 외부 정책들에 어떤 영향을 미치고 영향을 받는지 이해하는 것이 중요하다. 의사 결정의 필요성에 영향을 미칠 수 있는 보건 정책들이 있는가? 외부 정책들은 무관한 것처럼 보이지만 실제로는 변화에 방향(예: 주립 간호임상실무법은 간호사(RN)가 할 수 있는 업무를 기술함)을 제시한다. 내부 정책들은 한 조직 내에 존재하는 정책들이다. 분명한 점은 내부 정책들은 변할 수 있으며 상황에 적응하기 위해 또다시 바뀔 수 있다는 것이다. 그러나 정책의 현재 상태란 무엇인가? 한 예로서 간호 부문에서 많은 우려를 자아내는, 간호조무사(UAP)의 사용 증가 문제가 있다. 만약 한 병원이 간호조무사 사용을 늘리고 싶을 때 해당 병원의 정책은 간호조무사의 현재 역할을 어떻게 규정하고 있는가? 이 역할은 해당 병원이 도입하고 싶은 변화와 어떤 연관성이 있는가? 변화를 도입할 때 내부, 외부 정책들을 반드시 검토하고 그 정책들에 부합하는 방향으로 변화를 진행해야 한다.

2. 규정&인증(accrediation): 규정들은 아주 중요한데 법이 어떻게 시행될지 규정하는 것으로, 입법 기관이 법을 통과시킨 후 정부 기관들에 의해 개발된 것이다. 또 다른 예는 미국 보건사회복지부(Department of Health and Human Services, DHHS)다. 미국 보건사회복지부에서는 의회에서 통과된 구체적인 법들을 위한 규정들을 개발한다(예: 메디케어 관련법이 의회에서 통과하면 이 법의 실행을 다루기 위해 규칙들을 제정할 필요가 있는데, 규칙들은 해당 법보다 훨씬 더 세부적인 내용들로 구성된다). 기준(standards)과 인증(accrediation) 역시 변화에 중요한 영향을 미친다(예: 간호사 기준과 의료기관 평가위원회에서 개발되는 기준들은 의료 서비스 제공 조직들이 인증 평가를 받을 때 이용됨).

3. 조직(organization): 미래 조직의 모습을 밝히는 조직의 비전 선언문, 구조(부서들, 보고 대상), 스태프와 행정부의 규모, 역할과 기능들, 소통, 직원 사기와 조직 문화, 변화에 대한 의지, 재정 상태, 질 개선 및 지역 사회에서 해당 조직의 위치와 지역 사화와의 관계 같은 조직 차원의 문제들은 모두 해당 조직을 이해하고 변화의 필요성을 이해하는 열쇠다. 예를 들어, 한 의료 서비스 제공 조직이 저하된 직원의 사기와 재정 문제로 어려움을 겪고 있다면, 해당 조직의 문서 기록 시스템을 바꿀 필요성에 대응하는 데 여러 문제들을 직면하게 될 것이다.

스태프들은 아마도 변화하려 하지 않을 것이며 새로운 시스템을 개발하는 데 자금도 한계가 있을 것이다. 게다가 미시적 체계(microsystem), 중간 체계(mesosystem) 및 거시적 체계(macrosystem) 관점을 통해 조직의 구조를 고려하는 것 역시 변화가 진행되는 동안 해당 조직 전반의 기능과 치료의 질을 개선하는 데 중요하다(Godfrey, Melin, Muething, Batalden, Nelson, 2008). 미시적 체계 관점에서 병동 수준에서부터 조직을 '안에서부터 바깥쪽으로' 속속들이 본다. 중간 체계 관점은 스태프들이 성공하고, 자신들이 필요로 하는 자원들이 무엇인지 알고 획득하도록 돕고, 개선의 궤도가 잘 돌아가는지 확인할 수 있는 측정법들을 개발하는 것이다. 즉 조직의 수행 수준 향상으로 이어지는 '근로 조건 조성'에 초점을 맞춘다. 거시 시스템은 조직을 '밖에서 안쪽' 방향으로 바라보며 미시적 체계와 중간 체계, 리더십과 관리를 지지하고 전체로서 조직 전반을 위한 비전을 수립한다.

4. 재정 문제들(financial issues): 비용 문제는 결코 무시할 수 없는데, 변화가 진행되는 시기 동안에도 변화에 대한 반응들 때문에 많은 비용이 들 수 있다. 실제로 증가된 비용이 변화의 원동력이 될 수도 있다. 예를 들어 한 병원에서 분만 입원 환자도 충분치 않으며, 대형 산부인과 서비스를 갖춘 또 다른 병원과의 경쟁을 이유로, 산과 서비스를 완전히 없애기로 결정할 수 있다. 끊임없는 변화로 미래가 불확실한 의료 서비스 업계에서는 두 가지 점이 분명하다. 첫 번째는 의사 결정자(정부, 관리 치료 조직들/보험사, 기업체, 의료 서비스 제공 조직들)에 관계없이, 비용 제약은 계속 심해질 것이란 점이다. 두 번째, 신뢰도가 더 높은 데이터를 더 많이 이용할 수 있게 됨에 따라, 의사 결정에 데이터 이용도는 점점 더 높아질 것이라는 점이다. 데이터는 개선 기회들을 통해 의료 서비스를 전달하고 해당 조직이 다른 의료 서비스 제공 조직과 경쟁하도록 방향을 제시하고 이끌 것이다.

변화가 조직에 미칠 영향을 고려하는 것과 더불어, 변화 과정에 조직의 질 개선을 포함시킬 필요가 있다. 이렇게 함으로써 조직의 리더들은 최고의 결과를 위한 계획을 탄생시키고 그 계획의 실행을 더 잘 보장할 수 있다. 질 개선은 13단원에서 더 자세히 논의할 것이다.

변화에 보이는 반응들에 대한 대처 전략은 변화 과정 내내 아주 중요한 역할을 한다. 변화에 적응하기 위해서, 간호사들은 새로운 정보와 광범위한 대안들을 고려할 수 있는 능력인 정신적 융통성을 키울 필요가 있다(Gebelein과 동료들, 2000). 한 간호사가 정신적 융통성을 발휘할 때, 그 간호사는 다른 이들의 말에 귀 기울이고 성급히 판단하는 실수를 피한다. 이것은 '네, 그런데'가 아닌 '네, 그리고'라고 말하는 태도다. 이 간호사는 신뢰하는 다른 이들에게 정직한 피드백을 요청하고 자신의 창의성을 키우게 될 것이며, 이런 실천 노력들을 통해 변화 대처 능력을 향상시킬 것이다. 변화 대처 능력은 어떻게 향상될 수 있는가? 변화 대처 능력 향상 지침의 몇몇 예들이 [표 2-4]에 나와 있다(Gebelein과 동료들, 2000, Marrelli, 2004).

[표 2-4] 변화 대응 가이드라인들

● 창의성 단계에서 비판적 판단을 포기할 것. "그것은 효과가 없을 거야"라는 말은 피할 것. ● "왜?"라고 묻는 대신, "왜 안 되겠어?"라고 물을 것. ● 변화 욕구들에 대한 반응들을 촉진시키기 위해 다른 부서들 간 그룹을 이용할 것. ● 변화에 대한 저항을 하나의 사실로 예상하지만 그것을 성격적 결함이 아닌 하나의 문제로 접근할 것. ● 아이디어들이 계속 나오도록 계속 이야기할 것. ● 반대 견해를 도전으로 여길 것. 반대 견해를 인정하고 방어할 것.	● 가능하면 많은 선택 방안을 내놓을 것. 변화에 대처하는 최고의 해법으로 인도할 것. ● 아이디어들을 너무 빨리 버리지 말 것. 그 아이디어들은 중요한 것일 수 있음. ● 변화에 잘 대처하는 것처럼 보이는 조직 내 변화 챔피언들과 연합할 것. ● 통제는 아주 중요함. 스태프들은 자신들이 차이를 만들어낼 수 있다고 느끼는 것을 의미함. ● 헌신은 변화에 대한 성공적인 반응의 일부임. ● 협업과 사회적 지지를 이용함으로써 스태프들은 추가 에너지와 자원들을 얻을 수 있음. ● 변화 과정 중 스트레스는 종종 늘어나므로 스트레스 관리법을 사용할 것.

출처: Robbins, Stephen 로빈스 P.; Decenzo, David A. 관리의 기초: 필수 개념과 적용들(Fundamentals of management: Essential concepts and applications), 3판, Pearson Education Inc.로부터 허가를 받고 출간 및 전자 출간함. Upper Saddle River, New Jersey

---

변화 주역 변화 과정이 진행되는 동안, 변화 주역(간호 간부, 책임 간호사, 간호사 팀 리더, 스태프 간호사 등이 될 수 있음)은 4가지 주요 리더십을 보인다. 즉 그들은 카리스마적 리더십(charismatic), 권능 부여 리더십(enabling), 수단적 리더십(instrumental) 및 사명 부여 리더십(missionary)을 발휘해야 한다. 리더십이 변화에 영향을 미치는 가장 결정적인 요소들 중 하나인 것은, 특히 의료 서비스 제공 조직의 대대적인 변화들에서 더욱 결정적인 역할을 하기 때문이다. 리더십은 변화 과정이 효과가 있을지 여부, 즉 그 차이를 만들어낼 수 있다. 변혁적 리더십(Transformational leadership)은 변화 과정에 긍정적인 영향을 끼친다.

1. 카리스마 변화 주역(charistmatic change agent)은 비전을 묘사하고, 높은 기대치를 제시하고 스태프들을 위한 역할 모델이 될 수 있는 비전 제시형 리더다. 이 과정에서 변화 주역은 다른 이들에게 에너지를 주고 잠재적 기회를 잡도록 자극할 필요가 있다.

2. 권능 부여 주역(enabling change agent)으로서 변화에 대한 개인적 견해를 표출하고 강조하며, 다른 이들로 하여금 그들이 변화할 수 있다는 것을 깨닫게 한다.

3. 변화 주역은 또한 도구적 리더십을 입증해 보일 필요가 있다. 도구적 리더십은 스태프들에게 그들의 업무 성과에 필요한 자원들(자금, 적합한 스태프 수준, 비품과 장비 등)을 제공함으로써 거래적 리더십(Transactional leadership)으로 지칭되는 리더십의 관리 요소다.

4. 사명 변화의 주역(missionary change agent)으로서, 변화 주역은 목표들을 달성하는 데 요구되는 비전을 공유하고 이에 대해 확실하게 소통한다.

(Dessler, 2002, p307)

스태프들처럼 그들의 관리자들도 빈번하게 변화에 대처해야 한다. 스태프들은 변화에 대한 관리자들의 반응을 이해하는 것이 중요하다. 그것이 변화 과정에 스태프가 개입하는 데 영향을 미치기 때문이다. 관리자의 주된 역할은 상부 행정부나 관리부가 하달된 방향으로 변화를 실행하는 것이다.

어떤 관리자들은 구체적인 변화나 변화 욕구에 동의하지 않는다 할지라도 모든 변화 요구들에 긍정적으로 반응해야 한다고 느낀다. 그들은 왜 그런가? 그들은 동의하지 않을 경우 일어날 수 있는 일을 두려워하는지도 모른다. 아니면 충직한 관리자로 보이기를 원할지도 모른다. 관리자는 어떤 변화에 동의하지 않을 경우, 왜 이 변화가 필요한지 물어보기로 결심할 수 있다. 이어 관리자는 그 변화에 동의하지 않는 이유를 설명하고 권고할 다른 접근법들을 내놓을 필요가 있다. 확실히 상부 관리자가 지시한 변화 방향에 동의하지 않는 관리자들도 있다. 이들은 그 변화에 영향을 끼치지 못하면 직책을 떠나야 할 것이다. 이런 시기 동안 스트레스는 매우 올라갈 것이며, 당연히 관리자의 심한 스트레스는 스태프들에게도 번질 것이다.

관리자가 받아들여야 할 또 다른 역할도 있다. 변화 주역들은 변화를 기다리지 않는다. 그들은 변화를 찾고 그것을 기회로 받아들인다. 또한 관리자는 조직 전체와 별개로, 상부의 개입 없이 단독으로 어떤 변화를 실행할 수도 있다. 이런 종류의 변화들은 대체로 관리자의 병동이나 부서와 관련 있는 것들로 관리자에게 영향을 미치지는 않는다. 이런 자유재량을 충족시킬 수 있는 상황들은 점점 줄어들고 있는데, 성공적인 조직에서는 부문들 간 협업의 중요성이 점점 커지기 때문이다. 관리자의 단독 개혁이 예산과 관련된 것이라면, 관리자는 이 변화에 대한 상부 관리자들의 반응과 이들의 개입 방법을 신중하게 고려해야 한다. 변화가 위험 감수, 즉 위에서 지시받은 방향으로 변화를 실행하는 것보다 더 높은 위험을 안고 있는 경우라면, 시작에 용기가 필요할 것이다.

스태프들은 관리자가 단독으로 추진하는 변화에 자신들도 개입하고 위험도 감수할 필요가 있다는 것을 이해해야 한다. 관리자는 스태프들의 사기를 낮추고, 스태프들을 잃어버리고, 양질의 간호(care)를 잃고, 예산에 손해를 입히고, 이미지를 손상시키는 등 위험을 초래할 수 있다. 스태프들의 참여는 직접적인 참가자가 되고 변화 계획에 피드백을 추가한다는 것을 의미한다. 위기가 있을 때 실행된 변화들은 그들에게 성공을 위해 훨씬 높은 수준의 위험을 안긴다. 이때 신중하게 계획하는 것을 간과할 수 있으며 그 결과는 종종 조직을 위험하게 하는 반응이 된다.

변화 주역들은 적응을 위한 노력을 시작하는데(변화가 작용하는 데 적응하고 변화가 요구하는 것들을 충족시킬 수 있는 가장 좋은 방법을 이해함) 매우 실질적으로 판단할 필요가 있다. 확실히 변화는 모든 이에게 심한 스트레스 유발 원인이지만 그렇다고 이것이 개선을 막는 장벽으로 이용되어선 안 된다. 변화에 적응하는 노력을 이끄는 6가지 원칙들이 있다.

1. 발코니에 서기: 변화를 요구하는 맥락, 환경 또는 상황을 보라. 아니면 그러한 상황을 만들어라. 나무가 아닌 숲을 볼 것을 요구한다.

2. 적응 도전 과제 확인하기: 개선은 어떻게 이루어질 수 있는가? 이 문제를 명확히 아는 것이 중요한데 아니면 변화 계획은 효과를 얻지 못할 것이다.

3. 적응 도전 과제가 초래한 심한 스트레스 규제하기: 관리자나 변화 주역들은 변화와 이를 위한 작업 속도를 조절할 필요가 있다는 것을 인식해야 한다. 그러기 위해서는 초조해하지 말고 곤란한 질문들을 해야 한다. 스태프들은 변화 주역으로부터 확신을 얻을 필요가 있다. 따라서 변화 주역은 스트레스를 받는 동안 차분한 자세를 유지할 필요가 있다.

4. 훈련받은 대로 주의 집중 유지하기: 변화를 위한 노력을 회피하는 징조들을 찾고, 갈등을 숨기지 말고 그대로 드러내라. 이 모든 것은 창의성과 배움의 원천으로 이어질 수 있다. 변화에 집중했던 주의가 딴 데로 옮겨지기 쉬운데, 변화 주역은 한눈파는 징조와 원인들을 파악하고 이들을 막기 위한 개입 조치를 취하는 것이 중요하다.

5. 사람들에게 변화에 대한 책임 부여하기: 심한 스트레스는 관리에 수동성과 의존성을 부여해, 변화에 대한 책임을 스태프들로 이동시킬 수 있다. 많은 스태프들은 변화의 주역이 책임의 대부분을 질 것이라고 기대한다. 이렇게 기대하는 이유 중 일부는 습관에서 비롯된 것이고, 일부는 다른 누군가의 책임이라고 말하는 것이 더 쉽기 때문이다.

6. 밑에서부터 올라오는 리더십을 가진 직원들의 주장 보호하기: 반박하는 사람들의 주장에 귀 기울일 것. 설사 그러한 주장들이 현재 상태를 전복하려는 것처럼 보일지라도 리더십은 모든 직책의 스태프들로부터 나올 수 있으며 또한 그렇게 되도록 격려할 필요가 있다. 처음에 스태프로부터 나온 리더십은 완벽하지 않을 수 있지만, 그것을 키우고 성장하도록 격려해야 한다.

(Heifetz & Laurie, 2001, p131)

변화 과정 동안, 조직 문화의 영향을 고려하는 것 역시 중요하다. 변화 주역은 올바른 조직 문화를 어떻게 탄생 및 유지시키는가? 변화 주역들은 그들의 말과 행동을 통해 결정적 가치들을 입증한다. 변화 주역들로 변화를 주도하는 관리자들은 환경과 변화 과정을 관리할 때 스태프들에게 비전을 제공한다. 말과 행동이 일관되어야 할 때가 바로 이때로, 갈등과 모순이 있어서는 안 되는 시기다. 일부 변화들의 경우, 조직 문화들도 바꿀 필요가 있다. 조직 문화를 바꾸는 것은 쉬운 일이 아니며 계획된 접근법을 요구한다. 변화 과정 동안, 스태프들에게 권한을 양도하는 것이 중요하다. "직원들에게 권한을 양도한다는 것(empowering)은 직원들이 직무를 효율적으로 수행하는 데 요구되는 자신감(self-confidence)뿐만 아니라 직무를 하는 데 필요한 권한, 도구 및 정보를 제공한다는 의미다."(Dessler, 2002, p246) 이것은 변화의 동기를 높이는 데 도움이 된다. 스태프들은 그들이 맡은 책임이 무엇인지 알고 맡은 업무를 보는 데 필요한 권한을 부여받을 필요가 있다. 권한 양도를 위해 훈련이나 추가 교육이 요구되는 경우, 스

인용

Kalisch, B. & Begeny, S.(2010). 간호과 학생들의 변화&혁신 준비(Preparation of nursing students for change and innovation). 간호 연구 웨스턴 저널(Western Journal of Nursing Research), 32(2), 157~167

개요

본 연구에 영향을 끼친 중요한 질문은, 우리는 변화하는 의료 서비스 전달 시스템에 적용하고 혁신을 이끌 차세대 간호사들을 어떻게 준비시켜야 하는가이다.

이 질문에 대답하기 위해서 본 연구는 "간호대학에 다니는 간호과 학생들의 정보 처리 유형들과 현재 간호 교육 시스템이 창의성 개발, 실천 성향 및 의료 서비스 시스템의 요구들에 대비해 학생들을 준비시키기 위해 변화하려는 의지 정도"를 조사했다(p158). 이 연구에서는 조직 공학 모델(Organizational Engineering Model)이 이용되고 있다. 이 모델은 4가지 정보 처리 유형들, 즉 반응적 모의실험 장치(reactive simulator), 논리적 처리 장치(local processor), 가설 분석 장치(hypothetical analyzer), 상관적 혁신 장치(relational innovator)를 소개하고 있다.

본 연구에 이용된 표본은 2개의 간호대학에 재학 중인 신입생, 2학년, 3학년 학생 총 271명이었다. 본 연구는 과제 완수, 변화 및 방향들(수행자, 보존 관리자, 완벽 수행자, 변화 추진자)에서 선호도를 결정하기 위해, 타당성이 검증된 I-Opt 설문 조사를 이용했다. 본 연구는 간호대학에서는 보전 관리자 정보 처리 유형을 이용하는 학생들을 모집한다고 결론을 내렸다.

이 유형은 "확실한 결과와 사려 깊은 반응"에 집중한다(p157). 자주 보전 관리자 유형의 학생들을 모집할 뿐만 아니라 간호대학들은 보전 관리 유형 학생들을 졸업시킨다. 따라서 졸업한 학생들은 프로그램을 수료할 때까지 그들의 정보 처리 유형을 바꾸지 않았다.

응용

임상 실무, 리더십 및 관리에서 변화는 필수불가결한 것이다. 변화에 대한 간호사들의 반응을 이해하는 것은 그들의 반응들을 향상시키기 위해 개입 조치가 필요한지 여부를 판단하는 데 도움이 될 수 있다. 본 연구에 따르면, 표본은 작고 더 많은 연구가 요구되긴 하지만, 간호사들은 변화에 대한 그들의 반응과 관련해 한 가지 문제를 갖고 있는 것 같다. 본 연구에서 언급한 것처럼 베너(Benner)의 간호 교육 보고서(2010)는 이것을 주요한 고민으로 확인하고 있다.

질의

1. 본 연구에서 기술한 정보 처리 유형들과 관련해, 변화에 대해 여러분은 대체로 어떻게 반응하는가?
2. 변화에 대한 여러분의 반응 방식을 개선시킬 필요가 있다고 생각하는가? 그렇다면 왜, 어떻게 개선시켜야 하는가?
3. 학생들이 변화를 더 잘 이해하고 반응하는 데 도움을 줄 수 있도록 여러분의 간호 프로그램에 어떤 권고를 제공할 것인가? 구체적인 예들을 제시할 것.

태프들은 훈련/교육을 받는 데 원조를 받을 필요가 있다. 변화와 함께 앞으로 나아가기 위해서 스태프들은 정보가 필요하며 따라서 기준들을 명료하게 할 필요가 있다.

의사 결정: 변화에 대한 반응

"계획 수립 과정은 의사 결정 과정과 병행해서 이루어져야 한다는 데 주목할지 모르는데, 이것은 타당하다. 계획들을 전개하는 것은 여러분이 내일 무슨 일을 할지 결정하는 것과 관련 있기 때문이다. 양쪽 과정 모두 목표나 준거 수립, 여러분이 얻는 정보에 기초한 대안 개발 및 분석에 이어 '한 가지 선택'을 하는 것과 관련 있다."(Dessler, 2002, p93) 본 단원 중 이번 장에서는 의사 결정 과정과 계획 수립 과정에 초점을 맞출 것이다. 양쪽 과정은 모든 간호사들이 간호 임상 실무에서 이용하는 기능들이기 때문이다. 변화에 대한 모든 반응은 의사 결정을 요구하며, 이 중 많은 것들이 신중한 계획 수립을 요구한다.

의사 결정 과정(decisioning)은 한 문제를 확인하는 것으로 시작해 선택 방안들을 평가하고 행동으로 옮기는 과정으로 끝난다(Krairiksh & Anthony, 2001, p16에서 인용된, Bernard & Walsh, 1990). 의사 결정은 최종 목적이라기보다는 하나의 수단이다. 의사 결정은 하나의 목표를 달성하는 데 이용된다. 의사 결정을 할 때, 목표는 보통 과제와 대인관계와 관련이 있는 편이다. 일부 의사 결정들의 경우엔 다른 사람들의 말보다 한 사람의 말에 더 집중한다(Gebelein과 동료들, 2000). 의사 결정을 내리는 사람들은 어느 정도 시간을 갖고 올바른 결정을 하며 대처하는 법을 배워야 하고, 불완전한 해결책들을 갖고 생활하는 것도 배워야 한다. 사람들이 하기를 바라는 것으로, 타당한 의사 결정을 내리기 위해서 가장 중요하게 고려할 점은 의사 결정에 이용되는 준거(criteria)다. 의사 결정에 사용할 수 있는 준거의 일부 예로서 "(1)현재 운영에 최소 영향을 미칠 것, (2)중요한 순서대로 목표 달성을 도울 것, (3)가치들과 일관될 것, (4)의사 결정에 개입한 사람들이 수용할 수 있을 것, (5)제약들(시간, 자원, 다른 우선적인 목표들)을 안고 실행될 수 있을 것, (6)찬성, 반대 및 위험들을 고려할 것"이 있다(Gebelein과 동료들, 2000, p114).

의사 결정 과정은 계획 수립 과정과 어떤 관련이 있는가? 간호사들은 다양한 상황에서, 특히 계획을 수립하는 과정 동안 의사 결정을 하게 된다. 예컨대 환자 치료(care) 계획 수립, 하루 일과 계획 수립 등 의사 결정을 하고, 문서 작업 변경이나 병동 조직 정비 같은 구체적인 프로젝트들의 계획 수립에 관련된 의사 결정에 깊이 관여한다. "계획 수립(Planning)은 목표들을 수립하고 실천 과정을 결정하고, 규칙과 절차들을 개발하고 계획들을 수립하는 것(조직 측면 및 그 계획을 실행하는 임상 실무자들 측면)과 결과를 예측하는 것(조직의 미래에 영향을 미칠 결과를 예측하거나 투사하는 것)이다."(Dessler, 2002, p3)

계획 과정의 모든 단계에서 의사 결정은 이루어진다. 매일 간호사는 간호사, 환자, 스태프들, 환자의 가족 등 많은 다른 이들에게 영향을 미치는 여러 가지 의사 결정을 하게 되는데, 그 이유는 간호 임상 실무는 일련의 의사 결정으로 이루어지기 때문이다. "문제는 바람직한 상황과 실제 상황의 차이다."(Dessler, 2002, p68) 의사 결정을 하기 위해서는 이러한 차이를 해결해야 한다. 문제들이 해결될 때 의사 결정도 이루어진다. [그림 2-2]에는 계획 수립을 해야 하는 주요 근거들 중 일부가 나와 있다.

[그림 2-2] 계획 수립 근거들

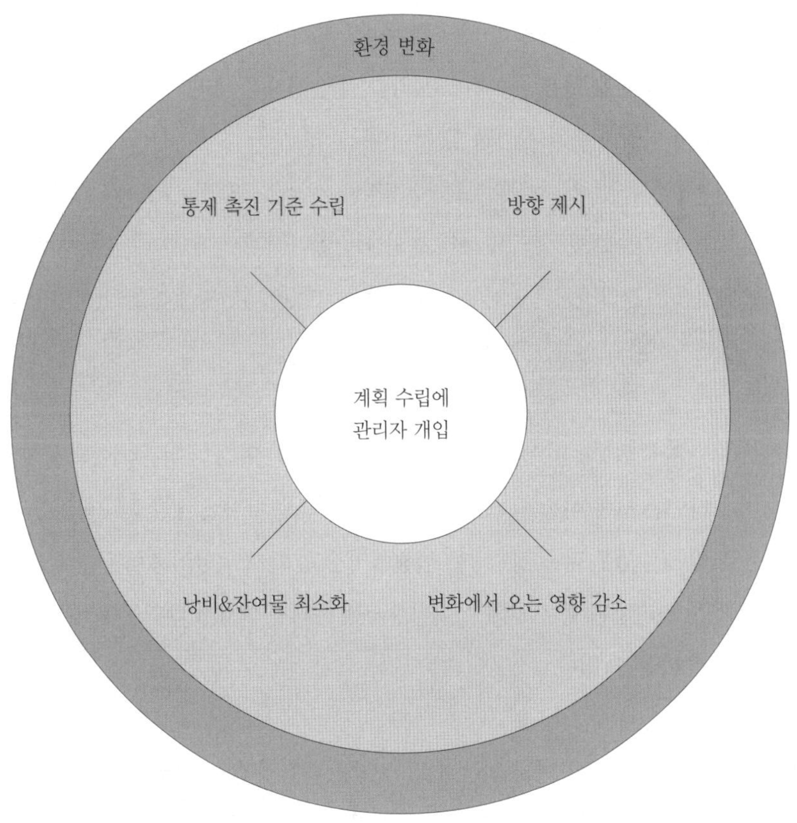

의사 결정 스타일

의사 결정 과정에서 창의성은 왜 중요한가? "정해진 틀에서 벗어나라"라는 표현은 현재 모든 유형의 조직들에서 자주 언급되고 있다. 혁신적인 결과들을 고려하지 않은 채 의례적으로 비슷한 결과들을 가져오는 의사 결정을 내리면 결국에는 별 효과가 없을 것이다. 의사 결정 스타일들은 창의성이나 혁신의 영향을 받는다. 의사 결정 유형들 중 가장 흔한 스타일은 일방적, 개인적 및 독재적 의사 결정 스타일이다. 이들은 모두 다른 사람들로부터 제한되거나 또는 전혀 피드백을 받지 않은 채 의사 결정을 내리는 한 사람에게 집중한다.

이 스타일과 반대되는 스타일은 참여적, 의견일치 의사 결정 과정이다. 여기에서 강조할 점은 설사 어떤 개인이 최종 결정을 내려야 할지라도 의사 결정에 다른 이들을 포함시킨다는 것이다. 그러나 이 스타일을 이용하는 개인은 최종 의사 결정을 내리기 전에 다른 이들로부터 피드백을 받기 위해 열심히 주의 집중을 할 것이다.

그 밖에 다른 의사 결정 유형으로는 결정적(decisive), 통합적(integrative), 위계 구조적(hierarchic) 및 융통성 있는(flexible) 의사 결정 유형들이 있다(Milgram, Spector & Treger, 1999). 이런 의사 결정 스타일들은 관리자들과 스태프들에게 적용된다. 이 4가지 유형들의 차이는 의사 결정에 사용하는 데이터와 고려하는 선택 방안들의 규모다.

- 다양한 의사 결정 유형들은 하나의 의사 결정에 도달하기 위해 더 적은 데이터에 의존한다.
- 통합적 스타일은 모든 이용 가능한 데이터를 이용하고 다양한 대안들을 확인한다.
- 위계 구조적 스타일은 많은 정보량에 집중하지만 한 가지 대안이나 해결책에 도달한다.
- 융통성 있는 스타일은 적은 양의 데이터를 이용하지만 다양한 대안들을 내놓고 정보를 재해석할 때 바꿀 수 있다.

대체로 관리자들은 주로 한 가지 의사 결정 유형을 이용하지만, 일부 관리자들은 여러 유형을 섞어서 사용하거나 상황에 따라 의사 결정 스타일들을 바꿀 수도 있다. 예를 들면, 1단원의 상황 적응 리더십 이론(Contingency Leadership Theory)에서 논의한 것처럼, 상황이 변화할 때 다양한 요인들이 더 중요시되고 관리자들은 조정하기 위해 의사 결정 유형들을 바꿀 수 있다. 책임 간호사는 의사 결정 과정에 스태프들의 참여를 장려하고 이를 위한 시간을 줄 수 있다.

그러나 관리자의 병동에 갑자기 스태프 수가 줄어들면 빠르게 개입해서 의사 결정을 내릴 필요가 있을지 모른다.

체계적 의사 결정과 직관적 의사 결정은 또 다른 두 가지 의사 결정 접근법들이다. 체계적 의사 결정자들은 의사 결정을 하는 데 논리적 판단에 더 의존하고 구조적인 접근법을 이용한다. 반면, 직관적 의사 결정자들은 결정자 유형 스펙트럼의 반대 끝에 있다. 여기에서 초점은 시행착오 접근법이다. 이것은 '직감(gut)'에 의존한 접근법이다. 한 스태프가 '그것에 대해 이러저러한 느낌을 받았어'라고 말할 것이다. 따라서 상황에 따라 차이가 날 수 있다. 간호사가 한 부문에 대한 전문 지식을 쌓으면 의사 결정은 더 직관적으로 보일 수 있는데, 그 간호사는 '직감'을 더 믿고 의존할 수 있기 때문이다. 물론 직감에 따라 결정을 내렸다 하더라도 그 의사 결정은 전문 지식에 기초하고 있다.

팀 의사 결정(team decision making)은 과거보다 현재 더 많이 사용되는 의사 결정 스타일이다. 이것은 부분들의 합보다 더 큰 결과를 발생하는 사람들의 노력의 조합이라고 할 수 있는 시너지에 초점을 맞춘다. 다양한 아이디어와 경험들이 한데 모여 하나의 의사 결정을 이룬다. 팀 의사 결정 스타일은 장점도 있지만 단점도 있다.

팀 의사 결정 스타일의 장점은 확실히 한 사람보다 여러 사람들로부터 나온 아이디어들이 최종 결정을 더 낫게 만든다는 사실에 초점을 맞추고 있다. 팀 구성원들이 어떤 문제에 대해 논의할 때, 구성원들은 아이디어들에 대한 서로의 반응을 살피게 되고, 이것은 더 많은, 더 나은 아이디어들을 나오도록 자극하게 된다. 이 의사 결정 스타일의 주된 단점은 의사 결정을 내릴 때까지 시간이 더 오래 걸린다는 것이다. 또 어떤 문제들은 팀 결정을 할 때 더 악화될 수 있다(예: 모든 사람들이 따를 수 있도록 의사 결정을 빨리, 명확히 해야 하는 위급 상황 시). 위기 상황에 필요한 것은 누군가 의사 결정을 내리고 그 과정에 따라 나아가는 것이다. 스태프들은 그들의 아이디어가 언제나 사용될 수는 없지만 중요하다는 것을 알 필요가 있다. 그들의 아이디어나 제안들은 위기 상황이 지나가면 향후 의사 결정을 개선하는 데 이용될 수 있다. 피드백이 인정받지 못할 때 그것을 제공한 스태프들은 소외되었다는 느낌을 받고 자신이 왜 시간을 낭비했나 하는 생각을 할 것이다. 때로 관리자들은 스태프들의 피드백을 이용하며 이것이 다른 이들에게 분명하게 보여야 한다고 생각하지만, 스태프들에게는 명백히 보이지 않는 경우가 종종 있다. 스태프들의 기여를 인정한다는 것은 사기를 높이고 스태프들이 더 적극적으로 참여하도록 독려하고, 그룹의 의사 결정을 향상시키는 역할을 한다.

데슬러(Dessler, 2002)는 팀 의사 결정을 이용할 때 추가로 얻는 장점들과 단점들을 확인했다. 널리 받아들여지는 장점으로는 "백짓장도 맞들면 낫다(머리 하나보다 둘이 낫다)"는 것이다. 이렇게 하면 더 많은 관점들을 통해 논의하는 문제를 볼 수 있고 의사 결정 과정에 참여한 사람들로부터 더 많은 인정과 헌신을 얻을 수 있다. 그 결과 실행 과정 동안 의사 결정을 내리는 데 참가한 사람들은 더 많은 노력을 한다. 그렇다면 팀 의사 결정에 단점들이 있는 이유는 무엇 때문인가? 팀의 처리 과정이 비효과적이라면, 실제로 의사 결정 과정을 단축시키거나 방해할 수 있는데, 이것은 의사 결정 과정의 질에 영향을 미치게 된다. 팀 구성원들이 실제로 동의하지 않을 때도 만장일치의 압력이 더 커질 수 있다. 어떤 팀들은 그룹의 피드백 영향을 희석시키면서 한 개인의 독선적인 주도를 경험하기도 한다. 팀 구성원들은 자신의 아이디어들을 너무 신봉해서 다른 아이디어들을 공개적으로 고려할 수 없다. 팀의 의사 결정은 최종 결정에 도달하기까지 시간이 더 오래 걸릴 수 있는데, 이것은 어떤 상황에서는 단점이 될 수 있다.

물론 팀들은 매우 성공적으로 의사 결정을 할 수 있지만, 의사 결정 과정은 단순히 일어나는 것이 아니다. 대체로 어느 정도 인도(guidance)와 촉진(facilitation)이 있어야 한다. 브레인스토밍(brainstorming)을 하기 위해서 팀 구성원들은 논의하는 문제가 어떤 것이며, 어떤 것을 논의하지 않는지에 대해 분명히 알고 있어야 한다. 적절한 시간 제한은 스태프들로 하여금 결과를 내놓기 위해 앞으로 나아가도록 추진한다. 기본 규칙들은 명확히 정해야 하며 도움이 되지 않는 행동들로는 다음과 같은 것들이 있다. (a)옆길로 새서 세부 사항들을 논의하는 것, (b)왜 효과가 없을 것인지 그 이유나 제약들에 초점을 맞추는 것, (c)아이디어들을 비판하고 대안을 평가하는 것(Gebelein과 동료들, 2000). 팀이 아이디어를 내놓는 동안 분실하지 않도록 기록하는 것도 중요하다.

팀 의사 결정을 촉진시키는 데 브레인스토밍 이외에 아이디어를 생성시키는 질문들(예: "우리에게 충분한 스태프가 있다면 무엇을 할까?"와 "우리에게 자금이 있다면, 이 문제를 어떻게 해결할까?")을 하는 또 다른 방법도 있다. 과거에 유사한 문제들을 해결했던 방법을 고려하고 현재의 문제와 과거의 문제를 비교, 대조해보도록 팀을 자극하는 것은 도움이 된다. 정상적으로 받아들여질 수 있는 관점과 다른 관점을 취하는 것 역시 팀이 또 다른 관점에서 그 문제를 이해하는 데 도움을 줄 수 있다. 다른 관점에서 문제를 보는 것은 다른 대안들로 이어져, '틀에서 벗어나는' 의사 결정을 가능하게 한다.

미국의 사례를 예로 들어보자. 한 가정 간호 대행기관이 재편을 진행 중이다. 이 재편은 스태프 보유, 스태프들의 역할과 책임, 스케줄 정하기 및 고객 배정 부문들에 변화를 가져오는 것이다. 간호 부장으로서 여러분은 이 재편을 책임지고 있다. 여러분은 이것이 힘든 도전이 될 것을 알고 있다. 스태프들은 50대50으로 신입 직원들과 장기근속 직원이 있다. 여러분의 상관들 중 한 명은 이러한 변화는 효과가 없을 것이라고 공개적으로 우려를 표했다. 여러분은 간호사들이 더 많은 고객들을 맡아야 할 것이란 사실을 알지만, 가정 간호 간병인을 배정하는 데 어느 정도 융통성을 발휘할 수 있다. 여러분은 간호사들을 잃고 싶지 않지만 변화를 실행하기는 해야 한다.

질의
1. 요구받은 변화들을 실행하기 위해 심해 잠수 과정(deep-dive process, 몰입)을 어떻게 이해할 것인가?
2. PDSA(계획, 실천, 연구, 행동) 주기를 이 변화 개혁 조치에 적용할 것. 극복해야 할 장벽들과 전략들을 포함시킬 것.
3. 여러분이 3, 6 그리고 12개월 때 사용할 평가 계획을 기술할 것.

계획–실행–연구–조정 주기(Plan–Do–Study–Act, PDSA Cycle)

어떤 변화가 업무 과정 또는 환경을 실제로 개선시킬 것인지, 목표를 달성할 수 있을지 판단하는 것은 중요하다. 그러나 유감스럽게도 도전 과제를 실행할 때는 이것이 간과되어 실제로 긍정적인 영향이나 제한된 영향조차 끼치지 못하는 경우가 흔하다. PDSA 주기는 어떤 변화가 실제로 개선 효과가 있을지 테스트하는 데 이용된다(의학협회, 2009). 1단계(계획) 동안 이 테스트의 목표가 기술된다. 1단계 동안 어떤 일이 일어나고 왜 일어날지에 대한 예측이 이루어지며, 이어 그 변화를 테스트할 계획이 개발된다. 2단계(실행)에서는 작은 테스트를 통해 당면한 문제들을 확인하고 데이터를 처음 분석하게 된다. 3단계(연구)는 데이터와 예측들을 비교하면서 테스트 데이터에 대한 더 심도 깊은 분석으로 이어지고, 이어 분석 결과를 요약하게 된다. 마지막 단계(실천)에서는 이 테스트에서 알게 된 것을 바탕으로 해당 변화가 개선된다. 이 계획의 다른 테스트들도 시작될 수 있다.

심해 잠수 과정(Deep Dive Process) 심해 잠수 과정은 임상 간호의 변혁적 치료(TCAB)라는 개혁 조치에 의해 사용된다. 이것은 IDEO(로버트 우드 존슨 재단, 2009)에서 개발되었다. 임상 간호의 변혁적 치료 시범 프로그램들은 간호의 질을 향상시킬 방법에 도달하기 위해 이 심도 깊은 브레인스토밍 과정을 이용한다. 이 과정은 어떤 유형의 변화 노력에도 적용할 수 있다. 심해 잠수 과정에는 다음 요소들이 포함된다.

- 의료 서비스 부서와 다른 부서의 대표들이 특정 문제나 주제와 관련된 혁신에 집중한 반나절 회의(session)에서 만남. 관리 대표들 역시 참석함.
- 이 회의 시간에 해당 문제에 대한 논의와 브레인스토밍 과정에 참여하도록 격려받음. 이러한 개입이 실제로 이루어지도록 시간이 필요함. 심해 잠수 과정 후, 정기적으로 스노클(snorkel, 평가) 과정을 진행함. 스노클 과정은 더 짧은 브레인스토밍 회의 때마다 이루어짐.
- 심해 잠수와 스노클 회의에 맞는 의제들이 있어야 함. 의제들에는 스토리텔링이 포함되어야 하는데 이렇게 하면 개별 구성원들이 구체적인 의사 결정과 관련된 업무 도전 과제들을 논의할 수 있는 시간을 제공한다. '여러분의 사소한 걱정거리들은 무엇입니까?' 또는 '여러분은 어떤 것을 가장 걱정하십니까?' 하는 식의 질문으로 결정적인 우려들에 도달할 수 있다.
- 브레인스토밍 과정은 개선을 위해 어떻게 변화할 수 있는지 확인하는 방향으로 진행되어야 한다.
- 모든 이들이 볼 수 있도록 모든 아이디어를 게시판에 올릴 것. 이 아이디어들을 검토하고 확대하거나 바꿀 시간을 둘 것.
- 이어 어떤 변화들을 테스트할지 결정하기 위해 회의에서 나온 모든 변화 대안들에 대해 투표를 실시하고 그것들의 우선순위를 정할 것.
- 테스트들을 어떻게 실시하고 평가할지 기술할 것.

이 과정을 이끌지 결정하고 시간 제한을 정하고 이 과정에 대해 알 필요가 있는 스태프들과 정보를 공유할 것.

의사 결정 유형들

의사 결정 유형들에는 어떤 주된 차이가 있는가? 대부분의 스태프들이 직면하는 두 가지 대표적인 유형이 있다.

첫 번째 유형은 프로그램화된 의사 결정의 필요성이다. 이러한 유형의 의사 결정들은 더 반복적이고 의례적이다. 이러한 의사 결정들은 시간이 덜 들고 대체로 하나의 정책이나 절차와 관련이 있다. 예를 들면 한 환자가 병원의 허락 없이 자의적으로(hospital against medical advice, AMA)로 퇴원할 경우, 자발적 퇴원(AMA) 절차가 있다. 또는 한 간호사가 어떤 의약품 주문을 누락했다면, 이에 대해 통보할 사람, 서류에 적어야 할 내용같이 준수해야 할 절차가 있다. 대부분 의사 결정이 이 유형에 속하는데, 이러한 의사 결정 방식은 시간이 더 적게 든다는 장점이 있기 때문이다.

두 번째 유형은 프로그램화되지 않은 의사 결정으로 그다지 의례적으로 이루어지지 않으며 위기 상황의 경우 이루어질 수 있는 의사 결정들이 이 유형에 해당된다. 이 유형의 의사 결정을 요구하는 상황은 더 많은 시간, 자료 수집, 비판적 사고와 분석을 요구할 뿐만 아니라 다른 이들과의 협의도 필요할 수 있다. 이러한 의사 결정은 전적으로 새로운 경험이 되기도 한다. 이러한 유형의 의사 결정을 하기 위해서는 더 많은 이들의 판단이 필요하거나 "의사 결정 과정의 인지적 또는 사고 측면들"을 요구한다(Dessler, 2002, p68).

의사 결정 유형들에 대한 또 다른 관점은 의사 결정의 초점을 고려한다(Krairiksh & Anthony, 2001). 한 가지 유형은 환자의 치료(care)에 직접적으로 영향을 미치는 임상 실무와 관련해 간호사들이 내리는 환자 치료 의사 결정이다. 대부분의 간호사들은 첫 번째 의사 결정 유형에 더 많이 참여하는 경향이 있으며, 직접적인 치료와 관련된 시사점들을 다루는 의사 결정 과정들에 더 많이 참여하는 경향이 있다(Krairiksh & Anthony, 2001). 그러나 간호사들이 의료 서비스 전달 시스템에 리더로 참여하는 경우가 더 많아지면서 이러한 성향은 점점 바뀌는 중이다.

의사 결정 과정

의사 결정 과정은 역동적이다. 가장 효과적인 의사 결정은 같은 조직에서 근무하는 다른 직원들과의 협업을 통해 이루어진다. 간호사들과 의사들의 협업 역시 간호사들의 결정 과정 참여에 영향을 미치는데, 이들의 협업은 간호사들에게 의사 결정 과정에 참여할 더 많은 기회를 제공하기 때문이다. 협업을 할 때 의사와 간호사들은 책임을 공유하고 서로를 더 존중할 수 있다. 협업을 통해 지식, 아이디어 및 기술들도 공유된다. 이런 유형의 대인관계만이 의사 결정 과정을 향상시킬 수 있다. 의사 결정 과정의 핵심 단계들은 [그림 2-3]에 제시되어 있다.

[그림 2-3] 의사 결정 과정

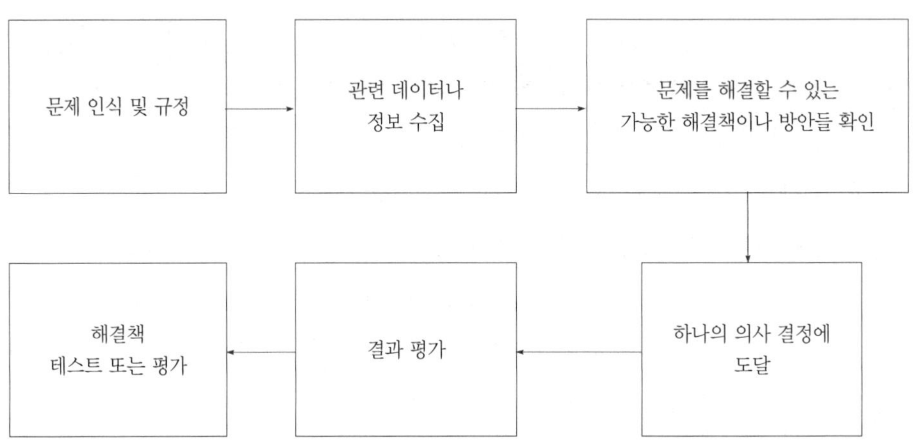

차선책 차선책은 "시간을 따로 두고 내재된 문제를 분석하고 해결하는 대신 작업 과정 속에서 그 문제를 해결하기 위해 서둘러 내놓은 개선 반응"이다(Finkelman & Kenner, 2009, p208). 이것을 변화 과정과 의사 결정 과정에 어떻게 적용하는가? 대부분의 병원들은 책임 소재가 명확하지 않고 모호한 채 기능들 위주로 조직되어 있다. 책임 소재가 모호한 경우가 발생할 때, 전형적인 반응은 잠시 시간을 두고 그 문제가 왜 일어났는지 이유를 분석하고 그 문제를 해결하는 것이 아니라 바로 할 필요가 있는 과제를 달성하는 방법을 찾는 것이다. 차선책으로 해결한 경우에는 이 경험으로부터 아무것도 배우지 못하고, 당연히 개선되지 않는 경우가 많다. 가장 큰 문제는 임시방편으로 막아놓은 문제가 되풀이해서 일어날 가능성이 가장 높은데, 실제로 이 문제를 해결하기 위한 어떤 시도도 없기 때문이다. 스피어(Spear, 2005, p82)는 차선책을 내놓는 것을 피하기 위해 다음 단계들을 따를 것을 권한다. 변화 과정은 이 단계들 속에 포함되어야 한다.

1. 작업을 즉시 문제들이 드러나는, 일련의 지속적인 실험들로 설계함.

2. 빠른 실험 실행을 통해 즉시 문제들을 다룸.

3. 해결책들을 협업 실험 실행을 통해 적절하게 분리함.

4. 조직의 모든 직책 수준들에 있는 사람들은 실험인이 되는 법을 배움.

간호와 비판적 사고 간호 관리 및 임상 실무 현장에서 거의 매일같이 변화가 일어나면서 간호 부문은 점점 더 복잡해지고 있다. 복잡하고 시시각각 변하는 환경은 종종 모든 지위의 스태프들에게 스트레스가 된다. 관리자들과 팀 리더들은 스트레스 대처에 특히 노련해져야 한다. 그들 자신을 비롯해 모든 스태프 및 조직들을 위해 변화를 긍정적인 경험으로 만들 수 있는 기회들을 포용하고 비판적 사고를 적극적으로 사용할 필요가 있다. "비판적 사고를 정의하는 데 더 진취적이고 포괄적인 방법은 가장 최신의 연구와 임상 실무로부터 나온 결과들에 근거해 최고의 방법을 찾는 것이다. 간호 부문에서 비판적 사고는 다음 두 가지 핵심 질문들, 즉 '어떤 간호 목표들이 나오는가? 우리는 어떻게 더 잘할 수 있을까?'에 집중하면서 더 나은 방법을 찾기 위해 끊임없이 노력하는 것이다(Alfaro-Lefevre, 2001, p26). 비판적 사고를 이용하는 사람들은 그들의 사고 과정에 다음 요소들을 포함시킨다.

- 근거 추론
- 질문과 문제 제기 및 조사
- 직관과 감정
- 증거의 가중치 비교, 명료화 및 평가

[표 2-5]에는 비판적 사고 기술의 일부가 나와 있다. 간호사들은 직접 간호(direct care)를 제공할 때, 비판적 사고를 사용하지만 치료(care)를 조율할 때, 환자의 권리를 옹호할 때, 병동에서 발생한 문제들을 해결하기 위해 다른 스태프들과 일할 때, 병동에 양질의 안전한 치료를 제공할 때, 그리고 다른 이들과 협업할 때도 비판적 사고를 이용한다.

위원회와 대책위원회에서 위원으로 활동하는 간호사들은 의무적으로 해야 할 일에 비판적 사고를 이용한다.

의사 결정 과정을 경험할 때 이분법적 사고에 빠지기 쉽다. 이분법적 사고를 이용할 때는

[표 2-5] 비판적 사고 기술들	
● 지식, 경험, 판단 및 평가 ● 해석 ● 정서적인 청취 ● 도덕적 근거 추론과 가치 적용	● 이해, 적용, 분석 및 통합 ● 자아 인식 ● 실수들이 일어나고 우리는 그것들로부터 배운다.

문제와 상황을 양극화된 방식으로 보기 때문에, 즉 '좋은 것'과 '나쁜 것'으로 구분해서 보기 때문에 이런 식의 사고는 피해야 한다. 이 접근법은 비효과적인 의사 결정을 내리도록 할 수 있는데, 이것이 다른 유형의 의사 결정들이 선택할 수 있는 방안을 제한하기 때문이다. 이분법적 사고를 피하고 비판적 사고력을 향상시킬 수 있는 전략 중에는 아래의 것들도 포함된다.

- "난 몰라"와 "난 확신이 안 서"라는 말 대신 "내가 찾아볼게"라고 할 것.
- 실수를 기회로 돌릴 것.
- 다른 이들이 할 수 있는 질문들을 예상할 것.
- "~라면 어떻게 되지?"라고 질문할 것.
- 자신의 사고력에서 약점들을 찾고 다른 이들에게도 그들의 사고력에서 약점을 찾아보라고 요청할 것.

(Alfaro-LeFevre, 2001, p27)

변화에 대해 반응할 때 비판적 사고는 문제 해결과 의사 결정의 일부가 되어야 한다. 그러나 비판적 사고는 문제 해결이나 의사 결정과 같은 것이 아니라는 점에 주의할 것. 비판적 사고 기술들을 개발하는 간호사들은 자신의 스트레스를 풀고 문제를 해결할 수 있으며 더 효과적인 의사 결정을 할 것이다. [표 2-6]에서 비판적 사고, 의사 결정 및 문제 해결 과정들을 비교하고 그 특징을 제시하였다.

우리는 비판적 사고를 하는 사람을 어떻게 기술하는가? 폴(1995)은 다음 4가지 특질들을 찾아냈다.

1. 지적 겸손(Intellectual Humility): 비판적 사고를 하는 사람은 자신이 알지 못하는 것을 기꺼

이 인정한다.

2. 지적 무결성(Intellectual Integrity): 비판적 사고를 하는 사람은 끊임없이 자신의 사고를 평가하고 잘못되었을 때 기꺼이 인정한다.

3. 지적 용기(Intellectual Courage): 비판적 사고를 하는 사람은 아이디어들을 공정하게 대할 필요가 있다는 것을 잘 알고 있다. 설사 그 아이디어들에 대한 부정적인 반응이 존재할 때도 그렇다.

[표 2-6] 비판적 사고, 의사 결정 및 문제 해결 과정 비교

비판적 사고

정의: "내재된 가정 조사, 주장 해석 및 평가, 대안 상상 및 탐구, 타당하고 정당한 결론에 도달해야 하는 목적에 내한 상내적 비판을 기우는 과정."(Sullivan & Decker, 2001, p151)
- 어떤 단일한 해결책을 찾으려 하지 말 것.
- 창의성과 혁신에 초점을 맞출 것.
- 목적을 갖고 지속적으로 재평가할 것.
- 의사 결정과 문제 해결 양쪽 과정에 사용할 수 있음.
- "틀에 벗어나 생각할" 수 있게 하며 편견 없이 많은 아이디어들을 고려할 것.

의사 결정

정의: "적절한 대안들의 가치를 재고 궁극적으로 하나를 선택하는 과정."(Sullivan & Decker, 2001, p153)
- 매일 간호사들은 의사 결정을 함: 치료, 관리 및 전문 의료진 관련 의사 결정들
- 의사 결정은 어떤 문제와도 관련 없을 수 있음.
- 이상적으로 비판적 사고는 의사 결정을 할 때 이용할 것.
- 의사 결정은 대안들 사이에서 한 가지를 선택할 것을 요구함.

문제 해결

정의: "하나의 딜레마를 확인하고 수정하는 과정."(Sullivan & Decker, 2001, p153)
- 문세는 실세 일이 진행되는 모습과 진행될 수 있는 모습 사이에 차이가 있다는 것.
- 문제를 해결하기 위해서는 문제를 확인 또는 진단할 것.
- 수정 해결책을 선택할 필요가 없을 수도 있음. 예를 들면 문제에 대해 무반응으로 대처할 수 있음. 이것 자체도 하나의 의사 결정 형태임.
- 문제 해결 과정에 비판적 사고를 포함할 수 있으며 최고의 해결책들에도 역시 비판적 사고가 포함됨.
- 문제 해결에는 많은 의사 결정이 포함되는데 대체로 일부는 소수가 지지한 의사 결정들이며 또 다른 일부는 대대적으로 지지받는 결정들임.
- 문제 해결 과정: 문제 정의, 정보 수집, 정보 분석, 해결책 개발, 의사 결정을 하거나 해결책 선택, 의사 결정(해결책) 실행 및 의사 결정(해결책) 평가.
- 문제 해결 과정은 간호 과정과 함께함.

출처: Sullivan, Eleanor J; Decker, Phillip J; Jamerson, Pat, 간호 부문의 효과적인 리더십과 관리(Effective leadership and management in nursing) 5판, 2001, Pearson Education, Inc.의 허가하에 출간 및 전자 출간함. Upper Saddle River, New Jersey.

4. 지적 공감(Intellectual Empathy): 비판적 사고를 하는 사람은 다른 이들을 이해하기 위해 의식적인 노력을 한다.

임상적 근거 추론 및 판단

간호 교육에 대한 카네기 재단의 새 보고서에서, 저자들은 간호 부문이 비판적 사고에 너무 많이 집중한 채 다른 실질적 근거 추론의 측면들은 무시해온 것은 아닌지 의문을 제기했다(Benner, Sutphen, Leonard & Day, 2010). 이 보고서는 비판적 사고를 사용할 때와 사용하지 말아야 할 때를 알 필요성에 대해 논의하고 있다. 비판적 반성(critical reflection) 역시 필요한데 그렇게 해야 간호사들이 (어떤 사건, 환자 등등에 대해) 질문할 수 있고, 이러한 질문들은 새로운 해석으로 이어질 수 있다. "간호사들에게는 임상적 근거 추론(clinical reasoning)과 임상적 상상(clinical imagination)뿐만 아니라 비판적, 창의적, 과학적, 형식적 비판적 근거 추론 같은 다양한 사고력이 필요하다. 임상적 근거 추론은 어떤 임상 상황이 바뀔 때 환자와 가족의 우려들과 맥락을 고려하면서 추론할 수 있는 능력을 의미한다. 간호사들이 임상적 근거 추론을 할 때, 그들은 환자들의 트렌드를 포착한다."(Benner, Sutphen, Leonard & Day, 2010, p85) 임상적 판단(clinical judgement)은 실현 가능한 연구가 어떤 특정 환자나 상황 및 그 연구의 가치와 관련 있는지 여부를 결정하는 데 필요하다. 이것은 근거 중심의 실무다. 카네기 재단의 이 보고서는 "종종 비판적 사고의 과도한 사용 부산물로 나온 냉소와 지나친 의심은 간호사가 적절한 지식을 이끌어내어 특정한 상황에 실천하는 데 도움이 되지 않을 것"이라고 기술하고 있다(p85~86).

의사 결정에 필요한 점들 확인: 무엇이 문제인가? 관련된 문제들을 검토한 후 의사 결정을 해야 할 필요성을 신중하게 규정해야 한다. 진정으로 알지 못하거나 제대로 이해하지 못하는 것에 대해서는 어떤 해결책도 찾을 수 없다. 문제를 명확하게 분류하는 것이 항상 쉬운 것은 아니다. 스태프들은 이 문제에 대해 다양한 관점들을 가질 수 있다. 예를 들어 한 스태프는 스태프 부족으로 양질의 치료에 문제가 있다고 생각할 수 있으며, 또 다른 스태프는 그 문제는 간호조무사(UAP)의 적절한 훈련 탓으로 돌릴 수 있다. [표 2-7]에서 제시된 문제들은 의사 결정 과정의 단계에서 고려해야 한다.

[표 2-7]에 제시된 문제들의 대답을 분석한 후, 모든 스태프들은 앞으로 나아갈 방향을 알기 위해 목표들을 수립할 필요가 있다. 목표를 정하는 것은 결과가 달성될 수 있는지 여부를 알 수 있는 유일한 방법이다. 누가 목표를 정하는가? 이 대답은 아주 다양할 수 있다. 보통 일반적인 상황에서는 변화 주역을 맡은 관리자가 목표를 세우는데, 그보다 상부의 관리자들에 의해 정해질 수도 있다. 그러나 이 책 전체에서 논의하는 것처럼 목표 수립 과정에 더 많은 스태프들을 참여시킬 때 더 나은 의사 결정이 이루어진다. 목표들을 정하는 것은 이 과정의 일부다. 팀 리더들도 목표를 세우고 개인 스태프들도 그들의 일을 할 때 목표를 세운다. 결국 목표를 누가 세우느냐는 현재 다루고 있는 문제에 달려 있다.

목표를 수립하는 데 어떤 안내 지침이 있는가?(Milgram, Spector & Treger, 1999) 목표들은 합당해야 한다. 장점과 약점들을 평가함으로써 현실적인 목표들을 세울 때 도움이 되는 추가 정보를 찾을 수 있다. 목표를 세우는 것은 진공 상태에서 이루어져서는 안 된다. 목표에 영향을 미칠 수 있는 외적 요소들을 고려하지 않으면, 목표는 합당하지 않은 것이 될 수 있으며, 지지를 받지 못할 수도 있다. 의사 결정 과정 내내, 지각(perception)은 절대 없어선 안 될 요소다. "지각은 우리의 감각 기관들을 통해 받는 정보들을 선택하고 해석하는 것이자 우리가 그 정보에 부여하는 의미다."(Dessler, 2002, p75) 많은 요인들은 참가 수준, 의사 결정과 관련된 과거사, 정보

[표 2-7] 의사 결정 과정의 필요성 확인: 해야 할 질문들

- 문제는 무엇인가? 이해할 수 있는 용어들을 이용해 해결책 측면보다는 필요성 측면에서 문제를 정의할 것.
- 어떤 중요한, 결정적 사실들이 알려져 있는가? 그 사실들을 최대한 명료하게 기술하라.
- 어떤 정보가 알려지지 않았는가? 알려지지 않은 정보는 얼마나 중요한가? 누가 정보를 알 수 있는가? 또는 정보는 어떻게 얻을 수 있는가? 부정적이거나 다를 수 있는 요인들을 나서서 확인할 것.
- 그 문제는 언제 발생하는가? 언제 발생하지 않는가? 주 단위로 발생하는 요일을, 요일 단위로 발생하는 시간을, 타이밍에 영향을 미칠 수 있는 요소들을 고려할 것.
- 그 문제의 결과는 어떤 것인가? 이 단계에는 부정적, 긍정적 결과 양쪽 모두를 포함시켜야 함.
- 이 상황을 다루기 위해 과거에 어떤 시도를 했는가? 이것은 조직에서 발생하거나 외적으로 고려한 조치일 수 있음(문헌 검토, 다른 이들과 네트워크를 통한 정보 교류 등). 이런 조치의 결과로서 어떤 일이 일어났는가?
- 이 상황과 이와 관련된 변화들을 사람들은 어떻게 느끼는가?
- 관련된 문제들 중 어떤 것들이 존재하는가? 어떤 일이 바뀌면 첫 변화의 결과로서 변할 가능성이 높은 어떤 다른 것들이 있는가?
- 사람들, 산업 기술, 시스템들, 자금 마련과 관련해 도전할 필요가 있는 것으로 어떤 가정들을 했는가?

출처: 저자 내용과 일부 요약된 내용은 Gebellin, S와 동료들(2000) 성공적인 관리자의 소책자(Successful manager's handbook)에서 발췌. Minneapolis, MN: 직원 의사 결정 국제 법인(Personnel Decisions International Corporation); Marrelli, T(1997). 책임 간호사의 지침(The nurse manager's guide). St. Louis, MO: Mosby-Yearbook, Inc.

공유 방법 및 공유할 정보의 종류, 관계자, 문제에 대한 헌신, 사기와 스트레스 수준, 스태프 제공 같은 자극들이 어떻게 인식되는지에 영향을 미친다.

전진적 계획 수립(proactive planning)은 의사 결정 과정을 개선시키고 의사 결정들로부터 받는 스트레스를 줄여준다. 이것은 문제에 대해 어느 정도 예상해야 한다는 것을 의미한다. 트렌드, 과거 역사, 위험들, 의료 서비스 정책들 및 문제들이 서로 연결된 모습을 이해하고 문제에 대한 대처 반응을 시사하는 징조들을 확인하는 사람은 예상 능력이 더 뛰어나다. 그들은 나중에 하기보다는 일찍 의사 결정 과정에 착수한다.

의사 결정 조건들 의사 결정 조건들을 논의할 때 첫 번째 주된 문제는 의사 결정 책임을 누가 지는가 하는 것이다. 관리자들과 스태프들은 의사 결정 책임이 그들의 것이 아닐 때 문제에 더 깊이 관여한다. 반면, 그들이 책임져야 하는 의사 결정은 하지 않는다. 하나의 의사 결정을 책임지는 사람이 누구인지 어떻게 알아낼 수 있는가? 이 점과 관련해 각 직책이 맡은 책임 범위가 명확하게 기술되어야 한다. 직속 상관 역시 이러한 책임 소재를 분명하게 밝혀주는 데 도움을 줄 수 있는 중요한 자원이다. 고용 과정과 오리엔테이션 동안, 스태프들은 그들의 책임 범위들을 명확히 알 필요가 있다. 자신들의 의사 결정 책임 범위에 대해 혼동하거나 명확히 알지 못하면, 그들은 더 분명하게 이해하기 위해 헷갈리는 점에 대해 물어볼 책임이 있다. 스태프가 의사 결정 책임을 편하게 받아들이는 것도 아주 중요하다. 의사 결정을 불편하게 느끼는 스태프들은 결정을 내리기를 피하고 다른 사람들이 그 결정을 내리도록 둔다. 또한 의사 결정 과정을 형편없이 집행하거나 형편없는 의사 결정들을 내리게 되는데, 이것은 의사 결정에 대한 부담을 더욱 크게 만들 뿐이다. 이런 스태프와 함께 일하는 사람들 역시 의사 결정을 내리는 데에 부담을 느끼게 되고, 이것은 직원의 사기, 생산성, 안전성과 치료의 질, 스태프들의 이직과 전반적인 작업장 환경에 영향을 미치게 된다.

스태프들이 의사 결정을 불편하게 느끼도록 하는 주요 원인들로는 어떤 것들이 있는가?(Gebelein과 동료들, 2000) 대안의 진정한 위험성에 대해 자신은 모른다고 느낄 때, 의사 결정에 대한 부담은 커진다. 이때 더 많은 데이터 수집과 분석이 중요하다. 일부 스태프들은 위험 감수로 발생할 수 있는 결과에 불안함을 느낀다. 이때, 해당 스태프는 "일어날 수 있는 최악의 경우는 어떤 거지?"라고 물어볼 수 있다. 따라서 위험 감수가 미칠 영향과 위험들을 줄일 전략들을 고려하는 것이 중요하다. 아마도 해당 스태프는 부정적인 측면에 너무 집중하고 있는지 모른다.

또 어떤 스태프들은 위험 요인들이 알려져 있지 않을 때 불안감을 느낄 수 있다. 이때 역시 더 많은 데이터 수집, 분석 및 문제를 명료하게 정리하는 데 도움을 줄 수 있는 사람들과의 대화가 필요하다. 스태프들은 예산, 스태프 보유 또는 직원 계약 해지와 관련된 의사 결정같이 특정 유형의 의사 결정들을 내려야 할 때 부담감을 갖고 불편해할 수 있다. 만약 이런 경우가 있다면, 이 부문들에 대해 더 자세히 공부하고 어느 정도 전문 지식을 갖고 자신감을 쌓을 필요가 있다. 의사 결정 역량을 향상시키는 것은 모든 스태프와 관계자들에게 중요하다. 더 많은 지식 축적, 더 많은 정보를 얻기 위한 검색, 추가 경험을 얻는 것 역시 의사 결정을 향상시키는 데 도움이 된다.

동료들과 예상할 수 있는 우려들에 대해 논의하는 것은 모든 간호사가 사용해야 할 중요한 전략이다.

의사 결정의 장벽들 의사 결정을 막는 장벽들에 대해서는 다양한 요인에 초점을 맞출 수 있는데, 이들은 변화를 막는 장벽들과 유사하다. 해당 조직 내에 존재하는 장벽들에 대해 명확히 이해하는 것이 절대적으로 필요하다. 전형적인 장벽들로는 기능 부진, 원활치 못한 소통, 스태프 참여 결여, 조직의 변화하는 소유권과 행정, 부족한 스태프, 준비 부족인 관리자들, 부족한 예산, 부족한 스태프 제공, 정책과 절차들 및 지역 사회와 소비자들의 관계 형성 부실 등이 있다. 다른 장벽들로는 의사 결정을 내리는 개인에게 초점을 맞추는 것도 있다. 의사 결정의 지름길들은 하나의 장점이 될 수도 있지만, 지름길이 데이터 수집, 분석, 고려하는 대안들의 양과 질을 제한할 때는 성공을 막는 장벽이 될 수도 있다.

어떤 문제에 대한 설명이 실제로 중심에서 벗어나면, 이것 역시 장벽으로 작용할 수 있다. 하나의 문제를 기술할 때 자주 발생하는 실수로, 이 문제를 기술하는 사람이 무의식적으로 해당 정보를 실제보다 더 중요하게 여기는 것이 있다. 또 다른 주된 장벽으로, 개인의 심리적 상태, 즉 융통성 없는 전략이나 관점이 있다. 한 스태프가 가능한 원인이나 전략들에 대해 융통성 없는 아이디어를 갖고 의사 결정 과정에 참여하게 되면, 성공 가도를 막는 차단벽이 즉시 생기게 된다. 장벽들은 변하기 때문에 의사 결정 과정 내내 고려할 필요가 있다.

데이터 수집 수집할 데이터는 필요성과 목표들에 의해 결정된다. 우선 해당 문제를 철저히 분석하는 것이 중요하다. 이어 데이터 수집 방향이 정해질 것이다. 데이터를 수집할 때 자제력을 잃어버리기 쉬운데, 그렇게 되면 문제를 해결하기 위한 데이터 수집이라는 수단이 아니라 데이터 수집 자체가 목적이 되는, 주객전도 상황이 될 수 있다. 자료를 수집할 때 제일 먼저 고려할 점은 이미 수집한 기존 데이터의 사용 여부다. 다른 목적을 위해 이미 수집되어 있지만, 이번에 새로운 목적을 위해 사용할 수 데이터로는 어떤 것들이 있는가? 기존 데이터를 사용할 때 그 데이터가 해당 목적을 위한 구체적인 필요성에 맞는지 판단하는 것이 중요하다. 이를 위해, 간호 부문에서 흔히 사용하는 3가지 데이터 수집 방법들이 [표 2-8]에 제시되어 있다.

[표 2-8] 일반적인 데이터 수집 방법	
인터뷰 인터뷰는 비구조적으로 또는 구조적으로 이루어질 수 있다. 비구조적 인터뷰는 제약이 적기 때문에 더 자세한 정보를 얻을 기회를 제공한다. 한 표준 형태 또는 포맷을 이용하는 구조적 인터뷰는 융통성이 적고 표준화된 데이터를 수집한다. 양쪽 유형 인터뷰 모두 인터뷰가 끝난 후 데이터를 요약하고 분석하기 때문에 시간이 걸릴 수 있다. **관찰** 관찰은 복잡한 데이터 수집을 요구할 때 종종 이용된다. 이 기법은 한 의원에서 해당 의원의 작업 흐름에 대한 데이터를 필요로 할 때 이용할 수 있다. 관찰은 스태프가 하고 있는 일, 시간 요소들, 물리적 동선 배치의 영향을 문서로 기록하는 데 이용할 수 있다. 이 관찰 유형은 관찰자들로부터 표준 체크 리스트 또는 문서 기록 및 관찰이 기록될 내용과 관련해 명확한 안내 지침들을 요구할 수 있다.	**설문 조사** 아마도 이것은 가장 간단한 방법일 것이다. 따라서 빈번하게 사용된다. 설문 조사는 비용도 적게 든다. 설문 조사는 특정 시간에 일하는 스태프 수 또는 특정 스태프들에게 배정된 환자 수같이 사실에 대한 정보를 수집하는 데 이용할 수 있다. 설문 조사를 이용할 수 있는 또 다른 데이터 유형은 저차 수행 데이터다. 평가 성격의 데이터 역시 이 방법을 통해 얻을 수 있다. 예를 들면 입원 절차나 문서 기록에 도입된 어떤 변화에 대한 스태프의 느낌이나 생각 같은 데이터를 얻을 수 있다. 절차를 따르는지 여부를 알기 위해 또는 스태프들이 그 변화에 대비해 자신이 준비되었다고 느끼는지 알아보기 위한 질문들을 할 수 있다.

이어 문제의 원인을 결정하기 위해 데이터를 분석하는데, 이 과정에는 객관성이 요구된다. 어떤 것이 문제의 원인이라고 가정하기가 쉽고, 무의식적으로 이 가정을 수집한 데이터 분석에 주입하는 실수를 저지르기 쉽다. 단지 한 명 또는 몇 명의 관점에 의존하기보다는 데이터에 대해 다양한 관점들을 얻는 것이 중요하다.

[그림 2-4]에는 데이터 수집 및 분석에 이용할 수 있는 일부 도구들이 예로 제시되어 있다.

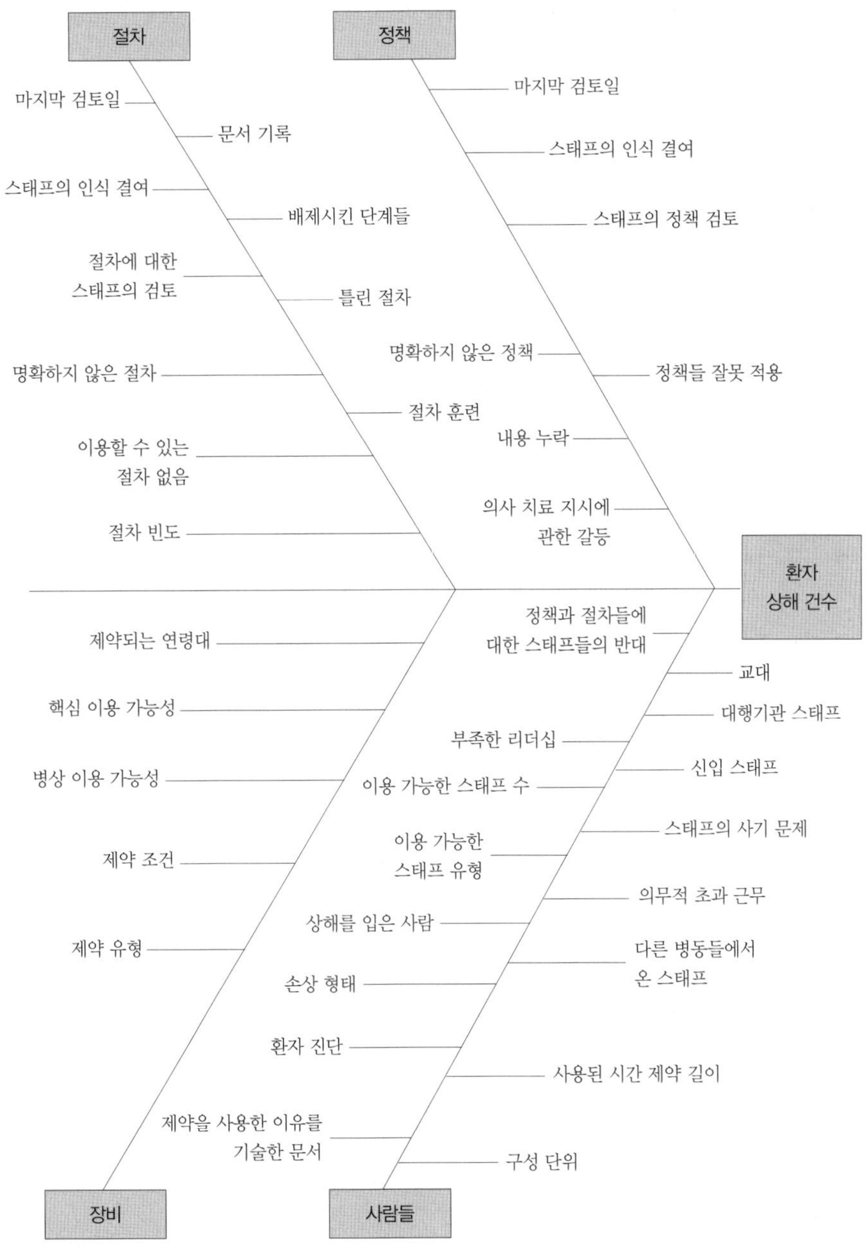

인과관계 순서도. 원인과 결과가 나온 구체적인 과정을 묘사한 순서도로서, 원인들에 대한 이해를 높이는 데 초점을 맞추었다.

대안 선택 대부분 문제들은 그것을 해결하는 데 또는 문제 발생을 막는 것이 목표라면 그 목표를 달성하는 데 이용할 수 있는 다양한 해결책들이 있다. 선택할 수 있는 대안들을 많이 갖고 있는 것이 가장 좋다. 최종 대안을 선택할 때 시간 제약과 스태프, 공간, 전문 지식 및 스태프 교육 수준을 포함해 이용 가능한 자원들만큼 중요한 것으로 확인된 결정적 준거(critical criteria)를 지킬 필요가 있다.

1. 확실성(certainty): 확실성은 해당 문제에 대한 상당한 정보가 있으며, 이는 목표를 달성할 가능성이 매우 높다는 것을 뜻한다.

2. 불확실성(uncertainty): 불확실성은 성공 가능성에 대해 아는 바가 전혀 없다는 것을 뜻한다.

3. 위험(risk): 위험은 어떤 정보는 알려져 있긴 하지만 그다지 높은 수준은 아니라는 것을 의미한다.

세 번째 유형의 대안을 선택하는 것은 가장 확실하지 않은 접근법이지만, 이것은 대부분 대안들을 선택하는 방식이다. 대부분의 스태프들은 문제에 직면했을 때 선택한 대안이 바라는 목표를 달성할 가능성이 높을 것이라는 생각을 갖고 선택하지만, 그러한 희망이 실현되지 않았던 경험들을 많이 가지고 있다.

대안을 선택할 때도 역시 과거 경험을 되돌려 생각해보는 것(반성해보는 것)이 필요한데, 이것은 성공 확률에 대한 데이터를 제공한다. 과거의 실수들은 스태프들에게 하지 말아야 할 일과 대체로 성공으로 이어지지 않는 방향들에 대해 가르쳐줄 수 있기 때문이다. 이러한 선택을 할 때, 균형을 이루거나 타협이 요구되는 경우가 종종 있다. 의사 결정은 역동적인 과정으로서 주고받는 것이 그 과정의 일부가 된다. 조직의 가치와 개인의 가치들이 대안 선택에 영향을 미쳐, 어떤 의사 결정을 할 때는 윤리를 고려하지 않는 것이 어려울 때가 있다. 예를 들면 장기 이식은 매우 구조화된 의사 결정 과정에 개입하는데, 확실히 이러한 의사 결정 과정에서는 윤리 문제들을 다루지 않을 수 없다.

대안들을 선택할 때, 한 대안이 실질적으로 사용 가능한지 여부를 반드시 확인해야 한다. 어떤 대안들은 실질적이지 않아, 이러한 대안을 추구하는 것은 결국 좌절감만 늘어나게 하고 더 많은 문제들을 일으킬 뿐이다. 다른 이들에게 지금 선택하려는 대안이 실질적인지 여부를 묻고 그것을 선택할 때 '실제로' 어떤 점들을 우려하는지 묻는 방식으로 협력하는 것은 대체로 더 나은 의사 결정으로 이어진다. 계획을 수립하는 과정에서 필요한 자원 요건들(스태프, 비품, 장비 등)을 현실적으로 추산할 필요가 있다. 이 시점에서 계획을 수립할 때 스태프들의 능력 평가(단순히 스태프 수가 아님)가 포함되며, 이 평가 정보는 수립하려는 계획 및 실행과 관련이 있다.

추가 능력들이 필요할 경우에는 이 필요조건(예를 들면 간호사들이 의사의 지시(오더)를 검토하는 방법에 영향을 미칠 수 있는 새로운 치료 지시 전산 시스템이 실행될 수 있도록 컴퓨터 기술들을 가르치는 전문 의료진) 역시 계획에 포함시킬 필요가 있다. 시간표를 작성해 해당 계획의 모든 활동 시간들을 확인할 수 있게 한다. 시간표를 보고 스태프들은 해당 계획의 구체적인 단계와 책무들을 확인할 수 있다. 이 과정 내내 한 단계 앞서 내다보는 것이 중요한데, 그 해결책을 막거나 또는 전략이나 개입 조치들을 비효과적으로 만들 수 있는 상황들을 확인하게 되면 '어떤 일이 일어날까?' 하는 가정을 자주 하여 한 단계를 예측할 수 있다.

의사 결정 실행 해당 의사 결정으로부터 영향을 받을 사람들은 의사 결정들에 어떻게 관여했는가? 이것이 핵심 질문이다. 이번 단원의 앞부분에서 변화에 대한 저항에 대해 논의했다. 이 정보를 의사 결정에 대한 관여에 적용할 수 있다. 강한 저항을 받은 의사 결정들은 결국 실패할 것이다. 의사 결정을 앞으로 밀고 나갈 필요가 있는 사람들은 의사 결정의 배후에 있는 것에 대해 이해할 필요가 있다. 어떤 의사 결정들은 자세한 실천 계획을 요구하지만 대부분은 그렇지 않다. 실행의 열쇠는 타이밍이다. 언제 의사 결정을 내리고 언제 실행할지를 결정하기 힘든 때가 자주 있다. 의사 결정에서 지연은 흔히 발생한다.

의사 결정이 지연될 때, 지체 원인으로는 대체로 (a)정보 결여, (b)명확하지 않은 실천 과정, (c)생각할 시간 결여, (d)부정적 결과에 대한 두려움 등이 있다(Gebelein과 동료들, 2000). 이 각각의 이유는 아주 명확한 해결책들을 갖고 있다. 이 모든 것은 더 많은 정보를 얻고, 계획을 수립하고, 해당 문제에 대한 명확한 견해를 얻는 것과 관련 있다. 또 다른 문제는 충동적으로 결정을 내리는 것이다. 이러한 결정은 더 많은 문제로 이어질 수 있다. 지금 의사 결정을 내려야 할 압력을 느끼면 여기서 멈추어 의사 결정을 개선시켜야 할 이유와 개선시킬 수 있는 요소를 고려해보는 것이 가장 좋다. 분노 같은 정서가 강할 때 의사 결정을 내리는 것은 거의 도움이 되지 않는다. 너무 빨리 결론에 도달하는 사람들은 한 발 물러서서 의사 결정을 내리고 계획들을 기록하는 작업을 통해 다른 이들과 협업할 수 있는 시간을 가져야 한다. 이렇게 하는 데 걸리는 시간은 빨리 의사 결정을 내리고 싶은 충동을 줄일 수 있다. 계획에는 조치와 책임들에 대한 구체적인 정보를 포함할 필요가 있다.

파레토 차트(Pareto chart): 이 방법은 중요한 순서대로 원인들을 확인하기 위해서 인과관계 순서도를 개발한 후에 사용할 수 있다. 데이터는 각각의 원인이 나오는 빈도에 따라 기술되고 가장 자주 나오는 것부터 가장 덜 나오는 순서로 배열된다. 이것은 최고의 조치를 결정하기 위해 데이터를 사용할 수 있도록 데이터를 좁히는 데 도움이 된다.

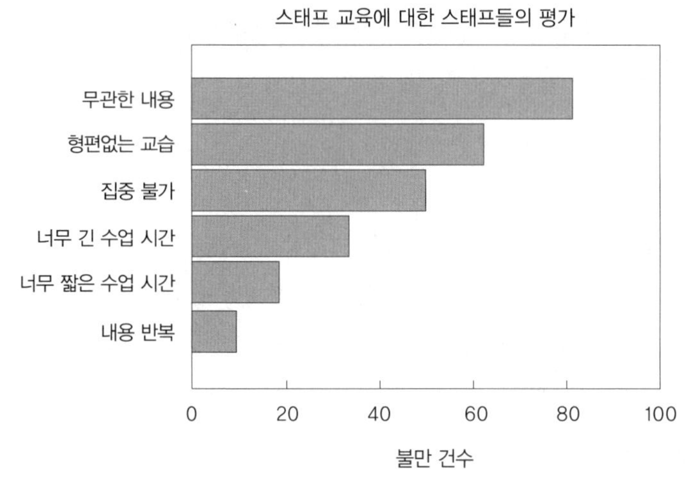

파이 차트(Pie chart): 전체에서 차지하는 비율을 보여주는 또 다른 그래프 유형이다.

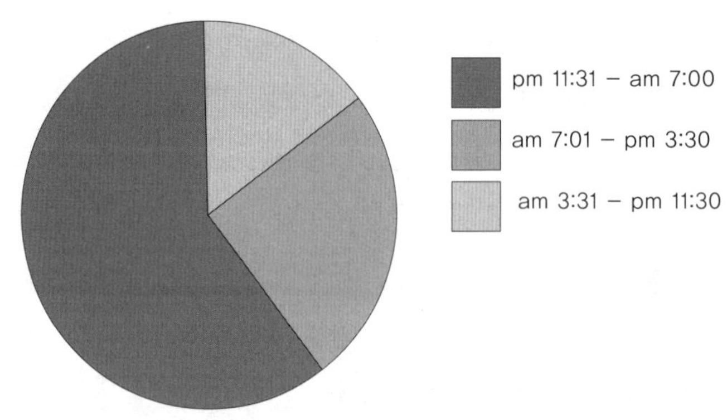

비용-편익 분석: 어떤 대안들이 비용 대비 가장 큰 보상 또는 편익을 가져다줄지 결정하기 위해 2가지 이상의 대안들을 분석하는 데 이용하는 방법이다. 이 분석은 비용 대비 효과에 초점을 맞추고 있다. 유형 및 무형의 편익들과 비용들을 고려한다. 유형의 비용에는 자금, 비품, 공간, 장비, 스태프 월급 및 복리 후생, 스태프 사직, 오리엔테이션 비용, 인재 모집 비용 등이 포함될 수 있다. 무형의 비용에는 기계 고장으로 쉬는 휴지 기간, 스태프 저항, 사기 저하, 실수 증가, 질 측면에서의 변화 등이 포함될 수 있다. 무형의 편익에는 사기 향상, 스태프들의 소통 수준 향상 등이 포함될 수 있다. 유형의 편익에는 환자들 수 증가 또는 장기 입원 환자 또는 합병증 건수 감소, 돈 절약, 우발적 사건 감소 등이 포함될 수 있다. 이어서 비용 편익 비율을 결정할 수 있는데, 이 비율은 편익을 비용으로 나눈 값이다.

비용-편익 분석

해결책:

유형 비용	금액(달러)	무형 비용
✓	$	✓
✓	$	✓
✓	$	✓
✓	$	✓

총 비용:

유형 비용	금액(달러)	무형 편익
✓	$	✓
✓	$	✓
✓	$	✓
✓	$	✓

총 비용:

비용-편익 분석: $\dfrac{\text{편익(\quad)}}{\text{비용(\quad)}}$

그래프: 그래프는 트렌드를 알아보기 위한 시도로 일정 기간 동안 업무 성과를 묘사하는 데 이용된다. 이 예에서 사용된 선 그래프는 한 가지 이상의 데이터 세트들을 묘사하는 데 이용할 수 있다.

이 예에는 두 가지 데이터 세트들, 즉 절차의 수와 임상 병동 데이터가 묘사되어 있는데, 데이터는 비교 가능하다.

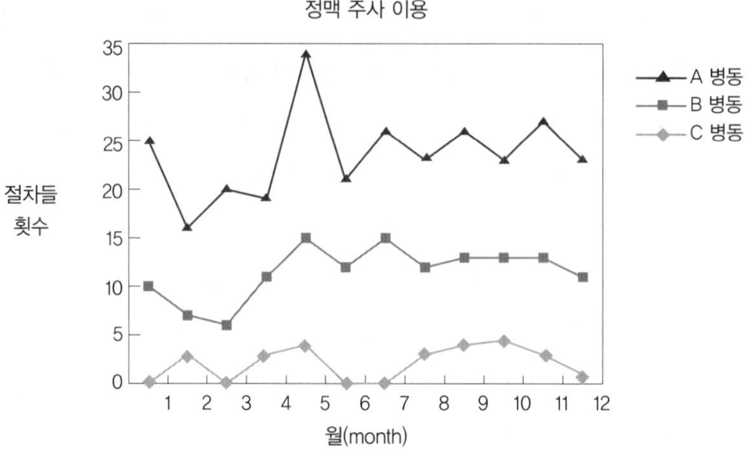

흐름도(flow chart): 의사 결정 과정을 기술할 필요가 있을 때 도움이 되는 차트 유형이다. 이 차트는 그 과정에 개입한 그룹이나 팀이 개발해야 한다. 플로 차트(흐름도)는 스태프들이 개인 적으로 그들에게 관련 있는 한 파트만 보는 것이 아니라 전체 과정에 집중하도록 도와준다. 보통 이런 차트들은 흔히 쓰는 상징 기호들을 이용한다. 예를 들면 (A)에서 네모는 기능, 과제 또는 부서를 상징하며, (B)에서 다이아몬드는 의사 결정을 뜻하며, (C)에서 화살표는 정보의 흐름을 나타낸다. 플로 차트를 개발한 후에는 반복적인 단계들, 불필요한 단계들, 또는 이 과 정을 타당하게 만들지 않는 다른 단계들을 확인하기가 더 쉬워진다.

히스토그램: 이것은 막대 그래프으로서 연속적인 데이터에서 한 변수 또는 변수들의 도수 분포를 보여주고 있다.

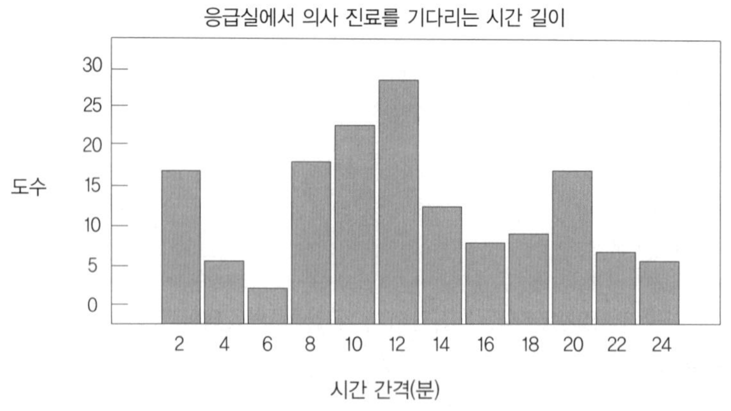

WOTS(약점, 기회, 위협, 강점): 이것은 한 특정 상황의 약점, 기회, 위협 및 강점들을 분석하는 데 이용된다. 약점으로는 관리 개발 능력 결여, 스태프 자질, 스태프 제공, 스태프의 전문 지식, 재정 상태, 마케팅 노력, 장소, 서비스 질 같은 내적 요인에 집중한다. 기회는 긍정적인 것으로 간주되는 요인들로서, 의료 서비스 제공 조직이 앞으로 나아갈 수 있는 잠재력을 가지는 것이다. 이에 해당하는 예로 간호사와 의사 모집 수준, 신규 프로그램들이나 서비스들, 신흥 시장들, 인구 증가, 향상된 산업 기술, 신약 및 새로운 시설들이 있다. 위협은 조직의 발목을 잡을 수 있는 위험한 요인들로서 스태프 부족, 저하된 환자 만족도, 감소된 보험 가입 환자들, 의료 서비스 수요 감소, 인증 문제들, 의료 과실 소송 및 입법 변화들이 여기에 해당된다. 네 번째 범주는 조직의 강점들이 포함되는데, 여기에는 관리 유형, 스태프들의 자질과 전문 지식들, 재정 상태, 서비스 수요 증가, 장소 및 서비스 질이 포함될 수 있다.

약점	기회	위협	강점

해결책 분석 표(solution analysis grid): 이 방법은 처음에 문제와 목표를 확인한다. 이어 이 문제를 해결하기 위해 제안된 각 대안이 목표를 달성하는 데 어떻게 기여할 수 있는지 분석한다. 기여 정도는 높음, 중간 또는 낮음으로 순위를 매길 수 있다. 이어 달러로 표시된 비용과

실행에 소요되는 시간(예: 단기, 장기 또는 즉시로 표시)과 실현 가능성을 분석한다. 실현 가능성은 단지 '예/아니오'로 표시한다.

해결책 분석

대안 해결책	목표 대비 해결책 비용	비용	소요 시간	실현 가능성

결과 평가 의사 결정 결과를 평가하는 것은 결코 쉬운 일이 아니다. 이것을 해야 한다고 생각할 때는 또 다른 변화, 의사 결정 및 계획이 진행 중인 상태다. 그러나 평가를 무시하는 것은 장기적인 영향을 미친다. 의사 결정의 질은 선택한 목표와 그것들을 달성하기 위해 사용한 전략들에 크게 좌우된다. 따라서 평가는 의사 결정의 시작, 중간 및 끝 부분과 밀접하게 연결되어 있다. 또한 평가 자체는 의사 결정 과정이 끝날 때 그냥 발생하는 것이 아니라 과정의 모든 단계에 결합될 필요가 있다. 이렇게 하면 상황이 너무 복잡해지는 것을 막기 위해 접근법들에 조정이 필요한 경우, 가치 있는 데이터를 제공받을 수 있다.

의사 결정에 개입한 사람들은 평가에도 역시 개입해야 한다. 평가에 참여할 땐 객관성이 요구된다. 하나의 계획을 받아들이는 스태프들은 그것이 조정될 필요가 있다거나 실패했다고 말하는 것을 다른 이들보다 더 내켜 하지 않을 수 있다. 내켜 하지 않는 이유들 중 한 가지는, 그것이 더 많은 변화와 스트레스를 의미하기 때문일 것이다. 그러나 하기 싫다고 하지 않으면, 더 큰 스트레스가 기다릴 수 있다. 아래에 다양한 상황에서 사용할 수 있는 의사 결정과 계획 수립 과정들을 향상시킬 수 있는 핵심 실천 사항들이 나와 있다.

- 가능한 한 시간을 내서 충동적으로 결정을 내리지 않도록 조심하면서 그 과정 전반에 대해 철저히 생각해볼 것.
- 적합한 경우, 다른 이들도 의사 결정 과정에 포함시킬 것.
- 창의적 기법들을 사용할 것.
- 다른 이들의 의견에 귀 기울이고 고려해볼 것.
- 설사 자신의 것과 아주 다를지라도 아이디어와 관점들에 개방적인 태도를 유지할 것.
- 스스로에게 도전하고, 새로운 사고 기술들, 예컨대 비판적 사고, 개념적 사고, 창의적 사고, 직관적 사고 같은 기술들을 개발할 것.
- 문제의 시사점들을 넓게 인식할 것.
- 어떤 대인관계들이 있는지 확인해볼 것.
- 단기 및 장기 우선 목표들의 균형을 맞출 것.

(게벨레인과 동료들, 2000, p213)

계획 수립

계획은 왜 중요한가? 조직이나 스태프들이 하나의 계획이나 지도 없이 앞으로 나아가면, 그들의 목표나 목적지에 도달할 수 있을까? 비유하자면 미지의 장소에 지도 없이 가는 것과 같다. 방향을 잃어버리는 것은 스트레스를 늘리고, 시간을 더 걸리게 하고 경비를 증가시킬 수 있으며 목적지, 즉 목표에 도달하는 것을 방해할 수 있다. 대부분의 간호사들은 목표가 아예 없거나 목표가 불분명하거나 비밀에 부쳐진 상황에서 일해왔다. 이것은 좋은 근로 조건은 아니다. 만약 환자가 계획 없이 치료를 받으면 어떻게 되겠는가? 스태프들은 목표가 달성되었는지 어떻게 알 수 있겠는가? 그 치료를 어떻게 조직적으로 구성하겠는가? 스태프들은 그들의 책임을 어떻게 알 수 있겠는가? 위기 관리(crisis management)는 의료 서비스 제공 조직에서 점점 더 일반적인 규정이 되는 것처럼 보인다. 위기 대처법을 배우는 것은 확실히 중요하지만, 더 좋은 접근법은 가능할 때마다 단기, 장기 계획을 세우는 것이다. 리더들은 "난 계획을 짤 시간이 없어"라고 말하는 사치를 부리지 않는다. 조직들은 그럴 여유가 없다.

변화가 필요하다는 것을 인정할 때, 특히 매우 큰 변화가 필요하다고 인정할 경우 계획 수립 과정은 실행에 옮겨진다. 계획은 미래의 모습을 나타낸 하나의 그림으로서, 변화에 대한 의사 결정을 내리는 데 참여한 그룹이나 팀이 계획을 수립하는 것이 가장 바람직하다. 계획을 수립하는 과정에는 많은 의사 결정들이 포함될 뿐 아니라, 변화로부터 직접적으로 영향을 받는다. 계획 수립은 변화라는 목표에 도달하는 과정에서 중추적인 단계로 3가지 유형이 있다.

1. 정책 계획 수립(Policy planning): 이 유형의 계획 수립은 가치 시스템이나 법규를 바꾸는 것에 초점을 맞춘다. 이것은 가장 넓은 개념으로서 보건 계획 수립이다.

2. 전략 계획 수립(Strategic planning): 이 유형은 한 조직이 장기적인 문제들과 목표들을 고려해 계획을 수립할 때 이용된다. 조직의 부서들이나 서비스같이 구성 요소들이 세우는 계획 수립들도 이 유형에 포함된다. 조직은 자신의 비전과 조직적 평가 데이터를 살펴보고 격차가 어디에 있는지 질문한다. 목표에 도달하기 위해 어떤 조치를 취해야 할까? 이러한 결과로 나오는 것은 대체로 조직의 향후 5년 계획이다.

3. 프로젝트 계획 수립(Project planning): 이 유형은 조직의 운영 문제들에 초점을 맞춘다. 이에 해당하는 예로는 전자 의무 기록(EMR) 도입 같은 문서 기록 변화 계획, 새로운 입원 절차나 새로운 서비스 도입 또는 스태프 역할 변화 계획 같은 것들이 포함된다.

프로젝트 계획 수립은 어떤 갈등도 존재하지 않도록 전략 계획들을 고려해야 하며, 또한 프로젝트 계획들은 조직이 전략적 목표들에 도달하도록 도와야 한다. 예를 들면 조직의 전략적 목표들 중 하나가 모든 부서와 병동들에서 서로 다양한 전문 의료진들로 이루어진 팀의 이용도를 높이는 것이라면, 스태프들의 훈련에 초점을 맞춘 프로젝트 계획은 스태프들의 교육을 통해 개발될 필요가 있다.

문제 요약: 비판적 사고&간호 관리자

한 간호 관리자가 비판적 사고를 하지 않는다면 어떤 일이 일어날까? 그 간호 관리자는 대체로 문제들이 생길 때 자동적이고, 반작용적인 방식으로 반응할 것이다. 따라서 변화와 개선할 수 있는 기회들을 잃어버릴 것이다(Zori & Morrison, 2009). 1단원에서 논의한 것처럼, 이 간호 관리자는 많은 책임을 지고 있으며 계속해서 변화를 다루어야 한다. 이렇게 하는 동안 간호 관리자는 긍정적인 근로 환경, 즉 목표가 달성되고, 환자의 욕구가 긍정적인 치료 목표들과 함께 충족되고, 개선이 주된 목표이며, 병동은 원활하게 잘 운영되고 있는 근로 환경이 조성되는 것을 보장할 필요가 있다. 이들 각각의 기능은 달성하기 어려우며, 서로 합쳐져 있을 경우에는 훨씬 더 달성하기 어려워진다. "비판적 사고력 발달은 관리자 역할을 효과적으로 기능하기 위한 선행 조건으로 여겨진다. 비판적 사고는 간호 관리자들이 매일같이 직면하는 의사 결정과 문제 해결 과정들에 강력한 영향을 미칠 수 있다. 비판적 사고의 전형적인 기술로서 분석, 평가, 추론 및 연역적·귀납적 근거 추론 기술들이 있다(Zori & Morrison, 2009, p75에서 인용된 Facione, Facione & Sanchez, 1994). 간호 관리자들이 그들의 비판적 사고력을 키우기 위해 이용하는 방법들은 다음과 같다.

- 하루를 돌아보는 일지를 지속적으로 쓴다. 이것은 결정적이었던 사건들을 생각해보고 분석, 통합, 판단 및 창의 능력을 키울 시간을 준다(Profetta-McGrath, 2005).

- 다른 간호 관리자들을 포함시키는 온라인 채팅 그룹을 이용한다. 결정적이었던 사건들에 대해 논의하고 다양한 관점들을 공유한다(Zori & Morrison, 2009).

- 리더십, 관리, 근거 중심 실무와 근거 중심 관리 및 다른 관련 화제들에 대한 현재 문헌을 읽고 논의하기 위해 다른 간호 관리자들과 함께 학술지 클럽을 탄생시킨다(Profetta-McGrath, 2005).

- 한 사건에 대한 새로운 절차, 과정을 개발할 때 또는 분석할 때 개념 지도 그리기 기법을 이용한다. 개념 지도 그리기에는 그래프 순서도, 차트, 순서도 및 아이디어들이 어떻게 연계되어 있는지 보여주는 데 유용한 그림 기호들이 포함된다(Toofany, 2008).

포터 오그레디(Porter-O'Grady)와 말로크(Malloch, 2007)는 간호사 리더들과 관리자들이 비판적 질의(Critical questioning) 기법을 사용할 필요성에 대해 논의했다. "비판적 질의 또는 중요한 정보 요청 기법은 한 문제 또는 상황에 대한 개인의 지각 정도를 체크하고 그것을 더 잘 관리할 수 있게 만드는 것이다."(p187)

다음에 비판적 사고를 위한 질문들의 예가 나와 있다(p189).

- 이 상황에 대해 당신이 이해하는 내용을 내게 말해줄 수 있는가?
- 이것이 당신에게 왜 중요한가? 다른 이에게 왜 중요한가? 조직에게 왜 중요한가?
- 당신이 묘사하는 상황은 하나의 산업 기술적 문제, 시스템 문제인가 아니면 사람들과 관련된 문제인가?
- 당신은 이 문제에 대한 의사 결정을 내리기 위해 어떤 것을 알 필요가 있는가?
- 당신은 다른 이들이 이 상황에 대해 잘못된 가정들을 하고 있다고 여기는가?
- 당신만큼 이 문제에 신경 쓰는 또 다른 이는 누가 있는가?
- 이 내용은 아주 합리적으로 들린다. 사람들이 이것에 대해 어떤 것을 믿는가?
- 이 내용은 아주 감정적으로 들린다. 사람들은 이것에 대해 어떤 느낌을 받는가?
- 이 상황에서 어떤 선택들이 있는가?
- 당신은 하나의 해결책을 제안할 수 있는가?

사람들이 기술한 것 같은 방법들을 사용하다 보면 간호 관리자들은 자신만의 비판적 사고력을 키우고, 스태프들의 역할 모델이 되고, 효과적으로 비판적 사고를 사용하고, 임상적 근거 추론과 임상 실무에서 판단의 필요성을 이해하기 위해 개인적 또는 그룹으로 스태프들과 함께 일함으로써 스태프들이 비판적 사고력을 키우는 것을 도와줄 수 있다.

리더십과 관리 기술 적용하기

> **나의 병동**
>
> 병동의 책임 간호사로서 여러분은 상부로부터 또는 여러분의 병동에서 나오는 새로운 변화들을 매일 직면한다. 때로는 여러분이 새로운 정책, 신입 스태프, 예산 변화 등의 문제들을 다루지 않아도 되는 때인 '정상 상태'가 있을까 의문이 들기도 한다. 지금 여러분은 보고회에 참석한 후 자기 책상에 앉아 있는 중이다. 여러분은 어떤 변화를 취할 필요가 있다는 것을 알고 있다. 책임 간호사로서 여러분이 바꾸기 원하며, 관심이 있는 어떤 문제든 선택할 수 있다. 그 문제가 무엇인지 기술하고 여러분을 인도해줄 본 단원의 내용과 변화 과정을 이용해 상세한 계획을 세워라. 한 급우에게 변화를 위한 여러분의 계획에 대한 비평을 요청하라. 그리고 여러분 급우들의 병동을 위한 책임 간호사의 변화 계획들에 대해 비평하라. 급우로부터 비평을 들은 후, 받은 피드백을 이용해 여러분이 느끼기에 자신의 계획에서 바꿀 필요가 있다고 여기는 부분을 바꾸어라. 여러분은 다른 사람의 계획을 비평하면서 어떤 것을 배웠는가? 병동을 관리하는 책임 간호사로서 여러분이 하는 업무를 기록하는 데 책의 웹사이트에 있는 가상 병동 웹사이트를 이용하라.

비판적 사고 개발을 위한 질문&활동

1. 여러분은 변화에 대해 어떻게 생각하는가? 여러분은 (1)더 효과적인 변화 주역이 되기 위해서, (2)여러분에게 영향을 미치는 다른 이들이 주도한 변화를 더 잘 다룰 수 있기 위해서 어떤 점들이 개선될 수 있다고 생각하는가?

2. 팀이 의사 결정을 내리는 것은 현재 의료 서비스 제공 조직에서 점점 더 흔하게 이루어지는데, 특히 다양한 전문 의료진들로 이루어진 팀의 팀워크를 강조하는 의료 서비스 제공 조직들에서 더욱 흔해졌다. 팀의 의사 결정 능력을 개선시키는 데 사용할 수 있는 많은 그룹 기법들이 있다. 명목적 그룹 기법(Nominal Group Technique, NGT)은 팀 의사 결정의 한 가지 유형이다. 작은 그룹에서 이 기법을 사용해보도록 하라. 이 기법을 사용할 때 다음 단계들을 따를 것. 한 화제에 대한 관점을 기술할 때 팀 내 개인은 그룹 내 다른 이들과 상호작용을 하지 않고 먼저 자신의 아이디어를 내놓는다. 이어 그룹이 그 화제와 관련해 하나의 질문을 내놓는다. 각 구성원은 그 질문에 대한 자신의 답을 종이에 적는다. 이어 그 대답들은 분류를 위해 한 번에 한 사람에게 제출된다. 이 단계에는 시간제한을 둔다. 이어 모든 구성원들은 개별적으로 그 대답들에 순위를 매기고, 그 순위를 서로 공

유하고 요약한다.

3. 데이터를 분석하는 데 사용할 수 있는 방법들 중 일부 예가 [그림 2-4]에 기술되어 있다. 문헌에서 또는 여러분의 임상 환경에서 이런 방법들의 예들을 찾아볼 것. 데이터에 대한 하나의 그림을 제공하는 데 그 방법들이 도움이 되는가?

4. 작은 팀들로 나눌 것. 변화는 다양한 방식으로 접근될 수 있다. 그러나 이 연습을 하기 위해서 여러분은 본 단원에서 기술한, 변화에 대한 레빈의 역장 모델(force-field model)을 사용해야 한다. 팀은 여러분의 간호 프로그램을 변화시킬 가능성이 높은 어떤 것, 또는 이 과정에 속해 있을 수 있는 어떤 것을 찾아야 한다. 너무 복잡하지 않은 것을 골라라. 이제 여러분이 변화하고 싶은 것이 무엇인지 정확하게 서술하고 이어 레빈의 모델을 적용하라. 이 모델의 각 단계에서 여러분이 할 일을 설명할 것. 모든 팀들은 그들이 제안한 변화들을 서로 공유해야 한다.

5. 임상 간호의 변혁적 치료(Transforming Care at the Beside, TCAB) 웹사이트 www.rwjf.org/ qualityequlity/product.jsp?id=30051를 방문하라. 임상 간호의 변혁적 치료(TCAB)를 기술한 섹션들을 읽어보라. 웹사이트 메뉴를 내려 목차를 찾아보라. 내용, 파워 포인트 프레젠테이션, 비디오가 있다. TCAB 웹사이트에 나온 TCAB 내용과 본 단원의 내용은 어떤 관련 있는가?

CHAPTER 3

효과적인 간호 전달을 위한 조직 구조

본 단원의 개요

학습 목표
핵심 용어
학습 방향

조직 이론: 구조와 과정

조직 이론
· 고전 이론
· 관료 조직
· 시스템 이론
· 통합 전달 시스템
· 서비스 라인 조직

구조&과정: 조직 이론의 구성 요소들
· 구조
· 과정

의료 서비스 제공 조직

마케팅
· 마케팅의 4대 P 원리
· 마케팅 계획

의료 서비스 제공자들: 전문 의료진 협진 팀

조직 분석

간호 모델들 내 전문 간호 임상 실무

간호 모델에 대한 역사적 관점들
· 총체적 간호
· 기능적 간호
· 팀 단위 간호
· 1차 간호
· 간호&서비스 팀 단위 모델
· 보완 모델
· 간호 관리 모델

신규 간호 모델
· 협진 팀 임상 실무 모델
· 환자 간호를 위한 시너지 모델

1차 치료 팀
· 협업적 환자 치료 관리 모델
· 전이성 치료 모델
· 환자 내비게이션
· 전문 의료진 임상 실무를 위한 변혁적 모델
· 서비스 질−배려 모델

공동 운영 모델

리더십과 관리 기술 적용하기
비판적 사고 개발을 위한 질문&활동

학습 목표

본 단원을 시작하기 전, 이 단원의 학습 목표들 중 익숙한 것이 있는지 살펴볼 것.

- 핵심 조직 이론들을 비교, 대조할 것.

- 구조와 과정을 구분할 것.

- 영리 의료 서비스 제공 조직과 비영리 의료 서비스 제공 조직의 주된 차이를 설명할 것.

- 핵심 의료 서비스 제공자들과 그들의 서비스들을 비교할 것.

- 조직을 분석하는 과정을 적용할 것.

- 간호 모델들의 목적을 설명할 것.

- 이번 단원에서 논의된 다양한 간호 모델들을 비교, 대조할 것.

- 간호 스태프들의 공동 운영의 주요 장점들에 대해 설명할 것.

핵심 용어

- 책임(Accountability)
- 조직들의 적응(Adaptation of organizations)
- 권한(Authority)
- 관료주의(Bureaucracy)
- 치료&서비스 팀 모델들(Care & service team models)
- 간호 관리 모델(Care management model)
- 중앙 집중화(Centralization)
- 폐쇄 시스템(Closed system)
- 보완 모델들(Complementary models)
- 교차 훈련(Cross-training)
- 고객(Customer)
- 분권화(Decentralized)
- 직무 위임(Delegation)
- 부서화(Departmentalization)
- 분업(Division of labor)
- 영리 의료 서비스 제공 조직(For-profit health care organization)
- 기능적 간호(Functional nursing)
- 수평적 통합/구조 (Horizontal integration/structure)
- 통합 또는 통합된 의료 시스템(Integration or integrated delivery system)
- 전문 의료진 협진(Interprofessional)
- 매트릭스 조직(Matrix organization)
- 사명 선언문(Mission statement)
- 비영리 조직(Not-for-profit organization)
- 간호 모델들(Nursing models)
- 개방적 시스템(Open systems)
- 환자 내비게이션(Patient navigation)
- 1차 치료(Primary care)
- 1차 간호(Primary nursing)
- 과정(Process)
- 보건(Public health)
- 책임(Responsibility)
- 계층제/지휘 계통 (Scalar chain/chain of command)
- 2차 간호(Secondary care)

- 서비스-라인 조직(Service-line organization)
- 공동 운영(Shared governance)
- 상황적 분석(Situational analysis)
- 관리의 폭(Span of control)
- 구조(Structure)
- 대체 모델들(Substitution models)
- 시스템 이론(Systems theory)
- 팀 간호(Team nursing)
- 3차 간호(Teritiary care)
- 권한/계승 라인(line authority/chain of command)
- 시장(Market)
- 마케팅(Marketing)
- 명령 통일(Unity of command)
- 수직적 통합/구조(Vertical integration/structure)
- 비전(Vision)

학습 방향

의료 서비스 제공 조직들은 집약적인 스태프 제공, 정책들 및 절차들, 집약적인 예산 통제, 일상 변수 보고들에 초점을 맞추고 목표를 완수하지 못할 경우 처벌을 강조하는 중앙 집중적, 위계 구조에 따라 통제하는 조직의 긴 역사를 갖고 있다. "통제는 가장 쉬운 관리 방법이다. 그냥 다른 사람들에게 뭘 하라고, 그것을 어떻게 하라고, 언제까지 되어야 한다고 말한 후, 그들이 여러분의 명령을 준수하기를 기다리기만 하면 된다. 통제는 가장 쉬운 방법일지라도 가장 효과적인 방법은 아닌 것이 분명하다."(Crow, 2002, p11) 1단원에서 논의한 것처럼 리더십 접근법들에서 나타난 변화들은 확실히 조직적 변화들에 영향을 미쳤다. 따라서 중앙 집중적, 위계 구조적 조직 유형은 서서히 사라지는 중이다.

이 유형의 조직은 변혁적 리더십 같은 현대적인 리더십 유형들과 잘 맞지 않는다. 관리 치료(managed care)의 성장은 의료 서비스 제공 조직 구조에서 나타난 이런 변화를 초래한 또 다른 원인이기도 하다(Finkelman, 2001, Simpson, 1999). 부서에 집중하는 조직들이 있는 새롭게 변화하는 환경에서 전통적인 중앙 집중적 접근법은 과거만큼 효과를 발휘하지 못한다. 극단적인 비용 감축과 결과들을 더욱 강조하는 관리 치료 요건들 때문에 의료 서비스 제공자가 비용 통제의 법적 책임을 질 필요성은 더 커졌다.

또 다른 변화는 의료 서비스의 축이 급성 치료에서 건강 유지와 지역 사회가 제공하는 치료(care)로 옮겨 가는 것이다. 의료 서비스 제공자들은 사람들이 건강을 더 잘 유지할 수 있도록 도울 뿐만 아니라 그들이 아프지 않도록 예방하는 노력을 할 필요가 있다. 의료 서비스 제공 조직들은 생존하고 효과적으로 업무를 수행하기 위해서 당장 변화 지향적으로 바뀌어야 한다. 의학협회(IOM)의 질 격차(Quality Chasm) 시리즈의 보고서들은 현재의 의료 서비스 전달 시스템과 의료 서비스 제공 조직들의 기능 부진 상태를 강조하고 있다. 이것은 의료 서비스 제공 조직을 조사할 때 고려해야 할 결정적 문제다. 이번 단원에서는 조직 구조 이론들 중 일부와 의료 서비스 제공 조직들에 대한 전반적 견해를 기술하는 것으로, 조직 구조와 과정에 대한 이론들을 다룰 것이다. 또한 다른 단원들에서 다루는 리더십과 관리, 변화, 의사 결정, 협업, 조율 및 갈등 대처에 대한 내용에 기반을 두고 있다.

조직 이론: 구조와 과정

조직 이론

조직의 과정과 구조에 대해서는 많은 이론들이 있다. 이 중에는 고전 이론, 관료 조직, 시스템 이론, 상황적 설계론, 통합 전달 시스템론 및 서비스 통합론이 있다. 조직 이론들은 리더십 이론들과 서로 연계되어 있기 때문에 별개로 분리해서 고려할 수 없다.

고전 이론(Classical Theory) 고전적 조직 이론은 1916년 헨리 페이욜(Henry Fayol)이 제안했다. 상당히 오래된 그의 이론은 이후에 나온 많은 이론들에 영향을 끼쳤다. 이 이론에 포함된 원칙들은 조직을 위한 지침을 제공하고 있다. 이 원칙들 중 일부는 다른 이론들을 이해하는 데 중요하다. [표 3-1]에 핵심 원칙들이 제시되어 있다.

[표 3-1] 고전 이론: 핵심 원칙들	
● 분업 ● 명령 통일 ● 중앙 집중화	● 권한&책임 ● 계층제

- 첫 번째 원칙은 분업(division of labor)으로, 조직 내 전문적인 직무들을 확인할 수 있는 한 방법이다. 한 직무에 속한 과제들은 해당 직책을 설명한 내용에 포함되며 분업을 결정하는 데 이용된다. 한 조직의 정책과 절차들에서 발견되는 해당 조직의 규칙들에 대한 설명이 포함되어 있다. 전문화(specialization)의 목표는 생산성 증가다. 또한 어느 곳에서 생산성에 문제가 생겼으며, 업무 책임자가 누구인지 확인하기가 더 쉬워진다.

- 두 번째 원칙은 명령 통일(unity of command)이다. 각 스태프는 오직 한 명의 상관에게 보고해야 한다.

- 세 번째 원칙은 중앙 집중화(centralization)다. 이 원칙은 특정 관리 수준에서 이루어지는 모든 의사 결정과 더불어 중앙 집중화에 초점을 맞추고 있다. 그러나 집중화와 분권화(decentralization)는 최적의 균형을 이루어야 하는데, 이 말은 의사 결정은 강하게 밀어붙이는 반면, 활동들은 조직의 더 작은 부문들에 배분해야 한다는 의미다.

- 권한(authority)과 책임(responsibility)이 네 번째 원칙이다. 권한과 책임, 이 두 요소는 균등을 이루는 것이 이상적이다. 즉 관리자가 책임을 지고 업무 권한은 임상 실무자에게 주는 것이 가장 좋다. 규모가 큰 직장들의 경우 권한이 누구에게 있는지 확인하기가 더욱 어렵다.

- 고전적 조직 이론의 마지막 원칙은 계층제(Scalar chain)이다. 이것은 의사 결정과 의사소통을 위한 수직적 명령 사슬, 즉 명령의 일원화로서 상명하달 형태가 가장 흔하다. 상명하달 형태의 경우 피라미드 구조로 위로 올라갈수록 관리 스태프들이 줄어들고 결국 맨 위에는 한 명의 책임자만 남는다. 페이욜은 이론을 수정했지만, 새로운 이론들이 그 자리를 대신 차지하게 되었다. 그러나 이 이론은 지금도 여전히 중요한 조직의 구조, 기능, 처리 과정을 이해할 필요성을 강조했다(Robbins & Deccenzo, 2001, p33).

관료 조직(Bureaucratic Organizations) 관료 조직들은 고전 이론의 핵심 원칙들을 포함하고 있다. 베버(Weber)의 이론에는 분업, 명확하게 규정된 조직 내 위계 구조, 세부적인 규칙과 규정들 및 몰인격적 관계들을 갖고 있는 조직을 가장 이상적인 조직 유형으로 기술했다(Robbins & Deccenzo, 2001). [그림 3-1]에는 베버 이론의 주요 특징들이 기술되어 있다. 이 특징들은 모두 고전 이론과 직접적으로 연관되어 있다.

[그림 3-1] 관료 조직과 특징들

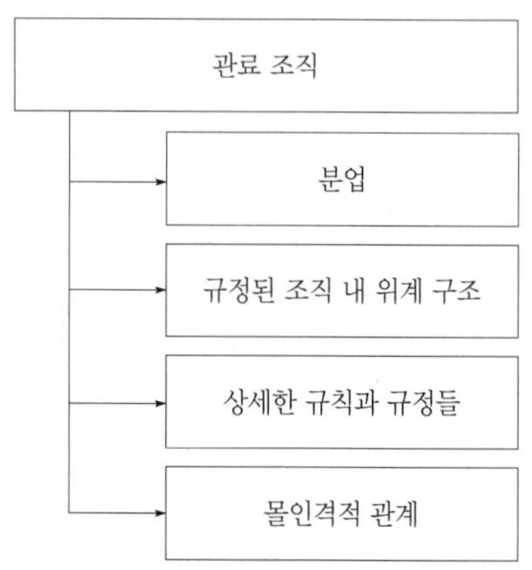

관료 조직으로 가장 흔히 지칭되는 조직은 정부다. 이 조직 형태는 가장 예측 가능한 것으로 기술될 수는 있지만, 반드시 가장 효과적이라고 할 수는 없다. 관료주의는 엄격한 통제, 의사 결정 과정에서 불확실성 감소 및 선택에 관한 개인 스태프의 자유는 거의 없다.

관료주의의 목표는 획일성(uniformity)을 보장하는 것이다. 관리자들은 권한을 갖고 스태프들은 관리자에게 책임을 묻는다. 이 조직 형태는 인간적 특성이 없어 몰인격적(impersonal)으로 보인다. 의사 결정은 실제로 업무를 하는 스태프로부터 분리되어 이루어진다. 연공 서열(seniority), 즉 승진은 업무 기술이나 전문 지식보다는 근무 기간에 기초해 이루어지는 경우가 종종 있다. 직책들은 조직 내 위계 구조에 따라 배정된다. 경영진, 특히 최고 경영진이 조직의 철학이나 사명과 목표, 목적들을 정하며 중앙 집중적으로 관리되도록 한다. 그러나 통제는 최고 경영진에 귀속시킨다.

이런 조직에서는 어떤 리더십 유형이 발견되는가? 관료 조직에서 의사 결정은 리더의 손에서 이루어지며, 이에 대해 스태프들은 전혀 만족하지 못하며 의사를 표현할 자유도 없다. 스태프들은 대개 자신감이 없거나 리더들에 대한 신뢰가 없으며 또한 창의적 문제 해결 방식을 이용하도록 장려받지도 못한다. 스태프들과 경영진이 기대하는 것은 리더/관리자가 스태프들에게 내리는 업무 수행 내용에 대한 지시다. 이런 유형의 조직 구조는 현재 의료 서비스 전달 시스템이나 리더십 접근법들의 요구를 충족시키지 못하기 때문에 점점 보기 힘들어진다. 물론 여전히 일부 의료 서비스 제공 조직들은 관료 조직 구조를 이용하거나 조직 내에 이러한 구조의 일부가 잔재로 남아 있다. 아니면 이런 조직을 희망하는 리더들은 여전히 관료적으로 기능하고 있긴 하다. 이 단원에서 더 자세히 논의하겠지만 많은 의료 서비스 제공 조직들은 그들의 조직을 수평 구조로 바꾸고 다양한 계급들을 완전히 없애려고(분권화) 노력하고 있다. 이러한 노력 덕분에 일부 조직들은 다른 조직들보다 더 큰 성공을 거두어왔다.

시스템 이론(Systems Theory) 시스템 이론은 조직을 하나의 개체로 보며 조직을 구성하는 다양한 요소들이 조직 안에서 상호작용하는 것으로 본다. 피드백은 시스템에서 결정적인 과정이다. 입력, 업무 처리 과정 및 출력은 피드백에 의존한다. 피드백 과정은 한 사람이 자신이 속한 조직에서 경험한 것들로부터 교훈을 배우는 역동적인 과정이다. 시스템은 폐쇄 시스템과 개방 시스템의 관점에 따라 판단된다(시스템 이론(Robbins & Deccenzo, 2001). 폐쇄 시스템(closed system)은 외부 환경과의 상호작용이 제한되어 있거나 전혀 이루어지지 않는 시스템이다. 이 시스템은 고립되어 있어, 의료 서비스 전달 관점에서 보면 소비자들이 조직에 원하는 것들, 즉 소비자의 욕구들(needs)과 조화를 이루지 못할 것이다. 이런 상황에서 소비자들은 그 조직이 제공하는 서비스를 받는 것 외에는 조직에 개입하지 않으려 할 것이다. 대부분의 의료 서비스 제공 조직들은 이 폐쇄 시스템 유형이 비효과적이라는 것을 알고, 방향을 선회해 개방 시스템, 즉 "자신을 둘러싼 환경과 역동적으로 상호작용하는" 시스템을 가진 조직으로 발전하기 위해 노력하는 중이다(Robbins & Deccenzo, 2001, p41).

한 병원 시스템 내에서 전문직 스태프, 행정 스태프, 장비, 비품들 및 환자들은 시스템의 입력을 상징한다. 업무 처리 과정은 환자들이 퇴원할 때까지 이 시스템을 거쳐 가기 때문에 의료 서비스 전달을 의미한다. 출력은 환자의 치료 목표들로서, 이것은 치료 향상을 추진하는 현대 의료 서비스 제공 조직들이 결정적으로 신경 쓰는 점이다(의학협회, 2001). 적응, 효율성 및 소비자 만족은 개방 시스템에서 중요한 요소들로, 시스템의 효율성을 결정하는 준거로 이용된다. 조직이 변화에 적응하지 못하면, 더 이상 존재하지 못할 것이다. 적응은 조직이 내부와 외부의 변화 요구들에 반응할 수 있는 능력과 반응하는 정도를 의미한다.

변화는 적응이 필요하다. 출력 대 입력 비율인 효율성은 하나의 결과에 도달하기 위해 요구되는 노력의 양에 초점을 맞춘다. 효율성과 생산성은 평행을 이룬다. 관계자들(직원을 포함해 조직의 의사 결정과 서비스들로부터 영향을 받는 모든 사람)은 아주 중요한데, 특히 개방 시스템들에서는 더욱 그 중요성이 크다. 따라서 핵심 주역의 만족도를 평가함으로써 관계자의 만족도에 주의를 기울이는 것이 중요하다. 그러면 의료 서비스 시스템에서 핵심 주역들, 즉 관계자들은 누구인가? 고객, 제3자, 의료 서비스 제공자들 및 소비자들이다.

통합 전달 시스템(Integrated Delivery System) 통합 전달 시스템은 1990년대에 매우 인기 있던 조직 유형으로, 비용을 절감할 것으로 여겨졌다. 이 유형의 시스템 개발은 대체로 변제(reimbursement) 차원의 변화들과 관리 치료(managed care)에 자극받아 이루어졌다. 이 시스템은 치료의 연속체(continuum)에 초점을 맞추며, 비용-효율적 접근법을 제공하고, 가장 적합한 환경에서 환자들에게 치료를 제공하는 데 초점을 맞추고 있다(Spitzer, 2001). 통합(integration)은 수평적으로, 수직적으로 또는 수평, 수직 양쪽에서 이루어질 수 있다.

- 수평적 통합(horizontal integration)은 동일한 유형의 업무를 보는 여러 조직들을 합병한다(예를 들면, 여러 개의 급성 치료 병원들이 합쳐져 하나의 수평적 의료 서비스 제공 조직을 이룸). 이러한 합병은 지역 사회에 큰 이점들을 제공할 수 있는데, 겹치는 의료 서비스의 감소, 전문 의료진의 서비스가 향상됨에 따라 치료의 질 개선 및 치료비 절감 효과도 가져올 수 있다. 이런 시스템들은 복잡하고 관리하기 어렵다. 조직들(또는 앞서 예에 나온 것처럼 한 조직을 이루는 병원들)은 서로 가깝지 않을 수 있는데, 이것은 업무 조율, 협업 및 의사소통에 있어 여러 문제들을 일으킬 수 있다. 다양한 시스템 구성 요소들 간의 원거리는 관리를 더욱 복잡하게 할 수 있다.

  수평적 통합은 언제나 하나의 거칠 것 없이 원활하게 움직이는 조직이란 결과를 낳는 것은 아니지만 여러 하부 조직들은 서로 느슨히 연결되어 있다. 이러한 조직 유형은 제한적이지만 일관된 정체성과 더 큰 조직에 대한 헌신이 있을 때 발생한다. "대체로 기업들이 합병할 때 나오는 핵심 결과들은 다음과 같다. 짧고 산뜻한 새로운 이름, 합병이란 쇼를 움직이는 단 한 사람, 합쳐진 부서들. 큰 생산성은 결혼처럼 문화적으로나 재정적으로나 동업자들의 통합으로 이루어진다. 단 동업자들이 병원인 경우는 예외가 된다."(Steinhaur, 2001, pA1)

이 유형의 합병을 달성하고 여러 조직을 합쳐 하나의 조직으로 키우는 것은 그리 간단치 않다. 수직적 시스템과 비교되는 것으로 수평적 시스템을 관리하기 위해서는 다양한 역량이 요구되는데, 이러한 차이는 종종 무시된다. 여러 조직들이 모여서 하나의 통합된 시스템을 이루지만, 리더십과 관리 접근법들에서는 제한된 변화가 있다. 의료 서비스 제공 조직들이 더 통합된 조직이 되도록 추진하는 주된 힘은 관리 치료 조직들(MCOs)의 성장이다. 조직들은 보험 적용 변제 범위에 속하는 관리 치료 접근법이 요구하는 결과들과 관리 치료 조직들의 요구를 포함해 제3자 지급인들의 요구를 더 잘 충족시키기 위해 노력 중이다.

- 수직적 통합(vertical integration)을 이용하는 조직은 치료 연속체로 구성된 조직이다(예: 이러한 조직에는 급성 치료 병원, 장기 요양 시설, 재활 센터 및 응급 치료 센터가 포함될 수 있음). 다각화(diversification)는 조직에 더 많은 재정적 기회를 제공할 수 있는 수직적으로 통합된 조직으로 이동해가면서 얻는 장점들 중 하나다. 조직이 다양한 의료 서비스들이나 의료 상품들을 갖고 있기 때문에(예: 건강, 예방, 급성 및 만성 질병 치료, 질병 관리 및 재활, 응급 치료, 장기 요양 치료, 가정 간호 및 호스피스 치료), 서비스들에 대해 건강 보험 적용을 받을 기회가 증가한다. 따라서 소득 증가, 즉 조직으로 들어오는 금전이 증가할 기회가 늘어난다.

조직 구조 유형과 관계없이 수직적, 수평적, 통합적 시스템들은 조직의 모든 요소들에 헌신한다고 느끼는 리더들을 보유하고 양적, 질적 혁신을 이룬다. 또한 업무 처리 과정에 신경을 쓰고, 분권화된 리더십을 이용하며, 업무 성과를 이끄는 조직 시스템을 설계, 지원하고 증대시킬 필요가 있다(Spitzer, 2001). 통합 의료 서비스 전달의 접근법은 최고의 서비스들을 제공할 수 없다는 비판이 있어왔다. 하나의 조직, 즉 통합된 조직이 모든 부문에서 전문 의료진이 될 수 있는가? 개별 조직들이 모여 하나의 통합된 조직이 될 때 어떤 일이 일어나는가? 개별 조직들은 이 새로운 조직 내에서 서로 경쟁할 때 그들의 강점들을 잃어버릴 것인가?(Campbell, Schimitz & Waller, 1998) 이런 궁금증들은 여전히 중요한 화제다. 시간이 지나면서 이런 조직들 중 일부는 다른 조직들보다 더 효과적인 조직이 되었다.

서비스 라인 조직(Service-Line Organization) 서비스 라인 조직 구조 유형은 의료 서비스 제공 조직에서 점점 흔해지고 있다. 제품/서비스 라인 조직 접근법은 조직의 구조와 과정에 어떤 장단점들을 제공하는가? 제품/서비스 라인 조직 구성 접근법은 다음과 같은 장점들을 갖고 있다.

- 한 명의 관리자나 부장이 의료 서비스 상품의 목표 결과들에 도달하는 것을 보장할 책임이 있다. 이것은 의료 서비스의 처음부터 끝까지를 의미하며, 이 과정의 모든 부분들을 감독하는데, 그렇게 되기 위해서는 치료 과정을 덜 분화시켜야 한다. 의료 서비스 전달 기능 부전에 대한 우려와 서로 다른 전문 종사자들로 이루어진 팀들, 환자 중심 치료의 필요성이 증가함에 따라, 이 유형의 조직은 목표를 달성하는 데 더 효과적일 수 있다.

- 업무 성과는 더 쉽게 판단할 수 있다. 책임 역시 더 명확하게 정의할 수 있지만 업무 성과를 평가하는 데 문제가 될 수 있다. 한 서비스 라인을 적용하면 대체로 한 부서가 또 다른 부서로 탓을 돌리는 것(예: 외래 클리닉이 입원 병동에 탓을 돌리는 것)을 막을 수 있다. 왜냐하면 양쪽 부서 모두 동일한 서비스 라인을 구성하는 요소들이기 때문에, 서로에게 탓을 돌리기는 더 어렵다. 양쪽 부서 모두 계획 수립과 의사 결정에 함께 참여했으며 또한 개별적인 부서로서 반응하기보다는 환자들이 그 서비스 라인에서 치료받는 것을 보장하는 책임을 수용하고, 평가와 질 개선에도 모두 참여할 것이기 때문이다.

- 부장(director)은 전체 조직이 부장의 지휘하에 움직일 때 더 자극을 받는다.

- 의료 서비스에 대해 지속적으로 관심을 갖고 서비스 대상이 가진 독특한 필요성들에 더 민감하다(환자 중심 치료). 서로 다른 전문직 스태프들은 이 서비스 내에서 제공되는 치료의 모든 요소들이 어떻게 서로 관련되어 있는지에 대해 토의하여 더 나은 견해를 내놓을 수 있다. 또한 치료가 집중하는 치료 포커스 부문들 전반에 걸쳐 스태프와의 관계를

수립, 향상시킬 수 있다. 평가를 시행하는 동안 스태프들은 자신의 책임을 부인하기보다는 문제들을 명확히 분석하는 데 더 초점을 맞춘다.

단점들로는 다음과 같은 것들이 있다.

- 노력들이 중복돼 업무 효율성을 낮출 수 있다.

- 어떤 서비스들은 근본적 특성상 다른 서비스 부서들 및 이들 부서의 스태프들로부터 분리된 채 발전해왔다. 다양한 서비스 라인들에서 하는 활동들에 대한 의사소통이 늘어나면서, 혼동과 정보 과부하를 초래할 수도 있다.

- 조직 전체의 정체성과 노력은 서비스 라인들이 강조될 때 절충될 수 있다.
  (Dessler, 2002, p137~139)

위에 제시한 단점들이 잠재적 문제들이 될 수 있다는 것을 인식하기 위해 조기에 조치를 취하는 경우 이 단점들을 줄일 수 있고, 스태프들은 사전에 대책을 세우고 대처할 수 있다. 예를 들면, 전체로서 의료 서비스 제공 조직이 모든 서비스 라인들을 아울러 적용하는 부서들(예: 약국)이 무엇인지 판단하고 모든 서비스 라인들에서 필요한 자원의 공급을 보장하는 가장 효과적인 방법에 대해 논의할 수 있다.

구조&과정: 조직 이론의 구성 요소들

구조(structure) 대체로 한 조직을 기술하는 내용에는 그 조직의 구조(structure)와 업무 처리 과정(process)에 대한 정보가 포함된다. 이를 이해하는 것이 왜 중요한가? 조직 이론들이 발전하면서 조직의 이 두 가지 측면 중 한 가지에 초점을 맞추는 경향이 있다. 물론 일부 이론들의 경우에는 양쪽 측면에 모두 집중하고 있긴 하다. 조직의 스태프들은 조직의 구조(조직의 모습)와 업무 처리 과정(업무 처리 방법)이 중요하다는 것을 알게 된다. 예를 들어, 한 간호사가 보고해야 할 대상이 누구인지 이해하지 못한다면, 이것은 문제가 될 수 있다(구조적 측면에서). 또는 그 간호사가 보고를 위한 의사소통 업무 처리 과정을 이해하지 못하면 오류가 생길 수 있으며(업무 처리 과정 측면에서), 이것은 문제를 낳을 수 있다. 그렇다면 구조와 업무 처리 과정의 어떤 측면들을 이해하는 것이 중요한가?

우선, 스태프들이 조직의 구조를 어떻게 알아볼 수 있는가? 가장 좋은 시작점은 조직 전체와 부서, 병동들 같은 구성 요소들을 나타낸 전체 조직도다. 조직도는 조직의 구조를 시각적으로 가장 잘 보여주는 도구로, 핵심 직책들의 직함들과 연관성을 보여준다. 또한 조직도에는 명령 체계 중앙 집중/분권 접근법, 부서들, 통제 범위들에 대한 정보도 시각적으로 제공하고 있다. 조직 구조에 여러 변화가 있을 때 조직도는 업데이트하는 것이 중요하다. 한 조직의 구성을 평가할 때 각 조직은 공식적, 비공식적 측면을 갖고 있다는 점을 기억하는 것이 중요하다. 조직도에는 공식적 직책들과 위계 조직이 나와 있지만, 여기에 비공식적 구조는 나와 있지 않다. 설사 위계 조직에서는 공식적 직함을 갖고 있지 않음에도 불구하고 리더 역할을 하는 스태프들은 조직도의 기술된 조직 구조에서 확인할 수 없다. 그뿐만 아니라 공식적인 조직도에는 모든 관리자들이 관리자로서 직함에 부합하는 동일한 권한을 갖고 있음에도 불구하고, 어떤 관리자들이 더 강력한 힘을 행사하는지에 대한 정보가 없다. 전통적인 구조는 수직적 관계나 특정 직책에 있는 직원이 어떤 직책을 가진 상관에게 보고해야 하는지 알 수 있는 명확한 지휘 계통을 이용한다. 조직 구조에 대한 견해는 많은 조직에서 변해왔는데, 수평적 조직을 점점 강조하는 방향으로 옮겨 가고 있다. [표 3-2]에 부각되어 있는 것으로 중요하게 여길 필요가 있는, 조직 구조의 구성 요소들은 다음과 같다.

[표 3-2] 조직 구조의 구성 요소들	
● 수직적 구조 ● 수평적 구조 ● 명령 통일 ● 스태프 권한	● 통솔 범위 ● 중앙 집중적 또는 분권적 접근법 ● 부서화

- 수직적 구조(Vertical structure): 명령 계통 라인의 권한을 수립하고 중앙 집중적인 의사 결정을 이용한다. 이것은 관료 조직에서 발견되는 구조 유형으로, 스태프들은 조직의 '상부 라인'에 보고한다.

- 수평적 구조(Horizontal structure): 분권화된(decentralized) 의사 결정을 이용하는 기능 부서들과 관련된 부서화. 대체로 수평적 조직은 "고객-지향 업무 처리 과정(의료 상품/서비스 라인들)을 중심으로 조직된 구조를 이용하고 기능적 부서들을 없애는 대신 기능적인 부서들의 전문 의료진을 핵심 업무 처리 과정 팀에 고루 배치시킨다."(Dessler, 2002, p170)

- 지휘 권한 또는 지휘 계통(Line authority/the chain of command): 조직들에서 권한에 대한 전통적인 접근법이다. 여기에 기술된 내용을 통해 각 스태프는 명령 계통에서 보고할 대상이 누구인지 알 수 있다. 예를 들면 스태프 간호사는 책임 간호사에게 보고할 것이며, 책임 간호사는 서비스 부장에게, 서비스 부장은 최고 간호 이사에게, 간호 이사는 최고 집행 이사에게 보고한다.

- 스태프 권한(Staff authority): 고문(advisory) 지위를 맡아 활동하며 다른 스태프들에게 뭔가를 하라고 강요할 수 없는 대신 하나의 효과를 만들어내기 위해 영향력을 발휘해야 하는 스태프. 이것은 어려운 직책일 수 있지만, 점점 더 흔해지고 있다. 스태프 권한을 가진 직책은 불분명한 편인데 이 관계는 자문을 주고받는 스태프 관계이기 때문이다.

- 통제 범위(Span of control): 한 직책에 있는 사람이 감독하는 사람들의 수. 통제 범위는 한 관리자에게 보고하는 스태프의 수가 얼마인가 하는 질문에 대한 답이 된다. 이것은 고전 이론에서 결정적인 관심사로, 이 이론들은 한 감독관이 효과적으로 지휘할 수 있는 스태프의 수에 제한이 있다는 점을 강조한다. 스태프의 수에 영향을 미치는 문제로는 (a)직무와 기능들의 유사성과 복잡성, (b)지리적 요인들(예: 병원의 한 병동에서 일하는 스태프들과 비교했을 때 한 지역 사회에 소재한 여러 의원들에 퍼져 있는 스태프), (c)요구되는 지휘와 조율 수준, (d)관리를 제공하는 데 요구되는 계획 수립과 시간 수준이 있다. 더 효율적인 조직일수록 대체로 관리자들의 통제 범위는 더 짧은 편이다.

- 중앙 집중적 조직 구조(Centralized organization structures): 의료 서비스 조직들에서 이용한다. 중앙 집중적 접근법은 한 출처(source)에서 나온 과제들과 권한에 집중한다.

- 분권화된 조직 구조(Decentralized organization structures): 여기에서는 과제와 권한들이 조직의 여러 구성 요소들에 퍼져 있다. 예를 들면 한 병원에서 스태프 교육은 어떻게 조직되는가? 중앙 집중적 접근법의 경우, 스태프 오리엔테이션과 병원 내 스태프들의 교육 전반을 책임지는 스태프 능력 개발부(staff development department)가 있는 반면, 분권적 접근법(decentralized approach)에서는 이 책임을 부서나 병동들에 양도한다. 후자의 경우, 스태프 능력 개발 서비스들을 제공하고 병동에서 컨설턴트로 활동하는 사람들도 스태프들일지 모른다. 이 경우, 이 스태프들이 병원 전체 오리엔테이션 및 모든 스태프들에게 요구되는 필수 교육/훈련에 대한 책임을 지며, 책임 간호사들은 자신이 이끄는 병동 스태프들의 훈련을 책임진다.

분권화된 조직에서 책임 간호사는 중앙 집중적인 조직들과 비교해 그들의 운영에서 더 많은 독립적인 권한을 갖고 있다.

- 부서화(Departmentalization): 부서별로 분담된 과제들을 그룹으로 분류할 때 일어난다. 기능적 부서화(functional departmentalization)는 관련 직무들끼리 같은 그룹으로 분류하는 데 초점을 맞추는 반면, 지역 부서화(territorial departmentalization)는 조직 내 소재지에 따라 직무들을 같은 그룹으로 분류하는 데 초점을 맞춘다. 의료 서비스 제공 조직들에서 흔한 기능적 부서화의 한 예로 외과 부서가 있는데, 외과 부서에는 수술 전 구역, 수술실 및 마취 후 치료 병동(PACU)이 포함될 수 있다. 기능적 부서화의 또 다른 예로 분만실, 산후 회복실, 수유실 및 신생아 집중 치료 병동으로 구성된 산부인과 부서가 있다. 일부 조직들은 이런 전문 부문을 담당하는 외래 클리닉들 역시 이 부서에 포함시킨다. 이것은 의료 서비스 상품 접근법과 아주 유사하다. 또 다른 접근법으로 전문성과 관련 없이 모든 클리닉들을 포함하는 것이 있는데, 응급실 부서가 이에 해당된다.

- 매트릭스(Matrix): 조직 구조들은 기능과 서비스 또는 의료 상품 조직들 간의 균형을 맞추

려고 노력한다. 스태프들은 간호부 같은 기능적 부서에 속하거나 여성 건강부(women's health) 같은 의료 서비스 상품 부서에 속한다. 이중적 권한은 이런 유형의 조직 구조를 이루는 한 구성 요소가 되는데, 그 이유는 스태프들이 두 가지 관리 시스템에 보고하기 때문이다. 이런 유형의 조직 구조는 왜 사용되는 걸까? 이러한 유형의 조직 구조는 자원의 효율적인 사용을 촉진하며 변화의 시기 동안 융통성을 더욱 발휘해 시기적절한 반응과 대처를 더 잘할 수 있다. 또한 수직, 수평적으로 정보를 더욱 원활하게 교류시키고, 서로 다양한 전문 의료진들 간에 더 많은 상호작용과 혁신을 장려하며, 스태프들이 의사 결정에 더 많은 책임을 갖게 되어, 더 많은 동기를 부여하고 헌신할 수 있게 한다. 더불어 관리자들에게는 더 나은 계획을 수립할 수 있는 기회를 제공한다(Dessler, 2002, Robbins & Decenzo, 2001).

비공식적 조직 역시 아주 중요하다. 이러한 조직은 공식적인 조직 배후에서 작용한다. 경우에 따라서 비공식적 조직의 리더가 공식적 조직의 리더보다 더 강력한 힘을 발휘하는 수도 있다. 그들은 변화 과정에 현저한 영향력을 행사할 수 있다. 비공식적 조직은 일개 병동부터 조직의 상부 수준에 이르기까지 공식적인 조직의 모든 수준에서 발견할 수 있다. 공식적, 비공식적 조직들은 서로 배척하는 것이 아니라 협업하는 것이 이상적인 상황이다.

과정(Process) 한 조직을 기술하는 데 두 번째로 중요한 요소가 과정이다. 과정은 조직의 운영 방법에 초점을 맞추고 있다. 특히 업무 처리 과정에서 중요한 요인은 의사소통, 의사 결정, 정책과 절차들, 서로 다양한 전문 의료진들의 팀워크, 조직의 수행 및 직무 수행, 목표 달성과 결과들, 질 개선, 예산, 마케팅 및 미래 계획들이다. 이 모든 요소들은 다른 단원들에서 논의되고 있다. 간호사들은 그들이 스태프 간호사든 관리직에 있든 관계없이 조직의 업무 처리 과정의 모든 측면들에 참여하고 있다.

조직의 비전, 사명 선언문 및 목표와 목적들은 한 조직의 업무 처리 과정에 대한 개관에 포함되어야 한다. 비전은 조직의 신념과 가치들을 기술하는 데 중요하다. 한 조직의 경영 철학은 조직의 존재 '이유'를 묻는 질문에 대한 답이다. "한 조직의 가치와 원칙들은 의사 결정과 조직에 가장 중요한 것을 결정할 때, 이를 위한 한계를 정한다. 따라서 조직의 경영 철학은 기관의 사명을 운영하는 바탕이 된다."(Tuck, Harris & Baliko, 2000, p180)

틱, 해리스&밸리코(Harris & Baliko, 2000)는 1982년 이후 작성된 간호 부문의 철학들을 검토했다. 이 검토 과정에서, 가치 선언문들은 배려, 전문성, 개인주의, 행복 또는 건강, 문화, 요구 충족 및 적응이라는 범주들에 따라 분류되었다. 이들의 검토 결과, 치료와 개인주의는 간호 임상 실무에서 여전히 중요한 개념들로 남아 있다. 관리 치료가 의료 서비스 제공 조직에서 지대한 영향을 끼치고 있음에 따라 변제 방식도 변화하면서, 의료 서비스 제공 조직과 간호사들에게 새로운 도전 과제를 제시하고 있다.

조직은 계속 변화하는 상황 속에서 배려(caring) 같은 핵심 개념들을 어떻게 계속 조직의 가치에 포함시킬 것인가? 한 조직의 간호 철학 또는 비전에서 표현된 가치들이 실천되도록 보장할 책임은 간호 관리자에게 있다. 사명 선언문에는 해당 조직의 존재 목적이 분명히 밝혀져 있다. 사명 선언문이 조직의 모습을 기술한 것이라면 비전은 그 조직이 원하는 바가 무엇인지를 밝힌다. 목표와 목적은 이 조직이 자신의 비전과 사명을 달성하기 위해 어떻게 계획을 세우는지 보여주는 것이다. 사명 선언문에는 해당 조직의 목표와 목적들이 분명하게 기술되어 있다. 이러한 목표와 목적들은 조직의 핵심 가치들과 존재 목적으로부터 영향을 받는다. 모든 스태프들은 소속 조직의 비전, 사명 및 목표와 목적들을 이해하고 헌신할 필요가 있다. 비전과 사명 선언문 및 목표와 목적들은 조직의 업무 처리 과정, 즉 직무를 수행하기 위해 일이 돌아가는 방식을 규정하는 데 도움이 된다. 그러면 업무 처리 과정의 또 다른 중요한 요소들로는 어떤 것들이 있는가? [표 3-3]에 업무 처리 과정의 핵심 요소들이 제시되어 있다.

[표 3-3] 업무 처리 과정의 핵심 요소	
● 의사 결정 ● 직무 위임 ● 조정	● 의사소통 ● 평가

- 의사 결정(decision making): 모든 의료 서비스 제공 조직들에서는 의사 결정이 빈번하게 이루어진다. 예컨대 환자 치료에 관한 의사 결정이나 치료 방법, 조직 운영 방법이나 조직의 미래에 대한 논의에서 의사 결정이 자주 이루어진다. 따라서 의사 결정은 조직의 업무 처리 과정의 필수적인 요소다.

- **직무 위임(delegation):** 의사 결정은 하나의 업무나 활동에 최대한 가깝게 이루어져야 한다. 따라서 이것은 현재 의료 서비스 제공 조직들에서 직무 위임의 중요성을 훨씬 더 부각시킨다. 직무 위임이란 한 업무 과제를 다른 이에게 위임했다고 해서 그 과제에 대한 책임까지 없어지는 것은 아니라는 점을 기억하는 것이 중요하다(11단원 참조).

- **조정(coordination):** 조정은 업무 처리 과정에서 여러 부분이 함께 일하는 처리 방식이다. 의학협회(2003)는 조정의 목적을 "통합된 임상 환경으로 가능하며 근거 중심 치료와 후속 치료의 적극적인 전달을 특징으로 하는, 지속적인 치유(healing) 관계를 수립하고 지지하도록 하는 것"이라고 밝히고 있다(p49, 9단원 참조).

- **의사소통(communication):** 이전 단원들에서 논의했고 이후 단원들에서도 논의하겠지만, 의사소통은 어떤 조직이든 그 조직의 업무 처리 과정의 일부가 된다. 의사소통이 없으면 조직에서 어떤 것도 이룰 수 없다. 사실 어떤 이도 의사소통을 하지 않으면 무엇을 해야 할지 알지 못할 것이다(10단원 참조).

- **평가(evaluation):** 조직과 개인 스태프의 업무 성과 평가는 조직의 목표와 목적들이 달성될 수 있도록 계획을 수립하는 과정에 필요한 것들을 결정하는 데 도움이 된다. 모든 업무 처리 과정들은 공식적으로든 아니면 스태프들이 비공식적으로 어떤 조치가 성공적이라고 결론을 내리든 관계없이 어떤 식으로든 평가된다(13단원 참조).

의료 서비스 제공 조직

이번 장에서는 의료 서비스 전달 시스템과 의료 서비스 제공 조직의 핵심 요소들 중 일부에 대해 이야기를 나눌 것이다. 의료 서비스 시스템은 의료 서비스를 제공하도록 조직된 모든 대행 기관들과 모든 전문 의료진들로 구성되어 있다. 의료 서비스 전달 시스템의 주요 3대 목적은 (a)건강 증진과 질병 예방, (b)질병&상해 진단과 치료, (c)재활과 건강 회복이다.

[표 3-4]에는 이러한 목적들이 나와 있다.

[표 3-4] 의료 서비스 전달 시스템의 목적	
● 건강 증진과 질병 예방 ● 진단과 치료	● 재활과 건강 회복

요구되는 치료의 복잡성에 기초해 3가지 수준의 의료 서비스가 있다.

1. 1차 의료 서비스에는 건강 증진과 교육, 예방 치료, 초기 탐지 및 환경 보호가 포함된다.
2. 2차 의료 서비스는 주로 급성 치료 및 응급 치료 환경에서 질병 진단과 치료에 초점을 맞춘다.
3. 3차 의료 서비스는 치료의 마지막 수준으로 장기 요양 치료, 재활 및 임종 환자 치료에 초점을 맞추고 있다. 의료 서비스 시스템들은 제공하는 서비스 수준에 따라 다양하며, 일부 시스템들은 두 가지 수준의 서비스들을 함께 제공하기도 한다(예: 대규모 의료 센터들은 급성 치료, 응급 치료 및 1차 치료, 응급 서비스, 건강 센터, 가정 간호를 제공할 수 있으며 또한 장기 요양 시설도 소유하고 있음).

의료 서비스 전달 시스템의 두 번째 부분은 공공 또는 국민 의료 시스템으로서, 국민이나 지역 사회에 의료 서비스를 제공하는 것이다. 개인들에 초점을 맞춘 개인 의료 시스템과 대중에 초점을 맞춘 공공 보건 시스템은 건강 증진, 질병 예방과 조기 탐지, 진단과 완치에 초점을 맞춘 질병 치료, 재활-회복 치료 및 구금 치료를 포함해 다양한 치료 서비스들을 제공한다. 관리 치료와 다른 변제 접근법들은 개인 의료 시스템과 공공 의료 시스템 양쪽에 지대한 영향을 미쳤다.

의료 서비스 환경은 다양한 특징들로 묘사될 수 있는데, 이러한 특징들 중에는 제공되는 서비스들의 유형, 규모, 소재지(도시 또는 농어촌), 서비스 제공을 받는 사람의 유형, 변제 방법들이 포함된다. 다음에 의료 서비스 환경들의 몇 가지 예를 제시했다.

- 보건사회복지부나 정부 관련 부서와 기관들은 주로 세금으로 자금을 조달하고 선출되거나 임명된 관료들이 업무를 집행한다. 지방 정부의 보건 부서들은 해당 지역 사회 내여러 그룹들과 전체로서 지역 사회의 보건 요구들을 충족시킬 수 있는 프로그램들을 개발, 시행한다.
- 개인 의원/일반 의원(또는 조산원들)
- 1차 의료 기관
- 이동 치료 센터(예: 일일 외과 센터, 진단 센터)
- 클리닉. 병원의 한 부서로 속하거나 병원 외부에서 독립적으로 운영될 수 있으며 다양한 의료 서비스를 제공한다.
- 직업 건강 클리닉. 직장에서 의료 서비스를 제공한다.
- 지역 사회 건강 센터
- 학교 건강 서비스. 이 중 일부는 풀 서비스 클리닉으로 운영될 수 있다.
- 응급실
- 긴급 치료
- 위기 개입 치료
- 병원(급성 치료)
- 행동 건강/정신 병원 및 지역 정신 건강 센터
- 물질 남용 치료 센터(입원 및 외래 환자)
- 확장 치료 시설. 숙련된 간호(원조형 치료) 및 확장 치료(장기 요양) 시설들이 포함될 수 있으며 한 병원 시스템의 일부로 속하거나 독립적으로 운영될 수 있다.
- 은퇴&생활 보조 센터

- 재활 센터
- 호스피스 서비스. 이 서비스들은 가정이나 병원의 호스피스 병동 또는 독립적인 호스피스 시설에서 제공될 수 있음.

이 리스트는 완전한 것은 아니지만 일반적인 종류의 의료 서비스 환경, 조직들이 예로 제시되어 있다.

처음부터 이런 식으로 시작된 것은 아니지만 현재 미국 의료 서비스 시스템은 복잡하다. 과거에 치료는 주로 가정과 개인 의원을 방문했을 때 제공되었다. 이렇게 간단했던 시스템은 병원의 역할이 커짐에 따라 더 복잡한 시스템으로 진화했다. 현재 대부분의 치료는 여전히 공공 치료 시스템을 통해서 이루어지기보다 주로 개인적 치료 시스템을 통해 이루어지고 있다. 의사의 치료는 보통 다음에 제시된 병원 모델들 중 한 모델로 전달된다.

1. 한 의원에 한 명의 의사가 있는 개인 의원. 이 병원 모델은 일부 지역 사회들에서도 계속 존재하고 있지만, 점점 더 줄어들고 있다.
2. 단일과 전문 병원 모델. 이 병원 모델은 동일한 과를 전공한 전문의들이 경비, 소득 및 진료실을 공동 운영한다.
3. 전문 종합 병원. 여러 과의 전문의들이 모여 한 병원을 설립하고 상호작용을 하는 병원 모델
4. 통합 건강 유지 병원 모델은 여러 과 전문의들에게 선지급한다.
5. 지역 사회 건강 센터. 1960년대 연방 기금으로 개발된 것으로, 교육과 주거 같은 건강에 영향을 미치는 광범위한 요소들을 다룬다.

(Finkelman, 2001, p189)

그러나 개인 의원에서도 또 다른 변화들이 일어나고 있다. 의원이나 병원의 운영비가 점점 늘어나, 점점 더 많은 의사들이 개인 병원을 차리는 것을 포기하는 중이다(Harris, 2010). 2005년에는 병원의 소유주 중 3분의 2가 의사였지만, 3년이 지났을 때 그 수는 50% 미만으로 떨어졌다. 개인 의원의 50%가 병원 소유가 되었다. 그럼 의사들은 어디로 갔을까? 일부는 은퇴했지만 대부분은 월급 의사가 되었다. 이것은 의사의 개업과 의사와 환자의 관계에 대대적인 변화

를 이끌고 있다. "개인 의원/병원의 쇠퇴는 오랫동안 의학으로 규정되었던 환자와 의사의 지속적이고 친밀한 관계들의 종말을 가져올 것이다. 한 개인 병원에서 한 의사를 선택하는 환자들은 의료 서비스 시스템이 제공한 의사를 선택하는 환자보다 진료실을 방문할 때마다 동일한 의사를 만날 가능성이 더 높다."(Harris, 2010, pB5) 이뿐만 아니라 환자들은 새로운 시스템에서 질적으로 더 나은 치료와 더 잘 조율된 치료를 통해 더 많은 혜택을 얻을 수 있는데, 자신의 의무 기록을 더 쉽게 공유할 수 있고, 전문의에게 더 쉽게 접근할 수 있는 등 여러 가지 혜택을 얻을 것이다. 또한 간호사가 운영하는 클리닉들과 임상 실무 간호사의 진료 환경들은 확대되었다. 의학협회에서 가장 최근에 발표한 보고서(2011)에서는 간호사들, 특히 전문 임상 실무 간호사들은 1차 의료 서비스를 제공하는 데 더 적극적으로 나설 필요가 있다고 권고했다.

의료 서비스 제공 조직들은 그들의 조직 구성과 운영 방식에 영향을 미치는 많은 요소들을 접해왔다. 다음 요소들은 의료 서비스 제공 조직 구조와 업무 처리 과정에 영향을 미쳤거나 또는 계속 미치고 있는 요소들이다.

- 종종 불평등이라는 결과를 초래하는 불균등한 의료 서비스 접근 문제
- 의료 서비스 비용 증가와 증가된 비용과 싸우기 위한 비용 억제
- 병원 합병과 폐원
- 관리 치료 성장과 다른 변제 방법들의 발전
- 의료 서비스 제공자(예: 간호사, 약사, 의사) 인력 부족
- 산업 기술 발전(예: 컴퓨터, 장기 이식, 수명 연장, 유전학, 원격 건강관리/원격 의료)
- 진료 과목들의 전문화 증가. 치료 분화 증가
- 소비자 중심주의 인식 성장
- 인구 통계학적 변화(예: 편부모 가정, 이민 인구 증대, 확대 가족 결여, 노령화)
- 노숙자 및 다른 취약 계층 증가
- 의약품 이용 가능성 증가. 이 중 많은 의약품들이 고가임.
- 처방된 의약품/치료의 보험 적용 결여 또는 한정된 보험 적용
- 의료 서비스의 불균등한 배분(예: 도시 대 농어촌 지역)
- 명쾌한 보건 정책 결여
- 일부 건강 문제들에 대한 불공평한 치료(예: 정신 건강 서비스)

마케팅

마케팅은 대부분의 간호사들에게 새로운 분야로서 많은 이들이 마케팅에 대해 부정적인 반응을 보일 수 있다. 간호사들은 마케팅을 지나치게 '비즈니스 성격'을 띤 윤리적이지 않은 것으로 볼 수 있기 때문이다. 그렇다면 간호사들이 의료 서비스 마케팅을 인식하고 이것의 일부 측면들에 대해 이해하는 것이 왜 중요할까? 의료 서비스 제공 조직들이 환자 유치와 제3자 지급인(보험사)과의 계약을 성사하기 위해 서로 경쟁을 하고 있기 때문에 의료 서비스에서 마케팅은 의료 서비스 제공 조직의 주된 의사 결정들을 이끄는 원동력이다. 비효과적인 마케팅으로 충분한 환자를 유치하지 못할 경우 의료 서비스 제공 조직에 인력 감축과 서비스 축소라는 결과를 가져올 수 있다. 마케팅 과정에는 다음 3가지 요소가 포함된다.

1. 원하는 것과 필요한 것 결정
2. 원하는 것 또는 필요한 것을 얻기 위한 방법
3. 환자, 고객 또는 소비자와 서비스 또는 환자/소비자의 욕구들에 대한 이해

이런 요소들은 익숙하게 들려야 하는데, 간호 과정에서 기술된 요소들과 유사하기 때문이다. 간호 과정처럼 마케팅 과정 역시 복잡하다. 마케팅 과정은 데이터, 사람들의 상호작용, 문제 해결, 의사 결정 및 결과들에 대한 평가에 따라 좌우된다. 시장은 의료 상품이나 서비스가 필요하거나 필요할 수 있는 실제 또는 잠재 소비자, 고객이다. 예를 들어 조산사의 경우 시장 부문은 가임 연령 여성들이 있는 한 특정 지역 사회나 지리적 지역의 가임기 여성들이다. 더 구체적인 시장은 조산사의 서비스를 이용할 수 있는 해당 지역 사회나 지리적 지역에 거주하는 여성들이 될 것이다. 이것은 시장 세분화(segmenting)로 지칭된다. 한 시장의 목표 대상들을 알 수 있도록 돕는 요인들로는 연령, 성별, 진단, 과거 질환 치료 기록, 지리적 정보, 접근성, 보험 적용 범위 및 경제적 상태가 있다.

판매(selling)가 마케팅과 혼동되는 경우가 종종 있는데, 판매는 마케팅 과정의 한 부분일 뿐이다. 간호사들은 소비자 유치 기술들, 즉 환자들과 대화를 나눌 수 있고, 환자의 치료 욕구들을 이해할 수 있으며 그들에게 건강 증진을 강조하고 질병에 대한 지식과 질병 예방의 중요성을 강조하며, 의료 서비스 전달 시스템과 지역 사회가 처한 상황을 이해하고 문제를 해결할

기술들을 갖고 있어 마케팅 과정에 매우 도움이 될 수 있다.

마케팅의 목표들은 평가 데이터에 기초해 의료 서비스 조직(HCO)이 세우는 것이다. 다음은 한 지역 사회에 소재한 클리닉에서 확인할 수 있는 목표들의 예다.

- 접근 가능한 환자 서비스 개발
- 5%까지 내원 환자 수 증가
- 건강 증진, 질병 예방 서비스 제공
- 환자에게 치료에 적극적으로 참여(자기 관리)하도록 요청
- 만성 질환(예: 천식, 관절염, 고혈압)에 초점을 맞춘 환자 교육 지원 그룹 개발

예로 든 이 목표들에서 나타난 것처럼, 마케팅은 환자 직접 간호(direct care) 서비스 제공, 질 개선, 위험 관리, 활용성 검토, 행정, 의사 결정 및 계획 수립, 업무 성과 평가, 스태프 능력 개발 및 지역 사회 관계와 관련 있다.

마케팅의 4대 P 원리 마케팅의 4대 P 원리는 상품(product), 홍보(promotion), 가격(price), 장소(place)다. [표 3-5]에 이 원리들이 나와 있다.

[표 3-5] 마케팅의 4대 P 원리	
● 상품 ● 홍보	● 가격 ● 장소

- 상품은 고객의 욕구(needs)를 충족시키는 재화(goods)나 용역(services)이다. 한 지역 사회에 소재한 클리닉의 경우, 신체검사, 환자 교육, 예방 접종, 아동 건강 관리 및 혈압 검사가 포함된다.

- 홍보는 종종 광고로 언급되는 것이다. 지역 사회에 소재한 클리닉은 제공되는 의료 서비

스 상품들을 어떻게 소문내는가? 환자를 소개받기 위해 해당 클리닉이 제공하는 서비스들을 현지 병원들과 다른 지역 사회 기관들에게 알리는 것이 홍보다.

- 가격 책정은 의료 서비스 상품이나 서비스 비용을 확인하는 데 초점을 맞추고 있다. 가격 책정의 많은 부분은 제3자 지급인의 손에 달려 있으며, 제3자는 그들의 변제 수준을 결정한다. 그러나 만약 변제가 제3자 지급인이 감당하는 경비를 넘어서고 의료 서비스 제공 조직에 어느 정도로 이윤을 제공하지 못한다면, 이것은 의료 서비스 제공 조직에게 주된 골칫거리가 된다.

- 네 번째 P는 장소, 즉 소비자가 의료 서비스 상품이나 서비스를 받을 수 있는 곳이다. 여기에는 물리적 장소, 시간, 약속을 위한 대기 시간, 장소 유형, 시설 접근 가능성, 교통편, 주차 공간, 장애인 접근 가능성, 따뜻하고 찾기 쉬운 진료실 같은 의료 서비스 제공 분위기도 포함된다.

마케팅 계획 마케팅 계획은 의료 서비스 제공 조직이 미래에 어떤 모습이 되기를 원하는지 기술한 문서다. 이 계획에는 조직에 대한 소개(예: 임상 실무 간호사(수) 그룹, 서로 다른 전문의 그룹, (외래) 클리닉, 병원 등), 조직 운영 환경, 잠재 및 실제 고객, 경쟁자들 및 미래 계획들이 포함된다. 마케팅 계획은 결코 완성된 것이 아니기 때문에 변화는 어쩔 수 없다. 마케팅 계획에 변화가 전혀 없다면, 그것은 단지 종이 쪼가리에 불과하다. 마케팅 계획은 5개의 부분으로 이루어져 있는데, 이것은 [표 3-6]에 나와 있다.

[표 3-6] 마케팅 계획	
● 상황 분석(SWOT) ● 목표와 목적 ● 마케팅 믹스와 예산	● 실천 계획 ● 평가

1. 상황 분석은 때때로 조직의 SWOT(강점, 약점, 기회, 위협) 분석으로 지칭된다. SWOT 요소들은 모두 제시된 의견들을 지지하기 위해 관련 데이터와 함께 기술된다. 내부 및 외부 환경 양쪽에서 수집한 데이터도 상황 분석에 포함된다.

2. 마케팅 목표와 목적은 조직에 합당하고 구체적이어야 한다. 마케팅 목표는 한 특정 지역에서 최대 20%까지 환자 유치 증가를 잡을 수 있다. 만약 이 지리적 지역에 많은 전문직 여성과 미혼, 기혼 여성들이 있다면, 관련 목표는 30~40세 사이 여성들을 대상으로 한 여성 건강 특별 프로그램을 개발하는 것이 될 수 있다. 이 같은 의사 결정들은 데이터를 기초해 내릴 필요가 있다.

3. 마케팅 전략은 마케팅 믹스(marketing mix)와 마케팅 예산을 고려한다. 마케팅 믹스란 마케팅의 4대 P 원리, 즉 의료 상품, 홍보, 가격, 장소가 해당 조직의 서비스들을 소비자가 사용하도록 영향을 주는 방법에 초점을 맞추며, 마케팅의 4대 P 원리의 구체적인 조합에 대해 기술한다. 마케팅 예산이 결정되면 자원들은 각 서비스 부문으로 할당된다. 예를 들어 예산을 보면 30~40대 여성들을 목표로 하는 건강 증진 프로그램에 마케팅 활동을 위해 할당될 금액을 알 수 있다.

4. 실천 계획(action plans)에는 마케팅 목표와 목적들을 달성하는 방법이 구체적으로 기술되어 있다. 서면으로 작성된 이 계획을 보면 실천 조치들, 책임과 법적 책임 및 제한 시간들을 확인할 수 있다.

5. 평가는 지속적이다. 평가는 계획을 실행하고 목표를 달성할 때 피드백을 제공하며 계획에 변화 필요성을 암시하는 정보도 제공한다. 변화를 시도할 때는 언제나 신중하게 고려해야 하지만 계획은 풍부해서 개정할 수 있어야 한다(Mind Tools, 2010).

의료 서비스 제공자들: 전문 의료진 협진 팀

의료 서비스 제공자는 병원이나 클리닉 같은 조직들과 개인 간호사나 의사 같은 개인 의료 서비스 제공자들로 분류할 수 있다. 또한 의료 서비스 제공 조직은 여러 유형으로 분류된다. 전형적인 유형으로는 병원, 클리닉, 개인 의원, 이동 치료 센터, 장기 요양 시설, 전문 요양 시설, 재활 센터, 호스피스 서비스, 보건사회복지부, 학교 건강 클리닉, 위기 클리닉 및 지역 사회에 치료 서비스를 제공하는 기타 유형의 조직이 있다.

앞서 논의한 것처럼 조직 구조와 처리에 영향을 미친 요인들이 흔히 이 조직들에 변화를 가져온다. 관리 치료의 성장은 입원 횟수와 입원 기간의 감소에 영향을 미치며, 의료 서비스 제공자/의사의 업무 성과 필요성을 강조하였다. 관리 치료의 성장은 1차 의료 서비스의 성장으로 이어졌다. 환자들이 병원에 입원했을 때 입원 일수를 줄이려는 압력을 받아, 훨씬 더 병이 심해져 집중적인 치료를 요구하는 경우가 종종 있다. 동시에 병원들은 환자를 가능한 한 빨리 퇴원시키라고 촉구받는다. 그러면 환자들은 여전히 아픈 상태로 집으로 돌아가 종종 가족 구성원들의 간호를 필요로 한다. 간호 주체의 교체는 개인 의원, 클리닉, 병원 및 장기 요양 시설에 지대한 영향을 끼쳤으며, 이 모든 조직들의 간호 임상 실무에도 확실히 영향을 미쳤다. 동시에 전문 임상 간호 분야가 확대되고, 전문 임상 실무 간호사들을 많은 조직들에서 찾을 수 있게 되었다.

아래에 의료 서비스 팀을 구성하는 전문직 및 비전문직 구성원들의 주요 유형들에 대한 간단한 설명을 제시하였다.

- 간호사(nurse, RN): 우리나라 간호사의 직급은 일반적으로 간호부장, 간호과장, 수간호사, 주임간호사, 평간호사, 수습간호사로 나뉜다. 그중 가장 중요한 직책으로서, 역할이 구분되는 간호부장과 수간호사에 대해 알아보겠다.

  간호부장은 병원 조직에서 원장 직속의 중간 관리자이며 간호부서에서는 최고 관리자이다. 간호부장의 역할은 간호 부서를 총괄하는 것과 원장을 보좌하는 것 두 가지 측면을 갖고 있다. 우선 간호 부서를 총괄하는 관리자로서 고유한 간호 업무 외에 인사, 교육, 시설의 관리 등 전반에 걸쳐서 책임과 권한을 가지고 환자의 간호를 수행해나간다.

  둘째로, 간호 부서의 장으로서가 아니라 병원 전체의 시야에서 병원 운영에 참여하여

원장을 보좌한다. 간호부는 진료부, 사무부와 함께 병원의 운영을 지탱하는 3개의 기둥으로서 기능하고 있기 때문에 간호부장의 임무는 매우 크다고 할 수 있다.

수간호사는 간호 관리와 실제 간호를 연결하는 중요한 위치에 있는 간호사이다. 전형적인 수간호사의 기능은 치료와 관련된 정책, 목표, 이론적 개념을 환자 간호 단위의 구체적인 상황에 적용하는 것이다. 수간호사는 업무를 수행하는 한편, 행정 관리의 책임도 지고 있으므로 대부분의 직위에서 요구되는 것보다 더 넓은 범위의 능력이 필요하다고 할 수 있다.

수간호사는 병동 관리자의 역할을 담당한다. 구체적으로 보면 인력 구성 및 병동의 물건 관리, 간호의 질 향상 교육, 간호사 면담 및 고충 해결, 병동 내 문제 해결을 주요 업무로 한다. 임상 경력과 대학원 석사 · 박사 학위를 갖고 있는 경우가 많다.

이에 덧붙여 간호사와 간호조무사의 차이를 보면, 간호사는 국가에서 인정한 정규 간호교육과정을 이수하고 간호사 면허를 취득한 사람으로 전문적인 간호 업무를 담당하며, 간호조무사는 간호 보조 업무와 진료 보조 업무를 수행하는 사람을 말한다.

- 조산사(nurse midwife, NM): 조산과 임부, 해산부, 산욕부 및 신생아에 대한 보건과 양호를 임무로 하며 산파 역할에 초점을 맞추는 추가 교육 프로그램을 수료한 사람이 할 수 있다. 조산사들은 여성 건강과 산부인과 서비스가 제공되는 모든 유형의 의료 서비스 환경에서 근무한다.

- 의사(physician, MD): 의사는 의학 학위를 갖고 대체로 전문 임상 부문(예: 내과, 외과, 소아과, 노인병과 등)을 전문으로 한다. 현재 우리나라에서도 간호사 공급 부족과 마찬가지로 의사 공급 부족이 심각해지고 있다. 또한 의사들은 재정적 문제들로 인해 종종 1차 치료보다는 전문 과목 진료에 더 집중해왔다. 따라서 전문 과목 치료 변제 비용은 더 높아지고 있다.

- 간호조무사(unlicensed assistive personnel, UAP): 대체로 간호조무사(UAP)는 팀에서 없어서는 안 될 구성원이다. 조무사들(aides)과 보조사들(assistants)은 과거부터 오랫동안 존재해왔다. 이들의 업무는 세월이 지나면서 바뀌었는데, 현재는 환자에게 직접 간호를 더

많이 제공하고 있다. 간호조무사들을 감독하는 간호사(RN)들은 이들이 환자에게 안전한 간호를 제공할 수 있도록 보장해야 한다. 또한 간병인은 가정에서 매우 독립적으로 기능하는데 대체로 가정 간호 간호사보다 환자를 더 많이 본다. 가정 간호 간호사는 간병인을 감독하고 환자의 집에 주기적으로 방문한다. 간호조무사와 이들의 파견에 대해 더 자세한 내용은 11단원에서 확인할 수 있다.

- 영양사(registered dietician, RD): 영양사는 환자의 건강 상태와 관련해 영양 상태를 평가한다. 영양사는 병원, 장기 요양 시설, 클리닉, 지역 사회 의료 센터 및 가정에서 근무할 수 있다. 또 지역 내 여러 조직들에서 근무하며 음식과 영양에 대한 지식을 갖고 건강 식단을 권고하며, 영양 상담과 교육을 제공하는 영양 전문 의료진도 있다.

- 사회복지사(social worker, SW): 사회복지사들은 변제 관련 문제, 치료 접근성, 가정 간호, 교통편 및 기타 사회적 문제들을 가진 환자와 그들의 가족을 돕는다. 사회복지사들은 퇴원 설계자(discharge planners), 사례 관리자(case manager)라는 특화된 직책들을 갖고 있기도 한데, 특히 급성 치료 시설들이나 병원에서 이런 직책을 맡고 있다. 또한 사회복지사는 모든 유형의 의료 서비스 제공 환경에서 근무한다.

- 작업 치료사(occupational therapist, OT): 작업 치료사는 손상된 기능을 가진 환자의 신체적, 심리적 독립을 최대 수준까지 끌어올리도록 돕는다. 이들은 모든 유형의 의료 서비스 제공 환경에서 근무한다.

- 언어 치료사(speech-language pathologist): 언어 치료사는 말하기, 듣기와 관련된 재활 서비스가 필요한 환자들을 돕는다. 그들은 모든 유형의 의료 서비스 제공 환경에서 근무한다.

- 물리치료사(physical therapist, PT): 물리치료사는 근골격 문제를 겪는 환자들을 재활 치료로 돕고 그들의 신체적 기능이 최대 수준에 도달하도록 하는 데 집중한다. 이들은 모든 유형의 의료 서비스 제공 환경에서 근무한다.

- 약사(pharmacist): 약사는 약을 조제 및 제공하여 환자들이 적합한 약을 받도록 보장한다. 약사는 의약품에 대한 환자 교육과 의약품의 효과를 모니터하고 평가하는 데 점점 더 많이 개입해왔다. 그들은 현지 약국을 포함해 모든 유형의 의료 서비스 제공 환경에서 근무한다. 약국은 처방전에 따라 안전한 조제와 제공, 소비자 교육에 결정적인 역할을 한다.

- 호흡 요법사(respiratory therapist, RT): 호흡 요법사는 환자들에게 호흡 질환 치료를 제공한다. 그들은 산소 요법, 간헐적 양악 호흡기, 인공 호흡기 및 흡입 요법을 이용한다.

- 척추 지압사(chiropractor): 척추 지압사는 다양한 치료법들(예: 척추 교정, 식단 조절, 운동 및 마사지)을 이용해 환자의 신경계 기능을 향상시키는 데 관여한다. 소비자들이 비전통적인 개입 치료에 점점 더 많은 관심을 가지게 되면서 지압사 이용에 대한 관심이 점점 높아지고 있다.

- 의료 기사(paramedical technologists): 의료 기사는 다양한 의료 산업 기술 부문들(예: 방사선, 핵의학 및 기타 연구소들)에서 일하고 있다

  (Finkelman, 2001, p195~196)

우리가 흔히 보는 또 다른 의료 서비스 제공자로는 의사 보조사(physician's assistant, PA)가 있다. 의사 보조사는 의사, 치과 의사, 호스피스 봉사자(종교인들)의 지시 아래 특정 질환과 상해들을 치료한다.

최근 소비자들이 대체 또는 보완 요법으로 비전통적인 의료 서비스들을 사용하는 데 점점 더 많은 관심을 보임에 따라, 비전통적 의료 서비스 제공자들의 중요성도 점차 커지고 있다. 이러한 비전통적인 의료 서비스들에 대한 전문 의료진들의 수용 정도는 매우 차이가 있다. 어떤 지역 사회에서는 전통적인 의료 서비스 제공 조직 내에서 비전통적인 의료 서비스의 일부를 발견할 수 있으며, 전통적인 의료 서비스 제공자들 역시 그들의 진료에 대체 요법들을 결합해 사용하기도 한다. 그러나 어떤 지역 사회에서는 이런 서비스들을 전통적인 의료 서비스에 결합해 사용하는 경우가 훨씬 적다. 이러한 비전통적 의료 서비스에 대한 건강 보험 변제

적용 범위 역시 천차만별이다. 이러한 요법들에는 마사지 요법, 허브 요법, 치유 마사지, 기 치료, 침술, 지압 등이 있다. 이 새로운 요법들과 관련해 제기된 문제로는 이들의 효과를 증명하는 연구가 제한적이며, 서비스 제공자들을 위한 공식적 훈련과 면허 요건이 제한되어 있거나 아예 없으며, 기준도 없고, 보험 적용이 제한되거나 전혀 적용받지 못한다는 것이다.

조직 분석

이번 단원에서 조직과 관련된 결정적인 측면들을 검토하였다. 우리는 한 조직의 기능을 더 잘 이해하거나 평가하기 위해서 조직을 어떻게 분석해야 할까? 이 분석에 포함할 수 있는 요소들을 다음에 제시했다.

- 비전과 사명을 조직 구조에 통합: 비전과 사명 선언문은 모든 의사 결정의 배후에 있는 원동력이며 또한 원동력이 되어야 한다. 비전과 사명 선언문은 조직의 가치와 경영 철학에 대한 필수적인 정보를 제공한다. 또한 많은 조직들이 명문장의 비전과 사명 선언문을 갖고 있지만 실제로는 실현시키지 않고 있다는 점도 기억해야 한다. 한 조직을 분석할 때, 중요한 문제는 그 비전이나 사명이 현재 그 조직과 스태프들이 실제로 하는 일과 잘 어울리느냐 하는 것이다.

- 기업 문화, 역사적으로 결정적 사건들 기술: 한 의료 서비스 제공 조직의 문화와 역사는 그 조직 스태프들의 상호작용과 의사소통 방식, 팀으로서 업무 방식 및 보상받고 인정받는 느낌이나 무시되는 느낌에 지대한 영향을 미친다. 또한 조직의 경영 결과에도 영향을 미친다. 조직은 지역 사회에서 살아남아야 하며, 그러한 지역 사회 역시 조직의 문화에 영향을 미친다(4단원 참조).

- 조직의 구조적 설계: 조직의 구조는 다양하며 구조는 조직의 의사소통, 협업, 문제 해결/문제 해결하지 않는 방식에 영향을 미치며, 이것은 조직의 업무 처리 과정을 뜻한다. 의료 서비스 제공 조직의 구조는 변화 중에 있으며 이러한 변화 노력 중 일부는 긍정적인 결

과를 가져온다.

- **의사 결정 패턴들**: 조직은 의사 결정을 어떻게 하는가? 이 해답은 조직마다 매우 다양하며 심지어 한 조직 내에서도 다양하다고 할 수 있다. 어떤 간호 부문 리더들은 다른 리더들보다 이 부문에서 더 뛰어난 기술을 갖고 있다. 모든 조직들은 의사 결정을 개선시킬 필요가 있다. 스태프들은 의사 결정이 잘 이루어지고 있다고 느끼는가? 의사 결정에 스태프들의 피드백이 있는가? 스태프들의 공동 운영 방식이 이용되고 있으며 효과가 있는가? 법적 책임에 대해 어떻게 반응하는가? 스태프들에게 권한은 어떻게 이행되는가?

- **의사소통 패턴들**: 의사소통은 조직을 운영한다. 그럼 의사소통은 어떻게 진행되는가? 누가 누구와 의사소통을 하는가? 의사소통의 공식적, 비공식적 측면이란 무엇인가? 성공적인 의사소통은 어떻게 하는가? 어떤 산업 기술이 이용되는가? 스태프들은 그들이 말할 때 다른 이들이 귀 기울여 듣는다고 느끼는가? 의사소통은 어떻게 개선될 수 있는가? 서로 다양한 전문 의료진들 간에, 부서 내부 및 부서 간의 의사소통은 어떻게 묘사되는가? 의사소통 패턴들은 변화 과정에 어떤 영향을 미쳤는가? 의료 서비스 제공 조직은 변화 과정에 어떤 영향을 미쳤는가? 의료 서비스 제공 조직은 지역 사회 및 다른 의료 서비스 제공 조직들과 어떻게 의사소통을 하는가?

- **하부 시스템들에 목표 할당**: 통합적인 시스템과 다중-조직들은 요즘 점점 흔해지는 조직 구조다. 여러 의료 기관들을 가진 다중-조직의 하부 시스템(여러 병원으로 구성된 시스템에 속한 병원)이든 아니면 한 조직의 하부 시스템(조직의 행정 및 서비스 부서들)이든, 하부 시스템들에 업무 목표들을 할당해야 한다. 하부 시스템들의 목표가 조직 전체의 목표 범위 내에서 할당되지 않으면 갈등이 생길 것이고 조직의 경영 결과들을 판단하기 어려울 것이다. 그러나 이 말은 하부 시스템들이 조직 전체의 목표와 다른 목표들을 제안할 수 없다는 의미는 아니다. 그렇지만 하부 시스템들은 자신들이 제안한 변화가 적합하다는 것을 전체 조직에 확신시켜야 한다.

- **하나의 가치로서 서비스 질과 안전 통합**: 서비스 질과 안전은 현재 의료 서비스 부문에서 핵

심 화제들이라는 데 이견이 없다. 모든 의료 서비스 제공 조직들은 서비스의 질 개선을 위해 노력하고 있지만 일부 조직들은 다른 조직들보다 훨씬 더 큰 성공을 거두고 있다. 한 조직을 분석할 때 그 조직의 질 개선 노력들을 다룰 필요가 있다. 한 조직의 서비스 질과 안전 수준을 평가할 때 그 조직의 비전과 사명, 목표와 목적들, 구조와 업무 처리 과정, 의사소통, 의사 결정, 자원 활용 방식 및 그 조직에 실제로 중요한 것에 대해 많은 것을 알 수 있다. 그 조직은 근거 중심 실무를 이용하고 있는가? 이 핵심 질문에 대한 대답이 그 조직의 경영 결과다(13단원 참조).

- 인적 자원 활용: 확실히 인적 자원 활용은 오늘날 조직 성공의 결정적 요소다. 일부 조직들은 빈 직책들이 늘어나는 것에 대해 앉아서 걱정만 하지만, 어떤 조직들은 매우 적극적으로 창의적인 해결책을 찾으려고 노력 중이다. 인적 자원 필요성(needs)들을 이해하고 이 욕구들을 충족시킬 계획을 수립하는 것이 매일 조직이 고민하는 것이다(6단원 참조).

- 효과적인 재정 계획 및 정보 인프라 계획 수립: 조직들을 분석할 때 반드시 고려해야 할 점으로 그들의 재무 상태와 효과적인 재정 계획 수립이 있다. 조직의 경영 결과들은 언제나 재정 문제와 얽혀 있어 절대 재정 문제를 무시할 수 없다. 모든 의료 서비스 제공 조직들과 의료 서비스 제공자들은 변제 문제들을 갖고 씨름 중이며 이러한 문제들은 임상 실무에 영향을 미친다.

- 정보 관리: 한 조직에서 정보는 절대적으로 중요한 요소다(의학협회, 2003). 어떤 정보를 이용할 수 있는가? 그것을 누가 갖고 있는가? 그것은 어떻게 수집하는가? 그것은 신뢰할 수 있고 타당한가? 그 정보는 어떻게 이용되는가? 산업 기술이 정보 수집과 이용에 어떤 영향을 미치는가? 조직은 법적 요건들(예: 건강 보험 상호 운영성과 설명 책임 법(HIPAA))을 준수하는가? 이 모든 질문들은 아주 중요하다. 이 책에서는 내내 정보 인식의 중요성을 강조한다(14단원 참조).

- 변화에 대한 조직의 반응: 변화는 이 책에서 논의하는 모든 내용을 통과하는 하나의 실이다. 효과적으로 변화할 수 없는 조직들은 악전고투하며 그중 많은 조직들이 사라질 것이다.

변화는 피할 수 없다. 따라서 최고의 접근법은 변화에 효과적으로 적응하는 법, 즉 합리적인 증거와 데이터에 기초해 합리적인 의사 결정을 내리는 법을 배우는 것이다. 변화는 또한 스태프들을 위한 교육 범위를 확대하거나 개정할 수 있는 기회들을 제공한다. 의료 서비스 제공 조직들은 변화에 대처하는 법에 있어 현재 다양한 발달 단계에 있다. 한 조직을 분석할 때는 반드시 변화에 대한 조직의 반응에 대한 평가도 포함해야 한다. 리더들은 변

인용

Catrambone, C., Johnson, M. Mion, L. & Minnick, A.(2009). 미국 병원 내 성인 급성 치료 병동 설계 (The design of adult acute care units in U.S. hospitals). Journal of Nursing Scholarship, 41(1), 79~86.

개요

이 기술적 연구는 6개 대도시에 소재한 81개의 성인 의료 외과 병동과 56개의 집중 치료 병동을 대상으로 의료 서비스 연구&품질 관리청(Agency for Healthcare Research and Quality, AHRQ)에서 권고한 병동 설계 특징들의 현재 실태를 조사했다. 의료 서비스 연구&품질 관리청(AHRQ)은 다음 병동 설계가 환자의 치료 목표에 긍정적인 영향을 미친다고 권고한다. 1인실, 병상으로부터 너무 멀지 않은 거리에 있는 스태프들의 작업 구역, 스태프들의 잦은 손 위생점검, 특정한 유형의 병동 구조, 개인 공간, 카펫 존재 또는 부재. 이 연구 목적은 의료 서비스 제공 조직들이 따라 할 수 있는 벤치마크를 제공하고 간호 환경을 평가하는 것이다.

응용

의료 서비스 제공 조직들은 조직을 단순히 기술하는 것 이상의 의미를 담고 있다. 의료 서비스 제공 조직은 또한 물리적인 건물이다. 의학협회(IOM)의 많은 권고들은 환자 안전 유지하기(Keeping Patients Safe)에 대해 말하고 있다. 의학협회의 한 보고서인, '간호사들의 근무 환경 변경시키기(Transforming-the Work Environment of Nurses, 2004)'는 실수를 막거나 줄일 수 있는 업무 및 일터 설계에 관한 것이다. 병동 설계 요소들에 대한 이 연구는 의학협회(IOM)의 노력과 관련 있는데, 본 연구에서는 이러한 노력을 참고 문헌으로 이용했다. 치료의 질에 영향을 미치는 많은 요인들이 있는데, 병동 설계도 그 중 하나다. 역사적으로 간호사들은 대체로 병동 설계에 제한된 피드백을 내놓았을 뿐이지만, 점점 더 많은 병원들이 시설들을 리모델링하거나 새로운 건물을 세울 때 의사 결정 과정에 책임 간호사들과 스태프 간호사들을 포함시키는 중이다. 오랫동안 간호사들은 병동 설계가 간호사에게 필요한 점들을 고려하지 않았다 할지라도 그들에게 주어진 공간에서 일해야만 했다. 그러나 현재 공간과 설계가 업무 처리 과정과 스태프에 미치는 영향이 점점 더 많이 알려지고 있다.

질의

1. 여러분의 임상 경험에 기초해, 병동 구조가 스태프에게 왜 중요하고 환자의 치료 목표와 어떤 관련이 있는가? 여러분의 의견을 지지할 3가지 예를 들어보라.
2. 여러분은 구조와 환경과 관련된 기준들을 갖는 것이 중요하다고 생각하는가?
3. 여러분이 환자라면 어떤 유형의 병동에 있고 싶은가? 이에 대해 기술하고 왜 그 병동 유형을 선호하는지 이유를 기술하라.

화에 효과적으로 반응할 수 있는 조직의 능력에 지대한 영향을 미친다(2단원 참조).

• **효과적인 리더십**: 효과적인 리더십은 어느 조직이든 성공의 결정적 요소다. 조직을 분석할 때 조직의 리더가 누구인지 확인하고 평가해야 한다. 그들은 어떤 리더십 유형들인가? 리더가 사용하는 리더십은 해당 조직의 성공을 돕는 데 필요한 것을 제공하는가?(1단원 참조)

• **향후 조직의 도전 과제와 기회 평가**: 조직을 평가할 때는 향후 필요한 점들을 고려해야 한다. 조직은 미래를 준비하고 있는가? 조직은 미래를 대비한 전략적 계획을 갖고 있는가? 그 계획에는 어떤 것이 포함되어 있는가? 그 계획은 합당한가? 조직은 향후 조직의 도전 과제와 기회들을 다루기 위해 어떤 업무 처리 과정을 사용하는가? 도전 과제와 기회들은 확인되는가?

간호 모델들 내 전문 간호 임상 실무

미국 간호사협회(2004)는 간호(nursing)를 "건강과 능력 보호, 증진 및 최적화, 질병과 상해 예방, 질병 진단 및 질병에 대한 인간 반응 치료를 통해 고통 경감 및 개인, 가족, 지역 사회, 국민의 간호 지원"이라고 정의한다(p7).

미국 간호집행기구는 환자들에게 다음의 사항들을 준수할 것을 강조한다(2005).

• 간호의 핵심은 지식과 배려임(근거 기반 간호와 환자 중심 치료).
• 간호(care)는 사용자를 기반으로 함(환자 중심 치료).
• 지식은 접근을 기반으로 함(근거 기반 간호).
• 지식은 통합적임(근거 기반 간호-질 관리).
• 치료의 현재-가상 관계(환자 중심 치료).
• 치료 여정 관리(서로 다양한 전문 의료진 팀들).

괄호 안에 쓴 문구들은 미국 간호집행기구(AONE)의 각 요소들이 의학협회의 5대 핵심 역량들과 어떤 관련이 있는지 기술하고 있다. 이것들은 모두 서로 관련되어 있다. 또한 이 모든 요소들은 이전 단원들에서 논의했거나 이후 단원들에서 논의할 것인데, 그 이유는 이 요소들이 리더십과 관리의 결정적 측면들이기 때문이다. 이 결정적 요소들을 조합할 때 중요하게 인식해야 하는 것이 바로 자율권(autonomy), 책임(responsibility), 직무 위임(delegation) 및 관리 책임(accountability)이다.

"임상 차원의 의사 결정에서 자율권(autonomy)은 간호사가 한 임상 문제에 대해 독립적인 판단을 하고 간호사의 치료에 해결책을 제공할 때마다 나타난다."(Ritter-Teitel, 2002, p32) 자율권은 간호사-환자 관계에 초점을 맞추는 역량과 기술들을 요구한다. 이것은 또한 환자 치료에 필요한 것들을 결정하고 스태프들에게 업무를 재할당할 수 있는 체계적인 평가 방법이 필요하다는 의미이기도 하다. 간호사들은 또한 치료를 제공하거나 관리할 때 다양한 전문 의료진과 상의할 권리를 갖고 있다. 자율권, 통제 및 의사 결정은 서로 관련 있다. "전문 의료진의 임상 실무는 업무뿐만 아니라 업무 내용을 통제하고 업무 기준들을 규정한다는 의미다."(Ritter-Teitel, 2002, p33) 자신들에게 자율권이 있다고 느끼는 간호사들은 일상 업무와 관련된 의사 결정을 내리고 조직의 정책 개발과 변화에 적극적으로 참여할 권리가 있다는 것을 알고 있다.

그러나 스태프들의 자율권은 리더들이 권한을 갖고 있고 중앙 집중적 결정과 통제가 주요 특징인 조직들에서는 효과를 발휘할 수 없다. 이러한 상황은 쉽게 갈등으로 이어질 것이다. 또한 근무 환경은 9단원에서 논의하겠지만 의사들과 모든 관련 스태프들의 협업을 촉진하도록 조성되어야 한다.

"책임(responsibility)은 특정한 기능이 원활하게 이루어질 것이라고 믿는 신뢰를 뜻한다."(Ritter-Teitel, 2002, p34) 책임을 다루지 않는 어떠한 간호 임상 실무 모델도 성공적인 효과를 낼 수 없을 것이다. 이와 더불어 직무 위임의 중요성도 명확하게 인식할 필요가 있다. "직무 위임(delegation)은 과제 수행 책임을 한 사람에게서 다른 이에게 넘기는 것과 관련 있다."(Ritter-Teitel, 2002, p34) 직무 위임은 11단원에서 더 자세히 논의할 것이다. 관리 책임(accountability)은 보통 직무 기술서(job description) 및 조직 구조 기술서(structure description)에서 볼 수 있는 용어다. 간호 부문에서 "관리 책임은 치료 목표의 책임 수용"이라는 점을 인식하는 것이 특히 중요하다(Ritter-Teitel, 2002, p34). 간호사들은 환자 치료를 제공할 때 그들의 업무 관련성, 즉 환자가 목표한 결과들에 도달해야 한다는 것을 알 필요가 있다.

미국 간호집행기구(AONE)의 관리 책임 같은 특징들은 간호 임상 실무 모델들을 평가할 때 고려할 필요가 있다. 간호 모델들은 전문 의료진들의 임상 실무를 지원, 증대시킬 목적으로 개발된 것으로, 이러한 특징들을 고려함으로써 더욱 효과를 발휘할 것이다. 한 의료 서비스 제공 조직에서 간호사를 어떻게 제공하는가? 간호 모델이란 무엇인가? 간호 모델에서 어떤 요소들은 발견되는가? "간호 모델은 간호 임상 실무 또는 간호 전달 패턴의 배치 구조(configuration)다."(Ritter-Teitel, 2002, p35) 간호 모델들은 비용 감축과 더 효과적인 스태프 활용이라는 목표를 갖고 자원 집약적 전략들을 실행하는 데 이용되어왔다. 간호 임상 실무 모델들은 간호 스태프들이 그들의 임상 실무에 더 헌신하고 의사 결정에 더 개입할 기회를 제공하는 조직적 체제를 마련한다(Upenieks, 2000, p330). 다양한 간호 모델들에 대한 리뷰(Beattle, 2009)에서는 많은 모델들이 다음과 같은 공통 주제를 갖고 있다고 밝히고 있다.

- 간호 제공자에서 '간호 통합자(care integrator)'로 간호사 역할 증대
- 팀 단위 접근법에서 전문 의료진 협진 팀 치료로 이동
- 1차 의료 서비스 시설 외부로 간호의 연속체를 연결하는 교량 역할
- 가정을 하나의 치료 환경으로 규정
- 의료 서비스의 빈번한 사용자들, 특히 노인을 목표 대상으로 정함.
- 치료 계획 수립 및 전달에 환자와 가족들의 적극적인 참여와 환자가 원하고 필요로 하는 것들에 대해 더 적극적으로 반응하는 것을 포함해 환자에게 더 많이 초점을 맞춤.
- 산업 기술들을 적극적으로 활용
- 만족, 서비스 질 및 비용 개선

다른 연구자들은 현재에도 여전히 관련 있는 다음 요소들을 확인했다(Brennan, Anthony, Jones & Kahana, 1998). 치료의 지속성, 경영 참여, 협업, 리더십, 학습 환경, 간호사 역할, 스태프들의 의사소통, 전문화, 임상 스태프의 오리엔테이션 및 팀의 헌신. 오루크(O'Rouke, 2006)는 전문 의료진의 역할을 구축하는 것이 중요하다고 믿었다. 그는 자기-지시(self-direction)와 의사 결정,

근거 중심 실무, 역할에 기초한 지식 이전 및 역할에 기초한 치료 제공을 강조하며 전문 의료진의 역할 개발과 더불어 전문 의료진 임상 실무 모델에 대해 기술했다.

간호 모델들은 "간호사들의 업무 편차를 줄이고, 그들이 선택할 수 있는 개입 치료의 범위를 늘리며 궁극적으로는 환자의 치료 목표를 향상시키는 하나의 인프라를 제공한다. 개념적인 틀(framework) 역시 생각하는 조직을 간호 부문의 목소리가 더 작은 조직들과 구분하고 있다."(Kerfoot과 동료들, 2006, p20). 모델들은 간호가 무엇인지 확인하고 기술하는 것을 돕는다. 의학협회에서 강조하는 5대 핵심 역량들은 한 간호 모델에 사용될 수 있다. 이후 더욱 새로운 간호 모델들에 대해 논의하면 이 5대 역량들이 어떻게 의료 서비스 전달의 핵심 요소가 되는지 이해하기 쉬워질 것이다. 킴벌과 조인트(Kimball & Joynt, 2007)는 의료 서비스 전달에서 혁신을 이끄는 핵심 요인들을 찾았는데, 이 요인들은 [그림 3-2]에 기술되어 있다.

[그림 3-2] 혁신의 원동력은 무엇인가?

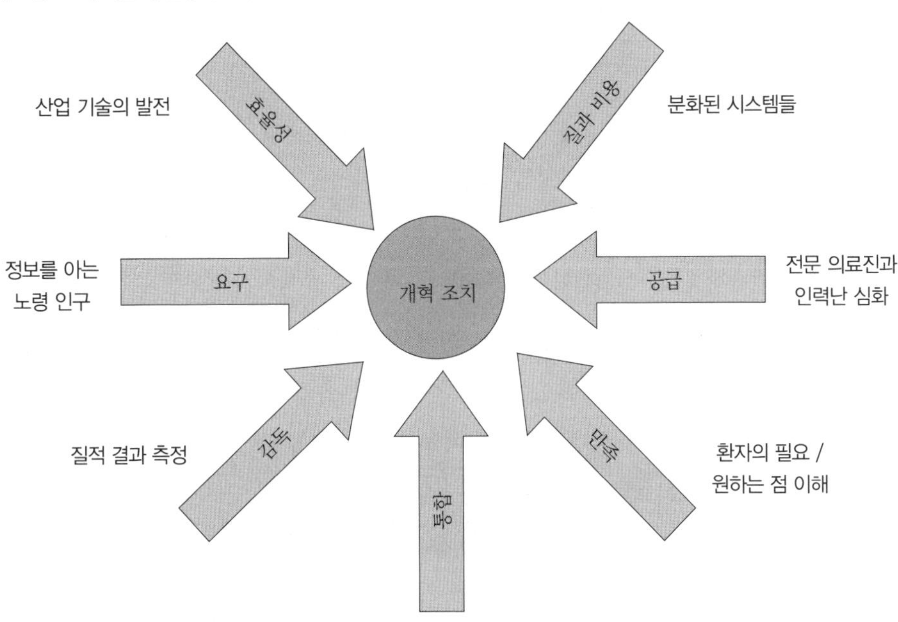

출처: Kimball, B & Joynt, J.(2007). 새로운 혁신적 간호 전달 모델들 탐구(The quest for new innovative care delivery models), JONA, 37(9), 392~398. 허가하에 재출간.

간호 모델에 대한 역사적 관점들

다음은 자주 사용되는 간호 모델들인데, 그중 일부는 수년에 걸쳐 많은 변화를 거쳐왔거나 더 이상 사용되지 않지만, 여전히 새로운 모델들에 영향을 미치고 있다. 이 모델들이 한 조직에서 어떻게 실행되는지 이해하는 것은 매우 가치 있는 일이 될 것이다.

총체적 간호 가장 오래된 간호 모델로서, 간호사가 교대 근무하는 동안 간호부에서 한 환자에게 제공하는 모든 치료에 대해 책임을 진다. 이 모델의 주된 단점은 치료가 8시간 근무 단위로 제공될 때는 일관성 있게 조율된 간호가 결여된다는 것이다. 이 유형의 치료는 현재 거의 제공되지 않으며, 다만 현장 실습 때 모든 치료를 제공하도록 배정받는 학생 간호사들 사이에서만 이루어지고 있다.

이 경우조차도 학생들은 모든 치료를 제공하지 않는 경우가 많은데, 그들은 아직 자격이 없으며 스태프 간호사가 학생 간호사가 제공하는 치료에 전반적인 책임을 지기 때문이다. 한 간호사(RN)가 간호를 조율할 수 있고, 전문적인 간호 서비스들을 제공할 수 있지만, 가정 간호 간병인이 직접 치료의 대부분을 제공할 것이며 물리치료사, 영양사 및 사회복지사 같은 의료 서비스 제공자들도 특별 치료를 제공할 수 있다.

기능적 간호 기능적 간호 모델은 업무-지향적 접근법으로, 수행하는 업무에 초점을 맞춘다. 이 모델이 흔히 사용되던 시절에는 효율성이 높은 것으로 여겨졌다. 업무는 책임 간호사가 배정했다(예: 한 간호사가 한 병동의 모든 환자들의 투약을 맡을 수 있으며, 한 조무사가 모든 환자들의 바이털 사인을 체크할 수 있음). 이 모델의 단점들 중 하나로 분화된 치료 위험이 있다. 또한 이 유형의 모델은 스태프들의 불만을 키울 수 있는데, 그들은 단지 해당 업무만 할 뿐이라고 느낀다. 환자 치료가 여러 스태프들에 의해 제공되고, 이들 중 어떤 이들은 환자에게 필요한 점들을 인식하고 어떤 이들은 인식하지 못할 때와, 그 치료가 또 다른 스태프들로부터 제공될 때에는 개인 맞춤 치료로 타협할 수도 있다. 이 모델은 현재 많이 사용되는 편은 아니다. 일부 장기 요양 시설들과 일부 행동/정신과 입원 시설들에서 발견할 수 있는데, 물론 개정된 형태로 이용되고 있다. 이후 상황에서, 간호사(RN)는 책임 병동의 투약 업무를 맡도록 배정받을 수 있으며, 정신과 지원 스태프는 모든 환자들의 바이털 사인과 기타 체크 업무들을 배정받을 수 있다. 이런 상황에서,

간호사(RN)들이 여전히 개인 환자들을 위한 간호 업무를 조율하는 책임을 맡고 있다.

팀 단위 간호 팀 단위 간호는 간호 인력 부족이 심각하고 의료 기술에서 대대적인 변화가 있던 제2차 세계 대전 이후에 개발되어, 기능적 간호 모델을 대체하게 되었다. 간호 팀은 간호사(RN)와 간호조무사들(nurse aides)로 구성되어 있다. 2명 또는 3명으로 이루어진 이 간호 팀은 8~12시간 단위로 교대 근무 시간 동안 한 그룹의 환자들에게 종합적인 치료를 제공한다. 간호사(RN)가 팀 리더로 간호 업무 전체를 조율한다. 이 모델에서 간호사(RN)는 높은 수준의 자율권을 갖고 중앙 집중적인 의사 결정 권한을 행사한다. 팀 단위 간호에 대한 과거 접근법은 환자에게 더 가까운 수준에서 의사 결정이 이루어지도록 분권적인 의사 결정법을 사용한다고 여겨졌으나 실제로 팀 구성원들의 협업은 제한되어 있었다. 또한 이러한 간호 팀은 구성원들끼리만 의사소통하고 의사들과는 의사소통하지 않는 경향이 있었다. 또한 간호 팀 개념이나 모델 역시 전체로서 환자의 치료보다는 업무에 치중하는 편이었다. 팀 단위 모델의 더 현대적인 버전들은 초기 유형과 다르다. 현재 팀 단위 모델은 협업과 조율뿐만 아니라 간호의 더 나은 일관성과 연속성의 필요성에 맞춰 조직들과 리더십에 필요한 변화들을 충족시키도록 바뀌었다.

1차 간호 1970년대 말 치료가 점점 복잡해짐에 따라 간호사들은 팀 단위 간호에 만족하지 못하게 되었다. 1차 간호 모델의 경우에는, 간호사(RN)만이 할 수 있던 1차 간호사는 환자와 가족에게 직접 간호를 제공한다. 부간호사는 1차 간호사가 업무를 보지 않을 때 1차 간호사가 개발한 치료 계획에 따라 치료를 제공하고, 1차 간호사가 업무를 볼 때 돕는 역할을 한다. 1차 간호사는 배정받은 환자들에 대한 정보를 알아야 하고 높은 수준으로 임상 자율권을 유지해야 한다. 1차 간호가 맨 처음 널리 수용되었을 때, 간호사(RN)들을 다른 의료 서비스 제공자들로 대체하는 것이 더 용이했다.

그 당시 비용은 현재만큼 집중적인 관심의 대상이 아니었기 때문이다. 간호 인력 부족 사태가 재발되고 봉급이 인상됨에 따라 1차 간호의 실행은 점점 더 어려워지고 의료 서비스 비용은 최우선의 고민 리스트에 오르게 되었다.

1차 간호가 팀 단위 간호보다 더 비용이 많이 든다는 것을 입증하는 어떤 연구 데이터도 없지만, 그럼에도 불구하고 많은 병원들은 1차 간호 모델이 비용이 더 많이 든다고 느꼈다

(Gardner, 1991, Gardner & Tilbury, 1991, Galndon, Colbert & Thomason, 1989, Shukla, 1983). 1차 간호는 종종 한 모델로 여겨지는데, 이 모델에서 1차 간호사는 모든 업무를 해야 하고, 협업이나 팀의 노력은 제한되어 있기 때문이다. 물론 1차 간호는 이런 식으로 실행될 필요가 없다.

1차 간호의 2세대는 이 임상 실무 모델과 관련된 이러한 문제들 중 일부에 대해 명확한 입장을 밝혔다. 1차 간호와 관련된 핵심 문제들 중 하나는 1차 간호가 스태프 비용 증가로 여겨져 모든 것을 한 명이 처리하는, 일당백(an-all) 간호사(RN) 스태프는 반드시 필요한가 하는 것이었다. 1차 간호의 2세대 관점은 간호 스태프들의 조합이 일당백 간호사(RN)를 갖는 것보다 더 중요하다고 말했다.

1차 간호와 관련된 또 다른 고민은 24시간 관리 책임에 대한 명확한 규정을 개발할 필요가 있다는 것이었다. 24시간 관리 책임은 일부 조직에서 24시간 이용 가능성으로 해석되었다. 물론 이것은 타당한 접근법이 아니었으며 실제로 1차 간호에서 적용되고 있진 않았다. 1차 간호는 간호사와 환자의 책임 있는 관계다. 1차 간호사는 간병인 역할뿐만 아니라 치료 계획 수립 및 치료 목표 완수를 보장할 책임이 있다. 오직 간호사들(RN)만이 1차 간호사가 될 수 있다. 1차 간호사 역할과 1차 간호 모델은 능력 있고 리더십 기술들을 갖춘 간호사(RN)들을 요구한다. 1차 간호는 현재 많이 사용되는 모델은 아니다.

간호&서비스 팀 단위 모델 1980년대 치료&서비스 팀 단위 모델들이 1차 간호 모델을 대체하기 시작했다. 이 모델들은 다양한 병원에서 다양하게 실행되고 있는데, 그 이유는 이 모델들 대부분이 현실적으로 효과가 있기 때문이다. 이 모델들의 핵심 요소는 권한을 양도받은 스태프들, 서로 다른 전문직들의 협업, 노련한 직원들 및 환자 치료에 대한 사례 관리 접근법(care management approach)으로서, 이 모든 요소들은 리더십과 관리에 대한 최근의 관점들과 관련 있다(Finkelman, 2011). 치료&서비스 팀들은 보조 직원들을 다양하게 분류하는 여러 범주들을 도입했다(예: 다기능 근로자들, 간호사 관련자들 및 간호조무사). 이 새로운 스태프들의 역할이 보완적인 것인지 아니면 전문 간호사 치료의 대체와 관련 있는지에 대해서는 여전히 의견이 분분하다.

보완 모델 보완 모델들은 병동의 환경 기능 측면을 책임지는 병동 보조사(조무사)같이 간호사 관련자들을 사용하면서 1988년에 시작되었다. 이로써 간호사는 환자의 직접 치료(direct care)에 더 많은 시간을 투자할 수 있게 되었다. 이것은 경비 절감을 가져오는가? 확실히 간호사 직책이 간호사 관련자 직책으로 바뀜에 따라 일부 비용 절감 효과는 있다. 그러나 일부 병원들은 초과 근무, 병가 및 호출 비용 증가, 특히 간호사 확장자 스태프들과 관련해 이 비용들이 증가했다는 것을 알게 되었다(Powers, Dickey & Ford, 1990). 또 다른 예로 맨세이(Manthey, 1989)의 임상 실무-파트너 모델(partners-in-practice)이 있다. 기술 보조들이 경험 풍부한 간호사(RN)와 일하기 위해 파트너십 협약을 맺었다. 이 모델의 경우 처음에는 비용 절감이 있었는데, 각 파트너십으로 돌보는 환자들의 수는 두 명의 간호사들(RN)이 보는 것과 같았기 때문이다. 그러나 스태프 인건비는 계속 올랐다. 보완 모델들은 현재 많이 사용되고 있지 않으며 의료 서비스 제공 조직들에서 대체 모델들에게 자리를 내주었다. 대체 모델들은 선택적인 간호 활동들을 수행할 수 있는 다중 기술 기사들을 이용하는 경향이 있다. 간호사(RN)들은 이러한 활동들을 감독한다.

또 다른 접근법은 교차 훈련(cross-training)이다. 이것은 스태프들에게 다양한 전문 간호 부문들에서 근무하거나 다양한 간호 업무들을 수행하도록 훈련시키는 것과 관련 있다. 예를 들면, 호흡 요법사(respiratory therapist)는 전형적인 호흡 요법사의 업무를 수행할 뿐만 아니라 채혈이나 간호사의 기본 치료에 대한 훈련을 받을 수 있다. 이 교차 훈련 모델은 스태프들이 많은 다양한 욕구들을 충족시킬 수 있다는 점에서 더 융통성 있다. 환자의 신상이나 의식 상태의 변화를 위해 스태프 수 조정이 필요할 때 이것을 이용할 수 있다. 스태프들이 양질의, 안전한 치료를 제공하고 치료를 전달하면서 과도한 스트레스를 받지 않도록 하기 위해서 이 교차 훈련이 환자의 욕구들을 충족시키는 것이 절대적으로 중요하다.

병원들과 기타 의료 서비스 제공 조직들은 의료 서비스의 질과 안전을 타협하지 않고, 비용을 통제하면서 대체 모델을 이용할 가장 좋은 방법들을 찾으려고 노력 중이다. 요구들이 변화함에 따라 다양한 간호 모델들이 필요할 것이며, 따라서 이 모델들을 개발하는 데 간호 리더십이 절대적으로 필요하다.

이보다 앞서 나왔던 팀 단위 모델들처럼 대체 모델들에서도 간호사(RN)는 치료와 업무를 조율하는 데 시간을 투자해야 한다. 팀 간호의 초점을 간호사-환자 관계에 두는 것이 아니라 환자 중심 간호에 두는 것이다. 미국의 사례관리학회(Case Management of Society of America, CMSA)는 사례 관리(case management)를 "협업하의 평가 수립 과정, 질과 비용 효율이 높은 치료 목표들을 달성시킬 수 있는 선택 방안들과 서비스들 촉진 및 지지"로 정의한다(2002, p1). 사례 관리는 복합적인 건강 문제를 가진 환자들, 재앙 수준의 건강 상황들 및 높은 비용의 치료 조건들은 의료 서비스 시스템을 효과적으로 이용하는 데 도움을 필요하며, 사례 관리자는 이런 욕구(need)를 가진 환자들을 도울 수 있다는 가정에 기초한다(Finkelman, 2011). 사례 관리자들은 치료 목표들을 달성하기 위해 여러 팀들과 일할 수 있으며, 이것은 관리 책임을 더 많은 이들이 공유하게 만든다.

사례 관리자가 간호사일 때 사례 관리는 간호의 한 모델로 볼 수 있지만, 일부 조직들에선 간호사들 대신 사회복지사 같은 다른 전문 의료진들을 사례 관리자들로 이용한다. "사례 관리는 전문직이 아니라, 협업하고 여러 과들의 임상 실무를 겸해서 하는 직책이다."(사례관리인증위원회(Commission for Case Management Certification), 2009, p1) 여러 의료 서비스 전문직 기관들과 전문 의료진들이 사례 관리를 정의해왔지만, 분명한 점은 보편적으로 수용되는 사례 관리의 정의는 아직까지 하나도 없다는 것이다. 사례 관리는 많은 다양한 유형의 의료 서비스 제공 환경에서 이용되고 있으며, 그러한 환경 역시 사례 관리 정의에 영향을 미친다(Finkelman, 2010).

간호 관리 모델 간호 관리 모델은 통합 의료 서비스 전달 시스템의 필요성에 초점을 맞춘다. 간호 관리 모델은 의료 서비스 계획 수립, 평가, 서비스 조율이 포함된다는 점에서 사례 관리와 많은 유사점을 갖고 있다. 그러나 초점을 개인 환자에 두는 것이 아니라 인구에 바탕을 둔다. 여기에서 인구란 지리적으로 구체적인 한 지역에 살고 있는 사람들이나, 건강 보험 가입자들이 될 수 있으며, 또는 당뇨병을 가진 환자들같이 유사점을 가진 특정 인구 집단이 될 수도 있다. 목표는 임상 서비스 연속체에 속한 서비스들을 통합하는 것이다. 간호 관리는 종종 간호 관리 모델에서 이용된다. 간호 관리를 촉진하기 위해 이용되는 전형적인 도구로는 임상 경로들, 질병 관리 프로그램들과 벤치마킹이 있다.

신규 간호 모델들

협진 팀 임상 실무 모델 협진 팀 또는 전문 의료진 협진 임상 실무 모델은 의료 서비스의 질 개선을 다룬 의학협회의 보고서에서 강조되고 있다. 의학협회는 보고서에서 "치료(care)의 지속성과 신뢰성을 보장하기 위해 팀들이 협력하고 협업하고 의사소통하고 치료를 통합할 수 있도록" 다른 전문직 팀들이 함께 일할 필요성을 강조한다. 또한 다른 진료과들 간의, 즉 다양한 전문 의료진들의 역량을 충족시키는 모든 전문 의료진들 간의 만남이 중요하다고 보고 있다(2003, p4). 이러한 다른 진료과들이 속한 팀들에는 환자에게 필요한 것들을 충족시키도록 설계된 직업들과 서로 다른 의료 전문직 출신의 의료 서비스 제공자들이 포함된다. 환자의 간호에 필요한 점들이 더욱 복잡해짐에 따라 이 모델은 그러한 필요들을 다루고 환자의 간호 목표들에 도달할 수 있도록 전문 지식과 환자에 대한 정보를 혼합해 효과적으로 더 잘 사용할 수 있게 한다. 이 모델의 초점이 환자 중심 치료(patient-centered care)다. 서로 다양한 전문 의료진들로 이루어진 팀들을 이용할 때 좋은 점들은 다음과 같다(Finkelman & Kenner, 2010, p337).

- 복잡한 치료 시스템의 분화 감소
- 다양한 전문 지식들(예: 의학, 간호학, 약학, 동종요법, 사회 복지 등)의 효과적 이용
- 반복되거나 겹치는 서비스 이용 감소
- 복잡한 문제들에 창의적이거나 혁신적인 해결책 증가
- 팀 구성원들이 서로 다른 역할과 책임, 의사소통과 조율 및 더 나은 치료 계획을 수립하는 법에 대한 이해 증가
- 동기 부여 및 팀 소속, 개인적 업무에 대한 자긍심 증가
- 책임 공유 확대
- 구성원들이 솔직히 의견을 표할 수 있는 힘 강화

환자 간호를 위한 시너지 모델 이 간호 모델은 미국 구명치료간호사협회(American Association of Critical Care Nurses)에서 개발되었지만, 모든 유형의 간호 병동들에서 적용되었다. "한 환자의 특징과 욕구들(needs), 임상 병동 또는 의료 서비스 시스템이 한 간호사의 역량들과 잘 맞을 때 시너지가 발생한다."(미국 구명치료간호사협회, 2009) 이 모델에 포함된 환자의 특징들은 다음과 같다(미국 구명치료간호사협회, 2009).

- 회복력(resiliency): 보상/대처 기제들(compensatory/coping mechanism)을 이용해 기능을 원래 수준으로 돌아갈 수 있게 하는 능력. 예를 들어, 모욕 후 재빨리 되받아칠 수 있는 능력

- 취약성(vulnerability): 환자의 치료 목표들에 부정적으로 영향을 미칠 수 있는 실제 또는 잠재적 스트레스 요인들에 대한 민감성(susceptibility)

- 안정성(stability): 꾸준한 상태, 즉 평상시의 안정된 상태를 유지할 수 있는 능력

- 복합성(complexity): 두 가지 이상의 시스템들(예: 신체, 가족, 치료법들)의 복잡한 조합

- 자원 이용 가능성(resource availability): 환자/가족/지역 사회가 현재 상황에서 가져올 수 는 자원 규모(예: 기술적, 재정적, 인적, 심리적 및 사회적 자원들)

- 간호 참여(participation in care): 환자/가족이 간호(care)에 참여하는 정도

- 의사 결정 참여(participation in decision making): 환자/가족이 의사 결정에 참여하는 정도

- 예측 가능성(predictability): 환자가 증상들의 특정한 과정 또는 질병의 전개 과정을 예측할 수 있게 만드는 능력

시너지 모델은 위에 제시한 환자의 특징들과 아래에 제시한 간호사의 역량들을 하나로 묶는다(미국 구명치료간호사협회, 2009).

- 임상적 판단(clinical judgement): 임상적 근거 추론(clinical reasoning). 여기에는 임상적 의사 결정, 비판적 사고 및 상황에 대한 전반적 파악, 공식적, 비공식적 경험 지식과 증거에 기초한(근거 중심) 가이드라인들을 결합하는 과정을 통해 습득된 간호 기술들이 포함됨.

- 옹호 및 도덕적 대리인 역할(advocacy and moral agency): 환자/가족 및 간호 스태프들의 고민의 대표자이자 대리인 역할. 자신이 근무하는 임상 환경 안팎에 존재하는 윤리적, 임상적 고민들을 확인하고 해결하도록 돕는 도덕적 대리인 역할

- 임상 실무(caring practices): 환자들과 스태프들을 위해 편안한 분위기를 조성하고 불필요한 고통을 없애주며 서로 공감하고 지지하는 치료 환경을 조성하는 간호 활동들. 환자 가족들과 의료 서비스 요원들을 포함한 간병인들의 요구에 대한 적극적 반응, 관심, 약속 등이 포함되지만 이에 한정되지는 않음.

- 협업(collaboration): 환자/가족의 최적의/현실적인 목표 달성을 위해 각자의 헌신을 증대/장려하는 방식으로 다른 이들(예: 환자들, 가족들, 의료 서비스 제공자들)과 함께 일하는 것.

- 체계적 사고(systems thinking): 의료 서비스 시스템 및 비의료적 시스템들 내외에서 환자/가족과 스태프를 위해 어떤 환경적 자원들과 시스템 자원들이 존재하든 관계없이 간호사가 이것들을 관리할 수 있게 만드는 지식과 도구들

- 다양성에 대한 반응(response to diversity): 다양한 차이들을 인식, 평가하고 간호에 결합시킬 수 있는 세심함(sensitivity). 포함시킬 수 있는 차이들로는 문화적 차이, 종교적 신념, 성별, 인종, 민족, 생활 방식, 사회·경제적 지위, 연령 및 가치들의 차이가 있지만 이들에 한정되지는 않음.

- 학습 촉진(facilitation of learning): 환자/가족, 간호 스태프, 의료 서비스 팀의 다른 구성원들 및 지역 사회에 학습을 촉진시킬 수 있는 능력. 공식적·비공식적 학습 촉진 능력들이 포함됨.

- 임상적 질의(혁신자/평가자(innovator/evaluator)): 지속적으로 임상 실무에 의문을 갖고 평가하며 정보에 입각한 임상 실무를 제공하는 과정. 창의적 임상 실무는 연구 활용 및 실험 결과 학습을 통해 변화를 이루어냄.

1차 치료 팀

1차 치료 팀의 원칙은 다음과 같다(Kimball & Joyint, 2007, p394).

- 모든 환자는 경험이 풍부한 간호사(RN)의 치료를 받을 자격이 있다.
- 모든 신입 간호사는 경험이 풍부한 간호사(RN)의 지도를 받을 자격이 있다.
- 모든 환자는 자신의 치료 계획 수립에 참여할 기회를 가질 자격이 있다.
- 모든 팀 구성원은 그 팀에 배정된 모든 환자가 필요로 하는 것들을 충족시키기 위해 노력한다.
- 1차 치료 팀(PCT)의 모든 구성원은 자신에게 규정된 임상 실무/경험 범위 내에서 기능한다.
- 개선된 업무 배분 과정과 팀의 지원으로 작업 강도가 감소된다.
- 간호 전달 모델(nursing care delivery model)은 환자의 안전, 환자, 스태프 및 의사의 만족에 중요한 요소다.

협업적 환자 치료 관리 모델 협업적 환자 치료 관리 모델은 다양한 전문 의료진, 인구에 기초한 사례 관리 모델이다(Kimball & Joyint, 2007). 이 모델은 위험이 높고 규모가 크고 비용이 많이 드는 사람들에 초점을 맞춘다. 팀은 한 명의 의사와 한 명의 간호사(RN), 환자 치료 코디네이터에 의해 공동으로 조율된다. 간호사(RN)가 일과를 책임지며, 다양한 전문 의료진들 간의 계획이 있다. 이 모델은 급성 치료 간호사의 간호와 간호 서비스의 연속체 전반에 걸쳐 외래 환자 의료 환경에서 사용되었다.

전이성 치료 모델 이 모델은 "높은 위험군인 노인층들을 위해 포괄적인 병원 치료 계획 수립, 치료 조율 및 가정 내 후속 치료"를 제공하는 데 초점을 맞춘다(Kimball & Joyint, 2007, p395). 임상 실무 간호사들은 입원 후 치료를 포함해 노인들이 필요로 하는 치료를 받는 것을 보장하도록 이 모델을 이끈다. 이 모델은 재입원 사이의 간격을 늘리고, 재입원 횟수와 총체적 의료 서비스 비용을 줄이는 데 긍정적인 영향을 미쳤다. 노인들의 수가 증가함에 따라 이 유형 모델의 중요성은 더욱 커질 것이다.

환자 내비게이션 환자 내비게이션은 주로 생존율이 좋지 못한 위험에 처한 암 환자들에게 초점을 맞춘다. 물론 다른 유형의 환자들도 역시 환자 내비게이션의 혜택을 보기는 한다(Wells와 동료들, 2008). 임상 실무 간호사 리더들이 '간호사 내비게이터(nurse navigator)'라는 직책을 맡는 경우가 종종 있다. 환자 내비게이션은 환자들이 필요한 치료를, 필요할 때 받을 수 있도록 더 잘 보장하기 위해 장벽들을 줄이는 데 초점을 맞춘다(Finkel, 2011). 이 방식은 "시기적절하게 양질의 의료 서비스를 얻는 것을 방해하는 구체적 장벽들을 다룸으로써 건강 불평등을 줄이도록 설계된 개입 치료 모델이다."(Wells와 동료들, 2008, p2010)

전문 의료진 임상 실무를 위한 변혁적 모델 이 모델은 환자 치료 서비스들을 통합한다(Beckman Institute for Innovation in Patient Care, 1998, Wolf, Hayden & Bradle에 의해 인용, 2004). 이 모델은 4가지 요소들로 구성되어 있는데, 다음과 같다. (1)전문 의료진 임상 실무: 전문 의료진의 임상 실무 관계들에 대한 평가와 활성화, 변혁적 리더십, 치료 전달 시스템, 전문 의료진 성장 및 협업 임상 실무 지지, (2)처리 과정 구성 요소: 목적을 갖고 사려 깊은 비판적 사고, 협의, 의사 결정에 참여, (3)1차 치료 목표 구성 요소: 치료 목표들에 도달(질 개선, 환자 만족, 간병인 만족), (4)전략적 목표 구성 요소: 소비자, 조직, 전문 의료진의 건강

서비스 질-배려 모델 이 모델은 배려와 근거 중심 실무를 강조하며 더불어 양질의 치료 차원들로서 구조-처리 과정-결과들을 강조한다(Duffy & Hsokins, 2003). 이 모델은 환자 및 가족들과 의료 서비스 제공자의 관계, 즉 협력적이고 협업적인 관계 구축의 필요성과 관련된 문제들을 다룬다. 이 모델은 과제 지향적 바이오 메디컬 모델에 초점을 맞추기보다는 간호 업무로 기술된다.

간호 전달 모델들(nursing care delivery models)은 경제적 요인, 스태프 부족 또는 초과, 치료 철학과 목표, 간호 부문 연구, 달성할 필요가 있는 과제들, 산업 기술, 정보 관리, 과학적 발전, 새로운 리더십, 조직 이론들과 조직 유형들로 인해 수년에 걸쳐 변화를 겪어왔다. 그 과정에서 일부 모델들은 사라졌다(예: 기능적 간호). 지금은 훨씬 덜 사용하게 된 모델의 또 다른 예로서 1차 간호 모델이 있는데, 과거에는 미국의 많은 지역에서 인기가 있었지만 지금은 주로 비용과 간호사 부족으로 인해, 예전만큼 많이 사용되지 않는 편이다. 총체적 치료 또는 사례 방법은 거의 사용되고 있지 않지만, 여전히 구명 치료 제공 환경들과 가정 간호에서 사용되고 있

을지 모른다. 심지어 여기에서도 서로 다양한 전문 의료진의 팀 치료로 나아가는 움직임이 있기는 하다. 그러면 변화는 왜 일어났는가? 일부 간호사의 간호는 비용 효율성 면에서 다른 것들보다 더 효과적이고, 안전성, 양질의 간호를 제공할 수 있다.

공동 운영 모델

"운영(governance) 또는 자기 규제(self-regulation)는 전문적 의료 임상 실무들에 대한 관리 책임(accountability)을 입증함으로써 대중의 신뢰를 얻는 전문 의료진들에게 주어진 특권으로 오래전부터 인식되어왔다."(Mass & Specht, 2001, p318) 이것이 어떻게 공동 운영(shared governance)과 관련이 있는가? 간호 부문 관리(nursing management)의 한 형태로, 공동 운영은 의사 결정에서 간호사의 역할과 책임들을 강조한다(Anthony, 2004, Hess, 20a04). 따라서 스태프들에게 권한을 부여함으로써 조직에 미치는 각 간호사의 영향력을 키우는 이 모델은 운영의 6개 차원들에 기초하고 있다.

1. 전문 의료진의 임상 실무에 대한 통제
2. 임상 실무를 지원하는 조직의 자원들에 대한 영향
3. 조직이 허용하는 공식적 권한
4. 의사 결정 참여를 가능하게 하는 위원회 구조들
5. 조직에 대한 정보의 접근
6. 목표들 수립 및 갈등 조율 능력

공동 운영 모델은 하나의 경영 철학, 전문 의료진의 임상 실무 모델 및 의사 결정, 특히 그들의 임상 실무에 영향을 미치는 의사 결정에 스태프들이 개입하는 것에 초점을 맞추는 책임의식 모델로 간주할 수 있다. 이렇게 함으로써 이 모델은 스태프들에게 그들의 임상 실무를 실행하는 데 있어 자율권과 통제를 제공한다. 즉 그들 자신의 임상 실무에 대한 통제를 합법화시킨다. 이러한 조직들에서 근무하는 간호사들은 덜 무기력하게 느끼고 더 효율적이라고 느끼며 더 책임감을 갖는다.

한 대규모 대학 병원의 스태프 개발 부서장으로서, 최고 간호 관리자는 학생 간호사들과 교수진을 위한 오리엔테이션에 대해 논의하기 위해 여러분을 만났다. 최고 간호 관리자는 학생들과 교수진이 병원의 새로운 간호 모델인 환자 치료의 시너지 모델을 이해하지 못하는 것에 신경 쓰고 있었다. 그녀는 이 문제를 정정하는 것이 여러분이 해야 할 일이라고 말한다. 여러분은 부담을 갖고 그 미팅을 끝냈다. 이 일은 여러분에게 큰 책임으로 다가온다. 병원에는 학생 실습을 위해 병원의 서비스들을 이용하는 3개의 간호대학으로부터 많은 간호과 학생들이 와 있다. 모든 학생들은 병원에서 제공하는 4시간짜리 오리엔테이션에 참석해야 하는데, 이미 내용이 과포화 상태다. 병동들 역시 6개월 전에 시작한 시너지 모델을 적용하느라 고군분투 중이다.

질의

1. 학생들과 교수진이 이 모델을 이해하는 것이 왜 중요한가?
2. 간호 모델은 조직의 이론이나 접근법과 어떤 관련이 있는가?
3. 여러분은 이 모델을 어떻게 기술할 것인가? 방법과 예들을 고려할 것.
4. 여러분이 이 문제를 어떻게 다룰지 설명하기 위해서 최고 간호 이사에게 제출할 계획을 개발할 것. 이 계획을 개발하고 실행하는 데 누구를 포함시킬 것인가?

공동 운영 모델에서 결정적인 요인은 관리 책임은 같은 사람에게서 발견된다는 것이다. 관리 책임은 기능을 완수하는 데 가장 효과적일 수 있는 사람에게 부여되어야 한다. 한 기능이나 과제에 대해 관리 책임을 느끼고 실제 책임을 질 수 있는 개인 스태프의 경우, 그 스태프는 올바른 의사 결정이 내려지는 것을 보장할 수 있는 권한이 있다. "전문 의료진의 맥락에서 보면, 전문 의료진이 자신의 업무에 대해 관리 책임을 갖는다는 말은 관리 책임의 일부인 필수적인 권한이 의무 준수를 보장하고 준수하지 않는 상황에서 교정 조치를 취할 수 있는 개인에게 그 권한이 이전될 때를 의미한다."(Porter-O'Grady & Finnigan, 1984, p80)

공동 운영 모델은 또한 협업의 대리 조건이기도 하다. "그것은 경영진과 동료들과 함께 협동해서 기능할 수 있도록 권한을 부여받은 매우 적극적인 스태프와 스태프에게 권한을 부여하는 리더십을 바탕으로 하는 조직의 처리 방식이다. 이때 조직은 학습하는 조직으로 지칭될 수 있다."(Sullivan, 1998, p471) 변혁적 리더십(Transformational leadership)은 공동 운영을 증대시킨다. 1단원에서 논의한 것처럼 리더십의 중요한 요소는 자기 인식(self-awareness)으로서 이것은 공동 운영에서도 중요하다. 이 유형의 조직적 배치에서, 스태프들은 조직에 헌신하는 느낌을 받으며 조직의 목표들을 달성하는데 자신들을 파트너로 본다. 스태프들은 홀로 일한다는 느낌을 받지 않고 여러 팀들과 함께 구체적인 목표를 달성하는 것으로 느껴야 한다(Hess, 2004).

공동 운영 모델에서 간호 관리자는 대체로 일상적인 환자의 직접 치료(direct care)에 관여하지 않는다. 물론 여전히 직접 치료에 관여하는 관리자들도 일부 있기는 하다. 간호 관리자의 전형적인 책임들로는 스태프 제공 및 관리, 프로그램 평가, 직원 평가, 조율, 자원 배당, 재정 활동들 및 1단원에서 논의한 것처럼 장기간 계획을 수립하는 것이다. 환자 치료 목표들을 달성하지 못한 경우 그 책임은 이 문제를 다루기 위해 그 치료를 제공한 간호사가 지게 된다. 간호 관리자는 여기에 개입할 수 있지만, 1차적 책임을 지는 사람은 직접 치료 제공자가 된다. 임상 실무는 시술자가 1차적으로 책임진다. 임상 문제들이 발생할 때 직접 치료를 제공한 간호사는 치료 팀과 함께 협력해서 이 문제들을 해결할 당사자가 되어야 한다. 공동 운영 모델의 핵심 주장은 의사 결정이 더 많은 수의 스태프들에게 퍼지고 스태프들에게 더 많은 임상 실무 권한이 부여(분권화)되어야 한다는 것이다. 간호사들은 그들의 임상 실무를 책임진다.

공동 운영 모델을 사용하는 의료 서비스 제공 조직은 명확한 의사소통 과정을 갖고 있어야 한다. 그렇지 않으면 의사 결정 과정에서 문제와 혼란을 만나게 될 것이다. 대체로 공동 운영 모델은 스태프들이 업무와 소속 조직에 더 큰 만족감을 느끼게 한다. 즉 스태프들은 더 많은 권한을 부여받았다고 느낀다(Caramanica 2004). 공동 운영 모델의 핵심 구성 요소들은 임상 실무, 질, 교육 및 동료들의 처리 과정/운영이다. 이러한 요소들은 어떻게 달성되는가? 이 요소들 중 어떤 요소들의 변화가 있을 때, 일부 조직들은 '실제로' 변화하며 어떤 조직들은 이 모델에 맞춰 변화하는 것처럼 보일 뿐이다. 후자 상황의 경우 의사 결정 과정이나 실제 임상 실무에서는 실제로 변화가 거의 없다. 공동 운영은 협업, 수평적 관계, 투자 및 조직에서 충족되는 것이 입증될 필요가 있는 욕구와 관련 있다. 변화는 실제적으로 이루어져야 한다.

이 모델을 이용하는 조직들에는 협의회, 내각, 위원회 또는 의사 결정을 내리는 비슷한 단체들 또는 팀들의 조합같이 공유하는 관리 책임과 관련된 형태의 구조를 갖고 있다. 이 모델을 이용하는 조직의 명령 체계는 전통적인 조직들과 같지 않다. 공동 운영 모델에서, 이 그룹들은 정책, 절차 및 업무 성과와 관련된 기타 측면들에 대한 의사 결정을 내린다. 공동 운영은 어떻게 실행될 수 있을까?

의료 서비스 제공 조직들은 더 수평적이고 더 효과적인 조직을 탄생시키기 위해 수년간 노력을 거듭해왔다. 공동 운영 모델을 향해 나아가기 위해서 조직은 포괄적인 변화 접근법을 취해야 하며, 시행착오를 거치며 쌓아가는, 점진적 접근법을 취해서는 안 된다는 것을 인식하는 것이 중요하다. 조직의 모든 부분들과 스태프들은 변화를 예상해야 한다. 이것은 달성하기 아주 어렵지만 만약 공동 운영이 그 목표라면 변화를 예상하는 태도는 필수적으로 갖추어야 한다.

스태프들에게 권한을 부여하는, 분권화된 의사 결정은 현재 많은 의료 서비스 제공 조직에서 찾을 수 있으며, 공유된 정부 모델 같은 참여적 관리 전략들과 관련된 경우가 많다. 분권화가 효과적으로 운영되기 위해서, 스태프들은 의사 결정을 할 수 있는 자율권을 가져야 한다. 이 모든 것은 공동 운영과 밀접하게 관련되어 있다.

이 모델은 스태프들에게 조직의 가치와 목표들에 헌신하고 그 목표들을 달성하기 위해 노력하는 것으로 이러한 헌신을 입증할 것을 요구한다. 대형 병원들 역시 공동 운영의 대표적인 특징들을 갖고 있다. "구조가 어떤 변화 과정을 거치든 간에 통제의 구심점, 의사 결정 처리 과정 및 팀에 기초한 혁신 방안들이 요구되며, 이들은 의료 서비스 비즈니스의 성공적인 미래에 필수적인 것들이다. 공동 운영부터 공유된 리더십, 공유된 의사 결정, 권한 양도, 서비스 시점, 관리 책임 또는 어떤 이름을 붙이든 상관없이 이 역동적 의사 결정은 미래에 의료 서비스를 재개념화하고 전체 구조를 그리는 작업에 필수적인 요소다."(Prter-O'Grady, 2001, p473)

리더십과 관리 기술 적용하기

비판적 사고 개발을 위한 질문&활동

1. 환자 간호를 위한 시너지 모델(Synergy Model for Patient Care)에 대해 더 자세히 알고 싶다면 미국 구명치료간호사협회(American Association of Critical Care Nurses) 웹사이트를 방문할 것(http://www.aacn.org/WD/Certifications/content/synmodel.pcms?menu=Certification). 여러분은 이 모델에 대해 어떻게 생각하는가?

2. 의료 서비스 제공 조직의 구조는 자주 변할 수 있다. 본 단원은 조직 구조의 일부 측면들에 대해 기술했다. 여러분은 조직의 구조에 이 내용을 어떻게 적용할 것인가? 어떤 유형이든 한 의료 서비스 제공 조직을 선택할 것. 물론 여러분이 그 조직 내에서 경험을 하고 있다면 선택은 더 용이할 것이다. 그 조직도를 검토하고 본 단원에 기술된 내용과 비교, 대조할 것. 어떤 조직 이론이 적용되는가? 여러분의 분석을 간단하게 기술할 것. 여러분의 설명문에는 조직 유형들, 직책 직함과 부서명들, 상호 관계 및 보고 처리 과정, 조직도의 명확성, 조직의 복잡성 및 조직도에 포함된 직책들과 부서들의 유형이 포함될 수 있

다. 비판적 측면들은 보고 과정으로서 기술할 것. 수직적 구조와 수평적 구조, 권한 라인, 스태프의 자율성, 통제 범위, 중앙 집중적 vs 분권적 의사 결정, 부서화 및 표 구조를 고려할 것. 본 단원에서 논의된 이론들은 어떻게 적용될 수 있는가? 여러분의 분석을 간단하게 기술할 것.

3. 의료 서비스 제공 조직의 처리 과정들은 자주 변할 수 있다. 본 단원 내용은 조직 구조의 일부 측면들에 대해 기술했다. 여러분은 이 내용을 조직의 처리 과정에 어떻게 적용할 것인가. 어떤 유형이든 한 의료 서비스 제공 조직을 선택하라. 물론 여러분이 그 조직에서 일한 경험이 있다면 선택은 훨씬 더 용이해질 것이다. 이번 단원의 내용과 해당 서비스 조직의 처리 과정과 비교, 대조하라. 한 조직의 처리 과정에 대한 정보를 얻을 수 있는 전형적인 정보원은 조직의 비전과 사명 선언문, 조직의 목표와 목적들이다. 여러분은 조직에서 의사 결정, 직무 위임, 조율, 의사소통 및 평가에 대한 정보를 찾으려고 노력할 필요가 있다.

PART 2

핵심 역량들

2부에서는 의학협회 전문 의료진의 핵심 역량들에 초점을 맞추고 있다.
즉 환자 중심 간호 관리, 의료 서비스 전달 및 서비스 전달 불평등 문제,
스태프 보유 요건에 부합하는 스태프 모집&보유, 소비자,
전문 의료진 협진 팀 구축, 협업을 통한 팀워크 증진, 간호 조율,
갈등 해결 및 효과적인 소통과 관련된 내용을 포함하고 있다.
마지막 두 단원에서는 의료 서비스의 질 개선과 관련된
두 번째 핵심 역량과 다섯 번째 역량, 즉 IT 기술 활용에 대해 다루었다.
이와 같은 핵심 역량들은 모든 의료 서비스 제공 환경에서
임상 실무뿐만 아니라 효과적인 리더십과 관리 능력을 깃출 수 있도록 도와줄 것이다.

환자 중심 치료 관리

본 단원의 개요

<table>
<tr><td valign="top">

학습 목표

핵심 용어

학습 방향

핵심 역량: 환자 중심 치료

관리의 역할과 환자 중심 치료

치료 계획 수립, 입상적 근거 추론 및 환자 중심 치료에 대한 임상적 판단의 시사점들

환자/가족 대상 환자 중심 치료 교육의 시사점들

자기 관리

건강 증진/질병 예방

만성 질환: 의료 서비스의 한 핵심 고민

만성 질환 치료 모델

질병 관리

- 정의와 목적

질병 관리 프로그램에 대한 의료 서비스 제공자의 반응

</td><td valign="top">

간호에 이용되는 도구의 예

표준 진료 지침

- 표준 진료 지침의 정의와 목적
- 표준 진료 지침의 진화

표준 진료 지침 개발 및 실행 과정

- 법적 책임과 윤리적 문제들
- 표준 진료 지침 평가

임상 실무 가이드라인

- 정의와 목적
- 보험사의 임상 실무 가이드라인에 대한 관심
- 임상 실무 가이드라인 개발 및 실행

리더십과 관리 기술 적용하기

비판적 사고 개발을 위한 질문&활동

</td></tr>
</table>

학습 목표

본 단원을 시작하기 전, 이 단원의 학습 결과들 중 익숙한 것이 있는지 살펴볼 것.

- 환자 중심 치료가 의료 서비스 전달 시스템과 간호에 어떤 영향을 미치는지 설명할 것.
- 치료 계획 수립, 임상적 근거 추론 및 환자 중심 치료에 대한 임상적 판단이 암시하는 점들을 분석할 것.
- 자기-관리와 환자 중심 치료의 관계를 조사할 것.
- 건강 증진과 질병 예방을 간호 부문 관리에 적용시킬 것.
- 만성 질환 모델을 한 특정 만성 질환에 적용하고 환자 중심 치료와 관련시킬 것.
- 표준 진료 지침과 임상 실무 가이드라인들을 비교, 대조할 것.
- 치료가 더욱 환자 중심적이 되도록 임상 차원 경로나 임상 실무 가이드라인 같은 관리 치료에 이용되는 도구들을 비교하고 대조할 것.

핵심 용어

● 임상적 판단(Clinical judgement)	● 환자 중심 치료(Patient-centered care)
● 표준 진료 지침(Clinical pathway)	● 임상 실무 가이드라인(Practice guideline)
● 임상 추론(Clinical reasoning)	● 1차 예방(Primary prevention)
● 협업(Collaboration)	● 2차 예방(Second prevention)
● 질병 관리(Disease management)	● 자기 관리(Self-management)
● 건강 증진(Health promotion)	● 3차 예방(Tertiary prevention)

학습 방향

협업(collaboration)은 임상 서비스 제공 환경 및 의료 서비스 제공 조직들 간에 중요하게 여겨지는 개념으로, 환자 치료에서 중요한 부분이기도 하다. 의료 서비스는 복잡하기 때문에, 목표들에 도달하기 위해 협업할 때 성공 가능성이 더 높고 대체로 더 능률적인 편이다. 협업은

"한 의료 서비스 제공 조직 내에서 다양한 전문 의료진들의 전문 지식을 인정하며, 필요한 경우 다른 진료과의 의료 서비스 제공자들에게 환자 진료를 의뢰하는 것이다. 협업은 어느 정도까지 업무 기능을 공유하고 전반적으로 같은 사명에 집중하는 것이다."(미국 간호사협회, 2003, p8) 협업은 효과적인 환자 중심 치료에 필수적이며 치료에 통합되어야 할 요소다(Finkelman & Kenner, 2010).

본 단원에서는 미국 의학협회(IOM)가 제시한 환자 중심 치료의 핵심 역량들을 조사할 것이다. 또한 환자 중심 치료에 대한 논의뿐만 아니라 치료 계획 수립, 임상적 근거 추론과 판단, 환자/가족 교육, 자기 관리 및 건강 증진 같은 환자 중심 치료에 영향을 미치는 요인들에 대한 내용들이 포함될 것이다. 의학협회는 모든 환자들을 위한 환자 중심 치료의 필요성을 강조하며 만성 질환 환자들의 증가 문제를 부각시키고 있다. 만성 질환 관리 실태도 조사할 것이다. 개인, 가족들 및 지역 사회를 위해 치료 관리를 돕기 위해 다양한 의료 서비스 제공 환경들과 의료 서비스 제공자들이 이용하는 도구들 중 두 가지, 즉 표준 진료 지침과 임상 실무 가이드라인들을 예로 들어 기술할 것이다.

핵심 역량: 환자 중심 치료

의학협회(2003)는 이 책에서 강조하는 의료 서비스 전문직 부문들을 위한 5대 핵심 역량을 제시했다. 환자 중심 치료 제공을 중심으로 나머지 4개의 핵심 역량(전문 의료진 협진 팀에서 근무, 근거 중심 실무(EBP) 이용, 의료 서비스의 질 개선 적용, 정보학 활용)이 그 주변을 둘러싸고 기능하고 있다. 의학협회(2003)는 환자 중심 치료(patient-centered care)라는 핵심 역량을 "환자들의 개인차, 가치들, 선호하는 것들 및 환자가 표현한 치료 욕구들을 확인하고, 그것을 존중하고 환자의 통증과 고통을 경감시키고, 지속적인 치료를 위해 치료법들을 조율하고, 환자들의 이야기에 귀 기울이고, 정보를 명확하게 전달하고, 환자와 소통하고 교육시키고, 의사 결정 기회와 관리 내용을 공유하고, 지속적으로 질병 예방, 건강 유지를 강조하고, 국민의 건강에 초점을 맞추는 것을 포함해 건강한 생활 방식을 장려하는 것"이라고 정의하고 있다(p4). 의료 서비스 시스템에 대해 "근본적인 변화가 필요한 상태"(p1)라고 기술한 의학협회의 입장으로 볼 때, 환자 중심 치료를 제공하는 것이 절대적으로 필요하다. 의료 서비스 전달 시스템들은 "안전하고 효과적 이며 환자 중심적이며, 시기적절하고 능률적이며 형평성에 맞는 치료를 제공하도록 신중하고 의식적으로 설계될 필요가 있다. 이러한 의료 서비스 전달 시스템들은 환자들의 치료 욕구들 을 충족시키고, 환자들은 필요한 정보를 모두 제공받고, 치료들에 대한 통제력을 가지며 가능 할 때마다 치료 전달 과정에 참여하고, 자신들의 가치와 선호하는 요소들을 존중받는 치료를 받을 수 있도록 설계되어야 한다."(의학협회, 2001, p7) 환자 중심 치료의 핵심 화두는 관심의 초점 을 질병이나 의료적 문제들에서 개인으로 옮겨 가는 것이다. 자신의 치료에 개입하는 환자들 이 더 좋은 치료 결과들을 얻는다(의학협회, 2003). 지난 15년 동안, 연구자들과 전문 의료진들은 효과적인 환자 중심 치료를 제공하기 위해 의료 서비스 전문직 분야들이 요구하는 실무 기술 들을 조사했다. 조사한 실무 기술들 중 중요한 것으로 확인된 것들이 다음에 제시되어 있다(의 학협회, 2003, p52~53).

- 권력과 책임을 환자와 간병인들과 공유하기
- 완전히 개방되고 공유하는 방식으로 환자들과 의사소통하기
- 환자들의 개성, 정서적 욕구들, 가치들 및 삶의 문제들 고려하기
- 더 넓은 범위로 지역 사회를 지지하는 치료 전략들을 포함해, 치료가 필요함에도 불구 하고 의료 서비스 제공 환경에 나타나지 않는 사람들에게 도달할 수 있는 전략들 실행 하기
- 질병 예방과 건강 증진을 위한 노력 증대하기

환자 중심 치료라는 개념은 다양한 의료 서비스 전문직 부문들에서 보편적으로 받아들여 지고 있지는 않다. 따라서 이러한 개념 인식의 부족 상태를 개선하고 여러 의료 서비스 전문 직 부문들이 이해할 수 있는 공통된 언어와 조건들로 발전할 수 있기 위해서는 더 많은 노력 이 필요하다(Lewin, Skea, Entwistle, Zwarenstein & Dick, 2001).

효과적인 환자 중심 치료가 되기 위해서는 스태프들의 협업과 치료 조율이 요구된다. 환자 와 환자 가족들은 치료 전달 과정에 참여할 필요가 있다. 치료 과정에 환자의 가치들과 선호

하는 요소들이 통합되는 것을 더 잘 보장하기 위해 인종적, 민족적, 문화적 다양성 문제들을 고려할 필요가 있다. 이후 따로 한 단원에서 논의하겠지만, 소비자 중심주의는 오늘날 의료 서비스 분야에서 더욱 중요해졌다는 것을 기억할 필요가 있다. 환자 중심 치료는 소비자 중심주의 및 환자 권리 옹호와 직접 관련이 있다. 환자의 권리를 옹호하는 의료 서비스 제공 환경에서 환자의 의견은 지지받고, 치료에 대한 의사 결정은 의료 서비스 제공자가 아닌 환자를 위한 방향으로 내려진다. 정보학 역시 환자 중심 치료를 지지하는 부문이다. 환자들은 최신 정보를 얻을 수 있으며 그러한 정보가 필요할 때 전문 의료진들에게 접근할 수 있고, 스태프들은 환자와 치료 계획을 세우기 위해 쉽게 정보를 얻을 수 있다. 14단원에서 정보학 이용이라는 핵심 역량에 대해 논의할 것이다.

관리의 역할과 환자 중심 치료

간호 관리자나 팀 리더는 환자 중심 치료의 필요성을 인식하고 이것을 의사 결정에서 계속 전면에 내세울 필요가 있다. 관리는 환자 치료 중심 치료 제공과 실제로 어떤 관련이 있는가? 다음에 몇 가지 예를 제시하였다.

- 병동 구조는 전문 의료진 협진 팀의 협업을 통해 각 환자의 치료 욕구들을 충족시키도록 설계되어 있다.

- 치료 계획 수립은 전문 의료진 협진 팀이 주도하며 이 과정에 환자를 포함시킨다.

- 회진 스케줄을 짜는 데 환자를 포함시키며 가능할 땐 환자 가족도 포함시킨다.

- 근무 인계 보고서는 개별 환자에 초점을 맞추어 환자의 가치들, 선호하는 요소들, 환자의 문화적 다양성, 환자의 권리들과 치료 욕구들을 인정하는 내용을 중심으로 작성한다.

- 환자와 스태프 관계 및 의사소통은 환자에 초점을 맞춘다. 예를 들어 환자의 말에 귀 기

울이고, 충분한 시간을 두고 환자에게 집중하며, 서두르는 행동을 피하고, 개방적인 소통 등을 이용한다.

- 간호 관리자는 환자의 건강 상태를 평가하기 위해 정기적으로 환자를 방문해 환자와 가족들과 이야기를 나누고 다룰 필요가 있는 문제들을 파악한다.

- 병동은 환자 우선주의를 취한다. 예를 들면 식사 제공 방식이나 환자와의 의사소통 시스템 등 병원 기능에 있어 환자를 최우선으로 생각한다.

- 의료 서비스 제공 조직의 문화는 환자가 편안하게 느끼고 치유 환경을 제공받을 수 있도록 환자는 그 조직의 의료 서비스 전달 시스템, 소통 및 환경에 영향을 미치는 문화의 중심에 있다고 간주한다.

- 의료 과실은 효과적인 방식으로 환자들에게 밝히고, 환자는 그것을 치료의 질 개선의 일부로 간주하고, 발생 가능한 위험들을 확인하는 데 개입해야 한다.

- 치료의 질 개선은 환자의 치료 목표들을 중심으로 진화한다.

- 직무 위임은 환자의 치료 욕구들에 따라 결정한다.

- 치료 배정은 환자의 치료 욕구들에 따라 결정한다.

- 스태프 제공에는 환자의 치료 욕구들과 각성 상태 여부, 환자에게 효과적인 치료 목표들을 보장하기 위해 필요한 스태프의 수 및 스태프의 역량들이 포함된다.

- 스태프 교육은 치료가 효과적이고 능률적으로 제공되는 것을 보장하기 위해 환자가 필요로 하는 환자 대상 교육 내용과 환자의 학습 경험들이 중심이 되도록 설계한다.

- 환자들이 장기적으로 스스로를 더 잘 보살필 수 있도록 자기 관리 교육을 치료에 포함시키고, 적절한 경우에는 가족도 자기 관리 교육에 포함시킨다.

- 입원 과정은 환자의 건강 상태를 철저히 평가하고 치료 욕구들과 문제들을 찾는 데 초점을 맞추고 환자를 이 과정에 포함시키며, 적절한 경우 가족도 포함시킨다. 환자는 병동으로 옮겨진 후 자신의 치료 과정에 참여한다.

- 퇴원 과정은 환자에게 퇴원 준비 및 퇴원 후 필요한 치료에 대처하도록 준비시키는 과정이다. 이 과정에는 환자가 개입하는데, 적절한 경우에는 가족도 개입한다.

- 업무 수행 평가는 환자 중심 치료를 제공하고 효과적인 치료라는 목표를 달성할 수 있는 병원 직원의 능력에 초점을 맞춘다.

- 지원 서비스들은 환자가 관심의 중심이라는 것을 인정한다.

- 환자의 개인 정보와 비밀은 유지되어야 한다. 예를 들면 환자의 성명과 기타 개인 정보들의 공유는 통제된다.

변혁적 리더십(Transformational leadership)은 스태프들과 관련 있으며 이것은 의사 결정 과정에 환자를 포함시킬 뿐 아니라 그 중심에 두어야 한다는 데 초점을 맞추고 있다. 데이비스, 스코엔바운과 오데트(Davis, Schoenbaun, Audet, 2005)는 환자 중심 치료의 7가지 속성들을 찾아냈다.

1. 가장 편리하게 치료에 접근: 환자들은 쉽게 약속을 잡고 원하는 진료일과 시간을 선택할 수 있다. 이메일과 전화 상담도 제공된다. 영업시간 이외 시간들에도 치료 서비스를 이용할 수 있다.

2. 환자의 치료 참여: 환자들은 그들의 치료에 필요한 정보를 받고 치료 과정에 파트너로 참여한다. 진료실에서는 치료 계획, 질병 예방 및 후속 치료 통보, 의무 기록 열람이 가능하

며 자기 간호를 돕고 상담을 제공한다.

3. 양질의 치료, 임상 실무에 기초한 학습 및 치료의 질 개선을 뒷받침하는 임상 차원 정보 시스템들: 실무진은 환자 등록 정보를 보관하고, 환자의 치료 요건 준수 여부를 모니터링하며, 검사실과 검사 결과에 쉽게 접근하고, 환자에게 검사 결과를 통보하고, 환자의 의사 결정 지지와 환자에게 추천 치료법들에 대한 정보를 제공해야 한다.

4. 치료 조율: 전문의 치료 스케줄을 조율하고 의료 서비스 시스템들은 여러 의사들이 한 환자의 치료에 관여할 때 발생하는 실수를 예방할 준비가 되어 있다. 퇴원 후 후속 치료와 지원을 제공한다.

5. 통합적이고 포괄적인 팀 치료: 의사들, 간호사들 및 전문 의료진들 간에 자유로운 소통 흐름이 형성된다. 이렇게 하면 검사들과 치료 절차들의 중복을 피할 수 있다.

6. 정기적으로 환자 피드백을 의사에게 전달: 실무를 맡은 간호사들은 환자들의 의견을 알기 위해 저비용, 인터넷에 기초한 환자 설문조사의 장점을 이용하고 치료 계획들을 환자에게 전한다.

7. 대중적으로 이용 가능한 정보: 환자는 그들의 치료 욕구들을 충족시킬 수 있는 실무진을 선택하는 데 도움을 줄 수 있는 의사들에 대해 정확하고, 표준화된 정보를 갖고 있어야 한다.

치료 계획 수립, 임상적 근거 추론 및 환자 중심 치료에 대한 임상적 판단의 시사점들

환자는 그들의 질병 상태에 따라 치료 계획 수립 과정에 최대한 적극적으로 참여할 필요가 있다. 환자와 별개로 수립되고 최종 결정으로 전달되는 치료 계획은 환자 중심 치료의 장벽이 된다. 환자는 과거보다 이러한 유형의 치료 접근법을 덜 용인하려 할 것이다. 환자는 자신의 치료 계획에 대한 의사 결정자가 되기를 기대한다. 환자와의 소통은 명확하고 개방적일 필요가 있다. 의료 정보 이해 능력은 5단원에서 논의될 것처럼 의료 서비스 분야에서는 하나의 골 칫거리였다. 의료 정보 이해 능력은 "의료 서비스 정보를 읽고, 이해하고 실천할 수 있는 능력" 이다(의학협회, 2004, p52). 의료 정보 이해 능력은 환자 중심 치료를 막는 주된 장벽이 될 수 있다. 협업, 치료 조율 및 치료의 연속성을 강조하는 전문 의료진 협진 팀에 의해 개발된 치료 계획 들이 더욱 환자 중심 치료에 초점을 맞추고 있다.

치료 계획은 각 환자의 치료 방향을 안내해줄 뿐만 아니라 환자의 치료 욕구들에 대한 정 보를 치료 팀과 병동 관리자에게 알려주며 치료에 포함될 스태프 수, 치료들의 조합 및 치료에 필요한 스태프 역량 같은 것들을 알려준다. 치료 과정을 통해 간호사들은 임상적 근거 추론과 임상적 판단 기법들을 적극적으로 이용할 필요가 있다. 임상적 근거 추론은 "환자의 문제들 이나 치료 욕구들을 확인하거나 각 환자가 처한 환경이라는 맥락에서 문제들을 확인하고 그 전체적 윤곽을 파악할 수 있도록 데이터를 분석할 수 있는 임상의의 능력"이다(Murphy, 2004, p227). 이것은 한 임상 상황이 전개될 때 그 원인을 추론할 수 있는 능력이다(Benner, Sutphen, Leonard & Day, 2010). 임상적 판단은 한 간호사에게 환자의 상황을 고려하면서 지식을 적용, 분 석 및 조합할 것을 요구한다. 임상적 판단은 "간호사들이 가장 핵심적인 정보를 수집하기 위 해 내담자들/환자들의 문제, 쟁점들이나 고민들을 이해하고 환자의 상황을 신경쓰고 관여하 는 방법들로 대응하게 되는 방식들"이다(Benner, Tanner & Chesla, 1996, p2). 임상적 판단은 사려 깊고 의식적으로 의사 결정을 내리는 과정이다. 이를 효과적으로 한다면 임상적 판단은 간호 사들이 환자의 입장을 고려하고, 효과적으로 소통하고, 불확실한 상황에 대처하고 성급한 판 단을 피할 수 있게 할 것이다.

환자/가족 대상 환자 중심 치료 교육의 시사점들

환자 및 가족 교육은 오랫동안 간호 부문의 책임이었다. 하지만 효과적인 교육을 제공하는 것은 점점 어려워지고 있다. 특히 환자들이 더 심각해진 상태가 되어 입원하고 병원 체류 기 간이 더 짧아지는 바람에 급성 치료 환경들에서는 더더욱 환자 교육이 힘들어지고 있다. 환자 에게 교육 내용을 전하는 데 비디오, 컴퓨터나 스마트폰에서 다운로드, 전형적인 홍보 책자와 소책자 같은 다양한 방법들이 이용되고 있다. 의료 정보 이해 능력은 신중하게 모니터링할 필요가 있는데, 환자가 자신의 치료에 관한 정보를 이해하고 그것을 적용할 수 있는지 여부를 간호사가 판단하기 때문이다. 가정 간호와 더불어 후속 치료가 필요할 때도 있다. 가능할 때마다 가족들은 치료 교육에 참여해야 하는데, 환자들이 집으로 돌아가면 가족들이 대개 1차 간병인이 되기 때문이다. 모든 환자 교육은 개별 환자에 초점을 맞출 필요가 있으며, 광범위한 정보를 제공할 필요는 없다. 환자 중심 치료 교육을 개발하는 데 병력, 검사 데이터, 치료 욕구들 및 가정 상황을 이해하는 것이 중요하다. 환자 중심 치료 교육에는 환자의 적극적인 참여가 필요하다. 즉 환자가 어떤 것들을 치료 욕구, 문제 등으로 여기는지 물어보고 환자로부터 적극적인 피드백을 받고 환자(또는 가족)의 말에 귀 기울이는 것이 중요하다.

자기 관리

자기 관리 지원은 "병세 차도와 건강 문제들에 대한 정기적 평가와 문제 해결 능력 지원을 포함해 환자가 자신의 건강 문제를 관리하는 기술을 증진시키고 자기 관리에 자신감을 키울 수 있도록 필요한 교육을 하며 이를 돕는 치료들을 체계적으로 제공하는 것"이다(의학협회, 2003b, p52). "기존 의료 서비스 시스템은 환자가 자기 관리(self-management)를 하는 데 적절히 지원하지 못하는 실정이었다. 현재 시스템은 환자가 '의사의 명령'을 따르는 전통적인 모델을 고수하며 환자로 하여금 정보 탐색, 문제 정의, 우선순위와 목표 정립, 치료 계획 생성 및 그에 따른 문제 해결 방식 같은 적극적인 행동을 하도록 장려하지 않는다. 환자는 현재 자신의 치료를 결정하는 데 중심적인 역할을 하지 않으며, 자신의 건강에 대한 책임감도 갖지 않는다." (건강개선협회, 2010) 환자 중심 치료에 초점을 맞출 때는, 환자가 자신의 치료에 더 큰 역할을 하도록 요구하며, 일부 예에서는 의료 서비스 제공자들의 역할이 줄어든다. 의학협회는 개선이 필요한 4대 부문들을 확인하고 효과적인 프로그램들을 제시했다(2003b, p52에서 인용된 Glasgow, Funnell, Bonomi, Davis, Beckham & Wagner, 2002).

1. 의료 서비스 제공자들은 질병 관리에 대해 환자와 소통하고 이 관리 과정에서 환자들의 적극적이고 중심적인 역할을 강화한다.

2. 임상 실무 팀들은 정기적으로 표준화된 환자 평가를 실시한다.

3. 지속적으로 환자를 지원하는 데 근거 중심(증거에 기초한) 프로그램들을 이용한다.

4. 협업 치료 계획 수립과 환자 중심 문제 해결 능력은 개별 환자에게 맞는 맞춤 치료 계획의 수립으로 이어지고 문제들을 당면했을 때 환자는 팀으로부터 지원을 받는다.

건강 증진/질병 예방

건강 증진과 질병 예방은 사람들이 자신의 건강을 유지하는 데 파트너가 되도록 장려하는 데 집중한다. 의학협회는 환자 중심 치료에 대한 의학협회의 관점에 건강 증진, 질병 예방과 건강 유지(wellness)를 포함시켰다. 이것들은 보험사들, 1차 치료 기관 및 지역 사회/공중 보건 부문들에서 이용하는 핵심 전략들이기도 하다. 메디케어(Medicare) 역시 이러한 전략들을 위한 조치들에 더 많이 변제해주고 있다. 건강 증진과 질병 예방은 2010년 의료 서비스 개혁법에서도 찾을 수 있다. 교육은 이 파트너십을 달성할 수 있는 주요한 방법이다. 보험사가 건강 증진과 질병 예방 서비스들을 개발할 때마다, 이 서비스들에 대한 비용과 편익을 재평가한다. 종합 건강관리 기구(HMO)는 예방 서비스들을 보험으로 충당할 가능성이 가장 높은 관리 치료 모델이다. 이 서비스들에 대해 건강 보험으로 충당되는 범위가 얼마나 되는지는 보험사들에 따라 다르지만 대부분의 보험사 경우 최소 범위로 제공하고 있다. 그러나 2010년 의료 서비스 개혁법은 이 서비스들을 보험으로 충당하는 것을 더욱 강조하고 있다. 의료 서비스 제공 조직들, 지역 사회 보건 분야 및 보험사들이 건강 증진과 질병 예방을 위해 이용하는 3대 방법들은 다음과 같다.

1. 선별 검사: 이 방법에는 주기적인 신체검사와 환자의 병력뿐만 아니라 가족력과 흡연, 운동 습관 같은 위험 평가에 기초해 실시되는 실험실 검사들이 포함된다.

2. 상담: 1차 치료 기관 의사나 다른 의료 전문 의료진이 위험 요인들과 건강의 상관관계를

설명해준다. 상담을 받는 동안 세운 건강 계획은 환자들이 건강관리 지식과 기술을 얻고, 건강한 행동과 습관을 선택하고 유지할 수 있는 동기를 부여받는 데 도움이 된다.

3. 면역&화학적 예방(Korczyk & Witte, 1998, p128): 건강 증진의 목표는 사람들이 그들의 생활 방식을 바꾸고 건강과 삶의 질을 향상시킬 수 있는 선택을 하도록 돕는 것이다. 건강관리 교육은 건강 보험 가입자들/환자들이 이 목표를 달성하도록 돕는 데 아주 중요하다.

만성 질환: 의료 서비스의 한 핵심 고민

점점 더 많은 사람들의 수명이 길어지고, 여러 가지 만성 질환을 앓는 경우가 종종 있는데, 이러한 현상은 주로 의학-과학과 기술의 발전 덕분이다. 이러한 만성 질환자들이 두 가지 이상의 질병들을 갖고 있는 경우는 드물지 않다. 이렇게 복잡해진 문제들은 점점 더 협업과 치

사례 연구　　환자가 우선인가?

한 재활 병원에서 환자 중심 치료 접근법을 실행하기를 원한다. 최고 집행 이사는 품질과 의료 서비스 전문직 부문들에 대한 의학협회의 보고서들을 검토한 후 환자 중심 치료 접근법을 채택할 것을 요청했다. 고위 경영진은 한 회의에서 이 주제에 대해 논의하고 이 변화를 도입하기로 결정했다. 해당 병원에는 만성 질환자들과 신체장애인들이 많다. 이 환자들은 종종 급성 치료 병원에서 진료 의뢰를 통해 이 재활 병원으로 옮겨 오며 물리치료, 작업 치료 및 간호사의 치료 때문에 오랜 시간 입원을 한다. 이 병원은 개인적 특징들이 거의 없는 전형적인 병원처럼 보인다. 방문 시간은 환자들이 자신들의 치료에 집중하기 원한다고 말하는 스태프들에 의해 규제되는 경향이 있다. 본 단원의 내용과 더불어 변화와 조직들을 다룬 앞의 단원들을 고려해, 최고 간호 이사로서 이 변화 채택 지시에 어떻게 반응할 것인가?

질문
1. 환자 중심 치료는 어떤 의미인가?
2. 이 조직이 환자 중심 치료 접근법을 실행하기 위해 취할 수 있는 전략들을 찾아볼 것
3. 환자 중심 치료가 이 병원 간호사의 치료에 어떤 영향을 미치는가? 환자 중심 치료는 다른 의료 서비스들에 어떤 영향을 미칠 수 있는가?
4. 이 병원은 변화 과정에서 자신의 소비자들(환자들과 가족들)을 어떻게 이용할 수 있는가?
5. 여러분은 이 병원에 표준 진료 지침들을 이용할 것을 권한다. 이 권고가 환자 중심 치료와 어떤 관련이 있는가?

료 조율을 요구하게 되었다. 많은 이들이 만성 질환을 앓음에도 불구하고 비교적 좋은 건강 상태를 유지하는 것도 하나의 문제다. 75세 이상의 환자들은 평균적으로 3가지 만성 질환들을 앓고 4가지 이상의 약을 복용할 수 있다(의학협회, 2008). 만성 질환 환자들 수가 점점 늘어나면서, 2004년 미국의 160억 달러 의료 청구서 중 3분의 2 이상이 만성 질환자들의 치료 청구서였다. 만성 질환 환자들이 늘어나는 추세에 대응할 필요성이 점점 늘어나고 있다는 점을 감안하면, 이 환자군에 대한 효과적인 의료 서비스를 개발할 필요성은 절대적인 것이 되었다.

전형적으로 모니터링되는 만성 질환들로는 당뇨병, 심장 질환/고혈압, 천식, 암, 우울증, 신장 질환, 요통 및 비만이 있다.

만성 질환 치료 모델

와그너(Wagner, 1998)는 하나의 만성 질환 치료 모델을 개발했는데, [그림 4-1]에 묘사되어 있다. 이 모델은 또한 로버트 우드 존슨 재단(Robert Wood Johnson Foundation)에서 후원하는 만성 질환 치료 개선(Improving Chronic Illness Care)의 웹사이트(www.improvinghroniccare.org)에도 기술되어 있다. 이 모델은 하나의 준비된 적극적 임상 실무 팀의 지원을 받으며 치료에 대해 사전 정보를 받고 치료에 적극적으로 참여하는 환자에 집중한다. 이 모델을 구성하는 요소들로는 보건 시스템(health system), 의료 서비스 전달 시스템 설계(delivery system design), 의사 결정 지지(decision support), 임상 정보 시스템들(clinical information systems), 자기 관리 지원(self-management support) 및 지역 사회(community)가 있다. 2003년에는 다음 5개의 주제들이 새로 추가되었다.

- 환자 안전(보건 시스템 내 포함)

- 문화적 역량(의료 서비스 전달 시스템 설계 내 포함)

- 치료 조율(보건 시스템&임상 정보 시스템 내 포함)

- 지역 사회 정책들(지역 사회 자원들&정책들에 포함)

- 사례 관리(의료 서비스 전달 시스템 설계 내 포함)

[그림 4-1] 만성 질환 치료 모델

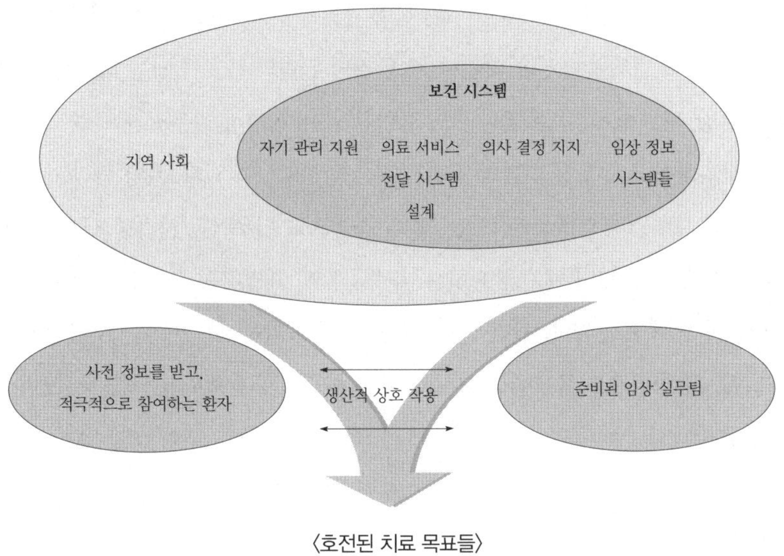

출처: 의료서비스개선협회(Institute of Healthcare Improvement)의 허가를 받고 재출간. www.ihi.org/IHI/Topics/ChronicConditions/ AllConditions/Change 에서 2008년 5월 26일 발췌.

의학협회 보고서들과 권고들이 이 모델의 추가 주제들 및 환자 치료에 영향을 미쳤다는 것은 쉽게 알 수 있다. 간호 부문은 점점 늘어나는 만성 질환이 간호사의 임상 실무와 간호 전달 과정들에 미치는 영향을 고려할 필요가 있다.

만성 질환 치료 모델에서 확인한 6개의 근본 부문들이 양질의 만성 질환 관리를 장려하는 시스템을 구성한다. 의료 서비스 제공 조직들은 이 6개 부문들에 초점을 맞추어야 할 뿐만 아니라 자신들의 치료에 적극적으로 참여하는 환자들과 자원들, 전문 지식으로 무장한 의료 서비스 제공자들의 생산적인 상호 작용을 개발해야 한다.

질병 관리

질병 관리는 만성 질환 환자들이 환자 중심 치료를 받는 것을 더 잘 보장할 수 있도록 돕는 데 이용하는 효과적인 도구가 될 수 있다.

정의와 목적 질병 관리는 3자 지급인들이 비용을 통제하고 치료 효과를 향상시키기 위해 이용하는 또 다른 서비스 전략 또는 방법이다. 질병 관리는 한 특정 질병이나 대체로 만성, 장기 질병을 앓는 환자들 전체에 초점을 맞춘다. 종종 질병 관리의 목표가 되는 대표적인 질병들로 천식, 관절염, 암, 당뇨병, 고혈압, 골다공증, 고위험 임신, 울혈성 심부전, 우울증, 고지혈증 및 인간 면역 결핍 바이러스/후천성 면역 결핍 증후군(HIV/AIDS)이 있다. 질병 관리는 "조율된 의료 서비스 개입 치료들과 질병을 앓는 인구들의 소통으로 이루어진 시스템으로, 이 시스템에서 환자의 자기-간호 노력이 매우 중요하다."(DMAA, 2009) 개발하는 데 시간이 많이 들고 개발과 제공 비용이 많이 드는 질병 관리 프로그램을 굳이 개발하려는 이유는 무엇일까? 다음에 질병 관리 프로그램의 일부 목표들을 제시해, 이 전략을 이용함으로써 얻는 장점을 이해하도록 도울 것이다(Kongstvedt, 2009).

- 환자 치료 목표 향상
- 자기 관리와 환자 중심 치료 장려
- 비용 절감
- 예방 치료 지지
- 환자가 권고받은 의료적 간호 실천 준수 증가

질병 관리 프로그램들은 지속적 질 향상(continuouss quality improvement, CQI) 프로그램들과 유사하다. 지속적 질 향상(CQI) 프로그램은 의료 서비스 제공 조직들이 그들의 기능을 향상시키기 위해 이용해왔다. 이러한 프로그램들은 질병 관리 프로그램들과 마찬가지로 질병 관련 문제들 확인, 개입 치료 실행 및 치료 목표 측정에 집중한다. 질병 관리 프로그램들은 보험사들마다 다를 수 있지만, 대체로 아래 요소들을 모두 또는 일부 포함시키는 편이다.

- 예방
- 조기 탐지/진단
- 치료
- 관리

일부 질병 관리 프로그램들은 단지 의학적 치료 과정과 결과들만 모니터링하는 반면, 다른 프로그램들은 환자 교육이나 행동 수정만 제공한다. 또 복잡한 질병 관리 프로그램들은 오랜 기간 동안 조율된 치료를 제공하고, 전문 의료진 협진 팀들의 협업을 보장하기 위해 환자들을 위한 사례 관리(case management) 기법을 이용한다. 종합건강관리기구(HMO)는 의사들에 대해 더 많은 통제력을 행사하기 때문에 의사들에게 질병 관리 프로그램들을 이용하도록 더 쉽게 장려할 수 있다. 보통 의사의 역할은 환자에게 적합한 개입 치료를 계속 제공하는 것이다. 그러나 다른 전문 의료진들(간호사들이나 사례 관리자들인 경우가 종종 있음)은 질병과 환자의 개별적 치료 욕구들을 바탕으로 질병 예방과 건강 유지에 초점을 맞춘 교육을 제공하고 있다. 환자 교육의 주된 목표는 환자가 자신의 질병을 이해하도록 준비시키고 자신의 질병을 관리할 수 있는 자기 관리 능력을 늘리는 것이다.

질병 관리의 목적은 환자들에게 자신의 질병 교육과 그들의 삶의 질을 개선시키는 예방 치료를 제공하고 의료 서비스 비용들을 증가시킬 수 있는 합병증의 발생을 예방하는 것이다. 이전 단락에서 제시한 대표적인 예들은 의료 위험 수위가 더 높은 문제들이다.

질병 관리 프로그램이 정말 효과가 있을까? 각 보험사는 가입자들을 각 질병 인구 그룹별로 분류하고 한 특정 질병 범주에 속한 가입자 수에 기초해 이 그룹에게 질병 관리 프로그램을 제공하는 데 초점을 맞춘다. 이 가입자 그룹은 대체로 다른 그룹보다 더 높은 비용을 발생시키는 편이다. 질병 관리 프로그램들은 선정된 질병에 속하는 그룹을 대상으로 질병 예방과 건강 유지에 초점을 맞춘다. 질병 관리 서비스들을 위해 선택된 환자들은 보통 많은 치료비 발생, 장기적으로 지속되는 문제들, 높은 합병증 위험, 입원 횟수와 입원 일수 증가라는 문제를 갖고 있다. 만성 질환 환자는 질병 관리 프로그램이 가장 효과적인 환자 유형이다. 질병 관리 프로그램에서 대체로 의사의 역할은 환자에게 적합한 개입 치료를 계속 제공하는 것이다. 그러나 다른 전문 의료진들(종종 간호사들)은 환자의 질병과 개인적 치료 욕구에 기초한 질병 예방과 건강 유지에 초점을 맞추는 교육을 제공한다.

사례 관리자들은 치료 조율을 돕는 데 개입할 수 있다. 사례 관리자들은 간호사들이 될 수 있으며 일부 경우에는 사회복지사들이 이 직책을 맡을 수 있다. 사례 관리의 주된 목표는 환자가 자신의 질병을 이해하고 질병을 스스로 관리할 수 있는 자기 관리 능력을 늘리는 것이다. 질병 관리 프로그램들은 대체로 [표 4-1]에 제시한 예들같이 만성 질환들에 집중하고 있다.

[표 4-1] 질병 관리: 흔히 발견되는 대표적 질병들	
● 관절염 ● 당뇨병 ● 천식 ● 심장 질환	● 만성 폐쇄성 폐 질환 ● 정신 질환 ● 뇌졸중

질병 관리 프로그램들을 개발하는 데는 비용과 시간이 많이 든다. 많은 보험사들은 이러한 프로그램들을 이미 개발한 다른 환자 그룹들이나 의료 서비스 제공 조직들로 눈을 돌리고 있거나 전문 의료진들과 맞춤 프로그램 설계 계약을 맺고 있다. 의료 서비스 제공 조직들, 보험사들 및 상담 비즈니스 같은 의료 서비스 비즈니스 업체들이 질병 관리 프로그램들을 개발했으며, 이러한 프로그램들 중 일부는 간호사들에게 직통 전화(call lines), 간호사 주도 교육 프로그램과 지원을 제공하고, 배울 수 있는 준비 정도와 행동 교정 수준을 고려한다. 또한 환자와 1차 치료 제공자 사이에 형성된 파트너십을 장려하고, 병원 입원과 응급실 서비스 이용과 약 처방 같은 임상 데이터가 나온 출처들을 역추적한다. 이런 프로그램들은 간호사에게 절호의 기회를 제공한다.

질병 관리 프로그램에 대한 의료 서비스 제공자의 반응

질병 관리 프로그램에 대한 의료 서비스 제공자의 관심사는 임상 실무 가이드라인과 표준 진료 지침의 관심사와 비슷하다. 이 의료 서비스의 '가이드북'은 환자 개인과는 관련이 없는가? 질병 관리 프로그램 지지자와 개발자들은 이 프로그램들이 치료 욕구에 대한 개인적 평가와 치료 욕구에 부합하는 기회를 제공한다고 말한다. 일부 의료 서비스 제공자들은 이 개념을 이해하지 못하며, 따라서 질병 관리 프로그램들을 받아들이는 데 여러 가지 문제를 갖고 있다. 어떤 의료 서비스 제공자들은 이것은 그들의 치료를 통제하려는 것이라고 여기고 우려한다. 질병 관리 지지자들은 이러한 프로그램들은 의료 서비스 제공자의 치료 효과를 높이고 환자들이 치료를 더 잘 받아들이도록 돕고, 치료 지시 사항들을 준수하도록 장려한다고 강조한다. 동반 질환들은 계속 문제로 남아 있는데, 특히 노인 환자들의 경우 더욱 심각한 문제다.

관리 치료에 대한 의사의 지지를 늘리기 위해, 의사들은 관리 치료 프로그램과 그 목적에 대해 교육받을 필요가 있다. 의사들은 환자 치료의 조율가로서 인정받고 질병 관리 프로그램이 그들의 치료를 지원한다는 점을 이해할 필요가 있다.

질병 관리 프로그램의 혜택을 받는 것은 의사만이 아니다. 전문 임상 실무 간호사들도 이러한 프로그램을 이용해 혜택을 얻을 수 있다. 단, 질병 관리와 그들의 임상 실무에 적용되는 방식을 이해해야 한다. 이러한 프로그램을 개발하거나 각색하는 과정에 의료 서비스 제공자들과 더불어 간호사와 의사들을 포함시키는 것은 이 프로그램의 성공에 없어서는 안 될 필수 조건이다. 보험사들은 환자의 치료 목표들에 대한 데이터를 수집하여, 의사와 기타 의료 서비스 제공자들에게 이 프로그램들의 효과를 입증하는 데 이용한다. 간호사들은 이러한 프로그램의 개발과 실행에 주된 역할을 할 수 있는데, 그들이 환자를 가르치고 병의 차도를 모니터링하기에 최적의 조건에 있기 때문이다.

약사들 역시 질병 관리 프로그램들에서 하나의 주요 역할을 해왔다. 의약품 비용은 보험사의 주된 고민이다. 질병 관리 프로그램들은 의약품 비용을 줄이기 위해서 구체적으로 진단 내려진 질병들에 맞는 의약품들을 사용하고 의약품들에 대한 교육에 초점을 맞출 수 있다. 제약사들 역시 질병 관리 프로그램들을 개발하고 있으며, 개발된 프로그램들을 보험사들에 판매하거나 판매 계약을 맺는다.

이러한 프로그램들이 가진 위험은 보험사 및 그 보험사와 계약한 의료 서비스 제공자들에게 특정 약들을 사용하도록 압력을 넣을 가능성이 있다는 것이다. 이러한 압력은 윤리적 딜레마에 빠지게 만든다. 그러나 제약사들은 환자 정보 자원 같은 아주 유용하고 다양한 서비스들을 제공하고 있다.

간호에 이용되는 도구의 예

의료 서비스 제공자들의 치료를 돕기 위해 여러 가지 도구와 방법을 이용할 수 있다. 여기에는 질병 관리뿐만 아니라 표준 진료 지침(clinical pathways)과 임상 실무 가이드라인(practice guidelines)이 포함된다. 이러한 도구들은 일반 환자의 관점에서 개발된 것이지만, 간호사, 의사,

기타 의료 서비스 제공자는 환자의 치료 욕구를 충족시키고 모든 치료가 환자 중심으로 이루어지도록 하기 위해 언제든지 표준 진료 지침이나 임상 실무 가이드라인을 개인 환자에 맞춰 개발할 수 있다.

표준 진료 지침

표준 진료 지침의 정의와 목적 의료 서비스 제공 조직들의 성공은 효과적이고 효율적인 치료를 제공하는 데 달려 있다. 효과적이고 효율적인 치료를 제공하기 위해서는 다른 분야 전문 의료진 협진(선호하는 요소들의 협진) 팀을 위한 임상 실무의 명확한 틀을 정립할 필요가 있다. 협진과 의사와 간호사들로 구성된 팀의 치료는 씨줄과 날줄처럼 서로 엮여 있는데, 그 이유는 표준 진료 지침을 개발하고 실행하기 위해 의사와 간호사라는 두 전문직 간의 협업이 필요하기 때문이다. 여기에서는 표준 진료 지침의 정의, 역사적 배경, 목적, 개발 과정, 실행 및 환자의 치료 목표에 미치는 영향, 표준 진료 지침에 대한 의료 서비스 제공자들의 반응 등이 기술될 것이다.

표준 진료 지침은 보편적으로 수용되는 정의가 아직까지 없다. 표준 진료 지침에 대한 다양한 정의들을 검토하는 것이 그것들의 차이점들과 유사점들을 파악하는 데 도움이 될 것이다. 다음에 표준 진료 지침의 정의들 중 몇 가지 예를 제시하였다.

- 지연과 자원 활용을 최소화하고 치료의 질을 최대화하도록 설계된 한 특정 질병에 대한 진단이나 치료 절차와 관련해 의사들, 간호사들 및 다른 스태프들이 수행하는 개입 치료들을 위한 최적의 순서와 타이밍(Coffey와 동료들, 1992)

- 환자 치료 과정의 시각화(Coffey와 동료들, 1992)

- 예상된 환자의 치료 목표들과 한 특정 질병 진단이나 포괄수가제 적용 질환이 규정한 사례들의 수준과 관련된 개입 치료들을 찾는 마감 시한(Griffin & Griffin, 1994)

- 환자, 가족 및 치료 목표들과 직접 간병인들, 다른 분야 전문 의료진 협진(선호하는 요소들의 협진) 팀 및 지속적인 치료의 질 개선을 연결시키는 유형의 방법(Zander, 1992)

- 임상 실무를 정의하고 환자의 치료 활동들을 인도할 수 있는 도구들. 최고의/이상적인 임상 실무를 상세하게 기술(Cesta, Tahan & Fink, 2002)

- 다른 분야 전문 의료진 협진(선호하는 요소들의 협진) 팀에게 바람직한 치료 목표들을 제공하는 관리 치료를 위한 도구들과 치료 목표들을 달성해야 하는 정해진 시간표, 자원의 효율적인 활용과 더불어 한 환자가 구체적인 시간 간격으로 달성할 수 있는 결정적 목표들을 예측하는 도구들(Flarey & Blancett, 1996)

- 입원 전부터 퇴원 후에 이르기까지 한 특정 질병 환자군의 치료를 촉진시키기 위해 정해진 특정 마감 시한을 따르면서 준비한, 적극적인 일상 처방들(Cesta, Tahan & Fink, 2002)

- 양질이면서 동시에 비용 효율적인 치료라는 목표를 달성하기 위해 환자들, 임상의들 및 관리 치료 조직들과 다른 지급인들을 연계시키는 중요한 도구들. 특정 사례 유형들과 관련해 여러 임상 치료 제공자들이 정한 협업 목표를 촉진시키기 위한 치료 계획 수립, 치료 조율, 환자, 의사 및 간호사들과의 소통과 치료에 대한 평가를 개선시킬 수 있는 효과적인 도구들(Coffey와 동료들, 1996)

이러한 정의들로부터 아래와 같은 약간의 공통된 특징이 있다고 결론 내릴 수 있다.

- 임상 실무 가이드라인 제공
- 치료 목표들 정의
- 시간표에 집중
- 자원의 효율적 사용
- 치료 조율, 소통 및 협업 필요성 강조
- 환자와 가족 포함

- 두 진료과 협진 노력 제공
- 협업

표준 진료 지침은 치료 조율 방향을 제시하고 치료 목표들이 지정된 시한 내에 달성되는 것을 보장한다. 표준 진료 지침은 자원들의 효율적 이용과 비용 통제를 강조한다(Ireson, 1997). 표준 진료 지침은 의사와 간호사라는 두 전문직들 간의 협업에 초점을 맞추고 있기 때문에, 치료 목표를 달성하는 데 필수적인 환자 치료의 모든 측면들을 포함하고 있다. 표준 진료 지침은 치료의 기준, 인가 및 규제 요건들을 준수한다는 것을 입증해 보이는 데 이용될 수 있다. 이러한 도구들은 오리엔테이션을 진행할 때뿐만 아니라 간호대학 학생들, 의대 학생들 및 다른 이들을 가르칠 때도 스태프들에게 도움이 된다. 일부 의료 서비스 제공 기관들은 입원 시 또는 치료를 시작할 때 환자/가족에게 제공하는, 표준 진료 지침의 환자 버전들을 개발했다. 이러한 환자 버전들은 환자와 가족이 환자의 치료와 치료로부터 기대할 수 있는 것을 이해하는 데 도움을 주기 위해 이용할 수 있다(Cesta, Tahan & Fink, 2002). 그렇다면 표준 진료 지침을 사용할 때 얻는 장단점들로 어떤 것들이 있는가? 이것들은 한동안 사용되어왔기 때문에, 이들의 사용 및 사용 시 어려운 점들에 대한 정보는 상당히 많다. [그림 4-2]에는 표준 진료 지침을 이용해서 얻는 장점들 중 일부가 제시되어 있다. 이러한 장점들은 환자 치료 전달의 모든 주요 측면들과 관련 있으며 표준 진료 지침을 왜 그렇게 흔히 사용하게 되었는지 그 이유를 설명하는 데 도움을 준다.

표준 진료 지침을 비판하는 이들은 이것이 너무 엄격한 요건들로 구성되어 있어 개개인에 맞추기에는 제한적이라는 의문을 제기한다. 이것은 표준 진료 지침의 주된 단점일 수 있다. 의료 서비스 제공 조직들은 이 같은 잠재적 문제를 고려해왔다. 이들 조직은 보통 개인 환자의 치료 욕구가 확실히 충족되도록 하기 위해, 환자에게 이 도구를 이용할 때마다 표준 진료 지침을 평가할 것을 요구한다. 표준 진료 지침은 개인의 환경을 고려하지 않고 사용해서는 안 된다. 그렇지 않으면 과실이 발생하고 환자에게 적합하지 않은 치료를 제공할 수 있기 때문이다. 환자 중심 치료는 환자의 치료 욕구와 더불어 그들이 중시하는 가치와 선호하는 요소들을 의사 결정에 통합시킬 것을 요구한다.

[그림 4-2] 표준 진료 지침의 장점

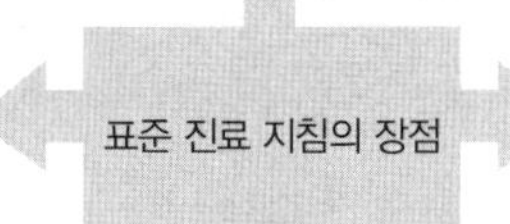

출처: 저자, Griffin, M. & Griffin, R(1994)의 논문을 요약한 내용. 필수적 경로들이 유형의 결과들을 발생시킨다(Critical pathways produce tangible results). 의료 서비스 전략들 관리, 12(7), 1, 17~23; 표준 진료 지침 개념이 더 종합적인 시스템으로 진화한다(Critical paths concept evolves into more comprehensive system, 1992). 병원 동료들의 리뷰(Hospital Peer Review), 17(2), 27~30; Hague, D. 관리자의 생존가이드: 임상 실무에서 승리하는 전략들(manager's survival guide: Winning strategies for clinical practice). St. Louis, MO: Mosby-Year Book, Inc.

의사, 간호사들 및 기타 의료 서비스 제공자들은 표준 진료 지침에서 변화된 내용이나 각색된 버전들을 문서에 기록하는 수고를 해야 한다. 또 다른 단점으로는 표준 진료 지침을 개발하고 실행하는 데 요구되는 비용과 시간이다. 어떠한 의료 서비스 제공 조직에서든 첫 번째 표준 진료 지침 개발 비용이 이 프로젝트에서 가장 비용이 많이 드는 부분이다. 또한 표준 진료 지침의 실행 과정, 관련 정책들과 절차들, 서식들을 개발하는 데 시간이 걸리며, 이어서 프로젝트 위원회, 전문 의료진 협진 팀들 및 모든 스태프들을 교육시키는 데 시간이 걸릴 뿐만 아니라 실행의 전제 조건으로 연구도 실행해야 한다. 이 과정은 이번 단원의 후반부에 설명되어 있다.

표준 진료 지침을 필요로 하는 질병은 신중하게 선택해야 한다. 특정 질병 범주에 속하는 환자들이 거의 없으면 치료, 치료 목표들 및 경비에서 거의 차이가 없는 표준 진료 지침을 굳이 개발하느라 시간을 낭비하는 것은 비용면에서 효율적이라 할 수 없다. 예를 들어 한 병원에서 이식 치료를 전혀 하지 않는데, 굳이 이식 치료에 대한 표준 진료 지침을 개발하는 것은 유용하지 못하다. 표준 진료 지침에 대한 스태프들의 부정적인 태도 역시 주된 단점이 될 수 있다. 스태프가 표준 진료 지침의 개발을 과도한 서류 작업, 남아 돌아다니는 문서들 및 견뎌야 할 시책으로만 본다면, 표준 진료 지침을 실행하는 과정은 고역이 될 것이다. 스태프들은 단지 이 프로젝트가 통과하기를 기다릴 것이며 그것과 관련해 노력하고 싶은 마음이 전혀 들지 않을 것이다. 이것은 '새로운 프로젝트'가 스태프의 노력 결여, 이에 대한 관심과 지식의 결여 또는 프로젝트를 완수할 기금 결여로 인해 곁길로 사라지는 많은 조직들에서 특히 문제가 된다. 표준 진료 지침을 실행했음에도 치료와 시스템이 바뀌지 않는다면, 스태프들은 이 프로젝트에 소비된 모든 노력에 대해 회의를 느낄 것이다. 스태프들이 표준 진료 지침은 치료를 개선시킬 수 있는 과정과 시스템들을 찾는 것이 아니라, 개별 스태프의 업무 수행상 문제점을 찾는 데 이용될 수 있다고 생각하면, 이 프로젝트에 참여하기를 꺼릴 것이다. 이러한 단점과 스태프들의 우려를 충분히 고려하고 이 문제들을 해결하며, 프로젝트를 위한 스태프들의 노력과 참여를 늘리는 데 시간을 투자한 의료 서비스 제공 조직만이 성공할 수 있을 것이다.

표준 진료 지침의 진화 의료 서비스 제공 조직들은 왜 표준 진료 지침을 개발했는가? 정유& 화학 정제 공장들은 그들의 업무 과정을 규정하는 한 방법으로 '경로'라는 방법을 이용한 첫 업계이다. 이어 엔지니어링, 건설 및 컴퓨터 업계에서 경로란 기법을 채택했는데, 이 방법이 프로젝트들을 관리하기에 좋은 도구라는 것을 발견했기 때문이다. 간호사인 카렌 잰더(Karen Zander)가 1980년대 중반 이 아이디어를 차용해 그것을 급성 치료 환경에 적용시켰다. 이 초기 표준 진료 지침은 간호사 개입 치료와 치료를 제공하기 위한 산업 기술의 이용에 초점을 맞추었다. 잰더는 치료의 질을 낮추지 않은 채 치료 비용을 줄이는 데 관심이 있었다. 표준 진료 지침을 개발하는 과정은 간호 과정과 간호사 치료 계획과 아주 유사했다. 모든 새로운 아이디어들에서 해당되는 것처럼, 표준 진료 지침은 성장하고 변화하며 희망을 갖고 개선된다.

표준 진료 지침을 이용하려는 초기의 노력은 여러 제한들에 의해 억제되었다. 건강 보험 플랜들의 일반적인 특징 때문에, 표준 진료 지침은 자원의 이용, 이용되는 약의 유형, 행정 의례 또는 비용과 치료의 질과 관련된 다른 요인들을 거의 해결하지 못했다. 표준 진료 지침은 한 진단 관련 그룹(DRG)에 배정하기 위해서 적합한 입원 일수를 제시했음에도 불구하고, 광범위하게 분류된 환자 그룹에 배정되는 다양한 종류의 제품 자원들을 통제하는 것 이상의 역할을 행사하지 못했다(Cesta, Tahan & Fink, 2002). 그러나 표준 진료 지침은 변화하고 개선되어왔는데, 더 이상 간호사의 개입 치료들에만 집중하지 않았기 때문이다. 대신 표준 진료 지침은 전문 의료진 협진 팀이 제공하는 치료와 이것이 비용과 치료의 질에 미치는 영향에 훨씬 더 많이 집중했다.

표준 진료 지침의 진화와 관련해 하나의 해결되지 않은 문제는 이들의 이름이었다. 처음에 이것은 비판적 경로들(critical pathways)이었다. 지금 이것은 치료 경로들(care paths), 케어맵(CareMap), 사례 관리 계획(case management plans), 실천 계획(plans of action)으로 불리며 아마도 가장 흔한 이름은 표준 진료 지침일 것이다. 이렇게 다양한 이름은 혼동을 가져오는데, 일부 전문 의료진들은 이들 각각이 고유한 도구라고 생각하기 때문이다. 그러나 이것들은 근본적으로 모두 같다. 이 혼돈을 부추기는 또 다른 도구들도 있다(예: 알고리즘, 임상 실무 가이드라인, 임상 실무 매개 변수들 및 최신 것으로 질병 관리 프로그램들).

임상 실무 가이드라인들은 한 특정 질병의 일반적 치료에 집중하는 반면, 표준 진료 지침은 더욱 구체적이고, 의료 서비스 제공 기관이나 관리 치료 조직에서 사용하는 고유한 것이다. 표준 진료 지침 역시 환자들에 맞춰 맞춤 개발, 각색되고 의료 서비스 제공자들의 임상 차원의 관심사들을 다루고 이를 충족시킨다. 이러한 특징들은 다른 의료 서비스 제공 기관들과 조직들에서 개발한 표준 진료 지침을 사용하는 것을 어렵게 만든다. 표준 진료 지침은 한 의료 서비스 제공 기관, 이 기관에서 근무하는 의료 서비스 제공자들 및 이 기관 환자들의 욕구들을 충족시키도록 각색될 필요가 있다.

흔히 하는 오해들 중 하나로 표준 진료 지침과 사례 관리가 같다는 착각이 있다. 어떻게 이런 오해가 생기게 된 걸까? 사례 관리자들이 사용하는 사례 관리 계획으로 인해 혼동이 생겨난 것이다. 사례 관리는 사례 관리자의 책임에 초점을 맞추는 반면, 표준 진료 지침은 전문 의료진 협진 팀이 공유하는 관리 책임에 초점을 맞춘다. 사례 관리자들은 전문 의료진 협진 팀과 치료를 조율하기 때문에, 점점 더 많이 표준 진료 지침을 사용하는 추세다.

표준 진료 지침 개발 및 실행 과정

　표준 진료 지침의 개발 과정은 간단한 프로젝트가 아니기 때문에 신중하게 고려해야 한다. 보통 한 프로젝트 위원회가 모든 표준 진료 지침에 이용될 틀을 개발하고 이 프로젝트를 감독한다. 이 프로젝트 위원회는 다양한 부문의 목소리를 대변하는 위원들로 구성되어야 한다. 이 위원회에는 다양한 진료과들이나 서비스 부서들 출신의 간호사들, 의사들 및 사회복지 사업부, 사례 관리부, 입·퇴원 수속부, 재무부, 행정부, 의무 기록부, 자원 활용 심의부, 질 개선부, 위험 관리부 및 자료 관리부 출신의 대표들이 위원으로 참여할 수 있다. 실험실, 방사선과, 불만 처리과, 호흡 치료실, 물리치료실 같은 전문 부서들 역시 특정한 표준 진료 지침의 내용을 개발하는 전문 의료진 협진 팀에 영향력을 행사할 수 있다.

　이 프로젝트에서 어떤 구체적인 계획들이 탄생되기 전에 변화가 가능한지 이 의료 서비스 제공 조직의 환경을 평가할 필요가 있다. 모든 변화 노력들이 그렇듯이, 핵심 스태프들의 노력이 표준 진료 지침의 개발 성공을 결정짓는 요소다. 변화는 오늘날 의료 서비스 부문에서 너무도 흔한 것이 되었으며 이러한 추세가 지나갈 가능성도 없다. 그러나 스태프들이 변화들을 더 쉽게 받아들이고 변화를 지지하는 환경을 유지하기 위해 취할 수 있는 단계들이 있다. 표준 진료 지침을 이용할 경우, 의료 서비스 제공 조직의 리더들은 그 노력을 지지하고, 자신의 지지를 모든 스태프에게 알리고, 의견을 나누며 이 프로젝트가 완수되도록 보장해야 한다. 프로젝트들이 시작은 되지만 결코 완수되지 못하는 경우는 너무도 흔하다. 프로젝트를 완수하려는 노력의 결여는 해당 의료 서비스 제공 조직에서 진행할 향후 프로젝트들의 성공에도 영향을 미친다. 또한 스태프들은 자신들 조직의 프로젝트 실패 역사를 알고 있기 때문에 어떠한 새로운 프로젝트에도 열정적인 태도를 보이거나 지지하지 않는다. 공개적이고 지속적인 소통은 스태프들이 새로운 요건들에 적응할 때 도움이 된다.

　표준 진료 지침이나 본 단원에서 강조한 다른 도구나 전략들을 제도화하는 것은 대대적인 변화를 겪는 것이기 때문에, 이러한 프로젝트와 동시에 다른 대형 프로젝트들을 시작하는 것은 신중하게 생각해볼 필요가 있다. 한번에 너무 많은 스트레스는 모든 새로운 프로젝트들의 성공에 영향을 미칠 수 있다. 또한 표준 진료 지침 목표를 분명하게 정하고, 이러한 지침들을 제도화하는 데 책임을 지는 스태프 멤버들을 명확히 밝혀야 한다. 이것은 신속하게 준비되는 것이 아니기 때문에 타당한 마감 시한이 요구되며, 이 프로젝트의 진척을 재평가하기 위한 핵심 요점들을 찾아야 한다. 이러한 결정들이 내려지면, 이 프로젝트 위원회는 구체적인 표준 진료 지침의 개발과 실행을 위한 작업을 시작할 수 있다. 이 프로젝트의 첫 단계는 표준 진료 지침의 개발 단계이며, 두 번째 단계는 실행 단계다. 평가는 이 프로젝트가 진행되는 내내 중간중간 이루어진다.

표준 진료 지침의 개발은 전문 의료진 협진 팀/위원회가 기꺼이 (a)공개적으로 문제들을 논의하고 정보들을 조사하고, (b)변화들을 받아들이고, (c)이 프로젝트의 성공을 위해 노력할 것을 요구한다. 그러나 이 프로젝트의 성공에 회의적인 일부 스태프들이 있는 것도 도움이 된다. 그들은 현실적으로 표준 진료 지침의 개발에 결정적으로 중요한 '다른 관점'을 제공하기 때문이다. 다행스럽게도 이러한 팀 구성원들이 프로젝트 개발 과정을 파괴할 정도로 심하게 부정적이진 않을 것이며, 도리어 스태프들이 분명히 경험하게 될 문제와 우려들을 찾아낼 것이다. 위원회는 [표 4-2]에 제시한 단계들을 통해 표준 진료 지침의 개발 작업을 진행한다.

[표 4-2] 표준 진료 지침 개발 과정

선정된 프로젝트 위원회 ● 변화를 위한 환경 평가 ● 목표 대상 환자군 확인 ● 표준 진료 지침 포맷 설계 ● 의무 기록과 문서 작업 관련 쟁점들 선택 ● 변동 원인 추적 및 분석 요건 개발 ● 정책들과 절차들 개발 ● 특정 표준 진료 지침을 위해 전문 의료진 협진 팀 선택 ● 표준 진료 지침에 대한 교육을 팀들에게 제공 ● 일반 스태프 교육 프로그램 개발 및 실행 **전문 의료진 협진 팀** ● 특정 표준 진료 지침에 수록될 내용 준비를 위한 조사 ● 후향적 차트(retrospective chart) 검토 ● 현재의 임상 실무 패턴들 ● 벤치마킹 ● 임상 실무 기준들	● 문헌 검토 ● 다른 기관들과 문헌들로부터 구한 표준 진료 지침 샘플 검토 ● 재무 상태 데이터 검토 ● 자원 활용 데이터 검토 ● 치료 목표에 대한 연구들 검토 ● 전문 의료진 의견 구함 ● 환자 치료 목표들, 병원 체류 기간 및 시간표 확인 ● 필수 내용 규정 ● 시범 실행 테스트 ● 시범 실행 테스트에 기초해 변화 도입 ● 필요한 경우 시범(pilot) 실행 테스트 반복 **프로젝트 위원회와 행정과의 최종 승인** ● 표준 진료 지침 실행 ● 변동 원인 추적 및 분석 ● 전반적 프로젝트 평가 지속

출처: 저자가 직접 저술. A. Finkleman(2001)의 관리 치료(Managed care) 내용 요약. Upper Saddle River, NJ;Prentice Hall, p154

　프로젝트 위원회와 전문 의료진 협진 팀들은 프로젝트 개발, 변화 및 표준 진료 지침에 대한 교육을 받을 필요가 있다. 이러한 교육은 이 프로젝트가 시작되기 전 또는 첫 단계 때 제공하는 것이 도움이 된다. 교육 내용에는 아래 내용들이 반드시 포함되어야 한다.

- 프로젝트 개발 및 조직의 변화
- 한 표준 진료 지침의 정의와 목적들
- 표준 진료 지침의 장점과 단점
- 표준 진료 지침 실행
- 연구 자원들
- 환자의 상태 변동들과 변동 분석
- 프로젝트 평가

　프로젝트 위원회 위원들과 표준 진료 지침 개발 책임을 진 팀들에게 표준 진료 지침에 대한 현재 논문들, 책들 및 심지어 유사한 의료 서비스 제공 조직들의 것들을 바탕으로 작성된 표준 진료 지침 샘플을 제공하는 것은 표준 진료 지침 프로젝트를 시작하는 좋은 방법이다. 프로젝트 위원회와 구체적인 표준 진료 지침의 내용을 개발하는 팀들은 병원 체류 기간(LOS), 진단 시 흔히 입원 결정이 내려지는 질병들, 실험실 검사들 및 치료의 질 개선에 관한 데이터 같은 것에 접근할 필요가 있다. 일부 스태프들은 자신들의 의료 서비스 제공 조직에서 어떤 데이터를 이용할 수 있는지 모른다. 따라서 정보 관리 시스템(information management system, IMS) 스태프들을 위원으로 참여시키는 것도 위원회에 힘을 보태고 팀들에게는 매우 유용한 도움이 될 것이다.

　해당 의료 서비스 제공 조직 전체가 이용할 수 있는 하나의 표준 진료 지침 포맷이 있다면 가장 좋다. 없다면 다른 의료 서비스 제공 조직들이 이용한 포맷들을 검토하는 것도, 어떤 것들을 할 수 있는지 이해하는 데 유용한 방법이 되며, 많은 예들을 문헌에서도 찾을 수 있다. 프로젝트 위원회는 또한 자신의 조직과 유사한 의료 서비스 제공 조직들과 연락해서 그들의 표준 진료 지침 포맷들뿐만 아니라 그것들을 이용할 때 겪은 경험들에 대해서 묻기를 원한다. 선택되는 포맷은 사용하기 편하고 명확할 필요가 있으며, 그 포맷은 더 많은 일을 추가할 뿐이라고 즉시 스태프들의 불만이 터져 나오지 않도록 너무 압도적으로 보여서는 안 된다. 스태프들은 포맷 내용의 간결성, 관련성 및 간명성을 평가한다.

표준 진료 지침 포맷에는 어떤 것들이 포함되는가? 표준 진료 지침의 범위는 다양할 수 있다. 예를 들면 한 표준 진료 지침은 입원 환자 치료, 하나의 완전한 치료 에피소드, 개인 치료 욕구 적용, 또는 생활&건강관리에 집중할 수 있다. [표 4-3]에는 표준 진료 지침의 범위에 대한 내용이 더 자세히 기술되어 있다.

[표 4-3] 표준 진료 지침의 범위

입원 환자 치료
표준 진료 지침의 초점은 대개 입원 환자의 퇴원까지 맞춰져 있다.

완전한 치료 에피소드
초점은 의사의 진료실에서 치료가 요구되는 시점부터 퇴원 후 치료에 이르기까지 맞춰져 있다.
(개인 치료 욕구 적용).
초점은 환자의 특별한 욕구들(예: 신장 투석, 이동 수술, 문제가 된 외래 환자 치료 관리)이다.

출처: 저자가 직접 저술. A. Finkleman(2001)의 관리 치료(Managed care) 내용 요약. Upper Saddle River, NJ;Prentice Hall, p158

한 특정 표준 진료 지침의 내용 역시 의료 서비스 제공 조직들마다 다양할 수 있는데, 표준 진료 지침에 가장 흔히 포함되는 정보 범주들은 [표 4-4]에서 확인할 수 있다.

[표 4-4] 표준 진료 지침의 범주들

● 평가&모니터링	● 핵심 지표들
● 심리적 평가	● 의약품들
● 실제&잠재적 문제들	● 환자 활동
● 치료 개입 조치들: 예방 조치들 및 치료 조치들	● 영양
● 검사들과 절차들	● 경정맥 치료
● 기대하는 치료 목표들	● 환자/가족 교육
● 상담	● 변동 궤도
● 요구된 관찰	● 두 진료과 협진 팀 구성원들의 책임
● 사전에 정해진 병원 체류 기간	상세히 기술
● 통증 유발점들이 있는 시간표	

출처: 저자가 직접 저술. A. Finkleman(2001)의 관리 치료(Managed care) 내용 요약. Upper Saddle River, NJ;Prentice Hall, p158

그러나 한 표준 진료 지침은 이 범주들 중 어디에도 포함될 필요는 없다. 프로젝트 위원회는 특정 환자군과 이들을 위해 의료 서비스를 제공하는 의료인들을 위해 포함시키는 것을 중요한 정보 범주들로 선정한다.

핵심 지표들은 표준 진료 지침에서 아주 중요한 부분이다. 이 지표들은 특정 치료 목표들을 달성하기 위해 실행되어야 하는 개입 치료들이다. 표준 진료 지침의 개발 단계 동안, 핵심 지표들을 이해하는 것이 중요하다. 그러나 지표들을 지나치게 강조하는 것도 문제가 될 수 있다. 이러한 문제는 스태프가 중요한 어떤 것을 놓칠까봐 전전긍긍할 때 발생한다. 간호사들과 다른 의료 서비스 제공자들은 가장 중요한 치료 욕구들에 초점을 맞추어야 한다는 것을 스스로에게 의식적으로 상기시킬 필요가 있다. 이것은 오늘날 스트레스가 넘치는 의료 서비스 환경과 복잡한 질병 상태의 환자들에게 쉬운 일은 아니다.

개발 팀은 계획 수립과 개발 과정에 대한 기록을 남기기 위해서 표준 진료 지침 작업을 문서로 기록해둘 필요가 있다. 의료 서비스 제공 조직은 표준 진료 지침을 의무 기록의 영구적인 부분으로 남겨둘지 말지 결정 내려야 한다. 표준 진료 지침의 기록이 선택 조건이라면 기록해야 할지 말아야 할지 혼란이 오고, 기록을 했다 안 했다 하는 비일관성이 종종 발생할 것이다. 그러면 인가 기관들은 일관되지 않은 기록들에 의문을 가질 것이다. 의무 기록의 일부로 포함되지 못하는 표준 진료 지침은 스태프들에게 덜 중요한 것으로 간주될 것이다. 과거에 간호사들은 일부 병원들이 그들의 의무 기록에 간호사의 치료 계획들을 포함시켰을 때 이 문제를 경험했다. 스태프들이 표준 진료 지침을 사용하는 것이 문서 작업의 수고를 상쇄하지는 못한다고 우려하는 경우, 그들은 문서 작업을 미룰 수 있다. 의사와 간호사들로 구성된 팀들이 표준 진료 지침에 대한 구체적 내용을 개발할 때, 현재 문서 기록 시스템 및 그것의 구체적 내용과 표준 진료 지침 사용과 어떤 관련이 있는지 검토하는 것이 필수적이다. 의무 기록과 표준 진료 지침 내용을 변화시키기 위해 어떤 조치를 할 필요가 있는가? 전산화된 정보 관리 시스템을 이용하는 조직들은 표준 진료 지침을 그 시스템에 결합시킬 필요가 있다. 변화에 맞춰 어떤 조치를 취해야 하는가 하는 질문은 새로운 표준 진료 지침이 개발될 때마다 반복해서 제기할 필요가 있다. 또한 문서 작업 필요성을 고려할 때 다음 질문들도 고려하는 것이 도움이 된다.

- 개발된 표준 진료 지침이 기존 서식들을 대체하고 있는가?

- 이 표준 진료 지침이 해당 의료 서비스 조직, 인가 기관들 및 3자 지급인들의 문서 작업 필요성들(needs)을 충족시킬 것인가?
- 문서 작업은 문서 중복을 막아, 준수해야 할 기록 의무의 부담을 줄이는 데 기여하는가?
- 누가 표준 진료 지침을 문서로 기록할 것인가?
- 문서 작업 과정에 도입된 변화들을 반영하기 위해 정책과 절차들을 개정할 필요가 있는가?

  (Mateo, Newton & Kanatas, 1996, p81)

의무 기록 담당 스태프들을 프로젝트 위원회에 필수적으로 참여시켜야 한다. 이들의 참여와 이들이 제공하는 피드백은 향후 발생할 수 있는 문서 작업과 관련된 많은 문제들을 사전에 차단할 수 있다.

목표 대상 환자군을 제대로 확인하는 것은 프로젝트 위원회가 내려야 하는 아주 중요한 결정인데, 잘못 확인한 환자군에 시간을 낭비해서는 안 되기 때문이다. 이것은 시간 낭비일 뿐만 아니라 스태프들을 짜증나게 할 것이다. 한 표준 진료 지침 개발을 위해 진단된 질병들을 범주별로 분류하는 데 접근하는 전형적인 것으로 '국제 질병 분류 버전 10 수정 매뉴얼(International Classification of Diseases Version 10 Conversion Manual, ICD-10-CM, 질병통제예방센터, 2010)'이 있다. 이것은 질병 진단과 3자 지급인 변제 부호화를 위한 주요한 자원이다. 가장 비용이 많이 드는 질병들이 선택하기에 가장 좋은 것들이다. 또한 프로젝트 위원회는 자신의 환자군(예: 병원의 환자들, 건강 보험 가입자들 등)에서 전형적인 질병들을 검토할 때 다음에 제시한 조건들을 고려한다.

- 다수의 환자들
- 고위험
- 복잡한 치료 요건들
- 고비용
- 규범 또는 벤치마크들과 비교해 병원 체류 기간(LOS)의 변화
- 임상 실무 패턴들의 변화
- 지급인 요청 또는 해당 질병에 대한 관심
- 개선된 치료를 위한 기회

전문 직종들의 협업이 점점 더 강조되면서, 특정한 질병의 표준 진료 지침 내용을 개발하기 위해 선출된, 두 직종 스태프들로 구성된 팀의 구성원들은 해당 임상 부문이나 치료 전달에서 요구하는 자격을 갖출 필요가 있다. 예를 들면, 한 외과 수술 조건을 규정하는 한 표준 진료 지침 요건에는 외과의들, 외과 병동의 간호사들(RN), 수술실과 회복실이 포함되어야 하며 마취과, 장기 이식과, 약국, 실험실, 의무 기록부, 입·퇴원 수속부, 재무부, 자원 활용 심의부, 질 개선부, 위험 관리부 및 정보 관리 시스템(IMS)을 대표하는 직원들도 포함시킬 수 있다. 표준 진료 지침 개발 팀은 브레인스토밍으로 개발 과정을 시작하지만, 예외적인 사건들이 아닌 매일 일어나는 의례적인 일들에 초점을 맞추어야 한다. 한 작업 흐름도를 개발하면 해당 질병 환자에게 제공하는 의례적 치료에 필요한 단계들이라는 큰 그림을 그리는 데 도움이 된다.

표준 진료 지침 개발팀은 치료의 모든 측면들, 즉 병원 체류 기간(LOS), 목표에 맞춘 시간표, 치료 목표들 및 치료 목표들에 도달했는지 여부를 알려주는 핵심 지표들을 고려한다. 표준 진료 지침 개발팀이 내용을 개발하려고 준비할 때, 그들은 동일한 질병 진단을 받은 사례들의 의무 기록들, 문헌, 치료 목표 데이터, 현재 임상 실무 및 현지 임상 실무 패턴들(조직 내부·외부)을 검토하고 전문 의료진의 의견을 구한다. 치료 목표들을 확인하는 것은 이 개발 과정에서 빠져서는 안 될 측면이다. 치료 목표들은 구체적이고, 객관적이고, 수량으로 표시될 필요가 있으며, 또한 그 치료 목표들이 새로운 연구, 산업 기술들, 의약품들 및 임상 실무들과 맞게 설정되어 있다는 것을 보장하기 위해 주기적으로 검토할 필요가 있다. 지금은 근거 중심 실무를 더욱 강조하는 추세이기 때문에, 표준 진료 지침 역시 증거에 기초할 필요가 있다.

스태프들이 자신들의 조직에서 이루어지는 현재 임상 실무에 의문을 제기하는 것은 중요하지만 아직까지 어려운 경우가 종종 있는데, 의문을 제기하는 것은 동료들이나 자신들을 비판하는 것이라고 느끼는 경우가 있기 때문이다. 그러나 중대한 문제들에 대해서는 의문을 제기할 필요가 있다.

- 퇴원하기 위해 환자가 반드시 충족시켜야 할 준거들로는 어떤 것이 있는가?
- 집이나 외래 진료실에서 제공될 수 있는 치료들로는 어떤 것이 있는가?
- 원하는 장기 치료 목표들을 달성하는 데 어떤 중간 치료 목표들이 실제로 반드시 필요한가?

- 치료 목표들을 달성하는 데 어떤 활동들이 기여하는가?

- 퇴원을 하는 데 불필요하거나 핵심 퇴원 준거들과 직접 관련 없는 활동들로는 어떤 것
  들이 있는가?

- 다양한 임상 실무들이 실제로 다양한 치료 결과들을 가져오는가?

  (Coffey & LeRoy, 2001)

이러한 문제들은 확실히 간호 부문과 어떤 환경에서든 제공되는 모든 유형의 치료에 적용된다. 지역 사회에서 치료를 점점 더 강조함에 따라 급성 치료 병원들은 치료를 전달하기 가장 좋은 임상 환경이 어떤 것인지 알고, 지역 사회의 의료 서비스 제공자들과 더 잘 협업하고 자원들을 더 잘 활용하는 법을 고려할 필요가 있다. 표준 진료 지침을 개발할 때가 이런 문제들을 논의하기 좋은 때다.

표준 진료 지침 개발에 대한 또 다른 접근법은 다른 의료 서비스 제공기관들이나 전문 의료진 조직들에서 이미 개발했거나 문헌에서 찾은 표준 진료 지침을 이용하는 것이다. 선정된 모든 표준 진료 지침을 특정 의료 서비스 제공 조직에 맞춰 각색하는 것이 반드시 필요하다. 표준 진료 지침을 개발하는 팀 구성원들은 그들 조직에서 이용할 외부 조직들의 표준 진료 지침을 검토할 때 고려할 문제들에 다음의 것들도 포함시켜야 한다.

- 의료 서비스 제공 조직은 자체 표준 진료 지침의 기반을 국가 표준들과 대규모 전국적
  연구들에 두고 있는가?

- 해당 표준 진료 지침은 우리의 환자들에 들어맞는 환자군을 규정하고 있는가?

- 해당 표준 진료 지침은 장기 치료 목표들을 고려하는가?

- 해당 표준 진료 지침은 요구될 수 있는 장기 의료 서비스들에 대한 정보를 담고 있는가?

- 해당 표준 진료 지침 내용의 저자(해당 조직)는 정직하고 무결하다는 평판을 받고 있는가?

  (Algorithms and paths, 1995, p146~147)

검토자들은 또한 표준 진료 지침의 내용을 개발하는 데 이용한 참고 문헌들이 얼마나 현재 추세와 잘 맞는지 고려해야 한다. 시대에 뒤떨어진 참고 문헌은 해당 표준 진료 지침의 내

용의 현실성을 반영하는 데 문제가 될 수 있다 "핵심 표준 진료 지침에 대한 가장 두드러진 비판들 중 하나로 이러한 지침들은 거의 증거에 기초하지 못하고 있다는 주장이 있다."(Renholm, Leino-Kilpi & Suominen, 2002, p201) 근거 중심 실무를 점점 더 강조하는 현 상황에서, 표준 진료 지침 같은 임상 실무 가이드들은 최고의 임상 실무에 기초하는 것이 중요하다(12단원 참조).

표준 진료 지침을 개발할 때 많은 초안들을 작성하는 것이 요구되는데, 표준 진료 지침 개발팀은 최종 내용이 결정될 때까지 내용을 개발하고 이에 대해 다른 스태프들과 논의하고 이를 뒷받침할 수 있는 증거를 찾아 문헌을 검토하기 때문이다. 프로젝트 위원회는 모든 표준 진료 지침의 내용이 개발된 후, 최종 검토 과정을 반드시 거쳐야 한다. 이 최종 검토 과정에는 해당 의료 서비스 제공 조직의 핵심 인물들과 프로젝트 위원회가 참여해야 한다. 최종 표준 진료 지침의 성공적인 실행을 위해 검토 과정에 참여한 이들의 만장일치가 절대적으로 필요하지만, 항상 만장일치에 수월하게 도달하는 것은 아니다. 만장일치에 도달하기 위해 협의와 협업이 필요한 경우가 종종 있다.

표준 진료 지침은 최종 승인을 받기 전 시범(파일럿) 실행 테스트를 받을 필요가 있다. 프로젝트 위원회가 이 시범 실행 테스트와 요건들, 즉 테스트 실행 기간, 테스트 대상인 표준 진료 지침이 환자들에게 실행되는 횟수 및 데이터 수집 절차들을 결정한다. 시험 실행 테스트를 진행하는 동안 중요하게 고려할 문제들로 표준 진료 지침의 품질, 지침의 사용 가능성, 시간표와 병원 체류 기간(LOS)의 적절성, 치료 관련 임상 실무 패턴들의 지연이나 변화들 및 의무 준수가 있다(Cesta, Tahan & Fink, 2002). 확실히 시범 테스트를 실시한 결과, 표준 진료 지침에 변화들을 가져올 필요가 생길 수 있으며, 또한 일부는 대대적으로 변화가 일어날 수 있다. 그렇게 되면 또 다른 시범 실행 테스트가 요구된다. 시범 테스트에서 이 표준 진료 지침을 이용하는 스태프들로부터 받는 피드백은 유용한 정보를 얻는 데 절대 없어서는 안 될 것이다. 이 피드백을 무시한다면, 스태프들은 소외되었다고 느끼고 이 표준 진료 지침이 실행될 때 이를 지지하는 마음이 덜 들 것이다. 표준 진료 지침에 대한 사용 승인이 내려지면, 실행이 시작된다. 그러나 개발 단계와 실행 단계 내내 중요하게 여겨야 할 두 가지 문제가 있는데 바로 표준 진료 지침의 이용을 요구할 수 있거나 추가 의료 서비스들에 대한 환자 진료 의뢰를 받는 다른 의료 서비스 제공 조직들(관리 치료 조직들(MCOs)과 다른 3자 지급인들)과의 협업, 표준 진료 지침의 이용과 관련된 법적 책임과 윤리적 문제들이다.

표준 진료 지침을 실행하기까지는 많은 시간과 인내가 요구된다. 스태프들은 이 점들에 대해 불만을 가질 수 있으며 표준 진료 지침의 이용이 그들의 실무에 어떤 영향을 미칠지에 대해 많은 우려를 할 것이다. 표준 진료 지침은 한 의료 서비스 제공 조직의 모든 문제들을 개선시킬 수 있는 방법으로 간주해서는 안 된다. 예를 들어 오랫동안 원만치 못한 소통이란 문제를 안고 있던 한 의료 서비스 조직에서 표준 진료 지침을 이용한다고 소통이 전반적으로 나아지지는 않을 것이다. 표준 진료 지침을 실행하는 중에도 이 프로젝트의 실패를 막기 위해 해결할 필요가 있는 문제들을 종종 만나게 된다. 다음에 표준 진료 지침의 실행을 방해할 수 있는 잠재적 문제들의 대표적인 예들이 제시되어 있다.

표준 진료 지침은 각 환자의 치료 욕구나 각 의료 서비스 제공자의 임상 실무와 관계없이 치료를 표준화한다는 점에서 판에 박힌 의료를 상징한다. 표준 진료 지침은 의사들과 간호사들이 동일한 질병 진단을 받은 환자들을 돌볼 때 발생하는 임상 실무 패턴의 차이들을 무시한다. 따라서 임상 스태프들이 표준 진료 지침의 목적을 이해하고 개별 환자의 치료 욕구들을 충족시키기 위한 지침들을 개별화하는 데 필요한 점들을 평가하기 위해 스태프 교육이 필요하다.

표준 진료 지침은 계속 기록해야 할 문서가 될 수 있는데, 특히 문서 작업 시스템이 표준 진료 지침을 개발할 때 평가하지 못할 경우에는 계속 기록하는 수고를 해야 한다. 이로 인해 문서 중복은 흔히 제기되는 불만으로서 이것은 스태프들을 짜증나게 하고 문서 기록에서 실수를 늘린다. 환자의 질병 차도에 대한 메모들을 통합하는 것도 종종 도움이 된다. 게다가 지나치게 많은 지표들이나 세부 조건들이 표준 진료 지침에 포함되는 경향이 있다. 이것은 표준 진료 지침을 이용하기 번거롭게 만든다. 한 표준 진료 지침이 길다면, 스태프들은 그것을 이용하는 것이 작업량만 늘리는 복잡한 과정이라고 지레짐작할 수 있다.

만약 표준 진료 지침의 결과들이 오직 해당 의료 서비스 제공 기관에서 나온 데이터에만 기초하고, 외부 기관들에서 나온 관련 정보들과 치료 목표들을 고려하지 않는다면, 그 지침은 최적의 기준이라기보다는 내부의 현재 기준을 나타낼 뿐이다. 이 경우, 환자의 치료는 향상되지 못할 수 있다.

영역 싸움이 매우 심각해질 수 있는데, 특히 표준 진료 지침을 실행하기 전에 나타날 경우에는 아주 심각한 상황으로 치달을 수 있다. 표준 진료 지침은 누가 책임을 지는가? 자원 활용은 누가 검토하는가? 간호 스태프인가, 사례 관리자들인가? 표준 진료 지침을 실행하기 전 직무들의 경계선을 검토할 필요가 있다. 프로젝트 리더십을 규정하면, 스태프들을 회의에 참여시킬 필요가 있다. 모든 스태프들이 논의 때 만장일치에 도달하는 것은 표준 진료 지침의 실행 과정에서 중요한 부분이다. 2단원에서 논의한 것처럼, 효과적인 변화는 스태프들의 이해와 수용을 요구한다. 표준 진료 지침의 실행 목적과 책임을 분명하게 규정하는 것이 향후 발생할 수 있는 문제들을 사전에 막는 데 도움이 될 것이다.

표준 진료 지침을 개발할 때 흔히 발생하는 문제로 병원 체류 예상 기간을 과다하게 길게 잡거나 지나치게 짧게 잡는 것이 있다. 이 문제는 스태프들의 스트레스 증가로 이어질 수 있다. 표준 진료 지침을 이용하는 것이 병원 체류 기간(LOS)을 평가할 수 있는 가장 좋은 방법이자 병원 체류 기간을 가장 잘 예상하도록 돕는다.

동반 질병들 역시 골칫거리다. 표준 진료 지침은 보통 한 질병 상태에 맞춰 개발되는 편인데, 환자들은 한 가지 이상의 질병들을 갖고 있는 경우가 자주 있다. 그렇다면 이러한 환자들에 대해 스태프들은 표준 진료 지침을 어떻게 이용해야 하는가? 이 문제는 표준 진료 지침을 실행하기 전에 명확히 할 필요가 있다. 한 가지 해결책은 공동 표준 진료 지침을 개발하는 것이다. 이렇게 하면 혼란을 피하고 늘어난 문서들로 인해 발생하는 문제들도 막을 수 있다. 공동 지침은 여러 진료과들에서 공통적으로 사용되는 편인데, 동반 질병은 다양한 부서들이 다양한 유형의 환자들을 치료하는 과정에서 경험하는 문제들이기 때문이다.

의사들은 보통 표준 진료 지침에 신경을 쓰는 편이다. 지침들이 의사의 지시를 대체하지 않는다는 것을 재확인하고 안심할 필요가 있기 때문이다. 또한 의사들은 그들의 자율권을 잃어버릴지도 모른다고 우려한다. 이러한 두려움을 줄이기 위해, 표준 진료 지침의 개발, 실행 및 평가 과정들에 의사의 피드백이 절대적으로 필요하다. 어떤 의료 서비스 제공 기관들은 심지어 한 표준 진료 지침을 이용하는 데 의사의 지시를 받기를 요구하는 정도까지 의사의 자율권을 보호하기도 한다. 그러나 의사들이 한 표준 진료 지침을 이용하지 않기로 선택하거나 다른 표준 진료 지침으로 바꾸는 방법이 있다. 이러한 의사의 자율권은 환자 중심 치료를 보장하는 데 중요하다. 물론 이러한 접근법들이 표준 진료 지침의 목적을 무산시킬 수도 있다. 따라서 의료 서비스 제공 조직은 표준 진료 지침 실행이 곁길로 새지 않고 제대로 진행되는 것을 보장하기 위해 대안들이 제대로 이용되는지 모니터링할 필요가 있다. 환자의 치료 목표에 대한 임상적 결과들로부터 얻은 데이터 역시 의사들의 견해로부터 영향을 받을 수 있다.

표준 진료 지침의 사용에 대한 스태프들의 저항은 직접적으로 다루어야 한다. 종종 스태프들의 저항이 문제가 될 수 있다는 것을 인정하고 스태프들의 우려를 줄이는 단계들을 취하는 것으로 이러한 문제를 사전에 막을 수 있다. 세스타, 타앙과 핑크(Cesta, Tahan, Fink, 2002)는 이러한 측정치들의 대표적인 예들과 강조해야 할 장점들에 대해 논의했다.

- 표준 진료 지침의 개발과 실행의 모든 단계에서 스태프 개입 증가
- 필수적인 문헌을 스태프들과 공유
- 표준 진료 지침이 전문 의료진들에게 도움이 된다는 것을 확인
- 표준 진료 지침은 엄격한 요건들이 아니라 권고라는 것을 보장
- 표준 진료 지침은 치료의 질, 즉 치료 조율, 협업, 환자/가족 교육, 치료 목표들 및 데이터 평가에 영향을 준다는 것을 강조
- 비용 감소, 예상한 병원 체류 기간 목표 달성, 치료의 일관성 및 향상된 치료 증가 및 위험 관리 관련 문제들 감소
- 인가 및 규정 요건 준수율 증가
- 더 많은 건강 보험 플랜과 관리 치료 조직(MCO) 계약자들을 모으기 위한 마케팅 능력 증가
- 연구를 위해 데이터 제공
- 스태프 교육 도구로서 기능

법적 책임과 윤리적 문제들 표준 진료 지침은 치료의 한 기준을 입증하거나 환자의 예상된 치료 목표들이나 치료 시한을 묘사하기 위해 법정에서 증거로 채택될 수 있다. 이와 관련해 신경 써야 할 두 부분이 있는데, 첫 번째는 표준 진료 지침을 개발하는 스태프들의 법적 책임이며, 두 번째는 그것을 이용하는 사람들에 대한 의료 서비스 제공자의 법적 책임이다. 표준 진료 지침 개발자들은 책임 소송에 소환되어왔다. 표준 진료 지침은 최고의 임상 실무(근거 중심 실무)에 기초하는 것이 중요하다. 이러한 불미스러운 경험을 막기 위해 어떤 조치를 취할 수

있는가? 윤리위원회는 전문 의료진 협진 팀으로 이루어져야 하며, 위원들은 표준 진료 지침이 초점을 맞추는 분야에서 전문 지식을 가진 대표들이어야 한다. 그들의 이력서는 이후 전문 지식에 대한 문제들이 제기될 경우를 대비해 파일에 보관해야 한다. 표준 진료 지침 개발 과정이 개인에 맞도록 어떻게 맞춤 개발되고 이것이 어떻게 문서로 기록되는지 명확하게 기술한 내용을 포함해, 이 지침의 개발 과정과 실행에 관련된(서면으로 작성된) 정책과 절차들도 역시 파일에 보관해야 한다. 이 모든 자료들에 날짜를 기록하는 것 역시 중요하다.

각 표준 진료 지침용으로 보관되어야 할 1개의 파일에는 표준 진료 지침을 개발하는 데 쓰인 도구와 표준 진료 지침 내용의 주요 초안들, 참고 자료들, 시범(파일럿) 테스트 데이터 및 평가 결과 데이터도 포함되어야 한다. 새로 개발한 표준 진료 지침이 한 조직의 모든 관련 정책과 절차들을 평가할 필요가 있는데, 그 이유는 이것이 표준 진료 지침과 상충되는 부분이 전혀 없다는 것을 보장하기 위해서다. 위험 관리 스태프들과 법률 고문이 최종 개발된 표준 진료 지침, 정책들, 절차들 및 보관해야 하는 기록 유형들 등을 검토하는 것이 가장 좋다. 표준 진료 지침을 개발하고 이용하는 스태프들은 이 경로들에 대해 적절한 교육을 받을 필요가 있으며 수업 출석은 문서로 기록해둘 필요가 있다. 평가 과정은 명확하게 정의되어야 하며 과정 준수 역시 문서로 기록해두어야 한다.의료 서비스 제공자의 법적 책임으로는 어떤 것이 있는가? 의료 서비스 제공자의 표준 진료 지침에 대한 반응들 중 다음 4가지 반응은 법적 책임 문제들로 비화할 수 있다.

1. 의료 서비스 제공자는 표준 진료 지침을 따르고 있지만, 태만하게 치료 전달

2. 의료 서비스 제공자는 표준 진료 지침을 따르고 있지만, 그 표준 진료 지침이 환자에게 전달될 치료가 수준 이하의 조악한 것이라는 것을 나타냄.

3. 의료 서비스 제공자가 표준 진료 지침을 따르지 않으며, 준수하지 못하게 된 이유와 표준 진료 지침 실행 과정에서 발생한 환자의 상태 변동들을 문서로 기록하지 않음.

4. 의료 서비스 제공자가 표준 진료 지침을 잘못 해석하거나 잘못 적용함.

(Sheehan & Sullivan, 1998, p118)

여기서 언급해야 할 중요한 점으로, 한 표준 진료 지침을 맹목적으로 따르는 경우에도 의료 서비스 제공자는 위험에 처할 가능성이 있다는 것이다. 만약 한 표준 진료 지침이 오류들을 포함하고 있거나 수준 이하의 치료를 나타낸다면 의료 서비스 제공자는 제공된 치료에 대해 여전히 책임을 진다. 간호사들 같은 전문 의료진은 전문적 판단을 한 것에 대한 책임을 전적으로 진다. 표준 진료 지침을 사용한다면, 이것들을 이용하는 모든 전문 의료진들은 각 환자에게 최대한 도움이 되는 방식으로, 실수가 발생할 수 있는 위험을 감수한 채 표준 진료 지침을 올바르게 사용하는 법을 배워야 할 책임이 있다. 표준 진료 지침을 적용하는 도중에 발생한 변동들을 역추적해서 그 원인들을 찾고 이러한 변동들이 치료 목표의 달성에 미친 영향을 평가한다. 일반적 변동에 대한 의견들은 개인 환자의 의무 기록에 결코 기입해서는 안 된다. 표준 진료 지침을 적용할 때, 책임 부인서도 이용할 수 있다. 일반적인 책임 부인서에는 표준 진료 지침은 치료 계획을 위한 안내 방향을 제시할 뿐 스태프들은 환자마다 자신에게 맞는 맞춤 치료를 요구한다는 것을 인식해야 한다는 내용이 기술되어야 한다. 책임 부인서는 임상의가 환자의 상태를 평가한 후 치료를 결정한다는 의미의 내용을 전달해야 한다. 표준 진료 지침의 환자 버전에는 환자에게 이 가이드라인들을 알리고, 모든 환자가 다르기 때문에 각 환자에게 맞는 치료와 치료 목표들이 다르다는 내용이 포함되어야 한다(Sheehan & Sullivan, 1998).

표준 진료 지침 평가 표준 진료 지침 평가는 복잡한 과정이 되어서는 안 된다. 가장 신경 쓰는 부분은 각 환자의 질병 진단과 실험실 검사들, 약국, 물리치료, 방사선 치료 같은 항목별 비용들에 따라 비용이 바뀌는지 여부와 치료의 질이 타협되는지 여부에 따라 좌우되느냐 하는 것이다. 평가 역시 병원 체류 기간(LOS)이나 치료 기간에 초점을 맞춘다. 평가 과정에서 특히 중요한 점은 변량 분석(variance analysis)이다.

변량들(variances)이란 표준 진료 지침에서 정해진 결과나 예상한 결과로부터 이탈한 편차를 뜻한다. 이것은 긍정적 또는 부정적으로 변한다. 부정적 변량은 환자가 기대한 치료 목표들을 성취하지 못했거나 기대했던 활동들을 완수하지 못했다는 것을 암시한다. 긍정적 변량이란 환자가 마감 시한 전에 한 치료 목표나 기대했던 활동을 달성했다는 것을 암시한다. 추세가 더 긍정적 변량들 쪽으로 향한다면, 이는 마감 시한들을 검토할 필요가 있으며 줄일 수 있다는 의미가 될 수 있다. 부정적 변량들을 표준 진료 지침를 실행하는 의료 서비스 제공 조직, 의료 서비스 제공자 또는 환자의 문제들과 연관이 있을 수 있다. 오늘날 의료 서비스 제공 조직들이 점점 복잡해지고 치료의 질에 대한 관심이 높아짐에 따라 부정적 변량들의 원인을 분석하는 것이 중요해졌다. 시스템 상의 또는 운영상의 변량들은 환자의 치료 목표 달성을 막는 시스템이나 조직 내부에 있는 방해물들에 초점을 맞춘다. 이러한 방해물들 중 대표적인 것들로 실험실 검사 결과 지연, 병상 공간 결여, 서비스 시간, 장기 요양 시설로 환자 이송 지연, 비품 결여 등이 있다. 의료 서비스 제공자의 변량은 그들에 의해 초래될 수 있는 변량들에 초점을 맞춘다. 이러한 변화들의 대표적인 예로 다음과 같은 것들이 있다.

- 의사가 환자의 상태를 알리는 간호사의 전화를 받지 않는 경우
- 다른 라벨이 붙은 약을 환자에게 제공한 경우
- 한 스태프가 경험이나 지식이 없어 치료 절차를 수행할 수 없는 경우
- 의사의 처치 지시를 잘못 읽고 환자를 잘못된 처치실로 보낸 경우
- 간호 스태프 부족으로 인해 한 간호사가 한 환자의 병력을 검토하는 시간이 줄어든 경우
- 환자 관련 변량은 환자의 치료 목표들을 달성하는 것을 막는 환자와 관련된 요인들을 확인하게 한다. 예를 들면 환자가 투약을 거부하는 상황이나 합병증들(예: 치료의 진전을 방해하는 높아진 체온)을 경험하는 상황, 통증이 충분히 경감되지 않는 것을 경험하거나 이동 치료 수술을 위해 입원해야 하는데 늦게 도착하는 상황 같은 것이 이러한 요인들에 해당된다.

변량들을 평가할 때는 환자나 다른 스태프를 탓하는 것을 피하고, 대신 그러한 변량이 일어난 이유와 해결책을 찾는 것이 중요하다. 이것이 치료의 질과 환자의 안전에 대한 의학협회의 많은 보고서들에서 권고하는 핵심 충고다. 스태프는 한 문제(예: 한 환자의 투약 문제)의 모든 측면들을 고려하는 것이 필요하다. 그 환자는 왜 약 복용을 거부하는가? 그 환자는 그 의약품과 그것의 부작용을 두려워하는가? 그 환자는 해당 의약품을 복용하는 목적을 전혀 이해하지 못하는가? 그 환자는 그 약을 살 돈이 없는가? 그 환자는 해당 의약품을 구입하기 위해 타고 갈 교통수단이 마땅하지 않은가? 아니면 그 약이 도움이 되지 않는다고 느끼는가? 성급히 결론을 내리는 것은 도움이 되지 않으며 이러한 변량에 대한 근거를 제대로 이해하지 못하게 막는다. 한 환자의 상태와 관련된 변량 데이터는 치료 목표가 달성된 이유 또는 실패한 이유를 이

해하는 데 가장 결정적인 정보로서 또한 변화를 위한 방향을 제시한다. 데이터는 표준 진료 지침 개발 팀 및 관련 스태프들과 공유해야 한다. 이들을 문제 해결책 개발에 관여시키는 것 역시 중요하다.

변량 분석(variance analysis)은 많은 환자들에게서 나타난 고민이나 문제들의 패턴들을 찾는 데 도움이 된다. 이러한 문제들은 고민을 가진 모든 환자를 위해 더 집중적인 조치를 취할 것을 요구할 수 있다. 그러나 시스템에서 반복되는 하나의 문제가 그 원인일 수 있다. 이러한 변량들을 해결하기 위한 알고리즘을 개발하고 향후 변량이 일어날 가능성을 원천 봉쇄한다. 일반적으로 변량 데이터가 한 알고리즘을 개발 필요성을 암시할 때까지 알고리즘들은 개발되지 않는 편이다. 알고리즘들도 표준 진료 지침과 같은 방식으로 개발된다. 보통 알고리즘들은 의사 결정 나무 형태를 취한다. 예를 들어 한 환자가 체온 상승을 경험하면, 그 이후 구체적인 치료가 시작된다.

이러한 변량들을 문서에 기록하는 것은 법적 책임을 져야 하는 위험이 있기 때문에 문제가 될 수 있다. 스태프들은 의무 기록에서 한 스태프를 탓하는 것을 피해야 한다. 예를 들면 한 의사가 어떤 환자의 합병증이 진행된 상태라는 것을 알리는 간호사의 전화를 받지 않았다는 이유로 의무 기록에 그 내용을 기술하는 것 같은 행동은 피해야 한다. 변량들을 기록하는 것은 치료와 함께 이루어져야 한다. 그러한 변량의 이유들이 알려져 있다면 그것이 맞는지 확인할 필요가 있지만, 이때 실제 데이터에 기초해야 한다. 표준 진료 지침에 수록된 것이 아닌 치료를 추가하거나 빼면, 이 역시 문서에 기록해두어야 한다. 간호사들이 대부분의 변량들을 문서에 기록하는데, 환자들과 가장 많이 접촉하기 때문이다. 특히 급성 치료 병원, 장기 요양 시설들에서는 환자들과의 접촉이 더욱 빈번하다. 변량을 기록하기 위해서는 정확하고 완전하게 기록할 것이 요구된다. 의료 서비스 제공 조직은 문서 기록 정책들과 절차들을 개발하고 이것들을 이용하도록 스태프들을 준비시킨다.

환자와 스태프의 만족도 역시 결정적인 평가 문제들이다. 환자의 만족도는 표준 진료 지침의 이용을 평가하는 데 아주 중요한 요소로 다음 3가지 핵심 질문들을 고려해야 한다.

1. 환자/가족은 치료에 자신들도 참여한다고 느끼는가?

2. 환자의 목표들을 충족되었는가?

3. 스태프들은 환자의 경과에 대해 환자와 논의했는가?

환자들은 우선 표준 진료 지침이란 무엇이며 그것이 어떻게 사용되는지 이해할 필요가 있다. 각 간호사들이 이것을 가장 잘 설명해주는데, 그들이 환자 및 가족들과 더 많이 접촉하기 때문이다. 여러 연구 결과들을 보면 표준 진료 지침의 사용으로 환자의 만족도가 높아지는 것처럼 보인다(Goode, 1995, Leibman과 동료들, 1998, Renholm, Leino-Kilpi & Suominen, 2002). 표준 진료 지침의 이용에 영향을 받을 수 있는 요인들로 논의되었던 문제로는 환자 교육, 정보의 지속성, 치료의 지속성, 치료의 질, 병원 체류 기간(LOS) 및 비용 감소가 있다. 이 모든 문제들은 표준 진료 지침의 이용으로부터 긍정적인 영향을 받는 것처럼 보인다. 물론 이 문제들에 대해서는 추가 연구가 필요한 것이 분명하다(Renhollm, Leino-Kilpi & Suominen, 2002).

스태프 만족도 역시 표준 진료 지침 평가에서 간과할 수 없는 것이다. 평가 때 고려해야 할 중요한 질문들에는 다음의 것들도 포함된다.

- 표준 진료 지침을 이용하는 이유를 이해하는가?
- 표준 진료 지침을 이용할 준비가 되어 있다고 느끼는가?
- 표준 진료 지침 개발 과정에 참여했다면, 여러분의 피드백이 존중되었다고 느끼는가?
- 표준 진료 지침의 이용이 일상적 임상 실무/작업에 어떤 영향을 미쳤는가?
- 표준 진료 지침의 이용이 환자들/가족들과 여러분의 관계에 어떤 영향을 미쳤는가?
- 표준 진료 지침이 전문 의료진 협진 팀의 협업을 지원한다고 생각하는가? 그렇다면 어떻게 지원한다고 생각하는가?
- 표준 진료 지침은 문서 작업에 어떤 영향을 미쳤는가?
- 표준 진료 지침이 실행된 후 어떤 변화를 보기를 원하는가?
- 스태프들은 표준 진료 지침을 사용하는가? 사용한다면 올바르게 사용하는가?

이러한 질문들은 임시 간호사들, 시간제 스태프들과 출장 간호사들을 이용하는 의료 서비스 조직들에서 더욱 중요하다. 임시/시간제 간호사들을 이용하면 모든 스태프들이 의료 서비스 조직에서 채택한 표준 진료 지침에 대해 잘 알고 그것들을 이용하려고 노력하는 것을 보장하기 어려울 수 있다. 정규직(full-time) 스태프들은 표준 진료 지침의 올바른 사용을 보장해야 하는 부담을 안을 수 있다. 그렇게 되면 스태프들의 스트레스는 늘어나고, 환자에게 전달하는 치료에 영향을 미칠 수 있다.

표준 진료 지침을 평가하는 과정에서 할 수 있는 질문은 많다. 의료 서비스 조직들은 그들의 임상 환경, 환자들 및 스태프들과 관련된 질문들을 개발할 필요가 있다. 데이터를 수집하는 데 지나치게 많은 시간과 노력이 소요될 수 있기 때문에, 질문들을 선정하고 관련 데이터를 수집하는 것을 신중하게 고려해야 한다. 평가가 끝나면, 평가 결과들의 요약 기술서와 표준 진료 지침 중 개정된 내용을 스태프들과 공유해야 한다. 많은 의료 서비스 조직들에서, 스태프들은 변화들로부터 영향을 받을 때 그것에 대해 알게 되지만 그때는 너무 늦는다. 스태프들은 한 표준 진료 지침을 이용할 필요가 생겼을 때 그 지침의 사본을 구해서 이해하려고 하면 안 되고, 그 내용이 바뀌었다는 것을 알아야 한다. 스태프들이 바뀐 내용들을 이해하고 그것이 환자에게 전달하는 치료에 어떤 영향을 미치는지 이해할 시간 여유가 없다(Renholm, Leino-Kilpi & Suominen, 2002, Panella, Marchisio & Stanislao, 2003, Dy와 동료들, 2005).

임상 실무 가이드라인

전문 의료진 조직들 역시 가이드라인들을 이용하는 것이 가치 있다는 점을 인정했다. 치료에서 사용되는 도구들에 대한 관심은 비용을 줄이면서 양질의 치료를 제공할 필요성으로부터 나온 것이다. 가이드라인들은 표준 진료 지침과 함께 이용되어왔다. 가이드라인들의 목표는 한 의료 서비스 제공 조직의 현재 치료 수준과 최적의 치료 수준의 격차를 줄이는 것이다. 임상 실무 가이드라인들은 치료법에 대해 의사 결정을 내리는 데 도움을 주고 치료를 평가하는 데 이용된다. 의료기관 평가위원회는 임상 실무 가이드라인의 이용을 필수 요건으로 두지는 않지만, 병원들에게 가이드라인의 사용을 고려해보고 의료 서비스와 처리 과정에 적용하는 것을 고려하라고 요구한다. 또한 질병 관리 프로그램에 적용될 수 있는 임상 실무 가이드라인 관련 질문들 중에는 다음 질문들도 포함된다.

- 임상 실무 가이드라인(또는 질병 관리 프로그램)은 의료 서비스의 질을 개선하기 위한 도구인가?
- 임상 실무 가이드라인(또는 질병 관리 프로그램)은 의료 서비스 시스템에서 비용을 절약하기 위한 도구인가?
- 임상 실무 가이드라인(또는 질병 관리 프로그램)은 의료 과실 문제를 해결하기 위한 도구인가?
- 임상 실무 가이드라인(또는 질병 관리 프로그램)은 의료 서비스 시스템의 모든 이를 위해 업무 효율성을 높이기 위한 수단인가?
- 아니면 재앙의 대비책인가?

(Lohr, 1995, p51)

마지막 질문은 우려되는 것이지만, 현재까지는 이 질문에 대한 어떤 대답도 없다. 새로운 변화들에서와 마찬가지로, 이러한 질문과 표준 진료 지침, 경험 데이터가 질문들에 대답하는 데 도움을 줄 수 있을 것이다. 표준 진료 지침의 이용을 다룬 초기 연구들은 이 환자 치료 관리 도구가 비용 억제와 품질에 어느 정도 긍정적인 영향을 미쳤다고 본다(Lohr, 1995). 표준 진료 지침에 대한 연구에 비해 임상 실무 가이드라인과 질병 관리 프로그램들에 대한 연구는 더 적은 편으로, 이들의 영향에 대해 알려진 바도 더 적다.

정의와 목적 임상 실무 가이드라인은 "임상의들이 특정한 임상 조건들에 적합한 의료 서비스가 무엇인지 결정하는 데 도움을 주기 위해 체계적으로 개발된 기술서"다(회계 감사원(General Accounting Office), 1996). 표준 진료 지침과 마찬가지로 임상 실무 가이드라인들 역시 많은 이름으로 불린다. 다른 것들보다 더 흔히 불리는 이름들 중에는 적정성 지표들(appropriateness indicators), 임상 실무 매개 변수들(practice parameters), 의료 검토 준거(medical review criteria) 및 기준들(standards)이 있다. 임상 가이드라인들의 목적은 문헌에서 연구 정보들을 모아, 이 결과들을 평가하고 해당 임상 조건에 대한 전문 의료진의 의견을 얻는 것이다. 임상 실무 가이드라인들은 증거에 기초해야 한다는 것이다. 이 정보는 이용 가능한 서식으로 준비한다. 임상 실무 가이드라인은 치료법을 규정하는 것이 아니라 정보와 선택 방안들을 제공한다는 점에서 치료 기준들과 다르다.

보험사의 임상 실무 가이드라인에 대한 관심 보험사들은 종종 임상 실무 가이드라인의 사용을 지지한다. 그 이유로는 다음과 같은 것들이 있다.

- 의료 서비스 비용 절감 목적
- 치료의 질 개선 목적
- 치료의 일관성 보장 목적
- 다른 관리 치료 기구들과의 비교 및 개인 의료 서비스 제공자의 업무 수행 수준들과 비교할 수 있도록 업무 수행 데이터 제공 목적
- 인가&규제 요건들 준수 목적

임상 실무 가이드라인 개발 및 실행 의사들과 임상 실무 간호사들 같은 의료 서비스 제공자들이 임상 실무 가이드라인들을 이용하는 것을 막는 요인들로는 어떤 것들이 있는가? 한 가지 주된 문제로 (의사, 간호사, 임상 실무 간호사 같은) 의료 서비스 제공자가 환자와 함께 있는 동안 임상 실무 가이드라인의 정보를 보기 힘들다는 접근성 문제가 있다. 만약 의료 서비스 제공자가 진찰실에서 컴퓨터에 접속하면, 진찰실에서 환자와 이 정보에 대해 논의할 수 있을 것이다. 이렇게 하면 시간도 절약되고 환자와 더욱 신뢰할 수 있는 관계를 구축하게 된다. 그러나 이렇게 하기 위해서는 대가를 치러야 한다. 기존의 아주 많은 가이드라인들 중 어떤 것을 사용하기로 결정하는 것은 까다롭다. 정보 과부하 역시 오늘날 치료를 더 복잡하게 만드는 주된 문제로, 실제로 스트레스를 줄이거나 통제하기보다는 더 늘릴 수 있다. 의료 서비스 제공자들이 흔히 이용하는 접근법으로 의료 서비스 제공자들의 개인적 경험들과 특정 질환에 대한 접근법들을 고려해, 경험과 정보들을 합쳐 임상 실무 가이드라인들을 새로 만들어내는 것이 있다.

가이드라인을 전혀 준수하지 않는 경우가 종종 있는데, 그 원인을 추적해보면, 임상 실무 가이드라인들을 개발하는 데 의료 서비스 제공자의 피드백이 제한되었고, 개발된 후 의료 서비스 제공자가 그 가이드라인들을 받아들이지 않기 때문인 것으로 확인되었다. 외부에서 개발된 후 한 의료 서비스 제공 조직에서 제도화된 변화들도 거의 성공을 거두지 못한다. 또한 보상이 제한된 변화들 역시 실패하는 경우가 종종 있다. 어떤 보험사들은 자신들과 계약한 의료 서비스 제공자들의 업무 수행 평가를 했을 때 자신들이 개발한 임상 실무 가이드라인들을

얼마나 제대로 사용했는지 추적해, 충실히 준수한 의료 서비스 제공자들에게 인센티브를 제공하는 방식으로 임상 실무 가이드라인의 사용을 장려한다.

임상 실무 가이드라인과 관련된 마지막 고민거리는 표준 진료 지침과도 같은 고민으로 동반 질환의 보험 적용 범위에 관한 것이다. 예를 들어 한 환자가 심장 질환과 당뇨병을 갖고 있는 경우 의료 서비스 제공자는 어떻게 해야 하는가? 그 이유는 심장 질환용 가이드라인과 당뇨병용 가이드라인이 따로 있기 때문이다. 이 가이드라인들은 한 질환이 다른 질환에 미치는 영향을 고려하지 않을 수 있고 실제로 한쪽 질병의 치료와 대립하는 치료법 방안들을 제안할 수 있다. 따라서 의료 서비스 제공자는 대립되고 혼란스러운 치료법들을 사용하기보다 양쪽 가이드라인을 모두 이용하지 않는 것을 선택하는 경우가 종종 있다.

임상 실무 간호사들 역시 그들의 실무에 임상 실무 가이드라인을 이용할 때 동일한 문제들에 직면한다. 점점 더 많은 임상 실무 간호사들이 개인 진료소와 클리닉에 발을 들여놓게 됨에 따라, 임상 실무 가이드라인들을 검토하고 이것들과 전문 임상 실무 간호의 관련성을 판단할 것이다. 지역 사회에서 보건 공무원으로 일하는 간호사들은 지역 사회가 보건 교육과 특정한 의료 문제들에 초점을 맞추는 의료 서비스들의 전달 계획을 세우는 것을 돕기 위해 이 가이드라인들을 이용할 수 있다.

정보학(Informatics)은 임상 실무 가이드라인들의 실행을 지원할 뿐만 아니라 이들의 이용과 그 결과들을 평가하는 데 이용될 수 있다. 14단원에서 언급한 것처럼, 정보학은 의료 서비스의 모든 부문에서 더욱 중요한 존재가 되었다. 정보학은 임상 실무 가이드라인들에 빠르게 접근하는 것을 돕는다. 정보 시스템을 통해 스태프들은 임상 실무 가이드라인들이 필요할 때 그것들에 접근할 수 있고, 그 내용들을 검토하고 치료 계획 수립 과정과 환자 교육에 적용할 수 있어야 한다. 정보 시스템은 또한 스태프들에게 임상 실무 가이드라인들을 이용하고 그것들을 문서 기록 시스템에 통합시킬 것을 상기하도록 설정할 수도 있다. 정보 시스템들은 임상 실무 가이드라인들을 쉽게 업데이트할 수 있게 하지만, 이것이 성공하기 위해서는 가이드라인들을 정보 시스템 내에 구축해, 쉬운 업데이트를 보장해야 한다.

인용

Needleman, J와 동료들(2009). 처음 참여하는 병원들에 미치는 임상 간호의 변혁적 치료(TCAB)의 전반적 영향(Overall effect of TCAB on initial participating hospitals). AJN, 109(11), 증보 TCAB:59-65.

개요

로버트 우드 존슨 재단(Roboert Wood Johnson Foundation)과 의료 서비스 개선협회(Institute for Healthcare Improvement, IHI)의 공동 프로젝트인 임상 간호의 변혁적 치료(Transforming Care at the Bedside, TCAB)는 입원 환자의 치료와 근무 환경 개선에 초점을 맞추고 있다. 이 프로젝트의 목표는 일선에 있는 스태프들이 변화의 필요성을 인식하고, 개선시켜야 할 문제들을 찾고, 이러한 변화들을 테스트하고 그것을 영구적으로 채택할지 여부를 결정하게 하는 것이다. 팀워크와 간호사 보유는 임상 간호의 변혁적 치료(TCAB)의 핵심 부분이다. 본 연구는 임상 간호의 변혁적 치료에 참여하는 병원들의 경험을 평가한다. 10개 참가 병원과 변화를 주제로 실시한 553개의 테스트들을 평가하는데 설문 조사, 인터뷰 및 병원 데이터가 이용되었다. 본 연구 결과들은 TCAB에 참가한 결과 스태프들이 변화와 관련된 다른 프로젝트들에도 참여할 가능성이 더 높아졌다는 것을 보여준다. TCAB는 낙상률, 코드 및 재입원율에 긍정적인 영향을 미친 것으로 나타났다. 본 연구는 선정된 문제들을 부각시키는데, 이것들은 안전하고 신뢰할 수 있는 치료, 환자 중심 치료, 부가 가치가 붙는 과정들, 생명 유지 및 팀워크에 초점을 맞춘다.

응용

급성 치료 병원들은 재정 손실, 치료 개선 요구 증가와 그렇게 하기에는 제한된 자원들, 스태프 부족, 스태프 보유 문제들, 스태프의 사기 및 더욱 효과적인 리더십의 필요성 같은 문제들과 씨름하는 중이다. 본 논문의 제목에서 암시한 것처럼, 임상 간호의 변혁적 치료는 초점을 임상 간호 현장, 즉 더욱 환자 중심적인 치료에 초점을 맞추고 있다. 임상 간호의 변혁적 치료는 변화들을 가능하게 하고 바닥에서부터 변화들이 올라오게 하는 혁신이다. 변화에 대해서는 2단원에서 논의했지만, 그것은 어떠한 급성 치료 병원에서도 성공을 이끄는 결정적인 힘이다. 변화는 일어날 것이지만, 적절하게 통제되어 효과를 발휘할 것인가, 아니면 어떤 구조도 없이 대혼란을 겪을 것인가? 임상 간호의 변혁적 치료에 대한 이번 평가는 급성 치료 병원들의 기능을 향상시키는 접근법을 지지한다.

질의

1. 임상 간호의 변혁적 치료(TCAB)가 특히 간호 부문에서 중요하다고 생각하는 이유는 무엇인가? 간호 부문 관리에도 중요한가?
2. 선정된 혁신 범주들 중 각 범주의 예로 나온 것들에 대한 여러분의 의견은 어떠한가?
3. 여러분이 한 급성 치료 병동에서 임상 간호의 변혁적 치료 프로젝트에 관여하게 되었다면, 여러분은 무엇에 초점을 맞출 것인가?

　임상 실무 가이드라인들의 실행에 대한 평가는 중요한데, 이와 관련된 핵심 질문들은 다음과 같다.

- 이 가이드라인은 임상 실무를 어떻게 개선시키는가?

- 이 가이드라인은 여전히 과학적인 정보를 바탕으로 하는가?

- 이 가이드라인은 환자군의 치료 욕구들을 계속 충족시키는가?

- 임상의들은 설계된 대로 이 가이드라인들을 실행시키고 있는가?

(Poniatowski, 2000, p13)

리더십과 관리 기술 적용하기

나의 병동

여러분은 자신의 병동을 위해 내년의 최우선 전략 목표를 결정해야 한다. 여러분과 스태프들은 환자 중심 치료를 개선하는 것을 최우선 목표로 하기로 결정했다. 이 목표를 어떻게 달성할지에 대해 스태프들과 논의하기 위해 회의 스케줄이 잡혀 있다. 여러분은 이 계획이 광범위해지는 것을 원치 않으며 전략들의 명확한 방향을 정하기를 원한다. 여러분과 스태프들은 이 목표를 달성하기 위해 사용할 전략들을 기술하기 위해 무언가 개발할 수 있다. 여러분은 목표 달성을 어떻게 측정하고 여러분의 병동에 어떻게 적용할 것인가?

전략들은 명확하고 구체적일 필요가 있으며 측정할 수 있는 것들이어야 한다. 병동을 관리하는 책임 간호사로서 여러분이 하는 업무를 기록하는 데 책의 웹사이트에 있는 가상의 병동 웹사이트를 이용하라.

비판적 사고 개발을 위한 질문&활동

1. 하나의 임상 환경을 골라, 해당 의료 서비스 제공 조직이 환자 중심 치료를 채택하고 있다는 것을 입증하는 예들을 가지고 논의하라. 환자 중심 치료가 아닌 의료 서비스들의 예를 찾은 후, 왜 환자 중심 치료 서비스가 아닌지, 그 이유와 여러분은 그러한 서비스들을 어떻게 개선시킬 것인지 설명하라.

2. 하나의 임상 환경, 간호 문헌 또는 인터넷을 통해 표준 진료 지침의 예를 하나 찾아라. 이 과제를 하는 데 이 단원에서 여러분이 배운 내용을 적용하라. 그 표준 진료 지침의 결정적 요소에 대해 기술하고, 가능하다면 그것이 어떻게 개발되었는지 기술하라. 여러분은 다음의 것들을 고려해야 한다. 표준 진료 지침의 목적, 이것을 개발하는 데 이용된 과

정(개발자, 검토 방법, 개발에 이용된 데이터 유형 포함), 목표 대상군 및 이 표준 진료 지침이 선정된 이유, 내용의 유형과 질, 발생 가능한 법적, 윤리적 문제들 확인, 표준 진료 지침 이용(이용하기 편한가? 스태프들은 이것의 이용에 대해 어떻게 생각하는가? 여러분은 한 환자를 위해 이것을 따를 수 있는가?) 및 지침 평가 과정(검토 빈도, 검토자 및 이것을 이용하는 데 대한 피드백을 제공할 수 있는 사람).

3. 여러분의 임상 현장들 중 한 곳에서 건강 증진법이나 질병 관리법의 한 예를 찾아보라. 그 예는 어떤 것인가? 그것은 어떻게 사용되는가? 그것은 효과적인가? 여러분은 이것을 무엇의 기반으로 두는가? 환자, 즉 의료 서비스 소비자의 역할은 무엇인가?

CHAPTER 5

의료 서비스 제공 조직에서 발견되는 다양성과 건강 불평등 문제

본 단원의 개요

학습 목표

핵심 용어

학습 방향

의료 서비스의 다양성과 건강 불평등 문제

의료 정보 이해 능력

문화와 풍토: 조직의 문화 역량 구축

조직 문화 및 풍토에 대한 정의

조화로운 문화&부조화 문화

효과적, 창의적, 생산적인 일터

조직 문화 평가

인력 다양성

스태프&스태프 문화

문화적으로 다양한 스태프 관리

세대 문제&조직 문화에 미치는 영향

의료 서비스 제공 조직들에서 문화 다양성 촉진하기

건강과 질환에 대한 문화적 관점들: 치료&치유 환경의 필요성

치유 환경이란 무엇인가?

치유 환경의 일부로서 물리적 환경

리더십과 관리 기술 적용하기

비판적 사고 개발을 위한 질문&활동

학습 목표

본 단원을 시작하기 전, 이 단원의 학습 결과들 중 익숙한 것이 있는지 살펴볼 것.

- 의료 서비스 제공 조직에서 환자 다양성 실태에 대한 분석

- 건강 불평등 문제에 대한 논의

- 의료 정보 이해 능력(health literacy)과 간호 관리자(nurse manager) 역할 개선을 위한 전략들 적용

- 스태프들과 의료 서비스 제공 조직에 있어 다문화 환자군이 암시하는 점들 조사

- 주류 문화와 다른 문화가 하나의 의료 서비스 조직과 환자 치료에 어떤 영향을 미칠 수 있는지 설명

- 스태프 문화와 환자 문화 비교 및 대조

- 조직 문화라는 개념을 한 의료 서비스 제공 조직에 적용

- 치유 서비스 제공 조직에 대한 묘사

- 한 의료 서비스 제공 조직의 문화를 개선하기 위해 이용할 수 있는 전략들 적용

핵심 용어

● 베이비 붐 세대(Baby boomers)	● 와이 세대(Generation Y, 넥스터스(Nexters))
● 문화(Culture)	● 건강 불평등(Health Disparity)
● 문화적 역량(Cultural competency)	● 의료 정보 이해 능력(Health literacy)
● 조화로운 문화(Consonant culture)	● 조직 문화(Organizational culture)
● 부조화 문화(Dissonant culture)	● 가치들(Values)
● 엑스 세대(Generation X)	● 직원 다양성(Workforce diversity)

학습 방향

미국 의료 서비스 시스템은 많은 문화적 배경을 가진 다양한 환자군이 증가하는 것을 경험했다. 의학협회(IOM)는 의료 서비스 시스템의 실태를 조사하면서 현재 다른 전략들과 더

불어 건강 불평등을 개선하기 위한 전략의 일환으로서 다양한 문화와 인종 다양성을 이해하고, 건강 불평등이 심각한 문제임을 인식하게 되었다. 조직 문화는 의료 서비스 제공 조직들(health care organizations, HCO)에 대한 소비자의 시각과 의료 서비스 제공 조직의 스태프들에게 소비자가 영향을 미치는 데 하나의 역할을 한다. 아래에서 환자의 문화, 인구 통계학적 다양성, 건강 불평등 문제들, 의료 정보 이해 능력, 의료 서비스 제공 조직 문화 및 직원 다양성에 대해 논의할 것이다.

의료 서비스의 다양성과 건강 불평등 문제

환자 중심 치료를 보장하기 위해 의학협회가 제시한 전문 의료진들의 핵심 역량들 중에는 문화적 문제들도 포함된다. 즉 전문 의료진이 갖추어야 할 핵심 역량들에는 환자들의 차이, 가치, 선호하는 것 및 표출된 치료 욕구들을 확인, 존중하고 관심을 두는 능력들도 포함된다(2003). 의학협회는 "문화적으로 다양한 배경을 가진 환자들은 의료진에게 단순히 언어적 역량뿐만 아니라 그들의 생활 방식과 문화적 차이가 그들의 건강 상태와 건강과 관련된 행동에 어떤 영향을 미치는지 알아야 한다. 미국인들과 다른 환자들의 생활 방식과 가족의 패턴에 맞춰 치료 계획들을 세우고 치료를 제공할 방식을 바꿀 필요성을 인식하며, 가족 간병인들뿐만 아니라 비전통적인 의료 서비스 제공자들에 대한 의존 증가 같은 문제들을 도전 과제들로 제시하고 있다."(2003, p40) 간호사들은 환자들에게 의료 서비스를 제공하는 데 주된 역할을 하며, 또한 모든 환자들을 위해 치료 개선과 공평한 치료를 보장하는 데 지대한 영향을 미치고 있다.

문화적 역량이란 무엇인가? 문화적 역량은 의료 서비스 전달과 의료 서비스 교육의 선봉에 있는 문제들 중 하나다. "문화적 역량을 키우는 과정은 미국의 의료 서비스 시스템이 당면하고 있는 문제로서 환자군들의 인종적, 민족적 변천에 효과적으로 대응할 수 있는 수단이다. 문화적 역량은 개인들과 의료 서비스 제공 조직들이 문화적으로 다양한 상황들에서도 효과적으로 업무를 보는 것을 가능하게 하는 일련의 정책, 행동, 태도들 및 실무들로 정의된다.

문화적 역량은 사회적, 문화적, 언어적으로 다양한 환자들의 욕구들을 충족시키기 위해 치료 전달 방법을 환자 개인에 맞춰 변경하는 것을 비롯해 환자들의 다양한 가치, 믿음들 및 행동들에 맞춘 치료를 제공할 수 있는 의료 서비스 시스템의 능력을 의미한다."(Salisbury, 2006, p90) 미국 간호대학협회(American Association of Colleges of Nursing, AACN)는 2009년에 의학협회에서 발간한 '전문 간호 실무를 위한 학사 교육 필수 요소들(Essentials of Bacalaureate Education for Professional Nursing Practice)'에서 제안한 5대 핵심 역량을 강조하고 문화적 역량을 키우는 데 도움이 되는 온라인 도구 키트를 개발했다.

5대 핵심 역량에는 문화적 역량도 포함되어 있다. 현재 의료 서비스 이용 불평등 문제를 다룬 보고서들은 더 많은 개선들이 필요하다고 주장하고 있긴 하지만, 간호 교육은 오래전부터 문화적 역량을 증진시킬 수 있는 교육 내용과 실무 경험들을 포함해 개선 노력을 해왔다. 의료 서비스의 다양성 역시 2010년 의료 서비스 개혁법에서 언급되었다. 이 새로운 법은 2010년부터 민족, 인종, 성별, 주요 언어, 장애 상태 및 소외 계층, 의료 서비스 필요 1순위 국민들에 대한 데이터 수집과 보고 방법의 개선을 촉구했다. 장애인들의 치료 접근 실태 역시 모니터링해야 한다. 의료 서비스 불평등과 관련된 트렌드들을 모니터링하기 위해 데이터를 분석해야 한다.

우리나라는 아직까지 인종적, 민족적 다양성이 미국에 비해 훨씬 낮은 편이지만, 과거와 비교할 때 급격히 높아진 것은 사실이다. 뿐만 아니라 앞으로 지속적으로 인종적, 문화적 다양성이 높아질 것으로 예견되기 때문에, 미국 간호집행기구(AONE)가 제안하는 대처 원칙(표 5-1)을 미리 알아두는 것도 도움이 되리라 생각된다.

[표 5-1] AONE가 제안하는 의료 서비스 제공 조직들의 다양성 대처 원칙들	
다음 원칙들의 취지는 인구 다양성 역량을 키우는 프로그램들을 실시하고, 지원하는 자원들을 옹호하고, 다양성 교육 노력을 장려하고 업무 수행 개선 결과들에 기초한 다양성 연구를 주도적으로 제안하면서, 다양성이 존중받는 일터라는 목표를 달성하도록 간호사 리더를 인도하는 것이다. 의료 서비스 조직들은 문화적, 인종적으로 다양한 환자들에게 서비스를 제공하는 문화적, 인종적으로 다양한 직원들의 업무 관련 필요성들을	충족시키기 위해 내적, 외적 자원들을 개발하는 데 총력을 기울일 것이다. 1. 다양한 환자군의 치료 욕구들을 충족시킬 수 있는 프로그램들과 정책들을 개발할 수 있도록 필요한 재정 자원 배정하기 2. 모든 환자군의 치료 욕구들이 충족된다는 것을 보장할 수 있는 시스템 과정 수립하기. 조직의 계획 수립 과정에 다양한 문화적 배경을 가진 현지 지역 사회 구성원들 참여시키기

3. 환자 건강 안전 증대와 의료 서비스의 질적 개
   선을 위해 직원들의 인종, 민족 및 제1언어를
   포함해 데이터 수집의 중요성을 지역 사회에
   교육시키기
4. 영어를 못하는 환자들과 한정된 영어 구사 능
   력을 가진 환자들이 통역 서비스들과 번역된
   환자 교육 자료들과 문서들에 접근하는 것을
   보장하기 위해 통·번역 지원 과정들과 절차들
   개발하기
5. 인종적, 민족적 다양성에 관계없이 모든 환자
   군의 치료에서 질적 일관성을 유지하고 환자들
   과 직원들의 인구통계학적 균형을 늘리는 과정
   들을 실행하기
6. 의료 서비스를 받는 환자들과 동일한 인종, 민
   족, 출신 배경을 가진 직원들을 모집하는 채용
   계획과 전략들을 집행하기
7. 의료 서비스를 받는 환자들의 문화적, 민족적
   다양성을 이해하고 문화적으로 역량을 갖춘 치
   료 제공이 얼마나 중요한지 일깨우도록 스태프
   들 훈련시키기
8. 스태프들이 치료 통역 서비스 관련 훈련과 교
   육을 받도록 지원하기

**의료 서비스 제공 조직들은 포용하고, 인내하고
공동 운영하는 구조를 달성하기 위한 노력들을
통해, 유용한 임상 실무/다양성을 반영하는 근무
환경을 확실하게 조성하려고 할 것이다.**

1. 인종, 민족, 문화적으로 다양한 인구 집단 출신
   의 전문 의료진들을 채용하도록 장려하기. 적
   절한 경우, 모두가 공유하게 될 의사 결정 과정
   에 모든 사람들을 적극적으로 참여시키기
2. 리더십과 운영 팀들을 포함해 모든 직책 수준
   에서 다양한, 건강에 좋은 습관/직무 환경 조
   성하기
3. 인종적, 문화적으로 다양한 인재들을 조직 전
   체의 장점, 자긍심 및 팀 정신의 원천으로 삼기
4. 한쪽에 치우치지 않고 세심한 방식으로 모든
   스태프의 승진, 공로 인정 및 인종&민족적, 문
   화적 다양성 수용을 강조하기
5. 개방적인 소통, 융통성 및 차이들 수용에 효과
   적인 근무 환경 조성을 적극 추진하기
6. 스태프들의 성별, 인종/민족, 지식, 기술, 문화
   적 배경, 가치들 및 종교에 대한 고정관념이나
   선입견 없이, 세심한 태도로 스태프들 이끌기
7. 목표 대상으로 정한 다양성 기준표(benchmark

metrics) 만들기

**의료 서비스 제공 조직들은 미국의 인종/민족적,
문화적 다양성을 반영하는 학생들을 모집하고 보
유하는 학습 환경, 다양성 관련 정책들, 업무 절
차들과 프로그램들 개발 및 실행을 지원하기 위
해서 대학교들, 간호대학들 및 의료 서비스 근로
자들을 훈련시키는 다른 조직들과 파트너십을 맺
을 것이다.**

1. 질적, 양적 데이터 모두에 집중하는 입원 결정
   기준을 이용하도록 장려하기
2. 민족적, 문화적으로 다양한 인구 집단 출신 학
   생들에게 존재하는 것으로 이들의 대학 입학
   &재학을 가로막는 사회적, 문화적 장벽들을
   인식하고 그것들이 적절한지 평가하기
3. 다양한 인종 집단 출신의 간호 스태프들에게
   학생 멘토들, 초빙 강사들, 대학병원들에 근
   무자로 참여 또는 임상 교수진의 일원이 될 수
   있는 기회를 제공하는 교육과 임상 실무 현장
   들 간의 협업에 대한 동의를 이끌어내는 데 적
   극적으로 참여하기
4. 간호 교수진을 포함해 더욱 다양한 간호사 리
   더 인력 풀을 구축하기 위해 인종, 민족적으로
   다양한 인구 집단 출신 간호사들의 대학원 교
   육을 장려하고 지원하기
5. 소수 인종 그룹 출신들에게 간호사로서 직업을
   강조하면서, 현재 다른 직업을 가진 근로자들
   중 간호사가 되려는 미래의 간호사들을 위한
   직업 계획들을 개발하고 실행하기
7. 다양한 간호 학생 단체와 학습 유형들을 지원
   하는 임상 실습 순회 환경을 조성하기

**의료 서비스 제공 조직들은 인종, 민족, 문화적
다양성과 관련된 자원들과 정보들을 수집하고 배
포할 것이다.**

1. 다양성과 관련된 정보와 자원들에 대한 인식
   수준을 높이고 공유를 강화시키기 위해 산업
   기술 활용
2. 문서 기록을 더욱 효율적으로 하고 인종, 민
   족, 문화적으로 다양한 환자와 직원들의 구성
   비율들을 더 잘 반영할 수 있도록 의례적인 환
   자 등록 과정 때 인적 자원 관리 프로그램들의
   한 부분으로서 데이터(인종과 제1언어를 포함하나 이
   에 한정되지 않음)를 수집하기

3. 이 데이터 수집에 대한 공식 정책들과 절차들 제정하기

4. 다양한 환자와 직원들에 대한 정보 수집을 늘리는 의료 서비스 정보 기술(IT) 시스템들 지원하기

5. 인종, 민족 및 제1언어를 포함해 환자와 직원 데이터 수집과 관련된 문제들 및 이 정보들의 가치들에 대한 교육을 모든 스태프들에게 제공하기

6. 스태프들에게 이러한 데이터 요소들을 입수하는 데 효과적인 전략들과 적합한 메커니즘들에 대한 훈련 제공하기

7. 의료 서비스 제공 조직들이 환자와 직원들의 인종, 민족 및 제1언어에 대한 정보를 수집하는 것이 절대적으로 필요한 이유를 지역 사회들에 알리기

8. 다양한 환자군이 받는 치료의 질이 일관적이지 못할 가능성을 완전히 없애고 인구 통계학적으로 같은 배경을 가진 환자들과 직원들의 비율 균형을 이루게 하기 위해서 치료의 질과 인종, 민족 및 제1언어에 대한 데이터 활용과 치료의 질을 정기적으로 검토하기

9. 직원들의 인종/민족 및 문화적 다양성 수준을 향상시키기 위한 실천 계획들을 개발하는 데 수집한 데이터 활용하기

10. 다양성 개선 계획들의 효과를 측정하기 위한 연구들 실시하기

11. 다양성과 관련된 근거 중심 실무(EBP)를 검토하고 "최고의 임상 실무들을 조직 자체의 임상 환경"에 포함시키기

출처: 미국 간호집행기구(American Organization of Nurse Executives, 2007). 허가하에 재출간.

근거 중심 실무 적용하기 　 효과적인 리더십&관리 증거들

의학협회의 건강 불평등에 대한 연구에 이은 후속 연구로서, 전국 품질 포럼(National Quality Forum, NQF)은 2009년 건강 불평등을 줄이고 환자 중심의, 문화적으로 적합한 치료를 만들기 위한 가이드라인들을 지지한다고 선언했다. 전국 품질 포럼은 이 문제에 "획일적인(one size fits all)" 접근법을 이용할 수 없다고 강조한다.

인용

Chin, M., Walters, A., Cook, S. & Huang, E.(2007). 의료 서비스에서 인종적, 민족적 불평등을 줄이기 위한 개입 조치들에 대한 리뷰(Review of interventions to reduce racial and ethnic disparities in health care). 병원 치료 연구 및 검토(Medical Care Research and Review), 64, 10월, 29S~100S.

개요

발간된 200건 이상의 논문을 검토한 이 체계적인 리뷰 논문은 다음과 같은 질문을 다루고 있다. 의료 서비스에서 인종적, 민족적 불평등을 줄이기 위해 실제로 어떤 것들이 효과적인가? 이 리뷰 논문은 심혈관계 질환, 당뇨병, 우울증, 유방암을 앓는 환자들을 위한 치료와 치료 불평등에 초점을 맞추었다. 이 논문은 결론에서 다음 3가지 전략이 종종 성공적인 개입 조치들의 일부가 된다고 제시했다. 의료 서비스 제공자, 환자 및 지역 사회를 포함시키는 다면적 프로그램들, 환자의 문화가 개입 조치에 포함된다는 것을 보장하기 위해 문화적으로 환자의 특성에 맞춘 개입 조치들이나 문화적 관련성에 대한 집중, 그리고 간호사 주도 프로그램이 그 3가지 전략이다.

응용

본 단원과 의학협회의 다양성에 관한 보고서에서 논의한 것처럼, 건강 불평등 문제는 심각하다. 치료에 미치는 문화의 영향과 더 효과적인 개입 치료들에 대해 알 필요성이 훨씬 더 커졌다. 개입 치료들에 문화적 문제들을 포함시키기 위해 개입 조치들을 재설계할 때 고려할 점들로 어떤 것들이 있는가? 본 연구를 통해 문화적 지렛대가 치료 전달과 밀접한 관련이 있는 것으로 확인되었다. 여기에서 문화적 지렛대는 "환자

와 임상의의 행동 변화를 촉진시키는 수단으로서 다른 인종, 민족의 문화적 관습, 산물, 철학이나 환경을 이용함으로써 이들이 거주하는 지역 사회 전체의 건강 상태를 개선시키는 데 초점을 맞춘 전략"을 의미한다. 이전 전략들을 바탕으로 그 위에, 문화적 지렛대는 한 인종이나 한 민족으로 구성된 지역 사회에서 적극적인 역할을 하는 것으로 확인되었다. 이러한 지역 사회들에서 문화적 개입 조치는 행동을 개선하고 이어 건강 불평등 관련 문제의 해결책을 적극적으로 실행시킨다."(Fisher와 동료들, 2007, 245S)

출처

Fisher, T., Burnet, D., Bhuang, E., Chin, m. & Cagney, K(2007). 문화적 지렛대: 의료 서비스에서 인종적 불평등을 줄이기 위해 문화를 이용하는 개입 조치들(Cultural leverage: interventions using culture to narrow racial disparities in health care), 병원 치료 연구 및 검토 (Medical Care Research and Review), 64(5 증보판), 243S~282S

질의

1. '문화적 지렛대(cultural leverage)'에 대해 여러분은 어떻게 생각하는가?
2. 환자의 치료에 미치는 문화의 영향과 관련해 어떤 경험을 한 적 있는가?
3. 여러분은 간호사 주도 프로그램들이 왜 성공적인 전략이라고 간주하는가?

의료 정보 이해 능력

의료 정보 이해 능력은 "의료 서비스 정보를 읽고, 이해하고 실천할 수 있는 능력"이다(의학협회, 2004, p52). 이것은 환자-의료 서비스 제공자 간의 대화와 서면을 통한 소통에 영향을 미친다. 의료 서비스 제공 조직(health care organizations, HCOs)은 환자들에게 제공되는 서식과 정보를 검토해야 한다. 그 이유는 그 내용들이 환자가 이해할 수 있고 환자와 가족이 그 정보를 이해했다는 것을 확인하기 위해 내용들에 체크할 수 있도록 하기 위해서다. 질병/부실한 건강에 취약한 인구들은 의료 서비스 이해 능력에 관한 문제들을 갖고 있을 위험이 더 크다. 그러나 스태프들은 모든 환자에게 이런 잠재적 문제가 발생할 수 있다고 생각하고 경계를 늦추어서는 안 된다. 의료 정보 이해 능력과 관련된 양질의 치료를 막는 주요 장벽들은 치료 접근 무능력, 질병 관리 무능력, 정보 처리 무능력이다(DeWalt & Pignone, 2008).

1. 치료 접근성: 치료 접근성과 관련해 절대적으로 중요한 문제는 건강 보험 가입, 의료 서비스 제공자 찾기 및 의료 서비스를 구해야 할 때를 아는 것(예: 진료 약속 잡기, 전화번호 찾기 및 진료 약속 기록해두기는 글을 못 읽는 사람에게 모두 어려운 일)이다.

2. 질병 관리: 급성 질환과 만성 질환, 양쪽 모두 질병 관리가 복잡해질 수 있는데, 그 이유는 복잡해진 처방 권고들, 검사 스케줄, 여러 의사들과의 진료 약속 때문이다. 따라서 환자는 진료 때 의료 서비스 제공자들에게 어떤 질문들을 하는 것이 올바른지 알 필요가 있다. 환자가 담당의사와 자신의 건강 상태에 대한 정보를 자유롭게 공유하지 못하는 경우가 종종 있기 때문이다. 환자의 의료 서비스들 간 이동은 아주 흔해졌다. 심지어 같은 의료 서비스 제공 조직 내에서 환자는 한 의료 서비스 제공자에서 다른 의료 서비스 제공자로 옮겨 진료를 받는데, 이것은 의료 과실 위험을 높일 뿐만 아니라 환자에게 새로운 의료 서비스 제공자에게 적응할 것을 요구한다.

3. 일반적 정보 처리: 환자들은 사전 동의서와 기타 문서들을 받는다. 문제는 이 문서 내용들이 환자가 이해할 수 없는 방식으로 기술된 경우가 종종 있다는 것이다. 특히 스트레스가 심한 상황에서 이런 문서들이 제시되어 내용을 제대로 이해하기 힘든 경우가 있다. 이런 유형의 정보를 환자가 이해하는 데 가족이 아주 큰 도움을 줄 수 있다.

의료 정보 이해 능력은 치료에 어떤 영향을 미치는가? 의료 정보 이해 능력과 임상 치료 결과 유지 관계를 조사한 44개 연구들을 검토한 리뷰 논문은 다음과 같은 결과들을 제시했다 (DeWalt, Berkman, Seridan, Lohr & Pignone, 2004).

- 의료 정보 이해 능력이 떨어지는 사람은 이 능력이 높은 사람보다 치료 결과가 나쁠 가능성이 1.5~3배나 더 높다.

- 메디케어 가입자들 중 의료 정보 이해 능력이 떨어지는 가입자들은 이해 능력이 높은 사람들에 비해 자궁경부암 검사를 받은 적이 없고, 2년 동안 유방 촬영술을 받지 않았으며, 유행성 독감과 폐렴 예방 주사를 맞지 않았을 가능성이 더 높다.

- 낮은 의료 정보 이해 능력은 입원 위험 증가와 관련이 있다.

이러한 결과들은 중요할 뿐만 아니라 의료 서비스에 미치는 의료 정보 이해 능력이 미치는 부정적 영향을 보여준다. 의료기관 평가위원회는 의료 정보 이해 능력과 관련된 문제들을 줄이기 위해 아래와 같은 전략들을 확인했는데, 이 전략들 모두 간호사의 임상 실무와 관련 있다(의료기관 평가위원회, 2007, p5).

- 환자 중심 환경 조성하기. 이러한 환경에서 자신의 치료에 대한 의사 결정과 안전 과정들에 개입할 수 있다.
- 의료 정보 이해 능력 인식과 이해도 높이기
- 필요한 경우 통역사 서비스 이용 보장하기
- 문화적 역량 개발하기
- 치료의 질에 미치는 소통의 영향에 대해 이해하기
- 소비자들이 필요로 하는 치료에 더 잘 접근할 수 있는 방법 가르치기
- 사전 동의서들과 처리 과정들 검토하고 개선하기
- 더 나은 맞춤 치료와 의료 과실을 줄이는 데 질병 관리 접근법 활용하기
- 소책자들을 표준화하기
- 환자에게 확실한 정보 제공하기

개별 환자와 가족에게 문화가 가진 중요성을 인식하는 것이 첫 단계다. 이어 모든 건강 불평등 문제들을 줄이고 모든 이를 위한 치료를 개선하기 위해서는 보건 교육과 임상 실무에 문화적 역량을 포함시키는 것이 중요하다. 이 모든 것과 관련된 것이 의료 서비스 제공 조직이다. 의료 서비스 제공 조직은 자체 문화를 갖고 있으며, 이것은 환자들의 다양성뿐만 아니라 일터의 다양성과도 상호 작용한다.

문화와 풍토: 조직의 문화 역량 구축

어떤 요소들이 의료 서비스 조직을 근무하기 좋은 곳 또는 의료 서비스 받기에 마음 편한 곳으로 만드는가? 한 조직의 모습은 어떻게 묘사되는가? 각 스태프는 자신의 조직 문화로부

터 어떤 영향을 받는가? 조직의 한 구성 요소인 조직 문화를 이해하는 것은 쉽지 않은데, 더구나 그 문화를 바꾸는 것은 훨씬 더 어렵다. 한 조직이 문화 역량을 키우기 위해서는 우선 조직 문화가 무엇인지 이해하고 현재 자신의 조직 문화를 평가해야 한다. 조화로운(기능적, 효과적) 문화인가 아니면 부조화(제대로 기능하지 못하는, 비효과적) 문화인가? 이와 관련된 목표는 효과적인 조직 문화를 형성하는 것이다. 효과적인 조직 문화 구축 과정이 시작될 때, 조직의 문화와 관련해 고려할 필요가 있는 법적 문제들이 있다. 물론 스태프들은 조직 문화 형성 및 발전에 핵심 역할을 한다. 본 단원의 이번 장에서는 효과적인 조직 문화와 관련된 결정적 문제들에 대해 논의할 것이다.

문화적으로 능력 있는 조직으로 성장하기 위해서는 어떤 역량들이 필요한가? 문화적 역량을 키우기 위해서는 4가지 핵심 기술이 필요하다.

- 인적 자원 다양성 계획 수립은 전략 수립과 사업 계획에서 필요한 다양성 요건들을 구체적인 인적 자원 모집과 보유 실무들에도 적용하라는 의미로 해석된다.

- 다양한 직무 팀 개발은 직무 설계, 작업 구조와 과정들 및 향상된 업무 수행 수준이라는 목표를 달성하기 위해 조직이 다양성을 실현하고, 직무에 통합시키고 지지하는 방법에 초점을 맞춘다.

- 다양성 교육, 훈련 및 개발은 조직이 다양성 인식, 편견들 및 관련 기술 축적을 위해 직원들을 개발시키는 방법을 다룬다. 직원들의 다양성 역량을 강화하고 평가하고 개선하는 접근법으로, 다양성과 관련된 업무 수행 역시 조사된다.

- 서로를 존중하는 근무 환경을 개발하기 위해서는 조직이 모든 직원들의 행복(well-being)과 능력 개발에 기여하는 근무 환경과 풍토를 조성하고 유지, 개선하는 방법에 초점을 맞춘다(Frusti, Niesen & Campion, 2003, p33).

이 접근법은 문화적 다양성 역량 개발을 4가지 핵심 관점들로 본다. 하나의 전체로서 한 의료 서비스 제공 조직과 모든 구성 요소들을 고려해야 하는 경우, 그 조직에 있는 문화적 다양성 문제를 다루는 것은 간단하지 않다. 이 조직이 소재한 지역 사회 역시 조직 문화에 영향을 주는 또 다른 중요한 요인이다.

조직 문화 및 풍토에 대한 정의

1920년대 말, 1930년대 초, 한 전자업체가 실시한 연구는 직원 업무 수행, 생산성 및 동기 부여에 초점을 맞추었다(Milgram, Spector & Treger, 1999). 이 연구의 결과 '호손 효과(Hawthorne Effect)'로 알려진 현상을 발견하게 되었다. 이 연구가 진행되는 동안 조명과 소음 같은 환경 요인들이 바뀐 조건에서 생산성 수준을 모니터링했는데 그 결과, 환경 조건의 변화는 생산성에 영향을 미친 것으로 나타났다.

이 연구는 또한 직원들이 의사 결정에 참여했을 때 그들의 직무 만족도가 높아졌다고 언급했다. 장기적으로 이 특정 실험들은 그 결과를 의심받았다. 그러나 이 실험들은 생산성, 근무 환경 및 직무 만족도라는 요인들에 대한 관심을 높이는 계기가 되었다. 이 3가지 요인은 한 조직의 문화와 관련 있다.

조직의 문화에 대한 관심은 의료 서비스 부문을 비롯해 모든 유형의 사업 부문에서 높아졌다. 간호 부문 리더인 커틴(Curtin, 2001)은 이 중요한 문제에 대해 다음과 같이 썼다. "각 의료 기관에는 '기업 문화'로 표현되는 암묵적이며, 눈에 보이지 않지만 내재된, 비공식적이지만 즉각 알아차릴 수 있는 무언가가 있다. 대부분의 중요한 것들처럼, 이것 역시 규정하거나 심지어 묘사하기 어렵다. 기업 문화는 '기업 풍토'도, '조직 풍토'도 혹은 '기업 정체성'도 아니다. 기업 문화는 암암리에 또는 구체적으로 규범들을 명시하고, 원하는 태도들을 형성하고 조직 구성원들의 행동을 인도하는 조직적 가치들을 담고 있다."(Curtin, 2001, p219) 의료 서비스 제공 조직 문화는 다른 사업 부문들의 조직 문화들보다 훨씬 더 복잡한데, 의료 서비스 제공 조직 문화에는 전문 의료 서비스 제공자들의 존재로 인해 전문 의료진 문화도 포함되기 때문이다. 전문 의료진 문화는 고도의 숙련된 개인들과 그들의 숙련된 과제 수행 수준에 초점을 맞춘다. 반면 관료 문화는 "역할들은 신중하게 구분하고 역할이 가진 구체적인 권리와 의무들을 명확하게" 정의하는 데 더욱 초점을 맞춘다(Curtin, 2001, p220). 의료 서비스 제공 조직들은 전형적인 조직 문화와 전문 의료진 문화 요인들을 혼합시키면서, 자체 조직 문화를 개발하기 위해 고군분투했다. 그 결과 "기능을 제대로 못 하는 생산성 지향 성격이 전통적 관료적-전문 의료진 문화를 더 부추기는" 경우가 종종 있다(Curtin, 2001, p220).

이 문화는 이 단원에서 논의할 뿐만 아니라 이 책 전체에 반영되어 있다. 의학협회 역시 의료 서비스 전달 시스템은 현재 제대로 기능하지 못하는 상태라고 기술했다(의학협회, 2001). 셰인(Schein, 2004)은 "집단이 외적 변화에 적응하고 이 변화들을 내부에 통합시켜야 할 때 이 문제들에 대한 효과적인 해결책이 집단 문화라는 것을 깨닫고, 새로운 구성원들에게 그런 종류 문제는 집단 문화에 기초해 인식하고 생각하는 것이 올바르다고 가르친다. 따라서 집단 문화는 한 집단이 배우고 공유하는 기초 가정들의 한 패턴"이라고 정의했다(p17). 조직의 문화는 사회화 과정을 통해 새로운 구성원들에게 계승된다. 셰인은 조직 문화의 3가지 수준을 확인했다. 지지하는 믿음과 가치들은 조직의 비전, 사명, 목표 및 전략적 계획들에서 발견된다. 내재된 가정들은 한 조직 내에서 당연한 것으로 여기는 믿음과 인식들이다.

조화로운 문화&부조화 문화

한 조직이 자체 조직 문화를 무시할 경우, 이것은 그 조직에게 심각한 문제들을 초래할 수 있다. 이를 막기 위해, 조직의 리더들은 그 조직이 조직 문화의 중요성을 인식하고 조화로운, 즉 효과적인 조직 문화를 개발하는 방향으로 나아가도록 노력해야 한다. 이 조직 문화에는 공유된 가치들이 포함된다. 이러한 가치들은 조직 구성원 대부분이 공유하는 중요한 관심사들, 목표들, 단체 행동 규범들이다. 단체 행동 규범들은 해당 조직에 속한 집단의 행동들을 통제하는 데 쓰이는 가장 흔한 방법이다(Jones & Redman, 2000). 해당 조직에 입사한 신규 직원들은 행동과 그 결과들을 연결시키면서 해당 조직의 문화를 배우게 된다. 한 적응적 조직 문화는 변화하는 현재에 더 효과적으로 적응하기 위해 변화라는 도전을 이기고, 목표들을 달성할 수 있다. 경직된 조직 문화들은 변화에 효과적으로 적응할 수 없기 때문에 비효과적인 조직 문화가 된다.

가치들은 조직에 지대한 영향력을 행사하고 조직이 나아가야 할 방향을 제시하는데, 이러한 방향 제시는 스태프 충성도와 조직에 대한 헌신으로 입증될 수 있다. "가치들은 올바른 것, 가치 있는 것 또는 바람직한 것이란 추상적 개념을 내포하고 있다."(McNeese-Smith & Crook, 2003, p261) 가치는 의사 결정과 판단을 내릴 때 영향을 미친다. 가치는 모든 의사 결정, 판단 상황들에 언제나 딱 들어맞을까? 그렇지는 않다. 가치가 의사결정이나 판단과 일치하지 못할 때, 문제가 생기는 경우가 종종 있다. "간호사의 개인적 가치와 조직의 가치가 일치하지 않을 때는 직원들의 직무 만족도와 업무 효과가 떨어지고, 기력이 소진되고 이직으로 이어질 수도 있다."(McNeese-Smith & Crook, 2003, p260) 오늘날 의료 서비스 전달 시스템들에서 기력 소진과 이직에 관련된 문제들이 심각하게 대두되는 것은 의심할 여지가 없다. 이러한 의료 서비스 제공 조직들이 문제들을 이해하고 해결하려고 노력할 때, 자체 조직 문화의 실태(조직 문화가 조화로운지 아니면 그렇지 못한지)를 더 잘 이해하는 것이 도움이 될 수 있다. 처음에는 원활하게 제 기능을 못 하거나 다른 것들과 조화를 이루지 못하는 문화가 어떤 것인지 찾아보는 것이 중요하다. 소비에(Sovie, 1993)는 제대로 기능하지 못하는, 즉 조화롭지 못한 병원 조직 문화들의 공통적인 특징들을 찾았는데, 아래와 같은 것들이 있다.

- 환자가 아닌 의료 서비스 제공자들에게 맞춰 조직됨.
- 개인과 부서가 기대하는 점들이 불분명함.
- 서비스 질을 정기적으로 측정하지 않음.
- 의사 결정에 환자 개입이 결여됨.
- 직원의 직무 만족도에 대해 관심 한정
- 직원들을 위한 교육/훈련 프로그램들 한정
- 잦은 영역 싸움
- 스태프들의 업적을 인정하지 않음.

  (Jones & Redman, 2000, p605 인용)

이러한 특징들은 한 의료 서비스 제공 조직의 조직 문화 실태를 평가하는 데 이용할 수 있다. 이 특징들은 리더십과 관리 유형들을 다룬 앞 장들에서 논의했는데, 관리 유형은 조직 문화와 직접 관련이 있기 때문이다.

오늘날 일부 의료 서비스 제공 조직들은 조직 문화에 영향을 미치는 억압 문화가 진화하는 것을 경험하는 중이다. 이런 현상이 일어난 한 가지 이유는 스태프 간호사들이 간호사의 임상 실무에 대한 의사 결정 때 받는 피드백이 제한되어 있기 때문이다. 확실히 간호사 스태프 보유와 모집 문제들이 이러한 현상을 악화시켰다. 이러한 문제들과 더불어 사람들과 시스템들에 대한 신뢰 상실 역시 결정적인 문제가 되었다(Aiken과 동료들, 2001). 간호사 리더들은 이 신뢰 상실 문제를 해결할 필요가 있다. "신뢰는 한 사람이 지지받기를 희망하면서 또 다른 이에게 접근하는 위험과 관련 있다. 신뢰는 인간 존재의 한 중심 측면으로서, 신뢰하는 관계 속에서 우리는 다른 이의 생명을 돌본다."(Ray, Turkel & Marino, 2002, p1) 윤리적 선택을 하는 것 역시 신뢰와 관련이 있다.

신뢰가 없으면 어떤 보장, 협력, 소통, 지역 사회도 없으며 궁극적으로 어떤 사업도 없다(Cuilla, 2000). 의료 서비스 제공 인력은 이 완전체에서 벗어난 것처럼 보인다. 즉 뭔가가 빠져 있다(Parker & Gadbois, 2000). 이 잃어버린 조각은 일터에서 필요한 소통일지 모른다. 일터는 스태프가 가치를 인정받고 신뢰가 존재하는 곳이다. 또한 기계적인 임상 실무를 줄이고 임상 실무를 더 인간적이고 배려하는 것으로 만들 필요도 있다. 그러나 환경이 스태프 부족, 많은 스트레스, 빠른 변화 및 자주 서로 대립하는 문화들이 있는 조직들과 씨름하는 경우, 이 목표는 달성하기 어렵다.

효과적, 창의적, 생산적인 일터

조직 문화를 통해 그 조직이 수용할 수 있는 태도와 가치들을 확인할 수 있다. 공식적, 비공식적인 체제들이 조직 문화를 정의한다(Milgram, Spector & Treger, 1999). 공식적인 체제는 해당 조직의 구조, 지휘 계통, 규칙들과 규제들이 포함된다. 비공식적 체제는 기회 균등 정책들, 관리의 접근성, 복장 규정, 특별한 행사와 의례들 및 말하기와 행동의 표준 방식들이 포함된다. 양쪽 체제들 모두 중요하고 서로 관련이 있다.

일부 의료 서비스 제공 조직들의 경우 조직 문화의 정의는 재정적 문제들에 의해 더욱 좌지우지되며 다른 조직들의 경우에는 스태프들이 실제로 사실이 아닌 상황에서도 사실이라고 해석해버린다. 양측 관점들 모두 조직의 문화에 영향을 미친다. 왜 실제가 아닌 상황이 사실로 받아들여지는가? 많은 전문 의료진들은 그들의 근무 환경에서 실제로 갈등을 겪는다. 그들은 환자를 옹호하기를 원하지만 근무할 때 아주 심한 스트레스를 받으며, 이것은 치료를 효과적으로 제공하기 어렵게 만든다. 현실적, 비현실적 문제들에 대해 행정부 탓을 돌리는 사이, 스태프들의 이러한 시각은 조직 문화의 일부가 되어 비효과적인 문화로 만들 수 있다.

조직 안에서의 배려는 병원의 조직 문화 내에서 연구되어왔다. 관료적 배려론(Bureaucratic caring theory)은 배려라는 의미의 복잡한 근본 특징과 의료 서비스 스태프들이 그들의 임상 실무에서 배려를 어떻게 실천할 수 있는지에 초점을 맞추고 있다(Ray, Turkel & Marino, 2002). 배려가 조직 전체 환경의 일부가 될 수 있는 근무 환경을 개발하는 것은 리더십으로부터 나와야 한다. "근무 환경에 배려 수준에 따른 차이 및 재정&관리 실태에 대한 지식과 윤리 규범을 통합시키는 리더들은 스태프들의 자율권과 창의성을 장려하고 조직의 구조와 시스템들이 배려를 지지하는 근무 환경을 조성한다."(Ray, Turkel & Marino, 2002, p5) 변혁적 리더십은 이런 유형의 환경을 지지한다.

레이, 터켈 및 마리노(Ray, Turkel, Marino, 2002)는 신뢰 상실 문제뿐만 아니라 고용주들(병원들)에 대한 충성심 감소와 간호사들의 환상이 깨지는 문제들도 연구했다. 이 연구에는 46개의 병원, 1개의 육군 병원 및 민간 비영리 의료 서비스 시스템들과 32명의 간호사들과 14명의 고위 행정 간부들이 포함되었다. 데이터를 수집하기 위해서 준-구조적인 환경에서 30~60분간 참가자들을 인터뷰했다. 이 연구 결과들에 따르면 간호사들은 행정부의 의사결정은 오직 재정 문제들에만 초점이 맞춰져 있다고 느끼고 있었다. 재정 문제는 간호사들이 조직 문화에 대해 논의할 때 흔히 듣는 주제다. 어떤 간호사들은 비품들이 바닥났거나 거의 바닥나는 상황에 대해 염려하는데 이런 상황은 그들의 임상 실무를 방해한다. 어떤 간호사들은 행정부가 병원에 돈을 벌어주지 않는다고 간호사들에게 불만이 많다고 성토하면서, 자신들이 없으면 병원의 어떤 치료도 없다고 말했다.

그들은 간호 실무뿐만 아니라 간호사-환자 관계에 영향을 미치는 근무 환경의 영향들에 대한 환상도 깨졌다고 말했다. 그들은 할 수 있는 최선의 의료적 방법들을 이용해 환자와 연결되고 싶지만 현실은 그렇게 할 수 없다고 불만을 토로했다. 간호사들은 조직에서 한 부문의 전문 의료진으로서 존중받고 가치를 인정받고 있다고 느끼고 싶지만, 실제로 그렇게 느낄 수 없다고 말했다. 그들은 조직의 모든 직책 수준에서 향상된 소통이 신뢰를 재구축하기 위한 핵심 전략이라고 느꼈다. 간호사들은 의사 결정들이 이루어질 때 일이 어떻게 진행되는지 알 필요가 있다고 주장했다. 또한 행정부는 목표들을 구체적으로 그릴 수 있는 능력, 즉 가시성이 없다고 불평했으며, 이 무능력도 간호사들의 행정부에 대한 신뢰를 줄이는 데 일조했다. 행정부 역시 목표를 구체적으로 그릴 수 있는 능력, 즉 가시성이 중요하다는 것에는 동의하지만, 자신들 역시 많은 업무에 치여 너무 바빠서 임상 분야들에 신경을 쓸 수 없다고 고충을 토로했다. 간호사들은 불만을 토로하거나 의사 결정 시 자신의 의견을 내놓을 경우 일자리를 잃거나 트러블 메이커로 찍힐지 모른다는 두려움 없이 동등한 파트너로 여겨지기를 원했다. 참여적 의사 결정은 스태프의 자율권에 아주 중요한 요소로서, 간호사들이 할 수 있는 일들과 할 수 없는 일들을 스스로 결정 내릴 기회를 더 많이 제공해준다. 이것은 행정부 관리자가 스태프들에 대한 신뢰를 입증할 수 있는 또 다른 중요한 방법이다. 간호사들은 자신들도 힘을 부여받았다고 느끼고 싶어했지만, 실제 의사 결정에서는 거의 목소리를 낼 수 없다고 느꼈다. 이 연구의 결과 부문에서 실제로 기술된 것이 조직 문화다.

문화는 사람들이 함께 일하는 방식, 일을 하며 느끼는 기쁨이나 불만에 영향을 미치는 주요 요인들과 관련 있다. 따라서 이러한 요인들의 상호 작용을 이해하는 것이 중요하다.

경쟁적 가치 체계는 한 조직 문화를 정의하는 데 이용할 수 있는 하나의 방법이다. 이 체계에는 4개의 지향성이 포함된다(Cameron & Quinn, 1994, Jones & Redman, 2000).

1. 집단/씨족 지향성. 이러한 지향성을 가진 조직은 사람들에 대한 관심에 집중하고 고객의 반응에 민감하다. 이 유형의 조직은 충성심, 높은 응집력 및 전통을 강조하는 친밀한 근무 환경을 갖고 있다. 이런 조직에서 리더들은 팀워크와 만장일치를 강조한다.

2. 개발/애드호크라시(융통성 있는 조직) 지향성은 혁신, 개인적 제안 및 자유에 초점을 맞추는 조직 유형이다. 이런 유형의 조직은 모험가 정신을 가진 직원들이 많은 역동적이고 창의적인 환경을 갖고 있다. 위험 감수를 매우 가치 있게 여긴다.

3. 비이성적/시장 지향성은 직무로부터 긍정적인 결과들을 얻는 데 집중한다. 이 조직에서 일하는 스태프들은 경쟁력 있고 목표 지향적이다.

4. 서열 제도 지향성은 공식적인 구조 조직이다. 이 조직의 초점은 사람들이 아닌 절차들에 맞춰져 있다. 효율성은 스태프들의 규칙 준수와 더불어 가장 중요한 것이다.

존스와 레드맨(Jones and Redman, 2000)은 이 4가지 문화적 지향성을 두 가지 차원들, 즉 (a) 융통성 vs 통제와 (b)내부 처리 과정 vs 외부 도전들에 적용했다. 이 두 가지 차원들을 고려할 때 이 4가지 지향성들은 어떻게 적용되는가? 씨족(clan), 집단 중심 및 애드호크라시 즉 변혁적인 문화적 지향성들은 융통성 차원에 배치될 수 있으며 시장&서열제도 지향성들은 통제 차원에 배치될 수 있다. 씨족과 서열제도 지향성들 역시 내부 처리 과정들에 집중하는 반면 애드호크라시와 시장 지향성들은 외부 도전들에 초점을 맞춘다. [표 5-2]에는 조직 문화에 대한 이 관점을 요약한 내용이 제시되어 있다.

[표 5-2] 압도적 가치 체계: 한 조직 문화 접근법	
융통성 vs 통제 차원 팀/씨족 지향성 vs 시장 지향성 애드호크라시 지향성 vs 서열제도 지향성	**내부 차원 vs 외부 차원** 팀/씨족 지향성 vs 애드호크라시 지향성 서열제도 지향성 vs 시장 지향성

조직이 그들의 지향성과 문화를 바꾸는 것을 돕기 위한 전략들이 개발되었다. 오늘날 의료 서비스 환경에서, 대부분의 의료 서비스 제공 조직들은 외적, 내적 요인들 중 한쪽이 아닌 양쪽 모두에 더욱 융통성 있는 입장과 더 많이 반응할 필요가 있다는 것을 인정하고 있다. 이러한 조직들은 이 목표를 효과적으로 달성하기 위해 그들의 지향성들을 바꿀 필요가 있다. 그들은 애드호크라시와 씨족, 즉 집단 가치들을 장려하고 서열제도와 시장 가치들을 줄여야 한다. 앞서 논의한, 레이, 터켈 및 마리노의 연구는 다른 중요한 문제들보다 재정적 요인들에 더 집중하는 조직들에 대한 간호사들의 우려를 부각시켰다. 시장 가치들에 대한 지나친 강조는 해당 조직이 초점을 다른 목표들로 옮기고 질을 강조할 필요를 시사한다. 집단/씨족 가치들을 증진시키기 위해 이용할 수 있는 대표적인 전략은 스태프들의 욕구와 아이디어들에 대한 설문 조사를 실시하고, 팀 구축 기술들을 향상시키고, 직원 공로 인정 프로그램들을 개선

하는 것이다.

- 개발/애드호크라시 가치들을 증진시키기 위해서, 조직은 혁신적인 아이디어들을 장려하고 보상하며 효과적이고 지속적인 질 개선 프로그램을 개발시킬 수 있다.
- 서열제도의 가치들을 줄이기 위해서, 조직은 비효과적인 정책과 절차들을 없애고 사소한 것까지 관리하는 방식을 줄인다.

많은 의료 서비스 제공 조직들(HCOs)은 3단원에서 논의한 것처럼 조직 문화를 향상시키기 위해 하나의 공동 운영 모델을 포함시켰다. 조직의 문화는 변화할 수 있지만 이러한 변화를 달성하기 위해서는 리더십과 계획된 노력을 요구한다. 첫 단계로 조직의 문화를 평가해야 한다.

조직 문화 평가

평가의 시작점은 조직 문화에 영향을 미치는 조직 내 많은 요인들을 고려하는데, 그중에 다음 것들이 포함된다.

- 구조와 과정
- 공식적, 비공식적 소통(예: 메모 이용, 이메일, 소문 효과, 정보 접근성, 비밀 유지, 스태프들의 변화 인식 시간, 소통 효과, 정보 과부하, 유언비어 등)
- 새로운 구성원들/스태프들 수용
- 새로운 구성원들이 제안이나 새로운 아이디어를 내놓는 것을 기꺼이 허용하는 태도
- 변화 과정에서 스태프들을 포함시키려는 관리자의 의지
- 관리자&스태프의 사기
- 스태프 이직
- 공석률
- 피드백(스태프, 환자, 가족)
- 지역 사회의 평판

한 조직의 비전, 사명 선언문, 목표들 및 전략 계획들은 그 조직과 해당 조직이 자신과 스태프들을 보는 시각에 대한 중요한 정보를 드러낸다. 그러나 이러한 문서들은 단순히 서류철에 추가로 넣을 문서일 수 있다. 중요한 정보인지 아니면 단순히 서류철에 추가될 문서인지 판단하는 열쇠는 이 문서들에 적힌 내용이 실제 행동과 소통을 입증하고 있는지 결정하는 것이다. 조화로운 문화를 가진 조직들은 그들의 개별적인 부분들보다는 그 부분들의 합을 강조한다. 부분에 집중하고 자신을 하나의 전체로 보는 데 여러 문제가 있는 조직은 조화롭지 못한 문화를 갖고 있을 것이다. 이 조직은 일치감에서 벗어난다고 느낄 것이다. 시스템 관점에서 보면, 이 조직은 가진 능력만큼 효과적으로 목표들을 달성할 수 없을 것이다.

조직의 어떤 측면들은 그 조직의 문화를 묘사하고 이해하는 데 도움이 된다. 이러한 측면들이 문화적 인공 산물들로서 "서면에 표기된 규칙들, 사무실 배치도, 조직 구조 및 복장 규정 같은 기업 문화의 명백한 상징 기호들"이다(Dessler, 2002, p54). 행동 패턴들은 조직의 전통, 서면 및 구어로 제시된 논평들 및 스태프 행동들을 확인하는 데 이용될 수 있다. 가치와 신념들은 조직 문화의 필수적인 부분이다. "기업의 중요 가치들을 서술하는 이야기들 역시 그 업체의 조직 문화를 강화시키는 데 널리 이용되고 있다."(Dessler, 2002, p55) 관리자들, 팀 리더들 및 지도 교수들은 조직의 가치에 대한 기대를 스태프들의 기대 범주와 학생들의 기대 범주로 분류하는 데 중요한 역할을 한다. 이 작업을 효율적으로 하기 위해 그들은 조직 문화를 이해할 필요가 있다.

커틴(Curtin, 2001)은 조직 문화를 논의할 때 종종 언급되는 핵심 용어에 대해 언급했다. 스태프들은 개인적 가치들을 갖고 있으며, 조직 내에서 다른 이들과 상호작용을 하고 직책에 맞는 기능을 수행할 때, 역할과 관련된 가치들을 개발한다. 이때 그들의 개인적 가치들은 조직 문화 속에서 다른 이들과 공유된다. 태도 역시 중요하다. 이것은 무슨 뜻인가? 태도는 스태프들이 가치들을 실제 상황에 적용할 때 형성된다. 기관의 가치들은 조직 구조를 이해하는 데 결정적이며, 이 가치들은 "시간이 지나면서 개발되고 바람직한 행동 규칙과 바람직한 상태들에 대해 조직 구성원들이 공유한 믿음을 반영한다."(Curtin, 2001, p219) 스태프의 가치들과 조직 내 가치들 및 조직 관리자들의 가치가 일관성이 클수록 그 조직은 더 잘 기능할 것이다.

톰은 10여 년 간 지방의 급성 치료 병원에서 근무해왔다. 이 병원은 150개 병상에서 그해 200개 병상을 갖춘 시설로 성장했지만, 최근에 줄어든 주민들로 인해 일부 병상을 줄이자는 의견이 나왔다. 그는 팀 리더들 중 한 명으로서 심장 병동에서 근무하고 있다. 슈는 2년 전 간호대학을 졸업하고 최근에 스태프로 심장 병동에 합류했다. 이곳은 졸업 후 두 번째 일터가 되었다. 3개월 동안 이 병동에서 근무한 후, 슈는 톰에게 와서 "여기는 무엇을 해요?"라고 물었다. 그는 어리둥절해서 무슨 말이냐고 물었다. 그녀의 대답은 많은 감정을 담고 있었다. "여기 사람들은 서로에 대해 신경 쓰지 않는 것처럼 보여요. 전 함께 일하는 어느 누구도 신뢰하지 못해요. 안 그러세요?" 톰은 "물론 난 안 그렇지. 나한테는 마음 편한 곳처럼 보이는데. 그냥 흐름을 따르다 보면 자네도 괜찮아질 거야"라고 대답했다. 슈는 이 충고를 곰곰이 생각했지만 여전히 적응하기 힘들다. 또 다른 새로운 간호사가 그 병동에서 근무하기 시작했다.

이 간호사는 5년 직장 경력을 갖고 최근에 다른 주에서 이사해 왔다. 도착하고 몇 주가 지난 뒤 그녀와 슈는 함께 점심을 먹었다. 새로운 간호사가 슈에게 자신은 의기소침해 있다고 말했다. 그녀는 언제나 일하는 것을 좋아했는데 지금은 일터에 오는 게 너무도 싫어졌다. "여기는 스태프들이 서로 연락을 하지 않는 느낌을 받았어. 아무도 실제로 서로에게 말을 걸지 않잖아. 심지어 스태프들이 자신들의 일에 어떤 자부심도 느끼지 않는다고 생각해." 슈는 이 의견에 동의하고 자신이 어떻게 느꼈는지 이야기한다. 자신을 이해해주는 누군가를 가져서 매우 좋지만 슈는 그 병동에서 더 오래 근무해온 스태프들이 더 도움이 되고 이런 고민들에 대해 이야기를 나누기를 희망한다.

질의

1. 여러분은 톰이 자신이 해왔던 방식으로 대응한 것에 대해 어떻게 생각하는가?
2. 여러분은 이 조직의 문화를 어떻게 묘사할 것인가?
3. 여러분은 기술된 문화가 해당 병동이나 그 병원 조직에 적용된다고 생각하는가? 여러분 대답의 근거는 무엇인가?
4. 이 조직 문화는 조화로운가 아니면 조화롭지 못한가? 그렇게 판단한 근거는 무엇인가?
5. 한 조직 문화의 어떤 요소들이 환자 치료 전달에 영향을 미칠 수 있는가?
6. 여러분이 새로운 간호사들 중 한 명이라면 어떻게 할 것인가?

인력 다양성

한 조직에 있는 사람들, 즉 스태프, 의료 서비스를 받는 환자와 가족은 그 조직의 문화뿐만 아니라 오늘날 의료 서비스 시스템에 존재하는 다양한 환자군에 대한 스태프의 대응 방식에도 영향을 미친다. "인력 다양성은 노동 인구에 속하는 다양한 배경 출신의 사람들이 섞인 상태를 말하는 것이다."(Shea-Lewis, 2002, p6)

문화적으로 다양한 근무 환경들을 더욱 개선시키기 위해 다양성 교육 프로그램들의 효과를 평가하는 것이 반드시 필요하다. "의료 서비스 조직들에서 인력 다양성은 아주 중요하다. 다양성은 더 포괄적인 범위의 지식과 능력들을 제공한다. 다양성은 다양한 생활 경험들과 관점들에 기초해 더 좋은 의사 결정을 내릴 수 있게 한다. 다양한 인력은 다양한 환자군에게 의료 서비스들을 더 잘 제공할 수 있다."(Shea-Lewis, 2002, p6) 간호사라는 한 의료 전문직 부문에서 스태프들의 인종, 문화적 다양성과 관련해 여전히 해결해야 할 문제가 남아 있다. 물론 이 문제를 해결하기 위한 노력들은 계속돼왔다.

조직에서 근무하는 스태프들과 그 조직의 환자들에게 문화적 이해를 막는 장벽들을 평가하고 해결해야 한다. 의료 서비스 이해 능력에 대한 의학협회의 의견에서 나온 것처럼 언어 장벽 문제는 특히 중요하다. 물론 여기에는 스태프들을 돕기 위해 통역사가 필요할 때 이용할 수 있는 가능성도 포함된다. 가족들은 통역사로서 최선의 선택이 아니다. 그들은 환자 치료에 너무 깊이 개입하고 있으며, 그들의 문화는 그들이 통역하는 방식과 내용에 영향을 미칠 수 있다. 예를 들면, 남편의 의사 결정자로서 아내는 동의를 할 뿐이다.

이런 상황에서 남편이 아내(환자)의 말을 통역하면, 남편의 태도는 아마도 아내의 참여를 제한할 것이다. 언어와 관련된 또 다른 문제로 의료 서비스 제공자들이 대화에서 통제권을 가질 필요가 있다는 것이다. 그런데 스태프들이 환자의 언어를 모르면 이것은 달성하기 어렵다(Griffin, 2002). 다른 문화권 출신의 환자들은 그들이 들은 내용과 그 의미를 이해할 시간이 필요하며 또한 자신의 문화적 여과 장치를 통해 그 대화 내용을 처리할 것이다. 문화적 여과 장치는 개인이 세상과 그들의 경험들을 인식하는 방식이다. 이러한 여과 장치들은 한 문화의 구성원들에 의해 탄생되고 채택된다. 예를 들어 한 사람이 말로, 몸짓으로 그리고 행동으로 소통하는 방식들도 이 여과 장치를 거친다. 스태프들이 문화의 영향에 둔감하고 인식하지 못하며 다른 문화들에 대해 알지 못할 경우, 그들은 문화적 배경이 다른 이들의 말과 행동들을 잘못 해석할 수 있다. 이 여과 장치는 또한 사람들이 건강과 질병을 정의하는 방식, 치료를 요구할지, 누구로부터 치료를 받을지에 대한 결정 및 자신들의 삶의 질에 대한 태도들에도 영향을 미친다.

따라서 조직 문화는 스태프들이 장애인 직원들을 대하는 방식들도 포함시켜야 한다. 법은 이 대응 방식에 대해 어느 정도 규정을 내리고 있다. 1992년 발효된 1990 미국 장애인법(American Disability Act, ADA)은 의료 서비스 인력 문제들에 지대한 영향을 미쳤다(Sullivan &

Decker, 2001). 이 법은 고용주들이 고용 시 장애를 가진 사람들을 차별하는 것을 불법으로 규정했으며, 고용주들은 공평한 취업 기회와 직무 편의 장치를 제공할 의무를 갖게 되었다. 15명 이상 직원들이 있는 업체의 고용주들이 이 법의 적용 대상인데, 대부분의 의료 서비스 제공 조직들이 포함된다. 이 법에서는 장애를 어떻게 규정했는가? 이 법에서 장애를 (a)생활에서 개인이 주로 하는 활동들에서 한 가지 또는 그 이상을 하는 데 상당히 제약을 받는 신체적 또는 정신적 결함, (b)그러한 결함 기록 및 (c)그러한 결함을 가진 것으로 간주되는 것으로 정의한다. 의료 서비스 인력에 지원할 수 있는 대표적인 장애들로는 정서&정신 질환, 알코올 중독/약물 중독(감독을 받는 재활 프로그램에 참여할 필요가 있는 사람), 다발성 경화증, HIV 감염/AIDS, 암, 당뇨병, 심장 질환, 정형외과적 손상, 청각/시각/말하기 능력 손상, 소통 장애 및 학습 장애가 있다(Sullivan & Decker, 2001). 이 법은 차별 금지 이상으로 더 많은 일을 한다. 이 법 역시 합당한 직무 편의 장치 제공을 요구하는데, 이는 유급 또는 무급 휴가, 직무 재배치 또는 직무 구조 조정같이 장애인 직원의 편의를 제공하기 위해 근무처가 실천해야 할 노력들을 의미한다. 또한 이 법은 채용 과정에도 영향을 미친다. 자격을 갖춘 사람은 합당한 직무 편의 장치 제공 여부와 관계없이 필수적인 직무를 수행할 수 있는 사람이다. 구직자 심사 과정 중, 구직자의 건강 상태, 구체적 질병들 또는 장애 부위/중증 정도에 대한 질문을 할 수 없다. 구직자 심사 과정의 초점은 그 사람이 필수적인 직무 기능들을 수행할 수 있느냐 여부여야 한다. 따라서 고용주들은 필수적인 직무 기능들을 명확하게 정의하는 것이 중요하다. 이 직무 기능 정의는 고용주의 판단, 직무에 대한 설명 및 해당 기능을 수행하는 데 소용되는 시간에 기초해야 한다(Guido, 2001). 장애인 직원을 수용하는 분위기의 존재 여부가 의료 서비스 제공 조직의 문화에 중요한 영향을 미치는 한 요인이다.

스태프&스태프 문화

의료 서비스 스태프들은 의료 서비스 제공 조직의 문화에 영향을 미치지만 또한 그 문화로부터 영향을 받는다. 스태프들은 개인적 문화들을 그 조직으로 가져온다. 뿐만 아니라 스태프들은 여러 세대들을 대표하는데, 이 특징 역시 해당 조직의 문화에 지대한 영향을 미친다. 스태프들과 그들의 개인적 문화는 한 의료 서비스 제공 조직이 문화적 역량을 갖추는 데 필수적인 구성 요소다. 현재 많은 조직들은 문화에 대한 스태프 교육을 요구한다. 이러한 노력들에도 불구하고 인종, 민족들 간의 의료 서비스 불평등은 계속되고 있다.

문화적으로 다양한 스태프 관리

관리자들은 자신들의 조직, 일상 업무 및 스태프들에 미치는 여러 문화들의 영향을 이해하고 다른 문화적 관리 접근법을 알 필요가 있다. 그렇게 하기 위해서는 개방된 마음과 이해심이 필요하다. 인종/민족, 문화가 다른 사람들을 받아들이는 것이 결정적이다. 이것은 스태프들에게 그들의 감정과 반응들을 적절하게 공유하도록 장려하기 때문이다. 스태프들은 자신들의 장점들을 평가받을 필요가 있다. 이때 초점은 옳고 그름이 아닌 다름에 맞춰진다.

시고(Seago, 2000)는 "급성 치료 병원들에서 간호사(RN)들과 조무사들을 대상으로 조직 문화 개념에 대한 인식을 측정하기 위해 사용하는 사고방식 유형과 행동 유형들을 조사했다."(p278) 이 연구는 선정된 병원에서 주당 최소 20시간을 근무하는 스태프들을 대상으로 설문 조사를 실시했다. 설문 조사 결과, 이들 조직에서 근무하는 스태프들의 사고방식과 행동 방식에는 차이가 있는 것으로 나타났다. 이 결과는 왜 중요한가? 유색 인종 출신을 비롯해 다양한 스태프들을 이끄는 관리자들은 환자 치료를 개선시킬 수 있는 행동들을 장려하는 관리 전략을 실행할 필요가 있다. 사고방식과 행동에 대한 여러 관점을 통해 문화적 다양성을 이해하는 것은 관리자들과 스태프들이 문제 접근 방식과 대응 방식에서 나타나는 스태프들의 차이들을 이해하는 데 도움을 줄 수 있을지 모른다.

이 연구가 실시된 지 어느 정도 시간이 흘렀음에도 불구하고, 이것은 쿡&래퍼티(Cooke and Lafferty)의 연구(1989) '조직 문화 목록(Organizational Inventory)'을 응용한 대표적 연구이다. 이 목록은 다음에 제시한 조직 문화 정의에 바탕을 두고 있다. "집단 구성원들의 사고방식과 행동을 인도하는, 집단이 공유하는 규범들과 기대들."(Cooke & Rousseau, 1988, p246) 이것은 조직 문화 정의들 중 전형적인 것이다. 이 목록에는 12개의 사고방식 유형과 행동 유형들이 수록되어 있다. 이 자기-보고형(self-reported) 사고방식과 행동 유형들은 한 의료 서비스 제공 조직의 문화 속에서 집단 구성원들이 생각하고 행동하는 데 따르기를 바라는 방식들을 측정하는 데 이용된다. 이 특별한 목록이 여기에서 언급된 이유는 이것이 조직 문화의 한 관점을 제공하고, 일부 중요한 요인과 유형들을 부각시키고, 현재 설문 조사들이나 평가들에 영향을 끼쳤기 때문이다. 인터넷에서 이와 다른 유형의 설문조사들의 예를 찾을 수 있다. 이 목록이나 설문 조사를 보면 3가지 사고방식/행동 요인들이 있으며, 각 요인들은 구체적인 사고방식과 행동 유형들을 갖고 있는 것이 확인된다.

1. 건설적 요인: 이 요인은 직무 만족 지향적 성격의 것으로 다음 유형들을 포함한다. 인도주의 또는 도움 유형은 사람들은 근본적으로 선하고 스태프들은 다른 이들을 돕고 가르치는 것을 즐긴다고 가정한다. 두 번째, 제휴 유형은 온화, 수용, 협력 유형으로 묘사된다. 스태프들은 친화적인 업무 관계들을 선호한다. 성취 유형은 일을 잘하려는 욕구, 계획 수립, 야심 및 열정에 초점을 맞춘다. 네 번째 유형은 자아실현 유형으로, 개인적 목표들 충족, 성장 추구 및 자존심 고수 욕구들을 특징으로 한다.

2. 수동적–방어적 요인: 이 요인은 사람들의 보장 지향적 성격을 띠는 것으로 다음 유형들을 포함한다. 승인 유형은 수용되고 기쁘게 하려는 욕구에 초점을 맞춘다. 두 번째 유형은 관습적 유형으로서, 스태프들이 규칙들을 따르고 기대들에 맞추는 것을 의미한다. 의존 유형 역시 규칙 준수를 포함하며 훌륭한 추종자의 가치를 강조한다. 회피 유형은 자기 탓과 죄책감에 초점을 맞추며, 따라서 스태프들은 갈등을 피한다.

3. 공격적–방어적 요인: 이 요인은 과제–보안–지향적 성격의 것으로 다음 유형들을 포함한다. 반대 유형은 권위에 대한 스태프들의 반대에 초점을 맞춘다. 두 번째 유형은 권력 유형으로, 여기에서 스태프들은 영향력, 힘 그리고 통제력을 이용할 필요가 있다. 경쟁/완벽주의자 유형은 스태프들이 독립적이고 경쟁력이 있는 것처럼 보일 필요가 있고, 완벽을 추구하기 위해 더 높은 목표들에 도달하기 위해 더 열심히 노력할 때 나오는 유형이다.

[표 5-3]에는 사고방식/행동 요인과 이들과 관련된 사고방식/행동 유형들이 정리되어 있다. 이 3가지 요인들 중 건설적 요인이 가장 긍정적인 조직 문화의 조성 및 유지를 가능하게 만든다.

[표 5-3] 사고방식&행동 유형과 관련된 사고방식&행동 요인

사고방식&행동 요인	사고방식&행동 유형
건설적 요인	● 인도주의 또는 유용한 유형 ● 제휴 또는 협력/온화 유형 ● 성취 또는 열정/야심 유형 ● 자아–실현 유형
수동적–방어적 요인	● 승인&기쁘게 하려는 욕구 유형 ● 인습적 또는 규칙 준수 욕구 유형 ● 갈등 또는 죄책감 회피 유형
공격적–방어적 요인	● 반대 유형 ● 권력 유형 ● 경쟁 유형 ● 역량/완벽주의 유형

시고(Seago)는 이 사고방식&행동 요인을 의료 서비스 제공 조직 재설계에 적용했다. 연구 결과, 많은 조직들이 간호사들보다 조무사들을 더 많이 채용하고 이용하며, 그 결과 더 많은 스태프들의 기술 조합이 이루어지는데, 대체로 간호사들보다 조무사들의 기술 조합이 더 많은 것으로 나타났다. 따라서 관리자들은 기술 조합에서 나타난 이러한 변화가 스태프 문화와 행동을 어떻게 변화시킬 수 있는지 이해하는 것이 중요하다. 이 연구에서 조무사가 간호사들보다 의존 유형과 반대 유형에서 훨씬 더 높은 점수들을 받았기 때문에 이것이 책임 간호사에게 어떤 의미인지 이해하는 것이 중요하다. 조무사들은 조직에서 성공하고 "훌륭한 추종자"가 되기 위해서 자신들은 이러한 사고방식&행동 유형들(의존과 반대)을 이용할 필요가 있다고 느낄지 모른다. 대체로 이것은 위협이나 도전을 받지 않는 것으로 해석된다. 그러나 이것이 오늘날 의료 서비스 환경에서 의료 서비스 제공 조직들이 정말 필요로 하는 것일까? 팀들은 이 책의 다른 단원들에서 논의하는 것처럼 훌륭한 추종자들을 효과적인 직원들로 만들 필요가 있다는 데는 의심의 여지가 없다. 오늘날 의료 서비스 제공 조직들은 간호사들과 기타 스태프들을 필요로 하는데, 이들은 더 나은 자신과 조직을 위해 도전한다. 책임 간호사와 스태프 간호사들은 조무사들과 그들의 일을 더욱 긍정적으로 인정할 필요가 있다. 간호사 리더들은 그들의 의견을 더 많이 경청하고 이 그룹에서 더 많은 의사 결정이 내려지도록 촉진할

필요가 있지만, 조무사라는 직책의 한계들을 적절하게 인정할 필요도 있다. 이 모든 것은 병동, 의료 서비스/진료 부서 및 조직 문화의 일부가 돼야 한다. 이 연구 결과들 역시 다음 내용들을 암시한다.

- 간호사들과 조무사들, 모두 양쪽 집단들 간의 긍정적인 관계를 원하며, 대체로 수용하고 협력하는 업무 태도를 보이며, 일을 잘하기를 원하고, 다른 이들을 돕는 것을 즐긴다.

- 사고방식과 행동 유형들에서 유색 인종 스태프들은 직책에 관계없이 승인, 회피 및 경쟁 유형들에서 더 높은 점수를 받은 반면, 조무사들은 인종이나 민족에 관계없이 의존과 반대 유형들에서 더 높은 점수를 받았다.

- 직책, 성별이나 교육에 관계없이 유색 인종 출신 참가자들이 백인들보다 승인, 회피 및 경쟁력 유형들에서 더 높은 점수를 받았다. 이들은 남들을 더 많이 기쁘게 하기를 원하는 경향이 있었으며 더 많은 수용을 요구했고 갈등을 피했다. 이들은 또한 더 열심히 노력하고 스스로를 위해 더 높은 목표들을 정하는 경향이 있었다.

(Seago, 2000, p278, 285)

이 연구는 한 병동이나 실무 그룹(팀)의 기술 조합을 바꾸는 것이 어떻게 팀 문화를 바꿀 것인지에 대한 정보를 제공한다. 만약 스태프들이 한 팀을 이루어 일의 효율성을 높이고 그들이 의사 결정에 참여할 수 있다고 느끼기 위해서 문화를 바꾸는 것이 목표라면, 3가지 요인들(건설적, 수동적-방어적 및 공격적-방어적 요인들)이 이러한 노력의 성공에서 차이를 만들어낼 수 있다.

세대 문제&조직 문화에 미치는 영향

일부 저자들은 스태프 구성원이 대표적으로 어떤 세대에 속하며, 근무 환경에 대한 다양한 반응을 이해하는 데 세대가 얼마나 중요한지에 대해 논의했다(Zemke, Raines & Filipczak, 2000, Ulrich, 2001, Gerke, 2001, Wieck, Prydum & Walsh, 2002).

"다양성 관리는 개개인이 바로 자신의 차이를 존중받는 환경을 조성하고 유지하는 것으로 정의된다."(Davis, 2001, p161) 현재 간호 부문은 4세대가 같은 장소에서 근무하는 독특한 경험을 하고 있다(Gerke, 2001). 이러한 상황은 다양성과 임상 실무에 대한 관점들로 이어질 수 있다. 또한 조직 문화에서 갈등과 문제로 이어질 수 있다. 고려해야 할 핵심 질문은 다음과 같다. (a)4세대는 어떻게 구분되는가? (b)그들은 어떤 특징을 갖고 있는가? (c)이 세대들로부터 최대한 효과를 얻기 위해 스태프들은 어떤 일을 할 수 있는가? 이 논의의 초점은 마지막 두 세대, 즉 3·4세대에 맞춰질 것이다. 그러나 이 두 세대를 평가하기 위해서 첫 두 세대, 즉 1·2세대에 대해 간단히 기술할 필요가 있다. [표 5-4]에 이 4세대를 시대별로 구분해놓았다.

[표 5-4] 간호 부문의 4세대	
1. 전통적인 세대	1930~40년 사이 출생
2. 베이비 붐 세대	1943~60년 사이 출생
3. X세대	1960~80년 사이 출생
4. Y세대	1980~2000년 사이 출생

1930~40년 사이에 태어난 전통적인 세대: 이 세대는 침묵하는 성숙한 세대로서, 1930~40년이라는 시대 상황 때문에 뚜렷하게 드러내지 않는 편이지만, 간호 부문에 지대한 영향을 미쳤다. 이 세대의 많은 이들이 제2차 세계 대전 때 간호사들이었다. 그들은 고된 업무, 충성심, 의무의 가치 수호자들과 가족에 집중하는 것을 주요 특징으로 한다. 이들은 서열제도를 조직의 중요한 특징으로 받아들였다.

1943~60년 사이에 태어난 베이비 붐 세대: 이 세대가 임상 실무와 간호 교육, 양쪽 부문의 간호 직책들을 차지하고 있다. 대체로 이 집단은 간호사 또는 교사라는 오직 두 가지 직업 중 하나를 선택했다(Bertholf & Loveless, 2001). 현재 이 집단은 퇴직하기 시작하면서 임상 실무와 교육 양쪽에 간호 인력 부족 문제를 더욱 악화시키고 있다. 이 세대는 독립적으로 작업하며, 권위를 받아들이고 문제를 거의 일으키지 않으며, 직장인으로서 충성심을 중요한 가치라고 느끼고, 새로운 산업 기술들을 다루는 능력이 떨어지며 일중독자로 묘사되었다(Berholf &

Loveless, 2001). 거크(Gerke, 2001)는 이 집단을 만장일치 리더십, 경쟁력 있고 물질적 이익에 더 집중하는 것을 선호한다고 묘사한다. 베이비 붐 세대 집단에도 변화가 있다는 것을 인정하는 것이 중요하다(예: 이 세대의 많은 이들이 과거엔 리더들이었으며 의료 서비스에서 산업 기술을 더 많이 사용하도록 추진하는 사람들임). 간호 교육과 임상 실무 문서 기록에 컴퓨터 기술의 사용 증가가 이러한 변화가 사실이라는 것을 뒷받침할 수 있다. 그러나 그것은 이 베이비 붐 세대의 일부가 그것을 추진하지 않았더라면 결코 일어나지 않았을 것이다.

1960~80년 사이에 태어난 X세대: X세대와 1980~2000년 사이에 태어난 Y세대는 이 단원에서 더욱 자세히 논의할 것이다. 4세대 중 이 마지막 두 세대의 차이를 이해하는 것이 왜 중요한가? 이들은 간호 부문에서 늘어나는 주된 연령대 집단들로서 베이비 붐 세대들이 은퇴하면 전문직 리더의 자리를 차지하게 될 것이다. 이 두 세대 집단의 특징이 그들의 근무 방식, 근무하는 이유 및 조직에서 요구되는 리더십에 영향을 미칠 것이라고 믿는다(Santos & Cox, 2002). X세대 간호사들은 "원조 '맞벌이 부부 아이들'로서 정보 통신 기술(IT)과 창의적 사고를 마스터하면서 성장한 것"으로 묘사된다(Bertholf & Loveless, 2001, p169). 그들은 극단적인 변화 시기에 성장했다. X세대는 관리받는 게 아니라 이끌어주기를 원한다. 그들은 자신감과 권한 부여 능력을 개발할 필요가 있다. 그들은 효과적이고, 지적인 리더들로서 스태프들의 멘토가 되기를 원하는 한편, 리더들로부터 신뢰받고 존중받기를 원한다. 육성은 X세대에게 중요한 핵심 리더십 특징으로, 이 특징은 X세대의 다른 중요한 특징들을 위한 토대를 형성한다. 이 중요한 특징들로는 동기 부여, 수용적이고 긍정적인 성격, 훌륭한 소통, 팀 플레이, 좋은 대인관계 기술들, 잘 다가가고 지지하는 태도가 있다(Wieck, Prydun & Walsh, 2002). 이 세대는 합류자들(joiners)로 구성되어 있지 않은데, 이것은 전문 의료진 조직들에게는 골칫거리다. X세대는 장기근속을 가치 있게 여기지 않는데, 이러한 태도는 고용주에 대한 충성심에 영향을 미친다. 그들은 또한 일과 개인 생활의 균형 유지를 중요시한다.

X세대 스태프들의 핵심 가치는 다양성, 글로벌한 사고방식, 균형, 첨단기술 이해 능력, 재미, 형식 타파, 자립 및 실용주의다. X세대의 직무 자산은 변화에 적응할 수 있고 첨단 기술을 이해하고, 독립적이고, 권위에 겁을 먹으며 창의적이라는 것이다. 이러한 가치들은 X세대의 자산들에 어떤 영향을 미쳤을까? X세대 스태프들은 다음과 같은 조직의 메시지들로부터 동기를 부여받는다.

- "네 방식대로 하라."
- "우리는 최신 하드웨어와 소프트웨어를 갖추고 있다."
- "여기에는 규칙이 많지 않다."
- "우리 직장은 기업(corporate) 느낌이 별로 안 든다."

"X세대는 염세적인데 그들이 자란 시절을 생각하면 당연하다. 그들은 자신과 친밀한 관계를 유지하는 사람들에게 충직하다. 그들은 자신이 더 큰 것의 일부라고 느끼는 것을 좋아한다. 그들은 전문직 관련 지식과 역량을 키우기를 원한다. X세대는 융통성 있고 변화를 매우 편하게 받아들인다. 그들은 첨단 기술 이해 능력이 있다. X세대는 종종 한 일터를 다음 일터로 가는 디딤돌로 여기기 때문에, 미래보다는 현재에 초점 맞춘 복리후생과 보상들이 인력 모집과 보유에서 가장 가치 있는 것이 된다."(Ulrich, 2001, p152) X세대에 대한 이러한 묘사는 X세대 간호사들과 바로 앞 세대인 베이비 붐 세대 간호사들이 사이에서 볼 수 있는 갈등이나 긴장에 대해 어느 정도 설명해준다. 베이비 붐 세대 간호사들은 초과 근무를 하는 것에 행복해하지는 않지만 X세대보다는 더 기꺼이 하려고 하며, 젊은 간호사들이 퇴근한다고 말할 때 충격을 받는다. 이것은 X세대보다 베이비 붐 세대의 더 많은 간호사들이 고용주에게 오랫동안 헌신한다는 사실로 이어진다(Santox & Cox, 2002). 이러한 것들은 베이비 붐 세대를 대체하는 중인 X세대에게서는 발견되지 않는 특징들이다.

1980~2000년 사이에 태어난 Y세대: 차세대, 밀레니엄 세대, 다음 세대, 마이팟 세대(Kogna, 2001)는 간호 부문에 발을 들인 가장 신세대로 낙관주의, 시민 의무, 확신, 성취, 사회적 능력, 도덕성, 참 똑똑이 및 다양성이라는 핵심 가치들을 갖고 있다. 이들의 중요한 직무 자산은 집단행동, 낙관주의, 불굴, 영웅 정신, 멀티태스킹 능력 및 첨단 기술 능통이다. Y세대는 첨단 기술에 관심이 있으며 이에 대한 경쟁력이 있다고 느낀다. X세대와 비교하면, Y세대는 중앙 집권을 더 신뢰한다(Gerke, 2001). 변화는 그들 생활의 일부이며, 따라서 그들은 변화로 인한 불편함을 더 잘 참는다. 이와 관련해 그들은 더 큰 위험도 잘 받아들이는 것으로 여겨지며 자신들의 일로부터 도전을 받고 짜릿한 흥분을 얻기를 기대한다.

첫 번째 단계는 세대들을 구분하는 것이 얼마나 중요한지 인정하는 것이며, 두 번째 단계는 협업과 문화를 개선시키는 전략들을 개발하는 것이다. X세대와 Y세대 이 두 집단이 서로 다른 집단의 시대적 성장 배경을 이해하기 위해 소통할 필요가 있는 것은 분명하다. 이를 달성하기 위한 전략으로는 아래의 것들이 있다.

- '왜(why)'라는 질문을 하는 신입 직원을 지원하고 업무 수행을 통해 학습이 가능하도록 지도자/교육자로서 행동 코치 능력 개발하기
- 협업적 임상 실무를 지원하기 위해 의료 서비스 모델 설계하기
- 대인관계를 개발하기 위한 참여 관리 전략 활용하기
- 모든 고용은 일시적이라는 것을 인정하고 받아들이기
- 사기 북돋아주기
- 구체적으로 업무 처리하기
- 다른 점보다 공통점을 더 많이 갖고 있다는 점 깨닫기
- 조직의 포용 능력 평가하기
- 새로운 스태프들과 함께 일하는 자신의 팀을 보는 방식을 공개적으로 논의하기

  (Berthof & Loveless, 2001, p170~171)

의료 서비스 제공 조직에서 문화 다양성 촉진하기

한 조직의 문화가 제대로 기능하지 못하거나 조화를 이루지 못할 경우, 그 조직은 어떻게 해야 하는가? 많은 전문 의료진들은 이 문제가 중대한 것이 아닐 수 있기 때문에 신중하게 접근하라고 권한다(Curtin, 2001). "조직 문화의 평가 및 분석과 관련된 3대 핵심 단계들로 (a)조직의 가치들을 확인하고 적합한 가치 리스트를 개발하는 단계, (b)직원과 관리자들이 그러한 가치들을 공유하는 정도를 측정하는 단계, (c)해당 기관이 그러한 가치들을 입증한다고 직원들이 인식하는 정도를 측정하는 단계가 있다."(Curtin, 2001, p222)

조직은 자신들의 문화를 평가하고 변화가 필요하다는 것을 깨달으면, 조직의 모든 직책에

서 직원의 참여를 늘리는 것이 조직을 개선시키고 스태프들 간 또는 스태프와 조직의 신뢰를 높이면서 먼 길을 가게 될 것이라는 사실을 알게 된다. 신뢰 결여는 본 단원의 앞부분에서 이야기한 것처럼 조직 문화 개선을 막는 주된 장벽이 될 수 있다. 그렇다면 조직들은 직원이 중요하게 여기는 가치들과 조직이 중요시하는 가치들을 어떻게 더 잘 매치시키는가? "우리는 가치들을 받아들이고, 다양성을 추구하고, 기술을 훈련해야 한다. 공유된 가치들은 일관된 메시지를 보내고 일관되게 초점을 맞추는 문화가 탄생하는 데 도움이 된다. 팀의 다양성, 즉 단순히 민족적 다양성뿐만 아니라 사고방식의 다양성이 조직이 학습할 수 있는 진정한 기회를 탄생시킨다. 이러한 다양성을 통해, 우리는 자신의 사고방식에 도전하거나 틀에 박힌 사고에서 벗어날 수 있을 것이다. 사고방식의 다양성을 통해 갈등도, 진정한 대화도 생겨날 것이다. 새로운 수준의 대화를 통해, 더욱 창의적인 접근법들이 출현할 수 있으며 따라서 더 나은 의사 결정을 내릴 수 있게 된다."(Tornabeni, 2001, p7)

이와 관련해 토나베니(Tonarbeni)는 한 가지 핵심 문제를 찾았다. 보통 다양성이라고 하면 다양한 문화들로 생각한다. 그러나 다양성은 그보다 더 많은 것을 의미할 수 있고 또 그래야 한다. 사고방식에서 다양성 역시 중요하다. 맥니스-스미스와 크룩(McNeese-Smith, Crook, 2003)은 관리자들이 연례적으로 조직의 가치와 관련해 직원의 가치들을 조사하고 논의해야 한다고 권했다. 이 작업을 하기 좋은 때는 업무 수행 평가 기간이다. 이 작업의 목표는 스태프들을 도와주고 그들의 가치들을 지지하는 것인데, 이것이 스태프들의 기력 소진과 손실을 막는 데 도움이 될 수 있기 때문이다. 이것은 리더들이 스태프들의 자기 개발과 성장에 도움을 주고, 스태프들의 자기 평가와 목표의 개발을 장려하고, 스태프들이 해당 조직 시스템과 조직 문화의 일부라고 계속 느끼게 한다.

한 조직이 자체 조직 문화를 집중 평가한 후 개선이 필요하다고 결론을 내리면, 이제 무엇을 해야 하나? 조직의 문화를 바꾸고 싶은 리더들은 조직 문화 개선을 위한 전략들을 개발하고 실행할 때 다음 핵심 원칙들을 따를 필요가 있다.

- 자신들에게 영향을 미치는 문제와 프로그램에 사람들 개입시키기
- 잘못된 일의 탓을 남에게 돌리지 말기

- 전투, 목표, 목적 및 과제를 분명히 밝히기
- 단기 결과와 장기 결과들에 초점 맞추기
- 타당한 정보 베이스에서 나온 정보 이용하기
- 다단계 변화 전략 이용하기
- 사람들의 관심사와 조직의 목표 달성을 통합하기. 지속적인 문화의 변화 필요성 강조하기

  (Allen & Kraft, 1982, Jones & Redman, 2000, p605)

조직 문화의 핵심 측면은 스태프들과 간호사들이 다양성과 자신들의 문화적 역량 수준을 보는 시각이다. 효과적인 문화적 역량과 관련해 간호사 치료의 문화적 역량을 구성하는 기본 요소들은 다음과 같다.

1. 문화와 언어의 차이 인식, 이러한 차이들에 대한 인정

2. 자신과 다른 문화적 배경을 가진 환자들이나 동료들의 믿음, 행동, 욕구 및 기대에 대해 가정(또는 판단)하는 것을 자제하는 능력

3. 건강 유지/질병 예방, 믿음 및 환자의 습관들을 형성하는 데 문화가 기여하는 역할에 대한 이해

4. 수용할 수 있는 행동, 행복한 생활방식, 가족과 친구들의 역할같이 문화를 구성하는 요인들에 대해 한 사람의 태도와 믿음을 판단하는 데 자신의 문화와 성장 배경이 영향을 미친다는 것을 인정하는 능력

5. 환자의 금기(터부), 의료 서비스에 대한 믿음 또는 상호작용 규칙들을 위배하지 않도록 돌보는 환자의 문화에 대한 충분한 지식

6. 환자가 치료에 접근하거나 치료를 따르는 것을 막는 장벽들을 예상하기 위해 돌보는 환자의 문화에 대한 충분한 지식

7. 환자에게 문화적으로나 언어적으로 적합한 충고와 교육을 전달하는 기술

8. 언어 장벽이 치료 정도 또는 치료의 질에 영향을 미치지 않기 위해 효과적으로 통역사
   를 활용하는 기술

9. 병원이나 클리닉이 양질의 환자 치료 기준에 부합하면서 환자에게 문화적으로나 언어
   적으로 적합하게 치료를 전달하기 위해 스태프의 상호작용 방식과 전달 방식을 수정할
   수 있는 융통성과 수정하는 데 필요한 지식

10. 다른 문화를 가진 환자들에게 양질의 치료를 제공할 수 있는 자신의 능력에 대한 스태
    프의 확신

(Salimbene, 1999, p31)

이러한 원칙들은 스태프/관리자의 문화적 역량들을 개발하는 데 도움이 되는 가이드라인
들이다. 스태프들과 관리자들은 이러한 역량들을 갖고 있는가? 그렇지 않다면 그들의 문화적
역량 수준을 높이기 위해 훈련과 교육 주제들을 다룰 필요가 있다. 문화는 민감한 주제로, 교
육 프로그램들은 가장 좋은 학습 방법과 스태프들, 조직과 교육 내용의 관련성을 고려해야 한
다. 내용을 제시할 때 온정주의적 접근법, 고정관념이나 편견을 피하는 것이 중요하다.

의학협회의 최근 보고서, '질적 격차를 보는 서로 다른 시각(Crossing the Quality Chasm, 2001)'
은 의료 서비스 전달 시스템들에서 조직 문화와 관련된 일부 핵심 문제들을 다루었다. 이 보
고서 개발 과정에는 의사, 간호사, 안전 요원, 약사, 건강 행정 전문 의료진들이 참여했으며,
그 결과 넓은 관점을 토대로 한 보고서가 나오게 되었다.

지속적인 치유 관계에 기초한 치료: 환자들은 자신들의 치료 욕구들에 반응하는 의료 서비스
시스템을 필요로 한다. 환자들은 치료에 꼭 필요한 유형의 서비스들이나 의료 기관들을 찾기
위해, 모든 가능한 방법들을 동원하는데, 꼭 필요한 경우에는 인터넷이나 전화 같은 방법들도
이용할 수 있다.

환자의 욕구와 가치에 기초한 맞춤 치료: 의료 서비스를 전달하기 위해서는 환자군에서 흔히 발견되는 욕구들을 고려해야 한다. 예상치 못한 욕구들을 대처할 만큼 충분히 융통성이 있어야 하고 각 환자의 선택과 선호도를 고려해야 한다.

통제의 원천으로서 환자: 환자들을 통제하기 위해서는 정보가 필요하며, 의료 서비스 제공자들은 차이를 수용할 수 있는 능력을 가질 필요가 있다.

공유된 지식&정보의 자유로운 흐름: 환자들은 쉽게 접근할 수 있는 방식으로 그들의 건강 정보에 접근할 필요가 있다. 여기에서 정보 공유에 초점을 맞추어야 한다.

근거 중심의 의사결정: 치료를 제공하는 데 현재 가능한 최고의 과학적 정보를 이용할 필요가 있다.

시스템 자산으로서 안전: 모든 의료 서비스 제공자 환경과 제공자들은 환자가 안전하고 적합한 치료를 받을 수 있는 환경을 제공할 필요가 있다.

투명성 요구: 환자와 정보를 공유할 필요가 있는데, 여기에는 의료 서비스 제공자의 업무 수행 안전성, 근거 중심의 임상 실무 및 환자 만족도 정보가 포함된다.

욕구들 기대: 의료 서비스 제공자들은 환자의 치료 욕구들과 관련해 적극적일 필요가 있다.

폐기물의 지속적 감소: 자원들은 낭비되어서는 안 되며 환자의 치료에 포함되는 것이다.

의료 서비스 제공자 간의 협업: 각 의료 서비스 제공자와 서비스 제공 조직은 적합하고, 시기 적절한 치료와 정보 교환을 보장하기 위해 협업할 필요가 있다.

(의학협회, 2001, Curtin, 2001, p218)

위에 기술된 필요조건들은 직접적으로 간호사의 치료와 관련 있다. 가장 효과적인 조직 문화는 신뢰할 수 있는 문화일 것이다. 이러한 문화들은 신뢰를 구축하고 유지하며, 스태프들의 역할 모델이 되고 문화의 색깔(tone)을 정하는 리더들을 특징으로 한다. 소통은 중요한 것으로 인정받고 효과적인 존재로 여겨진다. 스태프와 관리는 기대(expectations)에 관해 명확히 밝힌다. 한 조직과 그 조직의 리더십은 신뢰할 수 있는 문화를 구축하기 위해 어떻게 해야 하는가?

- 공개적으로 소통하는 사람들에게 보상을 주고 직원들 사이에 신뢰를 쌓아라. 불신을 조장하는 사람들은 처벌하라.

- 상명하달 방식으로 여러분 조직의 가치들에 대해 이야기하고 여러 가지 쟁점들에 대한 대화를 장려하라.

- 개방적인 소통을 일상적으로 실천함으로써 여러분의 신뢰 방파제를 구축하라. 그러면 실수를 했을 때, 여러분 쪽으로 유리한 판단이 내려질 것이다.

- 질문을 하도록 장려하라. 신뢰는 개방적인 소통 라인들을 갈구한다. 여러분을 위해 일하는 사람들은 의사 결정이나 우선순위 결정에 의문을 제기해도 괜찮다는 것을 알 필요가 있다.

- 사람들이 그들에게 어떤 것을 기대하는지 모두 알고 있다고 추측하지 말라. 여러분이 그들에게 기대하는 행동과 소통 유형을 분명하게 밝히고 수용할 수 있는 것을 찾아라.
  (Bates, 2003, p38)

이전 단원들에서 논의했던 매그넷 인증 프로그램은 의료 서비스 제공 조직(HCO)의 문화에 영향을 미쳤다. 매그넷 인증을 받은 병원들은 더 효과적이고 혁신적인 근무 환경과 운영에 대해 더 많이 공유하고, 간호사들에게 더 많은 권한을 부여하고, 질적으로 더 나은 치료를 제공하는 것으로 입증되었다(Armstrong, Laschinger & Wong, 2008, Aiken, Clarks, Sloan, Lake & Cheney, 2008, Drenkard, 2009). 긍정적인 일터 환경은 환자의 치료 결과에도 긍정적인 영향을 미친다.

건강과 질환에 대한 문화적 관점들: 치료&치유 환경의 필요성

조직과 그들의 문화를 고려할 때 조직이 사람들이 일하는 곳이라는 의미 이상임을 인정하는 것이 중요하다. 근무 환경은 조직 문화의 한 부분이지만 단순히 한 부분만은 아니다. 조직 문화가 환자들이 치료 서비스를 받을 수 있는 환경을 돕는지 여부도 아주 중요한 문제다. 이번 장은 돌봄(caring), 치유(healing) 환경과 관련이 있다.

치유 환경이란 무엇인가?

커틴(Curtin, 2001)은 "오늘날 병원들은 문화를 바꿀 필요가 없다. 대신 자신들을 치유(heal)할 필요가 있다"고 주장했다(p219). 이 말은 조직 문화의 또 다른 관점이다. 그녀는 의료 서비스 부문에서 재정 문제, 시장 점유율을 높이려는 의료 서비스 제공 조직의 관심사와 고민, 시장에 기초한 문화를 더욱 강조한 것이 심각한 악영향을 미쳤다고 결론 내렸다. 또한 병원들이 스스로를 치유하는 데 도움을 주기 위해 가치 접근법을 다룰 필요가 있다고 말했다. 이것은 본 단원의 앞부분에서 재정 문제를 지나치게 강조하는 데 대한 간호사들의 우려를 논의했던 내용과 관련 있다. 일부 조직들은 스스로 치유 환경(healing environments)이라고 기술하고 있다. 치유 환경은 실제로 실현될 수 있는가? 그들 자신을 치유할 필요가 있는 조직들이 치유 환경이 될 수 있는가?

치유 환경을 정의하는 것은 쉽지 않다. 치유 환경과 관련된 다양한 요소들이 있는데, 이 중에는 개인 정보 보호, 공기의 질, 소음 정도, 조망 및 시각적 특징들도 포함된다. 사람들의 욕구는 다양하기 때문에 치유에 완벽한 환경이 개발될 수 없는 건 분명하지만, 치유 환경을 개발하기 위한 노력을 기울여야 한다는 인식은 줄곧 있어왔다. "역사적으로 의료 서비스 제공자들, 건축가들 및 심리학자들은 환경과 인간 행동의 강한 상관관계에 주목해왔다."(McCullough & Wille, 2001, p111) 플로렌스 나이팅게일(Florence Nightingale)은 치유 환경에 필요한 것은 신선한 공기, 온정, 청결, 조용함, 식단, 조명이 치유 환경과 관련 있다라고 말했다(McCullough & Wille, 2001).

"전통적으로 의사와 간호사들은 의료 서비스 제공 시설에서 행동의 중심이었으며 환자들은 그 시설에 자신을 맞추도록 요구받았다. 그러나 오늘날 환자와 가족들은 의료 서비스의 중심에 있게 되었으며, 의료 서비스 제공 시설들은 환자와 가족들의 치료 욕구를 다루도록 설계되고 있는 중이다. 여러 규제, 시장의 압력과 의료 서비스 경험들을 개선시키려는 욕구들이 환자 중심으로의 이동을 가속화하고 있다."(McCullough & Wille, 2001, p110) 의료 서비스 제공 조직들이 초점을 바꾸기 시작함에 따라 자신들의 약점을 마주하고 힘든 변화를 가져오도록 노력해야 한다. 이러한 변화의 노력 속에서 어떤 조직들은 큰 성공을 거두었다.

여러 유형의 의료 서비스 제공 환경들뿐만 아니라 급성 치료 시설들에서 개인적 경험들을 돌이켜 생각해보면, 그 시설의 환경들이 모두 치유에 바람직한 것은 아닌 경우가 종종 있다. 즉 소음은 휴식과 긴장 이완을 방해하고, 청결하지 못하며, 이동 시 길을 찾기 어렵고, 조명과 가구들은 온기가 없고, 스태프들의 신원은 혼동되며, 응답하지 않는 스태프들도 있다.

물론 어떤 조직들은 그들의 환경을 개선시키기 위한 노력에서 성공을 거두었다. 한 구체적인 예로 1995년 문을 연 캘리포니아 퍼시픽 메디컬 센터(California Pacific Medical Center)의 플라타너스(플레인트리) 병동이 있다. 이 병동은 실제로 의료 서비스 소비자가 탄생시켰다(McCullough & Wille, 2001). 이 병동의 접근법은 플라타너스 개념으로 알려진 것에 바탕을 두고 있다. 플라타너스 개념은 "치료 모델은 환자 중심의 치료, 의료 서비스에 대한 총체적 접근법, 정신적, 정서적, 사회적, 신체적 치유 수준을 높이는 것이다. 이것은 정보 교류를 통해 환자와 가족들에게 권한을 부여하고 간병인들과 치유 파트너십들을 장려한다. 이것은 최적의 치료법들과 결합하고 치유 환경에 예술과 자연을 포함시킴으로써 의료 서비스의 긍정적 결과들을 최대화하는 것을 목적으로 한다."(Planetree, 2010) 이러한 유형의 환경에서 치료의 초점은 환자의 모든 것 즉 신체, 정신 및 마음에 맞춰져 있으며, 더불어 적극적인 소비자 개입 개념도 동반된다. 다음에 플라타너스(플레인트리(Planetree)) 개념의 일부를 제시했다(Planetree, 2010).

- 우리는 다른 인간들을 돌보는 인간들이다.
- 우리는 모두 간호 제공자들이다.
- 치료 제공은 친절과 공감을 통해 가장 잘 달성된다.
- 안전하고 접근할 수 있는, 양질의 치료는 환자 중심 치료의 근본이다.

- 신체, 정신 및 마음과 관련된 사람들의 치료 욕구를 충족시키기 위해 총체적 접근법을 이용하라.
- 가족들, 친구들 및 사랑하는 사람들은 치유 과정에 필수적인 요소다.
- 이해할 수 있는 건강 정보에 접근하는 것은 개인에게 그들의 치료에 참여할 수 있는 힘을 부여할 수 있다.
- 개인이 그들의 치료와 관련해 개인적인 선택을 할 수 있는 기회는 필수적이다.
- 물리적 환경들은 치유, 건강 및 행복(well-being)을 증대시킨다.
- 질환은 환자, 가족들과 간호 제공자들에게 있어 예상치 못한 경험일 수 있다.

플라타너스 개념과 조직은 의학협회의 보고서들이 나오기 전에 개발되었다. 이 개념은 환자 중심 치료 접근법의 필요성을 강조했다. 의학협회의 보고서들 덕분에 환자 중심 치료를 포용하고 운영하려는 움직임은 더욱 커졌다.

어떤 병원들은 그들의 치유 환경들을 개선하는 데 반드시 필요한 변화를 가져오기 위해 플라타너스 개념을 적용해왔다. 검토해보면 이를 지지하는 핵심 전략들은 확실히 양질의 간호사 치료에 필수적인 전략들이다. 또한 환자들을 치료에서 중요한 역할을 맡도록 움직일 뿐만 아니라 더욱 긍정적인 근무 문화를 제공한다.

피커 연구소(Picker Institute)와 의료 서비스 설계 센터(Center for Health Care Design)는 의료 서비스 제공 환경에 대한 환자의 시각에 대한 연구를 실시했는데, 이를 위해 35만 건 이상의 인터뷰를 했다. 이러한 인터뷰들을 통해 환자가 가치 있게 여기는 치료의 8가지 차원을 확인했다.

- 환자의 가치, 선호들과 환자가 표출한 치료 욕구들을 반영
- 치료의 조율과 통합
- 정보의 소통과 교육
- 신체적 편안함
- 정서적 도움과 두려움과 불안 경감
- 가족과 친구들을 치료에 참여

- 지속성과 변화

  (Picker Institute, 2010)

치유 환경의 일부로서 물리적 환경

의료 서비스 제공 조직들을 더욱 편안한 공간으로 만드는 것 역시 치유 환경을 개발하는 데 중요하다. 지난 15~20년 사이, 병원들은 그들의 환경을 더 편안하고 마음을 달래주는 곳으로 만들기 위해 많은 노력을 기울여왔다(Leighty, 2003). 의료 서비스 설계 센터는 의료 서비스 제공 시설들에서 환경에 관한 소비자의 권리들을 확인했다. 환경은 다음의 조건들을 준수해야 한다.

- 길 찾기 용이한 환경 만들기
- 조망, 정원들, 풍경이 보이는 뒤뜰, 테라스, 안뜰, 현관 홀 및 자연적 요소를 통해 제한적이나마 자연에 접근할 수 있는 기회 제공하기
- 조명, 소음, 소리 감소, 악취 제거, 쾌적한 난방 및 개인 정보를 포함해 개인이 쉽게 통제할 수 있는 환경 만들기
- TV, 게임, 비디오테이프, 컴퓨터, 미술, 전화, 음악, 사교할 수 있는 기회, 자연에 접근, 읽을거리를 포함해 환자가 선택할 수 있는 긍정적인 오락거리 제공하기
- 치료 목적에 부합하는 실내 활동 시키기
- 스태프 음식, 약을 비롯해 치료와 관련된 비품들을 환자에게 가져다주기 용이한 환경 만들기
- 편안하고 사용자 친화적인 가구들과 집기들을 이용할 수 있게 하기
- 정기적인 일상 활동들을 할 수 있는 기회를 최대한 허용하기
- 한 환자와 다른 환자의 존엄성을 지지하는 환경들에 순차적으로 꾸준히 접근할 수 있게 하기
- 청결하고 깔끔하고 질서 정연한 환경 유지하기
- 해로운 것들을 전면 차단하기

- 개인 금고와 개인 소지품을 넣을 사물함 제공하기
- 환자들과 다른 이들에게 적합한 가치들을 상징물들로 만들기
- 현지의 문화적 배경과 지역 사회의 다양성을 제공하는 환경 만들기
- 시설을 이용하는 사람들의 다양한 연령대, 성별 및 신체적, 인지적 능력들에 적절한 환경 조성하기
- 치료-파트너들을 포함해 다른 이들과 상호작용 지지하기
- 모든 환자들, 방문객들과 스태프들을 위해 불필요한 스트레스 줄이기
- 미적으로 매력적인 환경 만들기

(The Center for Health Design, 2000)

이러한 노력은 또한 다른 유형들의 의료 서비스 제공 환경들에서도 볼 수 있다(예: 클리닉, 개인 의원, 장기 요양 시설들).

이러한 전략들이 환자의 치료 결과와 스태프에게 중요한 영향을 미친다는 것을 입증하는 몇몇 증거들이 있다. 증거의 예로 기술된 연구 결과는 병동 설계와 그것이 환자의 치료 결과에 미치는 영향들을 강조한다. 간호사 친화적 환경은 안전한 임상 실무를 유도하는 환경이다. 이러한 전략의 대표적인 예로서 한 업무 분야에서 다른 업무 분야로 이동하는 시간 줄이기, 더 나은 조명 사용하기, 관련된 분야들 연결하기, 스태프들이 잠시 쉴 수 있는 공간 제공하기 등이 있다. 이러한 노력들은 스태프들의 스트레스, 피로, 신체적 부담을 줄이며 따라서 업무 효율성과 간호사들의 태도를 개선시킨다. 이러한 환경적 요인들은 간호사 보유 및 모집에 영향을 미칠 수 있다. 간호사들에게 병원 개축 계획이나 새로운 확장 계획에 참여해달라고 요청하면, 더욱 간호사 친화적인 환경이 될 수 있으며, 더불어 환자지향적인 치유 환경이 될 수 있다.

스태프들은 실제로 그들이 일을 하는 데 필요한 것이 무엇인지 알고 있는 사람들이다. 레이티(Leighty, 2003)는 1인실 병실 사용 증가로 (a)환자의 병실 이동 요구가 줄어들었으며, 그 결과 비용 감소와 환자 만족 증가라는 두 가지 효과를 얻었으며, (b)환자의 수면과 휴식을 증가시켜 치료 결과와 환자 만족도에 영향을 미쳤으며, (c)싱크대와 환풍기의 적절한 위치 덕분에 병원 내 감염이 줄어들었고, 그 결과 합병증과 치료 결과들로 인한 비용 발생을 막는 데

영향을 미쳤고, (d)환자들이 1인실을 구할 수 있는 병원에 오기를 원하기 때문에 시장 점유율에도 영향을 미칠 수 있었다고 주장했다.

의료 서비스 제공 조직들의 환경적 요인과 이것이 조직 문화에 미치는 영향에 대해서는 더 많은 연구가 필요하다. 그렇지만 대부분은 쾌적하고 매력적인 환경에서 근무하는 것이 훨씬 용이하며 이러한 요인들은 환자와 가족들의 마음을 더 편하게 해준다는 것에 동의한다. 이러한 전략들이 미치는 영향과 의료 서비스 제공 조직의 환경이 어떻게 개선될 수 있는지에 대해서는 더 많은 정보가 필요하다.

리더십과 관리 기술 적용하기

나의 병동

목표는 효과적이고 창의적이며 생산적인 일터를 만드는 것이다. 여러분에게 이 목표는 어떤 의미인가? 여러분이 생각하기에 여러분의 병동과 조직이 이 목표를 달성했다는 것을 입증할 수 있는 핵심 요인 리스트를 만들어라. 소규모 팀들로 나눈 간호과 학생들과 리스트를 공유하고 그들이 자신들의 병동들을 위해 만든 리스트들과 여러분의 것이 유사한지 또는 차이가 있는지 알아보라. 여러분은 한 조직의 문화를 기술하는 핵심 요인들로 어떤 것을 나열했는가? 여러분의 리스트에서 찾을 수 있는 요인들 중 일부는 다음 것들을 포함하고 있다.

여러분의 병동과 조직의 실천 조치들을 통해 입증될 수 있는 명확한 비전과 사명, 목표와 목적들, 비전/사명/목표/목적, 스태프 신뢰 관리와 그 반대, 스태프들의 피드백을 의사 결정에 포함시키는 것과 관련해 명확한 소통, 스태프들의 서로에 대한 배려, 각 스태프에 대한 관리자의 관심, 안전한 근무 환경이 지지된다는 점, 조직에 대한 스태프들의 충성심, 스태프들의 권한을 부여받았다는 느낌, 지역 사회에서 조직의 긍정적 평판, 눈에 보일 수 있고 스태프들이 이용할 수 있는 관리 방식, 조직이 입증하는 파트너십과 협업 요인들이 포함될 수 있다.

조직 문화를 개선하기 위해 여러분의 병동에 이용할 수 있는 3가지 전략들을 기술하라. 병동을 위해 여러분이 과거에 내렸던 의사 결정과 이전 단원들에서 여러분이 세웠던 계획들을 떠올려보라. 병동을 관리하는 책임 간호사로서 여러분이 하는 업무를 기록하는 데 책의 웹사이트에 있는 가상의 병동 웹사이트를 이용하라.

비판적 사고 개발을 위한 질문&활동

1. 조화로운 문화와 조화롭지 못한 문화, 양쪽 모두 많은 조직들에서 발견할 수 있다. 한 조

직의 문화를 개선하기 위해서는 이 두 문화의 차이를 이해하는 것이 중요하다. 한 조직(병동, 학교 또는 여러분이 학생이나 스태프로 일한 다른 임상 현장 또는 여러분이 다니는 학교, 다녔던 학교들, 소속된 조직 등)을 선택하라. 그 조직 문화가 조화로운지 아니면 부조화스러운지 판단하고 그렇게 판단한 근거를 제시하라. 조직 문화를 평가할 때, 본 단원의 소비(Sovie)가 확인한, 기능을 하지 못하거나 조화롭지 못한 조직 문화의 특징들을 이용하라.

여러분은 또한 조직 구성원들이 새로운 구성원들과 조직의 가치, 집단행동 규범들, 소통 방법들을 어떻게 공유하는지 고려하기를 원할 것이다. 해당 조직에 잘 적응하는가, 그렇다면 어떤 식으로 그렇게 하는가? 해당 조직은 융통성이 없고 고지식한가? 그러한 조직의 태도는 구성원들(스태프들)에게 어떤 영향을 미치는가? 해당 조직에 대해 여러분은 어떻게 느끼는가? 우리 모두 한 조직에 있을 때 이런 감정들을 모두 경험한다. 그 조직에 소속되어 있는 것이 얼마나 편하게 느껴지는가? 어떤 것이 여러분의 반응에 영향을 미치는가?

2. 한 지역 병원에 있는 인적 자원부의 직원 하나를 인터뷰해서 인력의 다양성이 인적 자원부가 하는 업무와 업무 처리 과정들에 어떤 영향을 미치는지 물어보라.

3. 여러분의 눈에 비친 조직 문화의 모습을 말로 표현해보라. 그것은 본 단원의 내용과 어떤 관련이 있는가?

인재 모집과 보유: 스태프 제공 요건 충족시키기

본 단원의 개요

학습 목표

핵심 용어

학습 방향

인재 모집

인적 자원
- 기능과 활동
- 인적 자원에 관한 정책과 절차들

인재 모집이란 무엇인가?

채용 과정
- 후보 추리기
- 입사지원서의 장단점
- 이력서
- 면허 교부
- 인증 자격
- 면접 과정
- 면접관&면접 계획 수립
- 면접 가이드라인
- 평가 기준
- 직무 지원자의 면접
- 인터뷰 선별 과정
- 언제 그 일자리가 적격인가?

스태프의 유지: 왜 중요한가?

이직: 비용, 원인, 예방

스태프의 역할

오리엔테이션: 스태프 유지와 현실 쇼크 예방을 위한 오리엔테이션의 역할

스태프 손실

업무 수행 평가

업무 수행 기준과 직책 설명서

역량에 기초한 업무 수행 평가

법규 관련 문제들

업무 수행 평가&평가 과정들
- 평가자의 역할
- 평가 인터뷰
- 직원의 역할

직원과 관련된 문제들
- 직무 스트레스
- 수동적―공격 행동에 대처하기

스태프 제공: 현재의 결정적 문제들

스태프 제공의 기초 내용

문제 해결 전략들

리더십과 관리 기술 적용하기

비판적 사고 개발을 위한 질문&활동

학습 목표

본 단원을 시작하기 전, 이 단원의 학습 결과들 중 익숙한 것이 있는지 살펴볼 것.

- 인적 자원부가 의료 서비스 제공 조직과 직원들을 어떻게 돕는지 기술할 것.

- 인재 모집에 대해 기술할 것.

- 한 직책에 대한 묘사가 어떻게 개발되는지에 대해 설명할 것.

- 고용 과정을 간호 스태프 모집에 적용할 것.

- 간호사가 한 직책에 지원할 때 고려해야 하는 필수 가이드라인들을 적용할 것.

- 간호 스태프들이 간호사 모집에 관여하는 것이 중요한 이유와 그들이 관여할 수 있는 방법에 대해 설명할 것.

- 스태프 보유 문제와 이 문제가 스태프들과 치료의 질에 미치는 영향에 대해 분석할 것.

- 업무 수행 평가 과정을 적용할 것.

- 근무 환경에서 스트레스와 수동적–공격 행동을 예방하거나 줄이는 데 이용할 수 있는 전략들을 설명할 것.

- 간호 인력 부족의 원인들을 분석할 것.

핵심 용어

● 배경 체크(Background check)	● 현실 충격(Reality shock)
● 역량(Competence)	● 인재 모집(Recruitment)
● 정규직 수(Full-time equivalent)	● 이력서(Resume)
● 인적 자원부(Human resource department)	● 보유(Retention)
● 직무 분석(Job analysis)	● 후보 추리기(Screening)
● 직무 스트레스(Job stress)	● 스스로 스케줄 짜기(Self-scheduling)
● 오리엔테이션(Orientation)	● 스태프 분포(Staff distribution)
● 환자 분류 시스템(Patient classification system)	● 스태프 조합(Staff mix)
● 업무 수행 평가(Performance appraisal)	● 스태프 제공(Staffing)
● 직책 설명서(Position description)	● 해고(Termination)
	● 이직(Turnover)

인재 모집(recruitment)과 보유(retention)의 관계는 분명하다. 한 직책에 적합한 스태프를 모집하는 것이 스태프 보유의 첫 단계다. 2008년, 간호대학 신규 졸업생들의 자발적 이직은 평균 27%로 보고되었다(Christmas, 2008). 이것은 오늘날 간호 인력 부족과 더불어 의료 서비스 제공 환경이 겪는 중대한 문제다. 의학협회(IOM)가 제시한 핵심 의료 서비스 전문직의 핵심 역량들은 스태프들의 모집과 보유와 관련 있다. 근무 조건에 만족하고, 직위에 적합한 스태프들을 충분히 보유하는 것이 효과적인 환자 중심 치료, 의사와 간호사들의 팀워크, 치료의 질적 향상, 정보의 효과적 이용 및 스태프들의 근거 중심 실무 적용 의지 여부에 영향을 미친다. 근무 조건에 불만이 있고, 과로와 스트레스에 시달리는 스태프들은 치료의 모든 측면들의 개선에 대한 관심이 더 적다.

직무 환경을 비롯한 많은 다른 요인들 역시 인재 보유 및 모집 능력에 영향을 미친다. 인재 모집과 보유는 인적자원부의 업무로 여길 수 있다. 그러나 현명한 간호사 리더라면 간호 스태프들이 스태프 모집&보유 과정에 개입할 필요가 있다는 것을 인식한다. 스태프들은 인재 모집과 보유를 위한 요인들을 확인할 수 있도록 인적자원부 직원들을 도울 필요가 있다. 간호 관리자들과 많은 경우 스태프들도 예비 스태프 면접과 선발 과정에 관여할 필요가 있다. 지역 사회에서 입소문은 인재 모집에 결정적인 요소가 될 수 있다. 즉 간호사들은 다른 간호사들이 근무하기에 가장 좋은 장소들을 알게 하는 것이 절대적으로 중요하다. 한 지역 사회에서 일하는 간호사들은 어떤 의료 서비스 제공 조직들이 고용과 보유 관련 문제가 있는지 알고 있다. 조직 문화도 인재 모집과 보유에 강력한 영향을 미친다. 많은 경우, 한 지역 사회에서 근무하는 간호사들은 인재 모집과 보유를 주도하는 요인들이 무엇인지 알지만, 의료 서비스 제공 조직들이 항상 간호사들에게 피드백을 요청하는 것은 아니다. 이번 단원에선 두 가지 관점에서 인재 모집과 보유에 대해 논의할 것이다. 첫째 고용주 및 지원자/직원 관점에서 본 의료 서비스 제공 조직의 인재 모집과 보유 노력들, 둘째 인재 모집과 보유에 영향을 미치는 간호 인력 부족이라는 결정적인 문제에 대해 논의할 것이다.

많은 요인들이 한 의료 서비스 제공 조직의 스태프 보유 수준과 스태프 부족에 영향을 미치는데, 특히 경제의 영향은 다른 어떤 요인들보다 크다. 예컨대 2009년, 간호사 스태프 부족 문제는 미국의 일부 지역들에서는 줄어드는 것처럼 보였다. 불황이 계속되자, 은퇴하려던 간호사들이 금전적 필요 때문에 은퇴를 미루게 되었을 뿐만 아니라, 임상 현장에서 떠났거나 시간제로 일했던 간호사들 중 정규직 일자리를 원하는 사람들이 더 많아졌기 때문이다. 이것은 간호대 신규 졸업생들의 취직에 부정적인 영향을 미쳤다. 특히 자신이 살던 지역 사회에서 일자리를 찾기를 바라며, 이사하기를 원치 않는 구직자들에게 이 영향은 더욱 컸다. 그러나 은퇴를 미루거나 정규직을 원하는 간호사들, 그 어느 누구도 실제로 코앞에 닥친 간호 인력 부족 문제를 완전히 해결하진 못했다. 여전히 다음 10년 사이 많은 간호사들이 은퇴할 것이며, 임상 현장들과 시설들은 간호 프로그램들의 수강생들을 확대할 여력이 되지 않기 때문에, 간호 인력 부족과 관련해 큰 문제들이 해결되지 않은 채 남아 있을 것이다.

미국 간호사협회(ANA)의 '미래를 위한 의제(Agenda for the Future, 2002)'에는 [표 6-1]에 기술된 것과 같은 간호사 인재 모집과 보유에 대한 내용이 수록되어 있다. 인재 모집과 보유 역시 간호 인력 부족에 영향을 미친다.

의학협회(IOM)는 의료 서비스 질 보고서 시리즈 중 여러 건의 보고서에서 간호 인력 부족, 보유 및 스태프 수에 대해 언급했다. 이 중 '간호 인력에 대한 보고서'(의학협회, 2004a)에서 간호 인력 부족 문제와 더불어 간호 인력의 능력을 극대화시킬 필요성에 대해 논의했다. 의학협회는 보고서에서 인력의 능력을 최대화하기 위해서는 안전한 수준의 스태프들을 보유하도록 적극 장려하고, 간호사의 지식과 기술 습득 및 임상 차원에서의 판단을 지지하고, 의사와 간호사, 두 전문직의 협업을 장려하는 데 관심을 둘 것을 요구했다. 이 모든 요건들은 의학협회의 5대 의료 서비스 전문직 핵심 역량들과 일맥상통한다. 이 보고서에 따르면 인력의 능력을 최대한 사용하기 위해 필요한 이 세 가지 요소는 환자 치료 결과와 관련 있다고 한다(Aiken, Sloane, Lake, Sochalski & Weber, 1999, 의학협회, 2004). 의료기관 평가위원회는 "부실한 오리엔테이션과 훈련 부족은 58%의 중대한 의료 사고들의 원인이 되었다. 스태프 보유 수준은 지난 5년 동안 발생한 1609 적신호 사건들(sentinel events)의 24%에 영향을 주었다"고 주장하면서 간호 스태프와 환자의 치료 결과들이 관련되어 있다는 의학협회의 의견에 동의했다(의료기관 평가위원회, 2004, p1). 이러한 요인들을 감안해, 유능한 스태프들의 효과적인 모집과 보유는 의료 서비스 제공 조직의 생존에 결정적인 문제다. 잠재 직원들 역시 의료 서비스 제공 조직의 인재 모집과 보유를 결정짓는 요소와 문제들을 알고 있어야 한다. 간호사 스태프 부족 문제가 점점 심해짐에 따라, 인재 모집, 보유 및 이와 관련된 스태프 활동들도 의료 서비스 제공 조직에서 핵심 기능들이 되었다.

[표 6-1] 미국 간호사협회(ANA)의 미래를 위한 의제, 인재 모집과 보유

여러 범주들에서 기울인 노력은 의료 서비스 조직들이 장기적으로 이득이 되는 직장 경력을 쌓을 수 있기를 원하는 최고의 간호사들을 모집하고 유지시킬 기회들을 증대시킬 것이다.

바람직한 미래 선언서(비전)
간호 부문은 인종&문화적 다양성, 이미지, 교육, 자금 조달, 실무 모델들, 환경 및 전문직으로서 능력을 키우고 유지하는 데 노력하는 개인들로 구성되어 있다.
비전을 달성하기 위해 5대 전략들이 필요하며, 이 중 원동력이 되는 전략이 확인되었다.
비전 달성을 위한 5대 필수 전략은 다음과 같다.

- 전문직/직장에서 능력을 개발할 기회는 직장에 다니는 내내 존재한다(주요 전략).
- 직장에 다니는 내내 능력 개발을 지원하는 창의적 교육 방안들을 위한 자금 조달이 확보되어 있다.
- 간호사는 매우 희망 있고 매력적인 직업 선택 방안으로 여겨진다.
- 간호사들이 전문적 임상 실무 모델들을 개발하고 만족스러운 직장 생활을 보장하는 환경을 조성한다.
- 인재 전략&보유 전략들은 간호사의 강력한 대중적 이미지를 선보이며 다양한 인구 집단들에게 매력적으로 여겨진다.

주요 전략을 지지하기 위한 목표들
- 간호사의 직장 경력을 알아보기 위해 멘토링, 리더십과 다양성 전문직에 대한 전국적인 개발 모델들을 제정해야 한다.
- 소수 인종의 간호대학 등록률 증가를 지원하기 위해 기금을 마련하고, 직장 경력을 통해 다양한 문화에 속한 간호사들의 구체적인 직장 이동 경로를 파악하고, 또한 다양성을 다루는 구체적인 교육 과정을 마련한다.
- 간호사 경력을 쌓을 수 있는 다양한 기회들로 다양한 배경의 개인들을 끌어들이는 인재 모집 자료들을 개발하고 배포한다.
- 한 전문 의료진 멘토링 단체의 토대를 형성하기 위해 은퇴한 간호사들을 모집한다.
- 간호대학, 전문 의료진 조직들 및 임상 실무 현장들 간의 파트너십을 통해 표준화된 인턴십과 수련 간호사 과정을 지원할 것. 간호대학 졸업생들은 간호사라는 전문직 부문으로 들어와 인맥을 쌓고 임상 실무 지식들을 향상시킬 수 있는 개인별 맞춤 멘토링 프로그램에 참여할 것이다.
- 유급 휴가, 교육 일수, 비용 변제 또는 예정된 근무일의 일부같이 다양한 자원들을 통해 지원되는 전문 의료진을 위한 능력 개발 기회들에 대해 고용주들과 협상한다.
- 리더십 개발 활동들과 사례들을 볼 수 있는 웹 사이트들을 만들고, 병원들과 간호사 조직들이 이용할 수 있게 한다.

출처: 미국 간호사협회(2001). 미래 간호 부문의 의제(Nursing's agenda for the future). 국가에 요청(A call to the nation). 워싱턴 DC: 저자. 허가하에 재출간됨.

인재 모집

　　인재 모집이란 필요한 때 적합한 자리를 맡을 수 있는 적절한 인재를 찾는 것이다. 이를 위한 논의에 포함되는 문제들로는 인적자원부 책무들, 인사 정책&절차들, 고용 관련 법적 문제들, 직무 분석과 고용 과정 등이 있다. 간호사들은 관리자들, 팀 리더들, 스태프 간호사들, 신입 직원들 또는 잠재 직원들로서 이 모든 문제들에 개입한다.

인적 자원

　　의료 서비스 제공 조직에서 인적자원부는 해당 조직의 인사 정책, 절차 및 관련법들에 입각해 스태프들을 모집, 고용, 승진 및 보직 변경, 보유 및 해고가 원활하게 이루어지도록 할 책임을 진다. 인적자원부의 목표는 해당 조직과 구성 요소들의 사명과 목표들을 달성하기 위해 가능한 한 최고의 스태프들을 고용하고 보유하는 것이다.

　　기능과 활동 의료 서비스 제공 조직 인증 기관들 중 핵심 기관인 의료기관 평가위원회는 자체 인증 기준들에 인적 자원 관리 조항들도 포함시키고 있다. 의료기관 평가위원회에서 집중적으로 신경을 쓰는 부문은 인적 자원 관리 계획 수립, 스태프 오리엔테이션, 훈련 및 교육, 스태프 역량 평가 및 스태프의 요구 관리 부문들이다.

　　공석을 채울 수 있는 스태프들을 찾는 것도 중요하지만 역량 있는 스태프를 찾는 것도 중요하다. 이 중요성을 인식하고 있는 의학협회(IOM)의 간호 교육에 대한 최근 보고서에서 확인된 것처럼 후자의 조건(역량 있는 스태프 구인)은 간호대학 신규 졸업생들에게는 해결하기 힘든 난관이다(의학협회, 2004, Benner, Sutphen, Leonard & Day, 2010). 의학협회는 간호 교육에 대한 보고서에서 "면허 교부 예정자 및 취업 예정자를 대상으로 한 교육은 환자 신체에서 발견되는 모든 임상 질환들에 대한 간호사들이 개입 치료를 수행할 수 있을 만큼 다양하고 충분한 횟수의 임상 실무교육을 제공하지 못하고 있다(또한 경우에 따라서 실무 경험을 제공하지 않기도 함). 특히 지식과 산업 기술의 범위가 확대됨에 따라 이 실무 교육 문제의 심각성은 더욱 커지고 있다. 따라서 이론 교육 치중 및 실무 교육 제한이라는 한계들을 지닌 현행 교육의 문제를 반영하는 것으로, 의사들과 마찬가지로 간호사들 역시 한정된 범위의 실무 기술과 전문 지식만 갖춘 채, 신참으로서 고용 시장에 첫발을 내딛는다."(2004, p 202) 베너(Benner)와 동료들은 신규 졸업생들에게 졸업 후 일 년 과정인 대학원 과정 수련 간호사 코스를 밟을 것을 권했다(2010, p31). 물론 간호 교육에 대한 베너의 획기적인 연구 보고서 역시 의학협회의 보고서(2010)가 지적한 것처럼 면허 교부 예정자의 간호 교육을 개선하기 위해 이외에도 해야 할 일들은 훨씬 더 많다는 것을 인정하고 있다.

역량 있는 스태프 고용이라는 목표를 달성하기 위해서는 우선 고용 자격, 필수 역량들, 스태프 제공과 관련된 가이드라인들을 아는 간호사 리더들이 고용 계획을 정하는 것이 필요하다. 역량 있는 스태프들은 치료 목표 달성을 보장할 수 있는 능력들을 제시해야 한다. 스태프의 역량들은 평가되고, 유지되고 개선될 필요가 있는데, 모두 하나의 지속적인 과정에서 연속적으로 이루어져야 한다. 의료기관 평가위원회 기준들을 검토해보면, 인적 자원들은 각자 영향을 미치는 것이 아니라, 조직의 리더들이나 다른 관리자들이 인적 자원 활용 방향을 정하고, 인도하는 것이 확실해 보인다. 인재 모집&보유 과정의 효과적인 운영을 보장하기 위해서 조직의 관계자들은 조율하고 협업하는 노력이 필요할 뿐만 아니라, 인적자원부와 관리부가 부서의 활동과 기능들에 대해 서로 명쾌하게 소통해야 한다. 업무 효과가 높은 인적자원부는 관리부와 매우 긍정적인 관계를 맺고 있으며, 스태프들은 인적자원부가 그들에게 해가 되는 부서가 아닌, 그들을 위해 지원 서비스를 하는 부서라고 느끼게 된다.

인적 자원에 관한 정책과 절차들 관리부와 원활한 업무 협력을 하는 인적자원부는 고용, 스태프 제공 관련 정책들과 절차들을 개발한다. 대체로 인적자원부에서 고려하는 문제들 중에는 고용, 승진, 보직 변경, 해고, 스태프 제공 및 스케줄 조정, 복리 후생과 스태프들의 요구들 및 기타 문제들이 포함된다. 의사소통은 전형적으로 골치 아픈 부문이기 때문에, 이러한 인사 정책과 절차들과 관련해 효과적인 소통을 보장할 수 있는 절차는 아주 중요한 사안이다.

예를 들어 소통이 제대로 이루어지지 못하면, 스태프들은 근무 스케줄에 대한 정보를 받지 못하거나 관리자는 고용에 대한 정보를 얻지 못할 수 있다. 고용 관련 서류들은 명료하게 기술될 필요가 있는데, 이것이 스태프의 업무 수행에 중대한 영향을 미치기 때문이다. 인사 정책과 절차들의 실행 상태를 모니터한 데이터를 이용해 해당 기준들을 준수하는지 판단한다.

노조가 있는 의료 서비스 제공 조직들은 인적 자원을 관리할 때 이 데이터를 고려해야 한다. 근로 계약 역시 인사 정책과 절차들, 문서 기록, 모니터링, 인사 문제 관리 결정과 스태프 참여에 영향을 미친다.

인재 모집이란 무엇인가?

인재 모집이란 유능하고 적합한 스태프가 소속된 조직의 목표를 달성하고 그 조직의 서비스를 제공하는 것을 보장하기 위해 사업체 측에서 사전에 계획하고 조율해야 한다. 인재 모집 과정에는 [그림 6-1]에 기술된 5단계가 포함된다.

[그림 6-1] 인재 모집 과정

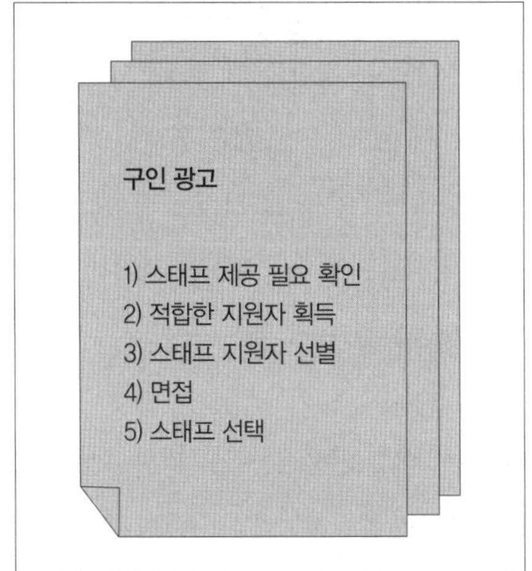

이 과정이 끝나고 한 지원자를 낙점했다면 이 지원자를 대상으로 채용의 마지막 단계들과 오리엔테이션을 실시한다. 어떤 조직이든 인재 모집이 중요한 일이라는 점은 분명하다. 유능한 스태프가 없다면 조직들은 효과적으로 기능하지 못하고 결국 생존하지 못할 것이다. 목표는 적당한 때에 적합한 자리를 맡을 적격의 사람을 고용하는 것이다.

첫 단계는 그 직무 또는 직책을 확실히 이해하는 것이며, 이어 그 직무/직책에 필요한 조건들을 충족시키는 직책 설명서를 개발하는 것이다. 회사는 성공한 직원들의 특성들을 찾기 위해 채용 기준을 개발할 필요가 있으며 개발된 기준들은 고용 결정을 하는 데 이용될 수 있다(Hutchison, 2001a). 목표는 이직을 줄이고 직원의 훌륭한 업무 수행 능력을 더 잘 보장하기 위해 성공 확률이 높은 스태프를 고용하는 것이다. 때때로 기준들은 채용에 결정적인 요소들을 효과적으로 다루지 못하기 때문에, 이 목표를 달성하기가 쉬운 것은 아니다. 허치슨(Hutchison, 2001a)은 이러한 어려움에 대해 이렇게 말하고 있다. "직원의 열정을 결코 간과해서는 안 된다. 열정은 성공적인 회사 생활을 결정짓는 개별 특질들 중 가장 보편적으로 나타난 특질이기 때문이다."(p53) 이 속성은 어떻게 평가할 수 있을까? 면접관들은 지원자들에게 그들이 무언가를 달성하기 위해 더 많은 노력을 했던 때, 근무할 때 열정적이었던 때의 예시를 들어달라고 요청할 수 있다. 성공을 향해 나아가게 하는 원동력, 리더십과 성장 패턴을 보여주기 위해 어떤 예를 들어 설명할 수 있는가? 채용 시 고려하는 또 다른 문제들로는 (a)교육과 실무 경험, (b)문제 해결 기술들, (c)개인적 가치들, (d)구체적인 임상 기술들, (e)문화 적합성 문제들이 있다. 조직과의 문화 적합성도 고용 시 중요하게 고려해야 할 문제인데, 스태프들은 그들의 가치와 조직의 가치가 잘 어울린다고 느끼는 조직에서 더 머무르는 경향이 있기 때문이며, 스태프들은 그런 조직에서 일할 때 더 행복해질 것이다. 의료 서비스 제공 조직은 현재도 계속 변화를 겪고 있기 때문에 채용하려는 지원자에게 이전 직장에서 겪은 의료 서비스 변화들에 대한 경험을 설명해달라고 요청한다. 이러한 요청은 조직이 지원자의 대처 유형을 평가해, 해당 자리에 적합한 직무 능력을 갖추고 있는지 확인하는 데 도움을 줄 수 있다.

직무 분석에는 구체적인 직무가 가진 책임과 그 직무에 어울리는 기술들을 명확하게 설명한 내용이 포함된다. 인적자원부는 이 직무 기술서를 어떻게 개발하는가? 직무/직책들에 대한 데이터를 얻기 위해 업무 수행 관찰, 현재 해당 직책에 있는 스태프들 인터뷰, 상관/관리자들 인터뷰, 팀 구성원들과 논의 및 다른 조직들이 유사 직책을 기술한 직책 설명서 검토 같은 다양한 방법들을 이용한다. 분석 결과는 직책 설명서에 수록되어야 한다. 직책 설명서에는 고용과 업무 수행 평가에 이용될 직무 기대치들이 간략히 적혀 있다. 직무/직책 설명서의 전형적인 구성 요소들은 다음과 같다.

- **교육**: 직무 요건들을 충족시키기 위해 요구되는 교육 유형과 수준(예: 간호 학사 학위)

- **기술**: 직무 요건들을 충족시키기 위해 신입 직원에게 필요한 기술들(예: 심장 치료 병동에서의 경우, 심전도(EKG) 판독)

- **근무 경험**: 과거 근무 경험과 근무 기간은 현재 직무 요건들과 관련 있다(예: 가정 건강관리 직책으로 외과 병동에서 스태프 간호사로 2년 근무).

- **체력**: 직무 요건들을 충족시키기 위해 요구된다(예: 무거운 것 들기).

- **지능**: 해당 직무를 위한 구체적 요건들로, 표준화된 지능 테스트로 측정할 수 있다. 의료 서비스 제공 직책 설명서에서 자주 확인되는 것은 아니다.

- **의사 소통 기술**: 이 기술들은 구체적이어야 한다(예: 정신 건강 클리닉에 있는 한 직책의 경우 집단을 이끌 수 있는 능력 필요).

- **업무 정확성**: 직무가 요구하는 세부 조건들과 한 번에 제대로 해내야 하는 일들(예: 데이터 입력)

- **스트레스 수준**: 스트레스 수준과 대처 기술의 필요성(예: 한 응급 부서에 있는 직책의 경우 빠른 환자 회전율을 대처할 수 있는 능력)

- **특별한 요건들**: 특별한 요건들로 1개 외국어 유창한 구사 실력, 왕진에 대한 긍정적인 태도, 주말에 근무하는 것이나 호출하는 것에 대한 긍정적인 태도

  (Pell, 2000, p24~25)

위의 각 구체적 요건들은 관련 법적 요건들을 준수해야 한다.

채용 과정

채용 과정은 길고 복잡하다. 물론 이 과정은 지원자 모집부터 시작된다. 지원자들을 끌어 모으는 데 이용되는 전형적인 방법들로는 (a)지면 광고(신문, 전문직 학술지들), (b)인터넷, (c)직업 박람회, (d)간호사 모집책 이용 같은 방법들이 있다. 입소문 역시 하나의 중요한 방법이다. 후자, 즉 입소문의 원동력은 일부 의료 서비스 조직들이 그들의 스태프들에게 직책에 적합한 지원자들을 추천하도록 장려하기 위해 사용해왔던 인센티브다.

간호과 학생들을 끌어모으기 위해 많은 고용주들은 간호대학에서 간호과 학생들과 모임을 갖는다. 일부 간호대학들은 산학 공동 프로그램들을 요구한다. 이러한 프로그램들에서 학생들은 임상 지도를 받는 상황에서, 예를 들면 노스이스턴 대학교(Northeastern University) 병원에서 직원 자격으로 한동안 시간을 보내는 것이다. 또 다른 병원들에서 이용하는 전략으로 간호대학 2학년이나 3학년 학생들에게 제공되는 간호사 인턴십 프로그램들이 있다. 이 전략은 학생들을 한 의료 서비스 제공 조직에 참여시켜 그들이 인턴 역할을 어떻게 하는지 보는 것이다. 이어 학생들은 졸업 후 취업을 제안받을 수도 있다. 인턴 역할을 했기 때문에 학생들은 그 병원에서 일하는 것에 익숙하고, 이것은 오리엔테이션에 도움이 될 수 있다. 이력서들이 접수되면, 이 지원자들은 후보 추리기(screening) 과정을 거친다. 후보 추리기 과정이 진행되는 동안 지원자들의 지원서들은 더욱 면밀히 검토되고, 면접을 위해 적당한 지원자들을 추리는 작업이 이루어진다. 면접이 끝난 후 추가 면접이 필요한지, 추가 지원자들을 찾아야 하는지, 아니면 그 직책을 누구에게 제안할지 결정하기 위해 또 다른 후보 선별 작업이 이루어진다. 이어한 지원자에게 채용 제의를 한 후, 지원자와 협상이 이루어질 수 있다. 이 협상 과정은 지원자를 평가하는 데 중요한 역할을 하는 경우가 자주 있다. 협상 과정은 소통에 크게 의존하는데, 그러다 보면 협상에서 쉽게 실패할 수 있다.

구직자들은 채용 과정에서 사측과의 첫 접촉이 고용주에게 있어 직원의 첫인상이 된다는 것을 기억하는 게 아주 중요하다. 많은 잠재적 직원들은 첫 접촉 과정에서 깊은 인상을 남기지 못하면 잊히는데, 원인을 조직과 관련시키는 경향이 있다. 입사 지원한 업체에서 전화를 받지 못했을 때, 업체의 스태프들이 자신이 하겠다고 대답하고 정작 실행하지 않을 때, 입사 지원서를 잃어버렸을 때 또는 스태프가 통화를 무례하게 할 때, 잠재적 직원들은 다른 직장을 찾아보려 할지 모른다.

후보 추리기 후보 추리기 과정의 목표는 더 심도 있게 평가해야 할 지원자들을 추리는 것이다. 실제로 후보 추리기 검사는 한 번 이상 이루어질 수 있다. 첫 번째 후보 추리기 기회는 잠재적 지원자들이 추가 정보를 얻기 위해 전화나 이메일로 연락할 때 이루어질 수 있다. 두 번째 후보 추리기 기회는 지원자들이 이력서들을 제출한 후 이루어지는데, 어떤 지원자들을 면접할지 결정하기 위해 지원서들을 받은 후가 된다. 세 번째 후보 추리기 기회는 추가 인터뷰

들을 할지 말지 선택할 때인 최종 의사 결정 과정이나 해당 직책에 한 지원자를 선택했을 때
와 직접 관련이 있다. 후보 추리기 과정에서 사용되는 데이터의 출처로는 전화와 이메일, 지
원서, 신원 보증인들, 이력서, 면허증, 인증 상태 및 면접을 통한 직접 접촉에서 얻은 정보들
이 있다.

입사지원서의 장단점 입사지원서는 중요하다. 지원자는 이력서를 보낼 수 있고 이어 입사지
원서에 '이력서 참조'라고 기재할 수 있다. 그러나 각 조직은 입사하려는 지원자들에게 자사
의 입사지원서의 공란들을 완전히 기입하도록 요구한다. 이렇게 함으로써 그 조직은 법적으
로 보호받는다. 즉 해당 조직이 고용 관련법의 요건들을 준수하고 있다는 것을 암시한다. 입
사지원서들은 또한 인재 모집 수준을 평가할 때, 입사지원서에서 나오는 일정한 유형의 데이
터가 필요할 때, 이용할 수 있는 지원자들의 정보를 기록하는 기준을 제시할 뿐만 아니라 직
원들에 대한 일관된 정보들 중 하나가 된다. 지원자들을 비교할 때 입사지원서는 최고의 원천
적 데이터가 된다.

입사지원서는 일관된 방식으로 지원자들의 정보를 제공한다는 장점에도 불구하고 어느 정
도 융통성 있는 태도로 보는 것이 중요하다. 이를 위해 우선, 해당 직책과 그 직책에 필요한 요
건들에 대해 명확히 이해할 필요가 있다. 만약 해당 직책 설명서에 지원자는 반드시 5년 이상
의 실무 경험자라고 규정해놓았는데 선택한 지원자의 직장 경력이 3년밖에 되지 않는 경우,
규정에 얽매이기보다는 융통성 있게 고려해야 한다. 어떤 경우, 지원자가 직책 설명서에서 요
구하는 실무 경험을 갖고 있지 않지만 빨리 적응하고 빠르게 해당 직책의 직무 요건들을 충족
시킬 학습 능력이 된다고 암시하는 특징들을 갖고 있을 수 있다. 엄격한 잣대로 지원서를 보
다 보면 중요한 지원자를 놓치고 후회할 수 있다. 이력서를 평가할 때 발생할 수 있는 또 다
른 문제는 공석에 새로운 주인을 빨리 찾아주려는 생각에 성급히 지원자들을 검토하는 것이
다. 한 의료 서비스 제공 조직은 간호 인력에 여력이 없기 때문에, 어느 간호사로든 공석을 채
우는 게 업무 효율에 있어 낫다고 생각할 수 있다. 이런 경우엔 직무 요건들이나 지원자들이
그 요건들이 어울리는지에 대해 거의 고려하지 않을 수 있는데, 이것은 심각한 문제들로 이어
질 수 있다.

이력서 이력서들을 검토할 때, 포맷이나 유형이 지원자 평가에 차이를 만들어낸다. 가장 흔히 보는 이력서 형태인 연대기 유형은 검토하기 쉬우며 고용 날짜까지 근무한 직장들이 나열되어 지원자에 대한 전반적인 그림을 제공한다는 장점이 있다. 기능적 유형의 이력서는 이전 직장들에서 수행했던 기능들(예: 직접 치료, 관리, 환자 교육 기능들) 중심으로 구성되어 있다. 이 유형은 세부 정보를 연대기 유형 이력서만큼 많이 제공하지 못할 뿐만 아니라 고용 기간도 적혀 있지 않지만, 직무 경험들을 파악할 수 있다는 장점이 있다.

더 자세한 조사를 요구하는 위험 신호들로는 (a)날짜들의 격차, (b)최근의 직책들보다 이전 직책들에 관한 정보가 더 많은 것, (c)교육과 직무와 관련 없는 요소들을 지나치게 강조하거나 (d)틀린 문법과 오타들이 있다.

면허 교부 면허 교부는 간호사(RN)같이 의료 서비스 환경들의 직책들에서 아주 중요하다. 지원 과정 중 일정 시기가 되면 고용주들은 간호사들에게 전문 면허 번호, 갱신일, 면허를 발급한 주(state)에 대해 물을 것이다. 대체로 고용된 후, 지원자는 면허증을 보여야 하며 면허증 사본을 한 부 제출해야 한다. 면허증은 지원자가 적합한 스태프라는 것을 보장하기 위해, 예를 들면 간호사들이 면허가 있다는 것을 보장하기 위해 주립 면허 교부 심의국에서 정한 채용 요건이다. 주립 간호국과 함께 간호사 지원자의 면허증을 체크하다 보면 전문 의료진으로서 위법 행위에 대한 조사까지 이어질 수 있다. 이는 위법 행위와 이에 대한 징계 처벌 과정을 보고하는 것으로 끝나는 것이 아니다. 고용 제안을 할지 결정하는 이는 고용주지만, 면허 교부를 필수 요건으로 하는 직책들은 오직 면허를 가진 전문 의료진들만이 얻을 수 있다.

인증 자격 일부 직책에선 인증서 역시 중요하다. 아마도 의료 서비스 제공 환경에서 일하는 많은 이들은 심폐 소생술 인증서를 갖고 있을 것이다. 한 직책에 지원한 지원자들은 심폐 소생술 인증을 받았는지 여부를 묻고, 고용되면 증빙 서류를 제출해달라는 요청을 받을지 모른다.

면접 과정 면접은 고용 과정에서 결정적인 단계다. 사실, 면접은 스태프를 선발하는 데 이용되는 가장 중요한 방법이다. 면접 과정은 많은 시간과 비용을 요구한다. 따라서 지원자들 선발부터 면접까지 신중한 판단이 필요하며 면접 준비, 면접 및 면접 결과들에 대해 분석하여 가능한 최선의 결정을 내릴 수 있도록 해야 한다.

면접관&면접 계획 수립 면접 단계는 면접 볼 지원자들을 선발하자마자 시작된다. 지원자들은 면접 시기뿐만 아니라 함께 면접을 보는 사람들 수와 면접 유형에도 영향을 미친다. 면접 약속을 하기 위해 많은 사람들의 스케줄을 조율해야 하는 경우가 빈번하다. 지원자들은 면접관과 그들의 직책, 면접 장소와 시간, 교통편과 면접 시 준비물 같은 면접 관련 정보를 경청해야 한다. 면접에 관여하는 모든 스태프들은 지원자의 이력서와, 면접 시간, 장소 등에 대한 정보뿐만 아니라 지원서 사본을 받는다. 면접을 하기 전, 지원자를 면접하는 스태프들은 지원자의 이력서를 검토하고, 면접 약속 전에 지원서 기입이 완료되면 지원서도 함께 검토한다. 면접 동안 지원자에게 할 질문들을 정리할 시간을 따로 두어야 한다. 면접관과 지원자는 서로를 면접하는 것이지만, 면접관이 그 과정에 대한 통제권을 갖고 주도해야 한다. 면접관이 미리 준비해야 통제권을 유지할 수 있을 것이다. 지원자에 대해 면접을 한 번 이상 볼지도 모르는데, 첫 번째 면접이 끝나고 그 지원자에게 두 번째 면접 요청을 해야 할지에 대해 스태프들이 논의하고 결정을 내려야 한다. 이 모든 작업을 위해서 여러 사람들과 함께 사전에 계획을 세우고 그들의 피드백을 받는 것이 필요하다. 면접을 보는 사람/지원자는 면접 이후 단계들에 대해 안내받아야 한다(예: 면접에 대한 결정이 내려지는 때와 지원자에게 알리는 방법).

면접 가이드라인 면접은 공식적인 논의 과정이다. 많은 접근법들은 면접을 좀 더 자유스러운 것으로 보기도 한다. 면접으로부터 효과적인 결과를 얻기 위해서 충분히 생각할 것이 요구된다. 그러나 지나치게 구조화된 면접은 도움이 되지 않는다. 지나치게 구조화된 면접 상황에서는 화제들이 나왔을 때, 면접관이 조금의 융통성을 발휘하는 것도 허용하지 않기 때문이다. 면접 동안 제출된 서류에 덧붙여 추가 조사를 하는 것이 중요하다.

또 다른 문제는 지원자가 정보를 공유할 기회를 얻기 전에 지원자에게 해당 직책에 대해 실제로 너무 많이 말하는 것이다. 이런 일이 일어나면, 지원자는 해당 직책 요건들에 맞는 대답들을 구상할 기회가 더 많아지고, 이것은 지원자나 지원자의 실무 경험들을 정확히 반영하지 못할 수도 있다.

많은 면접관들은 한 후보의 면접을 시작한 직후 또는 심지어 처음 통화를 한 직후 그 지원자에 대해 성급한 결론을 내리기 쉽다. 본 것이나 들은 것에 대한 편향들이 면접관들로 하여금 그 지원자에 대한 긍정적 또는 부정적 반응을 갖도록 이끌 수 있다. 이것은 역으로 작용할 수도 있다. 다시 말해서 지원자가 고용주에 대해 편향들을 가지고 모든 사실들을 알기도 전에 성급히 결론을 내릴 수 있다. "대부분 사람들은 면접 때 컨디션이 가장 좋은 상태가 아니라는 것을 깨닫는 것이 좋다. 대부분 지원자들의 경우 긴장이 좀 풀리기까지, 그리고 재능 있는 지원자 경우 경계를 풀고 마음을 열기까지는 20분 정도 시간이 걸린다."(Hutchison, 2001, p54)

평가 기준 지원자들을 평가하고 선별하는 과정은 그 지원자들에 대해 이용 가능한 모든 자료를 검토하는 것과 관련 있다. 이 과정에 관여하는 모든 스태프들은 시기적절한 방식으로 서면이든 대화를 통해서든 서로의 피드백을 공유할 필요가 있다. 이어 최종 판단을 하기 위해 고용 기준들이 이용된다. 최종 결정자 또는 결정자들의 신원은 이 평가&선별 과정에 관여하는 모든 관계자들이 확실히 알고 있어야 한다.

면접 종류로는 구조화된 면접과 비구조화된 면접이 있다. 효과적인 면접이 되기 위해서 모든 면접은 어느 정도 구조화될 필요가 있다. 이 시점에서 면접 계획이 중요해지는데, 어떤 질문들을, 왜 해야 하는지 고려할 필요가 있다. 의례적으로 하는 표준 질문 리스트가 있을 수 있으며 여기에 직무와 관련해 더 구체적인 질문들과 지원자 개인에 대한 질문들을 보충할 수 있다. 질문 리스트가 있으면 필요한 모든 질문들을 다 했다는 것을 더 확실하게 보장해준다. 어떤 조직들은 그룹 면접을 이용하는데, 면접 때마다 같은 핵심 스태프들이 앉아서 면접을 진행한다. 이런 그룹 면접의 경우, 면접관 그룹은 질문들을 하고 추가 조사하는 절차들을 정하는 작업을 함께 해야 한다. 다시 말하지만, 동일한 스태프들이 면접을 보는 이유는 면접에 필요한 모든 질문들을 다 했다는 것을 보장하기 위해서다. 면접이 체계적으로 되어 있지 않으면, 지원자는 스태프들도 역시 체계적으로 조직되어 있지 못하다고 결론을 내릴 수 있다. 지원자들은 그룹 면접이 있는지 여부에 대해 사전에 안내를 받아야 한다.

면접관은 지원자가 대답할 시간을 주어야 하며 그 대답들을 보충하거나 중간에 끊어서는 안 된다. 면접은 주어진 과제에 충실해야 하며 샛길로 빠져서는 안 된다. 면접이 진행되는 사이, 지원자의 이력서와 지원서에 적힌 정보에 대해 더 자세히 조사해봐야 한다. 유용한 기법으로 비지시적(nondirective) 접근법이 있다. 이 기법은 지원자들에게 아이디어들에 대해 더욱 확대해 이야기하도록 장려하는 것이다(Pell, 2000). 장려하는 방법으로는 '~에 대해 더 자세히 이야기해주세요' 같은 식의 표현이 포함된다. 면접관은 고개를 끄덕이거나 지원자의 말에 관심 있다는 것을 암시할 수 있는 다른 방법들을 사용함으로써 지원자가 더 많이 말할 수 있도록 이끌 수 있다.

의료 서비스 제공 조직들은 간호사 지원자들에게 구체적인 문제들에 대한 그들의 대처법들을 묻거나 가상의 상황들에 대해 지원자와 논의하는 식으로 상황적 질문들을 하는 편이다. 가상 상황들 대신 실제 예들을 이용하는 것이 더 도움이 될 수 있는데, "사람들은 대처 행동들을 반복해서 하는 경향이 있기 때문이다."(Hutchison, 2001a, p55) 제시된 상황과 관련해 지원자들이 자신들의 경험담을 이야기할 경우, 지원자들이 비슷한 문제들을 어떻게 다룰지에 대한 정보를 얻을 수 있다. 지원자의 경험담은 면접자가 지원자의 비판적 사고 능력과 여러 문제들을 함께 다룰 수 있는 능력을 가늠할 수 있게 한다. 물론, 면접관은 지원자의 대답을 평가하고 후속 질문들을 하기 위해서 제안한 상황에 대한 지식이 있어야 한다. 또 다른 면접 기법은 지원자에게 논의의 한 측면을 요약해달라고 요청해 질문들을 요약하는 것으로 끝내는 것이다. 지원자는 또한 자신이 능력을 제공했던 때, 비판을 받았던 때, 감독하에 일했던 때 및 다른 이들과 함께 일하던 때를 보여주는 예들을 제시해달라고 요청받을 수 있다. 지원자는 또한 자신에 대해 묘사하라는 요청을 받을 수 있다. 면접 말미에, 지원자는 추가 질문을 할 기회를 받고 면접 과정의 다음 단계에 대한 정보를 들을 필요가 있다. 면접이 진행되는 동안 면접관은 정보를 잊지 않도록 메모해야 한다.

면접관들은 면접 때 지원자에 대한 충분한 정보를 얻지 못하고 부실한 의사 결정으로 이어질 수 있는 중대한 실수들을 저지를 수 있다. 면접관이 지나치게 말을 많이 하는 것은 지원자가 대답할 시간을 제한하기 때문에 치명적인 실수가 될 수 있다. 질문을 한 직후 또 다른 질문 또는 논평을 해서 지원자의 대답을 중간에 끊는 것 역시 도움이 되지 않는다. 면접관은 스스로를 통제할 필요가 있다. 이를 위해 면접관은 공석인 직책에 대해 확실히 알고, 인터뷰 때 어떤 질문들을 할 필요가 있는지 정하고 지원자의 이력서와 신청서에 수록된 내용을 미리 알아야 한다. 면접관이 지원자의 말에 귀 기울이면 질문들이나 중요한 정보에 대한 후속 조사를 하지 않아도 된다. 면접이 진행되는 내내, 면접관의 보디 랭귀지와 소통 기법들은 중요한 역할을 한다. 지원자는 면접관으로부터 단서와 관심을 얻기 위해 면접관을 유심히 살필 것이다. 예를 들어 면접관이 보디 랭귀지로 지원자에 대한 관심이 한정적이라는 신호를 보낼 때, 설사 이것이 사실이 아닐지라도(면접관은 단지 피곤한 것일지 모름), 지원자는 이 조직이 자신이 일하고 싶은 곳이 아니라고 결정을 내릴 수 있다. 지원자와 지원자가 이력서에 쓴 직책들 중 특정 직책에 의심이 든다거나 또는 지원자가 해당 조직과 맞을지 미심쩍다면, 면접관은 이에 대해 언급하고 지원자가 대답할 기회를 주어야 한다(Carroll, 2001). 이렇게 함으로써 지원자는 자신의 업무 경험들과 기술들에 대해 더 자세히 설명하게 되어 지원자와 면접관은 더욱 마음을 열고 논의할 수 있고 이로부터 얻은 정보는 지원자 추리기 과정에 도움이 된다.

지원 과정 중 지원자에게 해당 직책이 속한 병동이나 업무 현장들을 탐방할 기회를 제공하는 것은 중요하다. 현장 탐방은 지원자가 근로 환경을 보고 스태프들을 만날 기회가 된다. 이것은 시간과 비용이 소요될 뿐만 아니라 스태프들의 시간도 빼앗는 것이기 때문에, 지원자와 동행하는 스태프와 사전에 계획을 세워야 하고 스태프의 업무나 환자 치료를 방해해서는 안 된다. 환자의 개인 정보와 기밀 정보 보호에 대한 관심과 법적 요건들이 점점 많아짐에 따라, 지원자가 방문하는 시간 동안 환자들에 대한 개인 정보를 제공하는 것에 대해서는 심사숙고할 필요가 있다.

현장 탐방을 온 지원자를 안내하는 책임을 맡은 스태프들은 사전에 그들의 역할에 대해 간단한 설명을 듣고 기꺼이 이 일을 수행해야 한다. 그렇지 않으면 이 현장 탐방은 지원자에게 가장 긍정적인 모습을 제공하지 못할 것이기 때문이다. 그러나 스태프들에게 지원자에게 할 말과 하지 말아야 할 말을 알려주고, 연기처럼 꾸민 모습으로 행동해서는 안 된다. 지원자는 이를 알아차릴 것이며 그렇게 되면 이 탐방은 지원자에게 긍정적인 경험이 되지 못할 것이다. 현장 탐방을 마친 후, 동행했던 스태프는 탐방 동안 지원자가 했던 질문과 우려들 및 지원자의 소통 기술들에 대해 인적자원부(HR) 또는 관리자와 정보를 공유할 수 있다.

지원자 면접 지원자는 자신의 생각을 펼치고 요약할 시간을 갖기 위해 면접 시간보다 최소한 10~15분 전에 도착해야 한다. 면접 지원자가 길을 잃거나 늦지 않도록 면접 장소로 가는 교통편과 방향들에 대한 정보는 명확하게 표시되어야 한다. 면접실에 들어갈 때는, 면접관이 어떤 의자에 앉으라고 방향을 가리키는지 우선 보는 것이 가장 좋다. 만약 그런 지시가 없으면, 면접관과 정면으로 마주 보는 자리가 가장 좋은 자리다. 면접이 진행되는 동안, 신상 정보 공유는 제한되어야 한다. 다리를 흔들거나 양손을 깍지 낀다거나 또는 연필로 딱딱 소리를 낸다거나 관절을 꺾는다거나 껌을 씹는 것같이 초조하다는 것을 보여주는 행동은 하지 않는 게 중요하다. 복장은 정장이어야 한다.

면접 전에, 면접 대상자는 개인적 직업 목표들과 직무 경험들을 고려해야 한다. 직무 지원자가 신규 졸업생인 경우, 지원자는 교육 과정에 속한 임상 실습 경험에 대해 생각해봐야 한다. 이러한 경험들은 면접 때 예로 제시할 수 있다. 핵심 문제들을 다루는 질문들을 미리 준비하고 면접에 가면 면접관들에게 직책에 대한 지원자의 이해 능력을 입증해 보일 수 있다. 면접 전에 해당 조직, 간호 부서의 서비스들, 간호 스태프들에 대해 정보를 검색하는 것도 도움이 될 것이다. 또한 이러한 정보는 면접관의 관심을 끌고 더욱 원활한 소통을 가능하게 할 것이다.

[표 6-2] 직무 관련 면접 시 질문 샘플

이 질문들은 직무 면접 때 이용할 수 있는 것들이다. 공석인 직책에 지원한 지원자들은 면접을 보기 전에 이러한 질문들에 대해 어느 정도 생각해 두어야 한다.

임상 경험
- 가장 최근의 간호 경험에 대해 말해주십시오.
- 간호 절차에 대한 당신의 경험에 대해 자세히 묘사해주십시오.
- 당신의 간호 기술 중 장점들은 어떤 것입니까?
- 당신에게 가장 익숙한 문서 기록 시스템에 대해 말해주십시오.
- 당신이 생각하기에 적합한 근무 스케줄에 대해 말해주십시오.

간호 기술
- 당신은 한 환자의 치료를 어떻게 구성하겠습니까? 우선순위를 결정하는 데 무엇이 필요합니까?
- 당신이 제공하는 간호사의 간호에 대해 말해주십시오.
- 선택할 수 있다면, 투약 간호사와 간호 팀과 함께 하는 1차 치료, 환자 종합 치료, 기능 치료를 선택하시겠습니까? 이 모델을 더 선호하는 이유는 무엇입니까?
- 한 환자의 문제와 관련해 당신이 한 의사와 접촉하는 상황에 대해 당신의 의견을 말해주십시오.
- 당신이 팀 리더라면, 팀원의 치료와 관련해 문제가 발생했을 때 그것을 어떻게 해결하겠습니까?

자기 평가&동기 부여
- 지난 경험(대학, 직장)에서 달성한 것 중 한 개의 주요 업적을 소개해주십시오.
- 전문 의료진으로서 계속 성장하기 위한 당신의 자기 개발 계획을 소개해주십시오. 당신의 단기, 장기 목표는 무엇입니까?
- 이 직책이 지금부터 3~5년 사이 당신의 직업 목표들에 왜 적합한지 설명해주십시오.
- 당신으로 하여금 간호 부문 직책들을 피하게 하는 것은 어떤 요인들입니까?

- 간호 기술 계획들에 대해 어떻게 생각하고 이용하는지 설명해주십시오.
- 당신이 제공한 환자 교육 중 가장 좋은 예에 대해 말해주십시오.
- 당신이 가진 기술들 중 어떤 것들이 이 병동에 도움이 될지 말해주십시오.

리더십
- '팀 구축'과 전문 의료진 협진 팀에 대한 당신의 생각을 말해주십시오.

대인관계&책임
- 간호사(RN) 및 조무사와의 업무 관계에 대해 설명해주십시오. 당신의 실무 경험들 중 일부를 예로 들어 설명하십시오.
- 당신의 관리 유형은 어떻습니까? 당신은 다른 사람들을 감독할 때 어떤 요소들을 평가합니까?
- 재학 중 어떤 요소들이 가장 힘든 도전이었고 또 어떤 요소들이 가장 쉬운 도전이었습니까?

취업하고자 하는 직책 유형 역시 고려해야 하는데 면접 때 받게 될 수 있는 질문들(예: 해당 직책의 책무들, 환자 유형들 및 환자와 관련된 문제들)에 영향을 주기 때문이다. 고려할 수 있는 다른 문제들로 조직의 문화, 사명과 비전, 간호 부서의 소통, 의사와 간호사, 두 전문 직종 간의 협업 정책들과 조직 전반의 협업 정책들, 근무 일정표, 스태프의 자기 계발과 전문 의료진으로서 직장 경력, 교육과 면허/인증서의 격차, 직책 이동과 승진에 따른 변화에 적응하는 능력 등이 있다. 직무 지원자는 면접관의 말을 경청하고 혼동할 수 있는 질문들은 다시 확인한 후 대답하는 것이 중요하다. 면접 과정을 끝낸 후 지원자는 이 장소가 자신이 일하고 싶은 곳인지 심사숙고 해봐야 한다. 미국 간호사협회(ANA, 2001)는 '간호사 권리 장전(Bill of Rights for Registered Nurses)'을 개발했다. 지원자는 [표 6-3]에 기술한 것처럼, 간호사 권리장전을 예비 직장을 평가하는 가이드로 이용할 수 있다.

<table>
<tr><td colspan="2">[표 6-3] 간호사 권리장전</td></tr>
<tr>
<td>

1. 간호사들은 사회와 간호사의 치료를 받는 사람들에 대한 의무를 완수하는 방식으로 임상 실무를 수행할 권리를 갖고 있다.
2. 간호사들은 전문 의료진 기준들과 법적으로 승인된 임상 실무 범위에 따라 그들이 일하도록 허용된 환경에서 임상 실무를 수행할 권리를 갖는다.
3. 간호사들은 간호사 강령과 그 해설서들에 따라 윤리적 임상 실무들을 지원, 촉진하는 근무 환경에서 일할 권리를 갖는다.
4. 간호사들은 응징에 대한 두려움 없이 자유롭고

</td>
<td>

공개적으로 자신들과 환자들을 옹호할 권리를 갖는다.
5. 간호사들은 그들의 지식, 실무 경험 및 전문 의료진으로서 책임들과 일관된 그들의 업무에 대해 공정한 보상을 받을 권리를 갖는다.
6. 간호사들은 자신들과 환자들의 안전을 위한 근무 환경을 가질 권리를 갖는다.
7. 간호사들은 모든 임상 실무 환경들에서 개인적이든 집단적이든, 그들의 고용 조건들에 대해 협상할 권리를 갖는다.

</td>
</tr>
</table>

출처: 미국 간호사협회(2001, 9월/10월). 미국 간호사(The American Nurse), p20. 허가하에 재출간. 모든 저작권 보유.

지원자에게 면접은 조직과 직책들을 평가하는 법을 알게 되는 경험을 제공한다. 관심이 제한되었던 직책일지라도 면접을 보고 나면 그 과정에 대해 더 많은 경험을 얻을 수 있다. 어떤 간호사들은 심지어 한 조직에 취업하고 그 조직에서 장기적으로 근무하기 전에 더 많은 것을 배우기 위해서 간호 대행 기관들에서 임시직으로 일하기도 한다.

인터뷰 후 선발 과정 각 직책에 지원한 지원자들 중 최종 지원자를 선발하는 것은 신중하게 이루어져야 한다. 이 결정에는 선발 과정에서 공식적인 역할을 했던 모든 스태프들과 모든 관련 정보(이력서, 신청서, 면접으로부터 얻은 정보, 신원 보증인 정보)를 포함할 필요가 있다. 많은 조직들은 구체적인 기준에 기초해 지원자들을 평가하는 데 이용하는 서식들을 보유하고 있다. 고용 제안 책임을 맡은 스태프는 명확히 신원을 밝혀야 하며, 대체로 이러한 책임자는 인적자원부 소속 스태프다. 이 스태프는 지원자와 접촉하기 전 협상 가능한 조건과 그렇지 못한 조건에 대해 알 필요가 있다. 이어 협상이 타결되면, 고용 제안 책임을 진 스태프는 조직 내 누구와 지원자와의 협상에 대해 상담하고 진전 과정을 계속 알릴 필요가 있는지 알 필요가 있다.

지원자는 봉급 협상에 참여할 때 어떤 것을 고려해야 하는가? 첫 번째 단계는 자기 가치 평가다. 자기 가치 평가는 간호사가 봉급 인상을 원할 때도 중요하다. 자기 평가는 교육, 실무 경험, 면허/인증서, 해당 직원과 비교해 임시 대행 기관 간호사나 외주 업체로부터 온 파견 간호사 비용 및 해당 간호사가 과거 재직 시(또는 새로운 직책이 아닌 승진을 원하는 경우에는 현재 재직 중) 조직에 기여한 업적들 같은 요인들을 고려해야 한다. 봉급 인상에 대한 주장은 명확하게 밝히고 논의할 필요가 있으며, 모임이 끝날 때 봉급 인상의 타당성을 밝히는 데 이용한 결정적 이유들을 요약 정리해야 한다. 고용 제안을 받아들인 후, 지원자는 다음 단계에 대한 정보와 고용주가 할 일에 대한 설명을 듣는다. 지원자가 고용 제안을 거절하면 조직 입장에선 그 이유를 아는 게 도움이 된다. 왜냐하면 이 정보는 인재 모집의 문제점들을 이해하는 데 도움을 줄 수 있기 때문이다.

언제 그 일자리가 적격인가? 고용 제안을 받아들이거나 거절하기로 결정할 때 고려해야 할 많은 요인들이 있다. 복리후생 종합 세트는 고용주가 직원들에게 제공하는 서비스들이나 추가 수당을 설명한 기술서로, 복리후생은 한 직책을 받아들이기로 할 때 고려하는 중요한 요인이다. 고용주들은 이러한 복리후생 서비스들의 비용을 모두 부담할 수 있다. 또는 직원과 고용주가 비용을 함께 부담할 수 있는데, 직원들의 경우에는 할인율로 적용된 비용을 부담하는 경우가 종종 있다. 직원에게 제공되는 복리후생 서비스들은 고용주마다 다양하다. 복리후생 서비스들은 의무적으로 요구되는 것은 아니지만 유능한 잠재 직원들이 제안된 직책을 받아들이도록 그들을 끌기 위해 오랫동안 사용된 방식이다. 노조는 직원에게 제안하는 복리후생 유형들에 영향을 미치는데, 복리후생은 협의된 노무 계약의 일부이기 때문이다. 그러나 모든 의료 서비스 제공 조직들에 노조가 있는 것은 아니다. 잠재 직원들은 신중하게 복리후생 서비스들을 평가해야 한다. 복리후생과 관련해 개인적으로 필요한 서비스들에 대해 이해하고 이 정보에 기초해 복리후생 종합 세트를 평가하는 것이 중요하다. 조직의 복리후생 정보가 명확하지 않거나 또는 의문이 있다면, 직책 제안을 받은 지원자들, 신입 직원들 및 장기근속 직원들은 조직의 인적 자원 담당 스태프와 이 문제들에 대해 논의해야 한다. 신입 직원 오리엔테이션 동안, 보통 복리후생 서비스들에 대한 논의가 이루어진다. 한 간호사가 직책을 변경하고 싶다면, 그 간호사의 복리후생 서비스들은 영향을 받을 것이기 때문에 역시 이 문제도 다룰 필요가 있다. 의료 서비스 제공 조직에서 제공하는 복리후생 종합 세트에 포함될 수 있는 서비스들로는 어떤 것들이 있는가?

- 보험: 건강, 생명, 장애, 치과, 시력 보험
- 휴가 및 병가(개인적 휴가)
- 병가 일수
- 출산/육아 휴가/가족 휴가
- 유급 휴가(PTO) 교대 근무 수당
- 수간호사 수당
- 석/박사 학위를 가진 간호사들의 수당
- 비상 대기 수당
- 신용 노동조합
- 인재 모집 보너스
- 이사 지원금
- 주거 지원금
- 피복 수당
- 융통성 있는 근무 스케줄 조정/직무 공유
- 오리엔테이션, 보수 강좌들, 지속적인 교육
- 간호사 인턴십과 수련 과정
- 승진
- 교육 지원금(학부-대학원)
- 체력 단련 시설들의 이용료 할인

- 구내식당 할인 또는 무료 식사
- 무료 또는 주차비 할인
- 시설 내 유치원 같은 탁아 시설
- 방문 세탁, 스태프들을 위한 약속 잡기 같은 기타 서비스들은 일부 의료 서비스 제공 조직들에서 실시되고 있다.

대부분 간호사들은 다양한 의료 서비스 제공 환경들에서 근무하며 다양한 유형의 직책들을 거치게 될 것이다. 이렇게 되는 이유들 중 일부는 교육 수준의 변화 때문이지만 또한 관심사의 변화들과 근무 일정 조정과 책임 수준 같은 개인적 요구 조건들 때문에 일어날 수도 있다. 한 전문직으로서 간호사가 가진 장점들 중 하나는 임상 실무를 할 수 있는 다양한 방법들을 갖추고 있으며 이를 실행할 수 있는 장소들 역시 아주 다양하다는 것이다. 간호사가 이용할 수 있는 직책들이 다양하기 때문에, 한 직책을 평가할 때 간호사가 고려할 필요가 있는 직무 관련 요인들도 많다.

- 간호사 지원자는 요구되는 근무 수준이 자신의 개인적 욕구들과 직업 목표들을 만족시킬 수 있는지 여부를 결정하기를 원할 것이다. 이 근무 수준에는 (a)시간제 또는 정규직 근무, (b)교대(주간, 저녁, 야간, 12시간 교대 또는 바쁠 때나 단기 기간제 스태프들이 있을 때 사용되는 단기 교대)가 포함된다.

- 의료 서비스 제공 조직 유형도 간호사 지원자가 개인적 욕구, 목표 및 기술 수준을 충족시킬 수 있는지 여부를 결정하는 데 차이를 만들어낼 수 있다. 대표적인 조직 유형들로는 (a)3차 병원, (b)종합병원, (c)중소 병원, (d)보건 교사, (e)보건 의료원, (f)보건진료원, (g)장기 요양 시설 등이 있다.

- 결정적 문제로서 지원한 직책이 직접 간호에 초점을 맞추는가 아니면 간접 간호에 초점을 맞추는가 하는 것이 있다. 이에 대한 결정을 내리면 어떤 직책들은 추구하지 않을 것이며 다른 직책들을 얻기 위해 노력할 것인지 분명히 밝힌다.

- 직책들을 평가할 때, 이용하는 간호 전달 모델은 중요하다. 그 모델은 1차 간호 아니면 팀 간호 형태를 이용하는가?

- 팀 리더들은 어떻게 선택되고, 또 이것은 지원자의 관심사들에 어떤 영향을 미치는가?

- 지원자가 지원 당시 팀 리더가 되는 것에 전혀 관심이 없으며, 팀 리더는 구성원들이 돌아가며 맡는 것이라면, 이것은 간호사에게 하나의 직책이 아닐 수 있다.

- 각 간호사가 평가해야 하는 또 다른 고민 분야는 간호사의 장단점이다. 해당 간호사의 단점은 교육과 추가 실무 경험으로 변화시킬 수 있지만, 그러기 위해서는 자신의 단점들에 대해 알고 있어야 한다. 장점들과 약점들을 확인할 때 고려할 필요가 있는 부문들은 (a)사무 기술, (b)대인관계 기술, (c)소통, (d)리더십, (e)관리 기술들이다. 간호사가 이 모든 부문들에서 높은 기능 수준에 있기를 기대하는 것은 아니지만 정직한 평가는 도움이 된다. 특정한 직책들은 다른 직책들보다 특정 기술들을 더 많이 요구한다. 정신건강 간호사들은 확실히 대인관계와 소통 기술이 더 뛰어나고 노련할 필요가 있다. 물론 그들도 여전히 기본적인 사무 기술들도 어느 정도 필요로 한다. 지역 병원에서 근무하는 간호사는 대인관계, 소통, 전염병학, 리더십, 관리 부문들에서 더 노련한 기술들을 갖고 있을 필요가 있다. 만약 가정 간호사로 지역 사회에서 일한다면, 사무 기술들은 해당 직책에 요구되는 역량들 중 결정적인 부분이 될 것이다.

- 마지막으로 고려할 점은 임상 전문 부문들로서, 이 부문들 역시 시간이 지나면서 변할 수 있다. 전문과 간호사 직책들 역시 교육과 면허/인증으로부터 영향을 받는다. 일부 전문과 간호사 직책의 수용 여부에 대한 결정은 그 부문에 고용되기 전 고용 조건인 직장 경력 수준에 의해서 좌우될 수 있다. 어떤 조직들은 집중 치료실이나 수술실같이 임상 전문 분야에서 근무할 수 있도록 간호사를 준비시키기 위해 간호사 인턴십 프로그램들을 제공한다.

새로운 일자리를 찾기 위해 많은 노력을 하지만, 채용 제안이 오지 않을 때는 어떤 일이 일어나는가?(Cardillo, 2002) 한 간호사가 면접을 했지만 채용 제안을 전혀 받지 못하면, 면접에 대해 평가해보는 것이 중요하다. 자신의 면접을 평가할 때 고려할 문제들로는 소통, 면접관에게 준 인상, 강조한 장점들과 면접관에게 했던 대답들이 있다. 자신의 면접에 대한 스스로의 평가는 쉽지 않은데 한 발자국 뒤로 물러나 객관적인 시선으로 면접 때 자신의 모습을 바라보는 것이 요구되기 때문이다. 인터뷰를 분석하고 어떠한 교훈을 얻으면 큰 도움이 될 수 있다. 일자리를 제안하지 않았으며 개선 목표에 대한 피드백을 요청하지도 않았던 면접관을 대상으로 여러분의 면접에 대한 후속 조사를 하는 것도 도움이 될지 모른다. 한 간호사가 면접 후 연락을 받지 못하면, 이력서와 자기소개서를 검토할 필요가 있다. 다른 사람들에게 자신의 이력서와 자기소개서를 검토해달라고 요청하면 유용하고 객관적인 피드백을 얻을 수 있다. 간호사가 추구하는 직책들은 간호사 교육이나 실무 경험에 적합하지 않은 것일 수 있다. 네트워크를 통해 연락하는 것도 도움이 될 수 있는데, 자신에게 더 적합할 수 있는 직책들을 찾는 데 도움이 되는 멘토들을 이용할 수 있기 때문이다. 자기 평가는 결코 쉬운 것이 아니다. 특히 면접이 성공적이지 못한 것처럼 보일 때는 더욱 그렇다. 그렇지만 가능한 한 객관적으로 잘하면, 자기 평가는 어느 정도 변화로 이어질 것이며, 이것은 면접 때 더 긍정적인 결과들을 가져올 수도 있다.

스태프의 유지: 왜 중요한가?

스태프 보유 문제를 무시하는 조직들은 곧 치료의 질과 더불어 비용과 관련된 문제들을 경험하게 된다. 스태프 보유는 조직을 앞으로 나아가면서 자신의 사명과 목표들을 달성할 수 있게 하는 원동력이다. 조직의 목표들을 달성하기 위해서는 스태프들이 필요하다. "간호 철학, 기준들 및 근무 조건들을 결정하는 규칙들, 동료 결속력에 대한 지각, 행정 지원, 자율권, 과제 지향성, 근무 압력, 명확성, 통제 및 혁신, 이 모든 것들이 조직 문화를 개발시키고 유지하는 것을 돕는다."(Finkleman, 1996, p2-1:2). 스태프가 조직 문화와 어울리지 못하면, 스태프의 좌절, 불만족스런 업무 수행 및 저하된 치료의 질 같은 문제들이 발생한다(조직 문화에 대한 더 자세한 논의는 4단원 참조). 이 모든 문제들이 스태프에게 부정적으로 영향을 미치며 스태프의 퇴사, 즉 스태프 손실로 이어질 수 있다. 스태프 보유와 관련된 문제들은 의료 서비스 제공 조직들에게 있어서는 비용이 많이 드는 것이다. 모든 조직은 스태프 보유, 특히 간호 스태프의 보유를 돕는 환경을 조성하기 위해 집중적인 노력을 기울여야 한다. "스태프 보유의 목적은 여러분의 기관이 양질의 치료를 제공하기 위해 꼭 필요한 스태프들을 고용하는 것이다. 스태프 보유는 여러분이 이 목표들을 달성하기 위해 인재 모집 프로그램을 사용할 수 있게 만드는 도구다. 여러분이 스태프를 보유하지 못하면, 결코 충분한 스태프들을 모집할 수 없을 것이다."(Hutchison, 2001b, p15)

이직: 비용, 원인, 예방

이직 문제는 단원의 앞부분에서 언급한 것처럼 스태프 보유와 관련 있다. 특히 신규 졸업생들의 이직 문제가 많다. 이직으로 인해 조직이 부담하는 비용은 큰데, 가장 큰 부분은 인적자원 기록, 제공되는 스태프 개발 프로그램 및 비용같이 인재 모집과 고용 과정을 비롯해 오리엔테이션, 스태프 보유&유지에 발생하는 비용들이다. 이직 비용은 보통 간호사 1인당 2만 2000달러에서 6만4000달러 이상이 된다(Jones & Gates, 2007). 이러한 비용 차이는 간호사 유형에 따라 달라진다. 예를 들면 집중 치료실 간호사의 이직 비용은 더 많은 오리엔테이션과 훈련으로 인해 다른 유형들의 간호사들보다 더 높다. 의료 서비스 제공 조직들에 있어서 스태프 이직은 극히 비용이 많이 드는 것이다. 다음에 이직 경비에 관한 상세한 부분들을 제시하였다.

- 신규 스태프 구인 광고
- 직무 지원자들 면접(간호부와 인적자원부가 개입됨)
- 인사 업무 처리 시간(직책 배치, 직책 통제, 신원 보증인 검토 및 조사)
- 노조 요건들
- 최종 지급금
- 생산성과 지적 재산 손실
- 고용 예정자 신체검사와 약물 사용 검사
- 일당 간호사와 순회 간호사들 사용 증가

- 병상, 병동 폐쇄

- 오리엔테이션과 훈련 경비

- 지도 직원 시간 투자

- 고용 대행 기관들

- 증가된 초과 근무

- 증가된 긴급 호출

- 늘어난 주말 순회 근무

- 늘어난 교대 및 유동 순회 근무

- 직원 사기에 미치는 영향과 추가 이직 영향

- 의료 과실 문제와 건강 혜택 서비스 사용 증가에 따른 스트레스 증가

  (Colosi, 2002, p53)

신입 스태프들이 오리엔테이션을 마치고 팀의 일부가 될 때, 이것은 한 병동이나 한 팀의 생산성에 부정적인 영향을 미친다. 즉 생산성 시간이 저하되는데 이것은 비용 면에서 큰 손해다. 이직이 더욱 심각한 문제가 된다면, 점점 더 많은 스태프들은 공석들로 인한 업무 증가, 신입 스태프의 오리엔테이션과 새로운 팀원들 또는 임시 스태프들과의 적응으로 인한 스트레스가 늘어나고 좌절감이 쌓이게 되면서 조직은 고통을 겪게 된다. 결국 업무 팀들은 신입/임시 스태프들과의 원활한 소통과 함께 일하는 방법들을 발전시키게 되지만, 이것은 모두 어느 정도 시간을 요구한다. 이러한 노력들이 방해를 받으면 업무도 방해받는다. 생산성을 방해하는 변동이 있을 경우 이직을 모니터링하고 분석할 필요가 있다. 이때 이직의 원인들을 찾는 것이 중요하다.

출산, 병이 난 가족, 배우자의 직장 이전으로 인한 이사, 집에서 어린 자녀를 돌볼 필요성이나 복학같이 자연적인 생애 사건들과 관련된 이직 원인들도 있다. 만약 한 스태프가 이사를 가야 되는 상황에 처했고 소속 조직이 여러 곳에 분원을 가진 주립 병원 또는 국립 병원, 시스템에 속한 병원이라면, 그 스태프는 이사 가게 될 지역 사회에 소재한 또 다른 병원, 즉 분원에서 근무하라고 설득하는 것이 해당 병원 시스템에 도움이 될 수 있다. 고용주들은 스태프가 퇴직하는 이유들을 모니터링할 필요가 있는데, 그 이유들 중 어떤 것들은 사전에 예방 방법(예: 탁아 서비스 제공, 간호사들에게 재학 중 시간제로 근무할 것을 장려, 교육적 혜택 지원 등)을 통해 해결할 수 있

기 때문이다.

스태프들은 개인적 관점들로 보기 때문에 이직 이유들을 다르게 해석한다. 이직 문제를 예방하기 위해 사용할 수 있는 가장 간단한 개입 조치들 중 하나는 스태프들에게 고마워한다는 것을 알게 하는 것이다. 즉 스태프들의 수고와 공을 인정하고 '감사하다'고 말하는 것은 스태프 보유 관련 문제들을 해결하는 출발점이다. 또한 의료 서비스 제공 조직들은 '스태프들은 우리 조직의 어떤 점을 장점으로 꼽는가? 우리는 스태프에게 무엇을 제공하는가? 우리 조직의 개성은 어떤 것인가? 우리 조직의 어느 부분을 개선할 필요가 있는가?' 하는 질문들을 스스로에게 해야 한다. 이러한 질문들에 대한 답변은 조직이 스태프 이탈 문제를 막을 수 있는 실천 계획을 개발하는 데 도움을 줄 수 있을 것이다. 의료 서비스 제공 조직들은 최고의 스태프들을 보유하고 싶어하지만, 이렇게 하기 위해서는 많은 노력이 필요하다. 경영진이 스태프들은 그들의 직무를 잘할 때 만족해야 한다고 여길 경우에는, 이러한 생각은 일자리 보장(security)에 대한 잘못된 인식으로 이어질 수 있다. "그러나 역량은 확실히 직원 고용에 도움을 줄 수 있지만, 그 효과는 보통 수명이 짧은 편이다. 직무를 잘 수행하는 사람들이 반드시 그 일에 빠져 있는 것은 아니다."(Butler & Waldroop, 1997, p147)

관리자들은 최고 스태프들을 보유하는 데 도움이 될 수 있는 직무 재구성을 할 수 있고 또 해야 한다. "직무 재구성은 스태프들에게 깊이 내재된 관심들이 표현될 수 있도록 사람들을 각기 맞는 자리에 연결하는 예술이다. 이것은 인재들을 보유할 가능성을 높이기 위해서 사람에 맞춘 진로를 만드는 예술이다."(Butler & Waldroop, 1999, p146) 이 과정을 인적 자원으로 옮기면 그것은 효력을 발휘하지 못할 것이다. 왜냐하면 그것은 관리로부터 나올 필요가 있기 때문이다. 스태프들의 의견에 귀를 기울이는 것이 직무 재구성(job sculpting)의 출발점이다. 어떤 것이 스태프 구성원에게 큰 기쁨을 주는가? 업무 수행 결과를 검토하는 것은 자신의 업무로부터 스태프가 큰 기쁨을 느끼고 흥분하게 만드는 것들에 대해 논의하는 데 아주 유용한 방법이 될 수 있으며, 또한 직무 재구성에 그 스태프를 참여시킬 수 있는 방법이기도 하다.

직무 재구성은 현실적인 관점에서 시작되어야 한다. 한 스태프의 업무 능력 향상을 돕기 위해 조직은 어떤 일을 할 수 있는가? 진정으로 스태프를 앞으로 이끌고 흥미를 자극하는 활동들에 참여하도록 돕기 위해서 직장 환경에서 어떤 것들이 바뀔 수 있는가? "직무 재구성을 통해 한 직원이 자신이 맡은 직무 중 싫어하는 부분들을 그 직무에서 빼줄 것을 요구할 때, 이것은 그 일을 맡을 새로운 누군가를 찾아야 한다는 것을 의미한다. 스태프 수준이 충분하다면, 이것은 문제가 되지 않을 것이다. 한 사람의 직무에서 그가 관심 없는 부분은 또 다른 사람이 가장 완벽하게 할 수 있는 부분일 수 있기 때문이다."(Butler & Waldroop, 1999, p152) 그러나 한 스태프가 자신의 직무에서 하기 싫어하는 부분들을 대신할 수 있는 사람을 전혀 찾지 못하는 경우가 많다. 관리자들은 너무 많은 것을 약속하지 않도록 신중해야 한다. 그렇지 않으면 스태프의 좌절감을 더 키우고 스태프 보유 문제들도 더욱 늘어나는 결과를 초래할 수 있기 때문이다.

스태프 보유를 위한 전략은 "안전하고 배려하는 근무 환경, 훌륭한 오리엔테이션 제공, 직원으로서 자긍심 조성, 개방적인 소통을 위한 장 마련, 한 직책에 대한 정직한 기대치, 경쟁력 있는 봉급과 복리 후생"을 제공하는 것에 초점을 맞추어야 한다(Hutchison, 2001b, p16).

스태프의 역할

스태프는 다른 스태프들 보유에 주된 역할을 한다. 함께 일하는 방식은 스태프들이 자신들의 근무 환경에서 편안한 느낌을 받는지 여부에서 중요한 차이를 만들어낸다. 동기 부여는 특히 중요한 영향을 미친다. 어떤 것들이 스태프들에게 근무 동기를 부여하는가? 동기 부여는 복잡하고 아주 개인적이다. 이것은 한 스태프의 근무 스타일이 다른 이들과 다르거나 또는 더 잘하는 이유를 설명하는 데 도움이 되며, 또한 업무 수행에도 직접적인 영향을 미친다. 동기 부여에 영향을 미치는 전형적인 요인들로 (a)직무 설계, (b)조직 구조, (c)자율권과 권한 부여, (d)의사 결정에 스태프 참여, (e)소통, (f)리더십 스타일, (g)조직 문화, (h)윤리, (i)관리자와 스태프의 상호 신뢰가 있다(Finkleman, 1996). 어떤 이들은 직무 만족과 동기 부여는 동일한 것이라고 간주한다. 물론 서로 관련 있기는 하지만 같지는 않다. "직무 만족은 과거 업무 수행과 관련된 보상과 처벌의 결과다. 직무 불만족은 사기 저하, 결근 증가 및 이직으로 이어진다."(Finkleman, 1996, p2-1:7) 동기 부여는 구직 욕구, 임금 인상 욕구 또는 다른 근무 스케줄로부터 영향을 받을 수 있다. 간호 관리자들과 그들의 조치들도 스태프 동기 부여에 영향을 미친다. 긍정적인 피드백 제공, 근무 노력 인정, 어느 정도 융통성 발휘, 스태프들에게 의사 결정 참여 요청, 스태프들이 업무 수행에 필요한 자원 제공 및 공석에 맞는 최고의 스태프들을 찾고 생산성 수준을 향상시키는 스태프들을 보유하려는 노력, 이 모든 것들이 관리자가 스태프들에게 신경 쓰고 있다는 것을 보여준다.

스태프 보유에 중요한 또 다른 요인으로 승진을 위한 노력들이 있다. 승진 자격이 있는 기술들과 전문 지식을 갖춘 스태프들을 찾는 것도 관리자의 중요한 책임이다. '피터의 원리(Peter's Principle)', 즉 한 사람의 능력치를 넘어서는 승진은 해서는 안 되는 것이며, 대신 성공할 수 있는 스태프들은 승진해야 한다(Peter & Hull, 1969). 조직들 역시 스태프들 지원, 훈련 및 추가 교육을 위한 기회들을 제공해야 한다. 이것은 스태프를 보유하는 데 매우 효과적이다. 이어 스태프들은 자신들이 인정받고 조직에 남아 있도록 더욱 동기를 부여받고 있다고 느낀다.

오리엔테이션: 스태프 유지와 현실 쇼크 예방을 위한 오리엔테이션의 역할

오리엔테이션은 새로 고용된 스태프들에게 그들이 맡을 직무를 준비하도록 하는 핵심 도구일 뿐만 아니라 스태프들을 보유하는 데도 크게 기여한다. 앞서 언급한 것처럼 조직의 대학원급 수련 간호사 과정은 조직에 고용된 간호대학 신규 졸업생들에게 큰 도움이 될 수 있을 것이다. 이들은 오리엔테이션을 끝내지만, 수련 간호사 과정은 그들에게 더욱 집중적인 지원, 지도하에 실무 경험 축적 및 추가 교육을 제공한다.

근로 계약 또는 직무 헌신은 오리엔테이션 때 체결하는데, 신규 스태프는 오리엔테이션 때 소속된 조직과 직무에 대한 기대치들을 더 잘 이해하게 되기 때문이다. 오리엔테이션 과정 때 경험하는 공동체 정신은 오리엔테이션의 성공을 결정짓는 요소들이다. 신규 스태프들은 선배 스태프들을 존중하고 스태프 투입의 중요성을 깨달아야 한다. 다음과 같은 경우 스태프들의 직무 헌신은 줄어드는 경향이 있다.

- 자신의 자리가 안전하고 보장된다는 느낌을 못 받음.
- 자신의 임금이나 복리후생이 불충분하다고 여김.

- 자신의 자리가 면접 과정과 고용 과정에서 제시된 것이 아니라고 생각함.

- 자신의 관리자들이 반응이 없다고 여김.

- 행정부가 반응이 없다고 인식함.

  (Hutchison, 2001b, p16)

오리엔테이션과 더불어, 스태프 능력 개발과 지속적인 교육은 인재 모집뿐만 아니라 보유를 위한 중요한 도구들이다. 스태프의 역량을 보장하는 강력한 프로그램은 지원한 구직자들의 주목을 받을 것이며 스태프 보유라는 먼 길을 가게 될 것이다.

효과적인 오리엔테이션 프로그램은 어떤 것인가? 첫째, 체계적으로 조직되어야 하며, 적절한 변화들을 도입한 오리엔테이션을 평가하기 위해서는 오리엔테이션을 받은 신규 스태프들의 피드백이 필요하다. 오리엔테이션에는 해당 조직에 대한 최신 정보가 포함되어야 한다. 오리엔테이션의 전형적인 내용으로 조직의 비전, 사명, 목표, 구조, 인적 자원들 또는 인사 정책들과 절차, 복리후생, 소통, 노조(있는 경우) 및 스태프 교육 수준 또는 자기 계발 지원 정보가 포함된다. 구체적인 오리엔테이션은 근무 현장 또는 병동에서 이루어지는데, 이 오리엔테이션에는 병동의 목표들, 병동 구조, 스태프들의 소통, 인사 정책들과 절차들 및 공동 운영과 승진에 관한 내용이 포함된다. 오리엔테이션을 받은 신규 스태프들이 그들의 오리엔테이션을 잘 하도록 돕기 위해 지도 직원들을 배정해야 한다.

최고의 지도 직원들은 신입 스태프들을 도울 수 있는 능력을 갖추고 자발적으로 나서는 스태프이다. 지도 직원들은 신입 스태프들, 특히 신규 졸업생들이 다음 능력들을 개발하도록 돕는다.

- 임상 환경에서 자신감과 역량 증가

- 간호사의 역할에 대한 심도 있는 이해

- 비판적 사고를 통한 문제 해결 능력 증가

- 소속감과 전문직 능력 육성

  (Diehl-Oplinger & Kaminski, 2000, p46)

오리엔테이션을 따분하게 생각하고 어쩔 수 없이 한다는 식으로 접근하는 경우도 종종 있다. 오리엔테이션을 신입 직원들이 다른 스태프들뿐만 아니라 서로를 알게 하는 시간이 되도록 하면서, 쌍방향 소통 경험으로 만들기 위해 노력하는 프로그램들로 만드는 것이 가장 효과적이다. 오리엔테이션 경험은 신입 직원들에게 자신들이 배치받을 직책에서 직무를 수행하는 데 필요한 정보와 도구들을 제공해야 한다. 오리엔테이션은 또한 승진을 통해 한 부문에서 다른 부문으로 보직을 바꾸는 기존 직원들에게도 중요한데, 이러한 종류의 오리엔테이션은 그냥 지나치는 경우가 종종 있다. 새로운 자리로 보직을 옮기는 것을 고려할 때, 간호사들은 오리엔테이션이 진행되는 동안 지도 직원들에 대해 묻고 이들을 이용해야 한다. 잠재적 직원들은 해당 조직에서 보직을 바꾸거나 승진을 하는 스태프에게 어떤 것이 제공되는지 물어봐야 하는데, 이것은 승진과 보직의 가치에 대한 조직의 시각을 보여줄 수 있기 때문이다.

스태프 손실

스태프 손실에 대해 조직은 고민해야 한다. 스태프들의 사직 이유를 분석하는 것이 고민 해결의 출발점이며 가능할 때마다 이러한 원인들을 해결할 필요가 있다.

스태프를 해고하는 것은 결코 쉬운 일이 아니다. 따라서 해고 사유를 명확히 이해하면서 신중히 처리할 필요가 있다. 스태프들은 종종 사직을 제안받는다. 관리자는 문제의 스태프와 상담할 시간을 가질 수 있다. 특히 관리자가 보기에 그 스태프가 현재 맡은 직책이나 간호 부문 유형과 잘 맞지 않는 경우에는 상담 시간을 주선해 퇴사를 막도록 노력할 수 있다. 그러나 대부분의 스태프들은 사임 권고를 받으면 관리자의 충고에 매우 화를 내고 듣는 것을 힘들어 하는 편이다. 해고 방식과 스태프를 해고한 이유는 스태프들의 사기에 어마어마한 영향을 미친다. 해고는 조직이 했다 할지라도, 조직은 해고 원인들(예: 직무 요건들을 완수할 수 없는 무능으로 인해 해고된 스태프)을 무시해서는 안 된다. 반드시 해고의 원인들을 분석해야 한다. 스태프들은 자신들에게 부여된 기대치에 대해 대충 알고 있거나, 업무 수행 방법을 모르거나 직무 책임들에 대한 지속적인 교육을 받지 않는 등 해고 원인들을 스스로 갖고 있을 수 있다.

사직은 설사 부정적인 감정들이 있다 할지라도 긍정적인 방식으로 이루어져야 한다

(Cardillo, 2002). 사직과 관련해 간호사가 제일 먼저 살펴봐야 할 자료는 인사 정책과 절차들로서, 여기에는 사직 시 직원들에게 기대하는 것에 대한 내용이 기술되어 있다. 또한 사직에 대한 소문이 직속상관의 귀에 들어가기 전에 자신의 사직을 알리는 것이 중요하다. 소문은 내부 또는 외부에서 나올 수 있기 때문이다. 말로 사직을 통보한 후, 직속상관에게 사직서를 제출해야 한다. 사본들은 부서장과 인적자원부에 발송한다. 이때 사직서는 사직 의사를 분명하게 밝히고 간결하지만 적절한 내용으로 인쇄해야 한다. 부정적인 피드백을 발산하는 통로로 사직서를 이용하는 것은 적절치 않다. 사직서는 개인 파일에 보관될 것이며, 따라서 신원 보증인들을 찾을 경우 참고할 수 있을 것이다. 간호사가 퇴사한 방식이 추후 직장을 얻는 데 차이를 만들어낼 수 있다. 적절한 사직 과정을 따르는 것이 중요한데, "여러분의 고용주나 상관으로부터 추천서나 신원 보증인이 필요할 때가 언제인지 결코 알 수 없기 때문이다. 또한 여러분은 이후 또 다른 시설에 입사 지원을 할 때 그 조직에서 언제 이전 직장에 있던 누군가를 마주칠지 결코 모르기 때문이다."(Cardillo, 2002, p11)

스태프의 사직 인터뷰는 조직 입장에서는 근무 환경과 스태프 보유에 대한 정보를 얻을 수 있는 중요한 도구다. 의료 서비스 제공 조직은 스태프가 떠나는 이유들을 고려해볼 필요가 있다. 사직 인터뷰를 할 때 스태프에게 다음 질문들을 하는 것이 중요하다.

- 당신은 왜 그만두려고 하는가?
- 당신의 직책과 관련해 가장 좋았던 점은 무엇인가?
- 당신의 직책과 관련해 가장 맘에 안 들었던 점 무엇인가?
- 우리 조직에서 가장 좋았던 점은 무엇인가? 가장 맘에 안 들었던 점은 무엇인가?
- 당신이 맡았던 직책을 더욱 일하기 좋게 하기 위해 우리는 어떤 변화를 가져올 수 있었다고 생각하는가?

  (Hutchison, 2001b, p16)

인터뷰를 하는 상관은 조직이나 해당 스태프의 직무에 대해 스태프로부터 부정적인 의견을 들을 때 방어적으로 변호해서는 안 된다. 인터뷰의 목표는 사직하는 스태프로부터 조직과 직책에 대한 정보를 수집하고 사직을 더욱 긍정적인 관점에서 이해하도록 노력하는 것이다. 과거 직원들은 지역 사회에서 과거 고용주들에 대해 이야기할 것인데, 이것은 홍보부의 고민이다. 소속된 조직이 스태프들의 의견에 귀 기울이는 노력을 했다고 느끼는 과거 직원들은 설사 사직 처리 과정이 늦어진다 할지라도 해당 조직에 대해 더욱 좋은 감정을 가질 것이다.

업무 수행 평가

업무 수행 평가는 스태프 보유 노력의 일부분이다. 업무 수행 평가 과정 동안, 관리자는 스태프가 직무 요건들을 완수하는지 판단하고 스태프의 업무 수행을 향상시킬 방법을 결정한다. 이렇게 함으로써 관리자들은 스태프 보유에 일조할 수 있는 길잡이를 제공하게 된다. 모든 고용주들은 일정한 유형의 업무 수행 평가 방식을 이용한다. 그런데 업무 수행 평가는 업무 수행 검토, 업무 평가, 업무 검사 및 업무 수행 등급제 같은 다른 이름들로 불리기도 한다. 업무 수행 평가 유형이나 그 과정의 효과는 다양한 차이가 있을 수 있지만, 인가 기구들은 의료 서비스 제공 조직들에 업무 수행 평가를 실시할 것을 요구한다. 업무 수행 평가에 대한 전통적 관점은 직무 역량들과 개선이 필요한 분야들에 초점을 맞추고 있지만, 업무 수행 평가를 실시하는 데는 다른 중요한 이유들도 있다.

- 업무 수행 평가는 피드백을 받고, 운영 방향을 제시하고, 리더십을 발휘할 수 있는 기회다.
- 업무 수행 평가는 조직의 스태프들에 대한 지지와 격려를 보여줄 수 있는 시간이다.
- 업무 수행 평가는 개선이 필요한 분야들에 대한 논의를 시작할 시간이다.
- 업무 수행 평가는 목표들을 평가하고 그것을 달성할 수 있는 기회다.

업무 수행 평가를 하는 다른 이유들로는 다음과 같은 것들이 있다.

- 팀의 결속력 강화
- 차별 문제 예방
- 관련 법규들 준수 보장

- 승진을 결정하는 데 도움을 줌.

(Milgram, Spector & Treger, 1999, p195)

평가는 또한 조직의 비전, 사명과 목표들을 강화하고 직원을 조직 문화로 이끌 수 있는 기회다. 공식적 업무 수행 평가는 상관이 한 부하 직원과 논의하거나 긍정적인 피드백을 논의하는 유일한 시간이 되어서는 안 된다. 유감스럽게도 이에 해당하는 경우라면, 나머지 364일은 스태프 능력의 개선과 성장을 보장할 수 있는 기회를 잃어버리게 될 것이다. 이는 스태프들은 조직과 연결되어 있지 못하다고 느낄 것이며 이 소외감은 업무 수행, 치료의 질, 안전한 치료,

<table>
<tr><td>근거 중심 실무 적용하기</td><td>효과적인 리더십&관리 증거들</td></tr>
</table>

인용

Newhouse, R., Hoffman, J., Suflita, J. & Hairston, D.(2007). 급성 치료 환경에 입사한 신규 간호대 졸업생들의 사회화 능력 향상을 위해 개발된 혁신 프로그램 평가(Evaluating an innovative program to improve new nurse graduate socialization into the acute health care setting). Nursing Administration Quarterly, 31(1), p50~60.

개요

임상 실무의 변화는 상당한 스트레스 제공의 원천일 뿐만 아니라 간호사 보유에도 영향을 미친다는 증거가 매우 많다. 통제 집단 설계, 사후 검사만 이용한 이번 준실험 연구는 의료 서비스 제공 조직의 신규 간호사(올해 간호대학 졸업생들) 보유 수준, 신규 간호사들의 소속감, 조직의 스태프 보유 노력 및 신규 간호사들의 예상 이직률 등에 한 간호사 인턴십 프로그램이 개선 효과를 제공하는지 여부를 시험했다. 데이터를 수집하기 위해 3가지 도구들이 사용되었다. 데이터를 분석한 결과, 학교에서 실무 현장으로의 이동 프로그램들에는 "신참 간호사들의 역량 육성에 필요한 실무 기술들과 지식들뿐만 아니라 전문 의료진 역할에 사회화 능력이 결합될 수 있는 기회"를 포함시킬 필요가 있다는 것을 보여준다(p59).

응용

지난 몇 년 사이 많은 간호사 인턴십과 수련 간호사 프로그램들이 개발되었으며, 이 프로그램들의 효과를 테스트하는 많은 연구들이 있었다. 간호사 인턴십이나 수련 간호사 프로그램을 제공하기에 가장 좋은 접근법은 어떤 것인가? 시간이 지나면서 이 프로그램들에 가장 잘 맞는 실무는 무엇이며, 어떤 프로그램 유형들이 스태프 보유, 스태프 역량 및 전문 의료진 역할 개발에 더 큰 영향을 미칠 것인지 점점 더 많이 알게 될 것이다.

질의

1.인턴십 프로그램을 본 후, 여러분은 이에 대해 어떻게 생각하는가?
2.보유하는 스태프 수를 늘리고, 역량을 향상시키고 전문 의료진 역할을 개발하기 위해서 대학원급 이전 프로그램에 어떤 것들을 포함할 필요가 있다고 생각하는가?
3.여러분은 이러한 프로그램에 참여할 생각인가? 그렇다면 왜, 그렇지 않다면 왜 그런가?

스태프 불만족 및 직장 스트레스와 기력 소진에 영향을 미칠 것이다. 궁극적으로 스태프의 손실로 이어질 것이며, 스태프 보유와 인재 모집을 하는 데 큰 어려움들을 겪을 것이다. 해당 조직이나 병동 또는 서비스 부서가 자신의 스태프들에 관심을 보이지 않는다는 말이 밖으로 퍼져 나가기 때문이다.

업무 수행 평가의 긍정적인 속성에도 불구하고 이것을 실시하고 이 과정에 참여한다는 생각은 거의 긍정적인 경험으로 여겨지지 않으며, 많은 이들이 업무 수행 평가를 질색하며 싫어한다. 간호사들은 업무 평가 준비를 미루는 편인데, 그들은 이것을 자신들이 잘 수행하지 못하는 불편한 과제라고 여긴다. 따라서 평가 준비가 완료되면, 심사숙고하지 않고 빨리 실시해버린다. 직원들은 이 과정에 대한 관리자의 불만을 감지하게 되고 이것은 의무적으로 해야 하는 것으로 부담스럽고 싫은 일이 된다. 업무 수행 평가를 실시하는 데 준비가 부족하다는 느낌도 큰 문제다. 또 다른 잠재적 문제는 불충분한 직책 설명서로, 직원들이나 업무 수행 평가를 실시하는 사람이 보기에는 직책의 업무 수행 기준들이 명확하게 정해져 있지 않아 업무를 제대로 했는지 판단 또는 평가하기 어렵다. 이 평가 과정으로부터 받는 보상이 불충분하면, 스태프들은 이 평가 과정을 긍정적인 것으로 보지 않을 것이다.

변제 역시 업무 수행 평가 과정에서 하나의 역할을 한다. 스태프들은 단순히 직책을 완수하도록 고용되었다면 장래에 스태프들이 직책의 기준을 충족시키지 못할 때 업무 수행 평가에 문제가 생길 것이다. 물론 그렇다고 반드시 해당 스태프가 자신의 직책을 잃어버리는 것은 아니다. 평가자에게 있어서는 스태프를 계속 조직에서 일하게 하기 위한, 특히 스태프가 부족할 때 조직에 계속 붙들어둘 수 있는 이유들을 찾는 것이 더 고역일 수 있다. 장기적으로 보면 스태프를 잡아두기 위한 이유들을 찾는 것은 업무 평가 과정의 중요성과 그 결과들의 가치를 희석시킬 것이며 생산성, 치료의 질과 비용들에 직접 영향을 미친다. 업무 평가에 주로 이용되는 도구는 평가 인터뷰다. 그러나 인터뷰를 하기 전에, 또 다른 우려들이 출현한다. 조직의 목표는 직원에게 정직한 피드백을 제공하고 더 나은 치료의 질을 보장하고, 스태프의 업무 수행 능력을 향상시키고, 조직의 목표 달성을 더 잘 보장할 수 있도록 업무 평가 과정에 해당 스태프를 참여시키는 것이다. 그렇다면 인터뷰를 하기 전 어떤 쟁점이나 요인들을 고려할 필요가 있는가?

업무 수행 기준과 직책 설명서

의료 서비스 제공 조직들은 그들의 직책 설명서에 업무 수행 기준 내용을 수록해놓는다. 인적자원부는 업무 수행 평가를 비롯해 모든 인사 문제들에서 주요한 역할을 한다. 인적자원부는 업무 수행 평가 과정의 유지를 보장하고, 계속 기록하고, 직책 업무 수행 기준들과 직책 설명서를 개발하고 검토하는 것을 돕는다. 또한 업무 수행 문제와 부하 훈계와 관련된 고민들을 가진 상관 스태프를 상담하는 역할을 한다. 인적자원부와 관리부는 긍정적인 업무 관계를 유지하고 효과적으로 소통해야 한다. 이렇게 하지 못할 때 모든 관계자들에게는 문제가 생긴다.

직책 설명서는 평가자와 직원에게 충족시켜야 할 업무 수행 기준들 또는 역량들에 대한 정보를 제공한다. 이 정보는 새로운 직책에 배치되고 업무를 시작하는 모든 신규 직원들에게 제공할 필요가 있다. 이 기술서의 내용이 달라지면, 직원은 서면으로 변화한 정보를 받아야 한다. 조직들은 대체로 그들의 직책 설명서용 표준 포맷을 갖고 이용한다. 직책 설명서는 아주 중요한 문서로, 각 스태프는 자신의 직책을 설명한 직책 설명서 사본을 1부 갖고 있어야 한다. 대체로 이 직책 설명서에는 직함, 소속 부서(있는 경우), 직무 상태(예: 정규직, 시간제 또는 임시직), 보고 관계, 즉 해당 직원이 보고해야 하는 대상(구체적인 사람이 아닌 직책으로 적음. 예: 책임 간호사), 직무 소개 요약 내용, 직무의 필수 기능, 즉 의무들, 신체적 요건들 및 이 기술서가 승인받은 날짜가 수록되어 있어야 한다. 직책 설명서는 또한 다른 스태프들을 감독하는 스태프들에게도 중요하다. 그들은 스태프들이 그들의 자리에서 어떤 일을 할 수 있는지 알 필요가 있다. 예를 들어 팀 리더는 조무사가 수행하도록 기대되는 직무를 이해할 필요가 있다.

역량에 기초한 업무 수행 평가

'역량'은 자주 사용되는 용어다. 미국 주립 간호면허국 전국협의회(National Council of State Boards of Nursing, NCSBN)는 역량을 "보건, 복지 및 안전 맥락에서 간호사의 임상 실무 역할로서 기대되는 대인적, 의사 결정 및 심리 운동적 기술들(psychomotor skills)과 지식 응용"으로 정의한다(NCSBN, 1996, Mustard, 2002, p37). 의료 서비스 제공 조직에서 스태프 교육의 목표는 고용을 통해 간호사 역량을 유지하는 것이다.

역량을 유지하기 위해서는 역량 평가가 필요하지만 이를 달성하기는 쉽지 않다. "처벌하지 않는 환경에서 적극적으로 보고하고 수정 조치를 취할" 필요가 있다(Mustard, 2002, p41). 최고의 접근법은 스태프들의 능력을 향상시키고 변화들을 준비시키도록 돕고, 역량을 더 잘 보장하는 적극적인 접근법이다. 의료기관 평가위원회와 최근 의학협회의 보고서(2010)에서 기술한 것과 마찬가지로, 간호 부문 조직 역시 역량들을 개발하고 유지할 필요성을 강조한다.

스태프의 역량 개발은 누가 책임지는가?

- 고용주는 환자가 안전하고 양질의 치료를 받는 것을 보장할 분명한 책임이 있다. 업무 수행 평가는 이것을 보장하기 위해 이용하는 한 가지 방법이다.

- 주립 간호국 같은 규제 기관들 역시 주립 간호 임상 실무법과 임상 실무 범위를 제정하고 면허 교부 상태를 모니터링할 때 하나의 역할을 한다. 왜냐하면 주립 간호국들은 국민들의 건강과 안전을 지킬 책임을 맡고 있기 때문이다.

- 전문 의료진 조직들 역시 규제 위원회들, 고용주들 및 간호사들이 의사 결정을 내리고 업무 평가를 하는 데 길잡이로 도움을 받는 임상 실무 기준들을 개발하는 것으로, 업무 수행 평가에 관여한다.

- 동료들이나 다른 간호사들은 동료 업무 평가와 서로를 지지하는 데 있어 하나의 역할을 한다. 각 간호사는 전문 의료진으로서 주립 면허 교부 요건들을 충족시키고, 지속적인 교육을 받고 지속적인 자기 평가에 참여하며, 고용주-직원 평가 과정에도 참여하며, 동료 업무 평가를 통해 동료들의 조력자 역할을 한다. 간호사 강령(Code for Nurse, 미국 간호사협회, 2008)은 간호사는 전문 의료진으로서 역량을 키우고 유지할 책임이 있다고 밝히고 있다.

역량이 어떻게 입증되느냐 하는 것은 여전히 문제가 되는 쟁점이다. 양질의 치료에 대한 의학협회의 보고서(2001)에 의하면 현재 의료 서비스 부문에서 임상 직원들의 임상 실무를 개편하는 것이 절대적으로 중요하며, 이것을 평가하는 것이 업무 수행 평가의 일부다. 간호사들이 역량을 입증하기 위해 평생 단 한 번의 시험만 보도록 해야 하는가? 지속적인 교육 프로그램들에 출석하는 것으로 역량을 어떻게 입증하는가? 역량을 입증하는 하나의 방법으로 인증이 이용되어왔지만, 이것은 너무 많은 한계들을 갖고 있다. 인증 시험을 치른 후, 다른 시험이 없고 오직 지속적인 교육 요건들만 있다면, 시간이 지나면서 역량을 어떻게 입증하는가? 역량 입증은 전문 의료진 조직들에 맡겨야 하는가? 지속적이 역량에 대한 보편적인 정의는 없다(Whitaker, Carson & Sawlanski, 2000). 이것은 아직까지 해결되지 않은 것으로 논란이 있고 복잡한 문제다.

간호협회는 간호사들에게 유능한 임상 실무 능력을 육성하는 데 중요한 지속적인 행동들을 문서로 기록하기 위해서 프로 간호사 포트폴리오를 개발하라고 권고했다(Whitaker, Carson & Sawlanski, 2000). 이 과정에는 자기 반성과 동료들의 피드백이 포함된다. 직원들은 역량에 기초한 업무 수행 평가 과정이 그들의 조직에서 어떻게 사용되는지 이해하는 것이 중요하다. 이해해야 할 내용으로 다음의 것들도 포함할 필요가 있다.

- 평가는 누가 하는가?
- 평가자는 평가하는 직무에 대해 이해하는가?
- 평가 기준들은 어떻게 확인하고 기준들이 바뀌면 어떤 일이 발생하는가?
- 평가를 위한 데이터를 얻기 위해 어떤 방법들이 이용되는가?
- 업무 평가 문서 기록 요건들은 어떤 것이 있는가?

업무 수행 관리 프로그램의 구성 요소들은 바뀌고 있으며, 지금 이용할 수 있는 새로운 접근법들도 여러 가지가 있다. 이러한 접근법들 중 일부는 자기 평가, 지속적인 피드백, 동료들의 평가 및 360도 평가를 더 많이 강조한다.

자기 평가(self-appraisal)는 모든 업무 수행 관리 프로그램의 일부분이 되어야 한다. 스태프들은 스스로를 평가하고 평가 정보를 그들의 업무 수행 평가에 포함시킬 필요가 있다. 스태프들은 자신의 업무 수행을 어떻게 보는가? 자신의 업무 수행에서 강점들과 한계점들은 어떤 것인가? 스태프들은 개선 전략으로 무엇을 권할 것인가? 자기 평가는 쉽지 않지만 배워야 할 중요한 기술이다. 모든 간호사는 매일 자신의 업무 수행을 평가하고 개선을 위해 끊임없이 노력해야 한다.

지속적인 피드백은 스태프들로 하여금 그들이 긍정적인 수행을 하자마자 또는 업무 수행 개선이 필요할 때를 바로 알 수 있게 해준다. 스태프들은 그들의 업무 수행이 기대치를 넘어설 때나 개선했을 때는 자신의 노력을 확실히 인정받을 필요가 있으며, 그들의 업무 수행이 노력을 보장한다면 그것을 인정받을 필요가 있다.

직원 파일에 이 업무 수행 내용을 기록해두는 것도 중요하다. 이 평가 형태는 정기적으로 스태프들에 대한 기대치들을 분명하게 밝히고 스태프들과 직접적으로 접촉할 기회를 더 많이 제공한다는 점에서 도움이 된다. 피드백을 제공하는 타이밍이 아주 중요하다. 스트레스가 심한 사건이 발생한 경우에는, 상황이 좀 가라앉은 후 피드백을 주는 것이 가장 좋다. 피드백은 사적으로 주어야 한다. 물론 스태프가 특별한 공을 세웠을 때나 한 팀이나 한 스태프 집단이 효과적으로 업무를 수행했을 때는 공개적으로 그 공을 인정해주는 것이 중요하다. 스태프와 약속을 할 경우에는, 그 만남의 목적을 밝히는 것이 가장 좋다. 그렇지 않으면 스태프는 그 만남의 목적이 무엇일까 고민하면서 시간을 보낼 수 있으며 아마도 평소보다 훨씬 더 고민하는 시간이 늘어날 것이다.

동료의 평가(peer appraisal) 방법은 일부 조직들에서 사용되고 있는데, 이것은 동료들이 다른 동료의 업무 수행에 대해 피드백을 제공하는 것이다. 이것은 객관적으로 건설적인 피드백을 제공하기 위해 동료들에 대한 신뢰를 요구하는 매우 민감한 과정이 될 수 있다. 모든 스태프들은 수행해야 할 업무와 그것을 수행하는 방법을 알고 있을 필요가 있다. 이 피드백은 업무 수행 평가 과정에서 이용되는 유일한 방법이 되어서는 안 되지만, 스태프의 업무 수행에 대해 동료들이 어떻게 반응하는지 아는 데 매우 도움이 될 수 있다.

또 다른 평가 방법으로 360도 평가(360-degree evaluation)가 있는데, 여기에도 다양한 사람들이 피드백의 고리로 서로 연결되어 마침내 완전한 원을 형성하게 된다. 이 평가에는 상관들, 동료들 및 다른 부하 직원들, 또는 자신으로부터 나온 건설적인 피드백이 포함되며 환자들, 환자 가족들과 다른 고객들의 피드백도 포함될 수 있다. 모든 스태프들은 이 방법을 사용하는 이유 및 어떻게 사용할 것인지에 대해 이해할 필요가 있다. 스태프는 평가자를 선택할 수 있으며, 특정한 수의 검토자들의 신원도 확인한다. 여기에서 피드백은 익명으로 처리해야 한다. 이어 수집한 피드백 내용들을 요약할 필요가 있다. 이 평가 관계자들은 평가 기준을 이해하고 평가의 초점을 성격 문제가 아닌 업무 수행에 맞추는 것이 절대적으로 중요하다. 이런 평가 유형은 봉급 인상 같은 아주 중요한 결정을 내리는 데 이용되는 것이 아니라 조직과 스태프의 개발을 위해 이용되어야 한다.

법규 관련 문제들

업무 수행 평가는 성별, 연령, 인종이나 성적 취향 같은 개인적 특징들이 아닌 업무 수행에 초점을 맞추어야 한다. 이러한 개인적 특징들 중 어느 것이라도 업무 평가에 대한 의사 결정을 내리거나 봉급, 승진에 대한 의사 결정 또는 다른 직무 관련 의사 결정을 판단하는 데 이용할 경우, 차별과 관련된 법규 준수 불이행으로 걸릴 위험이 크다. 360도 평가가 진행되는 동안 일반화, 라벨 붙이기, 성격 문제들, 성별에 기초한 발언들 및 주관적인 언사를 피하기 위해 의식적인 노력을 할 필요가 있다. 초점은 직무 평가에 맞춰져야 하며 또한 피드백 의견들을 지원할 수 있는 명료한 예시들을 스태프들에게 제공해야 한다.

업무 수행 평가&평가 과정들

평가자의 역할 평가자는 정직하게 직원의 업무 수행 평가를 할 것으로 기대된다. 이것은 스태프들 사이에서 경쟁이 아닌 각 스태프의 업무 수행을 평가하는 것으로 비춰져야 한다. 객관성은 이 과정의 시작부터 끝까지 아주 중요하다. 상관이 한 스태프의 업무를 평가하는 것을 제대로 이해하지 못하거나 잘할 능력이 안 된다고 느끼면, 의무적으로 이 과정에 대한 지시와 도움을 받아야 한다. 스태프들은 업무 수행 평가 과정을 중요한 것으로 여기고 과정의 시작부터 끝까지 자신이 존중받고 있다는 느낌을 가질 필요가 있다.

업무 수행 평가를 준비하기 위해 데이터나 정보를 수집할 필요가 있다. 이를 위해 사용할 수 있는 방법들로는 관찰, 관찰 일지 작성 또는 일화성 메모가 있다. 정보는 일 년 동안 수집해야 한다. 이를 위한 관찰은 스태프가 치료를 제공할 때, 회의 때, 다른 스태프들과 상호작용할 때, 환자나 환자 가족들과 상호작용할 때, 또는 평가에 필요할 때마다 이루어진다. 관찰을 체계적으로 정리하고 계속 기록하기 위해서 체크 리스트, 특히 과제용 체크 리스트를 이용할 수 있다. 또한 관찰로부터 얻은 정보의 정확성과 질을 더 잘 보장하기 위해 기록된 문서를 검토할 수 있다. 질 개선 데이터도 도움이 될 수 있다. 정보를 수집하고 일 년 동안 검토하면, 연례 업무 수행 평가라는 과제는 그렇게 무거운 부담으로 여겨지지 않아야 한다. 자료를 수집하고 검토하면, 이어 정해진 업무 수행 평가 서식들에 정보를 기입하는 작업을 완료하고 해당 직원의 업무 수행에 대한 명확한 정보를 제공해야 한다.

다음 해의 업무 수행 평가 실행은 실제로 당해의 업무 수행 평가 과정이 끝날 때 시작된다. 우선 다음 해를 위한 목표들을 정한다. 다음 해 동안 정식 연례 검토가 시작되기 전에 충분한 피드백이 제공되어야 한다. 직원들은 연례 업무 수행 평가 검토 시기가 돌아올 때 이에 대한 준비를 하기 위해서 이 시기에 대한 고지를 받을 필요가 있으며, 또한 평가 기간 중 그들에게 기대하는 것에 대해 알 필요가 있다.

평가 인터뷰 평가 인터뷰의 목적은 다음 방식들로 분류될 수 있다.

1. **가채용 평가**: 해당 직원이 직무 요건들을 충족시켰는지 여부를 결정하기 위함이다. 대체로 신입 직원이 해당 직책의 역량 요건들을 충족시키는지 여부를 결정하기 위해 오리엔테이션 때 이용한다.

2. **연례 평가**: 직원의 현재 역량 판단, 피드백 제공 및 이전 해 목표들처럼 다음 해에 맞춰 세워진 전문 의료진 목표 계획을 검토한다.

3. **지속 평가**: 수행 평가는 일 년에 한 번 실시하는 것이 아니라 지속적으로 해야 한다. 직원의 역량을 입증하거나 직원에게 개선을 위한 길잡이가 필요할 때 피드백을 제공할 필요가 있다.

4. 이전: 한 직원이 조직 내 한 근무에서 다른 부서로 이전하거나 또는 승진하면, 보직이 변경되기 전과 새로운 자리를 위한 오리엔테이션이 끝난 후 업무 수행 평가를 실시해야 한다.

5. 퇴직: 한 직원이 조직을 떠날 경우, 최종 업무 평가를 해야 하며 모든 평가들과 마찬가지로 그 결과들은 해당 직원의 인사 파일에 기록되어야 한다.

상관(예: 책임 간호사)은 수행 평가 인터뷰를 위한 시간과 장소를 정하기 위해 직원과 연락한다. 이때 방해를 전혀 받지 않은 채 인터뷰를 할 수 있도록 충분한 시간을 잡아야 한다. 물론 개인 정보도 보호되어야 한다. 양측은 업무 수행에 대해 논의하기 위해서 준비를 한 채 인터뷰 자리에 와야 한다. 이런 성격을 지닌 인터뷰의 일반적 포맷은 처음에 인사말 교환, 기대치들 검토, 이전 연도 목표들 검토, 업무 수행 데이터 및 해당 직원으로부터 받은 정보에 대한 논의 및 다음 해 목표 수립 순서로 이루어진다. 서로 별 말을 하지 않고 직원이 자기 평가를 거의 하지 않은 채 직원에게 업무에서 잘한 점이나 잘못된 점을 말하는 것으로 인터뷰를 진행하는 것은 쉽다. 그렇지만 이것은 비효과적인 접근법이다. 직원 입장에서는 자기 평가를 할 수 있느냐가 중요한데 이것은 일 년 내내 직원에게 필요한 기술이기 때문이다.

인터뷰가 스태프에게 말할 기회도 주지 않은 채 잘못된 것만 말하거나 오직 부정적인 업무 결과에만 초점을 맞출 경우, 스태프들은 더욱 방어적인 태도를 보일 수 있다. 개인적 감정들에 기초한 편향도 업무 수행 평가 과정과 인터뷰 때 피해야 한다. 개인적 감정에 치우치지 않는 공정한 태도를 갖기 힘들 때가 종종 있는데, 함께 일하기 힘든 성격들이 있기 때문이다. 공정한 태도는 양측이 하나의 더욱 긍정적인 관점을 향해 함께 나아가기 위해서 그 가치를 인정받을 필요가 있다. 스태프의 업무 수행에 대한 칭찬으로 인터뷰를 시작하고 확실히 업무 수행에 초점을 맞추는 것이 생산적인 인터뷰 결과들을 얻을 수 있는 출발점이다. 인터뷰 진행자는 직원을 지지하거나 혼자 모든 이야기를 하지 말아야 하며, 또한 부정적인 피드백에 지나치게 많이 초점을 맞추지도 말아야 한다. 말을 하는데 중간에 끼어들지 못하게 하지만, 직원의 말을 경청하고 질문에 바로 대답해주어야 한다. 정답이 없는 질문으로 시작하는 것은 스태프를 인터뷰 과정에 빨리 끌어들여, 일방적인 강의 대신 대화의 기준을 세우게 할 것이다.

조직들은 대체로 표준 직무 평가 서식을 이용하며, 업무 수행 평가 인터뷰 때 직원과 이것을 검토한다. 직무 평가 서식에는 해당 조직이 평가 과정에 어떤 것을 포함시켜야 하고, 어느 정도 일관성이 있어야 하며, 조직의 철학을 반영해야 한다는 입장이 나타나 있다. 규제 요건들은 평가서 내용에 수록될 필요가 있다. 평가 서식을 이용하는 것은 인터뷰 진행자에게 인터뷰 때 다루어야 할 필수 내용을 상기시키는 데 도움이 된다. 즉 평가서 서식은 인터뷰의 길잡이가 된다. 그러나 인터뷰 진행자인 상관은 부하 직원이 인터뷰의 모든 측면에 참여하도록 장려하며 융통성을 발휘할 필요가 있다. 인터뷰 때 채택한 접근법이 문제 해결 접근법이며, 문제들을 확인하고 개선을 위한 최고의 전략을 내놓기 위해 직원과 맞대고 논의한다면, 이것은 스태프의 능력 개발을 더욱 자극하게 될 것이다. 상관과 부하 직원, 양측은 자신들의 의견을 뒷받침할 수 있는 구체적인 예들을 제시하는 것이 중요하다. 인터뷰의 초점은 행동과 사실에 맞춰져야 하며, 이렇게 하는 동안 상관은 부하 직원에게 의견들을 내놓도록 격려해야 한다. 상관과 부하 직원, 양측은 업무 수행 평가 서식에 서명을 해야 하는데, 이 서명은 직원이 그 평가 서식을 읽었다는 것을 나타낼 뿐, 반드시 그 내용에 동의한다는 것을 의미하지는 않는다. 어떤 직무 평가 서식들은 직원 평가에 대한 자신의 의견을 기입할 수 있는 공란을 남겨두기도 한다.

모든 평가 인터뷰들은 문서로 기록해 직원의 인사 파일에 보관된 기록들과 함께 보관해야 한다. 직원은 공란 없이 모두 기입된 업무 수행 평가 서식 사본을 한 부 받아야 한다. 상관은 부하 직원의 업무 수행 평가 데이터를 기입할 뿐만 아니라 주석을 달 수 있다. 미래 목표 계획서 사본 한 부 역시 보관해야 한다.

직원의 역할 직원은 업무 수행 평가에서 적극적인 역할을 한다. 의료기관 평가위원회는 직원이 업무 수행 평가에 참여하는 것을 의무로 정하고 있다. 업무 수행 평가를 위한 준비는 이 책임을 맡은 상관과 마찬가지로 해당 직원에게도 평가 과정의 핵심이다. 이 준비는 자기 평가로 시작된다. 직원은 자신이 맡은 직책 요건들, 지난해 목표들, 지난해 업무 수행 평가 결과를 검토하고 동료들에게 피드백을 줄 것을 요청한다. 이때 평가를 위한 포트폴리오를 개발하거나 업데이트한다. 이 모든 것은 충분한 시간을 필요로 하며, 서둘러서 하는 것이 아니라 심사숙고해서 준비해야 하는 과정이다. 업무 수행 평가의 취지는 개선에 초점을 맞추고 실패를 강조하는 것이 아니라 업적을 인정하는 긍정적인 경험을 갖기 위함이다. 업무 수행 평가 과정은 봉급 인상, 보직 변경, 승진 및 직무 관련 다른 문제들에 대해 논의하거나 협의할 수 있는 시간이 될 수 있다. 양측이 정한 목표들은 인터뷰 때 양측의 합의를 받아야 하기 때문에, 직원은 업무 수행 평가 인터뷰를 준비할 때 다음 해에 달성할 목표들을 개발해야 한다. 이러한 목표들은 명료하고, 구체적이고 또한 자신의 직책과 전문 의료진으로서 성장과 관련되어 있어야 한다. 목표에 속할 수 있는 대표적인 내용들로서 (a)임상 문제들을 더욱 명확히 기술하는 것으로 문서 기록 개선하기, (b)한 전문과 회의에 참석하기, (c)직원이 예정된 시간에 퇴근할 수 있도록 업무 스케줄을 더 효율적으로 짜기, (d)더 구체적인 환자 교육 계획 개발하기 등이 있다. 어떤 화제들은 업무 수행 평가 인터뷰 때 다루기에 적합하지 않다. "실제가 아니며 단지 일반적인 소문인 동료들, 시스템과 관련된 문제들로 여러분의 업무 수행 평가에 대한 논의의 초점을 흐리지 않는 것이 가장 좋다."(Bradley, 2001, p74)

직원과 관련된 문제들

다른 대인관계들과 마찬가지로 고용주-직원의 관계에도 문제가 있을 수 있다. 이러한 문제들을 어떻게 다루느냐가 스태프 보유와 제공에 영향을 미칠 수 있다. 이런 유형의 문제들은 업무 수행 평가 기간 중이나 일 년 내내 발생할 수 있다.

직원들과 상관들은 서로에 대한 문제들을 발견할 수 있다. 관리자들과 팀 리더들이 스태프를 감독할 때, 그들은 왜 스태프들이 기대된 대로 직무를 수행하지 않는지 의아해할 수 있다. 스태프가 기대치들을 충족시킬 수 없는 이유들 중 일부는 다음과 같은 상태 때문일 수 있다.

- 자신들이 할 일이 뭔지 모르는 상태
- 무엇을 해야 할지 알지만 어떻게 해야 할지 모르는 상태
- 무언가를 하라고 지시받는 방식이 가장 효과적인 것은 아니라는 생각
- 자신의 방식이 직무를 더 잘하는 방식이라는 생각
- 다른 것이 더 중요하다는 생각
- 부정적인 결과들을 예상함.
- 개인적 문제들이 있음.
- 개인적 한계들이 있음.
- 그들의 통제력을 넘어선 장애물들을 만날 때

    (Fournies, 1999, p131)

이런 문제의 원인이 무엇인지 이해하려고 노력하는 것은 중요하다. 직무가 시작된 후, 스태프들은 자신들에게 기대되는 일을 하고 있다고 생각할지 모른다. 그들은 자신들의 업무 수행으로 나오는 긍정적인 결과들 중 어떤 것도 인식하지 못할 수 있다. 그들의 통제력을 벗어난 장애물들이 기대된 대로 직무를 수행하는 것을 방해할 수 있다. 스태프들은 자신들이 해야 할 더 중요한 과제들이 있다고 생각할 수도 있다. 때때로 스태프들은 어떤 일을 하면 처벌을 받거나 또는 하지 않으면 보상을 받을 수 있기 때문에 지시받은 어떤 일을 하지 않을 수 있다. 스

6개월 전 여러분은 한 외과 병동에 책임 간호사로 승진했다. 첫 6개월은 부족한 스태프들, 많은 환자 수, 높은 급성 수준 및 한 환자를 집중 치료실로 옮기게 만든 의료 과실 같은 몇 차례 심각한 사건들까지 있어 험난한 시간이었다. 여러분은 자신의 새로운 역할에 대해 더 많이 배우려고 노력해왔다. 스태프들은 여러분을 받아들이는 것처럼 보이지만 두 명의 간호사는 여러분이 충분한 경험이 있다고 생각하지 않는다. 여러분은 이 말을 소문으로 들었다. 이 두 명의 간호사는 지금 연례 업무 수행 평가를 받을 때가 되었다. 병원은 역량에 기초한 업무 수행 평가를 이용한다. 다음에 이 두 간호사에 대해 간략히 소개하겠다.

a. 제인은 여러분보다 8년 더 병동에서 근무하며, 그 사이 3명의 책임 간호사를 상관으로 모셨다. 제인은 4년제 간호학사(BSN) 학위를 갖고 있다. 스태프 문제들이 있을 때 그녀는 제일 먼저 선두에 나서며 쉽게 흥분하고 감정적인 경향이 있다. 지난 6개월 사이 의사들과 세 번이나 말다툼을 했다. 또한 지난 8개월 사이 4건의 의료 과실에도 관여되어 있다. 올해 그녀의 문서 기록을 보면 과실 필수 기준을 충족시키고 있다.

b. 슈는 3년간 이 병동에서 근무해왔다. 슈는 의사 조수(AD)였으나 5개월 전 간호학사 과정을 마쳤다. 지난 5개월 사이 그녀의 행동은 바뀌었다. 인증된 간호조무사들과 협조적으로 일하지 않았으며 새로운 간호사와는 한 번 말다툼한 적도 있다. 슈는 이 간호사에게 "자신이 하고 있는 일도 모르네요"라고 말했다. 그 간호사는 퇴직할 준비를 하고 있다. 슈는 한 번도 협조적인 직무 위임 대리인이 아니었지만 어느 누구도 이 문제를 다루지 않았다. 슈는 여러 차례 실수를 저지르지만 그녀의 문서 기록은 과실 필수 기준을 지속적으로 충족시키지 못하고 있다. 여러분은 그녀가 4년제 간호사 학위(BSN) 취득으로 차이가 없다고 판단하며 또한 그 차이도 반드시 긍정적인 차이라고 할 수 없다고 여긴다. 여러분은 제인과 슈의 업무 수행 평가를 준비해야 한다.

질의

1. 여러분이 이 두 사람과의 인터뷰를 하기 위해 어떤 정보가 필요한지 기술하라. 즉 여기에 기술된 정보뿐만 아니라 필요하다면 추가 정보도 기술하라.
2. 여러분이 생각하기에 각 간호사와의 인터뷰 때 다룰 필요가 있는 결정적 문제들은 어떤 것이 있으며 여러분은 그것들을 어떻게 다룰 것인가?
3. 제인과 만났을 때, 그녀가 "당신은 효과적인 책임 간호사가 아니라고 말할 필요가 있네요"라고 말한다. 여러분은 뭐라고 대답해야 하는가?
4. 슈는 인터뷰 때 당신에게 자신은 4년제 간호사 학위(BSN)를 갖고 있기 때문에, 특히 3년간 의사 보조(AD) 간호사를 한 후 그 학위를 취득했기 때문에 나머지 간호사들보다 더 낫다고 말한다. 여러분은 그녀에게 뭐라고 대답해야 하는가?
5. 다음 해 업무 수행 개선을 위해 제인과 슈에게 권할 계획에 대해 설명하라. 검토를 위한 시간표도 포함시켜라.

태프들이 부실한 업무 수행으로 발생하는 어떤 부정적 결과들도 직접 보지 못하면 그들은 직무를 더 잘하기 위해 개선할 필요가 있다고 느끼지 않을 것이다. 물론 개인적 문제들도 언제든지 업무 수행을 방해할 수 있다. 목표는 업무가 효율적으로 이루어지도록 하기 위해 이러한 장애물들이 발생하지 못하도록 막는 것이다. 이를 위한 예방 전략 중에는 다음의 것들이 있다.

- 수행해야 할 업무(기대치들)를 분명하게 설명한다.
- 수행해야 할 업무를 하는 방법을 담당 스태프가 알고 있는지 확인한다.
- 왜 그것을 수행할 필요가 있는지 그 이유를 설명한다.
- 해당 직무를 수행하는 법에 대해 스태프의 의견에 귀 기울이고 스태프가 제안한 것이 더 나은 방식인지 평가하고 더 낫지 않다고 판단되면, 스태프에게 그 이유를 설명한다.
- 사실과 허구를 분명히 구분하기 위해 부정적인 결과들에 대한 우려를 공개적으로 논의한다.
- 가능한 경우에는 개인적 문제들이 직무 요건들을 방해하지 않도록 보장한다.
- 가능한 한 업무 수행에 방해가 되는 모든 장애물을 제거한다.

(Fournies, 1999)

업무를 효율적으로 완수할 수 있도록 업무가 진행되는 동안에도 이 전략들을 이용해야 한다. 모호하게 부정적 피드백만 주는 것은 직원들의 반발을 일으킬 수 있으며 그 문제를 해결하고 업무 수행을 개선시킬 수 있는 긍정적인 전략을 찾는 과정에 일조하지 않는다.

또한 의료 서비스 제공 조직들 내에서, 간호사 사이에서 이루어지는 수평적 폭력 문제도 점점 커지고 있다. 수평적 폭력은 대체로 언어 폭력 형태로 이루어지는데, 서로를 지지하지 않고 비방하며 그 결과 팀워크가 깨지게 된다. 이 문제에 있어서는 스트레스가 큰 역할을 한다. 또한 노련한 간호사들이 신입 스태프들을 지원하고 돕지 않을 수 있다. 이것은 신입 스태프의 직무 만족과 스태프 보유에 영향을 미친다. 스태프가 환영받지 못하고 지지받지 못한다고 느끼면, 이 감정은 스태프의 퇴직으로 이어질 수 있다.

모든 직무 평가 인터뷰가 자연스럽게 진행되는 것은 아니다. 인터뷰 진행자는 사전에 인터뷰 중 문제들이 발생할 수 있다는 것을 예상할 수 있다. 특히 인터뷰할 직원의 업무 수행이 기대치에 못 미치는 경우에는 충돌이 있을 것으로 충분히 예상할 수 있다. 이런 경우, 인터뷰를 진행하는 직무 평가자는 아주 신중하게 그 인터뷰를 준비할 필요가 있으며, 평가 내내 생각할 시간을 갖고, 기대에 못 미치는 업무 수행 능력에 대해 논의할 방법을 충분히 생각해야 한다. 평가자이기도 한 인터뷰 진행자는 방어적인 자세를 취해서는 안 되며, 대신 업무 수행과 기대 치들이라는 주제를 중심으로 인터뷰를 진행시켜야 한다. 확실한 점은, 가능하다면 긍정적이 고 정직한 피드백을 제공해야 한다는 것이다. 인터뷰에 참여한 직원은 행복감부터 좌절감, 분 노까지 다양한 감정들을 표현할 수 있다. 직원이 행복해하면 인터뷰가 그리 힘들어지지 않지 만 좌절감과 분노는 평가자와 직원, 양쪽 모두에게 심한 스트레스를 준다. 스태프에게 분노를 자제시키기 위해 어느 정도 시간을 주는 것이 필요하다. 이것은 또한 인터뷰 진행자는 어느 정도 평정심을 찾고 직원의 감정에 대응하지 않게 하는 효과도 있다. 스태프가 인터뷰 때 감 정을 자제하지 못하면, 인터뷰를 중단하고 시간을 다시 잡을 필요가 있다. 물론 이렇게 하지 않는 게 더 좋다.

인터뷰 중 공격 위협이 있다면 인터뷰는 그 자리에서 종료되는데, 안전이 최우선이기 때문 이다. 직장 폭력은 결코 용인해서는 안 된다. 직장 내 폭력이 일어나면 상관은 피해 직원에게 근로자 지원 프로그램(Employee Assistance Program, EAP)에 도움을 청하라고 권할 수 있다. 이 프 로그램은 정서적 문제들과 물질 남용 문제들에 대한 상담을 제공하며 많은 조직들은 그들의 스태프들에게 이 서비스를 제공한다. 직무 평가 인터뷰 전에 해당 직원이 공격으로 맞설지 모 른다는 우려가 있는 경우, 인터뷰를 평가자 혼자 진행해서는 안 된다. 직무 기대치에 못 미치 는 직원들이라도 존중하는 태도로 대우할 필요가 있다. 인터뷰는 업무 수행에 대해 객관적으 로 논의하고 업무 수행을 개선하는 데 필요한 요소들에 대한 명확한 설명과 마감 시한을 포함 한 개선 계획을 수립하는 시간이 되어야 한다. 직원은 이 개선 계획을 이해하고 이것이 공동 의 노력이라는 것을 느낄 필요가 있다.

직무 스트레스 직무 스트레스에 대해 미국 직업안전&건강행정협회(National Institute for Occupati onal Safety and Health Administration, NIOSH)는 "직무 요건들이 근로자의 능력, 자원들 또는 욕구들 과 맞지 않는 경우 발생하는 신체적, 정서적으로 해로운 반응"으로 규정했다(National Institute for Occupational Safety and Health, 1999). 미국 정신건강협회(National Mental Health Association)는 직장 스

트레스로 인해 매일 약 100만 명 정도의 직원들이 일자리를 잃고 있다고 보고했다(미국 정신건강 협회, 2005). 의료 서비스 근무 환경이라고 이와 다르지 않다. 스태프들은 스태프 부족과 조직 개편으로 이해 많은 변화와 좌절감을 경험하고 있다. 간호사들은 아래와 같은 그들의 스트레스 원인을 발견하는 경우가 종종 있다.

- 스태프 부족
- 준비 시간 감소와 책임 증가
- 과도한 서류 작업
- 전문 의료진 협진 문제
- 직무 불만족
- 계속 바뀌는 교대 근무 순서
- 피로와 과로
- 강제적 초과 근무
- 양질의 개인 시간 감소
- 원활하지 못한 소통
- 비효과적인 관리

스태프 부족 문제는 점점 커지는 반면, 환자는 계속 심각한 급성 상태로 있기 때문에 일부 간호사들은 환자들의 치료 욕구를 효과적으로 충족시켜줄 수 없는 자신들의 무능력에 만성적인 죄책감을 경험한다(Hemmila, 2002). 이런 유형의 스트레스는 파괴적일 뿐만 아니라 개인적으로나 업무 수행 차원에서나 큰 문제들로 이어질 수 있다. 간호사들은 실제 할 수 있는 것과 실현할 수 없는 기대치들 사이에서 균형을 잡는 법을 배울 필요가 있다. 그럼 현실적인 목표들이란 무엇인가? 기대치들을 너무 높게 잡고 이에 대해 이야기하는 스태프들이나 간호사들이 있는가? 동료들은 기대치들을 충족시키도록 격려하고 누군가가 잠시 쉴 수 있도록 돕고, 우리는 한 팀으로 서로를 돕는다고 이야기하면서 정서적 지지를 제공하는 식으로 서로 지원할 필요가 있다. 고용주들은 직무 스트레스로 인한 부정적인 감정들을 인식하고, 이런 감정들을 경험하는 스태프들을 도울 필요가 있다. 결국 이러한 직무 스트레스는 스태프 보유에 영향을 미치기 때문이다.

어떤 조직들 경우에는 스태프들과 관리자들의 관계가 '단절'된 것처럼 보인다. 이러한 단절의 신호와 징후들로는 다음과 같은 것들이 있다.

- 간호사 스태프들과 관리자들, 양측이 보고한 높은 수준의 좌절감
- 스태프들 간에 스스로 가치가 없다는 느낌 팽배(예: 낮은 자존감)
- 관리직을 추구하는 간호사가 거의 없음.
- 환자들과 스태프와 관련된 유감스러운 사건 발생
- 의사와 간호사, 즉 전문 의료진 협진 팀원들 사이에 소통, 협력, 환자 치료에 관한 오해가 지속됨.
- 직장에 퍼지는 '그들에 대항하는 우리(반골)' 정신
- 과도한 업무와 스태프 부족으로 힘들다고 환자들에게 말하는 간호사들
- 병원 전반적으로 또는 특정한 진료과들에서 스태프 보유 수준이 위험 상태에 이름.
- 노사 분규 발생
- 과도한 초과 근무, 의례적인 대행기관 간호사 이용, 병상 폐쇄를 초래할 만큼 높은 공석률

    (vacancy rates, Forman, 2001, p24MW)

이러한 단절은 조직 내 스트레스와 관련 있다. 의료 서비스 제공 환경에서 스트레스는 피할 수 없는 것처럼 보이기 때문에 다음 두 가지 핵심 문제들을 해결해야 한다. 개인 간호사들이 자신의 스트레스를 줄이기 위해 할 수 있는 실천 행동들과 스태프의 스트레스를 줄이기 위해 조직이 할 수 있는 조치들이다. 간호사들은 우선 그들의 스트레스 원인과 스트레스를 유발하는 상황에 반응하는 자신들의 방식을 인식할 필요가 있다. 이러한 개인적 자기 평가는 스트레스 예방 계획을 실행시키기 위해 이용할 수 있는 가치 있는 정보를 제공해야 한다. 간호사의 스트레스를 예방하거나 줄이는 데 도움이 될 수 있는 전략들로는 다음과 같은 것들이 있다.

- 합리적으로 우선순위 정하기
- 도움을 요청하는 것을 약한 모습으로 여기지 않기

- 한 번에 한 과제씩 하기

- 하루 중 여러 차례 긴장을 줄이기 위해 몇 분씩 쉬기

- 충분한 수면, 건강한 식단 및 규칙적인 운동 실천하기

- 일어날 수 있는 일에 대해 걱정하기보다 일어나고 있는 일에 집중하기

- 적절하게 자기 권리 주장하기

- 문제들을 도전과 기회로 보기

- 항상 웃고, 자신을 위한 시간 두기

스트레스를 예방하거나 줄일 수 있는 더 나은 방법을 배우는 데 이용할 수 있는 또 다른 전략으로 자신의 내부에서 일어나는 스트레스에 영향을 줄 수 있는 요인을 더 잘 이해하는 것이 있다(Vernarec, 2001). 예를 들어, 스트레스에 압도당했다고 생각하는 사람은 자신의 반응에 영향을 주었을지 모를 다른 사람의 말이나 행동을 노트에 기록하는 시간을 가져야 한다. 잘못된 신념들이 이런 반응들의 저변에 있는 경우가 종종 있다. 고용주들 역시 스태프가 스트레스에 잘 대처하도록 도울 수 있다. 조직이 사용할 수 있는 한 전략으로 자기 관리 계약서들을 개발하도록 스태프와 함께 노력할 수 있다(Ellis, 2000). 자기 관리 계약서들은 스태프들이 심신의 건강에 초점을 맞추면서 자신들을 돌볼 수 있는 방법을 찾도록 돕는 데 이용된다. 이 계약서에는 자신에 대한 책임, 건강한 신체, 영양 상태 인식, 스트레스 감소, 창의적 활동들 및 예술 작품들 감상에 대한 내용이 담길 수 있다. 간호 관리자들은 스태프들에게 이런 계약서를 개발하도록 권할 수 있다.

간호대학 신규 졸업생들은 특히 스트레스에 취약한데, 직장에 들어가 전문 의료진이라는 새로운 역할을 배우느라 정신이 없기 때문이다. 현실 충격은 "간호대학이 정한 간호학의 하부 문화에서 자라고 교육을 받은 개인이 직장 세계에 들어가서, 실제 간호는 학교에서 배운 문화와 같은 원칙들을 바탕으로 운영되지 않는 것을 갑자기 보았을 때 발생하는 충격 같은 반응"으로 정의한다(Kramer, 1985, p291). 따라서 간호대학 신규 졸업생들은 입사를 하면 조직적인 오리엔테이션을 받고, 그들이 교실에서 현실의 임상 실무로 옮겨 오는 것을 돕는 지도 직원들이 필요하다. 병동에 있는 스태프들은 신규 졸업생이 얼마나 병동에 잘 적응하느냐에 따라 차이를 만들어낼 수 있다. 간호사들은 신입 간호사들이 전문직 역할을 잘 수행할 수 있도록 도울 의무가 있다고 느끼는 것이 중요하다. 선배 간호사들이 신입 간호사들에게 도움의 손길을

뻗는 것이 중요한데 많은 신입 간호사들은 스스로 손을 뻗는 게 불편하다고 느끼기 때문이다. 환자 배정들도 신경을 쓸 필요가 있는데 신입 간호사들은 그들의 기술을 더 연마하고 병동의 모든 것에 능통해져야 하기 때문이다.

그들은 감독과 지도가 필요할 뿐만 아니라 "더 경험이 많은 간호사들이나 전문 간호사들과 함께 '보고를 받는' 기회들을 빈번하게 또는 정기적으로 가져야 한다."(Nayak. 1991, p66) 이러한 조치는 신규 간호사가 안전한 환경에서 임상 경험에 대해 이야기하고 비판적 사고를 할 수 있는 시간을 준다. 여기에서 안전한 환경이란 처벌이 아닌 성장에 초점을 맞춘 환경이다. 업무에 대한 자신감은 천천히 쌓인다. 그러나 스태프가 부족하면 경험 있는 간호사들은 신규 간호사들이 빨리 적응하고 경험을 쌓기를 기대한다. 물론 이것은 비현실적인 기대라는 것을 알고 있다. 경험 있는 간호사들이 느끼는 압력과 스트레스는 동료들에 대한 조급함도 늘린다. 신규 간호사들이 교실에서 실무 현장으로 옮겨 오는 것을 돕기 위해 시간을 투자하고, 그들이 실제 직업 세계에 빨리 적응하도록 지지해야 한다. 이것은 신규 졸업생이라는 이 취약한 스태프 집단의 빠른 이직과 관련된 문제들을 줄이는 데 효과를 발휘할 것이다. 이들은 더 나은 자리일 것이라는 생각에 자꾸 직장을 옮기다 결국 간호사라는 전문 분야를 떠날 수도 있다.

수동적–공격 행동에 대처하기 근무 환경에서 수동적-공격 행동은 대처하기 어려울 수 있으며, 유감스럽게도 모든 스태프들이 동료들과 겪게 될 것이 분명한 불상사다. 스태프들이 수동적-공격 행동을 할 경우, 그들은 대체로 다음 중 4가지 모습을 보일 것이다.

- 의례적인 사회적 과제들과 직업적 과제들을 완수하는 데 수동적으로 저항함.
- 다른 이들로부터 오해받고 제대로 노력/진가를 인정받지 못한다고 불평함.
- 뚱해 있고 말싸움을 하려는 모습
- 말도 안 되는 비판을 하고 권위를 비난함.
- 미래가 더 밝은 것으로 인정받는 사람들에 대한 분개심 표현
- 개인적 불행에 대해 과장되고 지속적으로 불만을 표현
- 노골적인 반항과 한탄을 번갈아 함.

  (Whitaker, Carson & Sawlanski, 2000, p82)

이런 유형의 행동을 보이는 스태프를 대할 때 기대치들, 특히 환자 배정과 관련된 기대치들을 분명하게 밝히는 것이 중요하다. 전반적 기대치는 원활한 작업이다. 사과와 평계로는 충분치 않을 것이다. 불평들이 나올 때, 이 사실을 고려하고 방어하는 태도는 피하는 것이 중요하다. 진실을 추구하고 사실들을 기대하는 것이 업무를 이끄는 원동력이 될 것이다. 이 말은 스태프를 이해할 수 없다는 의미가 아니라 스태프들의 불만이 업무 기대치들을 방해하게 해서는 안 된다는 의미다.

스태프 제공: 현재의 결정적 문제들

"여러분 조직의 예산 중 60~80%가 스태프 제공에 배정"되기 때문에, 모든 의료 서비스 제공 조직들에서 스태프 제공은 결정적인 고민거리다(McConnell, 2000, p52). 의료 서비스 제공 조직의 비용이 점점 늘어남에 따라, 스태프 제공에 드는 비용은 매일 고려해야 하는 경비다. 또한 "스태프 제공은 하나의 과정이자 결과라는 것을 기억하는 것이 중요하다. 예산 범위 내에서 지출 규모를 유지하고 비용을 통제하고 법규를 준수하고 스태프의 역량과 치료의 질을 높이고, 환자 수와 급성 상태에 기초해 스태프들의 수와 환자 배정을 다변화하는 것과 리더의 책임은 불가분의 관계다."(Beyers, 1999, p56) 의학협회는 간호 부문 보고서(2004)에서 스태프 제공 문제들도 포함시켰다. 2010년 의료 서비스 개혁법은 법 조항들에서 간호사 스태프 부족 문제를 다루고 있다. 이 개혁법은 의료 인력 증대 전략을 개발하기 위한 보건인력 자문위원회(Workforce Advisory Committee)를 설립하였다. 이 위원회는 간호 교육 역량 증가, 훈련 프로그램 지원, 융자 상환 및 보유 장려금 제공, 간호 부문의 승진 시스템 조성을 위한 기금 필요성을 확인했다. 이러한 논의는 스태프 제공에 대한 기초적 지식과 간호 인력 부족 문제에 대해 어느 정도 일반적인 정보를 제공하고 있다. 각 간호사는 간호사 조직과 특정 병동이나 의료 서비스 부서에서 이용되는 스태프 제공 정책들과 절차들을 잘 알고 있을 필요가 있다. 인재 모집 과정에서 간호사 지원자는 스태프 제공 수준들, 기술들의 조합 및 근무 스케줄 조정에 대해 물어보는 것이 중요하다. 이 모든 문제들이 신입 스태프를 비롯한 모든 스태프에게 직접 영향을 미치기 때문이다.

스태프 제공의 기초 내용

스태프 제공(staffing)은 적절한 스태프(자격과 수)가 환자의 욕구를 충족시키기 위해 필요한 치료를 제공하고, 따라서 양질의 안전한 치료 제공을 보장하기 위해 이용하는 방법이다. 이것은 환자들의 변화하는 욕구들과 불안정한 간호 인력 상황에서 달성하기 쉬운 목표는 아니다. 스태프 제공 때 고려해야 하는 요인들로는 다음과 같은 것들이 있다.

- 환자 유형들과 요구되는 치료
- 환자 수
- 환자들의 입·퇴원 시기 같은 업무량 패턴들
- 처치들과 다른 치료 시간표
- 평균 일일 환자 수
- 근무 시간(예: 입원 병동의 운영 시간은 하루 24시간, 일주일에 7일이며, 반면 클리닉은 일주일에 5일이지만 변동할 수 있고 저녁 시간에도 근무할 수 있음)
- 이용된 간호 스태프 유형(예: 간호사, 임상 실무 간호사, 조무사)
- 환자들을 검사실과 처치실로 옮기기 위해 병동 보조자와 이동 담당 스태프 같은 지원 스태프를 이용하는 것은 소통 시스템(예: 호출기, 휴대폰, 휴대용 컴퓨터)을 이용할 때와 마찬가지로 큰 차이를 만들어낼 수 있다. 문서 기록 시스템 역시 근무 효율성에 결정적인 역할을 하는데, 전산화된 시스템은 대체로 효과적인 문서 기록과 효과적인 시간 이용이란 장점들을 제공한다.

간호사들이 근무 스케줄과 스태프 제공의 필요성을 이해하기 위해 알 필요가 있는 핵심 용어들과 문제들로는 어떤 것들이 있는가?

- 정규직 근무 시간(full-time equivalent, FTE)은 한 직책을 지정하는 데 이용하는 용어로, 주당 40시간, 52주, 연간 2080시간에 해당된다. 근무 시간 스케줄을 고려할 때, 한 정규직 근무 시간은 근무 시간을 한 사람 또는 여러 사람으로 나누어 얻을 수 있다.

- 또 다른 용어는 간호사의 치료 시간 또는 시간 단위당 제공되는 환자의 치료 시간을 의미한다.

- 스태프 조합 역시 중요하다. 이것은 치료를 제공하는 데 필요한 스태프 유형이다(예: 간호사들과 조무사들). 스태프 조합을 결정하기 위해 어떤 치료 유형이 될 것이며, 그 치료를 제공할 자격이 있는 간호사를 확인하는 것이 중요하다. 스태프 조합에는 치료 욕구들을 충족시킬 수 있는 스태프의 역량에 대한 평가도 포함된다. 예를 들어 한 스태프가 평소 근무하던 환경에서 임시라도 다른 환경으로 옮겨 가 근무하게 될 때, 그 스태프가 배정받은 과제들을 수행할 능력이 있는지 평가하는 것이 중요하다. 근무 상황이 바뀐다 할지라도 스태프는 주어진 과제를 잘 수행할 수 있어야 한다.

- 스태프 제공을 결정할 땐 간호사의 임상 실무법들과 조직에 속한 주(state)에서 정한 다른 관련 규칙들을 언제나 준수해야 한다. 예를 들어, 장기 요양 시설에서 볼 수 있는 것같이, 일상생활 치료에서 환자가 더 많은 활동을 요구할 경우, 간호사들뿐만 아니라 조무사도 스태프 조합에 포함되어야 하며, 간호사들은 감독, 평가 및 그들의 역량을 필요로 하는 다른 절차들을 수행해야 한다.

- 스태프 근무 시간대 분포 역시 스태프가 필요할 때 집중해야 할 또 다른 중요한 요소다(예: 한 외과 병동의 경우 월요일 수술을 위해 일요일 밤에 대부분 입원이 이루어지거나 또는 아침에 의료적 처치들이 이루어지는 경우는 근무 스케줄을 짤 때 고려할 필요가 있음).

근무 스케줄을 짜는 것은 스태프들과 환자 치료 결과와 치료의 질에도 영향을 미친다. 스태프들을 모으거나 보유하기 위해서 한 병동에서 여러 교대 근무 형태들에 맞춰 간호사들의 근무 스케줄들을 짜는 방법을 점차 많이 사용하게 되었다(Kalisch, Begeny & Anderson, 2008). 예를 들면 단일 병동에 있는 스태프들이 4시간, 6시간, 8시간 및 12시간 교대로 일하는 식으로 여러 가지 스케줄을 짜는 것이다. 이는 여러 보고서들과 업무의 이전이 이루어져야 하는 것을 의미한다. 이런 상황에선 소통 문제, 의료 과실 및 하루에 여러 차례 바뀌는 교대 근무 간호사들의 치료를 받으며 병원에 안정감을 갖지 못하는 환자들같이 여러 문제가 발생한다. 이것은 팀워크에 어떤 영향을 미치는가? 이 연구는 지속적인 스태프 제공은 팀워크에 긍정적인 영향을 미치며 여러 가지 교대 근무 형태들은 팀워크에 부정적인 영향을 미친다는 것을 입증한다. 이 연구에 참여했던 스태프들은 팀워크가 더 좋을 때 환자들의 안전성이 더 개선된다고 느꼈다.

　미국 간호사협회에서 제시한 스태프 제공 원칙과 더불어 스태프 제공을 위한 의사결정표를 다음에 제시하였다.

[표 6-4] 미국 간호사협회의 간호사 스태프 제공 원칙

I. 환자 치료 병동 관련 원칙

A. 환자 치료 병동에 적합한 스태프 제공 수준은 개인 환자와 전체 환자의 치료 욕구들에 대한 분석 결과를 반영함.

B. 환자 1인당 간호사의 근무 시간(HPPD) 방법을 포기하거나 이 개념의 유용성에 대해 진지하게 의문을 제기할 결정적 필요가 있음.

C. 환자에게 양질의 치료 전달을 뒷받침하는 데 반드시 필요한 병동의 기능들 역시 스태프 제공 수준들을 결정할 때 고려해야 함.

II. 스태프 관련 원칙

A. 다양한 환자 인구들의 구체적인 치료 욕구에 따라 이 부문에서 근무하는 간호사들에게 요구되는 적합한 임상 역량들이 결정되어야 함.

B. 간호사는 운영 수준과 집행 수준, 양쪽에서 간호사 관리의 지원자이자 대표가 되어야 함.

C. 아직 일이 서투른 간호사들이 노련한 간호사들의 임상적 지원들을 바로, 쉽게 이용할 수 있는 제도가 있어야 함.

II. 기관/조직 관련 원칙

A. 조직 정책은 간호사들과 다른 직원들을 전략적 자산들로서 가치 있게 여기고 시기적절한 방식으로 예산 한도 내에서 직책들이 가진 직무들을 완수하려는 노력을 증명하는 조직의 풍토를 반영해야 함.

B. 모든 기관들은 간호사 대행 기관들, 보충 및 순회 간호사들(요구된 활동들을 수행할 수 있는 권한을 승인받은 간호사들)을 포함해 간호 스태프들의 역량들을 문서로 사전에 기록해두어야 함.

C. 조직의 정책들은 환자들과 간호 스태프 양쪽의 무수한 욕구들을 인식해야 함.

[표 6-5] 스태프 제공 의사결정표

미국 간호사협회는 자체적으로 출간한 서적, 〈스태프 제공 원칙들(Principles for Staffing)〉(1999)에서 스태프 제공 의사 결정을 위한 4대 핵심 요인을 제시하였다.

1. 환자　　　　　2. 병동 및 치료의 강도
3. 전문 지식　　　4. 문제 해결 전략들

문제 해결 전략들

스태프 제공 문제들을 다루기 위해 시도했거나 시도할 수 있었던 전략들로는 어떤 것들이 있는가? 다음에는 현재 사용하거나 사용할 수 있는 일부 전략들이 나와 있다. 일부 전략들은 성공적이지만, 대부분의 전략들은 그것을 사용하는 환경과 그 전략이 받는 지지에 따라 달라진다.

- 스스로 근무 스케줄을 짜는 법은 일부 조직들이 이용하는 접근법이다(Hung, 2002). 근무 스케줄을 짜는 법이 운영상의 악몽이 될 수 있다는 것은 잘 알려져 있다. 이 접근법으로 보면 한 병동에 있는 간호사들이 협업을 하며, 직접 자신들의 스케줄을 조율한다. 스태프들은 근무 스케줄에 서명한 일정 기간 동안 근무를 하고, 이 기간이 끝날 때 책임 간호사나 직무를 위임받은 스태프가 필요한 점들이 충족되었는지 스케줄을 검토한다. 이러한 유형의 스케줄 짜기 방법은 많은 장점들을 갖고 있는데, 관리 시간을 절약해주고 직원 사기와 프로 의식을 높이고, 스태프 이직과 관련된 비용을 줄인다. 간호사들은 관리 책임을 갖고 창의성을 발휘해 자신의 근무 스케줄을 짜고 이에 대해 책임을 져야 한다.

- 지역 사회들은 의료 서비스 제공자들과 간호 교육 관련 대표들과 함께 의료 스태프 부족 문제를 제대로 보기 위해 대책위원회를 결성하고 있다. 각 지역들의 의료인력 대책위원회들은 의료 서비스 제공자 부족과 관련해 공통적인 문제들을 발견하고 이것을 해결할 전략들을 찾는다. 이러한 협업에는 간호 교육, 임상 실무 및 소비자 대표들이 참여하며, 이들의 참여는 효과적인 파트너십의 형성으로 이어질 수 있다.

- 많은 병원과 다른 대형 의료 서비스 제공 조직들은 간호 인재 모집과 보유 문제를 돕기 위해 간호사 보유 전문 의료진들을 이용하고 있다. 모집 담당자와 보유 전문 의료진(retention specialist)의 차이점은, 보유 전문 의료진은 좋은 스태프를 고용하는 것에 초점을 맞출 뿐만 아니라 그들을 유지하고 모집하는 데도 집중한다는 점이다.

- 교육과 훈련은 많은 유형의 상황들에서 이용되는 결정적 전략이다. 내과 또는 외과 병

동의 스태프들이 집중 치료 병동들(ICU)에서 일하게 하는 교차 훈련은 하나의 접근법이다(Gilbert & Counsell, 2000, Snyder & Nethersole-Chong, 1999). 이 접근법의 장점은 단기 전문 치료에 필요한 기술들을 가진 스태프들의 이용 가능성을 높이며, 전문 의료진에게 능력 개발 기회를 주는 것이다. 스태프들 중 일부는 집중 치료 병동으로 자리 옮기기를 희망할 수도 있다. 스태프들이 집중 치료 병동으로 이동하게 되면 인재 모집과 훈련 비용을 줄이게 된다. 현재 많은 병원에서 이용하고 있는 조기 대응 팀도 스태프의 직무 만족도와 치료의 질에 긍정적인 영향을 미친다. "일부에선 응급 의료 팀(Medical Emergency Team)으로 알려진 조기 대응 팀이 중환자 병상으로 구명 치료 지식을 가져오는 임상 직원들로 구성된 팀을 의미한다. 간단히 표현하면 조기 대응 팀의 목적은 구명 치료 전문 지식을 환자의 병상(아니면 필요한 모든 곳)으로 가져가는 것이다."(건강개선협회, 2010)

- 스태프 보유 개선을 위한 또 다른 접근법으로 일일 고용 간호사의 이용을 줄이고 복리 후생을 받을 자격이 되는 정규직 인재 풀을 만드는 것이다(Beyers, 1995). 이 접근법의 목표는 초과 근무를 줄이고 보충 스태프를 이용하는 것이다. 또한 이러한 그룹들에게 요구되는 기술 요건과 역량들을 표준화하는 것 역시 스태프들이 이것을 더 융통성 있고 수용 가능한 방식들로 이용해, 자신들에게 기대되는 책임을 수행하게 한다. 이 접근법은 특별 기동팀(SWAT)을 이용하는데, 짧은 시간(예: 2시간) 동안 추가 도움을 필요로 하는 부문들에 투입되는 스태프 팀으로서 환자 상태 평가, 입원, 처치 및 기타 업무를 도울 수 있다.

- 조무사들 이용 역시 이번 책에서 계속 다루었다. 간호사 부족 문제에 대한 하나의 대처 방법으로서 조무사 이용 전략은 많은 갈등을 초래했다. 의료 서비스 제공 조직들은 비용을 줄이기 위해 조무사 이용 전략을 지지해왔지만, 실제로 비용이 줄어드는지 판단하기 위해 각 상황에서 이 전략을 신중하게 분석해야 한다(Murphy, 1995). 무면허란 기술이 없거나 교육을 받지 않은 것으로 가정하기 쉽지만, 그것은 옳지 않다. 조무사는 적합한 교육, 훈련 및 감독하에 실습을 받은 숙련된 간호 스태프가 될 수 있다. 그러나 짧은 훈련 기간과 후속 교육이 없어 의료 서비스의 질과 환자의 안전성에 문제들을 초래할 수 있다. 심지어 간호사(RN)의 더 많은 감독 시간을 필요로 할 수 있지만, 간호사의 감독 시

간은 현재 더욱 이용하기 힘들다.

- 부족한 스태프 제공 문제에 대한 대처법을 스태프들에게 가르치는 것은 모든 의료 서비스 제공 조직에서 스태프 교육에 포함시킬 수 있는 전략이다. 미국 전역에서 스태프 부족 문제를 경험하지 않는 의료 서비스 제공 조직은 거의 없다. 이 문제에 대한 대처법으로 필리포비치(Filipovich, 1999)는 다음 방법들을 추천한다. 안전성이 최우선이며, 따라서 간호사들은 (a)상황을 평가하고 간호사의 치료가 암시하는 점들을 규정하고, (b)현재 상황을 상관에게 고지하고 치료 기준들을 충족시킬 수 없는 구체적 문제와 필요한 조력 유형을 기술하고, (c)스태프 제공 목적들을 문서로 기록하고 파일에 보관한다. 간호사들은 또한 치료의 질을 나타내는 지표들에 대해 더 많은 데이터를 제공하기 위해 연구를 시행할 필요가 있다.

- 유동 스태프를 이용하는 것도 스태프 부족 문제에 이용되는 하나의 대처 전략이다. 이 전략이 가진 주요 문제들 중 하나로 유동 간호사가 업무 요청을 받은 임상 부문에서 실무를 수행할 수 있는 능력과 법적 자격이 있는지 여부를 판단하는 것이다. 유동 간호사들은 의뢰받은 임상 부문에서 일하는 것을 거절할 권리가 있으며, 일하는 경우에는 의뢰 기관에 훈련과 오리엔테이션 제공을 요구해야 한다. 그러나 필요한 훈련과 오리엔테이션을 받은 후 간호사가 해당 조직에서 유동 간호사 자격으로 근무하기를 거부한다면, 간호사는 해고될 수 있다(Gobis, 2001). 이 간호사는 무자격자의 치료에 대한 주립 임상 실무 관련 법규 내용들을 알고 있어야 한다.

- 간호사의 이미지도 다룰 필요가 있는 결정적 요인이다. 간호사들은 이미지를 개선하기 위한 노력들을 할 필요가 있다. 이 화제는 이 책의 내용에서 중요한 부분이다. 미국 간호사협회(ANA)와 기타 의료 서비스 제공 조직들은 의료 서비스 시스템의 이미지에 영향을 미쳤다. 간호 부문은 간호사의 긍정적 이미지 조성 및 유지를 위해 TV와 라디오 광고뿐만 아니라 지면 광고도 이용해왔다. 이런 이미지를 널리 퍼트리기 위해서는 다른 그룹들과 협력하는 노력이 중요하다. 소비자들은 간호사가 어떤 직업이며 어떤 일을 하는지 알 필요가 있다. 간호사 이미지는 또한 인재 모집과 이 전문직 부문에 대한 젊은이들의

관심에도 영향을 미친다. 일부 지역 사회에서는 간호사들과 간호과 학생들을 고등학교에 보내 간호학에 대해 설명할 수 있는 기회를 제공한다. 채용 박람회들 역시 아주 흔해졌다.

- 강제 초과 근무는 스태프 부족 문제를 해결하는 데 흔히 이용하는 전략이 되었지만, 심각한 결과들, 즉 업무 능력, 스태프의 건강, 치료의 질과 안전성에 심각한 영향을 미치는 전략이기도 하다. 이것은 장기적으로 문제를 해결할 수 있는 방법이 아니라 단기적으로 또는 위기 때 사용할 수 있는 접근법이다. 많은 주들이 강제 초과 근무 이용을 제한하는 법을 통과시키고 있으며, 미국 간호사협회는 협회의 스태프 제공법을 연방법에 포함시키기 위해 노력하고 있다. 공정근로기준법 역시 일부 보호 조치들을 제시하고 있다. 우선 공정근로기준법은 고용주들이 점심이나 휴식을 제공하라고 명령하지 않으며 의료 서비스 제공 직원들에게 강제 초과 근무를 하라고 언급하지 않고 있다(Overtime pay, 2002). 그러나 이 법은 고용주들에게 배정된 근무 시간이 40시간을 넘기는 경우 초과 근무 수당을 제공하라고 요구한다. 이에 대해선 직원들도 알고 있거나 알고 있어야 하지만 이를 모르는 직원들도 있을 수 있다. 따라서 신입 스태프들은 채용 과정 중에 초과 근무와 수당에 대해 분명히 알아야 한다. 간호사들은 초과 근무 수당과 관련해 그들이 어떤 권리들을 갖고 있는지 알 필요가 있으며, 그것에 대해 요구하고 관련 법규들이 바뀔 경우 변한 내용들도 알고 있어야 한다. 그러나 이러한 노력만으로는, 간호사들이 예정된 근무 시간 이후 퇴근하지 못하고 남아 있을 수밖에 없는 상황이나 거절하면 실직할 위험이 있는 경우의 강제 초과 근무 문제들을 해결할 수 없다.

- 환자 분류 시스템(patient classification system, PCS)은 환자의 치료 욕구들과 그 수량들을 확인하는 데 이용할 수 있다(McConnell, 2000, Seago, 2002). 이런 종류 시스템들은 "객관적으로 요구되는 작업량과 필요한 스태프들 수를 결정하는 데" 이용된다(Sullivan & Decker, 2001, p285). 간호학 문헌에는 환자 분류 시스템(PCS) 이용에 대한 충분한 내용이 수록되어 있다. 다음 요인들은 환자 분류 시스템을 이용할 때 중요하게 고려해야 할 요소들로서 환자 분류 시스템 등급과 근무 스케줄에 대한 의사 결정들에 영향을 미칠 수 있다. "(1)환자의 선호와 동반 질환을 포함한 환자의 질병 상태, (2)환자의 회전율같이 시간

을 소비하는, 비임상적 측면들, (3)복잡한 임상 차원의 의사 결정들과 의료 서비스의 물리적, 사회적, 윤리적, 정서적 및 재정적 측면들의 복잡한 상호 작용, (4)간호사들의 예상치 못한 실수, (5)간병인들의 천차만별 지식, 경험, 임상 기술들과 비판적 사고 기술들."(McConnell, 2000, p52) 이러한 시스템들은 비판을 받아왔는데, 특히 초기 시스템들은 더 많은 비판을 받았다. 산업 기술이 발달함에 따라 더 새로운 환자 분류 시스템(PCS)이 간병인의 프로필과 환자 치료 욕구들을 더 효과적으로 매치시킬 것이며, 또한 간병인-환자의 상호 작용을 추적하고 모니터링할 것으로 기대한다(Malloch & Conovaloff, 1999, Sullivan & Decker, 2001).

- 기술 조합은 스태프 제공의 중요한 측면이다. 간호 기술들의 조합은 "보충 간호 스태프 총수에 비례한 간호사의 수"를 뜻한다(Mark, Salyer & Wan, 2000, p552). 이것은 많은 논문들에서 집중적으로 연구하는 화제다.

- 매그넷 인증 역시 인재 모집, 보유 및 스태프 부족 시 스태프 제공 수준들을 개선시키는 데 이용되었던 또 다른 전략이다. 매그넷 인증을 받은 병원들은 스태프 모집과 보유를 지지하는 경향이 있는 특정 기준들을 준수한다.

- 보상 증가는 스태프 부족 문제를 해결하기에는 역부족이지만, 어느 정도는 도움이 되기 때문에 이 방법을 무시해서는 안 된다.

- 다양한 근무 환경에서 이용되어온 직무 공유도 지금은 일부 의료 서비스 제공 조직들에서 이용되고 있다. 이것은 혁신적인 접근법이지만, 모든 직책들에서 효과가 있는 것은 아니다. "직무 공유 역할에서 두 간호사의 연합은 오늘날 의료 서비스의 도전 과제들을 성공적으로 달성할 수 있게 하며, 또한 직무 만족도와 개인적 노력들을 높이는 하나의 방안이다."(Gliss, 2000, p40) 일부 핵심 문제들은 두 간호사가 할 수 있는 직무를 선택하고 그에 맞는 두 스태프들을 짝짓는 것이다. 이를 위해선 파트너십과 직무 공유가 필요하다. 이 전략은 시간제 근무를 하며 환자 치료에 기여하기를 원하는 간호사들을 끌어모을 수 있다.

- 고용주들은 그들의 스태프 관점을 바꿀 필요가 있다. 즉 스태프들을 단순히 지출로 보는 관점에서 자산으로 보는 관점으로 바꾸어야 한다. 스태프들을 가치 있게 여기는 전략들을 이용할 필요가 있다(Nevidjon & Erikson, 2001). 간호 리더들과 관리자들은 상부 관리자에게 간호사의 가치를 적극적으로 알릴 필요가 있다.

- 간호사의 지식과 기술에 맞는 임상 기회들과 책임을 제공하는 것은 간호사들을 보유하는 데 도움이 될 수 있다.

- 간호사 강령(Code for Nurses, 미국 간호사협회, 2008)은 간호사들에게 양질의 치료가 제공되는 환경이 될 수 있도록 직장의 발전에 참여할 것을 요구한다. 간호사는 자신의 환자들을 옹호하는 목소리를 내야 한다. 이러한 유형의 직장은 간호사 보유뿐만 아니라 직무 만족도를 높이면서 간호사 모집에도 도움이 된다.

- 간호사들은 직무 위임 기술들을 키우는 데 더 많은 도움이 필요하다. 간호사들이 아닌 다른 간병인들(조무사 포함)의 사용이 늘어남에 따라 직무 위임 능력이 점점 더 요구되기 때문이다. "간호사들은 어떤 과제들을 '위임하는 것'이 적절한지 알아야 할 뿐만 아니라 간호사가 아닌 간병인들과 다른 지원 스태프들의 임상 실무 능력 발달과 성장을 위한 기회를 제공하는 방법에 대해 배워야 한다. 간호사들은 때때로 간호사가 아닌 다른 스태프들에게 과제들을 위임해야만 할 때 자신들의 가치가 떨어지는 느낌을 받는다. 그러나 간호 부문은 공동 운영과 직무 위임을 또 다른 환경의 형태로 고려할 수 있어야 한다."(Andreoli, 1992, as cited in Nevidjon & Erickson, 2001, p10)

- 교수진의 감소는 심각한 문제다. 많은 간호사들을 교수진으로 끌어들이는 것이 절대적으로 중요하다. 지금은 대학원 교육을 위해 이용할 수 있는 많은 기금이 마련되어 있다. 간호대학들은 교수진 부족 문제에 대처하기 위해 효과적인 대체 전략들을 개발할 수 있도록 향후 교수진을 교육시킬 수 있는 프로그램들을 개발할 필요가 있다.

- 간호대학 교과 과정은 현재 진행형이 될 필요가 있다. 졸업생들은 임상 실무를 준비해

야 한다. 그렇지 않으면 '2010년 간호 교육 보고서'에 적힌 것처럼, 신규 간호사는 직장 경력 초기에 직장을 그만둘 위험이 있다(Benner, Sutphen, Leonard & Day, 2010).

• 오리엔테이션, 지도 직원제, 인턴십과 수련 간호사 프로그램 및 신규 졸업생들이 직장에 적응하고, 그들을 보유할 수 있도록 돕는 창의적인 방법들에 더 많은 관심을 둘 필요가 있다(Benner, Sutphen, Leonard & Day, 2010, 의학협회, 2010).

• 병원들은 간호 스태프들이 부족함에도 불구하고 더욱 효과적으로 양질의 치료를 전달하는 법을 알아야 한다는 것을 깨닫기 시작하면, 스태프 제공 전략들을 짜게 된다. 이러한 전략들 중 한 가지로 의료 서비스 전달 시스템을 보는 것이다. "의료 서비스 전달 시스템은 간호사의 치료를 전달할 방식을 결정한다."(Manthey, 2001, p424) 이 계획은 두 가지 주요 구성 요소들이 있는데 (a)치료를 관리하고 전달하는 경험이 많은 정규직 스태프들과 (b)일일 치료 활동들의 대부분을 전달하는 시간제, 단기, 임시 및 정기 간호사들과 보충 스태프들(대행 기관의 간호사들과 순회 간호사들)로 구성된다. 스태프의 첫 번째 수준은 고위 스태프들로 이루어진다. 여기에 환자의 급성 상태에 따라 적절한 기술을 가진 간호사들의 조합이 포함된다. 스태프 제공 계획은 의료 서비스 시스템의 일부인데 이것은 치료 전달 모델(예: 팀 간호, 1차 치료 간호, 시너지 모델 등)이기 때문이다. 이 접근법이 가진 위험은 한 수준의 스태프들이 다른 수준의 스태프들보다 더 낫다는 것을 알리는 것으로 계급을 만들어낸다는 것이다. 일부 간호사들은 다양한 생활 방식들과 직장 유형들(예: 순회 간호사들과 대행 기관 파견 간호사들)을 선택했고 융통성을 원한다는 점에 초점을 맞추어야 한다. 핵심 스태프는 치료의 지속성에 대해 책임을 진다.

• 법규와 정책 문제들도 스태프 부족 문제에 영향을 미치는 요인이 될 수 있다(Nevidjon & Erickson, 2001). 종종 법규들로부터 영향을 받는 부분이 바로 문서 기록이다. 문서 기록은 복잡하고 시간을 소비하는 과정이다. 이것은 아주 반복적인 과정이 될 수 있으며, 따라서 스태프들은 문서 기록에서 가치를 찾지 못할 수 있다. 문서 기록은 순차적이고 표준화될 필요가 있으며, 또한 컴퓨터를 활용해야 한다. 또한 주립 간호 면허국은 주의 간호 관련 정책과 절차들을 검토하고 이 중 현대적인 것과 구식인 것을 구별해야 한다. 왜나

하면 구식의 정책과 절차들은 간호사들을 보유하는 데 도움이 되지 못할 수 있기 때문이다. 전자 의무 기록과 기타 방법들도 업무를 더욱 효율적이고 더 안전하게 만드는 데 도움이 될 수 있다(14단원 참조).

- 의료 서비스 제공 조직들은 스태프들이 시간을 어떻게 쓰고 있으며, 다른 사람이 하면 더 잘할 수 있는 활동들을 줄이기 위해 더 나은 업무 처리 방식들이 있는지 탐구할 필요가 있다. 간호사들은 필요한 간호 업무보다 그렇지 않은 비간호 업무에 더 많은 시간을 소비한다. 시간이 지나면서 이런 과제들은 늘어났다. 이를 효과적으로 관리하기 위해서는 각 직원이 가장 잘하는 일을 기준으로 업무를 배정하는 것이 필요하다. 이 문제는 현재 탐구되고 있기 때문에 환자 인구, 스태프 제공 패턴들, 작업량 및 치료 실무 같은 추세들을 고려하는 것이 중요하다(Hader & Clandio, 2001). 이 모든 것들은 효과적인 스태프 활용과 제한된 자원의 효율적인 할당을 지향해야 한다(의학협회, 2004).

- 일부 의료 서비스 제공 조직들은 간호사 공급원을 늘리는 데 자사의 스태프들을 이용한다. 이들 조직은 간호 교육에 관심 있고 추구할 능력이 있는 스태프들을 찾고 있다(Fox & Brooks, 2000). 이것은 직원의 직장 경력 발전을 지지하는 조직의 훌륭한 예가 된다. 또한 많은 조직들은 간호사들이 4년제 간호 학사(BSN) 학위를 취득하도록 지원하고 있다. 조직의 지원은 등록금 변제, 융통성 있는 근무 스케줄 및 실무 현장에서 학교로 돌아가는 것을 더욱 수월하게 만드는 다른 서비스 형태로 제공될 수 있다. 일부 조직들은 현장에서 강의를 들을 수 있거나 또는 온라인 프로그램들을 개발하기 위해 간호대학과 파트너십을 맺고 있다. 이러한 노력들은 조직들이 실제로 그들의 스태프가 능력을 개발하는 것을 돕기를 원한다는 것을 말한다.

리더십과 관리 기술 적용하기

나의 병동

여러분의 병원과 병동은 스태프 제공과 관련해 심각한 문제들을 경험해왔다. 여러분은 인적자원부와 관계가 좋지 않다고 느낀다. 지난 2년 동안 여러분의 스태프 제공 데이터를 검토하던 중, 신규 졸업생들은 오래 근무하지 않으며, 평균 6~7개월 후에 그만둔다는 것을 알아차렸다. 이것은 예산, 직원 사기뿐만 아니라 환자의 치료 결과들에 영향을 미치고, 신입 스태프들을 계속 오리엔테이션시켜야 하는 불만들이 늘어난다. 환자 치료에 미치는 영향이 가장 큰 고민이다. 계속 바뀌는 신입 스태프들로 인해 문서 기록 실수, 투약 실수들이 잦으며 환자들은 그들의 욕구에 스태프들이 대처하지 않는다고 불평을 하고 있다. 여러분에게 이것은 큰 도전 과제다. 이 문제를 해결하기 위해 여러분은 무엇을 할 필요가 있는가? 여기에서 배운 것들과 여러분의 병동에 대해 과거에 내렸던 결정들에 기초해 이 문제를 다룰 수 있는 계획을 개발하라. 병동을 관리하는 책임 간호사로서 여러분이 하는 업무를 기록하는 데 책의 웹사이트에 있는 가상 병동 웹사이트를 이용하라.

비판적 사고 개발을 위한 질문&활동

1. 한 직책에 지원한 구직자를 면접하는 면접관이나 면접 당사자가 되었을 때 어떤 느낌이 드는가? 이 연습은 4명으로 짝을 지은 소규모 팀으로 해야 한다. 현지 신문 한 장을 구하라. 구인 광고 섹션을 보고 이 연습에 이용할 간호사 구인 광고들을 몇 개 선택하라. 팀에서 2명이 직무 면접 역할 놀이를 하는데, 한 명이 면접관, 다른 한 명은 면접 당사자가 된다. 이 역할 놀이의 길잡이로서 본 단원에서 나온 정보를 이용하라. 나머지 두 명은 이 역할 놀이를 관찰하고 그 면접을 비평한다. 관찰했던 두 사람은 또 다른 직무 구인 광고를 이용해 역할 놀이를 하고, 앞서 역할 놀이를 했던 다른 두 사람이 관찰하고 비평한다. 역할 놀이를 할 때, 여러분은 이 내용에 제시되었던 질문들을 고려하고, 여러분이 생각한 다른 질문들도 덧붙여야 한다. 소통의 효과 역시 관찰해야 할 중요한 요소다. 면접관과 면접 당사자는 역할 놀이를 하는 동안 얼마나 마음이 편안했는가? 어떤 역할이 하기 더 쉬웠으며 왜 그렇게 생각하는가? 여러분의 면접 기술들을 개선시키기 위해서 이 연습으로부터 어떤 것을 배울 수 있는가? 실제로 한 직책에 관심이 없을지라도 면접을 보러 가는 것은 면접에 대해 더 많은 것을 배울 수 있도록 여러분을 도울 수 있다.

2. 구직자가 면접 시 물어봐야 할 중요한 질문들이 몇 가지 있다. 다음은 의료 서비스 제공 조직의 한 직책을 지원하고 면접을 볼 때 물어볼 수 있는 질문들이다. 그 질문들을 검토하라. 이어 한 의료 서비스 제공 조직을 선택한 후, 여러분이 그 조직에 대해 얼마나 많은 정보들을 찾아낼 수 있는지 파악하라. 이 연습은 소규모 팀별로 할 수 있다. 다양한 유형의 조직들을 많이 선택하는 것이 가장 좋으며, 여러분이 비교하고 대조할 수 있도록 동일한 유형의 일부 조직들(예: 여러 급성 치료 병원들)도 선택하는 것이 좋다.

- 이 조직의 향후 5년 목표는 무엇인가? 환자들의 의료 서비스나 간호 서비스 목표들로 어떤 것들이 있는가?
- 지난 2년 동안 간호사 이직률은 얼마나 되었는가?
- 간호사–환자 비율은 얼마인가? 간호사–환자 비율은 천차만별일 수 있기 때문에 진료과 또는 서비스 부서별로 구체적으로 밝히는 것이 가장 바람직하다. 어떤 근무 스케줄 수립 방법들을 이용했는가?
- 이들 조직들은 역량에 기초한 업무 수행 평가를 이용하는가?
- 간호사 관리가 사용하는 리더십 스타일은 어떤 것인가? 예들을 제시하라.
- 관리자는 스태프들의 제안을 어떻게 바라보는가? 최근 예를 제시하고 이 제안으로 어떤 일이 일어났는지 제시하라.
- 스태프 만족률이란 무엇인가?
- 간호 서비스들은 구체적인 치료 모델을 사용하는가? 그렇다면 어떤 모델을 사용하는가? 그것은 효과적인가?
- 이 조직들에는 공동 운영 풍토가 있는가? 구체적으로 설명하라.
- 임상 차원의 승진 사다리 비슷한 것이 있는가? 있다면 어떤 모습인가?
- 직무 안전과 관련해 직원들은 어떤 조치를 하는가?
- 강제 초과 근무가 이용되는가?
- 조직의 구조란 무엇이며 현재 적임자를 찾는 해당 직책은 누구에게 보고해야 하는가?

이 질문들에 대한 여러분의 대답은 여러분이 선택하는 조직에 따라 달라질 것이다. 정보를 수집한 후 그것을 비교, 대조하고 이어 직무 조사 시 중요하게 고려할 점에 대해 생각하라. 다양한 관점들을 이해하기 위해 이 점들을 가지고 동료들과 토론하라. 모든 이들이 한 직무나 한 고용주로부터 동일한 요인들을 찾지는 않는다.

3. 여러분이 거주하는 지역의 경우 간호사 부족 상태는 어떠한가? 간호 스태프를 모집하기 위해 의료 서비스 제공 조직들은 어떤 전략들을 사용하는가? 그 전략들은 효과적인가? 여러분이 생각하기에 간호사 부족 문제를 호전시키기 위해 어떤 조치를 취해야 하는가? 여러분이 거주하는 주 정부나 지역의 정부에는 인력 그룹이 있는가? 있다면 그것에서 어떤 점을 발견할 수 있는가?

4. 급성 환자 분류 시스템들(patient acuity classification systems)에 대한 문헌을 조사하라. 여러 분은 이 시스템들에 대해 어떤 것을 배울 수 있는가? 여러분이 거주하는 지역에 소재한 병원은 이러한 시스템을 이용하는가? 그렇다면 여러분은 그 시스템에 대해 어떤 점을 발견할 수 있는가?

소비자와 간호사

학습 목표

핵심 용어

학습 방향

소비자와 의료 서비스

소비자는 누구인가?

소비자 중심주의의 역사

공공 정책&의료 서비스 소비자

소비자 권리

특별 보고서&개혁 조치:
의료 서비스 소비자를 위한 시사점들

건강한 사람들

의학협회 양질의 치료에 대한 보고서들

정보 자원과 소비자

환자의 만족과 서비스 질

환자 옹호자로서 간호사의 역할

리더십과 관리 기술 적용하기

비판적 사고 개발을 위한 질문&활동

본 단원을 시작하기 전, 이 단원의 학습 결과들 중 익숙한 것이 있는지 살펴볼 것.

- 의료 서비스 소비자 중심주의의 역사와 의료 서비스에 미친 영향을 조사할 것.

- 공공 정책과 의료 서비스 소비자의 관계를 평가할 것.

- '건강한 사람들(Healthy People)'이란 보고서와 의학협회의 보고서들(질적 격차 시리즈)이 소비자에 대해 암시하는 점들을 비교, 대조할 것.

- 소비자 의료 서비스 정보에서 산업 기술의 역할을 평가할 것.

- 환자 교육과 의료 서비스 소비자 중심주의의 관계를 조사할 것.

- 소비자들이 치료의 질 평가에 개입하는 방식에 대해 비평할 것.

- 간호사로서 여러분의 역할에 환자 옹호자 역할을 적용할 것.

핵심 용어

● 옹호(Advocacy)	● 거대 소비자(Macroconsumer)
● 소비자 중심주의(Consumerism)	● 미세 소비자(Microconsumer)

학습 방향

의료 서비스가 대대적인 변화들을 겪고 관리 치료가 의료 서비스 변제에 있어 주도적인 접근법이 됨에 따라 소비자의 역할도 바뀌었다. 본 단원에서는 의료 서비스 전달 시스템에서 소비자 또는 환자의 역할을 다룰 것이다. 근본적으로 간호 과정에서 환자와 환자의 가족은 중심적인 역할을 한다. 의학협회(IOM)의 최근 연구 역시 환자 중심 치료를 강조하고 있다. 환자 중심 치료는 하나의 소비자 지향 접근법이다. 환자들을 의료 서비스의 소비자로 보는 견해는 점점 힘을 얻고 있는데, 소비자들이 그들의 의료 서비스에 대해 공개적으로 목소리를 내기 때문이다. 그들은 치료의 질과 비용에 대해 우려하고 있다. 간호사들 역시 이 부문에서 하나의 역할을 하는데, 환자의 옹호는 간호사의 치료에서 중요한 구성 요소이기 때문이다.

치료비에서 고용주들의 부담금이 적어지면서 환자의 부담금이 더 커지는 것은 분명한 사실이다. 보험료는 점점 높아지는데, 주요 원인은 공동 부담금들과 공제액들이다. 소비자들 우선순위를 인식하고 소비자들이 그들의 의료 서비스들을 평가할 때 이용하는 준거를 이해하는 것이 의료 서비스 제공 기관과 의료 서비스 소비자의 긍정적인 관계 유지에 절대적으로 필요하다. 의료 서비스 전달 조직들, 의료 서비스 제공자들 및 보험사들은 소비자 문제들에 대해 더 많이 알 필요가 있다. 예컨대, 환자는 무엇을 원하는가? 환자가 원하는 것이 치료 결과인가? 하는 문제들에 대한 이해가 필요하다. 의사와 간호사, 양쪽 전문 의료진들로 이루어진 팀들에 더 집중할수록 환자는 그 팀의 일원으로 여겨진다(의학협회, 2003).

소비자 권리와 보호는 미국의 주(state) 차원, 연방 차원의 의료 서비스 법규들이 늘어남에 따라 신문의 1면을 차지하는 초미의 관심 대상이 되었다. 그러나 의료 서비스들의 입법은 더 많은 문제들의 탄생으로 이어질 수 있기 때문에 신중하게 고려해야 한다. 모든 소비자, 환자, 보험 가입자, 직원, 고용주, 정부, 의료 서비스 제공자와 보험사의 욕구를 충족시킬 때 균형을 이룰 필요가 있다. 환자들은 간호사 쪽으로 방향을 돌려 그들의 의료 서비스와 전달에 대한 질문을 하기 때문에, 간호사들은 이에 대답하기 위해 준비하거나 의료 서비스에 대한 대답을 찾는 환자를 돕는 방법을 알아야 할 필요가 있다. 소비자 또는 환자 중심 의료 서비스는 소비자/환자의 치료 욕구를 간호사들이 더 많이 인식할 필요가 있다는 뜻이다. 본 단원에서는 소비자 중심주의, 의료 서비스 정책에서 소비자 또는 환자의 역할, 의료 서비스 정보와 소비자, 환자의 의료 서비스 평가 및 환자 옹호자로서 간호사의 역할에 대해 논의할 것이다.

소비자와 의료 서비스

소비자는 누구인가?

소비자는 다양한 방식으로 기술할 수 있다. 거대 소비자(macroconsumer)는 의료 서비스 대량 구입자(예: 고용주들, 정부)다. 거대 소비자도 소비자로 불릴 수 있다. 확실히 이런 유형의 소비자는 규모 덕분에 의료 서비스의 의사 결정에서 큰 목소리를 내며, 보험사들과 직원들 사이에서 연락책 역할을 한다. 미세 소비자(microconsumer)는 직원과 그 직원의 가족이며, 고용주를 통하지 않고 개인적으로 직접 보험사로부터 의료 보험 상품을 구입하는 사람들이다. 거대 소비자든 미세 소비자든 관계없이 모든 소비자는 의료 서비스 보험 구입과 관련해 여러 차례 의사 결정을 내리긴 하지만, 미세 소비자는 자신들에게 직접 영향을 미치는 의료 서비스에 대한 의사 결정을 더 많이 하는 편이다. 선택은 의료 서비스의 중요한 측면으로서, 일부 소비자들은 그들의 선택 범위가 줄어들었다고 느낀다. 의료 서비스 비용 변제 방식이 바뀌고 있기 때문에, 선택도 소비자에게 중요한 의료 서비스 소비 문제가 되었을 뿐만 아니라 의료 서비스에 대한 불만들이 포함된 문제가 되었다.

소비자 중심주의의 역사

소비자 중심주의는 수년째 진화를 거듭해왔다. 관리 치료가 발전함에 따라 소비자 중심주의는 훨씬 더 중요해지게 되었다. 또한 2010년 의료 서비스 개혁법이 제정되면서 우리는 소비자 중심주의의 더 많은 개입을 보게 되었다. 의료 서비스 소비자 중심주의의 역사는 어떻게 진화해왔는가? 1970년대에 소비자들은 의료 서비스에 관한 자신들의 적극적 참여 권리에 대해 알게 되고, 이를 강하게 주장하기 시작했다(Armer, 1998). 이 시기의 초점은 환자의 만족과 의료 서비스의 활용에 맞춰져 있었다.

1971년에 실시된 한 연구 결과를 보면, 샘플로 뽑은 가족들 중 75%가 의료 서비스 부문은 위기에 처해 있다고 느꼈지만, 10%만이 그들이 받는 치료의 질에 만족하지 못한다고 대답한 것으로 나타났다(Andersen, Kravits & Anderson, 1971). 이것은 헷갈리는 결과다. 즉 샘플 중 높은 비율의 가족들이 의료 서비스 시스템의 위기를 느꼈음에도 불구하고, 정작 치료의 질에 비판적인 가족 비율은 매우 낮았다. 환자의 만족은 매우 복잡한 문제로서, 한 환자가 치료에 대한 만족을 묻는 설문 조사 때 어떤 대답을 할지 예측하기가 언제나 용이한 것은 아니다. 의료 서비스의 질 역시 정의하기 어려우며, 그것을 정의하는 사람의 관점이 크게 영향을 미친다.

1980년대, 소비자와 의료 서비스 제공자가 가진 고민의 초점은 의료 서비스 비용으로 옮겨졌다(Boston, 1990, Sovie, 1990). 또한 의료 서비스를 평가하는 것이 중요해졌는데, 특히 시골 지역, 빈민층, 노인층 및 소수 민족들 간의 의료 서비스 불평등이 더욱 중요해졌다. 의료 서비스 소비자 운동을 통해 의료 서비스의 질과 의료 서비스들에 대한 접근 역시 중요해졌으며, 이 문제는 과거 어느 때보다 오늘날 더욱 중요하다.

관리 치료가 1990년대 의료 서비스 시스템에서 주도적인 역할을 하게 되자, 의료 서비스 소비자 중심주의와 관련해 변화가 일어났다. 1990년대 초반 소비자들은 90년대 말만큼 적극적으로 나서지 않았다. 관리 치료는 미국 웨스트 코스트(West Coast)에서 시작되어 이스트 코스트(East Coast)로 퍼져나갔다. 이어 관리 치료는 미국 전역으로 퍼져나갔으며, 1990년대 중반이 되었을 때는 이 영향을 받지 않는 지역들은 별로 없게 되었다. 그러나 관리 치료는 소비자들이 조직을 이루어 이 접근법에 반대하도록 할 정도로 충분히 소비자에게 영향을 미치지는 못했다. 여론은 이러한 관리 치료의 확산이 가져온 변화들을 충분히 인식하지 못했기 때문에 제1면 기사로 나오는 소재도 아니었다. 그러나 점점 더 많은 소비자들이 관리 치료의 영향을 받게 되자, 소비자들은 의료 서비스 전달에 점점 더 강력하고 대대적인 영향력을 행사하게 되었다.

마침내 소비자들이 치료에 영향을 미치게 되자 의료 서비스 전달 문제점들에 대해 우려하기 시작했다. 소비자들은 "이제 충분하다고!"라고 말할 수준까지 불만이 쌓이게 되었다. 이러한 불만의 외침은 곧 노년이 될 세대로부터 나왔다. 이와 반대로 베이비 붐 세대들은 항의하고 자기 주장을 내놓는 것이 그다지 새로운 세대는 아니었다. 이들은 관리 치료에 영향을 미쳤지만, 지금은 의료 서비스에서 그 영향력이 많이 사라졌다. 그러나 관리 치료 전략들은 많은 제3자 지급인들(보험사들)에 의해 채택되고 모든 의료 서비스 보험 플랜들에 포함되었다. 이제 소비자들은 의료 서비스 전달에 대한 그들의 우려들을 다루고 있다. 그러한 예로서 2009~10년 의료 서비스 개혁 과정에서 발휘된 소비자 역할이 있다. 다양한 접근법들을 지지하는 사람들은 광고, TV, 라디오 및 인터넷을 통해 소비자에게 손을 내민다. 소비자들은 의회에서 그들의 대표들을 통해 적극적인 목소리를 내게 되었다. 때때로 이러한 문제들은 아주 감정적인 것이 되었다. 미 의회 의원들은 자신의 주장을 입증하는 데 환자나 소비자의 경험을 이용했다.

소비자들이 의료 서비스와 관련된 문제들을 경험하게 되면서 의료 서비스를 비판하는 경우가 종종 있다. 그러나 예방 치료, 건강 증진과 지속성을 점차 강조하는 것 같은 관리 치료의 긍정적 측면들도 있다. 그럼에도 불구하고, 관리 치료의 긍정적 측면들을 간과하기 쉽다. 때때로 감정이 합리적인 정책 변화들과 비판의 기반을 약화시키기도 한다. 관리 치료의 목표가 비용을 통제하면서 양질의 치료를 제공하고, 치료받을 경제적 여유가 없는 사람들에게 치료 전달 기회를 늘리는 것이라면, 그 안에서 균형점을 찾고 한계점들을 확인하며 장점들을 강화시키는 것이 절대적으로 중요하다.

의료 서비스 제공자들과 3자 지급인들은 소비자의 비평을 더 많이 경청할 필요성을 인식하고 이러한 비판들을 잠재우기 위해 어느 정도 변화할 의지가 더욱 높아졌다. 오늘날 환자 중심 치료는 흔히 듣는 용어가 되었다. 물론 이것이 의료 서비스 실무에 항상 눈에 띄는 변화를 가져오는 것은 아니지만, 소비자들에게 정보를 제공하려는 노력은 예전보다 더욱 많아졌다. 2010년 미국 의료 서비스 개혁법 제정 과정에서 환자의 기존 건강 상태가 핵심 문제로 떠올랐다. 따라서 환자의 기존 건강 상태는 보험 적용 범위로부터 개인을 제외시키는 데 이용할 수 없게 되었다.

간호사들은 소비자에 바탕을 둔 접근법을 오래전부터 지지해왔지만, 의료 서비스 제공 조직과 보험 회사들은 왜 소비자 중심 접근법에 관심을 가지는가? 의료 서비스 제공 조직들은 치료에 참여하는 소비자들을 만족시켜야 할 필요성을 점점 더 많이 인식하게 되었다. 보험사는 가입자들로부터 그들이 받는 치료에 만족하는지 여부를 듣기 원하기 때문이다. 소비자의 치료 욕구에 대한 의료 서비스 제공 조직의 인식은 비용에 영향을 미친다. 또한 고용주로부터 직원이 건강 보험 지원을 얻는 것은 하나의 원동력이 된다. 보험사들 역시 소비자가 자신의 건강 상태와 의료 서비스에 대해 알고 치료를 받을 수 있도록 하고, 의료 서비스의 필요성들에 대해 더 많이 알기를 원한다. 보험사들은 정보를 가지고 의료 서비스를 받는 소비자가 의료 서비스 비용을 줄일 것으로 믿는다. 동시에 소비자들은 의료 서비스 정책 결정에 영향을 미치고 자신들의 욕구가 충족될 수 있도록 정부와 입법 기관으로 초점을 옮기고 있다.

공공 정책&의료 서비스와 소비자

"현재 의료 서비스 시스템에 대한 소비자들의 인식과 앞으로의 기대치를 더 잘 이해할 때, 비로소 정책 입안자와 의료 서비스 제공자들은 지방 및 국가 차원의 의료 서비스 욕구들을 충족시킬 수 있으며, 수십 년 내에 소비자가 수용할 수 있는 의료 서비스 프로그램들을 개발할 수 있다."(Armer, 1998, p515) 의학협회는 환자 중심 치료를 강조하며 소비자들에 대한 이해를 요구한다. 2010년 의료 서비스 개혁법은 의학협회의 보고서들과 환자 중심의, 양질의 치료 필요성으로부터 영향을 받았다. 간호사 조직들은 소비자를 옹호할 책임이 있다. 협업이 서로에게 이익이 되는 결과를 가져올 수 있기 때문에, 소비자 단체의 파트너로서 지지 활동을 벌이는 경우가 자주 있다. 의료 서비스 사기의 경우, 소비자들이 자신들을 위해 위험을 감수할 간호사들을 필요로 하는 상황에 놓이면, 간호사들이 실제로 개입한다는 것을 보여준다. 이것은 간호사에게 매우 힘든 일일 수 있지만 이 같은 상황에서 간호사 리더십 기술들을 입증할 수 있다.

소비자는 또한 의료 서비스의 공공 정책 개발에도 개입해야 한다. 이러한 개입은 대체로 미국 당뇨병협회, 전국정신질환연합, 미국 은퇴자협회, 관절염재단, 수잔 G 코멘 유방암재단 같은 조직들과 그들의 회원들을 대표해 구체적인 정책들을 옹호하는 기타 조직들의 활동을 통해 이루어진다. 흔히 이러한 조직들에는 의료 서비스 전문직에 재직하는 회원들도 있는데, 이들은 정책 옹호 활동에 참여한다. 개인 소비자들 역시 정책 의사 결정에 목소리를 내기 위해서 자신들의 주 상원/하원 의원 및 연방 상원/하원 의원을 찾아간다. TV, 인터넷 및 신문은 대중에게 의료 서비스 정책 사안들을 알려줄 뿐만 아니라 현재 정책과 관련된 사안들을 확인할 수 있는 훌륭한 정보원 역할을 한다. 간호사는 소비자를 위한 의료 서비스 상담자로서 활동하고, 전문 의료진 역할을 하는 동시에 언론에 글을 기고하고, 보도된 내용을 계속 접하는 노력을 통해 소비자가 정확한 정보를 얻을 수 있도록 한다. 이와 같은 방식으로 소비자의 참여를 지원할 수 있다. 보통 언론은 의료 서비스에 대한 의견을 구하기 위해 의사를 찾지만 간호사들 역시 이 정보와 관련해 훌륭한 자원이 된다. 이 말은 간호사들이 의료 서비스에 대해 알고 이를 대중에게 알려줄 능력이 있다는 것을 언론이 알도록 해야 한다는 의미다.

2009년 말 미국 예방진료 특별심의회(U.S. Preventive Services Task Force)는 40세 이상 여성의 유방암 촬영 검사 이용에 대한 권고 내용을 개정하고 자궁암 검사 권고 내용도 변화시켰다. 이 대책위원회는 현재 나온 연구 결과들을 검토한 후 근거 중심 실무를 이 결정의 근거로 삼았다. 소비자들, 주로 여성들은 이 의사 결정에 분노하고 이러한 결정은 보험사들이 40세 이상 여성들의 경우 유방암과 자궁암 검사 비용을 보험으로 처리하지 않고, 대신 권고한 나이인 50세에 기초해 그 이상 여성들의 검사 비용만 보험으로 처리하는 것을 의미하는 것이라며 우려했다.

이 결정은 뉴스와 신문에서 아주 중요한 화제로 다루어졌으며 소비자들은 우려를 표했다 (Aronowitz, 2009, Grady, 2009, Kolata, 2009, U.S. 예방진료 특별심의회, 2009). 이 결정은 소비자들, 특히 여성들에게는 부정적인 타격을 입혔다. 따라서 근거 중심 의료를 더욱 강조하게 되었는데, 이 역시 의학협회의 한 권고 보고서(2008)에 제시되어 있다. 그러나 이 경우, 검토한 증거가 변화의 필요성을 암시할 때도 소비자들은 변화하는 것에 동의하지 않았다. 이것은 근거 중심 의료 실무가 더 많아질 때 제기되는 유일한 의료적 의사 결정 문제는 아닐 것이다. 소비자들은 그들의 의견들을 내놓는 법을 알고 있으며, 이 경우 그들은 언론, 정부 관리들 및 의료 서비스 제공자들을 통해 목소리를 냈다.

소비자 권리

소비자 권리는 서서히 의료 서비스 정책에서 주된 문제가 되었는데, 특히 관리 치료에 대한 불만족으로 인해 주요 문제로 부각되었다. 주 정부들은 보험사들이 소비자들에게 의무적으로 제공해야 하는 정보, 고충 신고 및 항소 요건들을 위해 확인해야 할 정보와 관련된 요건들을 적극적으로 제정하고 있다. 1990년 환자 자기 의료 결정법(Patient Self-Determination Act, PDSA)은 정부의 기관들을 통해 변제를 받는 메디케어나 메디케이드 프로그램들에 참여하는 모든 의료 서비스 제공 조직들(병원, 장기 요양 시설들)에 적용된다(미국 암학회, 2008). 이 법의 요건은 어떻게 되는가? 메디케어와 메디케이드로부터 변제를 받는 모든 의료 서비스 시설들은 환자들에게 정보를 제공해야 하는데, 이 정보는 '환자 권리 장전(Patient's Bill of Rights)'이라고 불린다. 실제로 이 요건은 변제를 통해 연방 자금을 받지 않은 않는 의료 서비스 시설들이 거의 없기 때문에 모든 의료 시설들에 해당된다고 할 수 있다.

의료 서비스 제공 조직들에서 전형적으로 개발되는 권리는 (a)환자 기밀 정보 유지 (b)사전 동의, (c)치료에 관해 결정할 환자의 권리, (d)진단과 치료법에 대한 정보를 얻을 권리, (e)치료를 거절할 권리, (f)사전 의료 지침서 이용 등과 관련 있다.

소비자 권리에 대한 문제는 큰 논란거리가 되고 있다. 소비자 권리를 지나치게 많이 인정할 때 의료비 절감이라는 목표를 달성하려는 보험사들에게 어떤 영향을 미치는가? 비용 절감은 보험사뿐만 아니라 모든 의료 서비스 관계자들의 관심사다. 환자의 권리는 의료 서비스 제공 조직들에게 어떤 영향을 미칠까? 예를 들어 환자의 개인 정보 보호 권리에 변화가 생기면 이를 따르기 위한 비용이 많이 든다. 그런데 소비자들 역시 치료비 인하를 원한다. 결정적 요인은 이 목표를 달성하기 위해 포기해야 하는 것이 무엇인가이다. 병원, 클리닉, 장기 요양 시설 같은 의료 서비스 제공 조직들은 환자의 특정한 권리가 치료와 비용에 어떤 영향을 미칠지 고려해야 한다. 아마도 관리 치료에 대한 불만에서 시작되었겠지만, 변화를 주도한 소비자 대부분은 관리 치료에 직접 영향을 미치는 행동은 거의 하지 않고, 대신 의료 서비스 전반에 더 초점을 맞추었다. 그 결과 오늘날 소비자들은 환자 중심 치료 전달 시스템과 의료 서비스 개혁을 더욱 강하게 요구하게 되었다.

소비자의 의료 서비스 제공자&시스템 평가(Consumer Assessment of Healthcare Providers and Systems, CAHP)는 이동 치료와 의료 시설 치료에 대한 환자들의 시각을 평가하기 위해 환자들을 대상으로 설문 조사를 실시하는 공공–민간 합작 프로그램이다(소비자의 의료 서비스 제공자& 시스템들 평가, 2009). 소비자의 의료 서비스 제공자&시스템 평가(CAHP)는 보건 의료 질&연구청(Agency for Healthcare Research and Quality, AHRQ)으로부터 자금과 행정적 지원을 받는다. 소비자의 의료 서비스 제공자&시스템 평가(CAHP) 프로그램의 목표는 환자 중심 치료 수준을 평가하고, 계약에 따른 수행 수준을 비교하고, 치료의 질을 개선하는 것이다. 이 평가 프로그램에서 나온 데이터는 건강 보험 플랜들(시중 보험 상품, 메디케어와 메디케이드), 임상의 그룹들과 병원들을 비교할 수 있는 비교 기준이 되는 기회들을 제공한다. 이 프로그램(CAHP)의 웹사이트는 자신이 받는 의료 서비스에 대한 소비자의 시각들을 보여주는 귀중한 자원이다. 이 사이트에서는 비교 기준이 되는 쌍방향 데이터베이스를 제공하고 있다. 이 사이트에 기술된 질 개선 과정에는 건강 보험 플랜 전략, 전략 개발과 테스트, 전략 모니터링 및 평가와 대처 반응과 관련된 내용이 수록되어 있다. 이 사이트에서 제공하는 내용과 자원들의 수준은 자신들이 받는 의료 서비스에 대한 소비자 관점의 중요성이 10년 전보다 훨씬 더 커졌다는 것을 의미한다.

1990년대 말, 환자 또는 소비자 권리 보호 헌장을 제정할 수 있는 추가 연방법 통과를 위한 대대적인 노력이 있었다. 의회에서 많은 제안들이 나왔으며, 마침내 1999년 가을, 미 상원과 하원은 양측의 타협을 요구하는 아주 상이한 두 개의 법안을 통과시켰다. 그러나 환자 권리에 관한 법안들은 어떤 것도 통과되지 못했다. 이 모든 활동은 1980년대 말과 1990년대에, 환자 소비자 중심주의가 사회 전반에 얼마나 적극적으로 영향을 미쳤는지를 잘 보여준다. 아마도 관리 치료에 대한 불만으로 시작되었겠지만, 변화를 주도한 소비자들 중 많은 이들이 관리 치료에 직접 영향을 미치는 행동은 거의 하지 않았으며, 대신 의료 서비스 전반에 더 초점을 맞추었다. 의료 정보 보호법(HIPPA)은 환자의 개인 정보와 기밀 정보 보호를 다룬다는 점에서 소비자 권리에 관한 법 중 하나라고 할 수 있다.

특별 보고서&개혁 조치: 의료 서비스 소비자를 위한 시사점들

'건강한 사람들(Healthy People)'과 의학협회의 의료 서비스 전달 시스템의 질에 대한 보고서는 소비자에게 아주 중요한 자료다. 이 보고서들과 개혁 조치들(이 중 하나는 정부에 의해, 두 번째는 정부의 자문 활동을 하는 비정부 기구의 개혁 조치)은 전문 의료진들, 의료 서비스 전달 시스템 및 의료 서비스 전문직 교육에 지대한 영향을 미쳤다.

건강한 사람들

'건강한 사람들(Healthy People)'은 건강 증진과 질병 예방을 위해 이용하는, 미국 보건사회복지부(DHHS) 및 기타 의료 서비스 조직과 기관들의 목표와 목적들을 알아봄으로써 모든 미국인의 건강을 향상시킬 수 있는 기회들을 찾는 것을 골자로 하는 국가 차원의 예방 개혁안이다(미국 보건사회복지부, 2010). 미국 보건사회복지부(DHHS)는 이를 위해 1979년 첫 번째 목표들을 정했고 이어 1990년, 2000년 및 2010년에 추가 목표들을 정했다.

'건강한 사람들'의 주된 목표는 의료 격차를 없애는 것이다. 이것은 달성하기 어려운 목표인데, 모든 사람들의 치료 접근성을 높이고, 질병 진단과 효과적인 개입 치료에 대한 새로운 지식들을 요구하기 때문이다. 미국의 건강보험 미가입자 규모가 큰 상황에서 이 목표는 하나의 도전 과제였다. 사회 경제적 불평등, 국민 구성(인구통계학적) 변화, 교육 격차, 인종과 민족의 다양성은 이 목표의 성공을 막는 큰 장애물들이다. 의학협회의 보고서들은 의료 서비스 불평등에 속한 주요 문제들을 추가로 찾아냈다(2002). 이 개혁 조치를 통해 미국은 세계보건기구의 '모든 인류에게 건강을(Health for All)' 전략에 기여했다. '건강한 사람들 2020' 프로그램은 동일한 제목의 나머지 개혁안들의 활동처럼 다음 10년간 실행될 것이다. 이 2010 개혁안은 '건강한 사람들 2010'과 그 결과에 기초해 활동할 것이다. '건강한 사람들' 웹사이트에는 현재 '건강한 사람들 2010' 최종 결과들과 이 중요한 개혁안의 2020년 버전에서 진행될 변화들에 대한 정보가 나와 있다. 다음 10년 동안 시행될, '건강한 사람들 2020'의 목표와 목적들은 이 웹사이트에서 찾을 수 있다. '건강한 사람들'의 개혁 조치가 이번 단원의 내용과 무슨 관계가 있는가? '건강한 사람들'은 보건 정책의 한 예로서, 개인 소비자들의 건강 상태와 지역 사회의 보건 상태를 개선시킬 수 있는 방법들을 제공하고 있다. 이 개혁안의 총체적 주요 목표들 중 하나는 효과적인 소통을 통해 건강과 관련된 의사 결정의 질을 개선하는 것이다. 씨실과 날실처럼 이 개혁안의 다른 목표, 목적들과 소통이라는 목표를 엮는 것은 소비자 교육, 환자/소비자 권리 옹호, 건강 증진과 질병 예방을 통한 자기 관리를 위해 필요하며, 이 모든 것은 의학협회의 의료 서비스 질에 대한 보고서들로부터 지지를 받는다.

의학협회 양질의 치료에 대한 보고서들

의료 서비스의 질에 대한 의학협회의 보고서들은 이 책의 대부분 단원들에서 논의했다. 의학협회는 환자 중심 치료, 협업, 치료 조율 및 환자 옹호를 강력히 권고했다. 소비자로서 환자들은 그들의 치료에서 적극적인 역할을 할 필요가 있으며 또한 의사와 간호사, 두 전문 의료진들로 구성된 팀의 구성원이기도 하다. 자기 관리는 의학협회가 권고한 변화들(2003)의 중요한 부분이다. 자기 관리를 강조할 뿐만 아니라, 데이터 수집과 연례적으로 의료 서비스의 질적 실태를 평가하는 데 이용되는 표는 두 가지 차원으로 구성되어 있다. 한 가지는 "의료 서비스의 필요성들에 대한 소비자의 관점들로서 이 차원에는 건강하게 지내기, 건강 회복하기, 질병이나 장애를 가진 채 살기 및 임종에 대처하기라는 요소들이 포함된다."(2001, p61) 이 요소들은 각각 어떤 의미가 있는가?

- 건강하게 지내기: 개인은 건강하게 지내고 질병을 피하기 위해 의료 서비스를 받을 필요가 있다.

- 건강 회복하기: 개인은 회복하기 위해 치료를 필요로 한다.

- 질병이나 장애를 가진 채 살기: 개인은 질병이나 장애를 관리하는 법과 장기적으로 대처하는 법을 배우는 데 도움을 필요로 한다.

- **임종에 대처하기**: 개인은 질병의 말기 단계 동안 지지와 말기 치료(대증치료)를 필요로 한다.

가족들과 간호 제공자들은 소비자 차원의 이 4가지 요소들 각각에 개입할 필요가 있다. 질 개선을 위한 계획표는 환자를 직접 의료 서비스의 질 개선 과정으로 유도한다. 환자와 가족들은 실수가 발생하기 전, 즉 누락이나 과실이 발생하기 전에 이를 찾아내 지적하고, 자신들의 치료에 대해 질문하고 정보를 받고, 위의 4가지 요소를 바탕으로 최소한으로라도 치료를 평가할 필요가 있다.

정보 자원과 소비자

산업 기술은 소비자의 정보 접근성에 혁명을 가져왔다. 대표적인 예들로 다음과 같은 것들이 있다(의학도서관협회, 2009).

- 지금까지 6000만 명이 넘는 사람들이 건강 정보를 찾는 데 인터넷을 이용했다.
- 60%의 미국인이 인터넷에 접속한다.
- 67%의 미국인이 인터넷에서 신뢰할 수 있는 건강 정보를 찾을 것으로 기대한다.

인터넷 이용자 수는 점점 늘어나고 있다는 것은 의심의 여지가 없다. 쌍방향 산업 기술은 확실히 정보 이용 능력을 바꾸었는데, 특히 이메일, 웹사이트, 인트라넷, 쌍방향 음성 응답 시스템, 휴대폰 및 스마트폰을 통한 정보 이용이 증가했다. 이 신규 첨단 기술들은 환자들끼리 소통하고 의료 서비스 정보를 수집, 관리, 활용할 수 있는 추가 방법들을 제공하고 있다. 이 산업 기술은 누가, 어떤 이유로 이용하는가? 환자들은 자신의 건강에 대해 더 많이 알기 위해 정보를 이용한다.

산업 기술들은 의료 서비스 제공 조직들에서 간호사들을 위한 새로운 역할들을 제시하고 있다. 간호사들은 의료 서비스 제공자들과 자사의 가입자들이 첨단 기술들을 이용하기를 희망하는 보험사들을 위해 의료 정보 사이트 개발에 적극적인 역할을 할 수 있다. 이러한 사이트들에서 찾을 수 있는 내용은 정확하고 유용해야 하며, 간호사들은 소비자를 위해 임상 전문 지식과 내용을 개발할 능력을 갖고 있어야 한다. 의료 서비스 제공자 조직들은 자사의 웹사이트를 개발하는 데 더 많은 간호사들을 활용할 수 있어야 한다. 이에 대해 간호 관리자는 간호사들로부터 더 많은 피드백을 제공해달라고 강력하게 요청할 수 있다. 이러한 프로젝트들에 참여하는 간호사들은 변제의 기본 내용, 임상 차원의 필요, 교육 원칙들 및 정보를 제공하기 위한 산업 기술 활용에 대해 이해할 필요가 있다. 간호사들은 또한 창의성을 발휘해야 한다. 컴퓨터 전문 지식은 도움이 되긴 하지만, 대부분의 경우 꼭 필요한 것은 아니다. 의료 정보 사이트들을 개발하는 대부분의 의료 서비스 제공자들과 보험사들에는 웹사이트 개발 프로젝트를 돕는 컴퓨터 전문 의료진이 있다.

국립 기관들과 정부 역시 가장 정확한 정보를 제공하는 경우가 종종 있다. 정보와 교육은 건강 증진, 질병 예방, 건강관리 및 질병 대처, 의료 서비스 스펙트럼 전반에 걸쳐 적합한 의사 결정을 지원하는 데 필수적인 역할을 한다. 개인에게 있어, 건강 정보에 대한 효과적인 소통은 건강 위기의식의 수준을 높이고, 그러한 위험들을 줄이려는 동기를 부여하고, 예방 기술들을 제공하고, 유사한 상황에 처한 다른 이들과 유용한 연계를 맺고, 건강 보험과 의료 서비스 제공자들, 치료법들 및 장기 치료 같은 다양한 선택들에 대한 정보를 제공하는 데 도움을 줄 수 있다. 더 넓게 보면 지역 사회에서 건강 정보에 대한 소통은 보건&사회 의제를 정하고, 건강 관련 정책들과 프로그램들을 만들고, 사회 경제적 환경과 보건 기반 시설들의 긍정적인 변화를 홍보하고, 건강과 삶의 질에 도움이 되는 사회적 규범들을 장려한다(미국 보건사회복지부, 2000).

환자의 만족과 서비스 질

오늘날 경쟁이 치열한 의료 서비스 전달 환경에서, 환자의 만족과 서비스 질은 더욱 중요해졌다(의학협회, 2001). 이 책에서는 리더십과 관리의 여러 측면들에 대해 논의하고 있지만, 때로는 이 모든 것이 환자 치료와 어떤 관련이 있는지 알아차리기 어렵다. 의료 서비스 제공 환경과 문화, 환자의 만족도, 스태프 보유 및 조직 구조 유형이 환자들에게 왜 중요한가? 환자들은 의료 서비스 제공 시스템으로부터 영향을 받지 않은 채 치료만 받는가? 그렇지 않다. 환자들은 공동 운영 조직 내에서 치료받을 때 더 큰 만족감을 느끼며, 이러한 조직 내에서 직원들의 직무 만족도도 더 높은 편이다.

그러나 환자의 만족과 관련해 아직도 해결해야 할 문제들이 남아 있다. "1990년대 재계에서 만연했던 소비자 만족 편승 효과는 의료 서비스 업계에도 퍼졌다. 다행스럽게도 의료 서비스 전문직 요원들은 '우리가 여기 있는 것만으로도 큰 다행이다'라는 식의 태도를 가질 수 있는 시절은 지나갔다. 그러나 인도적인 치료와 수익성, 양쪽을 향상시키기 위해서 많은 이들이 추의 이동 범위를 멀리까지 허용했다. 그들은 환자 치료의 질을 측정하는 지표로 소비자의 만족에 지나치게 독점적으로 초점을 맞추었다. 고객의 만족을 최상의 목표로 잡을 때는 주요한 내부 허점들이 생기는데, 특히 '환자' 고객들을 위해 의료 서비스 부문에 이용될 때 특히 허점들이 생긴다."(Zimmermann, 2001, p255) 환자의 만족과 관련된 여러 신화들을 다음과 같이 확인할 수 있다.

1. **고객 만족은 객관적인 동시에 솔직한 성격을 지니고 있다.** 사실은 그렇지 못하다. 따라서 설문 조사들을 진행하기 어려우며 제대로 설계되지 못하는 경우가 종종 있다.

2. **고객 만족은 쉽게 측정된다.** 현실적으로 고객 만족은 매우 복잡할 뿐 아니라 쉽게 측정되는 것이 아니다. 환자의 기대치들이 만족 측정 과정에서 주요 역할을 하지만, 환자의 반응에 영향을 미칠 수 있는 많은 요인들이 있다.

3. **고객 만족은 정확하고 세밀하게 측정된다.** 현실적으로 이것은 가능하지 않다. 태도는 수시로 측정되기 때문이다.

4. **고객 만족은 빨리, 쉽사리 변할 수 있다.** 현실적으로 이런 일은 일어나지 않는다. 사실상 "최고의 치료란 고객인 환자들의 재입원을 방지하는 것으로만 달성될 수 있다."

5. **고객이 누구인지는 분명하다.** 실제로 한 의료 서비스 제공 조직과 관련된 고객들은 많고 다양하기 때문에 모든 고객들을 환자들로 분류하는 경향이 있다. 예를 들어, 보험사들, 의사들 및 내부 고객들도 병원의 환자로 분류되는 편이다(이 조직의 스태프들도 다른 스태프들의 고

인용

노인, 만성 질환자 및 소외 계층의 보건 산업 기술 이용 장벽들과 원동력들(Barriers and Drivers of Health Technology Use for the Elderly, Chronically Ill, and Undeserved). 2008년 11월. 보건 의료 질&연구청(Agency for Healthcare Research and Quality). Rockville, MD. www.ahrq.gov/clinic/tp/hitbartp.htm(이 보고서 전체 내용은 정부 웹사이트에서 이용할 수 있음).

개요

이것은 초록만 이용한 129개 논문을 포함해 563개의 논문들에 대한 체계적인 리뷰 연구다. 일반 인구에서 노인, 만성 질환자 또는 소외 계층을 비교하도록 구체적으로 설계된 연구들은 거의 없다. 쌍방향 소비자 건강에 대한 정보 기술(IT)이 건강에 영향을 미친다고 보고한 연구들 중에서, 지속적으로 나온 결과로 이러한 시스템들은 다음 정보들을 포함해 완전한 피드백 고리를 제공할 때 긍정적인 효과를 내는 경향이 있다는 것이다.

a. 현재 환자 상태 모니터링
b. 정해진, 종종 개인에 맞춰 정해진 치료 목표들에 비추어 데이터 해석
c. 필요한 경우 관리 계획 조정
d. 개인 환자에게 맞는 맞춤 권고나 조언을 갖고 환자와 소통
e. 적절한 간격으로 이 주기 반복

이러한 특정 인구들(노인, 만성 질환자 및 소외 계층)이 쌍방향 정보 기술을 성공적으로 이용하는 데 영향을 미치는 가장 흔한 요소로 이 시스템 이용으로부터 얻는 혜택에 대한 소비자의 인식이 있다. 여기에서 편의성은 중요한 요인이다. 효과적인 데이터 입력은 귀찮은 것은 아니며 개입 치료는 사용자의 일상 활동들에 맞춰 제공할 필요가 있다. 시기적절한 때 및 자주 환자의 요청에 반응하는 임상의들은 쌍방향 정보 기술 이용을 늘리고 사용자의 만족도를 높인다. 이 연구는 추가 조사가 필요한 문제들을 찾았다.

응용

쌍방향 정보 기술의 이점, 편의성, 일상 활동들로의 통합에 대한 소비자의 시각이 노인, 만성 질환자 및 소외 계층의 쌍방향 정보 기술들의 효과적인 사용을 촉진시킨다. 소비자 건강을 위한 산업 기술 개발 또는 실행에 개입하는 간호사들은 소비자 건강을 위한 산업 기술의 향상을 위해 연구 결과들을 잘 알고 있어야 한다.

질의

1. 이 체계적인 리뷰 논문에서 완전한 피드백 고리(feedback loop)란 무엇을 의미하는가?
2. 여러분은 간호사의 치료에 영향을 미치는 피드백 고리를 어떻게 보며 어떤 유형의 피드백 고리들이 특히 도움이 될 것이라고 생각하는가?
3. 결론에서 언급된 3가지 질문들에 대해 여러분은 어떻게 생각하는가? 이 질문은 간호 부문과 간호사들과 어떤 관련 있는가?

객들이 된다. 예를 들면 실험실은 병동들에 병리 검사 서비스들을 제공하기 때문에 병동의 스태프들은 실험실의 고객이 된다). 고객 만족도를 평가할 때 모든 그룹의 고객들을 고려할 필요가 있다.

(Zimmermann, 2001, p255~256)

고객 만족도를 결정하는 것과 관련된 어려움들을 다루어야 할 뿐만 아니라, 다른 사안들도 고려할 필요가 있다. 그러한 사안들 중 하나로 의료 서비스 소비자로서 환자가 양질의 치료가 무엇인지 판단할 수 있는가 하는 것이 있다. 이 질문은 환자와 의료 서비스 제공자, 양측의 감정을 크게 상하게 하는 경향이 있다. 환자의 질병은 환자가 그 질병의 치료법에 대해 평가하는 데 어떤 영향을 미치며, 환자는 자신의 평가를 어떻게 표현하는가? 이것은 만족도 평가 시 중요하게 고려해야 할 점으로, 환자의 과거 경험들을 조사해야 한다. 이러한 조사를 통해 환자의 만족도와 관련된 문제 발생을 예방하기 위해 다룰 필요가 있는 잠재적 문제와 우려들이 드러날 수 있다. 이 사안과 더불어, 짐머맨(Zimmermann, 2001)은 설문지 기입을 완료하는 환자들은 치료 평가에 응할 능력을 가진 환자들(대체로 영어를 구사할 줄 알고, 경우에 따라서 젊은 환자들)이라고 주장했다. 이러한 능력은 치료에 대한 만족도 평가 과정에서 많은 다른 환자들을 전적으로 제외시키게 된다. 만족도 평가 과정에서 확인할 수 있는 많은 문제들에서도 마찬가지인 것처럼, 스태프들은 '환자는 화를 내거나 계속해서 불평을 늘어놓는다'고 말하는 식으로 불평들을 사소하게 여기는 경향이 있다. 이것은 환자의 불만들을 회피하고 개선하려고 노력하지 않는 하나의 방식이다.

"치료의 질에 대한 정의와 측정에 대한 연구들은 대대적으로 이루어졌지만, 치료의 질에 대한 소비자의 시각에 대한 관심은 그보다 훨씬 적었다."(Oermann, Dillon & Templin, 2000, p9) 클리닉들에서 이루어지는 치료의 질에 대한 지표들을 대상으로 실시한 한 연구는 의료 서비스 제공자들과 소비자들, 양측 모두 치료의 질을 평가하는 데 관심이 있지만, 치료의 질을 보는 시각이 다르다는 것을 알게 되었다(Oermann, Dillion & Templin, 2000). 의료 서비스와 간호의 질을 판단하는 데 어떤 지표들이 중요한가? 이 연구는 한 도시의 이동 치료 시설에 있는 119개의 클리닉 환자들을 샘플로 포함시켰다. 이 연구 결과 의료 서비스에서 가장 중요한 질적 지표들은 다음과 같다.

- 건강 상태 호전
- 필요한 때 치료와 서비스 이용
- 선택할 수 있는 진단과 치료법 방안들

의료 서비스의 질적 지표들과 간호 지표들은 다음과 같다.

- 간호사와 소통
- 존중심을 보이는 인격적인 대우
- 최신 정보를 가진 간호사에게 치료받기
- 간호사들에게 교육받기
- 환자 방문 시 서두르지 않음.

간호 지표들은 의료 서비스의 질적 지표들보다 더 구체적인 것처럼 보인다. 물론 양쪽 모두 확실히 서로 관련이 있긴 하다. "환자의 만족에 대한 연구들은 지속적으로 임상의들과 환자 간 소통의 중요성과 입원 및 이동 치료 동안 교육의 중요성을 입증해 보였다. 만성 질환자들 역시 다른 환자들보다 간호사의 교육을 더욱 중요하게 여겼다."(Oermann, Dillon & Templin, 2000, p11) 여기에서 주목해야 할 중요한 점들로 교육, 소통 및 대인관계가 있다. 이것들은 환자 간 만족과 양질의 치료에 영향을 미치는 핵심 요인들로 확인된 동시에, 의료 서비스 제공 조직들과 간호사들은 양질의 치료를 제공할 시간이 점점 부족해지는 것을 경험하며 그 결과 환자들과 소통하고 교육할 시간이 제한된다는 것이 확인되었다. 이것은 스태프 부족과 직장 스트레스와 관련해 심각하게 우려되는 점이다.

의료 서비스 제공자와 소비자의 질적 치료에 대한 시각들을 비교해보면 급성 치료 역시 예외가 아니다. 새논, 미셸과 카인(Shannon, Mitchell and Cain, 2002)은 선별한 구명 치료 병동들에서 질적 치료에 대한 환자, 간호사 및 의사의 평가와 환자의 만족도를 비교한 연구를 실시했다. 이 연구의 샘플에는 14개 병원의 25개 구명 치료 병동들에서 489명의 환자, 518명의 간호사 및 515명의 의사가 포함되었다. 데이터를 수집하기 위해 표준화된 도구들을 이용했다. 이 연구 결과, 의사들은 환자나 간호사들보다 치료의 질을 더 높게 평가하고 환자의 만족도를 더 높게 추정하는 경향이 있었다. 간호사들과 환자들은 치료의 질 순위를 비슷하게 두었다. 그러나 이 세 그룹의 경우 병동들 내에서 또는 병동들 간에 큰 차이가 있었다. 이 연구는 의사, 간호사와 환자들은 환자의 만족, 치료의 질을 각각 다르게 본다는 결론을 내렸다. 또한 전문 의료진이 치료의 질과 환자의 만족에 긍정적인 시각을 갖고 있으며, 이에 환자가 동의할 것이라고 미리 예견하면 안 된다는 견해를 내놓았다. 이 세 그룹의 견해들은 모두 고려할 필요가 있다. 병원 치료에 대한 환자의 시각들을 조사한 또 다른 연구는 병원 소비자의 의료 서비스 제공자&시스템 평가(Hospital Consumer Assessment of Healthcare Providers and Systems, HCAHPS)에서 나온 데이터를 이용했다(Jha, Orav, Zheng & Epstein, 2008). 이 데이터에는 양질의 치료와 관련된 병원의 업무 수행 평가 내용이 포함되었다. 병원들의 질적 지표들 수행과 환자들의 치료 경험에 대한 만족은 높은 상관관계가 있는 것으로 확인되었다. 이 연구 결과를 보면, 간호사 수와 환자 입원 일수 비율이 높을수록 환자 치료의 수행이 더 나을 수 있다는 증거가 나타났다. 이 관계가 인과적으로 나온 것인지 아니면 더 나은 서비스 제공을 위한 병원의 노력을 나타내는 지표인지 여부는 확실히 알 수 없다(p1926).

환자의 만족에 관한 데이터 역시 병원 성적표의 중요한 구성 요소다. 실제로 도움이 되는 유형의 데이터에 대해 더 많이 알게 될수록 병원의 성적표는 환자, 고용주, 모든 유형의 의료 서비스 제공자들에게 있어 더 유용하고 신뢰할 수 있는 것이 된다. 만족의 변수들은 전문 의료진들이 아닌 환자들이 찾을 필요가 있다는 것을 인식하는 것이 중요하다. 그런데 이것은 한 가지 문제를 제기한다. "전문 의료진들은 환자 만족의 구성 요소를 대기 시간, 예의, 음식의 질 같은 서비스의 주요 요소들로 규정하는 경향이 있다. 그러나 거대 소비자들과 미세 소비자들은 치료 전달 스타일과 더불어 치료의 질을 우려하며 치료 과정과 결과 측정치들에 대해 훨씬 더 복잡하고 완전한 리스트를 원한다. 현재 의료 서비스 제공자들과 보험사들은 기꺼이 받아들이지 못하지만, 소비자가 치료를 만족스러운 것으로 인정하지 않는 한 그 치료는 양질의 치료가 될 수 없다는 인식이 널리 퍼져 있다."(Sullivan, 1998, p573)

환자의 만족은 치료의 질을 구성하는 핵심 요소다. 2006~07년 동안 의료 서비스에 대한 환자의 만족도 데이터를 조사한 정부의 설문 조사 결과, 환자들은 그들의 병원 치료에 전적으로 만족하지는 않는 것으로 나타났다(미 보건사회복지부, 2008). 이 설문 조사에 응답한 환자들의 65%가 다른 이들에게 그 병원을 추천할 것이라는 데 동의했지만, 또한 그 환자들은 간호사들과 의사들로부터 존중 어린 태도를 느끼지 못했으며, 수술 후 통증에 대해 불충분한 투약 치료를 받았고, 그들이 필요하다고 느낄 때 퇴원 정보를 받지 못한 것으로 나타났다. 25%는 간호사-환자의 소통이 효과적이지 못했다고 느꼈다. 이것들은 심각한 문제로서, 더 효과적인 환자 중심 치료 필요성과 관련 있는 것들이다.

한 지역 의료 센터에서 연례 환자 만족에 관한 데이터를 받았다. 이 데이터는 한 외부 조직에 의해 이 센터의 모든 환자들에게 우편으로 발송된, 환자 만족도 설문 조사들에서 나온 결과들을 요약한 것으로 스태프들에게 제공되었다. 올해의 재입원율은 응답자의 40%로서, 작년의 20%보다 올랐다. 이 지역 의료 센터에는 원장이 새로 취임해 스태프들에게 그 데이터에 답변하라고 요청했다. 과거에 스태프들은 데이터를 보았을 때조차 별 탈이 없었기 때문에, 올해의 답변 요청에 좀 놀랐다. 많은 스태프들이 지역 의료 센터가 더 발전하거나 소비자 문제들을 해결하는 것은 자신들의 직무와 상관없는 것이라고 느꼈다. 그들은 그것을 관리자의 일이라고 생각한다. 지난 일 년간 더 많은 환자들과 가족들이 스태프들에게 불만을 토로했다. 요약 데이터에도 나와 있는, 일부 불만들로는 (a)진료 약속을 잡기 위한 대기 시간 증가, (b)진료 도착 시 대기 시간 증가, (c)스태프의 태도(무례함, 퉁명스러움, 배려 없음), (d)환자 교육 거의 전무, (e)주차 공간 부족, (f) 치료비 지급과 관련한 혼동이 있다.

질의
1. 스태프들이 소비자 만족 개선에 개입하는 것은 왜 중요한가?
2. 이 경우 소비자들은 누가 되는가?
3. 어떤 유형의 구조가 개선 계획을 세우는 데 가장 효과적일 것인가? 의무적 참여자, 규모, 목적 등을 고려할 것.
4. 부각된 주요 불만들을 고려한 후, 이 지역 의료 센터는 소비자 만족을 개선시키기 위해 어떻게 대응할 수 있는가?(취할 수 있는 개입 조치들을 구체적으로 밝힐 것)

출처: 미국 간호사협회(2009). 간호 행정: 임상 실무 범위와 기준들(Nursing Administration: Scope and Standards of Practice), Silver Springs, MD. "2009 By American Nurse Association". 허가하에 재출간. 모든 저작권은 미국 간호사협회에 있음.

환자 옹호자로서 간호사의 역할

옹호(advocacy)는 언제나 소비자와 관련한 간호사 역할의 주요 측면이었다. 미국 간호사협회(ANA), 전문 간호사 조직들과 의료 서비스 기관들에서 개발된 간호 기준들 및 인가 조직들과 기타 전문 의료진 조직들에서 개발한 간호 기준들은 옹호와 소비자 중심주의의 핵심 측면들 중 많은 것들을 지지한다. 미국 간호사협회의 '간호 부문: 임상 실무 범위와 기준들(Nursing: Scope and Standards of Practice, 2004)'에는 간호사는 "자기 옹호(self advocacy)를 위한 틀을 마련할 때 한 환자가 다른 환자들을 돕고 옹호하는 것과 같은 역할을 하는 것"(p39)으로 윤리 기준에 옹호를 포함하고 있다. 이 기준은 환자 지향적인 것이다. 미국 간호사협회(ANA)의 간호 행정 기준들은 옹호 범위를 확대하고 스태프들과 건강한 근무 환경을 옹호하는 데 간호사 행정가의 역할에 대해 논한다. 이 기준은 미국 간호집행기구(American Organization of Nurse Executives, 2009)로부터 지지를 받는다. [표 7-1]에는 옹호에 대한 미국 간호사협회의 간호 행정 기준 내용이 기술되어 있다. 환자 교육, 환자 만족 및 불만 처리, 질 개선, 의료 서비스에 대한 의사 결정에 환자 참여 및 옹호의 모든 구성 요소들 및 소비자 중심주의에 대한 내용은 미국 간호사협회의 기준들에서 볼 수 있다.

[표 7-1] 미국 간호사협회의 옹호 범위와 기준들: 행정

간호사 행정가는 개인, 가족, 지역 사회, 주민, 의료 서비스 제공자, 간호 부문과 다른 전문직 및 기관과 조직, 특히 보건&안전과 관련된 기관의 권리들을 보호하고 옹호한다. **측정 준거** 간호사 행정가는 ● 환자가 자신의 치료에 참여하도록 지지해야 한다. ● 개인들이 자신의 건강 정보에 접근하고, 그 정보를 이용할 수 있는 방식과 다른 이들이 접근하는 방식에 대한 인식을 높이도록 지지해야 한다. ● 환자의 권리를 지지하고 환자의 개인적 건강 데이터와 정보를 보충하고 수정을 요청하고 공유할 수 있는 능력을 지지해야 한다. ● 개인 정보 보호, 치료 보장, 건강 정보 이용 및 처리의 기밀 유지와 관련된 요인들을 평가해야 한다.	● 정책들, 서비스들과 시스템의 설계, 실행 및 평가에 환자의 옹호를 통합시켜야 한다. ● 의료 서비스 제공자들, 대중의 대표들과 의사 결정자들 및 다른 관계자들 앞에서 환자를 옹호하는 기술을 보여야 한다. ● 정책 개발과 환자 옹호 활동들 및 과정에서 재정적 책임과 무결성을 보여야 한다. ● 안전성을 높이고 그들의 최우선 이해관계를 수호하고, 간호사의 전문 의료진으로서 무결성을 보호하기 위해 주민, 의료 서비스 제공자들 및 기타 관계자들의 기대치 간 갈등 문제들을 해결하도록 노력해야 한다. ● 보건 정책들을 홍보하고 실행하는 데 동료, 주민, 의료 서비스 제공자들과 기타 관계자들을 위해 전문 의료진으로서 기여해야 한다.

옹호를 구성하는 요소들 중 중요한 두 가지 요소가 있다. (1)환자에게 유용한 정보 제공과 (2)환자의 의사 결정 지지이다. 간호사는 이 결정이 최고가 아니라고 생각하더라도 지지해야 한다. 의료 서비스 제공 조직이 성공하기 위해서, 협업은 이 과정의 필수 부분이 되어야 한다. 간호사는 환자와 환자 가족의 협업을 통해 의료 서비스들을 제공하고 환자를 옹호해야 한다. 환자를 옹호하기 위해서, 간호사는 환자를 설득할 뿐만 아니라 환자를 대리해 간호사가 상호 작용할 수 있는 다른 사람들을 설득할 필요가 있다. 옹호는 간호사가 환자의 권리를 인도받는 다는 것을 의미하는 것이 아니라, 간호사는 환자가 치료 과정에서 중요한 관계자라는 것을 인 정하면서, 환자가 더 독립적이 되도록 돕는다.

관리 치료의 확장같이 변제에서 발생하는 변화들 역시 의사-환자의 관계에 확실한 영향을 미쳤다. 환자 옹호자는 또한 한계들을 인정하고 적절한 지원 부서들에 환자들 문제를 의뢰해 야 한다. 옹호는 임상 실무의 일부가 될 필요가 있다. 길키, 어프 및 프렌치(Gilkey, Earp, French, 2008)의 관점은 옹호를 하나의 연속체(continuum)로 기술하고 있다

- 개인적 수준은 환자에게 정보를 전하는 것에 집중하며, "건강에 필요한 개인적 믿음, 태 도 및 지식을 목표 대상으로 하는 개입 조치들"을 고려한다(p17). 여기에는 자기 관리와 환자 교육이 포함될 수 있다. 이 책의 앞부분에서 논의했던 만성 질환은 결정적인 문 제다. 소비자들이 건강 정보를 찾아 인터넷에 눈을 돌리게 됨에 따라 전자-건강 정보 (E-health)는 더욱더 중요하게 되었다.

- 다음 수준은 환자들을 지지하고 힘을 실어주는 데 집중하는 대인관계 수준이다. "충고, 정서적 지지 제공 및 필요한 자원들과 다른 도움들 제공"(p18) 같은 개입 조치들은 이 수 준에서 필수적인 부분으로서, 이 모든 것들이 대인 상호작용을 요구한다. 가족들 및 환 자에게 중요한 이들을 이 과정에 참여시킬 필요가 있다.

- 세 번째 수준은 변형하는 문화에 초점을 맞추는 조직과 지역 사회의 수준이다. 조직들 과 지역 사회는 환자 옹호를 지지하기 위해 어떤 조치를 취하고 있는가?

- 네 번째 수준은 소비자의 목소리를 정책과 법으로 바꾸는 데 초점을 맞추는 정책 수준

이다. "환자를 옹호하는 데 있어, 중요한 정책들은 (1)환자 치료로 접근하는 것을 통제하고, (2)의료 서비스 조직들을 규제, 특히 환자의 안전 감독(Gilkey, Earp & French, p21)과 관련해 의료 서비스 조직들을 규제하고, (3)의료 서비스 소비자들을 보호하는 것들이다."

건강 보험에 대한 관리 치료의 접근법들은 의료 서비스 옹호에 영향을 미쳤다. 의사는 환자에게 필요한 치료의 옹호자로서보다는 재정 문제에 기초해 의사 결정을 내리는 데 개입하는 경우가 더 많다. 이것이 환자의 옹호자로서 간호사의 역할에 어떤 영향을 미치는가? 병원과 가정 간호 시설에서 근무하는 간호사들은 변제, 환자가 받는 치료를 제한하는 의사 결정과 관련해 환자들의 고민들을 자주 접한다. 간호사들은 환자를 돕기 위해 그들이 할 수 있는 게 아무것도 없을 때 좌절감을 느낀다. 전문 임상 실무 간호사들(advanced practice nurses)은 의사들이 겪는 것과 같은 갈등을 많이 경험한다.

간호사는 환자들을 보고 그들의 권리를 옹호하기 위해 어떤 일을 할 수 있을까? 간호 과정이 완전하고 적극적으로 환자, 가족 또는 중요한 다른 이들의 참여를 보장하는 것이 결정적인 첫 단계다. 이 과정에 내재화시켜야 하는 것으로 개인 맞춤 치료, 환자의 권리들, 환자를 존중하는 태도 및 환자 교육이 있다. 간호사는 또한 정보를 제공해 환자에게 힘을 실어줄 필요가 있으며, 의료 서비스 선택을 할 때 환자와 가족에게 지지를 보낼 필요가 있다. 의료 서비스들, 비품들, 의료 장비들을 포함해 치료를 평가하는 것은 오늘날 쉬운 일은 아니다. 환자들의 입원 기간이 짧아지거나 환자가 조기 치료를 위해 병원에 찾지 않는 현재의 의료 서비스 환경에서 환자를 교육한다는 것은 아주 어려운 일이다. 환자 교육은 시간이 걸린다. 이것은 점점 더 지역 사회로 옮겨 가는 중이다. 반드시 환자의 치료 욕구들을 충족시키기에 적합한 환자 교육을 보장하는 것이 간호사가 맡은 책무다. 간호사들은 환자의 치료 욕구들을 충족시키는 데 창의력을 더욱 발휘할 필요가 있는데, 이를 위해 산업 기술로 눈을 더 돌려야 할 것이다. 그러나 치료는 개인적 욕구들과 인간적 접촉이 여전히 존재한다는 것을 보장하는 방향으로 이루어질 필요가 있다. 간호사는 환자가 치료를 필요로 때 치료를 받을 수 있도록 복잡한 의료 서비스 시스템과 이 시스템과 관련된 변제 문제들을 이해하는 데 도움을 줄 수 있다. 예방은 오늘날 의료 서비스 환경에서 중요하며, 환자가 질병 예방의 필요성을 이해하고 예방이 개인 환자에게 어떻게 도움이 될 수 있는지 이해하도록 돕는 것은 간호사-환자 관계의 일부가 된다.

리더십과 관리 기술 적용하기

비판적 사고 개발을 위한 질문&활동

1. 여러분의 지역 사회에서 의료 서비스 소비자 중심주의를 평가할 수 있는 좋은 기회다. 의료 서비스 소비자 그룹들은 어떤 단체들인가? 그들은 어떤 일을 하는가? 그들은 얼마나 영향력이 있는가? 간호사들은 이러한 그룹들 중 한 곳에 참여하는가? 참여하면 어떤 식으로 참여하는가? 여러분의 간호대학 또는 간호과 학생들은 이런 단체들 중 어느 한 곳에라도 참여하는가? 이러한 개선을 향상시키기 위해 어떤 일을 할 수 있는가? 우선 여러분의 반에서 소비자 단체 리스트를 작성하고 추가 조사를 위해 더 작은 팀들로 나누거나 또는 개별 학생들이 조사하도록 한다. 이어 수집된 정보를 공유할 수 있다.

2. 소규모 팀으로 연구할 때, 지역 사회의 환자 옹호자로서 간호사 역할에 대해 여러분이 어떻게 정보를 얻을 수 있는지 판단하라. 여러분이 수집하기 원하는 데이터와 그 데이터를 얻을 곳을 고려하라. 여러분은 이 데이터를 어떤 방법으로 이용할 것인가?

3. TV 광고, 팸플릿, 인터넷, 건강 웹사이트 같은 건강 정보 소통 도구의 한 예를 선택하라. 본 단원에서 논의한 건강 정보 소통 도구의 속성들을 이용해, 예로 선택한 도구를 평가하라. 이 작업은 학생들이 그들의 예들과 평가 내용을 공유하기 위해서 반에서 이루어질 수 있다.

4. 지역의 한 의료 서비스 제공 조직의 환자 만족 평가 과정에 대해 더 많은 정보를 찾아보라. 내용, 평가 횟수, 데이터 분석 및 정보 수용 대상을 고려하라. 환자 만족 평가는 차이를 만들어냈는가? 그랬다면 어떻게 차이를 만들어냈는가?

5. 보건 의료 질&연구청(Agency for Healthcare Research and Quality, AHRQ) 사이트를 방문해 의료 서비스 품질에 대해 환자에게 이야기하기 섹션에 초점을 맞추어라(www.talkingquality.gov). 여러분은 이 정보를 환자와 환자 그룹들과의 소통 계획에 어떻게 이용할 것인가?

6. 간호사들은 '건강한 사람들(Healthy People)' 보고서를 잘 알고 이 보고서의 목표와 목적들을 모든 환자들에게 제공되는 교육 프로그램 계획 수립과 치료에 결합시킬 필요가 있다. www.healthypeople.gov를 방문하라. 이 보고서의 최신 버전인 '건강한 사람들 2020'을 체크하라. 이 보고서에 대한 정보와 관련 정보는 인터넷과 출판물로 쉽게 이용할 수 있다. 이 정보는 전문 의료진들의 교육적 필요성뿐만 아니라 정책 문제들로 이용된다.

7. '건강한 사람들' 사이트는 이 보고서의 목표와 목적들과 관련한 현재의 결과들이 제시되어 있다(www.healthypeople.gov). 이 데이터는 목표와 목적들의 성공을 추적하는 데 도움이 된다. 그러나 이 목표와 목적들은 의무적인 게 아니라는 점을 기억하는 것이 중요하다. 의료 서비스 제공 조직과 개인 의료 서비스 제공자들이 이 목표와 목적들의 이용 여부를 선택한다. 이것은 큰 단점이다. 왜냐하면 많은 이들이 '건강한 사람들' 보고서가 있다는 것조차 알지 못하거나 누가 적용하는지 알지 못하는 시점에서, 어느 누구도 실제로 이 목표와 목적들이 미국의 의료 서비스 실태를 정확히 반영한다고 말할 수 없기 때문이다. 정부는 이 보고서의 사용을 증가시키기 위해 많은 노력을 기울이고 있다. 여러분은 급성 치료 시설 및 지역 병원에서 간호 관리 부문에 이 정보를 어떻게 적용시킬 것인가?

전문 의료진 협진 팀&진료과 의료진 팀 개발

본 단원의 개요

학습 목표

핵심 용어

학습 방향

오늘날 의료 서비스 환경에서의 팀

팀, 그룹 및 팀워크

팀 유형들

팀 리더

팀 리더의 특징

과제와 책임

성별 문제와 팀 리더십

팔로어십: 핵심 개념

팀 구조&과정

팀 과제와 기능들

팀 규모 및 구성

예시들: 간호 팀과 전문 의료진 협진 팀

효과적인 팀

팀 발전 단계들

동기 부여

- 동기 부여에 관한 이론

동기 부여 방법

- 동기 부여 개선을 위한 전략

공동체 힘&공동체 정신

팀 성공을 가로막는 장벽들

직무 완수

수간호사 또는 교대 관리자와 팀

리더십과 관리 기술 적용하기

비판적 사고 개발을 위한 질문&활동

학습 목표

본 단원을 시작하기 전, 이 단원의 학습 결과들 중 익숙한 것이 있는지 살펴볼 것.

- 의료 서비스 전달 시스템에서 팀들의 중요성에 대해 논의할 것.

- 다양한 팀 유형들을 비교하고 대조할 것.

- 팀 리더의 특징들을 평가하고 이 특징들과 팀 리더의 과제와 책임의 연관성에 대해 논할 것.

- 팀 구축과 관련해 중요하게 고려할 점들에 대해 설명할 것.

- 팀 발전 단계들을 적용할 것.

- 동기 부여와 팀워크의 관계에 대해 설명할 것.

- 동기 부여를 개선하는 데 이용할 수 있는 3가지 전략을 이용할 것.

핵심 용어

● 교차 기능 프로젝트 팀 (Cross-functional project team)	● 다진료과 팀(Multidisciplinary team)
● 권한 부여(Empowerment)	● 규정기(Norming)
● 추종자들(Followers)	● 수행(Performing)
● 팔로어십(Follwership)	● 힘(Power)
● 공식 팀(Formal team)	● 자기 주도 업무 팀 (Self-directed work teams, SDWTs)
● 형성(Forming)	● 격동기(Storming)
● 집단 사고(Group think)	● 팀(Team)
● 비공식적 팀(Informal team)	● 팀 구축(Team building)
● 두 진료과/전문 의료진 협진 팀 (Interdisciplinary/Interprofessional team)	● 팀 기능(Team functions)
	● 팀 리더(Team leader)
● 동기 부여(Motivation)	● 팀워크(Teamwork)

결과 지향적 의료 서비스 전달 시스템이 점점 강조되는 현재, 팀들의 시너지 효과가 일어나 보건 시스템에 도움이 될 수 있다. 시너지 효과를 내기 위해서는 원활한 소통이 있어야 하는데, 특히 경청과 사실 확인, 서로에 대한 지지와 격려, 서로 다르고 대립되는 기술들 이용, 질 개선을 위한 노력, 팀들의 가치와 집단적 기여 수용 및 더 나은 팀과 결과들을 위해 건설적인 피드백을 이용하는 소통이 필요하다. 임상 실무 현장에서 팀 단위 치료가 점점 늘어날 뿐만 아니라, 간호 교육 역시 학생들을 위해 공동 학습 경험들을 점점 더 많이 이용하게 되었다. 공동 학습이 증가한 이유들 중 한 가지로, 공동 학습의 학습 효과 증대를 들 수 있지만, 또 다른 이유로는 학생들의 팀에 대한 학습, 즉 팀의 기능, 역할과 책임, 의제 수립 및 평가에 대한 학습을 촉진시킨다는 점이 있다. 공동 학습은 학생들이 여러 가지 관점들과 지식이 단지 하나의 관점과 한 분야의 지식보다 더 낫다는 것을 이해하는 데 도움이 된다(Michaelsen, Knight & Fink, 2008). 이 책은 더 효과적인 팀들을 위한 의학협회의 권고들을 지지하면서 팀, 팀의 기능, 팀이 의료 서비스에 미치는 영향과 관련된 내용으로 이루어져 있다. 본 단원에서는 구체적으로 팀의 결정적 요소들과 팀의 기능, 또는 간호사들에게 중요한 팀들의 구조 과정에 대한 정보를 제공한다. 팀에 대한 논의는 9단원에서도 계속될 것이다.

오늘날 의료 서비스 환경에서의 팀

어느 누구도 모든 것을 혼자 다 할 수는 없다. 이러한 사실은 역동적인 동시에 빈번하게 변화가 일어나는 오늘날 의료 서비스 환경에 적용할 때는 훨씬 더 실감나게 느껴진다. 정보 폭발은 어느 누구도 만물박사가 되는 것을 불가능하게 만들었다. 시간이 지나면서 전문 지식은 발전했으며, 또한 일부 스태프들은 각기 다른 유형의 전문 지식을 보유하고 있다. 의학협회는, 치료 팀은 기술, 소통, 참여 및 유효성(2003) 수준을 높이고 의료 서비스 전문직들의 5대 핵심 역량들 중 하나로 전문 직종들로 이루어진 팀들의 이용을 포함시킬 것을 강조했다. 간호 부문에 대한 보고서(2004)를 통해 의학협회는 치료의 통합과 조율로 기술된 6대 고민들과 더불어 직접 치료와 간호 부문에 대한 6대 주요 고민들을 확인했다. 팀은 치료의 통합과 조율을 보장하는 데 결정적인 역할을 한다. 모든 조직들은 이것을 효과적으로 수행하기를 바란다. 물론 많은 조직들이 그렇지 못하다.

의학협회는 자체 보고서에서 의료 서비스 시스템이 효과적으로 기능하지 못하고 있다고 평했다. 현재 미국의 의료 서비스 시스템에는 치료의 지속성과 조율성이 결여되어 있으며 소통도 부실하다(2001, 2003). "두 진료과로 구성된 전문 의료진 협진 팀은 다양한 전문 지식, 기술들 및 방법들을 가진 두 전문직 부문들 및 기타 직업을 가진 사람들로 구성된다. 팀원들은 한 환자 또는 한 그룹의 환자들을 위한 최적의 치료를 찾기 위해 그들의 관찰 내용, 전문 지식 및 의사 결정들의 범위들을 조율하고 협업하고 서로 소통한다."(의학협회, 2003, p54) 다른 분야의 전문 의료진 팀들은 치료를 개선하고 비용을 줄일 수 있다(의학협회, 2003, p55). 새먼(Salmon, 2007)은 "우리는 간호의 범위를 넘어서 다른 이들과 협업, 파트너십을 가지면서 많은 갈등과 반목이 있다는 점을 입이 아프도록 이야기했다는 것을 말하지 않을 수 없다. 간호 부문에서 간호사라는 전문직의 정체성과 자율권을 확보하기 위해 아주 열심히 싸우다가 우리 부문을 다른 부문들과 분리시키는 것을 향후 성공의 한 조건으로 여기게 되지 않을까 걱정이 된다. 나는 우리 간호사 부문의 분리는 전문 의료진으로서 우리의 가장 기초적인 가치들에 상반되는 것이라고 본다. 우리와 관련된 조무사들, 기사들 및 다른 이들과 마찰이 생겨 이를 해결하려고 할 때라도 가능한 한 최고의 치료를 제공하겠다는 우리의 약속과 어떻게 타협할 수 있는가?"(p177) 전문 의료진 협진 팀들을 이용해 역량을 키우는 것은 달성하기 쉬운 것은 아니지만, 팀워크를 키우고 유지하는 것은 의료 서비스 부문에서 장기적으로 논의되던 사안이다.

팀, 그룹 및 팀워크

팀과 팀워크의 차이는 무엇인가? "팀은 하나의 목적이 아닌 수단이라고 할 수 있지만, 반면 팀워크는 업무 수행과 주요 목표를 달성하는 방법에 관한 것이다."(McCallin, 2001, p422) 이 정의를 기초로 보면, 팀은 하나의 구조가 되고, 팀워크는 팀원들이 일하는 방식인 기능이 된다. 3단원에서 논의한 공동 운영을 팀이란 개념과 혼동해서 이용할 수 있다. 그러나 팀들은 공동 운영에서 결정적 역할을 한다는 점에서 이 두 용어는 다르다. 의료 서비스 제공 조직은 공동 운영 모델을 이용하지 않을 수 있지만 관리 기능들을 지지하고 프로젝트들을 개발하고 실행하기 위해서는 임상 부문들에서 팀들을 이용할 수 있다.

혼동하는 또 다른 부문은 팀과 그룹을 비교할 때 나온다. 대부분의 사람들은 팀과 그룹을 동의어로 생각하지만 이 두 용어는 다르다. 의료 서비스 제공 조직들에서 더욱 흔히 사용되는 용어는 팀이다. 스태프들이 한 그룹을 지칭할 때 '실무 그룹'이란 말은 거의 사용하지 않고, 대신 팀이란 용어를 자주 사용한다. 그룹은 팀보다 덜 체계적으로 조직된 것으로 여겨지는 경우가 흔하다. 예를 들면, 한 그룹의 사람들은 어떤 체계적인 조직 없이도 사회적 활동들을 위해 함께 모일 수 있지만, 팀은 체계적인 구조를 이룬다. 팀은 명확한 목표와 목적들, 구성원 자격 요건들, 리더와 추종자의 책임이 있어야 하며 팀 작업을 평가해야 한다. 팀과 비교했을 때 그룹은 공유하는 비전과 사명을 덜 강조하는 편이다. 팀들은 대개 서로에게 구속되어 있다는 느낌을 받는다. 팀들은 운영 가이드라인들, 의사 결정 과정들을 갖고 있으며 한 조직의 다른 부분들과 정해진 관계를 맺고 있다. 예를 들어 한 환자 병동에는 환자들의 치료를 담당하는 여러 간호 스태프 팀들이 있을 수 있으며 간호사, 의사, 사회복지사 및 다른 의료 서비스 제공자들로 구성된 전문 의료진 협진 팀들이 있을 수 있다. 공유, 수용, 협업 및 소통은 효과적인 팀 기능의 필수 요소들이다.

팀 유형들

팀은 다양한 방식으로 분류되어왔지만, 한 조직에 속한 팀들을 분류하는 데 가장 흔히 사용하는 방법은 공식적 팀과 비공식적 팀으로 분류하는 것이다. 공식적 팀은 하나의 구체적 목적을 염두에 두고 조직에 의해 탄생하며, 영구적으로 존재하거나 임시로 존재할 수 있다. 공식적 팀의 대표적인 예로 임상 치료 팀, 정책위원회, 간호사위원회 및 질개선위원회 등이 있다. 비공식적 팀이나 그룹들은 팀원들이 대개 하나의 공통된 것을 공유한다는 점에서 공식적 팀과 매우 다르다. 또한 비공식적 팀은 덜 구조적이며, 실제로 조직에 의해 팀으로 인식되지 않는다. 비공식적 팀은 단순히 사교 집단이나 지지 집단일 수 있지만, 또한 문제를 해결하거나 서비스를 제공하는 실제 자원 역할을 할 수도 있다. 공식적 팀들은 다양한 이유로 형성될 수 있다. 가장 흔한 공식적 팀으로 환자 치료 팀이 있는데, 이 팀의 목적은 특정 환자들에게 배정되어 적절한 치료 제공을 보장하기 위한 것이다. 의료 서비스 제공 조직(HCOs)은 전자 의무 기록 내용을 바꾸는 프로젝트같이 특별 프로젝트 업무를 맡도록 팀들을 꾸릴 수 있다. 또 다른 팀들은 정책과 절차 같은 장기 프로젝트들을 맡을 수 있으며 이 경우 위원회라고 불릴 수 있다.

의료 서비스 제공 조직들에서 팀들이 형성되는 방식들과 이용되는 방식은 많은 변천을 거쳐왔다. 자기 주도 업무 팀은 환자 중심 치료와 연관되는 경우가 종종 있다(McCullough & Sanders, 2000). 자기 주도 업무 팀(SDWT)이라는 접근법은 환자와 분권화된 서비스들에 집중하며, 환자의 만족을 유지하거나 높이면서 근로자들의 기술 조합을 더욱 효율적으로 이용한다. 이 접근법의 목표는 의료 서비스들을 최대한 환자들에 가까이 접근시키는 것이다. 이동 치료 같은 지역 병원들뿐만 아니라 급성 치료 병원들에서도 발견할 수 있는, 이 모델을 사용하는 의료 서비스 제공 조직들은 의료 서비스들을 환자의 병상으로 가져온다. 예를 들어, 실험실 검사 서비스들은 가능할 때마다 병상 옆에서 제공되며, 의료 서비스 제공 조직이 클리닉인 경우, 이 검사 서비스들은 현장에서 제공되어 환자들은 또 다른 검사 장소로 갈 필요가 없다. 자기 주도 업무 팀은 관료주의 업무 방식을 줄이고 스태프들의 동기를 높이는 것으로 여겨진다(McCullough & Sanders, 2000). 환자 중심 치료를 더욱더 강조함에 따라 환자 중심 치료 팀들을 더욱 강조하게 되었다. 환자 중심 치료 접근법에서 환자를 중심으로 팀은 확실히 환자의 치료 욕구들을 충족시키는 데 초점을 맞춘다(Spitzer, 2008).

자기 주도 업무 팀 모델은 팀 간호와 어떻게 다른가? 팀 간호의 경우, 팀은 팀 리더로서 한 명의 간호사(RN) 지휘 아래 대부분의 직접 치료를 제공하는 간호 스태프들로 구성되어 있다. 팀 리더는 한 그룹의 환자들에게 전달되는 치료를 계획하고 감독하는데, 이것은 팀 리더가 직접 치료를 제공하는 시간이 더 적을 것이라는 사실을 의미한다. 자기 주도 업무 팀은 "직원들은 환자의 치료가 전달되는 방식과 전달하는 기관에 지급하는 비용에서 현저한 변화를 일으킬 책임을 가지고 있다고 기대되는" 점에서 팀 간호와 다르다(McCullough & Sanders, 2000, p93). 이러한 팀들은 (a)환자, 스태프 및 의사의 만족, (b)환자의 치료 결과들, (c)자원 효율성 증가와 비용 감소, (d)스태프 보유와 생산성과 관련해 더 긍정적인 결과들을 얻는 경향이 있다. 자기 주도 업무 팀과 관련된 핵심 가정들은 다음과 같다.

- 모든 팀원들은 치료에서 그들이 맡은 몫을 충실히 완수할 책임이 있다.
- 모든 팀원들은 그들에게 무엇을 기대하는지 잘 알고 있다.
- 관리자들은 통제를 포기한다.
- 자율권과 관련된 장벽들이 있다.
- 관리자들은 부분적으로 팀의 성공을 결정짓는 환경과 문화에 대해 책임을 진다.

  (McCullough & Sanders, 2000, p94)

이러한 가정들뿐만 아니라 자기 주도 업무 팀의 문화는 팀이 의료 서비스 치료 팀들에서 대체로 발견할 수 없을지 모를 다음의 특징들을 요구한다.

- 팀은 팀원들의 구체적인 책임과 업무 경계들을 규정한다.
- 팀 내 역할들은 바뀐다. 팀은 전체 과정을 중심으로 구조화되어 있으며 모든 이들은 업무 결과들에 대해 동등한 책임을 지기 때문이다.
- 팀원들을 대상으로 한 교육은 자기 주도 업무 팀에서 기능하는 데 반드시 필요한 산업 기술, 행정 기술 및 대인관계 기술들의 학습에 초점을 맞춘다.
- 팀들은 관리자들이나 다른 리더들에 점점 덜 의존하면서 업무를 수행하는 그룹들로 진화한다.
- 팀들은 자체 성장과 목표 달성들을 확인하기 위해 자체 업무 수행 측정 방법들을 규정한다.

관리자가 자기 주도 업무 팀과 여기서 나온 결정을 지지하지 않으면, 이 모델은 실패할 것이다. 또한 팀원들이 이 개념과 자신들의 책임들을 받아들이지 않는 경우 역시, 팀은 실패할 것이 분명하다. 팀과 팀원들은 팀의 목표를 정하는 법과 팀의 업무 수행을 평가하는 법을 배워야 한다. 팀들은 효과적으로 기능하고 함께 일하는 데 필요한 기술들을 획득하기 위해서 훈련과 교육을 받을 필요가 있다. 역할 이전은 아주 어렵고 시간이 걸릴 수 있다. 그러나 시간이 지나면서 대부분 팀들은 결속력 있는 조직들(units)로 발전한다.

팀 리더

팀 리더는 팀의 유효성 면에서 아주 중요하다. 많은 의료 서비스 팀들에서 간호사(RN)들이 팀 리더가 된다. 이들의 리더십과 관리 기술들은 팀이 목표를 향해 나아갈 때 도움을 준다. 이것이 신규 졸업생들이 보통 직장 생활 초기에 추측하는 리더십의 역할이다. 초창기 신입 스태프들은 입사를 하면 리더십과 관련해 다음과 같은 의문들을 가진다. 팀 리더는 누구인가? 팀 리더는 어떻게 기능하고 어떤 문제들이 팀 리더에게 영향을 미치는가?

팀 리더의 특징

대부분의 조직들에서 팀 리더는 관리 스태프들을 이끄는 관리부 리더들보다 권한을 갖는다. 그러나 팀 리더는 자신이 맡은 직책의 요건들을 충족시키기 위해서 반드시 필요한 권한은 덜 갖고 있어야 한다. 리더로서 자신감과 팀원들에게 역할 모델로서 본보기를 보일 수 있는 능력은 팀 리더의 중요한 특징들이다. 팀 리더들이 열정을 갖고 팀이 나아가도록 이끄는 '치어리더' 역할을 해야 하는 경우도 종종 있지만, 이러한 역할은 적절하게 해야 한다. 항상 '실없이 기분 좋은' 사람과 일하기를 원하는 사람은 하나도 없다. 팀 리더들은 촉진적 리더십을 입증해 보일 필요가 있다. 물론 그것을 입증해 보이는 방법은 매우 다양할 수 있다. 촉진적 리더십을 입증할 필요가 있다는 말은 리더들은 비전을 갖고 팀을 이끄는 동시에 학습자가 될 자세를 갖고 있어야 한다는 의미다. 코칭은 팀 리더십의 중요한 일부분으로 팀원들을 지지하고 격려하는 행동들을 통해 나타난다. 효과적인 리더라면, 모든 통제 권한이나 의사 결정권을 한꺼번에 팀에게 양도하진 않겠지만, 점차적으로 통제를 줄여 팀에 더 많은 힘을 실어줄 것이다.

시간이 지나면서 팀은 발전하고, 따라서 리더의 역할들도 바뀌는데 리더는 점차 직접적인 통제를 줄이고 촉진자가 된다. 그러나 모든 팀들이 충분히 발전하는 것은 아니다. 이 말은 팀 리더는 시간이 지나면서 팀의 업무 수행을 평가하고 필요할 때 길을 인도할 필요가 있다는 의미가 된다. 리더십과 관리 기술들을 배우는 중이라서 리더로서 경험이 부족한 간호사들은 자기 확신 결여, 팀원들에 대한 신뢰 결여, 팀원들이 팀을 위한 의사 결정을 내리지 못할 경우 뭔가 잘못될지도 모른다는 두려움으로 인해, 자신이 이끄는 팀이 더욱 독립적으로 기능할 준비가 되었을 때도 이를 알아차리고 인정하기 더 어렵다. 이들은 또한 팀원들과 소통하고 직무를 위임하고 팀원들의 업무를 평가하는 데도 훨씬 어려움을 겪는다. 시간이 지나고 경험이 쌓이고 멘토로부터 가르침을 받는 사이, 처음에 경험이 일천했던 간호사들은 중요한 역량들을 더 키울 수 있게 된다.

팀 리더는 팀의 업무 성과뿐만 아니라 처리 과정에도 초점을 맞춘다. 업무 처리 과정은 팀이 함께 일하는 방식이다. 촉진적 리더십 접근법은 팀원들에게 코칭과 역량 개발의 기회를 제공한다. 다른 유형의 리더들과 마찬가지로 팀 리더들도 소통 기술, 심리학적 내용, 변화, 문제 해결 능력과 의사 결정 능력, 동기 부여 기술 및 시스템들에 대해 이해할 필요가 있다. 팀원들에게 정직한 피드백을 제공하도록 격려하고 또한 팀원들이 그렇게 하는 데 편안하고 안전한 느낌을 받을 수 있는 근무 환경을 조성하는 것이 중요하다. 팀원들이 만났을 때 자유롭고 개방적인 소통이 이루어지도록 함으로써 팀 리더는 편안한 근무 환경을 위한 초석을 깔아놓게 된다. 또한 팀 리더는 공동 책임을 가진 집단으로서 팀에 초점을 맞추는 1인칭 복수 단어들을 사용한다. 예를 들어 '나는' '나를' 대신 팀과 상호 의존을 강조하기 위해 '우리는' '~를 합시다'라는 단어를 이용한다. 그러나 이 말은 한 개별 팀원이 팀에서 빛나는 것이 분명할 때에도 그 팀원을 개별적으로 칭찬해서는 결코 안 된다는 의미가 아니다. "'내가 팀이다'라는 말은 없다. 의료 서비스는 팀 스포츠가 맞기는 하지만 임상의들이 개인 선수로 뛰는 경우가 너무 자주 있다."(Weinstock, 2010)

과제와 책임

자신은 팀원들과 다르다거나 팀원들보다 위에 있다는 태도를 갖고 팀 리더라는 직책에 접근하는 사람들은 성공적으로 팀을 이끌 수 없다. 효과적인 리더들도 팀에 직접 참여해 업무를 처리해야 한다. 그렇다 할지라도 전체 그림, 즉 어떤 일을 할 필요가 있으며 그것을 달성할 수 있는 가장 좋은 방법을 계속 모색해야 한다. 리더라고 위에서 군림하며 팀원들을 인도하는 것은 효과적이지 않다. 대신 팀에 합류해 팀원들을 인도하는 것이 효과적일 것이다. 조직은 팀들에게 의사 결정의 경계들을 분명히 밝힐 필요가 있다. 팀들의 경쟁은 흔한 것이지만, 대부분의 상황에서 팀들의 경쟁은 조직의 긍정적인 협업 문화를 개발하는 데 도움이 되지 않는다. 팀 리더가 완수해야 할 핵심 과제들과 준수해야 할 책임들은 다음과 같다.

- 팀원들이 팀의 목표와 목적들을 정하는 것을 도와 팀이 앞으로 나가도록 인도할 책임
- 팀원들이 팀의 계획 수립에 적극적으로 참여하고 이러한 역할을 하는 데 편안하게 느낄 수 있는 환경을 제공할 책임
- 팀의 초점이 환자에 맞춰져 있다면, 환자에 대한 초점을 강화할 책임
- 팀의 과제들이 무엇인지 분명히 하고, 계획에 따라 진행되고 시기적절하게 달성되도록 보장할 책임
- 팀의 기준과 규칙들의 수립을 보장하고 팀원들이 기준과 규칙들을 준수하도록 장려할 책임
- 핵심 자원들 및 조직의 다른 팀들/부서들과 팀을 연계할 책임
- 팀이 과제에 집중하도록 도움을 줄 책임
- 팀이 개선하고 발전하도록 도전 과제를 제시할 책임
- 협업을 막는 장벽들을 제거할 책임
- 시기적절한 때 문제들에 대한 후속 조치를 실행할 책임
- 팀원들의 기여를 인정하고 가치 있게 여길 책임
- 미시적 관리를 최소화하고 팀원들이 관리 문제들에 도움을 제공하도록 장려할 책임
- 팀에 도움이 될 수 있도록 갈등 관리 기법을 이용하고 이 효과가 팀의 업무 결과에 미치도록 도움을 줄 책임
- 팀의 업무 결과들을 강조하며 팀이 자기 평가를 하도록 보장할 책임
- 팀원들로부터 피드백을 수용할 책임
- 팀원들의 업무 수행과 팀의 유효성에 대해 시기적절한 때에 적절하게 평가를 실시할 책임

성별 문제와 팀 리더십

리더십에 대한 문헌과 이론들이 지금까지 여성 리더십보다는 남성 리더십에 더 관심이 많았던 것은 의심의 여지가 없는 사실이다. 이렇게 된 이유들 중 일부는 역사적으로 여성들은 리더십을 행사할 수 있는 자리에 앉는 경우가 적었기 때문인 것으로 이해할 수 있다. 그러나 오늘날, 이것은 더 이상 사실이 아니다. 여성들은 모든 주요 유형의 조직들에서 리더십을 발휘하는 직책들을 맡고 있다. 물론 더 많은 여성들이 그런 직책에 앉을 필요가 있다. 실제로 대부분의 여성들은 직책 서열에서 하위 서열의 직책, 관리자로서도 하위 직책을 맡고 있는 것으로 확인된다. 의료 서비스 부문 역시 여기서 한 치도 벗어나지 않는다.

남성 리더와 여성 리더는 어떻게 묘사되는가? 의료 서비스 부문을 포함해 19개 업계에서 활동하는 여성 리더들을 대상으로 한 한 연구는 여성 리더들이 남성 리더들과 다른 특징들을 갖고 있는 것을 발견했다(Caliper, 2005). 여성 리더들은 대체로 참여적 리더십 접근법을 더 선호하고 다른 이들이 의사 결정에 참여하도록 장려하는 편이다. 그들은 남성 리더들보다 더 공감하고, 융통성 있으며 더 기꺼이 위험을 받아들인다. 남성 리더들 역시 이 부문들에서 높은 점수를 받았지만 여성들만큼 높지는 않았다. 권력 공유는 목표에 도달하기 위해 정보를 공유하는 것만큼 긍정적인 특징으로 여겨진다. 스태프들이 자신들에 대한 인식을 개선시키는 것은 근무 환경을 개선하고 업무 수행 능력을 향상시켰다. 여성 리더들은 '결과'보다는 과정에 더 집중하는 경우가 종종 있었다. 그들은 더 넓은 사안들에 관심을 보였다. 여성 리더들에 대한 이러한 묘사가 고정관념적 관점이 될 수 있다는 것을 인식하는 것이 중요하다. 이 접근법이 여성들에게 더욱 흔히 발견된다는 이유 하나만으로 부정적인 또는 비효과적인 접근법으로 간주해서도 안 된다. 중요한 점은, 이 특징들은 변혁적 리더십 같은 현대 리더십 이론과 리더십 스타일들에서 더 많이 강조되고 있다는 점이다. 확실히 리더십 직책을 맡은 남성들 중 이런 특징을 가진 남성들도 있으며, 또한 여성 리더들 중 이러한 특징들을 갖지 않는 여성들도 있다. 성별 문제에 너무 집중하다 보면 성별에 관계없는 리더들의 개인적 차이의 중요성을 무시하게 된다.

팔로어십: 핵심 개념

팀 리더들은 팀은 추종자들, 즉 팀원들이 없으면 존재하지 않는다는 것을 인식해야 한다. 추종자들은 어느 조직이든 성공의 결정적인 열쇠다. "추종자들이 없으면 어떤 리더도 없으며, 리더들이 없으면 추종자들도 없다."(Grossman & Valiga, 2000, p44) 리더십 이론이 점점 더 참여적 접근법으로 관심을 돌리게 됨에 따라 추종자들의 중요성은 더욱 커지게 되었다. 리더십은 추종자들의 발전을 의미한다. 이 개념을 이해하는 것이 중요함에도 불구하고, 이 개념은 많은 관리 및 리더십 관련 출판물들에서 핵심 화제로 다루어지지 않고 있다. 이러한 출판물은 리더십만 강조해왔다(Grossman & Valiga, 2000). 많은 출판물들을 보면, 팔로어십(followership)은 부정적이라고 직·간접적으로 메시지를 전한다. 그러나 이 개념을 진지하게 고려하면, 어떻게 이것이 부정적일 수 있는가 반문하지 않을 수 없다. 추종자들이 없으면 어떤 일도 완수될 수 없으며 따라서 리더들도 전혀 필요하지 않게 된다.

효과적인 추종자가 되기 위해서는 어떻게 해야 하는가? 모든 신규 졸업생들은 이 질문에 대해 생각해야 한다. 왜냐하면 이것이 모든 졸업생들이 하게 될 역할이기 때문이다. 리더들조차 추종자가 되는 상황들을 경험한다. 어떤 이들은 추종은 단지 자동적인 반응일 뿐이라고 생각할지 모르지만, 추종자가 되기 위해서는 에너지가 쓰인다. 효과적인 추종이란 자동적으로 이루어지는 반응도, 아무 생각 없이 따르는 수동적인 역할도 아니다. 이것은 전문 지식의 육성, 활용 및 공유, 문제들과 다른 이들에 대한 이해, 효과적인 소통과 협업을 요구한다. "팔로어십 또한 리더십이 필요한 시기와 리더십의 역할에 대해 아는 것과 관련 있다."(Grossman & Valiga, 2000, p48) 그러나 추종자들은 단지 리더들이 되기 위해 존재하는 것은 아니라는 점을 이해하는 것이 중요하다. 그들의 존재 이유는 그들이 필요하고 수행할 결정적 역할을 갖고 있기 때문이다.

모든 추종자들이 비슷한 것은 아니다. 추종자에 대한 묘사로부터 추종자의 4대 유형들을 확인할 수 있다. 효과적 또는 타의 모범 추종자 타입, 소외 추종자 타입, '예스맨' 타입, 양 타입이 있다(Grossman & Valiga, 2000).

1. '효과적 또는 타의 모범' 타입 추종자들은 독립적으로 기능하고 비판적 사고를 할 수 있다. 이들은 명령받은 대로 그대로 따르는 것이 아니라 그 과정에 자신의 아이디어를 추가한다. 이들은 열심히 참여한다.

2. '소외' 타입 추종자들은 비판적 사고 능력은 발휘하지만 적극적으로 행동에 옮기지는 않는다. 수동적 태도가 흔하며 어떤 이들은 분노한 것처럼 보인다. 때때로 그들은 불평주의자나, 불만족하는 사람으로 묘사되지만 참여하지는 않는다. 그들은 에너지를 투자하고 싶어하지 않는다.

3. '예스맨' 타입은 리더의 명령에 따라 열정적으로 일을 하며 리더를 지지한다. 이 유형의 추종자들은 어느 한쪽을 선택하며 의사 결정을 내리는 직책을 맡고 싶어하지 않으며, 대신 거의 피드백을 받지 않은 채 주어진 과제들을 완수하는 것을 선호한다. 그들은 형식을 좋아하며 새로운 아이디어들을 내놓지 않는 사람들이다.

4. '양(sheep)' 타입이라고 불리는 일부 추종자들은 '예스맨'과 비슷한 것처럼 보이지만, 이 타입의 추종자들은 훨씬 더 수동적이고 의존적이며, 명령받은 그대로 할 뿐이다. 이 타입의 추종자는 다른 이들이 조종할 수 있는 사람이다. 이들은 개혁안을 내놓지 않으며 부여된 명확한 지시만 따를 뿐이다.

위에 제시한 4가지 유형들 중 3번과 4번 유형 추종자들은 다른 이들에게 도전장을 던지고 새로운 프로젝트들을 맡거나, 질문을 하고 또는 주어진 과제들 이상의 모험을 절대 하지 않는 팀원들이다. 리더는 팀원들의 추종자 타입들을 이해하는 것이 중요하다. 또한 추종자들도 동료들과 자신들의 추종자 타입을 이해하는 것이 중요하다.

직장 상황에서 이용되는 또 다른 팔로어십 스타일들도 있다. 전형적인 스타일들로 파트너, 기여자, 정치가 및 하급자 스타일이 있다. 이들 팔로어십 스타일들은 어떤 차이가 있는가? 파트너 스타일은 "리더와 긍정적이고 상호 도움이 되는 관계"를 보인다(Grossman & Valiga, 2000, p50). 파트너들은 나중에 리더가 되는 경우가 종종 있다. 기여자들은 근무 과정에 적극적으로 참여할 뿐만 아니라 이 과정에 자신의 아이디어를 추가시키고, 동료들과 잘 지낸다. 파트너들과 비교해보면 기여자들은 리더들과 밀접하게 발을 맞추지 않으며 리더의 비전 달성을 보장하는 방향으로 일하지도 않는다. 추종자 스타일들 중 정치가 스타일은 대인관계 기술과 소통에 초점을 맞추지만 전반적인 업무 수행은 최고 수준에 이르지 못할 수 있다. 네 번째 추종자 스타일은 하급자 스타일이다. 하급자 스타일은 직무에 초점을 맞추지만 반드시 개선하기 위해 열심히 노력하는 것은 아니다. 추종자 타입과 스타일을 고려했을 때, 여러분은 어떤 유형& 스타일이 효과적인 추종자라고 생각하는가? 효과적인 추종자의 특징들이 효과적인 리더의 특징들과 아주 유사하다고 말한다면 깜짝 놀랄지 모른다. 효과적인 추종자의 특징들 중 일부를 아래 제시하였다.

- 강건함과 독립심
- 비판적 사고
- 스스로 생각할 수 있는 능력과 의지
- 정직한 피드백과 건설적인 비판, 특히 시기적절한 방식으로 피드백과 비판을 제시할 수

있는 능력

- 구속받지 않겠다는 의지
- 혁신과 창의성
- 협력과 협업
- 솔선수범 성향
- 정해진 의무를 넘어서 일하려는 성향
- 주인의식을 가지려는 의지
- 개혁안을 발의하는 성향
- 직장에서 일어나는 일에 관심 집중
- 맡은 책임을 다하는 성향
- 업무와 조직으로부터 활력을 얻음.

  (Grossman & Valiga, 2000, p52~53)

팀이나 근무 환경에 기여하는 추종자들은 업무 처리 과정에 자신의 아이디어들을 적극적으로 추가하고, 적극적으로 의사 결정에 참여하고, 업무 처리 과정과 비전 실현을 위해 노력한다는 느낌을 받는다. 이러한 추종자들은 리더들을 신뢰하고 감정과 고민거리 공유의 중요성을 잘 알고 있을 뿐만 아니라 자신의 한계들을 논의할 때도 불편해하지 않는다. 추종자들이 효과적이지 못하다는 이유 때문에 그들을 중요하지 않다거나 또는 보이지 않는 것 같은 미미한 존재로 여겨서는 안 된다. "리더들과 추종자들은 서로 의존적이다."(Grossman & Valiga, 2000, p54) 리더들은 추종자들과의 관계에서 신뢰를 높이는 것이 중요하다. 리더에 대한 추종자들의 신뢰를 높일 수 있는 전략들로는 약속 지키기, 약속을 못 지킬 경우 설명 제공하기, 정직한 피드백을 제공하고 제공하도록 격려하기, 공을 세운 추종자들에게 포상 내리기 등이 있다. 이 전략들은 모두 리더와 추종자들 간의 상호 신뢰를 돈독히 한다.

팀 구조&과정

팀들은 그냥 100% 원활하고 효과적으로 기능하는 팀들로 보이지는 않는다. 팀은 팀 목표의 달성을 위해 노력하는 팀원들과 팀 리더십을 통해 발전해나간다. 팀의 구조와 처리 과정들도 점진적으로 발전한다. 팀 리더들은 훨씬 더 효과적인 팀이 되도록 개선하기 위해 어떤 것이 필요한지 결정하기 위해 추종자들의 스타일, 팀이 의도하는 소통 목적, 역할 등을 고려하면서 개별 팀원들과 전체로서 팀을 평가할 필요가 있다. 효과적인 팀은 다음 의무들을 수행하는 팀원들(전문 의료진들)을 필요로 한다(의학협회, 2003).

- 다른 팀원들의 전문 지식, 일반 지식 및 가치들에 대해 배우기
- 협업을 하는 데 요구되는 개인 팀원의 역할들과 업무 처리 과정들에 대해 배우기
- 소통, 협상, 직무 위임, 시간 관리 및 팀의 역학 구조 평가를 포함해 기본적인 집단 기술들이 있다는 것을 입증해 보이기
- 정확하고 시기적절한 정보를 필요로 하는 사람이 적합한 시간에 이것을 얻을 수 있도록 보장하기
- 맞춤 치료를 실현시키고 설사 팀원들이 전적으로 다른 물리적 장소들에 있다 할지라도 장소와 시간을 초월해 치료 정보와 기술이 자연스럽게 전달되도록 관리하기
- 제공되는 치료 수준의 탁월성, 지속성 및 신뢰성을 보장하기 위해 치료 과정들을 조율하고 통합하기
- 다른 팀원들과의 갈등 해결하기
- 설사 팀원들이 물리적으로 다른 장소에 있다 할지라도 공유하는 언어로 팀원들끼리 소통하기

팀 과제와 기능들

리더의 역할뿐만 아니라 팀원들이 하는 전형적인 서비스 역할로는 참가자 역할과 기록자, 관찰자, 자원 담당자 및 게시원 같은 서비스 역할들이 있다. 참가자들은 실제로 근무하는 팀

원들로서 어떤 일이든 그 직무를 수행하는 데 집중할 때 참가자가 된다. 리더는 모든 팀원들의 업무를 촉진시키는 안내자가 된다. 팀의 활동들이 확실히 문서로 기록될 수 있도록, 기록자 또는 서기가 팀 회의 때 회의록을 기록한다. 일부 팀들에는 관찰자도 있다. 관찰자는 회의 과정을 관찰하고 팀 전체와 함께 이 정보를 공유한다. 계시원은 구체적인 논의와 회의 시간들을 준수하도록 하는 책임을 맡으며, 자원 담당자는 논의나 회의와 관련된 구체적인 내용이나 전문 지식을 제공한다. 후자 3개의 역할, 즉 관찰자, 계시원 및 자원 담당자는 대체로 특정 과제들이나 특정 시기 동안 이용되는 편이다. 대표적인 예로서 팀이 특정 보고서를 내야 하는 경우나 논의를 하며 의견 충돌이 심한 경우가 있다. 대체로 임상 치료 팀에는 위에 기술한 서비스 역할들이 모두 있는 것은 아니며, 임상 치료 팀에서 리더는 조직의 한 직책 설명서에 정의되어 있는 형식적인 역할 그 이상이 아닐지도 모른다.

자신의 정체성을 키우는 팀들이 더 많이 성공한다. "효과적인 팀들은 개방성, 협업, 팀워크, 실수로부터 학습을 촉진하는 문화를 갖고 있다."(의학협회, 2001, p132) 팀 리더와 팀원들은 팀 정체성을 키우는 방향으로 적극적으로 나아갈 수 있다.

팀 정체성을 키울 수 있는 방법들로는 팀을 상징할 수 있도록 동일하게 맞춤 제작한 머그잔이나 티셔츠 구입하기, 팀명 만들어 사용하기 같은 것들이 있다. 이러한 물건들은 별로 중요하게 보이지 않을 수 있지만, 실제로 그것들은 '이 안에서 우리는 하나다'라는 생각을 일으킨다. 리더와 팀원들의 비공식적인 상호작용도 팀이 효과적으로 기능하는 데 도움이 된다. 활발한 비공식적 상호작용을 통해 팀의 모든 구성원들이 서로를 이해하게 되고 관계는 더욱 돈독해지기 때문이다(McCallin, 2001). 팀에서는 팀원들만 이해하는 농담과 이야기들이 생겨나기 시작한다. 이 모든 것들이 공동체 정신을 키우며, 팀의 업무 성과와 팀원들이 서로를 돕기 위해 협력하는 방식에 영향을 미친다. 리더를 포함해 모든 팀원들은 서로에 대한 인내심을 더욱 키우고 도움이 필요할 때 더 빨리 알아차릴 수 있게 될 것이다. 팀원들은 또한 더 편안한 마음으로 동료들에게 도움을 청할 것이다. 이어 자신들이 가진 지식과 기술들을 팀원들과 공유하는 단계로 가는 것이 팀의 일반적인 발전 과정이다. 팀원들은 팀 내에서 서로 연결되어 있으며 팀 정체성을 공유하고 있다고 느끼기 때문이다.

팀은 어떤 직무를 수행하기 위해 존재한다. 따라서 팀들은 적극적으로 나설 필요가 있다. 이 적극성은 말하기와 실행하기, 양쪽과 관련 있다. 팀의 주된 기능은 배정받은 과제를 완수하는 것이다. 과제는 치료 계획 수립과 내용 개발부터 환자에게 치료 전달처럼 실제로 과제들을 완수하는 것까지 다양할 수 있다. 모든 팀은 자신의 존재 목적, 존재 시한 및 조직의 다른 부분들과의 관계들을 명확히 이해할 필요가 있다. 팀이 효과적으로 기능한다는 것은 또한 팀원들이 협업 방식과 업무 성과, 양쪽을 모두 개선시키기 위해 노력할 필요가 있다는 의미이기도 하다. 직무 위임 역시 팀 리더들과 직무를 위임받을 팀원들에게 아주 중요한 기술이다(11단원 참조). 직무 위임은 팀의 효과에서 주된 차이를 만들어낼 수 있다.

팀의 유형은 팀이 맡은 과제와 기능들에 영향을 미친다. 임상 치료 팀은 치료를 제공한다. 따라서 이 팀이 맡는 과제와 기능들은 환자 치료를 중심으로 이루어진다. 문서에 기록된 내용의 변경같이 구체적인 프로젝트를 완수하기 위해 수립된 팀의 업무와 기능들 중에는 문서 내용 검토 및 문서 기록 기준들에 부합되는 것을 보장하는 서식들과 기록 방법 개발에 대한 정보를 얻기 위해 관련 문헌 검토, 다른 의료 서비스 조직들과 접촉, 스태프 오리엔테이션 계획 수립 및 시범 프로그램 실행 계획 수립 같은 과제와 업무들이 포함된다.

팀 규모 및 구성

팀 규모는 팀이 성장할 때 공통적으로 고민하는 문제다. 임상 치료 상황같이, 일부 상황들에서 팀의 규모는 한 특정한 수의 환자들에게 치료를 제공하는 데 필요한 스태프 수와 스태프 유형들에 기초해 사전에 결정될 수 있다. 팀의 규모와 관련된 일반적인 원칙은 팀은 배정된 과제를 수행하는 데 반드시 필요한 최소한의 팀원들을 포함시켜야 한다는 것이다. 팀의 규모는 직접적으로 팀의 효율성과 관련 있다. 팀원들이 7명 이상이 되면 관리하기 어렵다. 팀 구성과 관련된 또 다른 문제로 한 팀에 참여 여부가 자발적이냐 강제적이냐 하는 것이 있다. 다시 말하지만, 팀 모델이 치료 전달 모델인 임상 상황에서, 간호사(RN)들, 조무사들 같은 모든 임상 스태프들이 팀에 배정될 것이다. 자발적 팀 멤버십은 일부 조직위원회들에서 발견할 수 있지만, 스태프들은 프로젝트 팀들이나 위원회들에 강제적으로 배정될 수 있다. 이런 상황들에서 자발적 멤버십이 더 바람직한데, 자발적으로 팀원이 되면 스태프들은 팀에 더욱 애착을 갖게 될 것이다. 물론 이 정서가 언제나 명확하게 나타나거나 느껴지는 것은 아니다. 예를 들어

한 간호사는 승진 기회를 높일 수 있는 한 위원회에 참여하라는 명령을 받을 수 있다. 물론 그 간호사는 어떤 팀에 합류할지 선택할 수도 있을지 모르지만 말이다. 대부분의 경우 전문 의료진 조직들은 위원회들을 통해 자원 봉사자들에 의해 운영된다. 다시 말하지만, 이 점은 그리 분명치 않다. 간호사는 자신의 이력서에 '좋은 인상을 남길 것'이라는 이유로 한 위원회에 자발적으로 참여할 수 있지만, 그 위원회의 업무를 달성하려는 노력 수준은 차이가 날 수 있으며, 따라서 얼마나 되는지 모를 수 있다.

예시들: 간호 팀과 전문 의료진 협진 팀

간호 팀들은 수년 사이 다양한 방식으로 조직되었는데, 전형적인 방법으로는 기능 서비스에 따라 조직되는 것이다. 간호 팀의 발전 역사를 어느 정도 이해하면 팀들의 현재 상태를 이해하는 데 도움이 된다. 이 유형의 실무 팀에는 투약 간호사, 치료 간호사 및 조무사가 포함된다. 팀원들은 환자들의 치료 욕구와 관련된 과제들에 기초해 환자들을 본다. 어떤 스태프도 환자들의 총체적 치료 욕구들을 검토하지 않는다면 이 접근법은 환자 중심 치료가 아닌 분화된 치료로 이어질 수 있으며, 그 결과 치료법들에 대한 조율은 부족해질 것이다. 총체적 환자 치료는 간호 팀을 조직하는 두 번째 접근법이다. 모든 조무사는 아니지만 대부분의 조무사들이 팀에서 제외되고 팀은 모든 치료를 제공하는 간호사(RN)들로 구성된다. 1차 치료 팀 모델은 이 모델과 비슷하지만, 1차 치료 팀 모델에는 1차 간호사를 돕는 보조 간호사도 팀에 포함되고, 이들은 배정받은 1차 치료 환자들을 모두 돌본다. 1차 치료 간호사는 24시간 환자 치료 계획들을 책임진다. 물론 24시간 내내 직접 간호를 제공하는 것은 아니다.

1980년대에 시작한 1차 간호는 다양한 전문 의료진과 간호사들의 상호작용 방식의 변화에 지대한 영향을 미쳤다. 이 중에는 무엇을 해야 할지 그것을 어떻게 해야 할지, 그리고 그 배경을 바탕으로 결정을 내리는 데 언제나 두 전문과를 대표하는 두 의사가 상호작용했던 것에서 양쪽 전문과의 간호사 리더들도 적극적으로 참여하는 식으로 변화한 것도 포함되었다(Lyon, 1993). 1990년대에 이러한 모델은 더욱 발전하고 팀워크의 필요성은 더욱 널리 인식되었다(Minnen과 동료들, 1993). 한 조직이 분권화를 한다고 자동적으로 각기 다른 전문 의료진들이 더 협력하는 자세가 되고 팀 단위로 효율적으로 일하는 것은 아니라는 점에 주목해야 한다. 그렇게 되기 위해서는 이러한 조직적 변화보다 훨씬 더 많은 시간과 변화가 있어야 한다.

오늘날에는 다른 분야의 전문 의료진 팀 단위 작업으로 옮겨 갈 필요성이 더욱 커졌다(의학협회, 2003). 문헌을 보면 두 진료과/전문 의료진 협진 팀들과 다중 진료과 협진 팀들은 경우에 따라 헷갈릴 수 있고 번갈아 이용되기도 한다. 전문 의료진 협진 팀이란 "하나의 공통된 목적을 위해 함께 일하는, 두 진료과 의료진들로 구성된 팀을 지칭하는데, 이들은 다양한 지식을 가진 전문 의료진들로 서로 보완하며 환자 집중 치료에 기여한다."(McCallin, 2001, p419) 다중 진료과 협진 팀은 "협업하는 팀 또는 협업 과정으로 지칭되며, 다중 진료 팀에 속한 팀원들은 각기 다른 진료과에서 독립적으로 환자들의 질병 상태를 검사하거나 치료한 후 서로 정보를 공유한다."(McCallin, 2001, p420) 전문 의료진 협진 팀 이용 접근법을 이용할 때는, 개인의 전문직 업무들과 다른 업무들의 조합에 더욱 초점을 맞추어야 한다. 전문 의료진 협진 팀 이용 접근법은 집단 행위를 더 많이 고려하고 처리 중심의 특성을 보인다(Finkleman & Kenner, 2010). 이것은 의학협회가 권고하는 접근법이다. 매그너티즘을 결정하는 매그넷 작용 요인들 역시 두 진료과/전문 의료진 협진 팀들의 업무 관계 필요성을 인정하고 있다. "한 진료과 내에서, 둘 또는 여러 진료과들의 협업 관계는 중요하다. 의료 서비스 팀의 모든 팀원들은 임상 목표 달성에 필수적이며 의미 있는 기여를 한다는 전제를 바탕으로 상호 존중해야 한다. 갈등 관리 전략이 있어야 하며 갈등 발생 시 효과적으로 이용해야 한다."(미국 간호사 인증 센터, 2009) 전문 의료진 협진 팀을 이용해서 얻을 수 있는 장점들로는 어떤 것들이 있을까?(Finkelman & Kenner, 2010, p337)

- 복잡한 치료 시스템에 따른 중구난방 치료 감소
- 다양한 전문 지식의 효과적 이용(예: 의학, 간호학, 약학, 보조 의료 서비스, 사회 사업 등)
- 반복적인 또는 중복되는 서비스들 이용 감소
- 복잡한 문제들에 적용되는 창의적이고 혁신적인 해결책 증가
- 다양한 역할과 책임, 소통과 조율 및 더 나은 치료 계획을 세우는 법에 대한 팀 구성원들의 학습 증가
- 팀원들에게 동기 제공 및 팀원들의 자존감, 개인의 수행에 대한 자신감 증가

- 책임을 더 많이 공유
- 다른 이들에게 솔직히 말할 수 있는 권한 부여

임상 치료 팀의 또 다른 접근법은 임상 치료 팀을 미시 체계로 보는 것이다(Nelson과 동료들, 2008). "의료 서비스 전달에서 미시 체계는 환자들을 포함해 개별적인 하부 인구들에게 치료를 제공하기 위해 정기적으로 함께 일하는 소규모 그룹의 사람들로 정의될 수 있다. 미시 체계는 임상 치료 목표와 사업적 목표들이 있으며, 처리 과정들을 연계하고 정보 공유 환경을 조성하며 업무 결과들을 내놓는다. 이 시스템은 시간이 지나면서 진화하며 종종 더 큰 조직들에 포함되기도 한다. 환경에 맞춰 적응하는 복잡한 시스템 유형으로서 미시 체계는 (1)업무를 수행하고, (2)스태프들의 업무 관련 요구들을 충족시키고, (3)임상 병동으로서 자신의 모습을 유지해야 한다. 임상 미시 체계는 대부분의 사람들에게 의료 서비스를 제공하며, 질병과 싸우는 최전방 병동이다. 이곳은 환자들, 가족들 및 치료 팀들이 만나는 곳이다. 미시 체계에는 스태프 지지, 업무 처리 과정, 산업 기술, 정보의 순환 패턴들, 행동 및 결과들이 포함된다. 모든 임상 미시 체계의 중심부에 있는 것은 바로 환자다. 미시 체계는 다음의 일들이 일어나는 장소다.

- 치료가 이루어지는 곳
- 질 개선, 안전, 신뢰, 효율성 및 혁신이 이루어지는 곳
- 스태프들의 사기와 환자 만족도가 높아지는 곳

미시 체계는 병원들을 형성하는 구성 요소들이다."(Dartmouth Collge, 2010) 중간 체계들과 거시 체계들은 3단원에서 논의했는데 이 관점은 환자 중심 치료에 초점을 맞추고 있다.

효과적인 팀

효과적인 팀이란 무엇인가? 효과적인 팀을 기술하는 데는 다양한 특징들이 이용되는데, 이 중에는 아래 제시한 효과적인 팀의 기능을 위한 조언들도 포함된다(의학협회, 2003, p56).

- 다른 팀원들의 전문 지식, 배경, 일반 지식과 가치들에 대해 알기
- 협업하는 데 필요한 개인적 역할들과 업무 처리 과정들에 대해 알기
- 소통, 협의, 직무 위임, 시간 관리, 집단 역학 수준 평가를 포함해 기본적인 집단 기술들을 가지고 있다는 것 입증하기
- 정확하고 시기적절한 정보를 적절한 때 필요한 사람이 이용할 수 있도록 보장하기
- 다양한 환경들과 시간과 관계없이, 심지어 팀원들이 전적으로 다른 장소들에 있을 때조차도 시간, 장소를 불문하고 맞춤 치료와 관리 권한을 자연스럽게 양도하기
- 제공되는 치료의 탁월성, 지속성 및 신뢰도를 보장하기 위해 치료 과정들을 조율하고 통합하기
- 팀 내 다른 구성원들과의 갈등 해결하기

팀 발전 단계들

1965년 심리학자인 터크맨(Tuckman)이 팀의 발전 단계들을 기술하는 하나의 방법을 개발했는데 이 방법은 팀들에 적용하기 쉽다(MindTools, 2010). 이 단계들은 [표 8-1]에 제시되어 있다.

[표 8-1] 팀 발전 단계들	
1. 형성기(forming)	3. 규정기(norming)
2. 격동기(storming)	4. 성과기(performing)

출처: Dessler, G.(2002). 관리(Management). Upper Saddle River, NJ: Prentice Hall, p288~289, 허가하에 재출간.

1. 형성기(forming) 또는 첫 오리엔테이션: 첫 단계인 형성기 동안 팀원들은 서로에 대해 배우지만 신뢰는 그리 높지 않을 것이다. 이때 주어진 과제가 복잡하거나 불분명하면 팀원들은 불안을 경험할 수 있다. 모든 팀원들이 만나면 팀은 팀원들의 신뢰를 키우고 업무 협력 관계를 형성하는 데 초점을 맞춘다. 물론 이것은 실제로 말로 표현되지 않을 수 있다. 팀원들은 팀이란 맥락에서 그들의 역할들을 평가하기 시작한다. 첫 번째 모임이 있기 전 리더가 누구인지 확인할 수 있다. 임상 팀의 경우 보통 간호사 팀 리더같이 언제나 공식적

인 팀 리더나 공식적인 직책이 존재하지만, 시간이 지나면서 팀에는 비공식적인 리더들이 생기고 성장할 수 있다.

2. **격동기(storming) 또는 갈등과 혼란의 단계**: 두 번째 단계로서 격동기 때 팀원들은 자신들을 개인으로 보고 개인으로서 과제에 대응하던 방식 그대로 대응하기 원할 것이다. 일부 팀원들은 실제로 한 팀으로 일하는 것이 싫을 수 있는 반면, 다른 이들은 팀 구축 활동들을 통해 과제를 해결하려는 욕구에 가만히 있지 못할 것이다. 이때 일부 팀원들은 팀과 팀의 소통을 통제하려는 시도를 한다는 것에 주목할 필요가 있을지 모른다. 다른 팀원들은 팀이 한 그룹으로서 제대로 기능할 수 있도록 일부 팀원들이 통제하려는 시도를 막기 위해 나서야 한다. 이 과정에서 갈등이 일어날 수 있다. 이 단계에서 다음 단계인 규정기(norming)로 넘어가기 시작할 때, 팀은 팀 규칙을 제정할 것이다. 이러한 팀 규칙들은 그들의 업무 수행, 상호작용, 의사 결정 및 목표 달성 방법들에 대해 길잡이가 될 것이다 (MindTools, 2010). 이 규칙들은 규정기 단계 때 개발되는 것이 이상적이지만, 격동기 단계 동안, 이 규칙들은 개정되고 확립될 수 있다. 규칙들을 고려할 때 회의 요건들, 회의록 및 출석 같은 팀의 규칙들에 영향을 미칠 수 있는 조직의 요건들을 고려할 필요가 있다. 팀 규칙에는 어떤 내용이 수록될 수 있는가?

- 회의 목적 정의
- 회의 스케줄, 요일, 시간 및 장소
- 회의 내용 문서 기록 요건들
- 회의 때 출석, 출석 요건들 및 미 출석 시 발생하는 일
- 기밀 유지
- 팀원들의 역할과 책임
- 과제 배정
- 정보 공유
- 협업과 공조
- 만장일치 과정과 의사 결정
- 업무 평가

3. 규정기(norming) 또는 과제를 중심으로 한 강화 단계: 팀원들은 함께 일하기 시작하면서 그들의 규칙들을 정하고 서로를 도우며 팀에서 가치를 보게 되고, 팀의 결속력이 늘어난다. 이 시점에서 팀원들은 서로의 장점들과 제한점들을 이해해야 한다.

4. 성과기(performing) 또는 팀의 업무 및 수행 단계: 업무가 완수되면 팀은 이에 대해 긍정적인 느낌을 갖게 되며, 비로소 성과기 단계에 도달한다. 대인관계 문제들이 발생한다 할지라도 팀 안에서 해결될 수 있다. 이 단계의 중요한 부분은 의사 결정을 할 때 나타나는 만장일치 현상이다. 이때 시간이 중요한데, 이것은 의사 결정의 근본 특징에 따라 달라진다. 임상 치료에 대한 의사 결정은 대체로 의사 결정자들에게 가장 높은 수준의 압력을 가한다. 임상 치료에 대한 대부분의 의사 결정들은 만장일치를 요구하지 않으며 만장일치는 팀 외부에서 이루어질 수 있다(예: 팀이 적용할 필요가 있는 한 표준 진료 지침이 개발되어 있음). 이어 팀은 연구와 만장일치를 통해 팀에 의해 개발된 도구인, 표준 진료 지침을 언제 이용할지 결정한다. 개별 팀원들도 어느 정도 의사 결정을 내릴 필요가 있을지 모른다(예: 의사가 의료 처치나 투약 명력을 내릴 필요가 있을 수 있음). 퇴원 문제같이 환자가 마주칠 수 있는 다른 문제들은 최고의 접근법을 결정하기 위해 팀원들의 만장일치에 도달하기 전 치료 팀이 논의하는 대상일 수 있다.

팀원들이 아이디어들을 내놓고 팀이 취할 수 있는 접근법들을 제안할 때 일부 요소들을 고려할 필요가 있다. 제안을 하려면 그에 대한 근거 역시 제공해야 한다. 다른 이들에게 부탁해서 정보와 의견을 구하는 것이 중요하다. 이것은 물론 또 다른 팀원일 수 있지만, 그렇다 할지라도 특정 전문 지식을 가진 이가 팀 외부에 있을 때는 외부인에게 의견을 구하는 것이 필요하다. 한 스태프나 외부인이 변화를 위한 제안이나 의견을 제시할 때, 팀은 업무를 훨씬 더 원활하게 만든 다른 이들의 기여와 새로운 아이디어들에 개방적인 태도를 보여야 한다.

만장일치를 추구할 때 갈등이 생길 수 있다. 그러나 갈등 문제들을 다룰 때 팀원들의 성격에 집중하지 않는 한 갈등 발생은 꼭 부정적 상황이라고 할 수 없다. 갈등이 생겼을 때 팀원들의 성격에 집중하는 상황은 팀의 업무를 망칠 수 있다. 다른 팀원들의 의견에 동의하지 않을 때 팀원들은 대안을 제시할 책임이 있다(MindTools, 2010). 만장일치는 맹목적인 합의가 아니라 전반적인 합의를 의미한다. 모든 팀원들이 의사 결정에 전적으로 동의하지는 않을지라도 그것을 지지하기로 결정해야 한다. 팀원들은 의사 결정에 대한 감정이나 반응들을 적절하게 표현해야 한다. [표 8-2]에는 팀의 업무 수행 능력을 키울 수 있는 대표적인 전략들이 제시되어 있다.

[표 8-2] 팀의 업무 수행 전략	
● 직원의 피드백 제공 장려하기 ● 긴급히 필요한 업무 수행 기준 제정하기 ● 팀의 발전에 필요한 기술을 가진 스태프들과 기술 잠재력을 가진 스태프들을 팀원으로 선별하기 ● 첫 번째 회의와 실천에 특별히 집중하기 ● 명료한 행동 규칙들 정하기 ● '보스'에서 '코치' 입장으로 이동하기 ● 몇 가지 즉시 시행할 업무 지향적 과제들과 목표들 정하기 ● 그룹에 정기적으로 새로운 지식과 정보를	제공해 도전 과제 제시하기 ● 긍정적인 피드백의 힘 이용하기 ● 적합한 팀 규모 정하기 ● 팀워크를 좋아하는 사람들 선택하기 ● 훈련, 훈련, 훈련시키기 ● 융통성을 위해 교차 훈련시키기 ● 과제의 중요성 강조하기 ● 과제들을 팀원들에게 배정하기 ● 사회적 지지 장려하기 ● 팀워크 개발 훈련에 필요한 자재 지원하기

동기 부여

동기 부여를 다루지 않고는 어떤 업무 문제도 논의하기 어렵다. 동기 부여는 개인 스태프, 팀, 관리자, 조직의 구성 요소들(병동들, 분과들, 부서들) 및 전체로서 조직과 관련 있다. 리더십과 관리 이론들은 동기 부여라는 주제를 다루는 경우가 종종 있다. 한 스태프가 팀 리더든 아니면 팀원이든 동기 부여 문제는 중요한데, 동기 부여가 팀이 효과적으로 업무를 수행하는지 여부에 영향을 미치기 때문이다. 이런 점을 감안하고 동기 부여를 이해하는 것이 중요하다. 동기 부여는 무엇이며, 이것은 어떤 영향을 미치는가? [그림 8-1]은 동기 부여에 대한 간단한 설명이 제시되어 있다.

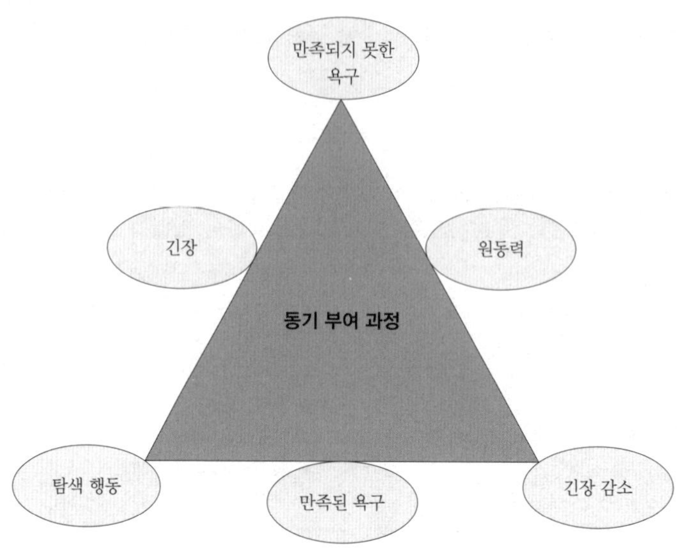

출처: Robbins, Stemphen P.; Decenzo, David A., 관리의 근본들: 필수 개념들과 응용들(Fundamentals of management: Essential concepts and applications), 3판, 2001. Pearson Education Inc.의 허가하에 재출간 및 전자 복제. Upper Saddle River, New Jersey.

동기 부여에 관한 이론 일을 하려는 의지와 근무 능력은 관련되어 있다. 사람으로 하여금 일을 하도록 이끄는 원동력을 주는 지식은 리더십 직책을 맡고 있는 모든 이들과 팀에서 근무하는 이들에게는 매우 중요한 것이다. 동기 부여는 행동, 업무 수행, 만족 및 보상과 관련 있다. 목표들을 달성하도록 팀을 움직이는 것은 팀 리더의 중요한 역할이다. "동기 부여는 어떤 활동을 하고 싶은 사람의 욕망의 강도를 높이는 것이다."(Dessler, 2002, p229) 1단원에서 논의했던 리더십과 관리에 대한 이론들과 마찬가지로 동기 부여 이론들도 다양하며 어떤 올바른, 아니 보편적으로 수용되는 동기 부여 이론은 아직까지 없다. 주요 동기 부여 이론들 중 일부에 대한 역사적 개요와 이 이론들이 관리에 미친 영향을 간단히 살펴보겠다.

매슬로(Maslow)

매슬로의 동기 부여 이론은 욕구의 위계 구조에 초점을 맞춘다(Maslow, 1943). 이 욕구 피라미드는 생리적 욕구(최하위 수준), 안전과 보장 욕구, 소속감 욕구, 사회성과 애정에 대한 욕구 및 존경 욕구, 자아실현 욕구(최상위 수준)로 올라간다. 사람들은 우선 더 낮은 서열의 욕구를 만족시키려고 시도한다. 매슬로의 동기 부여 이론은 하나의 욕구가 충족되면 그것은 더 이상 그 사람에게 동기를 부여하지 못한다고 강조한다. 만약 하나의 욕구가 충족되지 못하면 그 사람은 스트레스를 받고 좌절감을 느끼고 갈등할 것이며, 이것은 업무 수행에 영향을 미칠 것이다.

허즈버그(Herzberg)

허즈버그의 2가지 동기 부여 요인들, 즉 외재적 요인(불만족 요인들)과 내재적 요인(만족 요인들)(Herzberg, Mausner & Snyderman, 1959)은 처음에는 엔지니어들과 회계사들에 대한 연구로부터 나온 것이다. 이 이론은 동기 부여에 영향을 미칠 수 있는 무의식적 요인들을 고려하지 않았기 때문에 직무 만족의 근본 특징을 지나치게 단순화시킨 것으로 여겨졌다.

맥클레랜드(McClelland)

맥클레랜드의 학습된 욕구 이론은 3가지 욕구들, 즉 (a)성취 욕구, (b)결연 욕구, (c)권력 욕구에 초점을 맞추고 있다(McClelland, 1962). 성취 욕구는 사람으로 하여금 목표들을 달성하도록 장려하고 그 목표들에 도전하게 만든다. 결연 욕구는 사회적 상호작용을 맺도록 이끄는데, 거의 모든 일은 다른 사람들 없이 달성될 수 없는 것이기 때문에 사회적 상호작용은 동기 부여에 영향을 미친다. 권력 욕구는 권력과 권한을 획득하고 행사하려는 사람의 노력에 초점을 맞춘다. 이 이론은 사람들이 그들의 환경을 다루는 법을 배울 때 이 3가지 욕구들을 배운다는 개념을 지지한다. 사람들이 이러한 욕구들을 알게 되면, 보상받는 행동은 아마도 늘어날 것이다. 이 이론은 사회적으로 습득된 욕구들에 초점을 맞춘다는 점에서 매슬로나 허즈버그의 이론과 다르다.

스키너(Skinner)

스키너의 이론은 핵심 요인으로 강화(reinforcement)를 제시한다. 강화의 중요성을 받아들임으로써, 행동이 보상을 받으면 그것이 계속될 것이라는 개념을 받아들일 수 있다. 한 구체적인 행동이 처벌을 받으면 그 행동은 중단될 것이다(Dessler, 2002).

공정성 이론(Equity theory)

공정성 이론은 스태프들이 자신들의 노력과 보상을 비슷한 직무를 하거나 비슷한 상황에서 근무하는 다른 이들의 것과 비교하는 것을 강조한다. 비교할 때의 결정적 질문은 '나의 노력과 보상은 공정한가?' 하는 것이다(Adams, 1963). 불공정하다고 느껴지면 스태프의 긴장감은 높아지고 이것은 동기 부여에 영향을 미친다. 그러나 이러한 긴장감은 둘 중 한 가지 방식으로 작용할 수 있다. 한 스태프가 어떤 다른 스태프들은 더 적은 노력으로 동일한 보상을 얻을 수 있기 때문에 자신은 일을 더 적게 하는 것이 옳다고 느낄 수 있다. 또한 스태프들은 다른 이들이 더 높은 수준으로 일을 하고 추가 보상을 받는다고 인식하면 더 많은 일이나 노력을 할 필요가 있다고 느낄 수 있다. 이것은 대부분 스태프들이 자신의 업무와 쉽게 관련지을 수 있는 이론일 것이다.

X이론과 Y이론 및 Z이론

X이론과 Y이론 및 Z이론은 동기 부여를 논의할 때 언급되는 이론들이다. [표 8-3]에 이 동기 부여 이론의 핵심 내용이 요약되어 있다.

[표 8-3] X이론과 Y이론의 전제들	
X이론 X이론(부정적)의 관점에서 직원들을 보는 관리자는 다음 내용을 믿는다. 1. 선천적으로 직원들은 일을 싫어하므로 가능할 때마다 일을 피하려고 시도할 것이다. 2. 직원들은 일하는 것을 싫어하기 때문에 원하는 목표들을 달성하도록 강압적으로 통제하거나 위협해야 한다. 3. 직원들은 책임을 맡기 싫어해 몸을 사리며 가능할 때마다 공식적인 지시 방향을 찾는다. 4. 대부분의 직원들은 업무와 관련된 모든 다른 요인들보다 자리 보장을 더 중요하게 여기며 일에 대해 거의 야심을 보이지 않을 것이다.	**Y이론** Y이론(긍정적)의 관점에서 직원들을 보는 관리자는 다음 내용을 믿는다. 1. 직원들은 일을 휴식이나 놀이만큼 자연스러운 것으로 볼 수 있다. 2. 남성들과 여성들은 목표들에 헌신할 경우 자기 지시를 내리고 자기 통제를 발휘할 것이다. 3. 보통 사람은 책임을 받아들이는 것을 배울 수 있으며 심지어 자진해서 책임을 맡으려 할 수도 있다. 4. 훌륭한 의사 결정을 내릴 수 있는 능력은 인구 전체에 널리 퍼지는 것으로 항상 관리자의 유일한 능력은 아니다.

출처: Robbins, Stephen P, Decenzo, David A, 관리의 근본들: 필수 개념들과 응용들(Fundamentals of management: Essential concepts and applications), 3판, 2001, Pearson Education Inc.의 허가하에 인쇄 및 전자 복제, Upper Saddle River, New Jersey.

동기 부여 방법

한 사람의 동기 부여에 대해 이해하는 것은 그 사람과 팀에게 동기를 더 많이 부여할 수 있는 전략들을 키우는 데 도움이 된다. 이와 관련해 결정적인 문제는 무엇이 이 사람을 움직이며 또한 그 사람으로 하여금 업무 수행을 향상시키게 만드는 것이 무엇인가 하는 것이다. 동기를 더 많이 부여하기 위해 이용할 수 있는 방법들 중에는 관찰, 스태프들에게 묻기, 스태프들이 받는 보상들과 업무 결과들 비교 및 대조하기 등이 있다.

동기를 제대로 부여받지 못한 것으로 확인된 사람들의 경우, 보통 어떻게 묘사되는가? 동기 부여를 받지 못하는 사람의 전형적인 모습은 활력이 없고, 개혁안은 내놓지 않으며, 제대로 소통하지 못하고, 완수하는 일이 없고, 직장에서 사회성이 떨어지고 '솔선수범'하는 일은 전혀 없는 것으로 묘사된다. 스스로와 다른 이들에게서 나타나는 변화들을 지켜보는 것이 도움이 된다. 직장에서 동기 부여 역시 개인적 문제들로부터 영향을 받으며 따라서 개인적 문제는 스태프들이 동기를 부여받는 것을 방해할 수 있다.

동기 부여 개선을 위한 전략 목표를 달성한 팀원과 효과적인 업무 수행을 한 팀원에게 포상을 하는 것은 팀을 키우고 동기 부여 수준을 향상시키고 지지하는 데 결정적으로 필요한 요소다. 팀원들이나 전체로서 팀이 기대치를 능가할 때가 종종 있는데, 이런 경우들을 제대로 포착하는 것이 특히 중요하다. 또한 일이 꼬이며 잘되지 않는 경우가 있을 수 있는데, 이런 경우들 역시 무시할 수 없다. 팀의 초점은 실수들을 되씹는 것이 아니라(물론 개선이 일어나기 위해서는 실수들을 분석할 필요가 있긴 하지만), 앞으로 나아가는 데 맞추어져야 한다. 스태프들에게 동기를 부여하는 데 이용하는 가장 흔한 전략으로는 업무 수행에 대한 금전적 보상, 능력제 승진, 현장 보상, 기술급 임금, 공로상, 더 큰 직무 만족을 가져오는 직무 재설계, 권한 부여, 목표 설정(사람들이 목표를 정할 때 그것들에 도달하기 위해 더욱 동기 부여를 받기 때문임), 긍정적 강화 및 조직이 직원들에게 노력한다는 것을 입증하는 동시에 기술을 향상시키는 평생 학습 등이 있다(Dessler, 2002). 보상 방법 이용 여부의 결정은 개인, 상황, 정책과 절차들, 역할과 책임들 및 시기에 따라 좌우된다.

공동체 힘&공동체 정신

효과적인 팀으로 발전하는 것은 그냥 일어나는 일이 아니며 또 그렇다고 종착지도 아니다. 팀들은 언제나 진화하고 발전하는 중이다. 어느 누구도 한 그룹의 스태프들을 함께 모아 팀이라고 부르며 거의 변화 없이 한 팀으로 잘 기능하게 할 수는 없다. 팀의 발전 단계들에서 기술한 것처럼, 실제로 한 팀으로 구축되기까지는 많은 시간과 노력이 필요하다. 권한 부여 역시 팀의 효율적인 기능과 관련 있다. 한 팀이 되는 상황같이 사람들이 함께 일할 때, 힘(power)의 문제가 발생한다. 다양한 의제들, 개인 간, 팀들 간의 갈등이 있을 수 있다. 팀들뿐만 아니라 팀원 개인은 그들의 아이디어가 고려되지 않거나 아무도 경청하지 않는다고 느낄 때 무력함을 느낄 수 있다. 힘은 여러분이 다른 사람들 또는 의사 결정에 영향을 미칠 수 있다는 것을 의미한다. 권한을 부여한다는 것은 행동할 수 있는 힘을 주는 것이다. 그러나 권한 부여는 어떤 이들이 힘과 특권을 잃을 수 있다는 것을 의미한다. 진정으로 의사 결정에 공평하게 참여하는 것을 실천하는 조직들에서, 중간 관리자는 힘과 권한이 팀에게 돌아갈 때 힘과 특권을 가장 많이 잃는 경향이 있다. 지금 권한을 부여받은 사람이 종종 하는 것인 동시에 반드시 해야 하는 핵심 질문이 바로 이것이다. '난 어떤 일을 할 수 있는 권한을 부여받았는가?' 만약 이 대답이 명확하지 않다면, 더 많은 질문을 할 필요가 있다. 행사할 수 있는 권한 범위가 명확하지 않은 채 권한을 부여하는 것은 전혀 안 하느니만 못한 것이다. 권한 범위가 모호한 경우 실수, 좌절감 및 갈등이 늘어나는 경우가 자주 있기 때문이다.

권한 부여를 받은 팀들은 자기 제어 과정에 참여하고 팀의 업무 수행에 책임감을 느낀다. 권한 부여는 누군가 한 팀에게 정확히 그가 해야 하는 일을 말하는 것이 아니라, 요구받았을 때 방향을 제시하고 승인이나 다른 관리 통제 방법들을 기다릴 필요 없이 과제를 할 수 있는 팀 권한을 주는 것을 의미한다. 지속적인 질 개선에 대한 더 많은 내용은 13단원에서 볼 수 있으며, 질은 또한 팀워크나 권한 부여와 관련 있다. 권한을 부여받은 팀에서는 어떤 일이 일어나는가? 권한을 부여받은 팀은 자신감을 갖고 의사 결정을 내리고 팀의 업무 결과를 평가한다. 팀은 자신의 역할과 책임들을 인식하고 직무 수행에 필요한 지지를 받을 것임을 알게 된다.

팀에서의 인간관계 개발도 아주 중요하다. 팀원들끼리 공동체 정신과 서로에 대한 배려를 키우는 것은 팀이 효과적으로 기능하는 근무 환경을 조성하는 데 오랫동안 영향력을 발휘할 것이다. 크로웰(Crowell, 2000)은 공동체 정신으로 무장한 팀 구축의 5단계 과정을 설명했다.

1. 시작(Initiating): 첫 단계로서 팀원들이 서로를 알게 되는 때다. 이때 팀원들은 서로의 차이를 이해하고 다양한 팀원들과 그들의 전문직이 제공할 수 있는 게 무엇인지 아는 것이 중요하다. 팀원들은 팀에 적용되는 행동 규칙과 서로의 가치들에 대해 더 많이 배울 필요가 있다. 이렇게 이해함으로써 얻는 긍정적 결과들은 방향 감각 상실, 소외 및 불신이 아니라 소속감과 신뢰다.

2. 비전 제시(Visioning): 팀의 의미와 사명을 공유하는 데 초점을 맞추는 두 번째 단계다. 이 단계에서 팀은 팀원들에 대한 기대치, 존재 목적 및 목표들을 확인할 것이다. 이렇게 팀의 과업들을 확인하는 것은 팀원들 사이에 근심을 초래할 수 있지만, 팀원들이 서로의 일을 이해하는 데 도움이 될 것이다. 이렇게 확인한 후, 팀원들이 공유하는 팀의 비전이 탄생하게 된다.

3. 주장(Claiming): 세 번째 단계로서 초점을 업무 수행에 맞춘다. 이 단계는 서로에 대한 의지를 기반으로 하는데, 신뢰를 쌓고 팀이 효과적으로 일하는 것을 돕기 위해 공통된 비전을 갖기 때문이다. 이 단계의 긍정적 결과들은 목표들에 도달할 수 없는 무능력과 역량 부족을 확인하는 것이 아니라 목표들을 수립하고, 조직의 지원과 역량을 늘리는 것이다.

4. 축하(Celebrating): 네 번째 단계는 업적 인정, 포상 및 보상에 초점을 맞춘다. 일이 잘되는 것을 당연시 여기는 것은 결코 도움이 되지 않는다. 팀과 팀원들은 자신들의 가치를 인정받고 성공했다는 것을 알 필요가 있다.

5. 허용(Letting go): 마지막 단계로 실제로는 소통 단계다. 팀원들은 서로의 말에 경청하지 않는다거나 또는 피드백에 개방적이지 않다는 점을 입증하려고 노력하는 데 지나치게 많은 시간을 보낼지 모른다. 이 단계에서 팀원들이 기여한 점들을 평가할 때 피드백을

주는 것이 특히 중요하다. 팀원들의 피드백은 직·간접적으로 제공할 수 있다. 객관적인 피드백은 팀의 성장과 성공적인 직무 수행을 돕는다. 일반화와 개인적 논평은 도움이 되지 않는다. 팀원들은 여러 정서를 경험하고 올바르게 확인하고 이에 대해 소통할 필요가 있다. 정서 확인과 소통은 1단원의 감성 지능(Emotional Intelligence) 리더십에 대해 논의한 내용과 관련 있다. 다른 사람들의 감정들과 조화를 이루어야 할 뿐만 아니라 자신의 감정들도 조율하는 것이 중요하다. 팀원들이 언제나 동의할 필요는 없으며, 사실 항상 동의하는 경우는 누군가 솔직하지 못한 것이다. 그러나 팀원들은 다른 팀원들의 의견을 경청하고 이해하려는 노력을 할 필요가 있다. 팀원들이 서로에게 피드백을 제공하기 위해서는 다른 팀원들의 입장을 고려해야 하며, 개인적 공격을 피하고 현재 문제에 집중해야 한다. 각 팀원은 다음 질문을 할 필요가 있다. 우리는 지금 무엇을 하려고 노력하는가? 이어서 이 문제나 과제에 대한 피드백을 쌓는다. 한 팀원이 화가 나면, 자신을 자제한 다음에 분노의 원인이 된 문제에 접근해 논의하는 것이 가장 좋다. 적절한 경우 다른 팀원들을 칭찬하는 것 역시 팀원들 간에 신뢰를 쌓고 공개적인 소통 채널들을 개발시켜 어떤 문제가 발생할 때 그 문제를 다루기가 더 용이하게 만든다(갈등에 대한 추가 내용은 9단원 참조).

팀 성공을 가로막는 장벽들

팀은 지속적으로 개선할 필요가 있는데, 기능 개선을 할 때 장벽들을 만나게 된다. 팀들은 더 효과적인 팀으로 거듭나기 위해서 이런 장벽들을 다루어야 하며, 이러한 장벽 해결 역시 지속적인 과정이 되어야 한다. 장벽들은 오고 가는 데 많은 요인들로부터 영향을 받는다. 비효과적인 팀들은 단지 하나의 개별 팀이나 시스템에만 집중할 뿐 효과적인 팀이 되기 위해 해결해야 할 광범위한 문제들에 관심을 고루 두지 못한다. 간호 스태프들이 팀원이 될 준비가 안 되었거나 팀과 팀워크를 이해하지 못한다면, 이것은 비효과적인 팀이 되는 데 큰 영향을 미친다. 불충분한 대인관계 기술과 소통 역량도 효과적인 팀을 막는 장벽들이다. 간호 스태프가 리더십 역할을 맡기 싫어하고 업무에 대한 관리 책임이 없다면 이것 역시 팀에 문제들을 가져올 것이다. 팀원들의 공동 운영 수준은 팀의 성격에 크게 좌우된다. 만약 조직이 명목상으로만 공동 운영을 지지할 뿐 실제로는 그렇지 못한 경우, 팀은 권한을 부여받지 못한다. 조직 내 비효과적인 소통은 팀의 소통뿐만 아니라 팀 밖에서 소통과 관련해 어떤 일이 일어날 때도 정보 교류를 방해한다. 한 스태프가 팀이 기능하는 데 필요한 업무를 완수할 수 있는 시간을 얻지 못하면 많은 스태프들은 팀 업무와 배정된 과제들에 수동적인 자세를 취할 것이다. 팀이 형성된 후 생산적인 팀이 되기까지 많은 시간이 걸린다. 행정처가 이를 깨닫지 못하는 경우가 종종 있는데, 심지어 팀원들도 그런 경우가 있다. 이것은 팀으로 하여금 좌절하게 하고 실제 기능할 수 있기 전에 '포기'하게 만든다. 고려해야 할 다른 요인들로는 다음과 같은 것들이 있다.

- 리더십 결여.

- 권력 결여. 팀이 과제를 수행하는 데 필요한 권한을 받지 못하면, 그 업무는 예상한 방식으로 완수하지 못할 것이다.

- 원활하지 못한 소통. 원활하지 못한 소통은 언제나 스태프와 업무에 영향을 미친다.

- 텃세와 파벌. 어떤 책임을 '자신이 소유'하고 있다고 느끼는 스태프들은 팀의 원활한 기능을 방해할 가능성이 높다.

- 역할 갈등. 팀원들의 역할을 이해하는 것은 효과적인 팀과 스태프 협업의 필수적인 부분이다.

- 성 역할 고정관념. 의사들이 간호사들보다 더 중요하다는 믿음이나 모든 의사들은 협조적이지 않다는 고정관념을 가진 간호사들같이 남녀의 서열에 대한 고정관념들(McCallin, 2001). 이와 관련해 오늘날 의과대학생들의 50% 이상이 여성이라는 것에 주목하는 것이 중요하다. 그러나 간호 부문은 여전히 남학생이 적은 편이다. 다른 이들에 대한 고정관념이나 단지 추정하는 것은 효과적인 팀으로 거듭나고 효율적인 소통이 실현되는 것을 방해할 수 있다. 간호사들과 의사들이 분리되어 교육받는 경험들 역시 의료 서비스 부문에서 점점 많은 문제들을 발생시키고, 두 전문직 간에 공유와 협업도 거의 없이 집단 이기주의를 무장한 채 일하게 만들었다.

- 팀 리더와 팀원들의 갈등. 이로부터 팀은 효과적인 의사 결정을 방해하는 장벽들을 만나게 된다.

- 감독에 대한 저항. 이것은 저항이나 의견 불일치 형태로 나타날 수 있으며, 종종 팀의 목적, 힘과 특권의 상실에 대한 우려 및 팀에게 효과적인 지시 방향을 제공하지 못하는 무능력에 기초하기도 한다. 관리자들은 팀들에게 지지를 보내고 팀이 과제를 수행할 수 있도록 필요한 자원들을 제공할 필요가 있다. 또한 관리자들은 스태프들이 팀워크에 참여할 수 있는 기술을 개발하도록 도울 필요가 있다.

- 팀원들 간/팀들 간에 나타나는 협업 vs 갈등의 대립 구조(더 자세한 내용은 9단원 참조)

- 명료하게 규정된 목적 결여. 이로 인해 팀원은 무엇을 해야 하는지 모르거나 또는 불필요한 존재라고 느낀다.

- 새로운 팀원들을 효과적으로 포용하지 못하는 팀의 무능력. 이것은 집단 결속력을 방해하고 팀이 각 팀원의 기술들을 이용하지 못하게 방해한다.

- 개인적 문제들. 흔히 나타나는 문제들로 팀에 잘못 들어온 스태프, 필요한 특정 전문 지식 결여, 팀의 업무에 참여하지 않으려는 스태프의 비협조적인 태도 등이 있다.

- 까다로운 팀원들에 대한 부족한 대처. 전형적인 대처 반응들로는 희생양 삼기, 문제 부인, 분노 및 갈등 등이 있다.

대개 팀은 자신이 목표들을 완수하지 못할 때 이를 알아차린다. 모든 팀은 자신의 업무 결과들을 평가할 시간을 가지고 이 정보를 이용해 업무 과정을 개선시킬 필요가 있다. 이것은 개인 환자의 치료 결과를 평가하는 것과 전혀 다르지 않다. 간호사는 환자의 치료 목표에 도달하지 못할 때 치료에 문제가 있다는 것을 알게 된다. 비생산적인 팀을 나타내는 또 다른 지표로 조심하며 말하거나 지시받은 대로 말하는 소통 분위기가 있다. 이것은 팀원들 간에 신뢰가 낮다거나 또는 조직 내 다른 이들과 팀 간의 소통이 부족하다는 것을 암시한다. 의견 불일치 결여 역시 팀을 평가하는 데 이용될 수 있는데, 이 지표는 팀이 건강하지 못하다는 것을 알려준다. 사람들은 때때로 의견이 불일치할 필요가 있긴 하지만 자주 그렇거나 업무를 방해할 정도로 심해서는 안 된다.

집단 사고(group think)는 팀의 효과적인 기능을 막는 또 다른 장벽이 될 수 있다. 이런 일은 팀원들이 무조건 따르도록 압력을 받은 상태로 만장일치로 동의할 때 일어난다. 이것은 실제로 더 나은 해결책일지 모를 선택 방안들을 고려하지 못하게 막는다(Baron, 2005). 이런 일은 왜 일어나는가? 흔한 이유는 다음과 같다.

- 각 팀원에게 다른 모든 팀원의 의견에 동의하라는 팀의 압력이 있기 때문.
- 그룹이 자신의 행동에서 나온 결과들과 자신은 별개라고 느끼기 때문.
- 팀 전반에 폐쇄적 사고방식이 우세하기 때문.
- 팀이 제안들을 무시하고 팀의 사고방식이 비이성적이기 때문.
- 팀원들이 팀의 아이디어에 위배되는 생각들을 검열해 거르기 때문.

의사 결정에 있어 이러한 유형의 접근법은 팀으로 하여금 잘못된 판단을 내리게 유도하는데, 팀이 다른 실천 과정들을 효과적으로 고려할 수 없게 만들기 때문이다. 집단 사고를 막기 위해서는 의견 불일치의 가치와 모든 팀원들이 전력을 다해 대안들을 고려할 필요성을 인정하는 것이 중요하다.

제대로 기능하지 못하는 회의는 팀원들의 열정 결여, 결정을 내리지 못하는 무능력, 일부 팀원들의 전횡 또는 불분명한 소통이 존재한다는 것을 암시할 수 있다. 스태프 간호사가 팀 회의를 어떻게 평가할 수 있을까? 회의는 한 가지 명료한 목적을 갖고 열어야 하는데, 회의에 참석한 모든 이들이 그 목적을 알 수 있도록 분명하게 밝혀야 한다. 이전 회의 내용들을 기록한 회의록도 이용할 수 있어야 한다. 또한 회의에서 팀 리더가 한 가지 의제를 정하고 모든 팀원들이 이를 따를 수 있게 해야 한다. 토의 내용이 의제로부터 벗어나면, 팀은 다시 본 주제로 돌아올 필요가 있다. 회의 주제에 따라 또 다른 의제를 추가할 필요가 있을지도 모른다. 모든 팀원들은 존중받고 자신의 의사를 자유롭게 표현할 권리가 있다. 어떤 팀들은 회의 규칙들을 개발하기도 한다. 회의 규칙들을 개발하면 팀 내 모든 이들이 그것을 따라야 한다. 팀 리더나 회의를 이끄는 사람은 토의를 주도하거나 팀원들의 말을 중간에 잘라서는 안 된다. 그러나 회의 의제와 관련해 토의를 끝낼 때가 되었다고 리더가 암시할 때가 있을 수 있다.

회의가 끝날 때는 회의에서 결정한 내용을 간단하게 정리하고, 다음 단계들, 팀과 팀원들의 책임과 마감 시한을 확인해야 한다. 난상 토론이 있었다 하더라도 그 회의가 제대로 기능하지 못했다는 의미는 아니다. 토의 내용이 정해진 의제를 중심으로 이루어졌다면 그 회의는 제대로 기능했다고 할 수 있다. 팀원들은 회의에 적극적으로 참여할 필요가 있는데, 이 시간은 더 많은 아이디어들을 공유할 수 있을 뿐만 아니라 팀원들의 팀에 대한 헌신을 보여주는 하나의 상징이기도 하기 때문이다. 한 팀원이 회의에 가는 것을 너무 싫어하고 아무것도 이룬 게 없다고 느끼면, 팀 회의에 문제가 있다는 것을 암시한다. 가장 좋은 접근법은 팀과 함께 이 문제에 대해 논의하는 것이다.

직무 완수

효과적인 치료를 보장하기 위해 팀들을 더 잘 이용하면 다음과 같은 결과가 생겨날 것이다(Fabre, 2005). 스태프들에게 과도한 업무 부담을 주지 않도록 업무량이 적절히 분담될 것이다. 적절한 업무량 분담은 실수 위험을 줄이고, 스태프들의 피로, 스트레스와 좌절감을 줄일 수 있다. 그러면 팀들은 시너지 효과를 내서 더 많은 성과를 달성할 것이다. "시너지 효과는 한 그룹/팀의 각 구성원들이 개인적으로 달성할 수 있는 성과들의 합이다. 이 효과는 한 그룹(팀)으로서 힘을 합쳐 더 많은 성과를 낼 때 일어난다."(Fabre, 2005, p117) 각 팀원이 최선을 다해 함께 일을 하면 모든 이의 지적 능력과 경험을 더 잘 이용할 수 있게 된다. 환자 치료 개선을 위해서 팀들은 이러한 시너지 효과를 내야 한다. 팀들은 팀원들의 관리 책임을 높이고 스태프 보유 능력을 키워야 한다. 팀을 한 사람처럼 생각하는 것은 단점이 될 수 있다. 의사 결정에서 만장일치가 필요하긴 하지만 우선 다양한 해결책들을 탐구하고 가장 좋은 해결책을 선택하는 것이 가장 좋은 경우도 종종 있다. 팀원들은 다양성의 가치를 인정하고 비판적으로 사고하고 임상적 근거 추론 및 판단 기법들을 이용하고 시너지 효과를 내는 것이 필요하다. 각 팀원은 자존감을 키울 필요가 있다. 명확한 소통은 효율적인 업무 수행에 절대 없어서는 안 될 요소다(9단원 참조).

수간호사 또는 교대 관리자와 팀

수간호사들이나 교대 관리자들을 선택할 때 이용하는 방법들은 조직마다 다양하다. 흔히 사용하는 방법으로는 각 교대 근무 때 영구적으로 수간호사를 정해놓거나(주임 간호사가 될 수도 있음) 아니면 교대 근무 때마다 수간호사들이 돌아가며 병동을 책임지게 하는 것이다. 수간호사는 대체로 책임 간호사는 아니다. 수간호사의 주된 책임은 병동이 효과적으로 관리되고 각 교대 근무 때마다 환자에게 안전한 방식으로 양질의 치료가 전달될 수 있게 하는 것이다. 수간호사는 조직, 자신뿐만 아니라 감독하는 스태프들의 직무 책임들을 이해할 필요가 있으며 또한 임상 치료뿐만 아니라 관리자로서 역량도 입증해 보여야 한다. 수간호사는 병동에 대해 폭넓은 관점으로 보고 팀 리더들은 그들이 맡은 환자 그룹들에 초점을 맞추어야 한다. 수간호사나 팀 리더 직책을 맡은 모든 간호사들은 영구적으로 또는 임시로 자기 평가를 수행할 필요가 있다. 이들은 그들이 스태프들의 말을 경청하는지, 스태프들을 신뢰하는지, 일관되고 명확하게 소통하는지, 스태프들에게 명령하기보다는 인도하는지 스스로 질문을 던짐으로써 자신을 평가할 수 있어야 한다.

수간호사와 팀 리더는 의사 결정을 하고 업무 완수를 보장하는 데 많은 시간을 투자해야 한다. 팀을 이용하지 않을 경우, 수간호사는 각자 업무를 수행하는 많은 스태프들을 감독해야 한다. 이 책에서 지적했던 것처럼, 수간호사가 의사 결정에 스태프들의 참여와 협업을 장려한다면 업무는 훨씬 더 수월하고 효과적으로 완수될 것이다. 여러 팀들과 함께 일하기 위해서 책임 간호사와 수간호사는 팀의 장점들과 한계점들을 이해하고, 팀들에 시기적절한 때 적절한 정보를 제공하고, 가능할 때마다 필요한 자원을 제공해서 팀을 도울 필요가 있다. 후자, 즉 가능할 때마다 필요한 자원을 제공하기 위해서는 팀이 필요로 하는 것을 인식하고 또한 어떤 자원이 필요한지 팀에게 물어보는 것이 필요하다. 대인관계 기술들은 직무를 배정하고 결과를 평가하고 스태프들이 치료를 조율할 때마다 테스트되기 때문에 지속적으로 테스트된다고 할 수 있다. 따라서 수간호사나 팀 리더 직책들 중 하나를 맡은 간호사들은 직무 배정, 결과 평가 및 치료 조율 부문들에서도 역량을 갖추는 것이 중요하다. 직책에 요구되는 역량들 차원에서 보면 수간호사와 팀 리더는 유사한 직책이라고 할 수 있다. 그러나 수간호사는 한 특정 교대 근무 동안 병동이나 의료 서비스들에 대한 책임이 더 크며, 반면 팀 리더는 병동이나 의료 서비스의 한 부분에 집중하는 편이다.

의료 서비스 제공 조직에서 치료의 질 문제들을 다루는 데도 팀이 이용된다. 팀을 이용하는 방법들 중 하나로 미국 정부에서 개발한 '팀 스텝스(TeamSTEPPS)'가 있다. [표 8-4]에 기술된 팀 스텝스 과정은 의료 서비스의 질과 관련된 문제들을 팀 단위로 분석하고 해결책들을 개발하는 체계화된 접근법이다.

[표 8-4] 팀 스텝스(TeamSTEPPS)

팀 스텝스 소개

팀 스텝스(TeamSTEPPS)는 전문 의료진을 위해 설계된 팀워크 시스템으로 다음과 같은 특징들이 있다.

- 여러분의 조직에서 환자 안전을 개선하는 강력한 해결책
- 전문 의료진들 간의 소통을 개선하고 팀워크 기술들을 증진시키기 위한 근거 중심(증거에 기초한) 팀워크 시스템
- 여러분의 의료 서비스 시스템의 모든 부문에 팀워크 원칙들을 성공적으로 통합시킬 수 있도록 즉시 사용 가능한 자재들과 훈련 교과 과정을 얻을 수 있는 출처
- 20년 이상의 과학적인 연구와 팀워크 원칙들을 응용해 얻은 교훈들에 뿌리를 둠.
- 보건 의료 질&연구청(AHRQ)과 협업하에 국방부의 환자 안전 프로그램에 의해 개발

팀 스텝스는 다음 조항들을 실천함으로써 질적으로 더 나은, 더 안전한 환자 치료를 제공한다.

- 환자들이 최상의 임상 결과를 얻을 수 있도록 관련 정보, 인적 물적 자원들을 최대한 활용하는, 매우 효과적인 의료팀 탄생
- 팀으로서 의식을 높이고 팀의 역할과 책임들을 분명하게 밝힘.
- 갈등 해결 및 정보 공유 개선
- 치료의 질과 안전성을 방해하는 장벽들 제거

팀 스텝스는 다음 특징을 가진 문화를 조성하고 유지하는 목적의 3단계 과정을 보유하고 있다.

- 현장에서 즉시 치료를 위한 사전 훈련 평가
- 현장 교관과 의료 서비스 스태프를 위한 훈련
- 실행 및 유지

팀 스텝스 교과 과정은 사용하기 쉽고 포괄적인 멀티미디어 키트로 다음 내용이 포함되어 있다.

- 책에 수록된 기초 모듈들과 현장 발표 포맷
- 이 강좌의 필수 버전에 상응하는 휴대용 안내 소책자
- 핵심 개념들을 보여줄 수 있는 비디오 소품들
- 변화 관리, 코칭 및 실행에 대한 내용을 지원하는 CD와 DVD를 포함한 워크숍 학습 자재들

팀 스텝스의 3단계 전달 시스템

팀 스텝스의 3단계 전달 시스템은 학습한 교과들, 기존 마스터 교관 또는 변화 인자 경험, 치료의 질과 환자 안전에 대한 문헌 및 문화 변화에 기초한다.

팀 스텝스 개혁안이 성공하기 위해서는 적용하려는 조직과 조직의 업무 처리 과정들에 대한 철저한 평가와 신중하게 개발한 실행 및 유지 계획이 필요하다.

1단계-조직에 필요한 점 평가

1단계의 목표는 조직이 팀 스텝스에 기초한 개혁안을 실행할 준비가 되었는지 판단하는 것이다. 이러한 실천은 대체로 '훈련 요구 분석'이라고 지칭되는데, 이것은 팀워크 개혁안을 실행하는 데 반드시 필요한 첫 단계다. 조직의 요구 평가와 관련해 더 많은 정보는 해당 웹사이트를 참조할 것.

2단계-계획 수립, 훈련 및 실행

2단계는 팀 스텝스 개혁안 계획 수립 및 집행 부분이다. 팀 스텝스는 적용하는 조직에 맞춰 맞춤 설계되기 때문에, 이 단계에서는 조직 전체에 적용되는 모든 전략들과 모든 훈련 도구들의 실행, 특정 병동이나 부서를 목표로 한 단계별 접근법 또는 구체적 간격(팀 스텝스 용어로 표현하면 '1회 투여량 전략'이라고 불림)으로 도입되는 개별 훈련 도구들의 선별을 선택 조건(옵션)으로 포함시킬 수 있다. 주요 학습 목표들이 그대로 있는 한, 팀 스텝스에 이용되는 자재들은 적용되는 환경에 아주 잘 맞춰 각색될 수 있다. 팀 스텝스의 계획 수립, 훈련 및 실행에 대한 더 자세한 정보는 해당 웹사이트를 참조할 것.

3단계-유지

3단계의 목표는 팀워크의 업무 수행 능력과 임상 처리 과정들의 개선 및 팀 스텝스 개혁안을 시행하고 나온 결과들을 유지하고 조직 전체로 확대하는 것이다. 이 단계의 핵심 목표는 팀 스텝스로부터 배운 훈련 도구들과 전략들을 실행하고, 배운 기술들을 실천하고 이에 대한 피드백을 받고, 적용된 병동이나 부서 내에서 팀 스텝스의 원리들을 지속적으로 강화시킬 수 있는 기회들을 제공하는 것이다. 팀 스텝스 개혁안의 유지에 대한 더 자세한 정보는 해당 웹사이트를 참조할 것.

현장 평가 세부 사항들

현장 평가를 통해 개선 기회들을 확인하고, 리더십 지원 같은 기관이 준비되었는지 여부를 판단하고, 변화 실행을 막는 잠재적 장벽들을 찾고, 적용하는 개혁안을 성공적으로 지원할 수 있는 자원들이 적재적소에 배치되어 있는지 여부를 결정하는 것이 가능해진다.

1단계 평가의 각 부분은 아래에 설명되어 있다.

1. 조직 차원의 변화 도입 팀 설립하기

조직 차원의 변화 도입 팀은 해당 조직의 전문 의료진들의 폭을 나타내는 여러 진료과 출신의 의료 서비스 제공자들로 구성되어야 한다. 성공적인 변화 도입 팀들은 현재 조직 문화를 바꾸는 데 헌신하는 조직 리더들로 구성되어 있다.

2. 현장 평가 실시하기

'팀 훈련 요구 분석'이라고 불리기도 하는 현장 평가는 팀워크에서 결여된 능력들을 체계적으로 찾고 결여된 능력들을 키울 수 있는 훈련 프로그램들을 개발한다. 이어 이 정보는 필수적으로 시행할 훈련을 확인하고 훈련 목표들을 개발하는 데 이용된다.

3. 문제, 도전 과제 또는 개발 기회 정의하기

팀은 되풀이되면서 환자의 안전을 위협하는 문제를 반드시 찾고 이 문제가 기존 업무 처리 과정과 절차들에 어떤 결과를 초래하는지 판단해야 한다.

팀은 해당 문제가 발생하는 동안 진행되는 작업 흐름도나 업무 처리 과정 지도를 작성해야 한다. 적절하게 지도로 표시된 업무 처리 과정들과 수집한 정보를 이용하면 어떤 개입 조치들이 필요하고 이러한 개입 조치들의 목적은 어떤 것이며, 조직이 이런 개입 조치들을 도입할 준비가 얼마나 되었는지 명확하게 보인다.

4. 개입 조치의 목표 정의하기

환자를 위한 안전 치료를 위협하는 위험들을 줄이거나 없애기 위해 달성해야 할 목표들을 리스트로 작성하라. 각 목표의 경우, 어떤 것을 달성하고 누가 개입하고(누구의 행동을 변화시킬 것인지), 언제 어디에서 변화가 일어나야 할지를 한 문장으로 정리하라. 한 팀을 단위로 치료 과정과 관련된 목표, 수행 결과와 관련된 목표 및 임상 치료 결과와 관련된 목표를 따로 규정하는 것이 가장 이상적이다

팀 스텝스의 계획 수립, 훈련 및 실행의 세부 조건들

한 조직의 개선을 위한 기회들을 다루기 위해 필요한 훈련 도구들과 전략들은 1단계 평가 때 결정될 것이다. 다음 단계는 각 조직에 맞는 맞춤 실행 계획과 실천 계획을 세우는 것이다. 이어 훈련과 실행이 뒤따른다. 아래에 계획 수립, 훈련 및 실행에 대해 간단하게 설명해놓았다.

1. 팀 스텝스 개입 조치 정의하기

● '총 훈련(한 자리에서 모든 훈련 실시)' 또는 '1회 투여량 훈련(특정 개입 조치들의 실현을 위해 설계된 특정 훈련)', 둘 중 가장 좋은 개입 조치 전략을 결정

한다.

- 총 훈련은 팀워크를 최적화시키지만 학습을 극대화시키지는 못한다.

  이 훈련은 또한 학습 과부하 및 개선 기회들에 어떤 훈련 도구들이 가장 적합한지 확실히 판단할 수 없게 할 수 있다.

  1회 투여량 훈련은 학습 피로와 학습 과부하를 최소한으로 줄일 수 있는 훈련 도구들과 전략들을 직접 연계시킬 수 있기 때문에 사용을 권하는 접근법이다.

2. 개입 조치들의 효과를 판단하기 위한 계획 개발하기

훈련의 영향을 평가할 수 있는 다양한 방법들이 있다. 훈련 영향 평가 계획은 훈련생들이 훈련이 끝났을 때 새로운 지식, 기술들이나 태도들을 습득했는지 여부, 개인들이 학습을 일터에 적용시키고 직무에 이용하는지 여부 및 조직의 개선에 미친 결과들을 평가해야 한다.

3. 실행 계획 개발하기

훈련받을 그룹들, 그 그룹들의 훈련 순서(한꺼번에 모아서 훈련시키지 않는 경우) 및 그들이 받게 될 훈련 정도를 결정해야 한다. 이 계획에는 훈련 시행자 및 훈련 장소와 시간도 포함되어야 한다.

4. 이 계획에 대한 리더의 지원 약속 얻기

리더들에게 훈련에 소요될 시간과 훈련에 필요한 자원의 종류와 양을 비롯해 훈련 계획의 모든 면들에 대한 정보를 알린다. 리더의 지원 약속은 종종 계획을 수정하고 다듬도록 만든다. 이때 핵심은 이 계획에서 변경 불가능한 요소들이 무엇인지 아는 것이다.

5. 소통 계획 개발하기

어떤 목표를 달성할 것이며 어떻게 달성할지에 대해 소통하기 위한 계획을 개발한다. 리더들(지정된 공식적 리더들과 상황에 따라 생긴 비공식적 리더들)은 자신들의 부서나 병동들의 모든 스태프들에게 이 개혁안에 대한 정보를 제공해야 한다. 이 개혁안을 위해 일어날 수 있는 모든 활동들과 이 개혁안의 전반적 목표(예: 환자 안전 수준 향상)를 연계시키는 것이 절대적으로 중요하다.

6. 기관 준비시키기

어떤 개혁안이든 성공하기 위해서는 훈련 내용이 성공적으로 이전되어야 한다. 새로운 지식이나 기술을 학습하고 이 내용들이 근무 환경에 확실히 적용될 때 이전이 성공했다 할 수 있다. 변화 도입 팀은 근무 환경이 훈련 내용의 전이를 촉진시킬 준비가 되어 있으며, 따라서 새로운 훈련 도구들과 전략들이 변화 목표 대상 직무에 제대로 적용될 수 있게 해야 한다.

7. 훈련 실행

훈련 개혁안을 조직 전체에 확산시킬 수 있는 가장 효과적인 전략은 의사들, 간호 스태프 및 지원 스태프를 포함해 교관 팀들을 훈련 교과 과정 개발에 참여시키는 것이다. 각기 다른 훈련 상황에서 스태프들을 훈련시킬 때 통합 교과 과정을 이용할 것을 권한다. 팀 스텝스 시스템에는 3가지 의료 팀 훈련 교과 과정들과 한 가지 멀티미디어 훈련 코스용 자재가 포함된다.

1. 교관 훈련시키기. 이 2.5일 훈련 코스는 다른 스태프들을 훈련시키고 코치를 맡게 될 팀워크 강사진을 탄생시키기 위해 설계된 것이다.
2. 팀 스텝스 기초 과정. 이 교과 과정에는 직접 환자 치료 제공자들을 위한 4~6시간 쌍방향 워크숍이 포함되어 있다.
3. 팀 스텝스 필수 과정. 이 교과 과정은 팀 스텝스 기초 과정의 1~2시간 압축 버전으로 구체적으로 비임상 지원 스태프를 위해 만들어진 강좌다.

팀 스텝스 개입 조치 유지를 위한 세부 요건들

지정된 변화 도입 팀은 팀의 업무 수행을 코치하고 관찰하면서 개입 조치가 유지되도록 관리한다. 효과적인 유지 계획을 위해서는 개입 조치의 효과에 대한 지속적인 평가, 긍정적인 변화 지속 유지 및 추가 개선을 위한 기회들을 확인할 수 있는 요건들을 고려해야 한다. 아래에는 팀 스텝스 유지 계획에 포함될 수 있는 단계들에 대해 간단한 설명이 제시되어 있다.

1. 실천 기회 제공하기

팀 스텝스에 기초한 어떠한 개혁안도 변화 도입 팀이 개혁 행동들을 실천할 수 있는 기회들을 고려할 때 훨씬 더 성공할 수 있다. 일상적인 기능 수행에 실천 기회들을 포함시키는 것이 중요하다.

2. 리더들이 새로운 기술들을 강조하도록 보장하기

팀 스텝스 리더들은 훈련으로부터 배운 기술들을 일상 업무에서 실천하도록 강조하는 책임을 지고 있기 때문에 이 개혁안의 유지에 결정적인 역할을 한다. 리더의 목표는 이 개혁안으로부터 배운 지식과 기술들이 팀워크에 지속적으로 작용하는 것을 보장할 수 있는 활동들을 적극적으로 권장하는 것이다.

3. 정기적인 피드백과 코치 제공하기

정기적인 피드백과 코치는 개입 조치들의 유지를 보장하는 열쇠다. 변화 도입 팀원들, 병동의 챔피언들과 리더들은 충분한 관찰과 피드백 기회들을 제공할수록 코칭과 피드백 계획을 개발하고 이용해야 한다.

4. 승리를 축하하기

승리를 축하해주는 것은 팀워크를 유지하고 더욱 열심히 참여하도록 촉진시키는 효과가 있다. 팀 스텝스에 기초한 개혁안을 조직에 적용할 때 승리를 축하는 것은 두 가지 이유 때문에 절대적으로 중요하다. 첫째, 시작부터 개혁안에 참여한 사람들을 축하하기 때문이며, 둘째,

승리를 축하하는 것이 비방자들이나 느림보들에게 팀워크가 현재 운영을 얼마나 개선시켰는지 눈에 보이는 예를 제시하기 때문이다.

5. 성공 측정하기

변화 도입 팀은 훈련과 학습에 대한 만족감, 훈련 도구들과 전략들을 직무에 효과적으로 이용 및 업무 처리 과정과 결과들에서 나타난 변화들을 통해 성공을 측정해야 한다. 변화들을 평가하기 위해서 훈련 전 요인들과 훈련 후 요인들은 함께 측정하는 것이 도움이 된다.
변화 도입 팀은 훈련과 학습에 대한 만족, 훈련 도구들의 효과적인 이용과 직무 전략들 및 업무 과정들에서 나타난 변화와 결과들을 보여주는 것으로 성공을 측정해야 한다. 변화들을 평가하기 위해서 사전 훈련 요인들과 훈련 후 요인들을 병행해서 측정하는 것이 유용하다.

6. 계획 업데이트하기

어떠한 팀 스텝스에 기초한 개입 조치든 마지막 단계는 조직의 변화 욕구들이 바뀔 때 계획을 개정하는 것이다. 변화 도입 팀은 조직의 변화 욕구들이 바뀌는 때가 언제인지 판단하고 변화 유지 계획이 개입 조치가 실행된 조직이나 병동의 변화 욕구들에 계속 초점을 맞출 수 있게 해야 한다.

출처: 보건 의료 질&연구청(Agency for Healthcare Research and Quality, AHRQ), 팀 스텝스에 관한 것(About TeamSTEPPS). 2010년 5월 20일 개정. http://teamstepps.ahrq.gov/about-2c l _3.htm

인용

Kalisch, B. & Lee, H.(2009). 간호 팀워크, 스태프 특징들, 근무 스케줄 및 스태프 제공(Nursing teamwork, staff characteristics, works schedules, and staffing). 의료 서비스 관리 리뷰(Health Care Management Review), 34(4), 323~333.

개요

이 연구는 스태프 특징들, 스태프의 제공과 스케줄 변수들이 간호 스태프의 팀워크 수준과 관련 있는지 여부와 관련 있다면 어떤 관련이 있는지를 탐구했다. 샘플에는 두 병원의 스태프들(간호사(RN)들과 정식 임상 실무 간호사 77.4%, 조무사 11.9%, 병동 비서 7.9%)과 38개 환자 치료 병동들이 포함되었다. 참가자들은 간호 팀워크 설문 조사 기입을 완료했다. 이 연구 결과, 병동들마다 특정한 성격들과 효과적인 팀워크에 차이가 있는 것으로 나타났다. 서비스 유형마다 점수 차이가 있는데 소아과와 산부인과에서 최고 점수를 받았고 내과, 외과 및 응급실에서는 최저 점수를 받았다. 더 높은 팀워크 점수는 6개월 미만 경력의 스태프들, 12시간이나 8시간과 12시간 혼합 교대 근무를 하는 사람 대신 8~10시간 교대 근무자, 야간 근무자와 한정된 초과 근무, 배정되는 환자들은 더 적고 충분한 스태프들이 있는 팀에서 나왔다.

응용

팀워크는 의료 서비스에서 모든 임상 실무의 일부가 된다. 여전히 업무 처리 과정과 팀의 효과를 더 잘 이해하는 것이 필요하다. 의학협회의 전문 의료진들에 대한 보고서는 전문 직종들의 팀워크가 더욱 필요하다는 것을 확인했다. 물론 팀워크는 환자 치료의 많은 부분을 제공하는 간호 스태프 팀에게도 매우 중요하다. 우리는 양쪽 유형의 팀들에 대해 더 많이 이해할 필요가 있다. 이 연구는 간호 팀들에 초점을 맞춘다.

질의

1. 더 높은 팀워크 점수를 받은 것으로 확인된 스태프의 특징과 더 높은 점수를 받는 이유가 무엇이라고 생각하는가? 그 이유에 대해 설명하라.
2. 오늘날 의료 서비스 전달에서 팀의 기능이 왜 그렇게 중요해졌는가?
3. 여러분이 최고 간호 이사라면, 이 연구에서 얻은 정보를 어떻게 이용할 것인가?

리더십과 관리 기술 적용하기

나의 병동

여러분은 병동을 위한 연례 계획을 개발하는 중이다. 스태프들, 치료 제공자들, 환자들과 가족들로부터 받은 데이터, 질 개선에 대한 데이터를 바탕으로 여러분의 병동은 팀을 효율적으로 이용하지 못한다는 것을 알게 되었다. 초점은 조직 전체로부터 다른 분야 전문 의료진 팀들로 옮겨 가고 있다. 병동에서 근무하는 다른 의료 서비스 제공자들과 협업하는 방법을 포함해 다른 분야 전문 의료진 팀들로 초점을 이동시키는 계획을 개발하라. 계획은 명료해야 하며, 이를 위해 취할 단계들과 이 과정에 참여시킬 사람들을 결정해야 한다. 여러분은 목표를 달성했는지 여부를 어떻게 평가할 것인가? 이것은 여러분의 병동이다. 따라서 여러분이 과거에 내렸던 결정들이 현재 의사 결정들에 영향을 미칠 수 있다. 책임 간호사로서 여러분이 하는 병동을 위해 업무를 기록하는 데 이 책에 있는 가상 병동 사이트를 이용하라.

비판적 사고 개발을 위한 질문&활동

1. 임상 현장에서 이루어지는 팀 회의에 참석하라. 단, 직접 참여하지 말고 팀원들의 상호작용만 관찰하라. 규모와 구성 요건에 따라 팀을 기술하라. 여러분이 분석한 내용을 문서에 기록할 때 다음 요건들을 고려하라. 이 회의에서 논의된 팀의 핵심 과제로는 어떤 것이 있는가? 리더가 누구인지 확실히 알 수 있는가? 리더는 어떤 역할을 하는가? 팀원들끼리의 상호작용과 리더와의 상호작용은 어떠한가? 여러분은 팀원들이 맡은 직책이나 직무와 관련해 그들 사이에 의견 차이를 발견했는가? 그렇다면 어떤 차이들을 관찰했는가? 여러분이 참석한 회의에 기초해 팀의 효과를 어떻게 평가할 것인가?

2. 팀이나 그룹 회의를 이끌 기회가 있다면 그렇게 하라. 여러분이 속한 그룹이나 조직에서 리더십 직책을 맡거나 또는 그렇게 할 기회들이 있다. 이어 여러분의 경험을 스스로 평가하라. 여러분은 자기 평가를 하는 데 어떤 것들을 포함할 수 있는가?

3. 환자 중심 치료를 늘리기 위해 자기 주도 업무 팀(SDWT)을 이용하라. 여러분의 임상 치료 코스들 중 하나를 임상 그룹에 적용시키는 것을 고려해보라. 그 그룹을 자기 주도 업무 팀이라고 정의할 것인가? 여러분의 경험과 이번 단원에서 배운 내용에 근거해 여러분의 의사 결정을 지지하는 이유를 제시하라. 여러분은 팀의 목표에 대한 정보를 포함시켜야 한다. 이 유형의 팀과 팀 간호를 비교, 대조하고, 이러한 유형의 팀과 환자 상태 호전, 스태프와 의사의 직무 만족 증가, 환자의 치료 결과 호전, 비용면에서 효과적인 치료 전달 및 더 많은 스태프 보유와 증가된 생산성같이 전형적으로 달성된 목표들을 비교하고 대조하라. 팀원의 책임, 관리자(이 경우, 교수진)의 통제 수준, 경계와 자율성 및 역할들의 규정과 수행 방법 같은 필수 가정들을 확인해보라. 팀원들(학생들)의 리더(교수진)에 대한 의존은 어떠한가?

4. 여러분은 팀에서 어떻게 기능하는가? 팀원들은 참가 정도와 업무 수행 능력에 대한 자기 평가를 실시해볼 필요가 있다. 자기 평가에는 어떤 것들이 포함될 수 있는가? 팀원은 한 특정한 근무 기간 동안 근무 일지를 계속 작성하고 제공하지는 않았지만 개인 스태

프로서 고려했던 아이디어들을 기록하는 것으로 자기 평가를 시작할 수 있다. 특정 근무 기간이 끝날 때 해당 팀에 전반적으로 어떤 영향을 미쳤는가? 어떤 것을 제안했으며 그 것의 가치는 어떻게 나타났는가? 자신이 맡은 업무에 대한 지식 수준, 관련 화제에 대한 관심, 다른 이들의 의견을 경청하려는 자세 및 팀의 활동에 참여하는 데 편안한 정도는 어떠했는가? 팀에서 보인 자신의 태도와 행동들을 평가 시 고려해야 한다. 근무 기록과 그 내용에 대한 평가와 별개로, 팀원은 팀 동료나 팀 리더에게 자신의 팀 참가 정도에 대 해 비판해달라고 요청할 수 있다. 여러분의 참여가 효과적이라는 답변이든 효과가 없었 다는 답변이든 그 근거로 든 이유들을 분석해야 한다. 마지막 단계는 개선이 필요한 부 문들을 다룰 수 있도록 실천 계획을 세우는 것이다. 이 과정은 어떠한 자기 평가 과정에 서도 동일하게 이용된다.

5. 여러분 자신의 경험에 비추어 팀 접근법이 효과가 있다고 생각하는가? 여러분의 답변에 대한 근거와 대표적인 예들을 제시하라.

6. 본 단원에서 제시한 팀 스텝스(TeamSTEPPS)에 대한 내용을 검토하고 이 사이트(http://
teamstepps.ahrq.gov/)를 방문해보라. 한 학생 팀과 함께 팀 스텝스 정보가 본 단원 내용과 어떤 관련 있는지 분석하라. 이 방법에 대한 학생 팀의 의견은 어떠한가?

CHAPTER 9

팀워크 향상시키기: 협업&조율&갈등 해결

본 단원의 개요

학습 목표
핵심 용어
학습 방향

협업

핵심 정의

효과적인 협업을 방해하는 장벽들

효과적인 협업을 달성하기 위한 기술과 전략들

협업 적용하기

조율

핵심 정의

효과적인 조율을 방해하는 장벽들

효과적인 조율을 달성하기 위한 기술과 전략들

조율 적용하기

협상과 갈등 해결

핵심 정의

갈등의 원인

갈등의 4단계

갈등의 예방

갈등 관리: 문제와 전략
- 무기력&권한 부여
- 공격적 행동과 수동—공격적 행동
- 개인 스태프는 갈등에 어떻게 대처하는가?
- 남녀 차이 문제
- 간호사와 의사의 관계

갈등 해결에 협상 적용하기
- 중재

리더십과 관리 기술 적용하기
비판적 사고 개발을 위한 질문&활동

학습 목표

본 단원을 시작하기 전, 이 단원의 학습 결과들 중 익숙한 것이 있는지 살펴볼 것.

- 협업과 관련된 핵심 측면들을 분석할 것.
- 효과적인 협업을 달성하는 것을 막는 장벽들을 조사할 것.
- 협업을 개선하는 데 필요한 기술과 전략들을 논의할 것.
- 협업이 간호 스태프와 전문 의료진의 상호작용에 미치는 영향을 조사할 것.
- 협업과 관련된 핵심 측면들을 분석할 것.
- 효과적인 조율을 달성하는 것을 방해하는 장벽들을 조사할 것.
- 조율을 개선하는 데 필요한 기술과 전략들을 논의할 것.
- 조율이 간호 스태프와 전문 의료진의 상호작용에 미치는 영향에 대해 논의할 것.
- 갈등 예방 방법들을 적용할 것.
- 개인들의 갈등 대응 반응에 대해 논의할 것.
- 이용할 수 있는 갈등 관리와 전략들에 대해 설명할 것.
- 갈등이 간호 스태프와 전문 의료진들의 상호작용에 미치는 영향을 조사할 것.

핵심 용어

- 강압적 권력(Coercive power)
- 협업(Collaboration)
- 협업 계획 수립(Collaborative planning)
- 갈등(Conflict)
- 만장일치(Consensus)
- 조율(Coordination)
- 권한 부여(Empowerment)
- 전문적 권력(Expert power)
- 감지된 갈등(Felt conflict)
- 정보적 권력(Informational power)
- 잠재적 갈등(Latent conflict)
- 합법적 권력(Legitimate power)
- 표현된 갈등(Manifest conflict)
- 중재(Mediation)
- 협상(Negotiation)
- 인식된 갈등(Perceived conflict)
- 설득력(Persuasive power)
- 권력(Power)
- 무기력(Powerlessness)
- 준거적 권력(Referent power)
- 보상적 권력(Reward power)

본 단원은 간호사가 일하는 근무 장소 유형이나 전문과 유형에 관계없이 모든 간호사들이 습득할 필요가 있는 필수 기술들로서 협업, 조율 및 갈등 해결에 집중하면서 팀들에 대한 논의를 계속 이어나갈 것이다. 이러한 기술들은 효과적인 리더십, 관리 및 팀워크와 직접 관련이 있다. 의료 서비스 제공 조직들에서 스태프들은 서로 협업을 하고, 전달하는 치료들에 대해 조율하는 데 협력하고 그들의 목표, 즉 양질의 안전한 치료를 제공한다는 목표를 성공적으로 달성하는 과정에서 부득이하게 발생하는 갈등들을 해결하려고 노력한다.

본 단원에서는 모든 간호사에게 필요한 협업, 조율 및 갈등 해결이라는 3대 필수 역량들에 대한 논의가 이루어질 것이다.

협업

미국 간호사협회(ANA)는 협업을 "한 전문직 안팎에 있는 다른 관계자들의 전문 지식을 인정하고 적절할 때 다른 의료 서비스 제공자들의 지식을 구하는 것으로 정의한다. 협업은 어느 정도 기능을 공유하고 전체적으로 동일한 사명에 공통적으로 집중하는 것과 관련 있다."(2003, p8) 협업은 오늘날 어떤 의료 서비스 환경에서든 임상 실무에 요구되는 필수 역량이자 효과적인 환자 중심 양질의 치료에 없어서는 안 될 의료 서비스 전달의 결정적 역량이다. 치료의 연속체 전반에 걸쳐 있는 환자의 치료 욕구들을 충족시키기 위해 여러 분야 전문 의료진들로 구성된 팀들의 이용 가치가 점점 강조되고 있다. 따라서 팀원들과 다양한 의료 서비스 제공자들은 함께 일할 수 있어야 하고, 또한 각자의 장점들과 한계점들을 인정하고 서로의 책임들을 존중하며, 공개적인 소통을 유지해야 한다.

오랫동안 팀 단위로 근무해온 간호사들은 팀워크에 익숙해야 한다. 그럼에도 불구하고 의사와 간호사들 사이에는 서로를 구분하는 하나의 경계선이 존재해서, 이 두 분야의 전문 의료진들은 각자 따로 일하는 경우가 종종 있다. 간호사들과 의사들은 치료가 필요할 때 환자가 적절한 치료를 확실히 받을 수 있도록 함께 일할 수 있어야 한다. 협업은 한 환자에게 치료를 제공하는 모든 의료 서비스 제공자들에게 협력하도록 노력할 것을 요구하며, 이러한 협력 노력은 더욱 효과적인 의사 결정을 가져올 것이다. 모든 전문 의료진들은 정해진 목표들을 달성하고 정해진 치료 결과들에 도달할 수 있도록 함께 일할 필요가 있다. 물론 함께 일하는 것이 쉬운 일은 아니다. 전문 의료진 관련 문제들, 영역 싸움들, 목표들의 대립, 부족한 소통 및 각양각색 차이들까지 다양한 문제들이 존재한다. 그러나 이 모든 장벽들에도 불구하고, 효과적이고 효율적인 치료가 되기 위해서는 협업이 필요하다. 의료 서비스 전달 시스템은 너무 복잡해 협업이 없으면 기능할 수 없다. 간호사가 협업이 일어나도록 보장하기 위한 노력을 주도하는 사람이 되는 경우가 종종 있다.

핵심 정의

협업은 양쪽이 이기는 윈윈(win-win) 전략에 초점을 맞추고 협력하는 것이다. 협업하기 위해서 모든 구성원들은 일에 관계된 다른 사람들의 입장을 인정할 필요가 있으며 결국 하나의 공통된 목표라는 만장일치에 도달하게 된다. 미국 간호사협회(ANA)는 "전문 의료진들의 협업은 한 전문직 분야 내외에 있는 다른 관계자들의 전문 지식을 인정하고 적절할 때 다른 의료 서비스 제공자들의 지식을 구하는 것으로 정의된다. 협업은 어느 정도 기능을 공유하고 전반적으로 같은 사명에 공통적으로 집중하는 것과 관련 있다."(2003, p8) 미국 간호사협회의 '간호 부문: 범위와 임상 실무 기준들(Nursing: Scope and Standards of Practice, 2004)'과 '간호 행정 범위와 임상 실무 기준들(Nursing Administration Scope and Standards, 2009)'도 모든 간호사들에게 협업을 기대한다는 점을 강조하면서 협업의 필요성을 확인했다. [표 9-1]에는 이 두 가지 기준을 비교한 내용이 제시되어 있다. 확실한 점은 협업은 임상 실무에서 중요한 것으로, 이 역량을 어떻게 개발하고 효과적으로 이용하기 위해서 어떻게 해야 하는가이다.

협업과 관련된 핵심 개념들은 (a)파트너십, (b)상호 의존 및 집단 주인의식, 책임이다. 이러한 개념들과 타앙(Tahan)이 찾은 개념들을 고려하면 우리는 협업의 영향을 이해하기가 좀 더 수월해질 것이다. 협업 역시 하나의 과정이다. 이것은 정체된 것이 아니라 변화하는 것이라고 할 수 있기 때문에, 스태프들은 다른 이들과 협업하기 위해서 상황들이 바뀔 때 적응하는 것이 필요하다. 미국 간호사협회의 건강한 근무 환경을 위한 구명 치료 간호사들의 기준은 미국 간호사협회의 간호 임상 실무 모델과 관련되어 있는데, 이 모델은 상호 신뢰와 실무를 바탕으로 성장하는 과정이다(2005). 대부분의 사람들은 다른 사람들과 일할 때 스트레스가 더 적고 소통이 잘 이루어지는 상황에서 일이 원활하게 진행된 경험이 있을 것이다. 이것은 그때 함께 일하던 사람들이 협업하고 있었다는 의미다.

협업은 긍정적인 경험이어야 하는데, 언제나 그런 건 아니다. 협업이 긍정적인 경험이 아닐 경우, 그것은 효과가 없을 것이다. 한 무리의 간호사들에게 설문 조사를 실시해보면 협업이 언제나 긍정적이라는 의견이 일치하는 것에 깜짝 놀라게 된다. 그러나 협업하려는 시도가 투쟁,

[표 9-1] 간호 부문과 간호 행정 부문의 협업 기준 비교

간호 부문: 임상 실무 범위와 기준	간호 행정부의 임상 실무 범위와 기준
표준 VI. 협업 간호사는 간호 임상 실무를 수행하는 데 환자, 가족 및 다른 의료 서비스 제공자들과 협업해야 한다. **측정 준거** 간호사(RN)는 ● 환자 치료 및 그 치료를 제공하는 데 산호사의 역할과 관련해 환자, 가족 및 다른 의료 서비스 제공자들과 소통한다. ● 문서로 된 치료 계획을 작성하고, 치료 결과들 및 치료와 관련된 의사 결정, 의료 서비스 전달에 초점을 맞추는 데 환자, 가족 및 다른 의료 서비스 제공자들과 협업한다. 의료 서비스 전달은 환자들과의 소통이 어느 정도 되는지 나타내는 지표가 된다. ● 변화의 영향을 확산하고 환자나 상황에 대한 지식을 통해 긍정적인 결과들을 생성하기 위해 다른 관계자들과 파트너를 이루고 협력한다. ● 치료의 지속성을 위한 조건들이 포함된 진료 의뢰서를 문서로 기록한다.	**기준 11. 협업** **측정 준거** 간호사 행정가는 ● 치료와 의료 서비스 및 치료 제공에 있어 간호사의 역할과 관련해 의료 서비스 제공자들 및 기타 관계자들과 소통한다. ● 치료 결과들과 치료 및 의료 서비스 전달과 관련된 의사 결정에 초점을 맞춘 의료 계획서를 만드는 데 협업한다. ● 교육, 상담 또는 연구 기회 같은 다양한 전문 의료진들의 활동을 통해 의료 서비스와 직원의 만족도를 높이기 위해 다른 이들과 파트너를 이루고 협력한다. ● 의료 서비스 팀에 있는 다른 팀원들과 협력해 전문 의료진 협진 과정 모델을 만든다. ● 치료 계획, 소통, 계획에서 변화된 내용의 근거들 및 협업에 대한 논의는 문서로 기록한다.

출처: 간호 범위&실무-기준들-기준 13.협업. 간호 부문: 범위와 실무 기준(Nursing Scope and Standards of Practice-Standard 13. Collaboration. From Nursing: Scope and standard of practice), 2판 2010 미국 간호사협회. 허가하에 재출간. 모든 저작권 보호.

갈등이 되고 때로는 비효과적인 결과들이 나오는 경우도 종종 있다. 협업의 효과를 평가하고 자 한 일부 연구들도 있었다. 100개의 연구를 검토한 결과, 협업이 치료를 향상시킨다는 가정 을 입증할 만큼 항상 과학적으로 엄격하게 실시된 것은 아닌 것으로 밝혀졌다(Dechairo-Marino, Jordan-Marsh, Traiger & Saulo, 2001). 의학협회는 '21세기 의료 서비스 시스템에서 의료 서비스 종 사자의 행동 규칙들'이란 보고서에서 협업의 중요성을 강조했다(2001). 이 중 열 번째 규칙은 임상 직원들의 협력으로서, "환자 치료에서 협력이 전문 의료진의 특권들과 역할들보다 더 중 요하다"고 강조한다(p93). 이 규칙을 준수하기 위해서 의료 서비스 스태프는 협업하고 효과적 인 팀워크를 사용할 필요가 있는데, 효과적인 협업은 의료 서비스 전달 시스템에서 취약한 부 분이다.

효과적인 협업을 방해하는 장벽들

의학협회가 지적한 것처럼, 오직 여러분 자신의 전문 분야의 고민에만 몰두해 다른 전문 분야들과 관계없이 따로 일하는 것은 효율적이지 못하다. 그러나 간호 부문 또한 간호사의 이 미지와 간호사의 리더십을 개선하기 위해 해야 할 일이 많이 있다. 새먼(Salmon, 2007)은 "치료 의 질과 안전의 개선은 단순히 간호사들이 스스로 일한다고 해서 일어나지는 않을 것이다. 명 백해 보이는 것 너머에 존재하는 개선이란 단계로 나아가기 위해서, 협업이라는 방정식에 단 순히 의사들을 추가하는 것만으로 일어날 수 없다. 다른 임상 직원들, 보건 행정가들 및 궁극 적으로는 대중과 파트너를 이루고 참여할 때 그 단계로 나아갈 수 있을 것이다."(p117) 이러한 문제들을 감안했을 때, 간호사라는 전문직은 자신의 역할에 초점을 맞추는 동시에 환자를 위 한 치료 목표에 도달하기 위해 다른 이들과 협업할 수 있도록 간호사들을 올바로 개발시키고 있는가? 협업은 관련된 사람들의 상호작용 과정을 요구한다. 스태프가 다른 관계자들과 상호 작용할 의사가 없다거나 또는 상호작용하는 데 어떤 다른 장벽을 갖고 있다면, 협업은 일어날 수 없다. 관련된 이들의 역할과 책임을 이해하지 못하고 다른 이들의 기여를 존중하지 않으면 효과적인 협업은 이루어지기 힘들다. 간호사들은 의사들이 하는 일에 대해 얼마나 알고 있으 며, 반대로 의사들은 간호사들을 얼마나 이해하는가? 또는 간호사들과 사회복지사들, 물리치 료사 등은 서로의 역할과 책임들에 대해 얼마나 알고 이해하는가? 한 팀의 팀원들 사이에 신뢰가 없다면 협업은 방해받게 된다. 신뢰는 협업 관계의 필수적인 구성 요소인, 정보 공유 의지에 영향을 미치기 때문이다.

디쉬(Disch, 2001)는 다양한 전문 부문의 의료 서비스 제공자들의 협업을 권하는 자신의 주장을 다음과 같은 문장으로 비유해 이해도를 높였다. "바이올리니스트는 전문 지식을 개발할 필요가 있으며 최고의 바이올리니스트가 되는 것이 가능하다. 그러나 한 그룹/팀으로 일할 때, 바이올리니스트는 현악 4중주가 가장 큰 인상을 남길 수 있도록 자신의 멜로디를 그 연주 속에 녹아 들여야 한다."(p275) 이 비유는 협업이 효과적인 팀이나 비효과적인 팀을 어떻게 만들어내는지 잘 보여준다. 각 바이올리니스트가 다른 사람들을 무시한 채 오직 자신만 있는 것처럼 계속 연주를 하면 그 음악은 조화를 이루지 못할 것이다. 각 간호사는 개인적으로 전문 지식을 개발해야 하지만, 이 전문 지식을 다른 이들의 전문 지식과 조화시켜야 한다. 현실적으로 따로 일하면서 효과적인 성과를 낼 수 있는 간호사들은 거의 없다. 간호 부문은 다른 이들, 즉 환자, 다른 간호 스태프들, 다른 전문 의료진, 가족들, 지역 사회 구성원들과 접촉을 요구하는 전문직이다.

두 전문직 부문들 간에 갈등은 존재하며 또한 간호 전문직 내부에서도, 동료들 사이에서도 갈등이 존재한다. 이러한 상황에서 스태프들은 그들의 직책들이 가진 힘을 내세우거나 아이디어들을 공격하는 식으로 서로를 공격할 수 있다. 어떤 경우 그들은 인신공격을 하기도 한다. 공격을 받으면 첫 번째 반응은 대개 맞받아 공격하는 것으로, 이것은 효과적인 협업에 추가 장벽으로 작용한다. 이런 일이 일어날 때, 한 발 물러나서 어느 정도 시간을 두고 화를 가라앉힌 후 사적인 공간에서 해당 문제에 대해 논의한다. 어떤 상황들에서는 3자가 참석하는 것이 도움이 될 수 있지만, 관련된 모든 스태프들은 제3자의 참석에 동의할 필요가 있다. 목표는 맞불 공격을 피하고 공통된 관심사들과 해결책들에 초점을 맞춤으로써 갈등이란 장벽을 무너뜨리는 것이다.

협업은 종종 갈등이 있는 동안 합의에 도달하기 위해 이용되기도 한다. 이것은 간호사-의사의 협업이 일어날 때 그러하다. 물론 협업이 모든 관계자들의 상호작용의 일부가 되는 것이 이상적이기는 하다. 간호사-의사의 관계는 복잡하다. 아마도 서로 다른 관점에서 보는 것이겠지만 양측이 환자에게 신경을 쓰고 있다는 점에서 초점이 겹치는 면이 있는데, 스태프들은 서로 다른 관점에서 공통된 관심사에 집중한다는 점을 항상 이해하는 것은 아니다. 또한 역할들에 대해서도 어느 정도 혼동이 있는데, 그로 인해 문제가 생길 수 있다. 일부 경우, 협업하는 스태프들 사이에는 어느 정도 경쟁이 일어나는데, 목표는 환자에게 가장 좋은 것에 초점을 맞추어야 한다는 점에서 보면 유감스러운 일이다.

효과적인 협업을 달성하기 위한 기술과 전략들

협업은 어떤 의료 서비스 환경에서든 임상 실무를 하는 데 요구되는 결정적 역량이다. 치료의 연속체 전반에 분포한 환자의 치료 욕구들을 충족시키기 위해서, 다양한 부문의 의료 서비스 제공자로 구성된 팀들은 더욱 강조되고 협업을 효과적으로 이용하도록 요구되었다. 팀이 일을 할 때는 여러 아이디어 접근법들이 있으며 보통 모든 것들이 다 달성될 수는 없다. 따라서 의사 결정이 필요하며 이 시점에서 협업이 작동하기 시작한다. 협업은 간호사-환자의 관계에서도 결정적인 요인이라는 점을 기억하는 것이 중요하다. 간호사들은 환자가 자신들의 치료, 즉 환자 중심 치료에 참여하는 것을 보장하기 위해 환자들과의 협업을 적극적으로 추구할 필요가 있다. 간호사라는 전문직은 치료 계획을 수립하고 환자 교육에 환자가 참여할 것을 오래전부터 강조해왔다. 협업은 또한 효과적인 관리 능력을 개발하는 데도 중요하다.

협업이 효과적으로 이루어지기 위해서, 스태프들은 아래의 것들을 포함해 많은 기술들을 습득할 필요가 있다.

- 소통 기술은 절대적으로 필요하다. 주로 언어 구사 기술을 발전시키는 데 초점을 맞추지만, 일부의 예에서는 서면으로 하는 소통 역시 중요하게 여긴다. 정보와 처리 과정은 서면으로 된 포맷으로 기술되어 전달되기 때문이다.
- 감성 지성(Emotional Intelligence) 이론 같은 리더십 이론에서 논의한 것처럼 스태프들은 자신의 감정들을 인식할 필요가 있다.
- 스태프들은 문제를 효과적으로 해결하기 위해 의사 결정을 내릴 능력을 가져야 한다.
- 본 단원에서 논의한 것처럼 다른 이들과 협업할 때 조율 역시 중요하다.
- 갈등이 발생해 협업을 방해할 수 있다. 스태프들은 까다로운 갈등을 해결하는 데 이용할 수 있는 협상 기술들을 개발할 필요가 있다.
- 협업 관계는 발전하기 때문에 정보를 수집하고 분석하기 위한 평가 기술들이 필요하다.

[표 9-2]에는 이러한 기술들이 무엇인지 제시되어 있다.

<table>
<tr><td colspan="2">[표 9-2] 협업에 필요한 기술</td></tr>
<tr><td>

● 소통
● 개인 감정 인식
● 문제 해결

</td><td>

● 협상
● 평가

</td></tr>
</table>

협진 치료(collaborative care)는 효율적인, 결과 지향적 치료를 성공시키기 위한 핵심 부분이다. 의료 서비스 시스템이 복잡해지고, 많은 의료진들이 전문화되고, 의료 서비스 제공 환경이 다양해지고, 변제 시스템이 복잡해지고, 산업 기술이 발전하고, 신약들이 매일같이 출시되는 현재, 협업만이 환자가 양질의, 비용 대비 효과적인 치료를 받을 수 있는 유일한 방법이다. 오늘날 의료 서비스 시스템은 여러 환경에서 다양한 전문 의료진과 상호 의존하는 시스템이다. 전문 의료진들 역시 서로 의존한다. 복잡한 전달 시스템에서 치료를 전달하기 위해서는 정보 공유, 분석, 명확한 소통 및 문제를 해결하는 데 팀을 이용하는 능력이 요구된다. 간호사들이 많은 다양한 의료 서비스 제공 환경들에서 환자에게 양질의, 효과적인 치료를 확실히 제공하기 위해서 다양한 의료 서비스 제공자들 및 환자들과 함께 일하기 때문에 이러한 활동은 성공적인 치료에 필수 요소들이다.

협진 치료 계획 수립 또는 연합, 즉 파트너십을 이루기 위해서 함께 모이는 것은 다음 과제들을 수행하기 위해 이용하는 중요한 방법이다(Puetz & Shinn, 2002).

1. 자금, 장비와 비품들, 공간 및 스태프 같은 자원들을 최대한 이용하기
2. 작업의 중복을 최대한 피하기
3. 관계 개선하기

이러한 유형에 대한 계획 수립은 협업이 환자의 치료 목표를 달성하는 데 긍정적인 영향을 미친다는 점을 인식하기 때문이다(의학협회, 2001). 협진 치료 계획을 수립하기 위해서는 모든 관

계자들이 공통의 기대치를 가질 수 있도록, 각자 파트너십을 갖고 사명과 목표에 동의해야 한다. 개방적이고 정직한 소통은 정보 공유를 위한 필수적 전제 조건이다. 그러나 이러한 소통은 일부 조직들이나 개별 병동, 각 진료과 및 일부 개인들에게는 달성하기 힘든 목표일 수 있다. 경쟁을 무서워하고 힘에 신경 쓰는 사람들은 공유의 필요성을 막으려고 애쓸 것이다.

협진 치료 계획을 세우는 데 정기 평가를 포함시킬 필요가 있다. 이러한 정기 평가는 치료 계획의 내용뿐만 아니라 그 실행 과정, 즉 협업의 진행 상황에도 초점을 맞추어야 한다. 그런데 후자는 평가 과정에서 무시된 채 지나가는 경우가 종종 있다. 본 단원의 후반부에서 논의하겠지만 힘은 협업에서 중요한 역할을 한다. 보통 한 관계에서 파트너들 중 한쪽이 다른 쪽보다 더 많은 힘을 가지는 편이다. "역량과 능력의 불균형은 상호 동의 아래 목표들과 기대치들을 정하는 것으로 완화될 수 있다. 명확한 치료 목표들과 피드백들 역시 출발 때부터 신뢰를 쌓고 동의를 얻는 데 도움이 될 수 있다."(Puetz & Shinn, 2002, p183)

파트너들이 협진 치료 계획 과정을 바탕으로 업무를 수행할 때, 일부 문제들이 이 과정을 방해할 수 있는데, 그중에는 다음의 것들도 포함된다.

- 사전 조건들
- 헌신 결여
- 중간에 주역들 변경하기
- 태업과 헛소문들
- 시간표에서 주의 돌리기

    (Puetz & Shinn, 2002)

이러한 잠재적 문제들을 인식하는 것은 성공에 장벽이 발생하는 것을 막기 위한 최우선 과제가 되어야 한다. 이것들을 위해 어떤 조치들을 취할 수 있는가? 협업의 목적에 대한 분명한 소통, 특히 협진 치료 계획 수립에 영향을 미칠 수 있는, 과거부터 존재하는 문제들을 확인하는 것이 오해를 깨끗이 푸는 데 도움이 될 수 있다. 팀원들은 노력의 중요성을 받아들이고 노력할 것을 약속할 필요가 있다. 모든 팀원들이 협진 치료 팀에 계속 헌신할 수 있도록 모든 노력을 다해야 한다. 협진 치료를 위한 노력에 대한 데이터 평가도 팀의 기능을 개선시키는 데 도움이 될 수 있다.

협업 적용하기

협업으로부터 무엇을 얻는가? 복잡한 의료 서비스 제공 시스템은 많은 역량들을 요구하지만, 어떠한 의료 서비스 전문 분야도 의료 서비스 시스템이 요구하는 모든 역량들을 다 갖고 있진 않다. 다양한 전문 의료진들로 구성된 팀들과의 효과적인 협업이 절대적으로 필요하다. 간호 부문에 대한 보고서(2004)에서 의학협회는 의료 서비스 전달 시스템에 영향을 미치는 실천 목표들을 발견했다. 이를 달성하기 위해서는 효과적인 협업이 필요하다. 이때 실천 목표는 조직 전체에서 신뢰가 생겨나고 유지되며, 스태프들을 수적으로 충분하게 보유하고, 의료 과실이 보고될 수 있도록 개방된 조직 문화를 조성하고, 업무 설계와 업무 흐름과 관련된 결정을 내리는 데 스태프들을 참여시키고, 변화 과정을 적극적으로 관리하는 것이다(의학협회, 2004).

매그넷 인증 병원 프로그램도 한 병원의 간호 부문이 최고인지 알아보기 위해 관련 준거의 충족을 평가할 때 협업의 존재 및 정도를 평가하여 협업이 치료와 간호사 친화적인 업무 환경에 미친 영향을 고려한다. 협업을 포함시킴으로써 매그넷 인증 병원이 되어 협업이 치료 전달의 필수 요소라는 것을 확고히 하는 것이다.

새로운 전문 의료진들이 다른 전문직을 전공한 학생들이나 전문 의료진들과 함께 일한 경험이 제한적일 때는 다른 스태프들과 쉽게 협업할 것으로 기대하기 어렵다. 이들은 간호/보건 계열의 다른 학과 학생들의 지식과 학습 경험들 또는 그들의 역할이나 전형적인 소통 방법과 처리 과정을 이해하지 못하거나 존중하지 않는다. 그들은 심지어 다른 전문 의료진들이 팀과 환자에게 제안하는 내용을 가치 있게 여기거나, 존중하지 않을 수 있다. 이렇게 무시하는 태도는 심각한 문제들을 일으킬 수 있는데, 신입 전문 의료진들은 업무를 시작하자마자 서로 다른 업무 처리 방식으로 대립하게 되기 때문이다. 또한 간호사들은 자신들의 역할과 책임을 긍정적으로, 즉 가치 있는 것이라는 점을 이해할 필요가 있다. 그래야 자신들이 지닌 중요한 지식과 역량을 통해 협업에 기여할 수 있기 때문이다. 그러나 이것은 '내가 너보다 더 낫다'라는 관점이 아닌 '우리는 전체적으로 일관된 치료를 제공하기 위해 서로의 기술과 지식들을 어떻게 함께 사용할 수 있을까?' 하는 관점에서 치료 목표를 달성해야 한다는 의미다.

다양한 전문 의료진들의 원활한 업무 협력과 활동들은 긍정적인 결과를 가져올 수 있다.

그러나 이러한 관계를 오랜 시간 유지하는 것은 쉽지 않다. 다양한 전문 의료진들 간에 효과적인 업무 관계를 육성하는 데는 시간이 걸린다. 또 다른 추천 방법으로 현실적인 목표들을 세우고 모든 관련 진료과들이 목표를 달성하기 위해 노력하며, 이용할 수단들에 대해 협상하고, 영역 싸움은 피하며, 정해진 목표에 기초해 성공을 예상하는 것이 있다.

목표가 다양한 전문 의료진들의 업무 협조 관계를 개선시키면 어떤 결과들이 나오는가? 코디(Cody)는 다양한 전문 의료진의 협업과 그 활동의 결과로 나올 수 있는 바람직한 결과들을 아래와 같이 요약했다.

- 전문 의료진들은 서로의 활동과 역할들을 더 잘 알게 되어, 서로간의 소통이 개선될 것이다.
- 전문 의료진들의 협업 능력이 더 좋아져서 치료 효과가 늘어날 것이다.
- 전문 의료진들의 지식과 이용 가능한 기술들의 레퍼토리가 더 커져, 사람들의 치료 접근을 더욱 늘리는 효과를 낼 것이다.
- 의료 서비스 시스템이 변화함에 따라, 전문 의료진들은 직업 이동 능력을 더욱 키우게 될 것이다.
- 더욱 크고 더욱 다양한 연구 팀이 있을수록 의료 서비스 부문에서 중요한 문제와 관련된 연구 생산성은 더욱 커질 것이다.
- 임상 실무와 연구에 대한 여러 진료과 동료들의 검토와 비평을 더 많이 이용할 수 있게 되어 지적으로 더욱 건전한 토대를 갖게 될 것이다.
- 많은 부문들에서 나온 창의적인 아이디어들에 대해 교차 수정을 함으로써 의료 서비스 전반의 개혁 속도를 높이고 범위를 확대시킬 것이다.

(Cody, 2001, p276)

이러한 결과들에 도달하면 직무 환경은 개선될 수 있다.

조율

　의학협회는 치료 조율을 모니터하고 개선할 필요가 있는, 치료의 최우선 부문들 중 하나라고 규정했다. 치료 조율의 목적은 "근거 중심 치료와 후속 치료의 적극적인 전달을 특징으로 하며 임상 치료 환경에 통합됨으로써 가능해지는 지속적인 치유 관계를 세우고 지지하는 것"이다(의학협회, 2003a, p49). 치료 조율과 환자 중심 치료는 4단원에서 논의했지만, 환자 중심 치료는 이 책 내내 중요하게 다루는 주제다. 환자의 구체적인 치료 목표들에 도달하는 효율적인 치료를 위해 다양한 사람들, 부서들, 의료 활동 및 의료 현장의 장애물을 뛰어넘어 치료가 어떻게 조율되는지 더 큰 관심을 가질 필요가 있다. 바라는 결과에 도달하기 위해 조각들을 짜맞추는 방법이 사례 관리의 중요한 부분이다. 조율은 간호사에게 환자의 치료 욕구와 이러한 욕구들을 충족시키는 데 이용되는 자원을 이해할 것을 요구한다.

<table>
<tr><td>근거 중심 실무 적용하기</td><td>효과적인 리더십&관리 증거들</td></tr>
</table>

인용

Dougherty, M. & Larson, E.(2001) 간호사-간호사 협업 척도(NNC). JONA, 40F(1), 17~25

개요

본 연구는 간호사-간호사 협업(NNC)의 척도가 신뢰할 수 있고 타당한 도구인지 판단하기 위해 새로운 측정 도구를 개발하는 데 초점을 맞추고 있다. 측정 도구들은 연구 과정을 통해 개발된 후 다양한 연구 문제들과 관련된 데이터를 수집, 측정할 목적으로 연구에서 이용될 수 있다. 한 측정 도구를 개발하기 위해서 문헌에 대한 포괄적인 검토를 통해 이 도구를 설명하는 내용을 뒷받침하는 정보를 찾았다. 본 연구에서 이용된 5개 차원은 문제 해결, 소통, 조율, 공유 과정 및 전문성이다. 이 척도는 한 병원의 76명 스태프 간호사들을 대상으로 시범 실시되었다. 얻은 데이터에 대한 통계적인 분석을 실시했으며 신뢰도와 타당성을 입증했다.

응용

의학협회(IOM)가 지적한 것처럼 협업은 과실을 줄이고 치료를 개선시키는 데 중요할 뿐만 아니라 간호사들의 직무 만족에도 영향을 미친다. 협업은 각기 다양한 전문 의료진들 사이에서, 간호사와 간호사 간에 또는 간호부의 스태프들 사이에서 이루어질 수 있다.

질의

1. 이 도구를 개발하는 데 이용되는 과정에 대해 여러분은 어떤 의견을 갖고 있는가?
2. 간호사-간호사의 협업을 측정하는 데 5개 차원들이 왜 중요하다고 생각하는가?
3. 치료를 개선하고 과실을 줄이는 데 협업은 어떤 식으로 작용하는가?

비용과 서비스의 관련성에 대한 인식도 환자 치료 조율의 일부분이 된다. 의료 서비스 전달 시스템은 점점 복잡해지며, 그로 인해 소통과 조율 역시 더욱 복잡해지고, 이 모든 복잡함으로 인해 과실이 증가하게 되었다. 다양한 전문 의료진으로 구성된 팀이 더욱 필요하게 되었으며, 팀원들이 환자나 여러 가지 문제들 또는 우선순위를 항상 같은 식으로 볼 수는 없기 때문에 팀은 부서들, 스태프들 간에 조율된 치료를 환자에게 제공하기 위해 협업할 방법을 찾는 것이 절대적으로 필요하게 되었다. 팀원들은 서로의 능력과 공로를 제대로 평가하고 보다 현실적인 업무 관계를 개발하기 위해, 각 팀원이 맡은 책무들과 받는 스트레스에 대해 더 잘 이해할 필요가 있다. 의학협회가 의료 서비스 핵심 역량 보고서에서 지적했던 것처럼, 모든 전문 의료진들은 다양한 전문 의료진들로 구성된 팀들에서 리더나 팀원으로 이해하는 법을 알 필요가 있다(의학협회, 2003b). 이 방법을 알게 될 때 덜 좌절하며 성공적으로 업무를 조율할 수 있을 것이다.

핵심 정의

조율(coordination)은 "활동들이 모여서 제자리에 들어가 제대로 일이 진행되는 것"으로 볼 수 있는 작업 과정이다(Finkelman & Kenner, 2010, P347). 효과적인 조율은 환자의 질병 상태, 의료 서비스들 및 시간에 따른 의료 서비스 제공 환경들에 관계없이 일관되게 양질의 치료를 보장할 수 있도록 의료 서비스들이 서로 보완하며 작용할 것을 요구한다(의학협회, 2001). 협업의 예로서 의사, 간호사, 복지사, 약사, 정보 전문가 및 전자 의무 기록을 바탕으로 문서 기록 방법을 개선시키기 위해 함께 일하는 행정가들과의 협업 또는 병원 스태프들과 환자들을 위해 더 나은 치료를 조율하기 위해 함께 일하는 이동 치료 센터의 협업 등이 있다. 조율과 협업은 관련이 있는데 한쪽이 없으면 다른 한쪽을 실천하기가 매우 어렵다. 그러나 환자 치료를 고려할 때 이 둘 사이에는 결정적 차이가 존재한다. 환자와의 협업은 환자와의 직접적인 상호작용을 요구한다. 치료의 조율은 대체로 환자 치료가 제공되기 전 또는 후에 일어나며, 경우에 따라서는 치료 도중 조율이 이루어지기도 한다. 후자, 즉 치료 도중 조율하는 경우, 간호사는 환자의 치료를 위한 모든 계획들의 완수, 또는 다양한 치료와 검사 스케줄이 환자의 치료 욕구에 맞춰 적절하게 짜이는 것을 보장할 수 있다. 조율은 환자가 자신의 치료 과정에 참여하지 않는다는 의미는 아니다. 환자의 피드백은 환자 중심 치료를 달성하는 데 절대적으로 중요한 것이지만 간호사는 비품을 요청하거나 환자가 없을 때 또는 직접 치료를 제공하는 동안, 예정된 치료가 스케줄대로 이루어질 수 있는지 확인하는 식으로 치료와 관련된 업무를 조율할 수 있다. 조율과 협업 모두 스태프들의 일상 업무에서, 스태프들의 상호작용에서도 발견된다. 협업은 두 명 이상의 사람이 한 문제에 집중해 이를 해결하는 것을 목표로 함께 일하는 것이다. 조율은 의료 서비스들의 제공같이 어떤 것이 확실히 일어나고 있다는 것을 보장하는 것을 목적으로 한다. 미국 간호사협회의 간호 행정 범위와 임상 실무 기준들(Nursing Administration Scope and Standards of Practice, 2009)에는 조율에 대해 다음과 같은 기준이 포함되어 있다. "간호사 행정가는 실행과 기타 관련된 과정을 조율한다."(p30) 이 기준의 측정 준거들에는 다음 업무들을 수행하는 간호사 행정가들이 포함된다.

- 치료 계획 및 관련 활동들의 실행을 조율하기
- 치료 계획을 실행하는 데 반드시 필요한 환경의 수정을 포함해 인적 자원, 자본, 시스템 및 지역 사회 자원들을 조율하기
- 치료와 서비스들의 통합적인 전달을 위해 여러 진료 과들의 의료 서비스 자원들을 조율하는 데 리더십 제공하기
- 개방적이고 투명한 조직이 될 수 있는 소통 시스템 촉진시키기

효과적인 조율을 방해하는 장벽들

의료 서비스 제공 조직과 서비스 부서들은 점점 더 복잡해지고, 다양한 전문 의료진들로 구성된 팀들을 더 많이 사용하게 됨에 따라 팀원들이 환자, 문제들, 또는 우선순위를 항상 같은 식으로 볼 수 없게 되었다. 따라서 팀은 부서, 스태프들 간에 조율된 치료를 환자에게 제공하고 과실이나 효과적인 결과에 도달하지 못하는 치료를 막기 위해서 협업 방법을 찾는 것이 필요하게 되었다. 팀원들은 서로의 능력과 공을 제대로 평가하고 보다 현실적인 업무 관계를 개발하기 위해 각 팀원이 맡은 책무들과 스트레스에 대해 더 잘 이해할 필요가 있다. 조율 효과 역시 관계자들이 그들의 역할들과 직무 스트레스들을 더 잘 이해하게 될 때 더욱 커질 것

이다. 또한 이 점을 인식하게 될 때 덜 좌절하며 성공적으로 업무를 조율할 수 있을 것이다. 필요한 때 및 요구된 방식으로 자원들을 이용할 수 없는 경우, 이것은 조율을 막는 장벽으로 작용할 것이다. 다른 이들의 의견에 귀 기울이지 않고 치료 계획 및 조율 과정에 다른 이들을 포함시키지 않는 스태프들은 계획한 것만큼 조율에 성공하지 못할 수 있다.

다른 장벽들로는 다양한 전문직에 대한 이해 결여, 자원의 결핍, 부족한 소통 등이 있다. 비효과적인 문제 해결책 역시 효과적인 조율을 방해하는 결정적인 장벽이다. 조율 과정에 환자, 필요한 경우에는 가족도 포함시킬 필요가 있다. 이러한 참여가 없는 경우 이 역시 조율을 막는 주요한 장벽이 된다.

효과적인 조율을 달성하기 위한 기술과 전략들

효과적인 조율을 위해서 스태프들은 문제 해결을 위해 의사 결정을 내리고, 계획을 세우고 다른 스태프들의 능력을 이용하고, 필요한 자원들이 무엇인지 확인하고, 원활하게 소통하고 협업하려는 의지를 가질 필요가 있다. 직무 위임이 요구되는 경우가 종종 있기 때문에 직무 위임 기술들도 중요하다(직무 위임에 대한 더 자세한 내용은 11단원 참조). 간호사는 치료 과정을 변화시키거나 변화에 적응해야 할 시기뿐만 아니라 치료 목표들을 달성할 수 있는지 여부를 결정하기 위해 평가 기술들을 개발할 필요가 있다. 조율에 필요한 기술들은 합의한 목표에 도달하기 위해 함께 일하는 것을 1차 목표로 하는 협업에 요구되는 기술들과 동일하다.

[표 9-3]에 효과적인 조율에 필요한 기술들이 제시되어 있다.

[표 9-3] 조율에 필요한 기술	
● 문제 해결	● 소통
● 계획	● 협업
● 다른 이들의 능력 이용	● 직무 위임
● 필요한 자원 확인	● 평가

조율 적용하기

조율은 일상 업무들, 단기 및 장기 계획 수립, 일상 치료 과정에 필수적인 것이다. 이 모든 활동들은 임상 자원과 행정 자원의 조율을 요구한다. 다음 전략들은 조율 수준을 높이는 데 도움이 된다(Finkelman & Kenner, 2010).

- 모든 스태프는 조율의 중요성을 이해할 필요가 있다.
- 모든 스태프는 목적과 목표들을 확실히 이해해야 한다.
- 모든 스태프는 조율을 촉진시키기 위해 해야 할 일, 담당자 및 촉진, 그 일을 하는 방법을 이해하고, 정책과 절차들에 대해서도 잘 알고 있어야 한다.
- 조직의 개선된 업무 수행 능력은 조직의 모든 수준에서 업무 조율에 달려 있다.
- 소통은 명확하고 시기적절할 필요가 있다(10단원 참조).
- 오리엔테이션과 스태프 개발 프로그램들은 조율과 조율을 이용하는 방법의 중요성을 강조해야 한다.
- 조율은 효과적인 소통과 협업을 필요로 한다.
- 스태프/팀원들은 전문 지식을 평가할 필요가 있다.
- 필요한 때 직무 위임이 필요하다(11단원 참조).

의료 서비스는 환자 중심 치료를 보장하기 위해 치료의 조율에 초점을 맞춘 여러 도구들을 이용한다. 이러한 도구들 중 일부로서 치료 관리, 표준 진료 지침, 임상 실무 가이드라인들과 질병 관리가 있다(4단원 참조). 조율하는 데 성공하고 기대한 치료 결과들에 도달하기 위해, 이 도구들이나 방법들 역시 환자, 환자의 가족들과 다른 중요한 이들, 다른 의료 서비스 스태프들과의 원활한 협업을 필요로 한다. 그러한 협업은 조율이 필요할 때도 아주 도움이 된다. 보험사들은 더욱 효율적인 치료를 강조하는데, 조율은 이 목표를 달성하는 데 주된 역할을 한다. 조율은 간호사가 환자의 치료 욕구, 그리고 이 욕구들을 충족시키기 위해 이용할 수 있는 자원을 이해하는 데 필요하다. 비용과 서비스의 관련성에 대한 인식도 환자 치료 조율의 일부분이 된다. 조율은 의료 서비스 전달 시스템의 관리 측면에서 아주 중요한 부분이다. 의료 서비스 전달 시스템은 점점 복잡해지고 있으며, 그로 인해 소통과 조율 역시 더욱 복잡해졌다. 자원들을 얻고, 스태프들의 근무 스케줄을 짜고, 업무 활동들을 계획하고, 질 개선을 실행하고, 모든 유형의 관리 기능들을 수행하기 위해 조율이 필요하다.

협상과 갈등 해결

갈등은 조직에서 결코 박멸할 수 없지만 관리할 수는 있다. 대개 사람들이 어떤 것에 대해 강한 감정을 느낄 때 갈등이 생긴다. 갈등은 개인 스태프들 간에, 한 병동 내에서 또는 한 부서 내에서 일어날 수 있다. 갈등은 병동들 간에, 서로 다른 진료과들 간에 나타나 전체 조직에 영향을 미칠 수도 있으며 심지어 조직들 간에 나타날 수도 있고, 팀들이나 병동들 사이에서, 또는 조직과 지역 사회 사이에서도 갈등은 일어날 수 있다. 갈등은 "양립할 수 없는 욕구들 사이에서 발생하는 긴장으로, 여기에서 한쪽의 행위는 목표를 달성할 수 있는 상대방의 능력을 좌절시킨다."(Boggs, 2003, p366)

핵심 정의

갈등은 3가지 유형, 즉 개인 갈등, 대인관계 갈등 및 그룹 간/조직 간 갈등으로 구분된다 (Dessler, 2002). 직장에서 일어나는 개인 갈등 중 가장 흔한 유형은 역할 갈등으로, 한 개 이상의 역할 기대치들이 서로 양립할 수 없을 때 발생한다. 스태프가 다른 스태프의 역할을 이해하지 못할 때, 해당 스태프에게 그것은 매우 심한 스트레스가 되며, 이러한 스트레스는 업무에 영향을 미치게 된다. 스태프들은 실제로 어떤 일이 두 스태프의 역할과 책임들 중 일부가 아니라고 판단해, 서로 하지 않았을 때 또는 또 다른 스태프가 실제로 자신의 책임이 아닌 활동을 하고 있다고 느낄 때 서로를 비난할 수 있다.

대인관계 갈등은 사람들 사이에서 발생한다. 이 갈등은 성격 차이, 경쟁심 또는 영역, 통제나 손실 문제로 발생하는 경우가 종종 있다. 갈등은 또한 집단들(예: 병동, 서비스 부서, 팀, 의료 서비스 전문직 집단, 대행 기관, 지역 사회와 의료 서비스 제공자 조직 등) 간에도 발생한다. 갈등이 일어나면 양측은 불협화음을 내는데 주로 상대방의 역할과 책임들을 명확히 이해하지 못하기 때문에 일어나는 경우가 대다수다. "갈등은 명백하게 또는 은밀하게 일어날 수 있는데, 양쪽 상황 모두 문제가 될 수 있을 뿐만 아니라 개선의 기회가 될 수도 있다. 그러나 명백한 갈등 과정은 확실히 유동적이라서 그 과정을 기술하기 까다로운 경향이 있다. 개인과 그룹들 사이에, 또는 개인들 사이에 갈등이 있을 때 양측에서 관찰되는 행동들이 있다. 이러한 행동은 반응 행동, 억압 행동 또는 회피 행동으로 분류할 수 있다. 반응 행동에는 심한 수준의 경쟁심, 비효율성, 실제로 이해하려는 시도 없이 무조건 '예스'라고 말하는 행동, 투덜거리거나 불평하거나 파괴적인 행동, 조직의 움직임과 반대로 행동, 현실 도피 음주, 불규칙한 출근 또는 낮은 직무 만족감을 자주 표현하는 것같이 수동적-공격적 행동들이 포함된다. 인식되지 않은 갈등이 만연한 직장에서는 헛소문이 무성하다. 억압 행동들에는 무단 결근이 포함되며, 회피 행동에는 정보 공유 자제, 관리자들이나 다른 팀원들과의 접촉 회피 또는 '직무로부터 숨기'가 포함된다."(Clement, 2001, p212)

모든 사람은 잠재적 갈등을 경험한다. 이것은 결코 좋은 느낌이 아니며 빠르게 스트레스를 늘린다. 이러한 상황에서 갈등에 대한 최선의 대응책에 대한 불신과 혼란 역시 경험한다. 잠재적 갈등을 알아차리기는 쉽지 않으며, 스태프들은 이러한 갈등 수준에 대해 각기 다르게 인식할 것이다. 왜냐하면 이 갈등은 수면 아래 있어 분명하게 드러나지 않기 때문이다. 명백한 갈등은 대부분의 사람들에게 명확하게 인식되어, 대체로 대처하기가 더 쉽다. 명백한 갈등이 존재할 때 합의에 도달하기가 더 쉽고 갈등을 기술하기도 쉽다.

갈등에 대한 공통된 가정은 갈등은 파괴적이라는 것이다. 그러나 갈등에 대한 또 다른 관점도 있다. "여러 부작용들에도 불구하고 갈등은 오늘날 대부분의 전문 의료진들에게 잠재적으로 유용한 것으로 여겨진다. 갈등은 적절하게 방향을 튼다면 개혁과 변화의 엔진이 될 수 있기 때문이다. 갈등에 대한 이러한 긍정적 관점은 조직 내에 특정하게 통제된 갈등을 일으킬 것을 노골적으로 장려한다. 장려하는 이유는 적극적인 논쟁이 없으면 정체가 생기거나 그저 그런 아이디어들이 득세하는 상황을 허용할 수 있기 때문이다."(Dessler, 2002, p315) 현실적으로 일부 갈등들은 필연적인 것이기 때문에 스태프들은 실제로 갈등을 피할 수 없다. 다음에 제시한 인용문은 대부분 갈등을 기회로 인식할 필요성에 대해 말하고 있다. "내가 갈등을 찬양할 때 다른 이들은 마치 내가 신뢰성의 경계선을 막 넘은 것처럼 쳐다본다. 간호사로서 우리는 갈등을 피하도록 사회화 교육을 받았다. 우리의 갈등 대응 방식은 모든 대가를 치르고라도 조화를 이루는 것이었다. 특히 그 역학적 상황이 조직에서 뚜렷한 힘의 차이가 있는 역할들을 대표하는 개인들과 관련 있을 경우에는 갈등을 해결하려고 애써왔다. 여러 진료과 출신들로 구성되었지만 잘 기능하는 팀들에게 나는 갈등이 점철된 상황들을 피하지 말고 정면으로 대면하라고 권한다. 그러한 상황은 필연적인 것이다. 대립되는 관점들을 활용하고 팀 내 존재하는 풍부한 다양성을 부각시키고 다듬는 것은 리더가 해야 할 역할이다. 갈등은 또한 팀원들이 각기 다르지만 타당성은 똑같은 견해들을 내놓을 기회를 제공해, 모든 팀원들이 업무 과정에 그들이 기여한 점을 더 많이 이해할 수 있는 계기가 될 수도 있다. 각 팀원의 관점을 존중하는 태도는 팀원들의 다양성을 철저하게 탐구하고 완전히 이해하게 된 후에야 비로소 가능해진다."(Weaver, 2001, p83)

이것은 표면적으로는 부정적으로 보일 수 있지만, 갈등의 아주 긍정적인 측면이다. 간호사들에게 갈등을 경험하고 싶으냐고 묻는다면, 그들은 아니라고 대답할 것이다. 그 대답의 배후에는 그들이 갈등에 대처하는 방법을 모르며 갈등에 대해 불안함을 느낀다는 사실이 숨어 있다. 그러나 스태프들에게 "모든 수준의 스태프들이 업무 방향을 정하고 그 파급 효과를 걱정하지 않은 채 일할 수 있으며, 다른 이들이 인신공격을 하지 않는 분위기 속에서 관심 있는 사안과 문제들에 대해 적극적으로 대화를 나눌 수 있는 환경에서 일하고 싶습니까?"라고 질문을 하면, 스태프들 중 대부분이 그 환경을 갈등이 아닌 긍정적인 환경으로 볼 가능성이 높다. 그러나 갈등 회피에는 대체로 갈등이 다시 그 사람의 발목을 잡고 해결하기가 더욱 어려워질 것이라는 암시가 포함되어 있다. 그러면 갈등에 대해 더 많은 정서들이 생겨나게 되고, 이것은 갈등 해결을 더욱 어렵게 만들 수 있다.

갈등의 원인

갈등을 효과적으로 해결하기 위해서는 갈등 원인을 이해하는 것이 필요하다. 그러나 어떤 갈등들은 한 가지 이상의 원인을 갖고 있을 수 있다. 갈등을 평가하지 않은 채 바로 성급히 결론을 내리기 쉽다. 개인들 간, 집단들 간에 발생하는 갈등들 중 전형적인 원인들로는 "자원들이 공평하게 공유되었는지 여부, 업무 기대치들에 대한 불충분한 설명, 설명도 없이 의례 절차와 과정들을 방해하고 팀원들이 준비하지 못하게 만드는 변화들 및 팀원들이 이해하지 못하고 위협으로 볼 수 있는 변화들로 생긴 스트레스가 있다."(Finkelman & Kenner, 2010, p359) 다른 원인들로는 모호한 판결, 이해 갈등, 소통의 혼란, 해결되지 않은 갈등 등이 있다(Hansten & Jackson, 2008).

갈등을 예측할 수 있는 두 가지 예측 인자로는 자원들에 대한 경쟁과 불충분한 소통이 있다. 한 병동이나 의료 서비스 제공 조직에서 일어난 대대적인 변화들이 자원들(예: 스태프, 재정 상태, 공간 및 비품들)에 대한 경쟁을 초래하지 않는 경우는 거의 없으며, 따라서 이러한 자원들을 받을 수 있는 병동이나 사람들과 받지 못하거나 자원들을 잃어버릴 수 있는 경우 사이에서 갈등이 일어날 수 있다. 일부 예에서 본 것처럼 갈등의 원인은 다양할 수 있다. 하나의 갈등을 이해하기 위해서는 가능한 한 철저하게 갈등을 평가하는 것이 필요하다. 갈등에 대한 평가와 더불어 갈등 단계들을 이해하는 것 역시 중요하다.

갈등의 4단계

갈등의 전개 과정을 기술하는 데 도움이 되는 것으로 갈등의 4단계 과정이 있다(Marquis & Huston, 2009).

1. 잠재적 갈등(Latent conflict): 이 단계는 갈등 예상과 관련이 있다. 자원들에 대한 경쟁이나 불충분한 소통은 갈등의 예측 인자들이 될 수 있다. 갈등을 예상하면 긴장이 늘어날 수 있다. 이런 상황은 스태프들이 "이것 때문에 우리는 들볶일 거야"라고 불평한다거나 그런 느낌을 속으로 갖고 있을 때 나타난다. 예를 들어 두 병동이 양측 병동의 환자들을 교환해서 받아들이는 경우, 한쪽 병동이 상대 병동의 스태프들은 유능하지 않으며, 그쪽 스태프들로부터 치료 지시와 환자 계획을 받아야 한다고 생각할 때 두 병동은 갈등이 일어날 것을 예측할 수 있다.

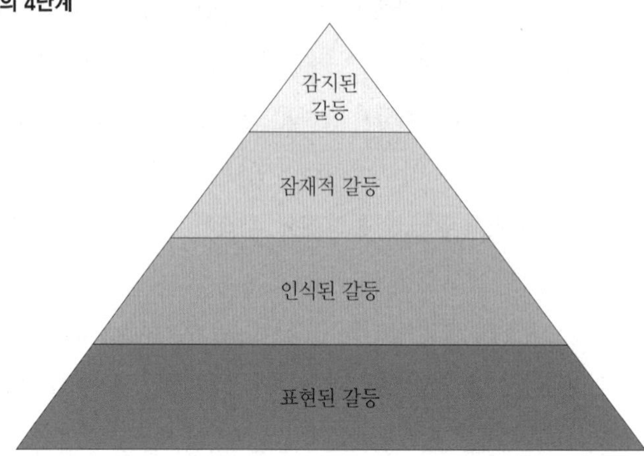

2. 인식된 갈등(Perceived conflict): 이 단계는 한 특정 시기에 갈등의 존재를 인정 또는 인식할 것을 요구한다. 이런 상황은 논의하지는 않지만 느낄 수는 있다. 갈등에 대한 지각은 아주 중요한데, 이것은 실제 갈등의 존재 여부, 갈등에 대해 알려진 내용 및 해결 방법에 영향을 미칠 수 있기 때문이다.

3. 감지된 갈등(Felt conflict): 이 단계는 개인들이 불안이나 분노 같은 갈등에 대한 감정들을 갖기 시작할 때 일어난다. 스태프들은 이때 스트레스를 받는다. 이 시기에 갈등 원인을 회피하면, 갈등이 다음 단계로 이동하는 것을 막을 수 있다. 회피는 일부 환경들에서 적절할 수 있지만 때때로 갈등을 은폐할 뿐 해결하지 못한다. 이 경우, 갈등은 다시 더 복잡한 형태로 나타날 수 있다. 이때 신뢰가 하나의 역할을 한다. 스태프들은 이 상황이 효과적으로 해결될 것이라고 얼마나 믿는가? 스태프들은 그들의 감정과 의견들을 공개적으로 표현하는 것이 얼마나 편하다고 생각하는가?

4. 표현된 갈등(Manifest conflict): 이 단계는 갈등이 명백하게 눈에 보이는 단계다. 이 단계에서 갈등은 건설적이거나 아니면 파괴적인 것이 될 수 있다. 갈등과 관련된 파괴적인 행동들의 대표적인 예로서 (a)정책 무시하기, (b)문제 부인하기, (c)특정 스태프 피하기, (d)부정적인 표현들을 쓰며 공개적으로 스태프와 토론하기 등이 있다. 갈등에 대한 건설적인 대응의 대표적인 예로서 (a)그룹이 문제를 확인하고 해결하도록 장려하기, (b)적절

한 감정들 표현하기, (c)특정 스태프에게 도움의 손길 내밀기 같은 것이 있다([그림 9-1]에는 갈등 단계들이 간단히 제시되어 있다).

갈등의 예방

어떤 갈등은 예방할 수 있다. 따라서 갈등으로 비화하기 전에 문제를 수정하기 위해서 가능할 때마다 예방 단계들을 취하는 것이 중요하다. 갈등이 없다고 이야기하는 팀이나 조직은 갈등을 인식하지 못하거나 아니면 그것을 인정하지 않는 쪽을 선호하는 것이다. 갈등 예방은 본 단원에서 확인했던 전형적인 갈등 원인들에 집중해야 한다. 명쾌한 소통, 팀원들 또는 조직원들이 모두 알고 있는 업무 기대치들, 자원들의 적절한 배당 및 역할과 책임들의 명확한 서술이 갈등 예방에 지속적인 영향을 미칠 것이다. 이때 목표가 모든 갈등을 없애는 것이라면, 그 목표는 달성될 수 없다. 왜냐하면 그런 일은 일어날 수 없기 때문이다.

모든 갈등들을 예방할 수 있는 것은 아니기 때문에, 스태프들과 관리자들은 갈등을 관리하고 하나의 갈등이 존재할 때 이를 해결하는 방법에 대해 알 필요가 있다. 한 상황이 갈등으로 변하거나 또는 갈등 해결을 막는 장벽으로 작용할 가능성을 더욱 높일 수 있는, 잠재적 장벽들을 확인하는 것이 중요하다. 첫 번째이자 가장 중요한 것으로 모든 스태프들이 갈등이나 스트레스 수준을 줄이도록 노력한다면, 이러한 노력은 갈등을 방지하거나 해결하는 데 지속적인 영향을 미칠 것이다. 이 전략뿐만 아니라 소통을 개선하고 팀원들을 전문 지식을 가진 구성원들로 인정하고, 이용할 수 있는 데이터를 감안해 가장 효과적인 의사 결정을 내리기 위해 타협을 하고, 팀원들/스태프들의 역할과 책임들을 이해하고, 팀의 실무와 기능 수행을 평가하는 데 적극적으로 참여하는 것이 중요하다.

갈등 관리: 문제와 전략

갈등 관리는 어떤 조직에서든 아주 중요한 요소다. 갈등이 생기면 관리자들과 스태프들은 갈등 관리에 대한 전략들을 이해할 필요가 있다. 갈등 관리의 주된 목표는 다음과 같다.

1. 갈등을 없애거나 줄이기

2. 환자, 가족/중요한 다른 이들 및 조직의 욕구 충족시키기

3. 향후 생산적인 협업을 위해 갈등 해결책에 대해 모든 관계자들이 긍정적으로 느끼도록
   보장하기

무기력&권한 부여 스태프가 갈등을 경험할 때, 공격적인 태도와 수동적-공격적인 태도뿐만 아니라
무기력과 권한 부여가 중요하다.

1. 권력과 무력함

자신이 노고를 제대로 인정받지 못하거나 또는 관심을 받지 못한다고 느끼면 스태프들은
무력함에 빠진다. 스태프들이 무력해지면 근무 환경에는 어떤 일이 일어나는가? 우선, 스태프
들은 자신들이 영향력을 행사할 수 없다고 느낀다. 즉 변화가 필요하다고 느끼는 상황을 바꿀
능력이 없다고 생각한다. 스태프들은 문제에 접근하는 데 잠재력만큼 창의성을 발휘하지 못
할 것이다.

그들은 맡은 업무에 책임이 있지만 이 업무들을 바꿀 힘이나 통제력이 없다고 느낄 수 있
다. 팀 커뮤니티는 부정적으로 영향을 받을 것이며 결국 팀은 변화를 일으킬 수 없다고 느끼
게 된다. 이에 대해 스태프들은 다음과 같이 한탄한다. "굳이 변화를 일으키려고 수고하지 마
라" "난 여기에서 변화를 못 일으키겠어" "누가 우리 말을 듣겠어?" 스태프들이 점점 더 무력하
다고 느낄 때 직원들의 사기는 더욱더 떨어진다. 신입 스태프들도 곧 무력감이라는 감정에 전
염된다. 어떤 점에서든, 무력감은 실제로 변화 노력을 줄인다. 2단원에서 논의한 것처럼 변화
에 효과적으로 대응하는 것이 오늘날 아주 중요하다. 스태프들이 무기력하다고 느낄 때 이 감
정은 조직 문화에도 영향을 미친다.

권력은 의사 결정에 영향을 미치고 자원들을 통제하고 행동에 영향을 미치는 요인이다. 이
것은 일이 완수되게 할 수 있는 능력이다. 즉 자원과 정보들에 접근하고 의사 결정을 하기 위
해 그것을 사용할 수 있는 능력이다. 권력은 건설적으로 또는 파괴적으로 사용될 수 있다. 한
사람이 가진 권력은 그 사람의 인성과 성격 특질들 및 직책에서 나온다.

어떤 사람들은 다른 사람들이 자신들 쪽으로 방향을 돌리게 할 수 있는, 즉 그들을 신뢰하

게 할 수 있고, 그들의 충고를 도움이 되는 것으로 간주하게 하는 자질을 갖고 있다. 팀 리더나 책임 간호사같이 한 사람이 맡은 직책은 권력과 관련 있다.

권력은 정체되어 있지 않다. 상황으로부터 영향을 받기 때문에 권력은 변한다. 권력의 원천은 여러 가지다. 권력의 각 원천은 상황과 목표에 따라 유용할 수 있다. 개인은 권력의 여러 원천들을 가질 수 있는데, 예를 들면 팀 리더는 직책이 부여한 합법적 권력, 팀원들이 암 환자들을 돌보는 데 있어 팀 리더의 간호 전문 지식을 인정한 덕분에 생긴 전문적 권력을 갖게 된다. 또한 팀 리더는 팀원들에게 어떤 문제를 해결하는 데 최선의 방법들을 따르도록 설득할 수 있기 때문에 설득적 권력을 가질 수 있다. 권력의 원천들 중에는 다음 것들도 포함된다.

- 합법적 권력(Legitimate power): 이 권력은 사람들이 권력과 관련해 생각할 때 떠올리는 힘이다. 이것은 책임 간호사, 팀 리더 또는 환자 서비스 부서의 부서장같이 한 조직의 공식 직책을 맡음으로써 그 직책에서 나오는 권력이다. 이러한 공식적 직책들은 그 직책에 앉은 사람들에게 스태프들에게 영향력을 행사할 수 있고 스태프들이 요청에 따르도록 기대할 수 있는 권리를 준다. 스태프들은 달성해야 할 과제들과 직무 요건들을 갖고 있다는 것을 인식한다.

- 보상적 권력(Reward power): 한 사람의 권력은 정해진 규칙들을 다른 사람들이 준수할 때 그들에게 보상할 수 있는 권력으로부터 나온다. 보상적 권력의 대표적인 예로는 금전(봉급 인상 같은 것), 원하는 근무 스케줄이나 자리로 배정, 근무 공간 제공 또는 달성한 업적 인정 같은 것이 있다.

- 강압적 권력(Coercive power): 이 유형의 권력은 한 사람이 기대한 또는 지시받은 대로 하지 않을 때 그 사람에게 부과하는 처벌에 기초한다. 이 유형의 대표적인 예로는 봉급 인상 동결, 해고 및 좋지 않은 근무 스케줄이나 자리로 배정 같은 것이 있다. 이 유형의 권력은 불쾌한 근무 상황으로 이어진다. 스태프들은 강압적 권력에 긍정적으로 반응하지 않을 것이며 따라서 이 유형의 권력은 스태프의 사기에 부정적인 영향을 미친다.

- 준거적 권력(Referent power): 이 비공식적 권력은 한 개인이 특별한 자질들을 갖고 있으며

존경받아 마땅하다고 다른 사람들이 인정하는 것으로부터 나온다. 이 사람은 다른 이들에게 영향력을 행사할 수 있게 된다. 그 사람의 카리스마에 매료되어 다른 이들이 그 사람을 따르기를 원하기 때문이다. 스태프들은 자신들의 가치를 인정받고 자신들의 의견이 수용된다.

- 전문적 권력(Expert power): 한 사람이 전문 지식을 갖고 있을 때, 그 전문 지식을 존경하는 다른 이들에게 영향을 미치는 권력을 갖게 된다. 이 유형의 권력이 존재할 때, 전문 의료진은 건전한 충고와 지시를 할 수 있다.

- 정보적 권력(Informational power): 이 유형의 권력은 정보에 접근하고 공유할 수 있는 능력으로부터 나오는데, 이 능력은 정보화 시대에 절대 없어서는 안 될 특성이다.

- 설득적 권력(Persuasive power): 이 유형의 권력은 효과적인 관점이나 논쟁을 제공함으로써 다른 이들에게 영향을 끼친다(Finkelman & Kenner, 2010). [표 9-4]에 권력 유형들이 간단히 정리되어 있다.

[표 9-4] 권력 유형	
● 합법적 권력 ● 보상적 권력 ● 강압적 권력 ● 준거적 권력	● 전문적 권력 ● 정보적 권력 ● 설득적 권력

리더가 합법적 권력을 가져야 한다는 점에 주목하는 것이 중요하다. "한 노상강도는 여러분의 목숨을 위협하기 위해 총과 힘을 가질 수 있지만 리더로서 자질은 갖고 있지 못하다. 왜냐하면 리드한다는 것은 여러분이 목표를 달성하도록 기꺼이 일하게끔 영향을 미친다는 의미이기 때문이다. 그렇다고 이 말은 약간의 두려움이 좋은 일은 아니라는 의미는 아니다."(Dessler, 2002, p212)

이것은 리더십과 권력을 이해하는 데 결정적인 개념이다. 그러나 효과적인 리더와 관리자가 되기 위해서는 권력 이상의 것이 필요하다. "여러분이 리더의 특질과 권력을 갖고 있다면 여러분은 리더가 될 잠재력이 있다."(Dessler, 2002, p212)

모든 조직들은 그들 자체의 '정치' 브랜드를 경험한다. 어떤 스태프들과 관리자들은 조직 내에서 권력을 잡으려고 고군분투하는 자신들을 발견한다. 이것은 사람들이 자신에게 중요하다고 느끼는 목표들로부터 직접 영향을 받는다는 뜻이다. 이러한 목표가 다른 이들의 목표와 갈등을 유발할 수 있으며, 이런 갈등이 발생할 때 더 큰 권력을 잡은 쪽이 '승리'하며 차이를 만들어낼 수 있다. 정치적 권력을 잡기 위한 암투는 스태프들과 관리자들을 불쾌하게 만들 뿐만 아니라 조직 문화에 큰 타격을 입힐 수 있다. 신뢰는 줄어들고 그 결과 효과적인 소통, 조율, 협업 및 갈등 해결 능력들도 줄어들 것이다. 이것은 조직의 모든 정치권력이 부정적인 것은 아니지만 파멸에 이르는 길이라고 할 수 있다. 따라서 권력은 신중하게 관찰할 필요가 있다. 권력이 어디에서 나오는지 알고 목표들을 달성하기 위해 이 권력에 접근하는 방법을 배울 필요성이 있다(Marrelli, 2004). 앞서 말했던 것처럼 권력은 부정적으로 이용될 수 있는데, 이것은 또한 권력을 비윤리적으로 사용하거나 올바르지 않은 일을 하도록 남용하는 것으로 이어질 수 있다. 스태프들을 통제하기 위해 자신의 권력을 이용하는 관리자들도 있고, 다른 스태프들을 통제하기 위해 권력을 이용하는 스태프들도 있지만, 이것은 권력의 건강한 이용이 아니라는 것은 의심할 바 없는 사실이다. 이것은 권력 오용일 뿐 간호 리더십을 입증하는 것이 아니다.

권력에 대한 자신의 견해를 스스로 평가함으로써 자신이 권력을 어떻게 이용하고 권력이 자신의 의사 결정과 대인관계에 어떤 영향을 끼치는지 더 잘 이해할 수 있게 된다. 이것은 계획을 수립하고 의사 결정을 내리고, 갈등에 대처하는 동안 변화에 더 효과적으로 대응할 수 있는 능력과 더 나은 협업과 조율 능력으로 이어질 수 있다.

2. 권한 부여

권한 부여는 종종 권력 공유로 여겨지지만 이것은 그 이상의 의미를 담고 있다. "권한을 부여한다는 것은 실천할 수 있게 하는 것이다."(Finkelman & Kenner, 2010, p108) 권력은 말보다 더 많은 것을 담고 있어야 하지만 그것은 또한 입증되어야 한다. 참여적 의사 결정은 스태프들에게 권한을 부여하지만 스태프들이 실제로 의사 결정에 참여하고 그것에 영향을 미칠 수 있는 기회를 가질 때에야 비로소 권한 부여가 이루어진 것이다. 진정한 권한 부여는 스태프들에게 관리자와 함께 사안들을 다룰 수 있는 방법들을 선택할 권리를 준다.

모든 스태프들은 권한을 부여받아야 하는가? 이 질문에 대답하는 것과 결정적으로 관련된 질문이 스태프들은 의사 결정을 다룰 능력이 있는가, 없는가 하는 것이다. 이 말은 스태프들은 타당한 의사 결정을 내리고 참여해 협력할 수 있는 리더십 특질과 기술들을 보유해야 한다는 의미다. 스태프들은 소통을 효과적으로 이용할 수 있어야 한다. 스태프들을 선출할 때, 이 모든 요인들이 중요하다. 권한 부여는 단순히 스태프 한 사람이 되는 것으로 얻는 것이 아니라, 스태프들이 그것을 다룰 수 있기 때문에 권한을 부여받게 되는 것이다. 스태프에게 권한을 부여하기를 원하는 관리자는 권력을 스태프에게 양도하지만, 관리자는 우선 스태프가 부여받은 권한을 다룰 수 있다는 확신을 가져야 한다.

스태프가 권한을 부여받으면 그 스태프가 행사할 수 있는 권한의 한계 또는 경계들을 정하는 것이 필요하다. 그렇지 않으면 갈등이 일어날 수 있다. 이러한 경계들 중 일부는 조직의 정책, 절차 및 직책 설명서, 교육과 경험 및 법규(예: 간호사 임상실무법)에 의해 정해진다. 관리자는 이런 경계들을 인식하고 필요한 다른 한계들을 정해야 한다(예: 새로운 장비 선정 과정에 스태프의 직접 참여). 스태프들이 그러한 의사 결정에 참여하면, 그들은 우선 예산 요건들에 부합하는, 선택 가능한 장비들이 나열된 목록을 받아야 한다. 관리자는 장비 선택의 경계들을 분명하게 밝히는 것이 절대적으로 중요하다. 그렇지 않으면 자신들의 제안이 거절될 경우 스태프들은 자신들의 노력이 아무 소용 없었다고 느낄 것이다. 왜냐하면 그들은 사전에 선택에 관한 한계들에 대해 정보를 받지 못했기 때문이다.

이 말은 무슨 뜻인가? 스태프들의 역할과 책임들은 분명하게 기술할 필요가 있으며 만약 내용이 바뀌면, 그것에 대해 논의할 필요가 있다는 의미다. 동시에 책임 간호사나 팀 리더는 스태프들을 과다하게 통제하거나 권력을 휘두르거나 억압해서도 안 된다. 이러한 유형의 반응은 대체로 새로 직책을 맡은 책임 간호사나 팀 리더에게 나타나는데, 자신들이 맡은 직책에 대한 불안감을 감추기 위해 과잉 반응하는 것이다.

한 사람이 자신에게 권한을 부여한다는 것은 이례적인 개념처럼 보일지 모르지만, 이것은 중요한 개념이다. 대인관계에서 한 사람이 가진 권력의 크기는 상대방이 그 사람이 가진 것을 얼마나 필요로 하느냐에 따라 좌우된다. 분노는 충족되지 못한 기대치들과 관련 있으며, 이러한 기대치들이 충족되지 못할 때, 당사자는 권력을 얻기 위한 행동을 옮길지 모른다. 간호사가 환자 치료와 의료 서비스 전달과 관련해 소통하는 것은 간호사 전문직 부문의 책임이지만, 개별 간호사들 역시 그들이 간호사로서 어떤 것들을 제공해야 하는지 이해할 필요가 있다. 간호사들이 영향력을 갖기 위해 이러한 소통과 역량 개발은 계속되어야 한다. 양도된 권리를 얻기 위해 이용하는 전략들이 건설적이라면(예: 새로운 기술 습득, 건설적인 방식으로 의견을 솔직하게 밝히기, 네트워크 이용하기, 정치적 옹호 이용하기, 계획 수립과 의사 결정 과정에 더 많이 참여하기, 핵심 조직위원회들에 더 많은 간호사 참여하기, 긍정적인 이미지 캠페인을 통해 간호사 이미지 개선하기, 자기 표현 기술을 개발하고 실행하기), 권한 부여는 긍정적일 수 있다. 또 다른 많은 전략들을 이용해 권한을 부여받아 직장을 개선하고 간호사의 자기 통찰 수준을 향상시킬 수도 있다.

공격적 행동과 수동-공격적 행동 공격적 행동과 수동-공격적 행동은 성공적인 갈등 해결을 방해하고 심지어 갈등의 원인이 될 수 있다. 스태프들끼리, 팀 리더나 간호사 리더에게 적대적일 때 근심이 커진다. 적대적 행동은 갈등에 대한 하나의 반응일 수 있다. 개인의 감정들을 알아차리는 것이 중요하다. 적대적 행동에 대한 첫 번째 대응 반응은 적대적인 스태프를 통제하고 소통하는 것이다. 적대적인 행동이나 태도를 보이는 사람이 책임 간호사나 팀 리더일 수 있는데, 이것은 상황을 더 복잡하게 만들며, 더 높은 수준의 관리자의 도움을 요구한다. 다행스럽게도 이 상황을 통제하고 사적인 장소로 옮기는 노력을 할 필요가 있다는 것을 누군가 인식할 것이다. 적대적인 태도로 갈등을 공개적으로 드러나게 하는 일은 환자 앞이나 대중 앞에서 일어나서는 안 된다. 사적인 장소로 옮겨 가려는 제안이 효과가 없고 갈등 상황이 더욱 악화되면 그냥 물러서는 것이 어느 정도 공격적 행동의 한계선을 정하는 데 도움이 될 수 있다. 분노하는 마음을 가라앉힐 시간이 절대적으로 필요하다.

공격적인 행동과 적대적인 태도에 어떤 반응을 보이기 전에 실제로 더 많은 정보가 필요한 경우가 많다. 이런 상황이 발생하면 관련된 모든 이들은 정보를 수집한 후 그 문제를 논의할 것이라는 말을 들을 필요가 있다. 어느 누구에게도 불충분한 정보를 갖고 대응하라고 압력을 넣어서는 안 된다. 그렇게 하면 비효과적인 의사 결정으로 이어져 더 적대적인 상황이 될 수 있기 때문이다. 자세한 평가가 끝난 후 추가 논의를 하고 결론을 내리는 것이 중요하다. "한 까다로운 사람의 행동이 물리적으로 다른 이들을 위협하는 것이 아니라면, 그것을 무시하려고 노력하라. 그 문제의 핵심만을 다루어라. 그 문제에만 집중하고 여러분과 반대 의견을 가진 사람에게 재집중하도록 하라. 반복해서 그 사람의 이름을 입에 올려라. 그 문제를 규정하고 다시 규정하라. 감정을 진정시키려고 노력하라. 우선 여러분의 감정부터 진정시켜라. 궁극적으로 여러분이 실제로 통제해야 할 유일한 사람은 여러분 자신이기 때문이다."(Forman, 2001, p13) 이것은 부정적인 상황을 긍정적인 상황으로 옮기는 데 도움이 될 수 있는 방법들이다.

참가자들이나 가족들과 문제가 생길 경우, 이에 대처할 수 있는 가장 좋은 방법은 무엇일까? 앞서 언급한 전략들 중 많은 것을 사용할 수 있다. 안전이 가장 중요한 사안이기 때문에 안전은 유지해야 한다. 환자들이나 가족들이 분노를 부적절하게 표현하는 것은 결코 용납해서는 안 된다. 이런 불미스런 상황이 발생하면 누군가 그 상황에 대한 평가에 기초해 합당한 한계들을 정할 필요가 있다. 분노나 부적절한 공격 행동에는 통증, 투약, 두려움과 불안, 정신병, 제대로 기능하지 못한 소통 같은 많은 원인들이 있다. 스태프들을 사적으로 생각하는 것은 피할 필요가 있는데, 이것은 문제 해결을 방해할 것이기 때문이다. 어떤 이가 공격적이거나 감정이 흥분한 상태가 되면, 갈등을 해결하기 위해 취하는 개입 조치들이 효과가 없어질지 모른다. 적극적인 경청은 감정에 대처하는 데 아주 중요하다. 갈등 상황에 어떤 다른 문화가 관련되어 있다면, 이 요인도 고려할 필요가 있다(예: 일부 문화들은 감정적으로 매우 흥분하는 것을 적절한 것으로 보는 반면, 다른 문화들은 그렇게 보지 않음). 결국, 치료 과정 내내 명쾌한 소통이 필수적이다.

개인 스태프는 갈등에 어떻게 대처하는가? 모든 사람이 같은 식으로 갈등에 대응하는 것은 아니며 개인은 상황에 따라 대응하는 방식이 다를 수 있다. 갈등에 대처하는 전형적인 4가지 반응으로 회피, 합의, 경쟁, 협업이 있다(Boggs, 2003).

- 회피(Avoidance) 반응은 매우 불안하고 자신의 불안을 효과적으로 대처할 수 없을 때 일어난다. 그 사람은 불안을 피하기 위해 그 상황에서 물러날 것이다. 이것이 가장 효과적인 대처 반응인 때가 종종 있다. 특히 그 상황이 부정적인 결과들로 이어질 수 있는 경우에는 회피 반응이 효과적일 수 있다. 그러나 많은 상황에서 이 대응 반응은 결국 효과적이지 않은 것으로 판명될 수 있다. 이 반응은 한 스태프가 한 관리자와 갈등이 있고 의견이 일치하지 않을 때 일어날 수 있다. 해당 스태프는 공개적으로 관리자의 의견

에 동의하지 않는 것이 가치가 있는지 고려해야 한다. 대체로 회피는 한쪽이 상대방보다 더 큰 권력을 갖고 있다고 인식될 때 일어난다. 이것은 더 많은 정보가 필요할 때, 또는 그 문제가 자신이 가진 것을 잃어버리고 지켜야 할 만큼의 가치가 없을 때 도움이 되는 접근법이다.

- 두 번째 대처 반응은 합의(accommodation)다. 이것은 어떻게 일어나는가? 갈등하는 당사자는 협조함으로써 갈등이 있는 상황을 더 좋은 상황이 되도록 노력한다. 결정적인 문제는 해결되지 않을 수 있거나 또는 가장 만족스러운 수준까지 해결되지 않을 수 있다. 이 대처 반응의 목표는 가능한 한 빨리 갈등을 없애는 것이다. 합의는 한 사람 또는 한 팀이 상대방보다 갈등을 일으킨 문제에 덜 관심이 있을 때 가장 크게 효과를 발휘한다. 이것은 서로 화합을 하는 데 도움이 될 수 있으며, 또한 한쪽이 갈등을 낮추려는 의지가 더 강하기 때문에 향후 갈등을 통제할 수 있는 힘을 제공한다. 이후 상호작용은 상대방의 협력을 요구할 수 있다.

- 세 번째 대처 반응은 경쟁(competition)이다. 이것은 어떻게 작용하는가? 권력이 갈등의 진행을 중지시키는 데 이용된다. 관리자가 "이 일은 이런 식으로 진행될 거야"라고 말할 수 있는데, 이것은 관리자와 대립할 수 있는 다른 사람들의 추가 노력 가능성을 원천적으로 막아버린다.

- 협업(collaboration)은 갈등의 네 번째 대처 반응으로 본 단원에서 논의한 것이다. 이것은 긍정적인 접근법으로 양측의 모든 관계자들이 수용 가능한 해결책에 도달하려고 애쓰며 결국 양측은 그들이 뭔가를 이루어냈다고 느낀다. 협업은 어느 정도 타협과 관련 있는 경우가 종종 있는데, 타협 역시 갈등을 대처하는 데 이용되는 한 방법이다.

가장 좋은 유형의 갈등 해결책을 이용할 때 성공과 실패의 차이를 만들어낼 수 있다. 갈등을 해결할 수 있는 방법은 많다. 갈등이 생기면, 각 관계자는 갈등의 원인이 된 문제와 갈등에 대해 자신만의 견해를 갖게 된다. 오늘날 의료 서비스 전달 환경에서는 더 많은 갈등이 일어나고 있으며 그로 인한 직장 스트레스가 늘어나며 그 결과, 의학협회의 보고서들에서 지적했던 것처럼, 오해가 커지고 소통은 효과적으로 기능하지 못하고, 생산성은 떨어지고 결국 조직은 제대로 기능하지 못하게 된다(2001, 2004).

남녀 차이 문제 여성과 남성의 협상 방식에는 차이가 있는가? 여성과 남성은 갈등 같은 리더십 관련 문제들에 접근하는 법에 있어서도 차이를 보인다(Caliper, 2004). 남성은 이기기 위해 협상하는 경향이 있는 반면, 여성은 공정함에 더 초점을 맞춘다. 이것은 아동의 스포츠 활동과 놀이 활동을 통해 나타나는 방식과 관련 있다고 여겨진다. 여성은 서로 이기는 윈-윈 해결책에 도달하기 위해 노력할 것이다. 남성은 확실히 정해져 있는 한계들에 여성보다 더 많이 도전할 것이다. 따라서 여성에게 있어서는 한계가 정해지고 그대로 유지되도록 하는 게 더 중요하다. 지금 서술한 차이들에도 불구하고 남녀에 대해 고정관념을 갖는 것은 피하도록 하는 게 중요하다(남녀 차이에 대한 더 자세한 정보는 5단원 참조).

간호사와 의사의 관계 환자들의 치료 욕구를 충족시키기 위해서 간호사와 의사의 관계는 간호사 업무상 맺는 관계들 중 가장 끈끈하고 단단하게 맺어진 관계여야 하지만, 그렇지 않은 경우가 빈번하다. 간호사와 의사의 관계가 부실해지는 데는 양측 모두 하나의 역할을 하고 있다. 갈등이 생기면 이것은 효과적인 환자 치료의 장벽으로 작용할 수 있다. 매그넷 인증 병원들을 조사한 문헌은 동료 관계와 협업 관계 및 간호사와 의사의 관계를 구분하고 있다(Kramer & Schmalenberg, 2002). 동료 관계는 권력의 평등이 존재하는 관계다. 여기에서 권력은 일반적 의미의 권력과 다르지만 권력과 지식은 그 가치가 같다. 이와 반대로 협업 관계에서는 간호사들과 의사들이 상호 평등한 권력에 초점을 맞추지만, 실제로는 의사의 권력이 더 크다. 간호사의 권력은 간호사가 환자와 더 많은 시간을 보내는 것, 경험과 지식에 기초한다. 권력뿐만 아니라, 간호사와 의사의 관계에서는 서로에 대한 존경과 신뢰가 필요하다. 이러한 요인들 때문에, 이것은 복잡한 관계다.

간호사는 오랫동안 팀 단위로, 대개 다른 간호 스태프들과 팀을 이루어 근무해왔다. 그러나 다양한 전문 의료진 출신들로 구성된 팀들을 더욱 강조하게 되면서, 변화하는 의료 서비스 환경에서는 간호사-의사의 관계가 더욱 중요해졌다. 간호사-의사의 상호작용과 소통은 의료 서비스 부문에 대한 문헌에서 오랫동안 논의된 주제들이다.

한 연구는 간호사와 의사의 관계가 간호사의 만족도와 간호사 보유에 미치는 영향을 조사했는데, 해당 연구를 실시한 의사는 연구 결과를 2002년 학계에 보고했다(Rosenstein, 2002). 총 1200명의 간호사, 의사 및 병원 집행부 직원을 대상으로 설문 조사한 결과, "간호사들과 의사들의 일상적인 상호작용이 간호사들의 사기에 지대하게 영향을 미치는 것"으로 나타났다고 주장했다(Rosenstein, 2002, p26). 전체적으로 보면, 간호사들의 96%가 고함지르거나 목소리를 높이고, 존중하지 않고, 생색내고, 동료들과 환자들을 깔보듯 대하고, 폭력적인 언어를 구사하는 것 같은 의사의 파괴적인 행동들을 목격했거나 경험했다고 답변했다. 이 설문 조사에서 344명의 간호사들이 의사의 파괴적인 행동으로 인해 병원을 떠난 간호사들을 알고 있는 것으로 나타났다. 이들 간호사는 간호사와 의사 사이에 갈등이 있을 때 행정부가 갈등 해결을 위한 어떤 지원도 하지 않는다고 느꼈다고 대답했다. 이 연구는 다음과 같은 개선 전략들을 권했는데, 이 전략들은 대부분의 의료 서비스 제공 조직들에 적용할 수 있으며, 또한 간호사와 의사의 관계를 개선시키는 데 여전히 중요한 전략들로 이용되고 있다.

- 공개적인 회의, 집단 토의 및 협업 관계를 통해 협업과 소통을 위한 더 많은 기회 만들기
- 팀워크와 업무 관계 개선에 초점을 맞춘 간호사와 의사를 위한 훈련과 교육 프로그램 이용 가능성 증가시키기(예: 민감성 훈련, 예절 바른 의사 표현, 존경심, 신속함 및 준비에 관한 교육 프로그램들)
- 스태프 제공, 근무 스케줄 계획 및 장비 이용과 관련해 대립 가능성들을 피하기 위해 더 빨리 사전 대책을 세우는 접근법을 채택하도록 행정가들에게 요구함으로써 조직의 업무 처리 과정 개선시키기
- 파괴적인 행동에 대해 인내-불가 정책을 수립해 간호사와 의사가 자신들의 행동에 더 책임감을 가지게 하기
- 간호사와 의사에게 행동 강령 정책들과 보고 가이드라인을 배포하고, 모든 관계자들에게 피드백을 제공하며 지속적으로, 재빨리 정책들을 결정하기
- 적절한 간호사 역량 보장하기
- 의사가 자격증을 교부받거나 재교부받을 때 행동 강령 정책에 서명하게 하기
- 훈련과 교육 프로그램을 책임지는 의사 리더 임명하기
- 이 설문 조사에서 다룬 문제들에 대한 의사의 인식을 높이고 간호사들의 스트레스를 늘리는 다른 요인들에 대한 인식을 높이기 위해 관련 의제들을 다루는 회의를 지

속적으로 열기

- 의사들을 간호사 모집 팀들에 참여시킴으로써 간호사들이 고용 기회를 고려할 때 그들에게 어떤 요인들이 중요한지 더 잘 이해할 수 있는 기회 제공하기
- 의사가 간호사의 책임과 작업 흐름을 직접 이해할 수 있도록 사례 연구나 역할 체험 연습 시간 제공하기

(Rosenstein, 2002, p32~33)

다른 연구들은 업무 관계가 환자의 치료 결과에 미치는 영향을 조사했다. 로젠슈타인 (Rosenstein)과 오다니엘(O'Daniel, 2005)은 파괴적인 행동이 직무 만족과 보유에 미치는 영향을 알아보기 위해 총 1500명의 간호사와 의사들을 대상으로 설문 조사를 실시했다. 파괴적인 행동들에는 언어 폭력도 포함되었다. 이 연구 결과, 간호사들도 의사들만큼 파괴적인 행동을 하는 것으로 파악되었다. 설문 조사에 응한 간호사와 의사들은 파괴적인 행동이 직장 스트레스 수준, 업무 관계, 소통, 협업 및 정보 이전에 부정적인 영향을 미쳐 치료의 질과 환자의 만족에 문제를 일으킨다고 느끼고 있었다. 로워(Lower, 2007)는 파괴적 행동을 기술하는 데 다음 요인들을 이용했다. 언어 폭력, 부정적 행동(예: 불경스러운 표현, 비꼬는 말투, 비하하는 말) 및 물리적 폭력 행사, 남 앞에서 질책 또는 모욕하는 언사, 위협, 인종이나 민족적 농담 구사, 팀의 결속력을 해치는 행동이나 언사, 희생양 삼기, 침묵(한 팀원에게 말을 안 하는 것), 다른 사람 공격, 물건 던지기 및 분노 폭발 등을 파괴적 행동으로 기술했다.

20명의 내과, 외과 레지던트들을 대상으로 한 연구에서, 업무 관계의 조율 관점에서 간호사와 의사의 관계를 검토했다(Weinberg, Miner & Rivlin, 2009). 이 이론은 업무 과정에 참여하는 의료 서비스 제공자들의 질적으로 좋은 업무 관계와 원활한 소통이 성공적인 업무에 중요한, 필수 요건들로 여긴다(Gittell, 2001). 소규모라는 단점과 다른 여러 한계점들을 갖고 있음에도 불구하고, 이 질적 연구에서 나온 결과들은 의료계에 널리 알려져 있다. 연구 결과에 의하면 긍정적인 간호사와 의사의 관계는 레지던트가 간호사를 유능하고 협력적인 동료로 간주하는가 여부에 달려 있다.

대부분 소통은 의사가 간호사로부터 뭔가를 얻을 필요가 있을 때, 소통의 동기가 된다. 의사가 간호사로부터 얻기 원하는 것은 항상 간호사의 전문적 피드백은 아니다. 의사들은 다

양한 간호 학위 수준들(학사, 석사, 박사)에 대해서, 또는 어떤 간호사가 어떤 학위를 갖고 있는가에 대한 지식이 한정적이며, 또한 간호사(RN), 임상 실무 간호사를 구분하는 차이를 알지 못했다. 그러나 의사들은 간호사들이 치료를 제공하는 동안 그들과 함께 일하는 유일한 의료 서비스 제공자들은 아니다(예: 간호사는 다른 간호 스태프, 사회복지사, 지원 스태프, 실험실 연구원, 기사, 물리 치료사, 약사 및 기타 많은 이들과 함께 일한다). 또한 의료 서비스 팀에 합류하는 다른 이들도 있는데 예를 들면 대체 요법사(마사지 요법사, 약초 요법사, 침술사 등), 사례 관리자들, 더욱 적극적으로 개입하는 보험 담당자들과도 함께 일한다. 향후에는 아마도 또 다른 새로운 구성원들이 의료 서비스 전달 시스템에 합류할 것이다. 간호사들은 팀에 효과적으로 참여하는 데 반드시 필요한 기술들을 개발할 필요가 있다. 팀은 협업, 소통, 조율, 직무 위임 및 협상 기술들을 요구한다. 소통과 직무 위임은 다른 단원들에서 논의할 것이다. 오늘날 어떤 의료 서비스 환경에서도 간호사와 의사같이, 다양한 전문직들의 상호작용을 경험하지 않은 채 임상 실무를 수행하기는 어렵다.

함께 일할 때, 효과적인 팀들은

- 협력해서 일해야(협업해야) 한다.
- 서로의 장점들과 한계점들을 인정해야 한다.
- 개인적 책임들을 존중해야 한다.
- 개방적인 소통을 유지해야 한다.

의사와 간호사, 양쪽 전문 의료진들 간의 긍정적인 소통은 성공에 절대 없어서는 안 될 요소다. 양쪽은 서로 대립하는 입장 대신 긍정적인 대화로 시작해야 한다. 협력과 협업 역시 의사와 간호사의 성공적인 업무 관계에 필수적인 요소들이다. 문헌에서 자주 논의된 질문으로, '간호사들과 의사들 사이에 왜 갈등이 일어나는가?' 하는 것이 있다. 그 대답으로 의사와 간호사들의 업무 구조가 다르기 때문이라고 말할 수 있는데, 다른 업무 구조는 양측 입장에 대한 이해, 소통, 협업 및 조율에 영향을 미친다. 주요한 요소들로서 시간관념, 자원 보유 의식, 분석 단위, 기술 마스터 인식 정도 및 아래 기술된 것 같은 보상 유형들을 핵심 요소들이 있다.

- 간호사는 더 짧은 시간 단위에 초점을 맞추는데, 이들에게 있어서 시간은 중간중간 단

위로 끊어지는 것으로, 대체로 짧게 인식된다. 의사의 시간관념은 질병의 발병부터 완치까지의 과정에 맞춰져 있다.

- 의사가 치료 시작 지시를 내릴 경우, 간호사가 치료의 우선순위를 결정하는 데 방해할 수 있는 것을 제대로 이해하지 못하는 수가 있다. 이것은 의사가 간호사의 업무 구조를 이해하지 못해 생기는 문제다.

- 의사들은 자원에 신경을 쓰지 않는 경우가 종종 있다. 그러나 이러한 태도는 의사들이 스태프 부족뿐만 아니라 치료비 및 치료비 변제에 대한 문제들을 인식함에 따라 확실히 바뀌는 중이다. 그러나 의사들은 자신들의 환자가 어떤 자원을 필요로 할 때 자신이 이러한 요인들이 관련되어 있다는 사실을 받아들이려고 하지 않는다. 또한 장비 이용, 비품 및 자금 같은 다른 자원들도 문제와 갈등을 초래할 수 있다. 간호사들은 이러한 요인들이 일상 치료에 미치는 영향을 대체로 더 인식하는 편이다.

- 분석 단위는 또 다른 요인이다. 예를 들어 간호사들은 맞춤 치료를 한다고 가정할지라도 여러 환자 그룹들을 돌본다. 의사들은 병원에 환자들이 얼마 없으면 이 점을 이해하지 못할 수 있다.

- 의사들은 또한 간호 전달 모델을 잘 모르며 간호사들 자체도 이 모델들을 확실히 모르는 경우가 종종 있다. 이것은 간호사의 업무 방식을 설명할 수 있는 간호사의 능력에 영향을 미친다.

- 보상에 대한 인식도 다르다. 간호사들은 과제 지향적 환경에서 일하며 대체로 시간 단위로 월급을 받는다. 대부분 의사들은 월급제가 아니며 조직(병원, 클리닉 등)의 직원들임에도 불구하고 독립적인 임상의 자격을 유지한다.

갈등과 언어폭력은 관련이 있다. 언어폭력은 의료 서비스 환경에서 발생하는데, 환자들과 스태프들 사이에, 간호사와 다른 간호사들 사이에, 의사들과 간호사들 사이에서뿐만 아니라 모든 다른 스태프 관계들에서도 발생한다. 이러한 언어폭력으로는 한 스태프에게 직접 언어폭력을 행사하는 것과 다른 사람들에게 한 스태프를 비방하는 것이 있다. 언어폭력과 관련해 간호사들이 가장 흔히 하는 불평은 의사로부터 받은 언어폭력이다. "어떤 간호사들은, 특히 신입 간호사들은 의사들의 폭력적 언사를 듣고 참는데, 이는 자신들의 지식 기반이 불안정하다고 느끼기 때문이다."(Parks, 2001, p20MW) 언어폭력은 간호사의 이직에 영향을 미치고 간호사 부족 문제에 한몫을 해서 심각한 결과들을 초래한다. "의사와 간호사의 부실한 상호작용 역시 환자 치료와 타협하게 된다."(Stringer, 2001, p7)

이 문제는 어떻게 개선될 수 있을까? 결정적 단계는 양측의 관점을 더 잘 이해하고 부적절한 행동을 자동적으로 받아들기를 거부하라는 것이다. 이를 위해서는 관리자가 부정적인 소통과 행동 패턴을 없애도록 사전에 조치를 취해야 한다. 어떤 병원들은 언어폭력을 다루기 위해 많은 전략들을 이용했다. 이러한 전략들 중에는 (a)익명을 보장해서 언어폭력을 신고하도록 스태프들 장려, (b)의사와 간호사의 상담 팀을 직원들의 연락 사무소 역할을 하도록 이용,

 말싸움이 하나의 문제와 직접 대면하게 만들다

한 분주한 수술실의 책임 간호사로서 여러분은 모든 스태프들의 협업이 원활하고 소통도 잘 이루어지는 것을 보장할 책임이 있다. 지난 6개월 동안 간호사들과 의사들 사이에 소통이 원활하지 않게 되면서 점점 많은 문제들이 생겨났으며, 일부는 치료의 질에 영향을 미친다는 것을 여러분은 알고 있다. 간호사들은 자주 그 부서에서 자신들은 '2류 시민' 대접을 받는다고 불평한다. 지난 6개월 사이 마지막 순간 호출 횟수는 25% 이상 늘어, 스태프 제공 문제에 차질을 일으켰다. 오늘은 마침내 인내의 한계에 도달해 한 간호사와 외과 레지던트가 복도에서 고함을 지르며 싸우는 일이 있었다. 간호사는 울면서 간호사실에서 나갔고 레지던트는 그 간호사랑 더 이상 일을 안 하겠다고 선언했다. 책임 간호사는 수술실 진료 부장의 사무실로 갔다. 두 사람은 몇 해 동안 긍정적이고 협력하는 업무 관계를 유지해왔다. 책임 간호사는 안에 들어가 "저희 문제가 있는데요!"라고 말했다. 문제들을 설명하자 진료 부장은 "의사 측과 간호사 측의 긴장이 그렇게 심하고 협업이 잘 안 된다는 걸 전혀 감지 못했어요. 왜 더 일찍 말해주지 않은 건가요?"라고 물었다.

질의

1. 여러분은 진료 부장의 질문에 어떻게 대답할 것인가?
2. 여러분과 진료 부장은 갈등을 해결하기 위해 어떤 조치를 취할 필요가 있는가?
3. 여러분은 '우리-그들'로 서로를 구분하는 이 상황을 어떻게 피할 수 있는가?
4. 여러분은 취하려는 조치에 모든 스태프들을 어떻게 참여시킬 것인가?
5. 여러분은 간호사들이 자신들은 힘이 없다고 느끼는 무력감을 떨치기 위해 어떤 조치를 할 수 있는가?

(c)스태프들에게 단호하게 말하고 언어폭력에 대처하도록 장려, (d)스태프들에게 새로운 의사들을 소개하고 도움을 청하도록 장려하는 것 등이 있다(Stringer, 2001). 의학협회는 모든 의료 서비스 전문직 부문들이 팀을 이루어 함께 일하는 것을 준비할 수 있도록 서로 다른 부문의 전문 의료진들이 함께 치료를 전달할 수 있는 접근법을 더 많이 사용하고 서로의 부문에 대한 교육을 더 많이 늘리라고 권했다(2003). 간호사들은 이를 위해 어떤 일을 할 수 있을까? 한 가지로 간호사들 자신의 지식 기반을 개선하고 이어 자신감을 더욱 키우라고 제안한다. "여러분은 많은 가치 있는 기술들을 보유하고 있으며 따라서 언어적으로 폭력을 당할 이유가 전혀 없다는 점을 스스로에게 상기시켜라. 이러한 노력들은 위협받고 있다는 느낌을 줄이는 데 도움이 될 것이다."(Parks, 2001, p20MW) 또 다른 문제는 간호사들은 자신들이 모든 문제를 해결해야 한다고 생각하며 실제 그렇게 되지 못할 때는 '상황을 올바르게 돌려놔야 한다'고 생각하는 것이다. 이어 간호사들은 자신들이 희생양이 된다. 의사와 간호사 중 누가 하든 관계없이 언어폭력은 참아서는 안 되는 것이다. 행동에 변화가 필요하다는 것을 깨우치도록 사적으로 관련자들을 한 사람씩 접근할 필요가 있다. 스태프들은 존중받을 필요가 있다. 미국 간호집행 기구(AONE)의 '간호사와 의사의 원활한 관계를 위한 원칙들(Guiding Principles for Excellence in Nurse-Physician Relationships)'이 [표 9-5]에 제시되어 있다.

[표 9-5] 미국 간호집행기구의 간호사와 의사의 원활한 관계를 위한 원칙

지도 원칙

간호사들과 의사들의 원활한 업무 관계는 생산적이고 안전하고 만족스런 임상 실무 환경을 조성하는 열쇠다. 환자와 환자 가족들은 이러한 환경에서 임상 실무 팀이 전달하는 치료로부터 이득을 얻는다.

의료 서비스 조직의 고위직 리더들은 간호사와 의사들의 원활한 업무 관계 개발을 지원해야 하며, 더욱 중요한 것으로 이러한 필수적인 관계를 유지하고 육성하는 환경을 조성해야 한다.

간호사와 의사의 원활한 업무 관계를 위한 원칙들

간호사와 의사의 원활한 업무 관계를 증진시키는 근무 환경을 조성하고 유지하기 위해 헌신하는 기관들은 다음 원칙들을 준수해야 한다.

1. 다양한 전문직들의 협업 관계를 장려하고, 육성하고 유지시켜야 한다.
2. 이를 위해 임상의들과 임상 스태프들은 능숙하게 소통 기술, 리더십 기술, 문제 해결 능력, 갈등 관리 능력, 그들의 감정 지능을 활용하고 팀 문화 속에서 조화롭게 기능하는 것이 필요하다.
3. 원활한 업무 관계는 고용부터 시작해서 계속 함께 학습하고 능력을 개방하고 시간이 지나면서 강화된다.
4. 조직은 보상, 공로 인정 및 축하에 대한 구체적인 시스템을 갖고 있어야 한다.
5. 조직은 '백금률(Platinum Rule)'과 이를 지지하는 시스템을 포함한 구체적인 전문 의료진

행동 강령을 지지해야 한다. 이 강령을 지키지 않는 사람들을 처벌할 수 있는 '용인 불허' 기준들이 있어야 한다.

6. 조직은 '공평한&공정한' 환경을 조성하고 지지해야 한다.

7. 모든 전문 의료진들의 업무는 상호 의존적이며 집단적으로 이루어지는 것으로 여겨야 한다.

8. 진료과들의 교차 취업을 지지하고 장려한다.

9. 환자 집중 치료와 더 나은 치료 결과들은 협업하는 환경을 조성하도록 이끄는 조직적 힘이다.

실행 가이드라인

다양한 전문 의료진들의 협업 관계를 장려하고 육성하고 유지해야 한다.

1. 간호사들과 의사들은 소통 기술, 리더십 역량 개발, 문제 해결 능력, 갈등 관리 능력, 정서 지능 개발 및 팀에서 기능을 발휘할 수 있도록 공식적인 훈련을 받아야 한다. 간호사–의사로 구성된 팀들에게 교육과 훈련을 제공하며 교과 과정은 구체적인 진료과에 관계없이 포괄적이어야 한다.

2. 구체적인 교육은 팀 단위로 제공되어야 한다.

3. 조직이 관할하는 단체들과 위원회들에는 모든 진료과의 대표들이 구성원으로 참가해야 한다.

4. 간호사–의사 리더십 팀들이 병동에서 업무를 이끌어야 한다(미시 체계 관리).

5. 모든 조직의 대책 위원회들에는 해당 문제에 가장 가까운 관계자들이 대표로 포함되어야 한다.

6. 서로 다양한 전문직들의 협업 관계는 병동 단위로 평가해야 한다. 각 병동은 이 협업 관계의 지속적인 성장을 위해 개발 계획과 개선 계획을 갖고 있어야 한다.

7. 다양한 전문 의료진들로 구성된 팀들은 양측 부문의 협업을 위해 공통된 가치들을 개발해야 한다.

8. 다양한 전문 의료진들로 구성된 팀들은 양측 부문의 협업을 위해 공통된 언어를 개발해야 한다.

9. 병원과 병동 수준에서 간호사–의사 협업의 챔피언들을 확인해야 한다.

원활한 업무 관계는 고용부터 시작되어 계속해서 함께 학습하고 능력을 개방하고 시간이 지나면서 강화된다.

1. 간호사들과 의사들은 자신들이 팀원들에게 원하는 행동들을 확인하기 위해 협력해서 일한다.

2. 직원들, 즉 간호사들과 의사들은 모두 조직, 팀, 조직의 가치들, 조직 문화, 직원에 대한 행동 기대치들에 잘 맞는지 확인하기 위해 면접을 받고 고용된다.

3. 간호사들과 의사들은 360도 업무 수행 평가를 한다.

4. 면허 교부 기준에는 임상 기술들뿐만 아니라 행동 특질들과 기대치들이 포함된다.

5. 채용 기준과 업무 수행 검토의 준거로 졸업생 의료 교육 역량들이 이용된다.

6. 교육과 팀 훈련은 의학협회의 보고서들에 기술된 것처럼 업무 팀 단위로 이루어진다.

7. 팀에 적합한 행동들을 하겠다는 개인적 책임에 대해 보상을 준다.

조직은 구체적인 공로 보상과 칭찬 시스템들을 갖고 있어야 한다.

1. 보상, 공로 인정, 칭찬과 관련해 진료과들은 이 목적에 대해 일관성을 가져야 한다.

2. 보상과 인성 메커니즘은 접근하기 쉬워야 한다.

3. 업무 수행 평가는 환자의 만족 측정치들과 관련 있다.

4. 보상, 공로 인정, 칭찬은 공개적으로, 가시적인 형태로, 진료과들과 팀들에 관계없이 이루어져야 한다(예: 의사들이 선정한 올해의 간호사나 간호사들이 선정한 올해의 의사).

5. 보상과 공로 인정 프로그램들은 팀의 목표 달성을 촉진시킨다.

조직은 '백금률'과 이를 지지하는 시스템을 포함한 구체적인 전문 의료진 행동 강령을 지지해야 한다. 이 강령을 지키지 않는 사람들을 처벌할 수 있는 '용인 불허' 기준들이 있어야 한다.

1. 황금률에는 다음과 같이 적혀 있다. "다른 사람들이 당신에게 대접해주기 바라는 식으로 그들을 대접하라." 백금률에는 다음과 같이 적혀 있다. "다른 사람들이 여러분에게 대접받기 바라는 식으로 그들을 대접하라." 따라서 이 원칙은 반드시 여러분이 대접받기를 바라는 식이 아니라, 다른 사람이 대접받기 바라는 식으로 그들을 대접하라고 말한다.

2. 모든 의료 전문직 부문 종사자들을 위한 행동 강령 가이드라인/정책들이 있는데, 여기에는

그들에게 기대하는 행동들에 대한 안내가 적혀 있다.

3. 업무 개선 계획들의 개발과 실행 결과에 대한 측정치 평가는 개인이 책임지는 것이 아니라 팀이 책임지는 것이다.
4. 각 전문 의료진은 전문직 윤리/행동 강령들을 잘 알고 이를 지키도록 해야 한다.
5. 장애인 전문 의료진의 계약과 치료 과정/절차들은 모든 스태프들이 쉽게 접근할 수 있어야 한다.
6. 병원에서 실무 활동을 하는 전문 의료진들의 업무 수행 문제를 도울 수 있는 코치와 멘토들이 병원에 있어야 한다.
7. 모든 전문 의료진들은 소통 기술과 처리 과정에 집중하는 팀 훈련을 받아야 한다.
8. 갈등 상황들이 위기로 발전하거나 상황이 악화되기 전에 이런 상황들을 확인하고 다룰 수 있는 과정들이 존재해야 한다.

조직은 '공평한&공정한' 환경을 조성하고 이를 지지해야 한다.
1. 관리와 의사 결정에 대한 체계적인 접근 시스템이 있어야 한다.
2. 내부 성향들과 보고 과정은 진료과에 경계가 없이 이루어져야 한다.
3. 보고에 관한 언어가 '공평하고&공정하다는 것'을 보장하기 위해 이 언어를 분석해야 한다.
4. 진료과들 간에 결정적인 사건들을 간단하게 보고할 수 있는 과정이 존재해야 한다.
5. '공평한 모델(Just Model)'같이 '공평&공정한

(Just & Fair)' 과정을 지지하는 의사 결정 도구들을 이용해야 한다.
6. 안전에 대한 문화를 조성하기 위해 환자-안전 문헌에서 제시된 과정들은 문화 변화를 위한 청사진으로 이용해야 한다.
7. 필요한 때 구제 훈련(remedial training)을 제공해야 한다.

모든 전문 의료진들의 업무는 상호 의존적이며 집단적으로 이루어지는 것으로 여겨야 한다.
1. 팀의 문화에는 한 병동에 치료를 제공하는 모든 진료과의 문화들이 포함되어야 한다.
2. 모든 진료과들에 적용되는 행동 기대치들을 규정해야 한다.

진료과들의 교차 취업을 지지하고 장려한다.
1. 모든 진료과들은 그들 동료들의 역할/책임들에 대해 교육받아야 한다.
2. 다양한 전문직으로 옮겨 갈 수 있는 기회들을 장려해야 한다.

환자 집중 치료와 더 나은 치료 결과들은 협업하는 환경을 조성하도록 이끄는 조직적 힘이다.
1. 업무는 협업 기능에 민감한 치료 결과들을 확인하고 측정하는 방향으로 나아가야 한다.
2. 환자들과 가족들은 내부 위원회에 위원들로 임명되어야 한다.
3. 환자 중심 치료가 치료 과정의 중점이 되어야 한다.

출처: 미국 간호집행기구(American Organization of Nurse Executives). 간호사-의사의 원활한 관계를 위한 원칙들(Guiding principles for excellence in nurse-physician relationships). Chicago, IL: Author. 허가하에 재출간.

갈등 해결에 협상 적용하기

협상은 갈등을 악몽 아니면 기회가 되도록 가르는 결정적 요소다. 협상은 갈등을 해결하는 데 이용할 수 있으며, 중재 같은 일부 협상 유형들은 아주 체계적이다. 두 사람 이상 또는 조직들이 한 문제나 해결책에 대해 의견이 일치하지 못하거나 반대 의견을 갖고 있을 때, 갈등이 생긴다. 갈등을 해결하기 위해서, 모든 관계자들이 수용할 수 있는 방식으로 모두 함께 해결책을 논의할 필요가 있다. 반드시 이 논의 과정이 오래 걸릴 필요는 없지만, 노조-채용 계약에 대한 노조와 고용주의 협상같이 아주 오래 걸릴 수도 있다.

갈등 해결책에는 다양한 기술과 전략들이 포함된다. 핵심 기술과 전략으로는 소통, 경청, 다양한 관점 존중이 있다. 이를 위해 필요한 4가지 요소로 해명, 수행, 질의 및 기대치들이 있다(Marrelli, 2004). 갈등 해결 과정이 시작되면 갈등과 관련된 모든 문제들과 관련자들을 분명히 확인하는 것이 중요하다. 수행 또는 잠재적 결과는 이 과정 초반에 정해두어야 한다. 질의는 해결 과정 내내 중요하다. 예를 들어 갈등의 단초가 된 행동에 대해서 묻고 향후 그런 행동을 피하는 법에 대해 묻는 것이 중요하다. 관리자는 기대치들에 대해 분명하게 밝힐 필요가 있으며 또한 이러한 기대치들을 서면으로 작성해 모든 관계자들에게 제공해야 한다. 이렇게 하면 결정적 문제들에서 갈등이 생기는 것을 줄이는 데 도움이 된다.

구체적인 갈등을 해결하는 데 어떤 전략들이 사용될 수 있는가?

- 간섭하고 이끌기보다는 가능할 때마다 갈등이 생긴 양측이 그들의 차이를 스스로 조율하도록 돕는다.
- 객관적인 접근법을 유지한다.
- 스태프들에게 그들을 신뢰하며 스스로 문제를 해결할 수 있을 것이라고 믿는다는 메시지를 전한다.
- 감정들을 비판하거나 부인하지 않도록 한다.
- 문제 해결 접근법을 사용한다.
- 민감한 사안들에 대해 논의할 경우 개인 정보를 존중한다.

- 만성적으로 불평하는 스태프들을 확인하고 그들의 행동을 바꾸도록 돕는다. 왜냐하면 이러한 행동은 갈등이 초래할 위험을 높이고 갈등을 해결할 때 방해하기 때문이다.
- 판단하기보다는 이해하면서 경청한다. 이것은 해결 과정 내내 중요할 뿐만 아니라 갈등을 예방하는 데 도움이 될 수 있다.
- 모든 스태프들에게 문제 해결과 소통 기술들을 향상시킬 수 있는 기회들을 제공하라.
  (Marrell, 2004)

갈등은 필연적이기 때문에, 모든 스태프 간호사들은 갈등을 만나게 될 것이다. 갈등을 관리하는 법을 배우는 것은 업무 환경을 개선시키고 환자의 치료 목표에 도달할 수 있는 능력을 더 높일 뿐만 아니라 개별 간호사에게 큰 도움이 될 것이다.

협상이 의료 서비스 제공 환경에서 간호사들을 위한 결정적 기술로 여겨지는 이유는 무엇인가? 환자는 스태프들, 또는 조직 간 갈등의 일부가 되어서는 안 되지만 이런 일이 일어날 위험은 존재한다. 이러한 갈등들은 해결할 필요가 있으며 그렇지 않으면 환자의 치료는 부정적인 결과들로 고통받을 수 있다. 이와 관련해 다음 예들을 고려하라.

- 여러 전문 의료진들로 구성된 팀은 치료 접근법에 동의할 수 없더라도, 팀 회의가 끝날 때는 이것에 동의해야 한다.
- 환자의 보험사는 병원에서 이틀 이상 머무르는 것을 거부한다. 병원의 간호사 사례 관리자로서, 여러분은 환자의 보험사 담당자와 상의해 타협을 이루어야 한다.
- 한 병원의 스태프들이 줄어들고 있으며, 간호사들은 새로운 스태프 제공이 환자들에게 불안할 것이라고 확신한다. 이 문제를 해결하기 위해 특단의 조치를 취해야 한다.

치료의 질이 위협받지 않도록 위에 제시한 예들을 어떻게 해결해야 만족스러울까? 감정들뿐만 아니라 갈등 해결 과정을 논의하는 데 도움을 줄 수 있는 멘토를 찾는 것이 큰 도움이 될 수 있다. 협상 기술들을 개발하면 덜 스트레스를 받으며 갈등을 더 수월하게 다룰 수 있을 것이다. 노조에 가입한 간호사들도 협상 기술이 매우 중요하다는 것을 알게 될 것이다. 협상을 효과적으로 이용하지 못하면, 위에 제시한 모든 갈등의 예들은 환자 또는 스태프에게 중대한 문제로 비화될 것이다.

갈등을 해결하려고 접근할 때, 양측은 갈등의 원인이 되었음을 인정하는 것이 중요하다. 한쪽만으로 갈등이 일어날 수는 없다. 최소한 양쪽이 있어야 한다. 양측은 자신들이 갈등에 어떻게 기여했는지 고려해보아야 한다. 또 다른 결정적 문제는 지금이 갈등을 다룰 때이자 장소인지 신중하게 고려해야 한다는 점이다.

감정적으로 지나치게 흥분한 상태에서는 갈등을 해결하기 어렵다. 한 발 물러서거나 잠시 숨을 돌리는 것이 취할 수 있는 최선의 방책이 될 수 있다. 다음에 협상하는 데 효과적으로 이용할 수 있는 전략들을 제시하였다.

- 누가 이기거나 지는 것이 아닌 합의를 위한 협상을 한다. 여러분의 바람은 해결책을 찾고 함께 일하는 것이란 점을 분명하게 밝혀라.
- 사람들을 직책과 분리시켜 동등한 사람으로 대한다.
- 상호 신뢰와 존경하는 태도를 확립한다.
- 한쪽에 일방적으로 또는 개인이 이득을 얻는 방향으로 협의하지 않도록 한다.
- 양측에 각각/각 관계자의 관심사/이해관계를 밝힐 수 있는 시간을 둔다.
- 협상 과정 동안 적극적으로 경청하고 들은 내용을 확인한다. 자신의 입장을 변호하거나 설명하지 않도록 한다.
- 여러분의 입장을 강화시킬 수 있는 데이터/증거를 이용하라.
- 환자 치료에 이득이 되는 것에 초점을 맞춘다.
- 협상 과정은 문제 해결 과정이며 그 혜택은 환자와 가족을 위한 것이란 점을 언제나 기억한다.
- 우선순위들을 분명하게 확인하고 공통된 목표들을 찾는다.
- 압력을 가하지 않도록 한다.
- 해당 문제의 배후에 있는 실제 원인들을 확인하고 이해한다.
- 조직의 관련 정책, 절차, 시스템, 기준 및 관련법들에 대해 알고 필요한 경우 이 지식을 적용한다.

- 상대측의 입장을 이해하기 위해 궁금한 점에 대해서는 질문하고 노력하며 불확실하거나 불분명할 때는 명쾌한 해명을 요구하라. 여러분의 입장을 설명하기 전에 우선 상대측을 이해하는 것이 협상의 효과를 높인다.
- 상대측이 과잉 행동을 할 때 감정이 폭발하거나 과잉 행동으로 대응하지 마라. 감정을 이입하지 않고, 객관적으로 볼 수 있도록 갈등을 무인화하라.
- 성급한 판단이나 남의 탓, 화를 돋우는 언사는 피하라.
- 여러분의 입장을 밝힐 때는 구체적이고 융통성 있게 하라.
- 합당하고 공정한 태도를 유지하라.

  (Gebelein과 동료들, 2000)

중재 어떤 갈등들은 더욱 효과적인 해결책에 도달하기 위해 제3자인 협상가를 요구한다. 이것은 문제 해결을 위한 협력 기회가 전혀 없거나 객관성이 필요한 경우다. "중재는 인류의 역사상 많은 문화권들에서 이용한 분쟁 해결책이다. 중재는 하나의 문제 해결 과정으로서 여기에서 중립적인 제3자(이 과정의 결과로부터 어떤 이득도 취하지 않음)는 의견이 일치하지 않거나 논쟁하는 사람들이 상호 만족스런 해결책에 도달하도록 돕는다."(Gebelein, p56, 2000) 중재자는 해결책을 촉진하는 사람이지 (중재 결정권자처럼) 의사 결정자는 아니다. 중재 과정에서 논쟁을 벌이는 사람들은 그들의 이야기를 하고 이해를 받을 기회뿐만 아니라 상대방의 이야기를 듣고 이해할 기회를 갖게 된다. 중재의 핵심 요인은 모든 관계자들이 이 과정에 적극 참여하려는 욕구다. 중재자는 이 과정과 논의를 이끈다. 모든 관계자들이 이 과정이 진행되는 내내 따라야 하는, 논의를 위한 특정 가이드라인이 정해져 있어야 한다(예: 양측 각각 말할 시간을 부여받고 끼어들지 않은 채 진술을 끝내기, 필요할 때 휴정 요청하기, 시간이 제한된 채 회의 진행하기, 사실들을 바탕으로 의견을 내놓기 등). 이러한 가이드라인들과 중재자의 존재로, 이러한 유형의 협상은 긍정적인 결과를 내놓을 수 있다. 중재는 양측을 위한 보호 장치가 된다.

리더십과 관리 기술 적용하기

나의 병동

오늘 출근했을 때 여러분은 효과적으로 업무가 진행되지 않은 것에 대해, 특히 다른 부서들과의 업무 협력이 제대로 이루어지지 않아 화가 나서 스태프들과 마주 하게 되었다. 성공적인 조율을 위해서는 이를 막는 장벽들을 확인하고 그 장벽들을 해소할 전략을 찾아야 한다. 조율은 또한 협업을 요구한다. 효과적인 조율과 협업을 막는 장벽들을 확인하라. 모든 스태프들이 알도록 그 장벽들을 명확히 기술하라. 이어 여러분의 병동에서 그러한 장벽들이 생기는 것을 막거나 줄이기 위해 사용할 수 있는 전략들에 대해 생각하라. 여러분이 전략을 설계할 때 여러분의 병동에 적용시킬 필요가 있다. 병동을 관리하는 책임 간호사로서 여러분이 하는 업무를 기록하는 데 책의 웹사이트에 있는 가상의 병동 웹사이트를 이용하라.

비판적 사고 개발을 위한 질문&활동

1. 임상 실무를 담당하는 간호사들은 어떤 생각을 하는가? 다음 사안들 중 간호사(RN)들과 논의할 사안을 하나 골라라. 데이터를 논의할 때 다양한 문제들에 대한 내용이 기술될 수 있도록, 학생들이 모두 똑같은 질문들을 골라서는 안 된다. (1)여러분의 임상 실무 중 다른 전문 의료진들과 협업하는 부분이 있는가? 그렇다면 몇 가지 예를 구체적으로 제시하라. 그렇지 않다면 왜 협업이 존재하지 않는다고 생각하는지 이유를 밝혀라. (2)여러분의 임상 실무에서 조율은 어떤 식으로 이루어지는가? (3)여러분의 근무처에서 여러분과 다른 사람들은 조율을 어떻게 개선시킬 수 있는가? (4)근무 시 여러분이 겪었던 최악의 갈등 경험과 그것을 해결했다면 어떻게 해결했는지, 해결하지 못했다면 왜 못했는지 설명하라. (5)갈등의 장기적 결과는 어떤 것인가? (6)여러분은 직장에서 권한을 부여받았다고 느끼는가? 그렇다면 왜 그런지, 그렇지 않다면 왜 그런지 설명하라. 여러분은 그 상황이 나아질 수 있다는 점에 대해 어떻게 생각하는가?

2. 간호사-의사의 관계를 개선할 수 있는 전략들의 예는 광범위하다. 여러분이 예로 든 그 전략들에 대해 어떻게 생각하는가? 두 팀으로 나눈 후, 각 팀이 그 전략들 중 하나를 적용하게 한다. 선택한 각 전략의 장점들과 단점들에 대해 논의하라. 여러분은 그 전략에

어떻게 대응할 것인가? 여러분은 스태프들 사이에 폭력적인 행동을 관찰하거나 또는 여러분과 스태프 사이에서 싸움을 경험한 적이 있는가? 여러분은 이러한 전략들 중 하나가 이러한 유형의 행동을 막을 수 있을 것이라고 생각하는가? 각 팀은 자신들이 선택한 전략을 탐구해야 한다. 그것은 스태프들(간호사들이나 의사들)에게 공격적일 것인가? 간호사와 의사 양측의 관점에서 보는 것이 중요하다.

3. 갈등은 복잡하지만 그것을 이해하는 가이드라인들이 있다. 여러분이 경험했거나 관찰했던 갈등들 중 하나의 예를 선택하라. 그 갈등에 대해 기술하고, 그 갈등의 유형이 무엇인지 확인하고 그 유형을 선택한 여러분의 근거를 설명하라. 본 단원에서 기술한 갈등의 4단계를 예에 적용하라. 갈등은 어떤 결과로부터 나온 것인가?

4. 웹사이트 www.mapnp.org/library/grp_skll/grp_dec/grp_dec.htm을 방문해 의사 결정과 팀들에 대한 내용을 읽어보라. 여러분은 이 정보를 어떻게 사용할 것인가?

5. 웹사이트 www.livestrong.com/article/14683-handling-conflict를 방문해 갈등 대처법들에 대해 더 많은 내용을 알아보라. 여러분은 이 정보를 어떻게 사용할 것인가?

6. 웹사이트 www.cnr.berkeley.edu/ucce50/ag-labor/7labor/13.htm을 방문해 갈등 관리 기술들을 탐구하라. 여러분은 이 정보를 어떻게 사용할 것인가?

효과적인 스태프 의사소통과 업무 관계

본 단원의 개요

학습 목표

핵심 용어

학습 방향

의사소통이란 무엇인가?

의사소통 시스템과 의사소통 라인

· 하향식 의사소통

· 상향식 의사소통

· 횡적 의사소통

· 사선 의사소통

의사소통 과정

의사소통의 구성 요소: 언어적/비언어적 의사소통과
메타커뮤니케이션

· 언어적 의사소통

· 비언어적 의사소통

의사소통의 효과

· 의사소통의 장벽들

· 정보 과부하

· 피드백의 중요성: 피드백 주기&받기

· 유언비어: 유익한가, 유해한가?

의사소통 방법들

서면 의사소통

직접 대면 의사소통

스토리텔링

정보 기술과 통신

· 전화

· 이메일

· 영상회의, 웨비나 및 웹에 기초한 다른 회의 기술들

· 웹 페이지

· 소셜 네트워킹

의사소통 문제 해결과 의사소통 개선

리더십과 관리 기술 적용하기

비판적 사고 개발을 위한 질문&활동

학습 목표

본 단원을 시작하기 전, 이 단원의 학습 결과들 중 익숙한 것이 있는지 살펴볼 것.

→ 이번 장을 공부한 후에 우리는 다음과 같은 일들을 할 수 있다.

- 의사소통의 필수 요소들을 기술할 것.

  의사소통의 핵심 요소에 대해 말할 수 있다.

- 의사소통의 4가지 라인을 구분할 것.

  의사소통의 4가지 라인을 명확히 구분할 수 있다.

- 의사소통 과정을 기술할 것.

  의사소통 과정이 어떻게 되는지 설명할 수 있다.

- 팀의 의사소통을 평가할 것.

  팀의 의사소통에 대해 평가할 수 있다.

- 의사소통을 방해하는 장벽들과 그것을 제거하는 방법을 조사할 것.

  의사소통을 가로막는 장애물은 무엇이며, 그것을 어떻게 제거할 수 있는지 알 수 있다.

- 4가지 의사소통 방법들을 비교하고 이 중 가장 효과적인 이용 방법을 찾을 것.

  4가지 의사소통 방식들을 비교한 뒤에 가장 효과적인 방식으로 그것을 이용할 수 있다.

- 2가지 전략들을 의사소통 문제를 해결하는 데 적용할 것.

  의사소통에 문제가 생겼을 때 그것을 해결하는 두 가지 전략을 적용할 수 있다.

- 여러분 자신의 의사소통 스타일을 평가할 것.

  나의 의사소통 방식은 무엇인지 평가할 수 있다.

핵심 용어

- 적극적인 경청(Active listening)
- 의사소통(Communication)
- 의사소통 과정(Communication process)
- 보완 관계(Complementary relationship)
- 맥락(Context)
- 부호 해독(Decoding)
- 사선 의사소통(Diagonal communication)
- 하향식 의사소통(Downward communication)
- 부호화(Encoding)
- 피드백(Feedback)
- 횡적(수평적) 의사소통(Lateral(horizontal) communication)
- 매개체(Medium)
- 메시지(Message)
- 메타 의사소통(Metacommunication)
- 선택적 듣기(Selective listening)
- 발신인(Sender)
- 스토리텔링(Storytelling)
- 대칭적 관계(Symmetrical relationship)
- 상향식 의사소통(Upward communication)
- 화상 회의(Video conferencing)

학습 방향

의사소통이야말로 의료 서비스 시스템의 모든 것이라 할 수 있다. 보통 의사소통이라고 하면 의료 스태프들 사이, 환자와 의료진 사이에 이루어지는 것으로 여긴다. 그러나 의사소통의 범위는 말이나 몸짓, 다른 제스처를 이용한 언어적, 비언어적 의사소통부터 서면과 IT 기술을 이용한 전자 의사소통까지 모두 포함한다. 스태프들의 의사소통에서 주된 목표는 원하는 치료 결과를 얻기 위한 정보를 효과적으로 교환하는 것이다. 조직 구성원들의 원활한 의사소통을 통해 정보가 효과적으로 전달되고, 이를 바탕으로 적절한 조치를 취하고, 그 결과 조직의 모든 활동들이 효과적으로 통합 관리될 때 비로소 조직의 생존율은 높아진다. 이렇듯 효과적으로 의사소통을 하기 위해서는 상대방의 가치, 감정, 의견을 경청하고 존중하고 신뢰하는 것이 절대적으로 필요하다. 보통 한 팀 내에서 또는 두 팀 간에 의사소통에 문제가 생기면 생산성이 하락한다. 팀원들 간에 또는 팀들 간에 의사소통이 줄어들면 결정을 내릴 때나 업무 협력을 하거나 조정을 할 때뿐만 아니라 갈등을 방지하는 데 부정적인 영향이 직접적으로 나타난다.

의사소통에 문제가 생기면 스태프들은 시간을 낭비할 뿐만 아니라 의료 서비스 조직 전체나 환자에게도 악영향을 미친다. 또한 의견이 제대로 전달되지 못하고 의견 일치를 못 본 채 시간이 흐르고 원하는 치료 결과는 얻지 못한 채 비용만 늘어난다. IT 기술 같은 경우에는 컴퓨터 하드웨어나 소프트웨어, 컴퓨터 유지 관리, 프로그램 업그레이드, 전문 인력을 운영하고 훈련시키는 데도 상당한 비용이 들어간다. 이번 장에서는 의사소통과 관련된 주요 문제들과 이들이 근로 환경과 환자의 치료 결과에 미치는 영향들에 대해 살펴볼 것이다. 더불어 이 문제들은 14단원에서 더 심도 있게 논의할 것이다.

의사소통이란 무엇인가?

성공한 팀워크의 핵심 요소는 바로 의사소통이다. 따라서 의사소통은 복잡하지만 결코 무시할 수 없는 과정이다. 매일 업무를 보는 데 있어 간호사들은 효과적인 의사소통 기술을 필요로 한다. 간호사들은 환자, 가족, 동료, 의사들과 기타 의료 서비스 제공자들, 행정가 및 관리자, 지원 스태프, 사례 관리자, 활용 관리 스태프, 지역 사회 기관들과 대화와 통화, 연락을 주고받기 때문이다. 미국 간호사협회(ANA)의 간호 기준에는 의사소통이 간호 임상 실무의 중요한 부분으로 포함되어 있다(2004). 또한 간호사협회의 간호 부문 행정 기준들에도 효과적인 의사소통의 필요성에 대한 내용이 포함되어 있다(2009). 거의 모든 활동에서 의사소통을 하지 않을 수 없지만, 간호사들은 소통 기술이 부족하거나 비효과적으로 소통할 수 있다. 의료기관 평가위원회는 "비효과적인 의사소통 범주는 경각심을 일으키는 사건들의 근본 원인들로서 가장 많이 언급"된다고 설명했다(2007, p2)

의사소통은 두 사람 간에 메시지나 아이디어를 전하는 데 이용되는 쌍방향 과정으로서 서로의 생각, 태도, 정보 및 감정들을 공유하는 데 이용된다. 의료 서비스 제공 조직은 효과적인 치료라는 주된 목표를 달성하기 위해 아이디어, 감정 및 태도들을 적극적으로 공유할 필요가 있다. 의사소통은 발신인과 수신인이 서로의 역할을 보완하는 과정으로 묘사하는 것이 가장 적합하다. 따라서 의사소통은 두 사람 또는 여러 사람 사이에서 이루어진다. 조직은 조직 내부뿐만 아니라 외부의 다른 조직들 및 조직에 있어 중요한 사람들과의 의사소통이 효율적이고 효과적으로 이루어지는 것을 보장하기 위해 상당한 노력을 기울여야 한다. 효과적인 의사소통과 관련된 사안들로는 (a)누가 무엇을, (b)누구에게, (c)어떤 식으로, (d)언제 말하고, (e)그것이 어떤 영향을 미치는가? 하는 것이 있다. 이러한 핵심 사안들에 집중한다 할지라도, "의사소통에서는 해석이 주된 역할을 한다는 점을 기억하는 것이 중요하다. 해석을 잘못해 원래 메시지를 혼동하거나 심지어 그 의미를 바꾸어 받아들이는 경우가 종종 있기 때문이다."(Finkelman & Kenner, 2010, p343)

간호사들은 의사소통 과정을 이해하고, 환자의 치료와 정해진 목표들을 달성하기 위해 수행해야 할 업무에 도움이 되는 방식으로 의사소통을 이용할 필요가 있다. 환자 중심 치료가 더욱 강조되는 현재의 추세에 발맞추어, 환자와의 의사소통 필요성에 대해 더 많은 관심을 보일 필요가 있다. 환자 중심 치료를 제공하기 위한 핵심 역량들에 대해 논의한 의학협회의 보고서들을 보면, 의사소통에 관한 정보가 다음과 같이 포함되어 있다. "환자의 상태와 의료 정보에 대해 완전히 개방적인 태도로 환자와 의사소통할 것. 환자가 규제받지 않은 채 자신들의 의무 기록에 수록된 정보를 볼 수 있게 허용할 것. 전문 용어가 아닌 환자가 이해 가능한 언어로 명료하게 정보를 전달할 것. 환자들이 선호하는 의사소통 채널들(예: 직접 대면, 이메일이나 다른 웹에 기초한 의사소통 기술들)을 제공할 것. 환자가 병원을 방문한 주된 이유, 그와 관련된 걱정들, 의학 정보에 대한 요구에 대해 조사할 것."(의학협회, 2003a, p52~53) 스태프들이 이야기를 나눌 때 논의나 대화의 주제는 주로 환자의 치료에 대한 것이지만, 환자의 치료와 관련된 업무상의 노력에 대해서도 의견을 나눈다. 또한 사적인 대화도 오간다. 이 사적인 대화는 팀워크를 형성하는 데 아주 중요한데, 이러한 대화를 통해 팀원들의 연대의식은 더욱 단단해진다. 효과적인 의사소통은 발생한 문제들과 가장 좋은 협진 방법에 대한 개인과 팀의 관점들을 넓혀, 환자와 조직에 더 나은 결과를 도출한다.

의사소통 시스템과 의사소통 라인

의사소통이라고 하면 우리는 보통 발신인에서 수신인으로 일직선으로 향하는 과정을 연상한다. 하지만 대부분의 상황에서 의사소통은 훨씬 더 복잡하게 이루어진다. 의사소통의 방향은 하향식, 상향식, 횡적 또는 대각선으로 이루어질 수 있다. "하향식 의사소통은 상관에게서

부하 직원으로 내려가며, 전달되는 메시지는 기업의 비전이나 직무 범위, 준수해야 할 절차와 실천들, 업무 수행 평가와 관련된 내용이다. 횡적 또는 수평적 의사소통은 부서들 간에 또는 같은 부서 내 직원들 사이에서 이루어진다. 상향식 의사소통(부하 직원이 상관들에게 전달)은 기업, 직원들과 경쟁업체들에 대한 통찰 내용을 경영진에게 제공한다."(Dessler, 2002, p260) 의사소통 유형들에 대한 이 설명이 간호사들에게는 실제로 어떤 의미로 받아들여지는가?

하향식 의사소통 팀 리더가 팀원들에게 구체적으로 어떤 과제를 해야 한다고 말할 때의 소통 유형이 하향식 의사소통이다. 의사소통 라인들은 대체로 조직의 구조와 관련이 있다. 조직도는 이러한 의사소통 라인들을 가장 잘 보여준다. 최고 지위에 있는 스태프들이 더 낮은 지위의 스태프들에게 메시지를 내려보낸다. 하향식 의사소통은 가장 대표적인 의사소통 흐름 방식으로, 전형적인 관료주의 조직에서 주로 발견된다. 물론 관료주의 유형 이외에도 많은 유형의 조직들에서 사용되는 경우가 있다. 관료주의 유형의 조직에서 하향식 유형의 의사소통은 지시하고 목표 달성을 보장하기 위해 활동들을 조율할 때 주로 이용된다. 이 유형의 의사소통은 조직의 (a)정책들과 절차들, (b)직책 설명, (c)직원 규칙들과 규정들, (d)행정부의 서면을 통한 의사소통, (e)위에서 내려오는 다른 형태의 조직적 의사소통과 관련된 문제들이 있을 때 사용될 수 있다. 전통적으로 업무 수행 평가는 하향식 의사소통이 주로 이용되었다. 그러나 이 유형으로 실시하는 업무 평가는 6단원에서 논의한 것처럼 효과가 크지 않았다. 그래서 현재 대부분 조직들은 스태프들에게 자체 업무 평가에 참여하도록 요구하게 되었으며, 따라서 업무 평가에 사용되는 의사소통 라인도 바뀌고 있다.

변화하는 조직의 구조들과 리더십 접근법들은 의사소통의 변화를 요구한다. 1단원에서 논의한 변혁적 리더십에 대해 생각해보라. 위에서 아래로 명령하는, 즉 하향식 의사소통은 변혁적 리더십에서 지지하는 의사소통 접근법은 아니다. 지지하는 리더십 유형이 바뀜에 따라, 점점 더 많은 스태프들에게 의사결정에 적극적으로 참여하라고 장려하고, 혁신적인 변화들이 일어나게 되었다. 따라서 하향식 의사소통은 점점 덜 사용되게 되었다. 하향식 의사소통의 위축은 상향식 의사소통과 다른 형태의 의사소통 방식들을 장려하게 되었으며, 이러한 의사소통 분위기 속에서 스태프들은 공동 운영같이 스태프들의 참여를 장려하는 근무 환경에서 상호작용하게 된다.

하향식 의사소통은 또한 다른 의사소통 라인들만큼 효과가 없다. 왜 그럴까? 의사소통은 실제로 메시지 수신인에게 달려 있다. 수신인이 적극적으로 받아들이지 않으면, 의사소통이 실제로 일어날 수 있겠는가? 하향식 의사소통은 명령이나 지시를 보낼 수 있다. 의사소통은 발신인이 아닌 그 메시지를 받기로 정해진 수신인부터 시작될 필요가 있다. 하향식 의사소통은 상향식 의사소통이 성공적으로 이루어진 후에 나온다. 그것은 하나의 행동이라기보다는 이에 대한 반응이며, 개혁 조치라기보다는 그에 대한 답변이다.

상향식 의사소통 한 스태프 간호사가 책임 간호사에게 이달의 근무 스케줄이 자신에게 필요한 업무들과 맞지 않는다고 수정을 요청하는 경우나, 해당 스태프의 병동 수준의 의사 결정에 참여하는 경우가 상향식 의사소통의 예가 될 수 있다. 대부분의 의료 서비스 제공 조직들에서는 상향식 의사소통이 점점 더 많이 사용되고 있는데, 대표적인 예 중에는 스태프 회의, 스태프들의 의사소통, 스태프가 관리자에게 전하는 의사소통 및 일상적으로 근무 환경에서 일어나는 의사소통이 포함된다. 다른 예로는 관리자의 '열린 문(open door)'이라는 정책 이용 같은 것이 있다. 이 정책을 채택하면 스태프들은 문제들이나 고민들, 교대 근무 보고, 팀이나 프로젝트 의사소통 및 보고서들, 고충 처리 절차들, 스태프 능력 개발 평가에 대한 피드백, 퇴직자 면담, 제안 상자 이용, 스태프 직무 만족 설문 조사, 노조의 의사소통 및 유언비어 같은 것들을 갖고 책임 간호사를 찾아가는 데 어떤 불편함도 느끼지 않을 수 있다. 3단원에서 논의한 조직의 업무 처리와 구조의 한 형태인 공동 운영은 스태프들에게 적극적으로 의사 결정에 참여할 것을 요구한다. 이러한 참여는 일종의 상향식 의사소통이 된다. 그러나 횡적(수평적), 사선 의사소통이 제한되면, 상향식 의사소통일지라도 스태프들의 의사소통과 의사결정에 적극적인 참여는 여전히 제한을 받는다.

하향식 의사소통과 상향식 의사소통은 한 수준에서 다른 수준으로 메시지가 전해진다는 점에서 비슷하지만, 의사소통 방향이 위에서 아래로 또는 그 반대라는 점에서 두 의사소통 방식은 다르다. 마지막으로 메시지를 받는 사람은 발신인이 보낸 메시지 내용을 그대로 받아들이지 않고 다르게 해석할 수 있는데 이것은 손해가 될 수 있다. 메시지는 의미를 그대로 받아들이는 것이 절대적으로 중요하기 때문이다. 만약 메시지 내용이 두 사람 이상의 스태프들을 거치는 사이 창의적인 아이디어가 보태지고 개선된다면 도움이 될 수 있지만, 그렇다고 이것 역시 모든 스태프들이 처음에 보냈던 메시지와 동일한 의미의 메시지를 받는다는 뜻은 아니다. 지각과 기대라는 문제는 언제나 일관된 의사소통을 제한하는 요소들로 남을 것이다.

횡적 의사소통 횡적 또는 수평적 의사소통은 대개 활동을 조율하는 데 이용된다. 이 유형의 의사소통은 한쪽이 다른 쪽에 우세할 수 있는 공식적인 권력을 갖고 있지 않다는 점에서 서열상 동일하거나 비슷한 지위의 스태프들 간에 또는 부서들(예: 한 스태프 간호사와 또 다른 스태프 간호사 또는 두 책임 간호사들, 심장 치료 병동의 한 스태프와 내과 병동의 한 스태프) 사이에서 발생한다. 대체로 이 의사소통 유형의 대표적인 예로는 스태프들 간에 환자에 대한 의료 정보 공유를 목적으로 하는 비공식적 의사소통, 위원회에서 위원들의 의사소통, 팀원들의 의사소통, 다양한 전문 의료진들의 의사소통 및 실무 팀, 프로젝트 팀원들의 의사소통 등이 있다. 조직들이 팀 단위 업무를 더 많이 도입하고 팀 단위 업무 가치를 강조하게 되면서, 이 유형의 의사소통은 더욱 발전하게 되었고 성공의 결정적 요소가 되었다.

사선 의사소통 사선 의사소통은 비공식적인 의사소통으로, 보통 직책 서열에서 다른 지위들에 있는 스태프들이 한 프로젝트 팀에서 함께 일하게 될 때 발생하며, 프로젝트를 위해 협력할 때 그들의 위치는 동등해진다. 이 의사소통 방식은 점점 더 많이 이용되는데, 다양한 부서나 병동 출신의 스태프들이 협업을 하는 경우가 점점 늘어나기 때문이다. 이 의사소통 방식은 간호사와 의사, 간호사와 환자의 의사소통에도 적용된다. 예를 들어, 한 의료 서비스 제공 조직에서 새로운 입원 절차를 개발 중이라면, 담당 프로젝트를 맡은 팀에는 한 명의 의사, 몇 명의 책임 간호사들과 몇 명의 스태프 간호사, 환자 운송 감독, 의무 기록 부장, 정보 시스템 관리 부장, 환자 대표, 행정가 및 재무 부장이 한 명씩 포함되어야 한다. 일부 조직들에서는 환자 대표가 포함될 수도 있다. 이러한 팀에는 다양한 부서들, 부서들 내의 다양한 병동들, 경영진, 행정부 및 보험사 대표들, 다양한 서열 수준의 직원들, 소비자들 및 외부 대표들이 포함된다. 사선 의사소통의 목표는 모든 사람들이 팀의 목표를 달성하기 위해 함께 일할 수 있도록 의사소통을 개선하는 것이다.

또한 의료 과실이 의료 서비스 팀원들의 비효과적인 의사소통 패턴들과 잘못된 의사소통과 관련된 경우가 종종 있다는 것을 입증하는 증거들이 늘어나고 있다. 의학협회는 자체 보고서 '과오는 인지상정(To Err is Human, 의학협회, 1999)'에서 의료 서비스 부문에서 점점 늘어나는 의료 과실 문제들을 논의하고 있다. 이 보고서는 의료 과실을 "계획된 의료 조치를 의도한 대로 완수하지 못한 경우 또는 하나의 목적을 달성하기 위해 잘못된 계획을 이용한 경우"로 정의하고 있다(의학협회, 1999, p3). 이 정의를 고려하면, 의료 과실의 주요 원인들 중 하나로 의사소통을 배제하기 어렵다. 비효과적인 의사소통, 의사소통 흐름에서 나타난 문제들, 부실한 피드백 및 환자의 관련 정보를 얻기 어려움 등, 이 모든 원인들이 이 보고서에서 언급되고 있다. 의료기관 평가위원회 역시 의사소통과 의료 과실에 대해 다음과 같이 언급하고 있다. "의사소통의 부재나 잘못된 의사소통은 흔히 일어나는 의료 과실들 중 많은 과실들의 원인이라는 점을 감안한다면, 의료 서비스 제공자들과 함께 일하는 핵심 인사는 환자와의 의사소통을 최우선적으로 해야 한다. 환자의 의무 기록을 보면 환자의 병력에 대한 정보가 불충분할 뿐만 아니라 환자의 알레르기, 과거 환자가 받은 진단들 및 검사 결과들, 비타민, 한약이나 일반 약(처방전 없이 사는 약)을 포함해 과거 복용 및 현재 복용하는 약들에 대한 구체적인 정보가 없는 경우가 많다."(Nasur, 2010)

의사소통 과정

조직에서는 정보가 전달되고 메시지에 담긴 정보를 해석하려는 노력이 이루어지고 있다. 예컨대 개인에서 개인으로, 소규모 팀들 내에서, 큰 조직 내에서, 조직들 사이에서 정보가 전달된다. 의사소통 과정의 각 수준이 [그림 10-1]에 묘사되어 있는데, 이 중에는 다음 작업들이 포함된다.

1. 의사소통하는 아이디어들을 언어로 부호화 또는 번역하는 작업
2. 메시지, 즉 부호화 과정의 결과물
3. 메시지의 매개체, 즉 전달 수단(예: 직접 대면, 메모, 의무 기록, 팀 회의, 컴퓨터, 정책 설명서). 이것은 침묵이나 아무 행동을 취하지 않는 것으로 전달되는 의도치 않은 메시지일 수 있다.
4. 부호 해독, 즉 수신인이 메시지를 받고 해석하는 과정
5. 쌍방향 의사소통의 중요한 요소인 피드백

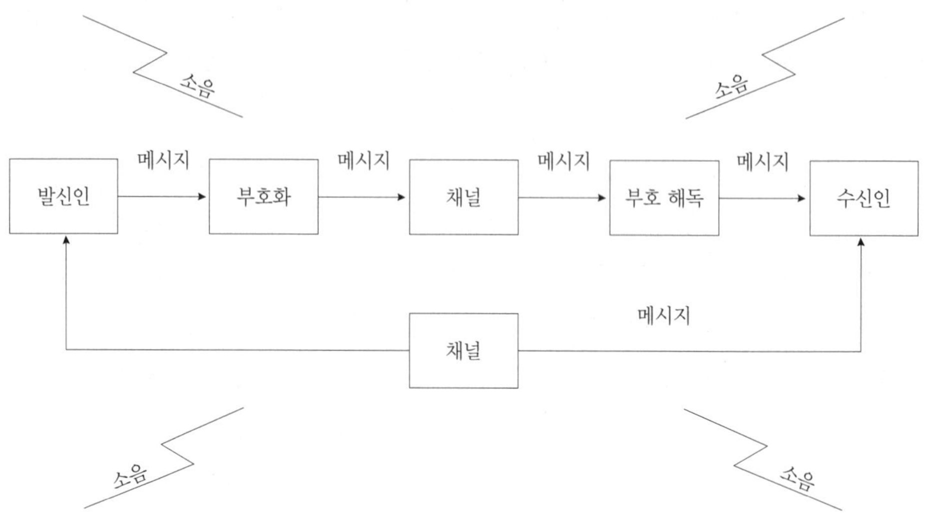

출처: Robbins, S. & Decenzo, D.(20010). 관리의 근본들: 필수 개념들과 응용들(Fundamentals of management: Essential concepts and applications), Upper Saddle River, NJ: Prentice Hall Health, p377. 허가하에 재출간.

의사소통 과정은 5가지 요소들로 구성되어 있는데, 의사소통이 역동적인 상호작용이라는 것을 암시하는, 이 과정을 이용하는 것이 중요하다. 다음에 의사소통 과정의 5가지 요소를 제시하였다.

1. 발신인은 메시지를 처음 내놓은 개인으로, 이 메시지는 언어적이거나 비언어적인 것일 수 있다. 의사소통은 또한 문서로 표현될 수도 있다. 말로 표현한, 즉 언어적 의사소통에는 언제나 비언어적 의사소통이 포함된다. 발신인과 메시지에 영향을 미치는 많은 요소들이 있다(예: 수신인과 자신에 대한 발신인의 태도, 메시지를 보내는 상황, 보내는 타이밍 및 메시지 목적). 메시지에 포함시킬 내용과 전달 방법에 대해 결정한 후 발신인은 부호화 기법을 적용한다. 이어 메시지를 보낸다.

2. 메시지에는 언어적 정보와 비언어적 정보뿐만 아니라 발신인 자신, 수신인 및 메시지에 대한 발신인의 태도도 포함된다.

3. 수신인은 보낸 메시지를 받는 사람이다. 수신인은 메시지를 완전히 이해하기 위해서 그
   것을 해독한다. 이 과정에는 메시지 내용을 이해하기 위해 반드시 필요한 행동들(예: 듣기,
   메모나 이메일 메시지 읽기 또는 데이터 차트 검토)이 포함된다.

4. 피드백은 수신인이 발신인에게 보낼 수 있는 메시지 또는 대답이다. 피드백은 언어적,
   비언어적 형태로 또는 양쪽 형태로 보낼 수 있다. 분명한 점은 수신인의 감정, 태도, 경
   험, 발신인과의 관계, 의사소통 풍토, 문화 요인 등이 대답과 관련된 의사결정, 즉 메시지
   와 이를 보내기 위해 선택한 방법의 결정에 영향을 미친다는 것이다. 앞서 논의한 것처
   럼 수신인의 지각과 기대치들이 중요한데 종종 '소음'으로 지칭된다. 이들 요소들이 의
   사소통을 방해할 수 있기 때문이다. 만약 대답을 하게 되면, 의사소통 과정의 방향이 바
   뀌어 수신인이 발신인으로 바뀌고 원래 발신인이 수신인이 된다. 이어서 수신인은 또한
   다른 수신인들과도 의사소통할 수 있다. 따라서 쌍방향 의사소통이 일어나게 된다.

5. 맥락(context)은 의사소통이 일어나는 상황 또는 환경이다(간호사실, 환자 병실, 환자의 집, 복도, 클
   리닉, 학교 양호실, 스태프 회의실 또는 교대 보고 중인 환경). 의사소통 과정에서 이 측면은 아주 중요
   한데 소음, 함께 있는 사람 수, 스트레스 수준, 긴급 상황이나 의례적인 일과, 관리자나
   상관의 존재, 환자 치료 부문에서 개인 정보 보호, 조직 문화, 직원 사기, 윤리와 법적 요
   건들, 산업 기술과 정보 시스템 같은 요인들도 고려해야 한다.

   (Finkelman, 1996, p1-1:10, Dessler, 2002)

우리는 왜 이 과정에 신경을 써야 하는가? 우선, 의사소통 과정은 소통 방식을 분석하는 데
이용할 수 있다. 어떤 곳에서 의사소통이 효과적이고 또 어떤 곳에서 의사소통이 비효과적인
가? 의사소통을 통해 메시지가 전달될 때 어떤 문제들이 생기는가? 예를 들어 한 간호사가 조
무사에게 지시를 내릴 때 너무 명료하게 지시를 내리려고 애쓰는 경우 그러한 태도가 메시지
에 영향을 미친다. 조무사에게 4명의 환자들의 혈압을 재라고 말하고는 그중 한 명의 환자에
대한 처치에 대해 지시 내리는 것을 잊어버리는 경우다. 때때로 전달 효과가 더 적은 매개체
를 군이 선택하는 경우가 있는데, 예를 들면 더 빨리 피드백을 얻으려면 수신인에게 직접 전
화를 거는 것이 더 나은 상황에서, 메모를 남겨 시간을 낭비하는 경우 같은 것이다. 의사소통

에 대해 분석하기 위해서는 기본 틀이 되는 의사소통 과정 단계들을 알고 각 단계의 소통에 참여해보면 그중 어느 단계에 개선이 필요한지 찾기가 더 수월해질 것이다.

의사소통 과정은 소통이 일어나는 환경의 외부 요인들로부터 영향을 받는다. 관리 치료를 위한 건강 보험도 이러한 외적 요인들 중 하나인데, 건강 보험은 의료 서비스 환경에서 의사소통을 더욱 복잡하게 만들었다. 경우에 따라서는 보험사로부터 환자를 위한 치료 절차를 승인받기 위한 시도만으로도 담당 스태프의 인내심이 바닥날 수 있다. 여러 차례 통화를 하고, 필요한 문서들을 작성해 제출하고 몇몇 경우에는 환자의 건강 보험 담당자와 직접 만나 이야기를 나누지만 결과는 여전히 불만족스러울 수 있다. 일부 외적 요인들은 통제할 수 없다. 한 예로 주 정부의 보건사회 복지부 요건들 중에는 모든 아동 학대 사례들을 기술할 것을 요구하는 것이 있다. 이 법적으로 정해진 요건에 대해 의료 서비스 조직과 보건사회복지부 사이에 의사소통이 실패하면, 아동은 신체적으로 고통받을 수 있으며, 의료 서비스 제공 조직은 벌금과 의료 서비스 제공자들의 징계같이 심각한 결과들로 고통받을 것이다. 이러한 상황에서 의료 서비스 제공 조직은 아동 학대 정보에 대해 보건사회복지부 측과의 의사소통이 원활하게 이루어진다는 것을 보장하기 위해, 사전에 의사소통 과정을 정해주는 것 이외에 선택할 수 있는 어떤 다른 방안이 없다.

의사소통의 구성 요소: 언어적/비언어적 의사소통과 메타커뮤니케이션

언어적 의사소통 언어적 의사소통은 가장 흔한 의사소통 유형으로 여겨진다. 언어적 의사소통은 복잡한 것으로, 글이나 말을 통해 어조, 사용하는 언어, 목소리 크기, 횟수, 사용하는 단어 선택, 말하는 속도와 강세라고 말할 수 있다. 모든 다른 유형의 의사소통들과 마찬가지로 언어적 의사소통 역시 사람들의 성별, 연령, 문화, 고정관념들과 편견들, 교육뿐만 아니라 청력 또는 시력 상실 같은 감각기관 손상으로부터도 영향을 받는다. 개인들은 언어적 의사소통에 크게 의존하고, 비언어적 의사소통과 메타커뮤니케이션에 덜 의존하는 경향이 있다.

비언어적 의사소통 비언어적 의사소통은 스태프들이 환자들의 상태와 그들의 반응을 평가하는 임상 상황들에서 자주 이용된다. 그러나 스태프들은 다른 스태프들, 환자들 및 환자 가족들과 의사소통을 할 때 자신들이 사용하는 비언어적 의사소통 신호들을 알아차리지 못하는 경우가 종종 있다. 비언어적 의사소통의 주된 기능들은 감정들을 표현하고, 관계들을 맺고 개발하고 유지하고, 자기표현을 하는 것이다. 비언어적 의사소통은 언제나 인식하거나 개인의 통제하에 둘 수 있는 것이 아니다. 의사소통을 개선하기 위해서 사람은 비언어적 의사소통의 영향에 대한 인식 수준을 더 높이고, 의사소통 과정 중 비언어적 의사소통 신호들의 사용을 늘릴 필요가 있다. 비언어적 의사소통은 얼굴 표정, 신체 동작이나 포즈, 몸짓, 말소리 크기, 어조, 걸음걸이 및 외모로 구성될 수 있다. 보디 랭귀지에는 보통 얼굴 표정, 눈 접촉, 신체 동작, 포즈, 몸짓 및 사람들이 가까이 있는 정도(근접성)와 두 사람 사이의 거리가 포함된다. 비언어적 의사소통에 대한 평가는 상대방에 대해서만 이루어지는 것이 아니라 자신의 비언어적 의사소통 대한 평가도 이루어져야 한다. 말로 의사소통을 하는 사이 비언어적 의사소통 신호들을 어떻게 이용하는지 인식하기는 더욱 힘들다. 예를 들어 한 간호사가 환자와 치료 절차에 대해 논의할 때 간호사는 환자의 얼굴 표정들, 보디 랭귀지 및 어조를 인식하는가? 아니면 간호사는 치료 절차에 대해 말하는 데 집중한 나머지 환자의 비언어적 의사소통 신호들은 전혀 알아차리지 못하는가? 아래 제시한 일부 비언어적 요인들도 중요하게 고려해야 한다.

- 지금의 대화가 진지하다는 메시지를 전하기 위해 진실어린 태도로 말하며 지속적으로 눈을 맞추어야 한다.

- 대화 내용에 어울릴 때 미소를 지을 수 있지만 대화를 하는 내내 미소 짓지는 말아야 한다. 이것은 수신인에게 발신인과 발신인의 메시지를 신뢰할 수 없게 만드는 경향이 있기 때문이다.

- 한 사람의 사무실이나 한 사람의 영역에서의 만남은 상대방을 불안하게 만들기 때문에, 중립적인 환경에서 의사소통하는 것이 도움이 될 수 있다.

- 다른 사람이 옆에서 지켜보거나 기댄 채 대화를 듣는다면, 말하는 사람은 불안해지고 무력함을 느낄 것이다.

- 한쪽으로 밀어붙이거나 또는 너무 자유분방하게 말하는 태도는 수신인에게 발신인의 우월성이나 관심이 없다는 암묵적 메시지를 전할 수 있다.

문화적 문제들 역시 중요한데, 다양한 문화들에서 비언어적 의사소통 신호들에는 많은 차이가 있고 또한 해석에도 큰 차이가 있기 때문이다. 다양한 문화들과 관련해 고려할 수 있는 대표적인 질문들로 (a)저 사람들은 자신의 아내 이외에 다른 여성들의 얼굴을 보고 직접 말하는가? (b)저 사람들은 서로 어떻게 인사를 하는가? (c)이 문화에서는 남편이 아내를 대신해서 말하는가? 같은 것들이 있다. 한 간호사가 한 여성과 그녀의 남편에게 환자 교육을 시키려고 노력할 경우 이러한 질문들에 대한 대답들을 알아두는 것이 중요하다. 의학협회는 모든 환자들, 가족들 및 스태프들(직장 다양성 문제)과 의사소통할 때 중요한 문화적 의사소통 요인들의 중요성을 알아둘 필요성에 대해 다음과 같이 표현했다. "환자와 의료 서비스 제공자의 사회 문화적 차이는 의사소통과 임상 차원의 의사 결정에 영향을 미친다."(의학협회, 2003b, p214)

비언어적 의사소통은 문제를 일으키는 경우가 빈번한데, 메시지를 평가하거나 해석하기 어려운 경우가 종종 있기 때문이다. 이 유형의 의사소통에는 소리 내어 말하는 것 이외에 모든 다른 의사 표현도 포함된다. 비언어적 의사소통은 의도적으로 또는 무심결에 전할 수 있으며, 발신인이나 수신인의 통제에서 벗어난다. 비언어적 의사소통을 통한 메시지에 대한 해석이 의심스러울 때는 그 의미에 대해 명확한 설명을 요구하는 것이 가장 바람직한 접근법이다. 그러나 그렇게 하기가 항상 쉽다고는 할 수 없다. 메시지를 수신한 사람은 물어보는 것을 주저하거나 해석할 능력이 없다고 느낄 수 있으며, 정보를 요청하는 것이 발신인을 위협하는 것이 아닐까 우려할 수 있으며 어떻게 또는 무엇을 물어봐야 할지 모를 수 있다. 비언어적 의사소통과 언어적 의사소통을 비교하는 것은 의사소통을 더 잘 이해하는 데 도움이 될 수 있지만, 이 방법이 모든 상황에 적용되는 것은 아니다. 왜냐하면 비언어적으로 전하는 의미는 직접 말하는 메시지와 다를 수 있기 때문이다. 간호사들은 동료들보다는 환자들과 의사소통할 때 언어적, 비언어적으로 의사소통하는 메시지들을 더 많이 비교하는 경우가 있다. 그러나 비언어적 의사소통은 업무 관련 의사소통에서도 아주 중요하기 때문에 무시해서는 안 된다. 직무 위임을 할 때가 직무에 대해 명확한 설명을 반드시 요청해야 하는 경우에 해당된다. 직무 위임자와 직무 대리인은 양쪽의 관점에서 직무 위임에 대해 확실히 이해해야 한다(11단원 참조).

의사소통의 효과

의사소통을 하는 사람들은 발신인이 메시지를 보낼 때 생산적인 의사소통을 하기를 원한다. 의사소통의 목표는 수신자가 보낸 메시지를 제대로 받고, 보낸 의도 그대로 해석하는 것이다. 생산적 의사소통은 개인 스태프들, 팀들, 조직의 병동들과 부서들, 조직, 지역 사회 및 환자와 가족들에게 긍정적인 혜택들을 줄 수 있는데, 그중 일부 혜택들이 다음에 제시되어 있다.

- 공통으로 이해하는 팀 정신과 공동 목표를 향해 나아가는 스태프들
- 다양한 관점들을 표현할 기회를 제공하고 문제에 대해 가장 좋은 접근법을 개발할 수 있는 기회들을 스태프에게 제공하는 참여적 관리
- 오해의 신속한 해결
- 동기를 부여하는 풍토를 지지하는 편안한 환경
- 간호 관리자와 간호 스태프들의 더욱 창의적인 사고
- 스태프 이직률 저하
- 소문 제조 증거 감소
- 책임들에 대한 명확한 설명

　　(Finkelman, 1996, p1-1:13~14)

팀 리더들, 수간호사들 및 책임 간호사들은 의사소통의 효과, 즉 자신의 의사소통, 개인 스태프들 및 팀 의사소통의 효과들을 주기적으로 평가할 필요가 있다. 이것은 팀, 병동, 부서 또는 조직 전체를 대상으로 실시할 수 있다.

- 어떤 것들이 스태프의 의사소통에 문제가 있다는 것을 암시할 수 있는가?
- 스태프들은 그들의 감정과 의견을 표현하는 것이 편하다고 느끼는가?
- 책임 간호사나 팀 리더의 좋은 면을 보려고 하면서도, 효과적으로 소통하려는 노력을 하지 않는 스태프들이 있는가?
- 회의 또는 교대 근무 보고 때, 스태프들은 질문을 하는가?
- 스태프들은 문제가 있어 논의할 때 아이디어를 내놓는가? 침묵도 긍정적일 수 있는데

대답하기 전 생각할 시간을 줄 수 있기 때문이다. 그러나 스태프가 논의에 전혀 기여하지 않은 채 오랫동안 침묵을 지킬 때, 이것은 의사소통에 문제가 있다는 것을 나타내는 하나의 지표가 될 수 있다.

- 메시지들을 이해하지 못하거나 잘못 해석한 것으로 보일 때는 어떤 일이 일어나는가?

이러한 질문들은 의사소통을 평가할 때 고려할 필요가 있는 많은 측면들 중 일부를 대표하는 것이다.

스태프들은 소통을 하다 보면 치료에 대한 아주 중요한 기본 틀을 정하게 되고, 이 틀 내에서 치료가 이루어진다. 간호사가 동료와 의사소통을 하지 않는다면 간호사가 치료를 어떻게 제공할 것인지 상상해보라. 그 치료는 하나의 고립된 섬처럼 생뚱맞을 것이다. 그러나 심지어 그런 상황에서도 간호사는 환자와 여전히 의사소통을 해야 할 것이다. 그러나 문제는 가장 좋은 의사소통 상황들에서도 일어나는데, 이에 해당되는 예들이 아래 제시되어 있다.

- 환자들과 그들의 치료에 대해 논의하는 것은 스태프가 맡은 책임들 중 일부다. 환자와 치료에 대해 논의하는 것은 시간이 걸리고, 각 스태프의 역할 중 핵심적인 측면을 고려할 필요가 있다. 이 말은 일부의 경우 치료를 제공하는 시간보다 치료에 대해 이야기하는 데 너무 많이 시간을 낭비할 수 있다는 말이 아니다. 확실한 점은 모든 간호사가 환자와 너무 많은 이야기를 하고, 맡은 일을 무시하고, 다른 사람들의 일에 끼어들고 긴장을 유발하는 스태프들을 만나게 된다는 것이다. 이 말은 팀 리더나 책임 간호사가 그런 스태프와 이야기할 필요가 있으며 이러한 유형의 의사소통이 이루어지는 원인을 파악하고, 그 문제가 업무와 환자의 치료에 얼마큼 방해가 되는지 논의하고, 그 스태프가 문제 있는 의사소통 습관을 개선시킬 수 있는 전략들을 개발하고 간섭을 줄일 필요가 있다는 의미가 될 수 있다. 다른 스태프들도 그 스태프와 이 문제에 대해 논의할 수 있지만, 그것은 긍정적인 비판으로서 개인적인 자리에서 제공해야 한다.

- 스태프들의 경쟁은 생산적인 의사소통을 방해할 수 있다. 경쟁은 정보 유포 자제, 정보 왜곡 및 직원 사기 저하로 이어질 수 있다. 그렇다면 왜 스태프들은 경쟁적이 되는가? 그

들은 업무를 하고 공을 인정받고 싶고, 더 나은 업무를 부여받고 싶고, 더 나은 근무 스케줄을 갖기를 원하지만 일부 스태프들 경우에는 다르게 대접받기를 원할 수 있다. 분명한 점은 스태프들의 경쟁은 근무 환경에서 주된 문제가 있다는 것을 암시하는 것으로, 의사소통을 개선할 필요가 있다.

- 비밀 유지는 모든 임상 환경에서 이루어지는 상호작용에서 필요한 것이다. 이것은 개인 정보와 비밀과 관련된 HIPPA(건강 보험의 상호 운영성과 설명 책임 법(HIPPA))에 의해 강화되었다. 스태프들은 환자의 치료에 대해 논의할 때 그 내용을 들어서는 안 되는 다른 사람들이 있는 곳에서 하는 바람에 본의 아니게 내용을 엿듣게 할 가능성이 아주 높다. 스태프들은 대화에 몰두해서 다른 사람들의 존재를 잊어버리지만 이로 인해 문제가 생기면 상황이 아주 심각해질 수 있다. 스태프들은 바쁘기 때문에 다른 스태프들에게 '연락을 해서' 함께 있는 자리에서(예: 복도, 엘리베이터 안, 카페테리아 등) 이 문제들을 논의한다. 그런데 이 장소들은 사적인 공간이 아니다. 간호사실도 문을 닫지 않는 경우엔 개방된 공간으로 간주해야 한다. 전화 통화 역시 우연히 다른 이들이 들을 수 있다. 많은 의료 서비스 제공 조직들은 임상 환경에서 사용하도록 스태프들에게 휴대폰을 제공하고 있다. 이 휴대폰들도 남들이 대화를 우연히 들을 수 있는 장소들에서 흔히 사용된다. 지역 병원에서 일하는 간호사들은 특히 이 점에 주의해야 하는데, 그들은 대중이 우연히 기밀 정보를 듣거나 또는 한 전문 의료진이 한 말을 곡해할 수 있는 장소들에서 자주 사용하기 때문이다(예: 점심시간에 대중식당에서 통화하거나 한 환자의 가정간호 방문을 해서 또 다른 환자와 통화하는 경우).

- 직장에서는 스태프의 감정들을 더 많이 고려할 필요가 있다. 과중한 업무량에 시달리다 보면 동료의 감정들을 잊어버리기 쉽다. 이리저리 돌아다니며 빨리 말하거나, 짧은 문장으로 이야기하고 계속 움직이며 말하는 습관은 스태프들이 서로 연결되어 있다는 것을 잊고 경청하지 않게 되는 환경을 조성한다. 긍정적인 의사소통을 결정짓는 핵심 요소는 대화할 때의 편안함이다. 스태프들이 "나 좀 도와줄래?" "난 완전히 일에 파묻혔어"라는 말을 편하게 할 수 있다고 느끼는가? 아니면 스태프들이 이렇게 말하면 부정적으로 비춰질 것이라고 느끼는가? 스태프들의 의사소통이 신랄하고 비꼬는 식으로 이루어

지면, 서로의 감정을 상하게 하거나 화나게 만들어 향후 효과적인 의사소통을 막는 장벽들을 쌓게 될 것이다.

- 의료 서비스 전달 시스템에서 의무 기록과 문서들은 의사소통의 아주 중요한 부분이다. 이러한 의사소통 형태는 명확해야 하며 요구받은 핵심 정보를 제공해야 한다. 이러한 문서를 통한 의사소통의 요건들은 간호 전문직, 주립 간호국, 간호 기준들 및 관련 주립, 연방 법규들, 보험사들, 법적 판례 및 조직의 내부 정책들, 절차들과 질 개선 프로그램들에서 나온다. 이러한 형태의 의사소통 효과에 대한 평가에는 이러한 규정들도 포함되어야 한다. 오늘날 보험사의 요건들을 따르는 것이 중요해졌는데, 특히 환자 문제, 치료 계획과 목표 결과들을 기술할 때 보험사 요건을 따르는 것이 아주 중요해졌다. 보험사 요건들에 대한 정보는 환자의 치료에 대한 결정을 내릴 때, 변화들을 도입할 때, 치료 평가들의 방향을 지시할 때, 책임들에 대해 의사소통을 할 때, 달성해야 하는 치료 결과들을 확인할 때(치료 목표들을 달성할 경우), 변제 수준을 결정하고 스태프들을 인도할 때 영향을 미친다. 의료 사고 문제들에 대한 가장 공통된 반응은, "문서로 기록하지 않으면, 그것은 일어나지 않은 것이다"라는 말로서, 이것은 문서 기록의 중요성이 얼마나 큰지 보여준다. 만약 의료 서비스 부문의 의사소통 문제들에 대한 리스트를 작성한다면 문서 기록이 최우선 순위에 올라야 할 것이다.

- 스태프들이 무언가 이해하지 못하거나 어떤 일을 할 필요가 있을 때는 이해가 안 되는 부분에 대한 정보나 지시를 반복해달라고 하거나 설명을 요청하는 것이 중요하다. 만약 그렇게 하는 것이 스태프의 마음을 불편하게 한다면 그 불편한 감정들에 대해서도 논의해야 한다. 이것은 11단원에서 논의할 직무 위임에서도 아주 중요한 문제다.

- 상호 신뢰는 오늘날 달성하기도 평가하기도 쉽지 않다. 부실하거나 일관적이지 못한 의사소통, 변화 과정 동안 스태프들의 부족한 피드백 제공, 실직 또는 변화에 대한 두려움들이 신뢰를 망칠 수 있다. 신뢰는 의사소통에서 절대적으로 중요한 요소다. 따라서 상호 신뢰를 쌓을 수 있는 전략들을 개발하는 것이 중요하다. 효과적인 타이밍은 중요한 의사소통과 의사소통 과정의 효과를 평가할 때 반드시 고려해야 할 것이다. [표 10-1]

에는 신뢰를 증진시킬 수 있는 기법들 중 일부가 나와 있다.

<table>
<tr><td colspan="2">

[표 10-1] 신뢰를 증진시키도록 설계된 기법들

</td></tr>
<tr><td>

- 존중심 전달하기
- 개인의 개성 고려하기
- 친근함과 배려 보이기
- 적극적으로 경청하기
- 질문들에 충분한 시간 주기
- 비밀 유지하기
- 언어적, 비언어적 행동들의 조화 보이기
- 따뜻하고 친화적인 목소리로 말하기
- 적절하게 눈 접촉하기
- 적절하게 미소 짓기
- 융통성 있게 행동하기

</td><td>

- 정직하고 개방적인 태도 보이기
- 완전한 정보 제공하기
- 일관성 있게 하기
- 스케줄 짜기
- 주의 집중 유지하기
- 한계 정하기
- 약속 지키기
- 집중하는 포즈 취하기: 팔, 다리, 몸을 이용해 편안한 자세를 취하고, 살짝 앞으로 몸을 기울이기
- 대답을 재확인하기

</td></tr>
</table>

- 때때로 똑같은 이야기가 각기 다른 스태프들로부터 다른 이야기들로 변하거나 또는 정보가 다른 버전으로 바뀌는 것처럼 보이는 경우가 종종 있다. 원래 정보가 나온 출처에서 사실들을 얻은 후 이것을 공개적으로 논의하는 것이 정보 왜곡 전달 문제를 해결하는 데 도움이 될 수 있다.

- 많은 사람들은 직감을 이용하는데, 자신도 모르게 무의식적으로 쓰는 경우가 종종 있다. 직감을 이용할 땐 서면 형태의 의사소통을 통해 또는 한 상황에서 일어날 수 있는 일들을 예측할 수 있다. 직감은 발신인이나 수신인이 잘못된 가정을 하도록 만들 수 있기 때문에 도움이 될 수도 있지만 불리하게 작용할 수도 있다.

- 직접 얼굴을 보고 대화를 나누거나, 전화나 이메일을 이용할 수 있는 때가 언제인지 알기 어려운 경우가 종종 있다. 전화와 이메일을 통한 의사소통은 대체로 시간이 더 적게 들지만 직접 만나 대화를 하는 것이 중요한 경우에는 이를 위해 따로 시간을 낼 필요가 있다. 주된 갈등이 있고 의사소통이 제대로 이루어지지 않을 때 이메일 사용 폭주는 효과적이지 못하다. 이런 경우가 직접 만나야 할 때다. 전화와 이메일은 더 많은 통제력을 제공하는데, 발신인은 전화를 걸거나 이메일을 보낼 시간을 자유롭게 선택하며 대체로 다

른 의사소통 방법들보다 시간이 덜 걸리고, 의사소통 중간에 메모하기도 쉽다. 또한 이메일은 할 말에 대해 생각할 시간을 더 많이 제공한다. 물리적, 비언어적 의사소통에서는 이 방법들을 사용할 수 없지만, 이메일에서 쓰는 문체나 단어들에서 나타나는 어조는 비언어적 의사소통의 일부 측면들을 전한다.

- 스태프들은 상대의 말이 끝날 때까지 기다려야 한다. 신뢰를 키우고 유지하고 쌍방향 의사소통을 장려하기 위해서는 피드백과 후속 조치들이 반드시 필요하다. 피드백을 제공하는 데 시간이 걸리지만 이것은 시간을 유익하게 사용하는 방법이다.

- 진료과들/병동들 간의 의사소통은 책임 간호사와 스태프들이 입장을 바꿔 상대 진료과/병동의 관점에서 문제들을 보도록 하는 데 도움을 준다. 이러한 의사소통이 없으면 외통수가 되어 자신들의 입장으로만 보기 쉽다.

- 간호사실, 사무 구역 또는 업무 지역(클리닉 진료실 같은 곳)에서 의사소통이 불가능하거나 바람직하지 않은 때가 종종 있다. 너무 바쁘고 어수선한 상황에서는 전달한 메시지가 사라질 수 있다. 민감한 화제를 논의할 필요가 있는 경우, 이런 장소는 너무 공개된 곳이다. 절대 이런 지역이 사적인 곳이라고 추측하지 마라.

- 민감한 사안을 논의할 적합한 시간을 골라라. 또는 일상 업무와 관련된 정보를 의사소통할 시간을 고르는 것 역시 절대적으로 중요할 수 있다. 한 스태프가 환자에게 치료를 제공하거나 문서를 작성하느라 바쁜 경우, 이 시간은 논의할 적기가 못 된다. 임상적으로 급박한 사건 직후같이 스태프들이 정서적으로나 신체적으로 너무 지쳐 철저한 논의가 힘든 경우도 종종 있다. 그러나 그런 상태라도 어쩔 수 없이 논의해야 하는 때도 가끔 있다. 그러나 가장 좋은 접근법은 사건을 논의하기에 합당한 시간 범위 내에서 또 다른 시간을 찾는 것이다. 한 논의를 미루는 것이 항상 부정적인 것만은 아니다. 철저하게 생각하고 후속 조치를 실제로 취해야 하는 경우라면 지친 상태에서 논의하기보다 미루었다 심도 있게 논의하는 게 낫다

(Finkelman, 1996, p1-1:14~15)

의사소통의 장벽들 정보 교류 및 조직이나 의사소통 채널을 통해 여러 사람들에게 또는 팀들에게 메시지(의미)를 전달하는 것이 언제나 성공을 거두는 것은 아니다. 단기 또는 장기 활동들에 영향을 미치는 의사소통 장벽들이 많이 있는데 한 조직, 조직의 경영진과 스태프들이 의식할 필요가 있다. 다음에 결정적인 소통 장벽들이 제시되어 있다.

- 다른 사람들의 의견을 듣지 않은 채 인정하지 않는 것: 이로 인해 부정적인 감정들과 반응들이 생긴다. 적극적인 경청으로 이 문제를 개선할 수 있다.

- 한 사람이 오직 듣고 싶은 것만 듣기 위해서 선택적 듣기 기법을 이용하는 것: 이것은 종종 다른 이들에게 필요한 점을 찾거나 문제들을 인식할 수 없는 무능력에 기인한다. 적극적인 경청과 다른 이의 기대치들을 더 많이 이해하는 것으로 이 문제를 개선할 수 있다.

- 모호한 정보와 마주 하거나 불충분한 대답들을 얻거나 혼동되게 해석될 때, 또는 절차나 기준을 너무 철저하게 준수해 메시지를 놓칠 때 구체적으로 물어보거나 입증 요청을 하지 않는 것: 공개적인 질문들을 함으로써 이 부분에서 차이를 만들어낼 수 있을 것이다.

- 미리 단정 짓는 문구를 과도하게 사용하는 것: 이 문제는 수신인이 그 메시지의 전반적 가치가 무엇인지 결정할 때 일어난다(예: 언제나 불평을 하는 스태프는 불평이 합법적으로 필요한 때가 언제인지 듣지 못할 수 있음). 적극적으로 경청하고 다른 관점들을 이해하려고 노력하고 대답하기 전에 먼저 생각을 정리할 때 이러한 장벽을 줄일 수 있다.

- 의도하든 의도치 않았든 다른 이들에게 겁주면서 자신의 의견을 표하는 것: 개선을 위한 단계들이 실행될 수 있도록 피드백을 요청하는 것이 이 장벽을 줄이는 데 도움이 될 수 있다. 공격적으로 나서는 것보다 지시받는 것으로 의사소통의 장벽들이 쌓이는 것을 막을 수 있다.

- 재차 확인하는 문구나 거절하는 문구를 과도하게 사용하는 것: 이런 유형들의 문구는 의사소통을 가로막는다. 다른 사람들을 존중하는 더 개방적인 의사소통이 이러한 장벽을 제한

할 수 있다.

- 방어적인 자세는 개방적인 의사소통을 중단시킨다: 의사소통하는 사람은 더 개방적인 태도를 보이고 한 가지 이상의 관점이 있다는 것을 인정할 필요가 있다.

- 근거 없이 추론하는 것: 어떤 사람이 정보로 뒷받침하지 않은 채 성급하게 결론에 이르는 경우도 종종 생긴다. 대답을 하기 전 또는 대화를 하기 전에 더 많은 정보를 구하는 것으로 이 장벽을 제한할 수 있다.

- 개인에 대해 비판하거나 불경하고 상스러운 말투를 구사하는 것: 이러한 행동들은 효과적인 의사소통을 막는 장벽들이자 의사소통 분위기를 크게 파괴하는 역할을 한다. 다른 이들을 존중하는 것이 의사소통에서 필수적이며 또한 이 장벽을 제한하는 데 도움이 될 수 있다.

- 공간적 문제들에 대한 대응 태도: 공간은 장벽이 될 수 있다. 즉 공간이 너무 폐쇄적이면 사람들은 불편함을 느낀다. 특히 안전지대로부터 너무 멀리 떨어져 있을 땐 더욱 불안해한다. 공간이 넓으면 사람들은 서로 멀리 떨어진 느낌을 받을 수 있다. 차이를 만들어낼 수 있는 중요한 공간 요인들로 (a)수신인과 발신인의 거리는 얼마나 되는가, (b)한쪽이 상대방의 개인적 공간에 들어가 상대방을 불편하게 만드는가, (b)공간과 관련된 문화적 요인들로 어떤 것이 있는가, (d)스태프와 환자의 공간의 의미는 무엇인가, (e)팀 회의 때 좌석 구역의 배치, 테이블의 경우 원을 이루어 착석하는가, 아니면 다른 식으로 착석하는가, (f)착석하는 의자들 사이의 거리는 얼마나 되는가, (g)눈 접촉을 쉽게 할 수 있는가 등이 있다.

- 비밀로 하는 것: 비밀은 의사소통과 조직에 아주 파괴적인 영향력을 갖고 있다. 비밀은 스태프들의 상호 신뢰를 줄이고 팀의 신뢰와 팀 정신의 구축을 방해한다. 이것은 비효과적인 의사소통으로 이어진다. 마음을 터놓고 공개적으로 이야기하는 태도는 효과적인 의사소통 수준을 높이며 의사소통 채널들을 개방적으로 유지시킨다. 공개적인 의사소통이 가치를 인정받는 문화를 개발하고 유지하는 것은 쉽지 않다. 1단원에서 논의한 감

성 지능(Emotional Intelligence) 리더십 이론에서 이런 유형의 의사소통 중요성이 강조되었다.

개방적인 의사소통이 이루어지는 근무 환경에서 일하는 스태프들은 아이디어들이 존중받고 있으며 또한 공유되어야 한다는 것을 알고 있다. 효과적인 관리자는 공개적으로 의사소통 문제를 논의하고 스태프들과 더 활발하고 자유로운 의사소통이 이루어지도록 적극적으로 노력한다. 의사소통은 조직의 목표들을 평가할 때 고려되는데, 즉 조직의 의사소통 수준에 대한 평가가 조직의 목표 달성 평가 과정에 포함된다. 리더들과 관리자들은 각 스태프가 아이디어나 의견을 내놓을 책임이 있다는 주장을 지지하며, 따라서 그들은 스태프들에게 아이디어를 제공하라고 요청하고 그들에게 대답할 시간을 준다. 의사소통은 각 스태프의 업무 수행 평가의 일부가 되어야 한다.

정보 과부하 오늘날 대부분의 조직들 경우, 스태프들이 정보 과부하를 경험하기가 쉽다. 정보는 한꺼번에 여러 출처로부터 나온다. 그럴 경우 어떤 정보가 중요한지 결정하기 어려우며, 모든 사람이 자신의 욕구가 더 중요하다고 느끼고 즉각적인 대답을 요구하는 것처럼 보인다. 정보 기술의 성장으로 현재 너무 많은 의사소통의 부담을 점점 더 많이 느끼고, 사람들과의 실제적인 접촉은 더 적어지는 경향이 있다. 이메일, 팩스, 인터넷 정보 출력물, 메모, 서신, 보고서가 서류철에 쌓인다. 현재 간호사들이 처리해야 하는 의무기록 문서들 역시 정보량을 늘리는 데 일조한다. 양적으로 늘어날 뿐만 아니라 처리해야 할 정보가 쌓이는 속도도 빨라진다. 즉 스태프들은 정보를 더 빨리 얻고 더 빨리 대답해야 한다는 압력을 느낀다. 이렇게 점점 빨라지는 메시지 수신 속도 역시 스태프들이 정보를 빨리 얻기를 기대하게 만든다. 따라서 정보를 빨리 받지 않을 경우 스태프들은 스트레스를 받게 된다.

정보 과부하와 관련된 결정적인 문제로는 어떤 것들이 있을까? 이와 관련해 스태프들은 우선 다음 질문들을 고려할 필요가 있다. 어떤 정보가 중요하며, 어떤 것이 사족인가? 상대방은 답변을 얼마나 빨리 받기를 기대하는가? 실제 답변 허용 시간은 얼마나 되는가? 그 정보의 목적은 무엇인가? 그 정보는 저장할 필요가 있는가? 어떤 식으로 저장해야 하는가? 여기가 정보 전달의 종착점인가 아니면 또 다른 곳으로 정보를 보내야 하는가? 보내야 한다면 누구에게,

왜 보내야 하는가? 그 정보의 질은 어떤가? 누가 그 정보를 보냈는가? 그 정보의 처음 출처는 어디인가? 이럴 때 발신인에게 답변 허용 시간을 알려주는 것은 큰 도움이 된다. 이 간단한 개입 조치는 빨리 대답해야 한다는 압박감으로 인해 스태프들이 받는 스트레스를 크게 줄일 수 있다.

피드백의 중요성: 피드백 주기&받기 피드백은 모든 의사소통의 일부다. 효과적으로 의사소통 하는 능력을 갖기 위해 간호사들은 피드백 주고받는 법을 배울 필요가 있다. 우선적이고 가장 중요한 것은 피드백을 부정적인 것으로 묘사해서는 안 된다는 점이다. 피드백을 떠올리면 대부분의 스태프들은 즉시 '나쁜 소식'이라고 가정한다. 무엇을 잘했는지 등을 알려주는 긍정적인 피드백도 절대적으로 필요하다. 피드백에는 여러 유형이 있는데, 대표적으로 구어 피드백, 무언의 피드백 또는 비언어적 피드백, 입증된 피드백과 통찰적인 피드백으로 구분할 수 있다 (Milgram, Spector & Treger, 1999).

- 구어 피드백은 '쌍방향 피드백'이라고도 지칭하는데 한 사람이 또 다른 사람이나 한 팀에게 명확한 설명을 요구하고 해석을 공유한다는 점에서 그렇게 불린다.

- 무언의 피드백이나 비언어적 피드백은 한 사람이 또 다른 사람이 보낸 의사소통 메시지에 반응하는 모습을 보여준다. 관심이 없는 모습이나 사무실에서 나간다거나 시계를 본다거나 미소를 지으며 받아들이는 몸짓을 하며 앞으로 움직인다거나 목소리를 높인다거나 하는 행동 등으로 자신의 의사를 표현할 수 있다. 때때로 무언의 피드백은 직접 말하는 메시지와 다른 메시지를 보내고, 메시지의 가장 중요한 부분으로 여겨질 수도 있다. 예를 들면 책임 간호사가 회의 때 내놓은 정보 때문에 한 간호사는 매우 화가 났다. 이 간호사는 "관리자님이 하신 말씀에 동의해요"라고 말은 하지만, 근심 가득한 얼굴로 문을 향해 걸어 나갔고 목소리는 딱딱했다.

- 입증된 피드백은 정확하고 구체적인 데이터를 얻고 수신인이 그 메시지를 제대로 이해했다는 것을 보장하기 위해 사용된다.

- 통찰적인 피드백은 직접 말하는 단어들 배후에 있는 메시지를 수신인이 이해하고 있는

지 여부에 관심이 있다. 이 피드백을 통해 발신인이나 수신인이 실제로 생각하는 메시지 배후에 있는 '왜?'와 '무엇을?'에 대한 정보를 얻는다. 이 과정에서 공감은 하나의 역할을 한다. 그러나 이 유형의 피드백은 식별하기 어렵다.

피드백을 거의 하지 않으면 곧 부정적인 암묵적 메시지가 전달될 것이다. 관심이 없는 것처럼 보이는 대답들은 피드백을 줄이게 된다. 그 결과 상호작용이 줄어들고, 분노가 높아지고 사기가 떨어지고 비판이 늘어날 것이다. 그리고 이러한 비판은 헛소문과 유언비어를 통해 간접적으로 나올 수 있다.

피드백은 의료 서비스 제공 조직에서 4가지 방향으로 흘러가야 한다. 즉 (a)관리자에서 스태프로, (b)스태프에서 관리자로, (c)스태프에서 스태프로, (d) 스태프에서 환자와 가족/중요한 다른 사람들로 흘러가야 한다. 첫 번째 유형, 즉 관리자와 스태프 사이에선 피드백이 흘러가기 힘들 수 있다. 특히 스태프들이 근무 현장에서 피드백을 하는 것에 대해 불안해하고 위협받는 느낌을 받으면 더욱 힘들 것이다. 그렇다면 조직들은 관리자들이 일방적으로 스태프들에게 피드백을 보내는 것이 아니라 스태프들이 관리자들에게 피드백을 하도록 어떻게 장려할 수 있는가? 스태프들의 피드백 제공 증가를 위해 이용되는 전형적인 방법들로는 스태프들의 회의 시간에 피드백 제안 상자에 쪽지를 넣을 시간을 따로 두거나, 설문 조사를 실시하고, 점심시간이나 휴식시간 같은 비공식적 만남 자리나 문제 해결 프로젝트 팀을 통해 피드백을 하는 것이다. 또 관리자가 근무 시간에 개방적인 정책을 채택하거나 현장을 직접 관리할 때, 즉 관리자가 임상 병동에 있을 때 스태프가 다가가 의견과 문제들을 제시할 수 있게 하는 방법들을 사용한다.

부당한 스트레스 없이 자유롭게 피드백을 제시하고 수용할 때, 근무 환경은 훨씬 더 긍정적인 곳이 된다. 피드백은 문제들에 대한 명확한 설명과 함께 업무 수행과 결과들에 초점을 맞추어야 한다. 스태프들은 피드백에 대답하고 질문할 시간이 필요하다.

스태프들은 상관의 피드백에 어떻게 반응해야 하는가? 가장 흔한 반응은 바로 방어적으로 대답하는 것이지만, 더 나은 접근법은 공유한 내용에 대해 찬찬히 생각해보는 것이다. 다른 유형의 의사소통에서와 마찬가지로 이 유형의 의사소통에서도 경청은 중요하다. 우선 듣기보다는 피드백을 받자마자 바로 자신의 행동들에 대해 설명하려 하거나 방어적인 태도를 취하는 경향이 있다. 때때로 상관은 생각해볼 필요가 있는 한 대안 해결책만 제시한다. 관리자들이나 상관들이 피드백을 제공하지 않으면 스태프들이 그것을 요청할 필요가 있다. 때때로 스태프들은 모든 동료들의 생각이 상관인 책임 간호사와 같은 것을 의미한다고 생각한다. 상관의 피드백은 관리자의 의견을 대표해야 한다. 모든 조직은 모든 스태프들에 대해 공식적인 업무 수행 결과를 검토해야 하지만, 이 말은 피드백을 다른 때에도 공유해야 한다거나 스태프는 피드백을 요청해서는 안 된다는 의미는 아니다.

여러 기법들을 이용하고 피드백과 관련된 일부 요인들을 고려해서 피드백의 의사소통을 개선시킬 수 있다(Milgram, Spector & Treger, 1999).

- 정의는 효과적인 의사소통과 비효과적인 의사소통의 차이를 만들어낼 수 있다. 단어와 문구들은 어떤 의미가 있는가? 가지각색의 사람들이 다양한 정의들을 이용한다. 전문 용어와 익숙하지 않는 용어들은 대화 내용을 혼동하게 만들어 명확한 설명을 원하는 피드백을 요구할 수 있다.

- 간단하고 명확한 단어와 표현이 언제나 더 낫다. 애매한 단어와 표현들은 의사소통에 대해 갖가지 추측을 하도록 만들기 쉽다(예: 발신인이 의미한 내용, 메시지 배후에 있는 감정과 태도들, 또는 발신인이 실제로 의사소통을 원하는지 여부에 대한 추측).

- 피드백은 갖가지 추측을 할 수 있는 위험을 피하는 데 이용할 수 있다.

- 질문들도 내용을 분명하게 밝히고 피드백을 자극하는 데 이용할 수 있다.

- 관찰은 의사소통 과정에서 중요한 역할을 하며 비언어적 피드백은 이 과정의 일부가 된다. 비언어적 피드백은 어떤 메시지를 암시하는가? 메시지는 명료한가? 수신인은 몰두하고, 지루해하고, 분노하고, 불편해하는 것처럼 보이는가? 더 많은 피드백이 필요한가?

인용

Capitulo, K.(2009). 파괴적인 행동 대처 방법으로 병원 문화를 바꾸기 위해 전문성 강령을 실행하기 (Addressing disruptive behavior by implementing a code of professionalism to transform hospital culture). Nurse Leader, April, 38~43.

개요

캐피툴로(Capitulo)는 두 병원(노조에 가입한 병원과 노조에 가입하지 않은 병원)에서 전문성의 강령, 특히 파괴적인 행동을 다루는 강령을 실행하는 시범(pilot) 프로젝트들을 실시했다. "파괴적인 행동과 남을 탓하고 겁을 주는 부정적 문화는 직접적으로 관련 있다. 부정적인 문화는 의사소통, 팀워크를 떨어뜨리고 궁극적으로는 환자의 안전을 위협한다. 의사, 상관 또는 동료들로부터 스태프들이 큰 소리로 욕을 먹을 때, 그들은 보복의 두려움을 느끼고 종종 의사소통을 중단하게 되는데, 이것은 의료 과실 증가와 환자 안전 저하로 이어진다. 파괴적인 행동은 간호사-간호사, 의사-간호사, 비서-간호사 및 관리자-스태프를 비롯해 모든 직위 수준의 스태프들 사이에서 일어날 수 있다."(p39) 시범 프로젝트를 실시한 두 병원 조직은 평가 도구로서 보건 의료 질&연구청(AHRQ)과 환자 안전 문화에 대한 설문 조사를 이용했다. 저자는 파괴적인 행동에 대한 광범위한 내용, 즉 전문성 강령(Code of Professionalism)과 파괴적인 행동을 줄이는 데 이용되는 방법들을 내놓았다. 이 시범 프로젝트는 스태프들의 파괴적 행동을 줄이는 데 있어 다른 방법들과 차이를 가져왔다.

응용

전문 의료진들의 파괴적 행동은 점점 커지는 문제다. 이 논문에서 언급한 것처럼 의학협회는 질과 안전 문제 및 개선의 필요성에 대해 기술했다. 의료기관 평가위원회는 파괴적인 행동을 효과적이고 안전한 치료의 장벽으로 보았다. 모든 간호사들은 의사소통을 향상시킬 수 있는 방법과 업무 환경에서 힘든 관계들에 대처하는 법을 알 필요가 있다.

질의

1. 여러분은 임상 환경에서 파괴적 행동이나 겁을 주는 행위를 목격한 적이 있는가? 그렇다면 여러분은 어떤 행동을 목격했으며 그것은 이 논문 내용과 어떤 관련이 있는가?
2. 여러분은 이 두 개의 시범 프로젝트들과 그 결과들을 어떻게 생각하는가?
3. 노조에 가입한 조직과 노조에 가입하지 않는 조직들을 포함시키는 것이 왜 중요한가?
4. 여러분은 파괴적인 행동을 막고 임상 환경에서 발생할 수 있는 파괴적인 행동에 대처할 수 있는 다른 전략들로서 제안할 것이 있는가?

- 팀 리더나 책임 간호사는 직접 대면해서 팀원이나 스태프에게 피드백을 주어야 하는 경우가 종종 있다. 이것은 힘들 수 있지만 최선의 방법은 그 피드백의 초점을 성격이 아닌 행동에 맞추는 것이다. 모든 피드백은 건강하고 긍정적인 태도와 함께 건설적인 관점에서 접근하는 것이 필요하다. 상대의 가치를 격하시키고 상처 주는 언사는 효과적인 피드백이 아니다.

- 후속 조치도 의사소통을 개선하는 데 중요한 기법이다. 바쁜 임상 치료 환경에서는 후속 조치를 제공하는 것을 잊기 쉽다. 간호사들은 후속 조치를 기억하기 위해 후속 조치 목록을 적은 수첩 소지같이 다양한 방법을 이용한다. 심지어 개인 휴대용 단말기(PDA)나 스마트폰같이 컴퓨터가 소형화됨에 따라 컴퓨터를 이용한 방법들도 활용할 수 있다.

- 공감도 중요하다. 이 말은 발신인은 수신인 지향적 태도를 가져야 한다는 의미, 즉 수신인 입장이 되기 위해서 수신인에 대해 더 많이 이해할 필요가 있다는 뜻이다. 이것은 발신인과 수신인의 상호 신뢰 필요성과 밀접한 관련이 있다. 공감 기법을 이용하는 사람들은 다른 사람을 이해하는 것이 중요하다는 것을 알고 있다. 질문하고 적극적으로 경청하는 것은 공감을 늘린다. 이러한 과정은 현재 일어나는 일에 집중하고 다른 일을 생각하거나 정신을 딴 데 팔지 않도록 할 것을 요구한다.

- 때때로 발신인은 수신인이 자신이 보낸 정보를 그대로 받는 것을 보장하기 위해 정보를 반복해서 말하는 것이 도움이 된다는 것을 알게 된다. 정보를 반복할 필요가 있는 전형적인 상황들로는 직무 위임의 경우나 신입 스태프들의 오리엔테이션, 훈련 프로그램들 및 학생들(예: 간호과대학, 의과대학 학생들 등)과 일하는 경우가 이에 해당된다.

팀 리더로서 간호사들은 팀원들에게 피드백을 제공해야 한다. 피드백을 제공하기에 가장 좋은 방법은 어떤 것이 있는가? 이러한 유형의 의사소통이 생소하다면 리더는 스태프들에게 피드백을 주는 것을 주저할 수 있지만, 그럼에도 불구하고 팀원들은 피드백 받기를 기대한다.

요약하면 피드백에 대한 아래의 가이드라인들이 도움이 될 수 있다.

- 구체적인 예들을 이용하고 개인에 대한 비판이 아닌 행동에 초점을 맞출 것.
- 가능한 한 즉시 그 상황에서 피드백을 제공할 것.
- 간단하고 직접적인 방식으로 정직한 피드백을 제공할 것.
- 피드백이 언제나 긍정적이면, 진실을 다 공유하는 것은 아니라는 의미일 수 있다.
- 긍정적인 효과에 대해서만 논의하면, 이것은 진실을 공유하지 않는다는 의미일 수 있다.

- 행동이 환자 치료, 병동, 클리닉, 부서, 동료들, 간호 부문, 조직에 미치는 긍정적, 부정적 영향에 대해 논의할 것.

- 팀원들에게 그들에 대한 업무 기대치들을 전할 것.

- 긍정적인 피드백과 부정적인 피드백을 제공할 것. 팀원들이 업무를 잘했거나 또는 힘든 하루였지만 잘해주었다고 격려하는 말을 잊기 쉽기 때문이다.

- 긍정적인 행동을 강화시킬 것.

- 팀원들에게 개선 전략들을 제공해달라고 요청할 것.

- 팀원들이 팀 리더에게 피드백을 제공하는 것을 허용할 것.

- 피드백이 오기를 기다리는 대신 피드백을 요청할 것.

(Milgram, Spector & Treger, 1999)

[표 10-2]에 비판 제공과 수용을 위한 가이드라인이 제시되어 있다.

[표 10-2] 비판 제공하기&받아들이기

건설적 비판 제공하기
여러분이 쓴소리를 제공할 때는 명확하고 효과적으로 전달할 수 있도록 다음 단계들을 이용하라.

그 사람이 아닌 그 사람의 행동을 비판하라.
또한 여러분이 비판하려는 행동이 변화 가능한 것인지 먼저 확인하라. 만성적인 지각 습관은 고칠 수 있다. 반면 어떤 과제를 할 수 없는 신체적 장애는 고칠 수 없다. 여러분이 변화시키고 싶은 행동을 구체적으로 정의하라. 대화에서 문제의 어떤 측면들을 질질 끌지 마라.

긍정적인 단어들로 균형 있는 비판이 되게 하라.
비판을 한 후에는 다른 업무 수행을 칭찬하라.

차분한 자세로 간단하게 비판하라.
위협, 최후통첩 또는 비난은 삼가라. '나는'으로 시작하는 메시지를 사용하라. 긍정적이고 비위협적인 단어들을 선택해서 상대방이 여러분의 의도가 긍정적이라는 것을 알게 하라.

비판이 건설적인 방식으로, 아니면 비건설적인 방식으로 제공되는지 판단하라. 비평가의 시각에서 비판에 대해 생각하라. 비판을 신중하게 평가하라. 어떤 비판은 도움을 주려는 희망에서 나오지만 어떤 비판들은 명예롭지 못한 의도가 있을지 모른다. 사람들은 종종 질투, 분노, 좌절 또는 잘못된 감정에 휩싸여 다른 이들을 비판한다. 이런 경우엔 한 귀로 듣고 한 귀로 흘리는 것이 가장 좋다(그러나 항상 쉬운 것은 아니다).

비판이 비건설적인 경우, 여러분은 그 순간 대답하고 싶지 않을 수 있다. 비건설적인 비판은 분노를 자아내 파괴적으로 말하고 싶게 만들 수 있다. 여러분의 화가 가라앉을 때까지 기다리면서 비판의 겉모습 아래 어떤 중요한 의미가 숨겨져 있는 것은 아닌지 판단할 수 있도록 비판에 대해 곰곰이 생각해보라. 이어 상대방에게 여러분은 그 비판의 가치를 이해한다고 말하고 또한 비판이 전달되는 방식에 대한 여러분의 감정도 말하라. 상대방이 더 건설적인 방식으로 말할 의사가 있다면 아래에 제시한 다음 단계들로 계속 진행하라.

비판을 나오게 만드는 행동이 초래한 영향들에 대해 설명하라.
상대방이 그 행동을 변화시킬 필요가 있는 이유를 이해하도록 돕고, 선택할 수 있는 대안들에 대해 자세히 이야기하라. 현재 행동이 미치는 영향들과 잠재적 변화가 미칠 영향들을 비교하고 대조하라.

행동을 바꾸는 데 도움을 주어라.
시범을 보여라.

비판 받아들이기
자신이 비판을 받아들이는 입장에 처했을 때, 다음과 같은 대처 기법들을 이용하라.

자신의 입장을 밝히기 전에 상대방의 비판을 경청하라.
모든 세부적인 내용을 들을 때까지 자신을 변호하고 싶은 욕망을 억눌러라.

그렇지 않다면 여기에서 접고 여러분의 길을 계속 가는 것이 최선의 방법일지 모른다.
비판이 건설적이라면, 비판받은 행동을 바꿀 수 있는 방법들에 대한 제안을 요청하라. 여러분은 "당신이 내 입장이라면 이 문제를 어떻게 다루겠습니까?"라고 물어볼 수 있다.

대화를 끝내기 전에 비판받은 내용을 요약하고 그것에 대한 여러분의 입장을 밝혀라.
상대방이 했던 비판 내용을 그대로 말하라. 여러분과 상대방 모두 그 상황을 같은 식으로 이해하고 있는지 확인하라.

비판이 타당하다고 느끼면 행동을 수정하기 위한 구체적인 전략을 세워라.
여러분이 행동 변화로부터 어떤 것을 배울 수 있는지 곰곰이 생각하라. 대화가 끝난 후조차도 여러분이 받은 비판에 동의하지 않으면 여러분의 관점에서 자신의 행동에 대해 설명하라.

출처: Katz, J.(2001). 간호사의 성공의 열쇠들(Keys to nursing success, p272~273). Upper Saddle, River, NJ: Prentice Hall. 허가 하에 재출간.

유언비어: 유익한가, 유해한가? 유언비어는 모든 조직에서, 즉 조직의 서비스 부문들, 병동들, 부서들에서 존재한다. 유언비어는 긍정적인 것도 부정적인 것도 있다. 확실한 점은 정보는 유언비어 속에서 왜곡될 수 있으며, 유언비어 때문에 개인의 감정이 상처 입을 수 있고, 정보는 통제하기 매우 어려워질 것이라는 점이다. 소통을 통해 공유해서는 안 될 정보가 돌아다닐 때, 유언비어가 스태프들의 사기에 부정적으로 영향을 미칠 수 있다. 소통을 통해 공유된 정보는 왜곡되고 그로 인해 타격을 입거나 스태프들은 소외되었다는 느낌을 받는다. 유언비어를 근절하려는 노력은 실패할 것이라는 데 의심의 여지가 없는데, 유언비어는 모든 조직에서 싹트고 그 자체가 생명력을 갖고 있기 때문이다. 관리자들은 유언비어를 자신들에게 유리하게 사용하는 법을 배울 필요가 있다. 그러나 유언비어를 사용하는 것은 위험할 수 있는데, 메시지가 유언비어에 포함되면 그 내용과 그것이 제시되는 방법을 통제할 수 없기 때문이다. 관리자가 유언비어에서 메시지를 빨리 빼내고 싶다면, 리더는 유언비어에 접근하는 방법을 알고 있을 경우에만 유언비어를 이용할 수 있다. 게다가 수정된 정보는 유언비어에 포함될 위험도 있다. 유언비어의 특성을 감안할 때 유언비어가 초래할 수 있는 타격을 줄일 수 있는 가장 좋은 방

법은 무엇일까? 가장 좋은 접근법은 스태프가 정보를 계속 현재 수준으로 알고 있는 것이다. 정보를 현재 수준으로 아는 것은 결정적인 문제들(예산, 스태프 제공 및 변화 계획)이 있을 때 특히 중요하다. 스태프는 실제 정보는 의사소통을 통해 받은 유언비어에서 찾을 수 있는 것은 아니라는 점을 인식하면서, 유언비어를 들을 때 주의할 필요가 있다.

<table>
<tr><td>사례 연구</td><td>교대 근무 시 정보 교류</td></tr>
</table>

집중 치료실(ICU)에서 교대 근무 때 스태프들 간에 의사소통 문제가 있었다. 특히 주말 교대 근무 때는 더욱 의사소통 문제가 두드러지게 나타난다. 이 문제는 월간 스태프 회의에서 제기되었다. 한 간호사가 "저는 야간 교대 근무 때 환자에 대한 중요한 정보가 제대로 공유되지 않는다고 생각합니다. 그로 인해 심각한 과실들이 발생했고 저는 이런 과실들에 대해 책임지기 싫습니다"라고 발표한 후 침묵이 흘렀다. 책임 간호사로서 여러분은 자신이 대답할 필요가 있다는 것을 알고 이렇게 말했다. "어떻게 할까요?"

질의
1. 여러분은 책임 간호사의 대답에 대해 어떻게 생각하는가?
2. 여러분은 어떤 정보가 필요한가?
3. 이 문제의 윤곽을 정하는 데 어떤 방법이 가장 좋은가?
4. 이 병동의 의사소통 수준을 여러분은 어떻게 평가할 것인가?
5. 여러분은 의사소통 문제들을 해결하기 위해 어떤 전략들을 사용할 것인가?

의사소통 방법들

스태프들과 관리자들이 흔히 이용하는 4가지 의사소통 방법이 있는데, 서면 의사소통, 직접 대면 의사소통, 스토리텔링, 정보 기술과 통신이 그 방법들이다. 각 방법을 이용할 때는 타이밍을 고려할 필요가 있다. 한 특정한 의사소통 방법을 이용하기 가장 좋은 때란 무슨 의미인가? 어떤 때는 누군가와 직접 대면을 하고 대화를 나누는 것이 더 좋은 방법이 되는 반면, 어떤 때에는 이메일 한 통만으로 그만큼의 효과를 발휘할 수 있다. 의사소통을 끝내야 할 시간을 결정하는 것은 또 다른 고민이다. 의사소통이 일어나는 데 요구되는 시간은 얼마나 빨라졌는가? 오늘날 이용할 수 있는 산업 기술의 발달로 메시지는 빨리 전달될 수 있다. 이것은 긍정적인 것일 수도 그렇지 않은 것일 수도 있다. 의사소통을 시작하기에 가장 좋은 때는 언제 인가? 의사소통을 시작할 때 고려해야 할 요인들로 상황, 발신인, 수신인, 스트레스, 에너지 수 준과 필요한 지원이 있다. "의사소통을 성공적으로 할 수 있는 많은 기회들을 타이밍 때문에 놓친다."(Sullivan, 2004, p57) 다음에 제시한 의사소통 방법들은 간호사들의 일상 임상 실무에서 중요하다.

서면 의사소통

오늘날 이용할 수 있는 의사소통 방법들은 아주 많지만, 각각의 방법을 이용하는 적기를 알 기 힘든 경우가 종종 있다. 서면 의사소통은 문서가 이동한 궤적을 남긴다. 어떤 의사소통의 경 우에는 주고받은 내용을 기록해두는 것이 중요하다. 특히 기록을 보관할 필요가 있을 때(예: 중요 한 직접 만남, 팀 회의, 스태프 회의 또는 프로젝트 회의의 회의록, 진료과들 간의 회의, 업무 수행 평가, 변제에 대한 회의 등) 서면 의사소통 방법을 이용하는 것이 중요하다. 장문의 메시지에 반드시 유용한 정보가 더 많 이 포함되는 것은 아니라는 점을 기억하는 것도 중요하다. 메시지는 제때 받고 요구되는 정보 를 포함할 필요가 있기 때문에 시간이 중요하다.

효과적인 서면 의사소통을 위해서는 발신인의 생각이 필요하다. 메시지는 직접 전달과 간 접 전달로 분류된다. 후자, 즉 간접 전달은 보통 수신인이 그 메시지를 받고 부정적인 반응을 보일 것이라고 예상할 때 이용된다. 이러한 메시지는 면접 결정 내용을 전달할 때 사용되는 데, 면접관은 일반적인 인사를 하고, 지원자가 매우 훌륭하다고 칭찬하며, 의사 결정을 내리기 힘들었다고 말한 후, 유감스럽게도 다른 사람이 그 일자리를 얻게 되었다고 전한다. 반면, 직 접 전달은 바로 요점을 말하는데, 이런 유형의 메시지는 수신인이 받은 정보에 긍정적인 반응 을 보일 것이라고 기대할 때 사용하는 경향이 있다. 그렇다고 나쁜 소식은 직접적인 의사소통 스타일로 전달해서는 안 된다는 의미는 아니다. 발신인은 편하게 전할 수 있느냐 그렇지 않느 냐에 따라 간접, 직접 전달 방법 중 어느 것을 쓸지 결정한다. 갑자기 나쁜 소식을 전하는 것은 발신인이 예상했던 것보다 수신인이 그 상황을 덜 나쁘게 또는 덜 힘들게 받아들이게 하는 것 같다. 제때 답변하는 것은 언제나 도움이 된다. 모든 의사소통 방법에서도 마찬가지지만 이 의사소통 방법은 청중에게 맞춰 각색할 필요가 있다. 그래픽과 다른 시각적 방법들을 서면 의사소통에 추가하는 것도 적절할 수 있지만, 이것들은 메시지로부터 시선을 빼앗는 것이 아니라 메시지를 더욱 부각시키는 역할을 해야 한다.

서면 의사소통은 다양한 방식으로 발송될 수 있다. 대표적인 것들로서 부서 간 메일에 출력한 사본을 첨부해서 발송하는 것, 이메일, 팩스, 우편 서비스 이용, 미국 이외 우편 서비스 택배 업체들 이용, 또는 발신인이 직접 전달하는 방법들이 있다. 서면 의사소통의 형태들 역시 다양한데, 대표적인 것들로서 비공식인 주석, 메모, 공식 서신, 회의록, 정책 또는 절차들, 설문조사, 데이터 수집 도구들이나 업무 수행 평가들이 있다. 대부분 조직들은 구체적으로 메모, 이메일, 회의록, 정책과 절차들, 업무 수행 평가 서식들을 갖고 있다. 메모를 작성, 전달할 땐 메모 포맷을 이용하고 메모 주제 또는 화제를 분명히 적을 필요가 있다. 메모 수신인을 누구로 할지 결정할 땐 신중하게 고려할 필요가 있다. 메모 내용은 간결하고 주제와 관련된 것이어야 한다. 메모는 장문의 보고서가 아니기 때문에 짧게 요점을 밝혀야 한다. 확실한 것은 모든 환자의 간호 문서들이 서면 의사소통의 필수 구성 요소라는 점이다.

직접 대면 의사소통

직접 대면 의사소통은 가장 자주 사용하는 의사소통 방법들 중 하나다. 그러나 의사소통의 주된 영향력은 직접 대면 의사소통에서 온라인을 통한 의사소통으로 옮겨 가고 있다. 그렇다 할지라도 직접 대면 의사소통이 더 선호되는 경우가 있는데, 특히 개인적으로 민감한 정보를 논의할 때가 이에 속한다. 서로 더 많은 피드백을 주고받을 필요가 있는 대화의 경우, 직접 대면하고 의사소통하는 것이 더 낫다. 직접 만나서 의사소통할 수 없지만 그렇게 하는 것이 필요할 때, 그 다음으로 선택할 수 있는 방법은 전화 통화다. 또는 가능하면 동시 온라인 대화를 나누는 것도 좋다. 일부 의료 서비스 제공 조직들, 특히, 대규모 의료 서비스 네트워크를 갖고 있는 조직들은 화상 회의용 장비를 갖추고 있다. 화상 회의는 이번 단원 후반부에서 논의할 것이다. 이것은 직접 대면 의사소통의 또 다른 대안이다. [표 10-3]에는 이용하는 의사소통 기법들의 일부 예들이 제시되어 있다.

● 듣기	● 재서술하기
● 침묵	● 명확한 설명
● 가이드라인 정하기	● 동의 확인
● 광범위하게 도입부 제시하기	● 집중하기
● 마음의 거리 줄이기	● 요약하고 계획하기
● 질문들: 폐쇄적, 개방적, 순환적 질문들	● 단락으로 요약하기
● 인정	● 다시 생각하기
● 감성 건드리기	

효과적인 의사소통의 필수적인 요소인 적극적인 경청 기법은 메시지를 끝까지 귀 기울여 듣고, 내용을 제대로 이해하고 해석할 수 있게 하는 방법이다. 이 목표를 달성하기 위해서 청자는 듣는 내용에 집중하고 몰두할 필요가 있다. 경청은 설사 메시지의 의미가 부정적이거나 불쾌한 것일 때도 들으려는 의지가 있다는 것을 의미한다. 때로는 메시지를 듣는 것으로부터 정보를 구하는 것은 위험을 감수한다는 의미가 되기도 한다. 스태프들은 솔직하게 대화를 하기보다는 책임 간호사가 듣고 싶어할 것이라고 생각하는 내용을 말하는 경우는 흔하다. 이러한 행동은 스태프가 권한을 부여받았다고 느끼지 않으며 생산적인 의사소통이 아니라는 것을 입증하는 것이다. 스태프들은 책임 간호사들과 다른 스태프들이 그들에게 메시지를 전달하는 것이 아니라 함께 의사소통을 한다고 느끼고 싶어하며, 경청하는 모습은 원활한 의사소통을 위해 함께 노력할 기회를 늘린다. 효과적인 경청을 막는 장벽들 중에는 메시지를 듣기 전에 잠정 결론을 내리는 것, 의사소통의 화제나 사안에 전혀 관심이 없는 것, 메시지를 전할 때 문제를 일으킨 발신인의 이력 및 발신인이 수신인에게 명령하는 것 같은 느낌이 포함된다.

오늘날 적극적인 경청을 막는 또 다른 장벽으로 온라인 의사소통을 들 수 있는데, 스태프들이 이메일, 문자메시지를 읽거나 보내기 위해서 자신의 휴대폰을 보는 경우나 회의 때 노트에 필기하는 것보다 노트북을 사용하는 경우가 이런 장벽에 해당된다. 휴대폰이나 노트북 같은 전자 커뮤니케이션 장치들은 의사소통을 향상시켜왔지만, 스태프들이 회의 동안이나 일을 하면서도 자신만의 방식으로 여러 가지 일을 하는 것(멀티태스킹)을 가능하게 한 이런 장치들은 적극적인 경청을 방해할 수도 있다. 의사소통 개선에 대해 논의하는데 경청은 왜 중요한가?(McConnell, 2001, Fabre, 2005)

- 경청은 우리가 문제들을 확인하는 데 도움을 준다.

- 경청은 감정들 특히 우리를 인간으로 만드는, 매우 중요하지만 때로는 불편한 감정들을 드러낸다. 우리의 감정들을 관리할 필요가 있는데 그 감정들을 부인하는 대신 그것들에 긍정적으로 집중할 수 있는 대상을 제공해야 한다.

- 경청은 해결책 과정으로 바로 넘어가게 되는데, 솔직한 대화를 하는 사이 해답들이 튀어나오기 때문이다.

- 경청은 스트레스를 줄인다. 생각과 감정을 억누르는 것은 우리 에너지를 심하게 소진시킬 뿐이다.

- 적극적인 경청은 듣기보다 더 많은 의미를 갖고 있다. 적극적인 경청은 여러분이 경청하고 있다는 암묵적 신호를 상대방에게 전달할 것을 요구한다.

- '예' '아니오'라고 말하는 것은 적극적인 경청이라고 할 수 없다.

- 들은 내용을 다른 말로 표현하는 것은 여러분이 듣고 있다는 것을 암묵적 신호로 전하는 것이다. 여러분은 자신이 들은 메시지가 맞는지 들은 내용을 풀어서 다시 말할 수 있다.

질문을 하는 것 역시 더 많은 정보를 얻을 뿐만 아니라 개방적인 소통과 관련된 일부 의사소통 문제들을 해결하는 데 도움이 될 수 있다. 정답이 없는 개방형 질문은 단순히 '예' '아니오' 또는 '동의합니다'라는 대답보다 더 구체적인 대답을 요구하는 질문 형식이다. 대부분의 경우에서 이런 유형의 질문이 폐쇄형 질문보다 더 효과적인 이유는 무엇일까? 주로 이 유형의 질문은 발신인과 수신인의 대화 범위를 넓히고 촉진시키며, 정보의 더 활발한 교류를 가능하게 하기 때문이다.

스토리텔링

스토리텔링(storytelling)은 혼동되는 메시지의 의미를 명료하게 설명하고, 다른 이들에게 의사소통에 적극적으로 참여하도록 격려하고, 의사소통을 더욱 흥미롭게 만들기 위해 이용하는 유용한 의사소통 기법이다. 데닝(Denning, 2001)은 스토리텔링을 기술할 때, 한 조직에 속한 개인들의 내면에 다가갈 수 있는 길이며 "그들이 자신들, 조직을 탄생 및 재탄생시킬 수 있는 과

정에 대해 생각하고, 걱정하고, 의문을 갖고, 고뇌하고, 꿈꾸는 방식"(pxiv)에 영향을 미치는 것
이 스토리텔링이라고 말하며 이것을 강조했다. 스토리텔링은 많은 상황들에서 이용할 수 있
는데, 특히 혁신이 필요한 변화의 시기에 능력을 크게 발휘한다. 스토리텔링은 조직에서 분석
적 사고를 보충한다. 디딤대(springboard) 이야기들은 스태프들이 이해의 다음 수준으로 옮겨
갈 수 있도록 하는 데 이용된다.

데닝이 지적한 것처럼 모든 이야기들이 스토리텔링 효과를 내는 것은 아니다. 대체로 조직
의 원형에 대한 이야기로서 곤경에 처한 한 명의 주인공 관점에서 진행되는 이야기들이 가장
성공적인 효과를 낸다. 효과적인 이야기가 되기 위해서는 스태프들에게 친숙하고, 그들의 시선
을 사로잡을 수 있어야 한다. 이야기를 전할 때는 간결하고 요점을 콕 집어 말할 필요가 있다.

스토리텔링은 어려울 수 있는데, 특히 청중이 그 이야기에 회의적인 태도를 보이는 경우
더욱 그렇다. 그러나 정상적인 상황들에서도 메시지를 보내는 발신인과 마찬가지로 스토리텔
러는 메시지를 전하는 상황, 수신인 및 메시지의 근본 성격을 고려해야 한다. 의사소통의 목
적을 이해하고, 맥락 요소들을 고려하는 동시에 이야기를 전달할 적당한 방법과 시간을 찾아
야 한다. 또한 무엇보다도 의사소통이 효과적으로 이루어지지 않고 있다는 것을 암시하는 단
서들을 포착했을 때는 전하던 이야기를 각색할 필요가 있다.

스토리텔링은 지식 관리 이론과 관련 있다. 즉 직무를 배우는 스태프들이 있거나, 지식 격
차가 확인되거나, 스태프가 연구하고 분석하고, 외부의 정보 출처로부터 지식을 구하는 스태
프들이 있을 때는 지식을 관리할 필요가 더 커진다. 임상 치료 환경이 그러한 환경이다. 따라
서 임상 치료 환경에선 스토리텔링 지식을 적용해야 한다. 스토리텔링은 '최첨단' 지식 탄생
의 첫 단계로서, 지식 관리 시스템 중 지식 응용 과정에서 이용할 수 있다. 스토리텔링과 지식
응용 과정은 모두 현대 의료 서비스 제공 환경에서 없어서는 안 될 요소들이다.

정보 기술과 통신

정보 기술은 의료 서비스 부문의 의사소통에서 아주 중요하다. 정보 기술은 조직 간의 의
사소통, 스태프와 스태프의 의사소통, 스태프와 환자의 의사소통에서 이용되고 있다. 정보 기
술을 이용한 의사소통은 조직의 웹사이트, 이메일이나 스마트폰 같은 방법들을 통해 이루어

지고 있다. 많은 병원들에서는 의사소통을 돕기 위해 손에 쥘 수 있는 휴대용 전자 통신 장비들을 많이 이용하고 있다. 통신 기술의 발달 덕분에 이러한 의사소통 유형과 관련한 문제들도 증가했다(예: 해커, 컴퓨터 바이러스 및 멀티태스킹). 정보 고속도로가 커지고 의사소통과 생산성을 방해하려는 사람들도 늘어났다. 컴퓨터 전송을 방해하고 소스 정보에 침투할 수 있는 해커들은 의무 기록 유지와 환자 정보의 비밀을 유지할 필요성이 있는 의료 서비스 제공자들에게는 큰 골칫거리다. 게다가 컴퓨터 바이러스들 역시 소프트웨어와 환자와 의료 서비스 제공 조직의 결정적인 데이터베이스를 파괴할 수 있다.

컴퓨터를 이용하는 모든 사람들과 마찬가지로 의료 서비스 제공자들 역시 '컴퓨터 시스템이 다운되는', 즉 접속이 안 되는 상황들을 경험한다. 이것은 임상 스태프들이 임상 정보를 필요로 하고 치료를 제공하기 위해 쌍방향 통신에 접근해야 할 때 제대로 하지 못하기 때문에 의료 서비스 제공 조직들에게는 큰 문제다. 이에 대한 대처로 모든 의료 서비스 제공 조직에게 자료 백업은 절대적으로 필요하다. 스태프들은 이러한 계획들에 대한 안내를 받고 언제 컴퓨터를 이용해야 하는지 알아야 한다. 정보 기술은 통신, 즉 개인 통신과 업무 관련 통신 방식들을 급진적으로 바꾸어놓았다(정보 기술과 통신에 대한 더 자세한 정보는 14단원을 참조할 것).

전화 전화는 확실히 현재 이용할 수 있는 통신 기술 방식들 중 가장 기초적인 것이지만 여전히 아주 중요한 통신 장비다. 인터넷 접속과 문자메시지를 보내고 받는 기능이 있는 스마트폰 사용이 증가함에 따라 현재 휴대폰 사용은 현대인의 하나의 규범이 되었다. 병원들은 근무 중 사용하도록 휴대폰을 제공하고 있다. 따라서 스태프들은 호출 시스템 중심으로 일을 하며 직장 어디에 있든 연락이 가능하다. 전화 통신 방법을 개선하려면 몇 가지 간단한 사항들을 기억해야 한다.

- 전화를 받을 때 여러분의 이름과 직함을 말할 것.
- 메시지를 받아 적을 때 발신자가 말한 정보를 반복해서 말할 것.
- 음성메시지 시스템 이용이 점점 늘어남에 따라 메시지 남길 준비를 할 것.
- 감정을 통제하고 침착함을 유지할 것. 어떤 발신자는 이렇게 할 수 없어 감정이 점점 고조되어 말할지 모른다. 통화 내용의 요점을 고수하고 여러분에게 필요한 정보를 얻을 것. 여러분이 전화를 받지 못하면, 특정 날짜/시간까지 전화를 다시 하겠다고 발신자에

게 말할 것. 아니면 다른 사람에게 전화를 걸어달라고 요청할 것.

- 어떤 조치를 필요로 하는 내용의 대화를 끝낼 경우, 핵심 사안들과 취할 조치들에 대해 정리해서 말할 것.
- 의료 서비스 스태프들은 다른 곳으로 연결해주어야 하는 전화를 자주 받는다. 연결할 전화번호를 체크하고 발신자에게 이 번호를 알려주어야 한다.

음성메시지는 요즘 직장에서는 큰 부분을 차지하고 있어 누군가 음성메시지를 남기지 않고 전화를 끊거나 음성메시지가 작동하지 않을 때는 짜증나기 쉽다. 이 방법은 의례적인 정보와 대답을 요구하지 않는 정보를 보낼 때 이용할 수 있다. 이 정보는 어느 때나 보낼 수 있는데, 사실은 발신인이 실제로 수신인에게 말하고 싶지 않고 대신 메시지를 보내기를 원할 때 종종 이용되는 방법이다. 여러분 앞으로 음성메시지가 남겨져 있으면 누가 보냈는지, 어떤 곳 또는 관련 있다면 어떤 조직에서 보냈는지 확인하고, 날짜/시간, 통화 목적, 대답을 요구하는지 확인하고, 답변을 원하는 시간과 방법을 확인하라. 발신인은 전화번호와 이메일 주소들을 천천히 반복해 불러줄 필요가 있다. 발신인이 혼동하지 않는 것처럼 보이고 메시지가 계속 명료할 수 있도록 어떤 메시지들은 내용을 머릿속으로 정리할 필요가 있다. 가급적 긴 메시지는 피해야 하며, 전화 답장을 하기에 적당한 시간인지 확인해야 한다. 비밀 유지 역시 중요하다. 다른 사람들이 들을 수 있기 때문에 남길 메시지 내용과 메시지의 근본 특징에 대해 고려하는 것이 중요하다.

이메일 일부 조직들의 경우에는 이메일과 관련한 내부 정책과 절차들을 갖고 있으며, 스태프들이 자신들의 이메일 주소를 받을 때 이 정책들도 함께 알릴 필요가 있다. 어느 누구도 업무 관련 이메일 시스템이 사적인 것이라고 생각하지 않을 것이다. 왜냐하면 해당 업무를 맡은 직원은 이메일 시스템에서 이메일들을 검토할 권리가 있기 때문이다. 수년에 걸쳐 이메일 에티켓이 개발되고 있다. 빠르게 보내고 금방 사라지는 메시지 세상에 살고 있는 우리는 이메일과 관련해 신중하게 고려할 필요가 있는 중요한 법적 문제들과 비밀 유지 문제들이 있다는 것을 깜박 잊기 쉽다.

환자의 성명과 다른 중요한 개인 정보들 또는 신원 정보들을 이용해서는 안 된다. 저작권이 있는 자료를 보낼 때는 주의할 필요가 있다. 저작권이 있는 자료는 저작권 소유주에게 사용 허가를 받아야 하기 때문에, 저작권과 관련 정책들과 절차들을 따라야 한다. 조직의 이메일 시스템의 보안은 중요한 문제다. 모든 스태프들은 각자의 비밀번호를 이용하고 공유하지 않으며 메시지들이 삭제되었다 하더라도 서버에는 여전히 남아 있을 수 있으며 접근할 수 있다는 점을 기억해야 한다. 조직에는 민감한 정보에 접근할 수 있는 사람들에게 적용되는 정책들이 있으므로, 모든 스태프는 이 정책들을 따라야 한다. 어떤 조직들은 소속 직원이 개인적인 메시지를 보내는 데 조직의 이메일 시스템을 이용할 경우에 대비해 이와 관련된 내부 정책들을 갖고 있다. 메시지를 쓸 때 일단 이메일을 보내면 다시 복원할 수 없다는 점을 기억할 필요가 있다. 이메일은 의례적인 메시지들을 보내는 데 이용하기 좋은 방법이다. 다음에 이메일 에티켓 중 일부를 제시하였다.

- 이메일은 빨리 읽을 수 없을 수도 있기 때문에 긴급한 메시지라면 전화로 하는 것이 더 나은 방법이라는 점을 기억할 것. 그래도 이메일을 보낸다면 최소한의 방책으로, 메시지에 '긴급' 또는 '최우선 읽기 요망' 같은 제목을 붙이고 수신했다는 내용의 답장을 보내달라고 요청한다.

- 이메일은 신중하게 이용해야 한다. 중요하지 않은 메시지들을 너무 많이 보낼 경우에는 중요한 메시지들이 무시될 수 있다.

- 제목줄에 제목을 구체적으로 적는다.

- 이메일에 공식 서신이나 이력서를 첨부하는 것이 더 용인되고 있긴 하지만, 발신인은 약정 조건들 같은 첨부도 용인되는지 우선 확인해야 한다.

- 두문자(약어)나 이모티콘(상징 기호들)은 비즈니스용 이메일에서 사용해서는 안 된다.

- 단락들로 내용을 나눌 것. 이로서 메시지 읽기가 더 수월해진다. 정보를 강조하기 위해서 네모나 다이아몬드 마크를 표시하거나 번호를 붙인다. 가장 중요한 정보는 수신자가 반드시 읽을 수 있도록 메시지 도입부에 배치한다.

- 내용을 강조하는 데 색깔을 이용할 수 있지만 신중하게 사용해야 한다. 어떤 색깔들은 스크린에서 잘 보이지 않을 수 있으며, 인쇄되면 대개 흑백으로 인쇄될 것이다. 복잡한 그래픽들도 피해야 하는데 그래픽 레터헤드같이 다운로드하는 데 시간이 더 오래 걸리기 때문이다.

- 이메일을 전송할 때, 원본 메시지에 관련된 정보만 추가해, 메시지를 받아 읽는 데 걸리는 시간을 줄이도록 할 것. 전송받은 메시지는 원본 메시지와 확실히 구분해두어야 한다. 메시지를 전송할 때, 그 메시지를 수령할 사람들을 신중하게 고려해야 한다. 원본 메시지를 보낸 사람은 그 메시지가 수령 예정자들 이외에 다른 사람에게 보낼 의도가 없을 수 있기 때문이다.

- 답장을 할 때, 답장 메시지가 모든 수신인들에게 자동적으로 가도록 해야 하는지, 아니면 단 한 명의 수신인에게 보내야 하는 것인지 반드시 확인해야 한다. 흔히 저지르는 실수는 실제로 메시지를 한 사람에게 보내기를 원하는데 '전체 답장'을 클릭하는 것이다.

- 더 많은 정보를 얻기 위한 경우같이, 수신인이 메시지에 답신을 보내는 데 시간이 많이 필요한 경우가 종종 있다. 이런 경우가 생기면 수신인은 메시지 수신을 확인하고 더 자세한 내용의 메시지를 언제 보낼지 알려주어야 한다.

- 이메일을 통해 보낸 모든 메시지들이 다 수신되는 것은 아니며 메시지를 보내는 데 문제가 있다는 경고가 나온 메시지들은 언제나 발신이 안 된 것이다. 메일 발신인은 메일이 제대로 갔는지 확인하기 위해 중요한 메시지들의 경우 수신인에게 수신 확인을 요청하는 것이 바람직하다.

- 바이러스 치료 프로그램 사용은 필수 요건이다. 메시지 다운로드, 첨부 파일, 인터넷에서 정보를 받을 때 바이러스를 검사하는 것은 컴퓨터 전체 시스템이 바이러스를 잡을 수 있는 좋은 방법으로, 우선 바이러스를 체크하는 습관을 가지는 것이 중요하다.

- 첨부 파일을 보낼 때, 발신 버튼을 누르기 전에 보내려는 문서를 첨부했는지 두 번 체크할 것. 흔히 저지르는 실수는 메일에는 문서를 첨부했다고 썼으면서 문서를 첨부하지 않은 채 메일을 보내는 것이다. 아주 긴 첨부 문서들은 수신인과 길이에 대해 논의하지 않았다면 가급적 보내지 말아야 한다.

- 이메일에서는 문법, 철자 등이 무시되는 경향이 있는데, 비즈니스와 관련된 이메일에서는 이 점들도 고려해야 한다.

- 모든 글자를 대문자(caps)로 쓰지 않도록 한다. 이렇게 쓰면 소리치는 것처럼 보인다.

(Milgram, Spector & Treger, 1999)

영상회의, 웨비나 및 웹에 기초한 다른 회의 기술들 영상 회의의 장점은 의사소통을 하면서 시각적 이미지와 생생한 상호작용을 할 수 있다는 것이다. 영상 회의는 또한 비용과 시간을 줄일 수 있는데, 스태프들이 회의를 위해 또 다른 장소로 이동할 필요가 없기 때문이다. 그러나 영상 회의용 장비를 갖추는 데 드는 초기 비용은 고려해야 한다. 스태프들은 이 장비를 이용하기 위해 어느 정도 훈련이 필요하지만 조작법은 힘들지 않다. 영상 회의는 또한 원격 진료(telehealth)에도 이용된다. 영상 회의를 사용하는 예들 중 하나로서 시골의 의료 서비스 제공자들과 도시의 대학 병원들 간의 의료 상담이 있다.

더욱 흔한 용도는 회의와 교육 프로그램들이다. 오늘날 웨비나(Webinars)와 기타 유형들의 인터넷 기반 그룹 커뮤니케이션 시스템들이 중요해졌다. 이러한 시스템들은 여행에 드는 시간과 비용을 줄이고, 멀리 떨어져 있는 스태프들과 다른 이들이 계속 연락하고 협업하는 것을 가능하게 한다.

웹 페이지 웹 페이지, 즉 홈페이지는 오늘날 아주 흔해졌다. 대부분의 조직들은 자체 웹 페이지를 갖고 있다. 이러한 웹 페이지들은 조직이 스태프, 환자, 환자 가족, 의료 서비스 제공자, 소비자와 같이 넓은 범위의 대중들과 의사소통을 하는 데 이용된다. 웹 페이지는 정확하고 사용하기 쉽고 시간 제약을 받지 않으며 최신 정보를 제공하고, 정보에 대한 보안을 지키며, 페이지에 올라온 광고에 적용되는 윤리를 따라야 하고, 그래픽과 오디오(웹 페이지를 여는 시간이 많이 걸리게 만드는 경우가 종종 있음)를 고려해 신중하게 설계할 필요가 있다. 간호 스태프들은 웹 페이지 개발에 참여하고 어떤 내용이 포함되는 것이 간호 스태프들과 이들이 제공하는 치료에 도움이 되는지 고려해야 한다. 웹 페이지들은 환자와 가족 건강 예방 교육 정보를 공유하고, 질의에 대한 정보를 얻을 수 있고, 입원을 준비하고 추가 정보를 얻고 정보(예: 암, 당뇨병, 관절염, 산모 수유 및 많은 기타 보건 문제들)와 관련된 정보를 뒷받침할 수 있는, 신뢰할 수 있는 웹사이트들과 링크하는 데 유용하게 사용될 수 있다. 웹 페이지를 모니터링하고 내용을 업데이트하는 것이 아주 중요하다. 웹 페이지의 모니터링 책임 소재지는 명확하게 정의할 필요가 있다. 정보가 현재의 것이 아니면, 이것은 효과적인 의사소통을 방해하는 하나의 장벽으로 작용한다.

소셜 네트워킹 인터넷 상에서 소셜 네트워크를 통한 소통 방식이 급속도로 성장하고 있다. 참가자들이 정보를 올리고(Posting) 유사한 관심을 가진 다른 이들과 온라인에서 친구 관계를 맺는 데 페이스북(Facebook)과 기타 유형의 소셜 네트워크 서비스들이 이용되고 있다. 이러한 SNS가 근무 환경에서 어떻게 이용될 것인지는 아직 알려진 바가 없지만, 사용이 확대될 것이라는 점에는 한 치의 의심도 없다. 트위터(Twitter)도 급속도로 성장하는, 또 다른 인터넷 소셜 네트워크를 통한 간단한 의사소통 방법이다. 스태프들은 소셜 네트워크 웹사이트 상에서 업무 관련 내용을 올리는 것에 신중을 기해야 하는데 그러한 활동은 용인되지 않으며 심각한 문제들로 비화될 수 있기 때문이다.

의사소통 문제 해결과 개선

간호 관리자는 스태프들이 업무를 하고 환자의 치료가 목표에 도달할 수 있도록 의사소통의 어조를 정하고 개방적인 의사소통 채널들을 유지하는 데 결정적인 역할을 한다. 관리자는 효과적인 의사소통을 보장하기 위해 의사소통 풍토를 지속적으로 평가해야 한다. 마렐리(Marrelli, 2004)는 의사소통의 가치들을 규정하고 목표들을 정하는 데 있어 관리자의 역할을 확인했는데, 그중에는 아래 역할들도 포함된다.

• 가치들의 명확한 설명을 도출하기 위해 논의를 시작하고 촉진하기

- 가치 선언문들 기록, 스태프들로부터 피드백 요청, 개정된 내용들을 조직의 검토 과정에 포함시키기
- 병동 또는 개인 수준에서 관리자가 직접 감독하는 스태프들과 목표들에 대한 논의 시작하기
- 논의와 관련된 지시 방향들, 규제들, 인가 기준들 또는 논의를 할 때 고려할 필요가 있는 기타 요인들 제시하기
- 목표 달성을 위해 목표&실행 계획서들 기록하기
- 달성 마감일까지 진전을 촉진하기 위해 긍정적, 건설적 피드백을 제공하고 목표들을 향한 진전에 대한 비망록 계속 쓰기
- 시각적 장치들을 이용해 목표들을 향해 얼마나 진전했는지 스태프들에게 알려주기

자신들의 의사소통 방식에 대해 다른 이들에게 피드백을 청하는 것은 크게 도움이 되며, 이러한 피드백 정보에 대해 진지하게 생각해보아야 한다. 비언어적 의사소통도 평가에 포함시켜야 하는데, 이것이 효과적인 의사소통과 비효과적인 의사소통의 차이를 만들어낼 수 있기 때문이다. 의사소통을 개선시키는 데 이용할 수 있는 구체적인 방법들로는 단락으로 나누어 말하기 및 들은 내용을 반복해 이야기하고 맞는지 물어보기 등이 있다. 의사소통의 초점은 사실들에 맞춰야 하며 진술은 간결해야 한다는 점이다. 다시 생각할 때는 말하는 사람의 감정에 초점을 맞춰야 하며 메시지를 받은 사람은 표현된 감정들에 대해 자신이 이해한 내용을 말해야 한다. 다시 말해서 이것은 말한 이의 감정을 제대로 이해한 것인지 확인하는 것이다. 들은 내용을 요약할 때는 내용과 감정들이 섞이는데, 수신인은 이 두 가지 요소들에 대해 자신이 이해한 내용을 말해서 맞는지 확인해야 한다. 스태프들의 의사소통을 개선하는 데 이용할 수 있는 다른 전략들 중에는 다음의 것들도 포함된다.

- '무엇을' 배후에 있는 '왜?'에 대해 이야기 나누기
- 효과적인 의사소통은 시간이 걸린다는 점 깨닫기
- 부정적인 소식을 정보로 받아들이고, 개인적인 내용으로 해석하지 말기
- 사람들이 상반된 아이디어들과 견해를 내놓을 때도 비공격적으로 대응하기
- 가능한 한 정확하게 상황들을 보고하고 부정적인 요인들의 영향을 낮게 보지 않기

- 조직의 중요한 메시지들은 최소한 두 가지 방법으로 보내기(예: 이메일과 서면으로 된 메모 또는 말로 전하는 동시에 서면으로도 전하기)

- 사람들은 글로 된 메시지는 읽지 않는 경우가 종종 있기 때문에 서면 메시지를 이용한 의사소통에 크게 의존하기 않기

- 대화에 참여했을 때는 어떤 종류의 대화든 적극적으로 경청하기

- 민감한 사안들을 신중하게 논의할 수 있는 장소 선택하기

- 여러분이 의도한 내용을 말하고, 가정은 피하고 충분히 명료하게 전달해 수신인이 가정할 필요가 없게 하기

- 말한 내용을 제대로 듣고 이해했는지 확인하기

- 스트레스는 의사소통을 방해할 수 있기 때문에 스트레스를 관리하는 것이 의사소통 상태를 개선시킬 수 있음.

- 적절하게 눈을 마주치기

- 사실이라는 것을 확인하기 위해 검색해서 얻은 결과로 확실히 뒷받침되는 정보 말하기

- 말하기 전에 생각하기

- 여러분은 필요한 정보를 갖고 있지 않으며 그 정보를 찾고 후속 조치를 취할 것이라고 말하기

- 긴 대화 끝에 말한 내용을 요약하고 상대에게 제대로 들었는지 확인하기

- 문장을 '나는'으로 시작하기. '너는'으로 시작되는 문장보다 이것이 의사소통에 더 효과적이며, '너는'으로 시작되는 문장은 상대방을 공격적인 태세를 갖추게 하는 경향이 있음.

- 다른 이들에게 그들의 피드백과 제안들에 대해 고맙다고 말하기. 이러한 표현은 그들의 의견을 듣고 해석했다는 것을 알려주는 것임.

- 신뢰할 수 있는 정보 제공하기. 신뢰에 따라 메시지는 진지하게 받아들여지고 해석되거나 아니면 버려질 수 있음.

- 난감한 질문들이나 까다로운 논의를 반드시 해야 하는 경우에는 대화를 나눌 시간을 신중하게 선택하기. 상대방(수신인)이 여러분의 의견을 더 집중해서 경청하고 받아들일 수 있는 시간 고르기

사람들은 다양한 만큼 가지각색 의사소통 방식/스타일을 갖고 있다. [표 10-4]에는 공격

적, 수동적, 단정적 의사소통 스타일들이 소개되어 있다. 한 가지 의사소통 스타일을 제대로 아는 것도 의사소통을 향상시키고 소통에 더욱 효과적인 접근법을 이용하는 데 도움이 된다.

의사소통은 복잡한 과정으로 스태프들에게 효과적으로 의사소통하기 위해 사려 깊게 고려하는 과정을 거칠 것을 요구한다. 이것은 일상 실무와 관리에서 이용되는 것으로, 덕분에 의사소통에 문제가 생길 때까지는 그것의 중요성을 깨닫지 못하는 경우가 종종 있다. 이번 책을 통해, 의사소통은 효과적인 관리자들이 리더가 되도록 이끄는 하나의 원동력이라는 것을 깨닫기 바란다.

[표 10-4] 공격적, 수동적 및 단정적 스타일

공격적	애매한 태도: "네가 실제로 원하지 않으면 이건 안 해도 돼."
● 큰 목소리, 다혈질, 논쟁적	
● 물리적 폭력 행사	**단정적**
● 남 탓하기, 별명이나 모욕적 언사 구사	● 못되게 굴거나 참지 않은 채 감정을 표현
● 말다툼을 해결하기 전에 퇴장	● 정서들을 감지하지만 토론 때 개방적인 태도 유지
● 강제적으로 요구: "이렇게 해."	● 자신의 감정을 표현하고 다른 이들도 공정하게 자신의 감정을 표현할 기회를 줌.
수동적	● 말다툼을 진정시키기 위해 '나'로 시작하는 문장을 이용
● 자신의 감정을 숨김.	● 묻고 이유들을 제시함: "네가 이것을 해주면 고맙겠어. 그 이유는 바로…."
● 자신의 분노를 부인	
● 자신은 화를 표현할 권리가 없다고 느낌.	
● 말다툼을 피함.	

출처: Katz, J.(2001) 간호사의 성공의 열쇠들(Keys to nursing success, p272~273). Upper Saddle, River, NJ: Prentice Hall, 허가하에 재출간.

리더십과 관리 기술 적용하기

나의 병동

여러분이 관리하는 병동에서 여러 스태프들이 의사소통이 제대로 이루어지지 못한다고 불평을 해서 고민 중이다. 그들은 스태프들이 정보를 공유하지 않으며 간호사들 사이에서도, 여러 부문의 전문 의료진들로 구성된 팀들에서도 의사소통이 제대로 이루어지지 않고 있다고 느낀다. 불평을 듣기 전까지만 해도 그런 문제가 있다는 것을 알아차리지 못했기 때문에 여러분은 문제의 징조들을 놓친 게 아닌가 걱정이 된다. 향후에 이런 문제들을 미리 예견하고 막을 수 있다는 것을 보장하기 위해 여러분은 어떤 조치를 취할 것인가? 여러분은 이 상황을 개선하기 위해 어떤 조치를 취할 것인가? 여러분이 취할 조치 단계들에 대해 기술하라. 여러분은 그 단계들에 스태프들을 어떻게 개입시킬지 고려하라. 병동을 관리하는 책임 간호사로서 여러분이 하는 업무를 기록하기 위해 이 책에 있는 가상 병동 사이트를 이용하라.

비판적 사고 개발을 위한 질문&활동

1. 의사소통 문제를 분석할 때 의사소통 과정의 모든 구성 요소들, 즉 발신인, 메시지, 수신인, 피드백 그리고 맥락을 모두 살펴보는 것이 중요하다. 의사소통이 거의 완벽하게 이루어지는 것은 아니라는 점을 이해하면서 의사소통 평가에 이러한 요인들을 포함시켜야 한다. 본 단원에서는 의사소통 과정과 관련된 요소들 중 많은 것들에 대해 논의했다. 여러분이 팀 리더라면 여러분은 의례적으로 어떤 것을 팀의 의사소통 평가에 포함시킬 것인가? 평가할 필수 요소들이 나열된 체크 리스트를 개발하라.

2. 여러분은 [표 10-2]에서 본 가이드라인을 어떻게 적용할 것인가? 여러분이 피드백을 받았을 때 경험을 다시 생각해보라. 건설적인 비판 또는 피드백을 줄 때 이 가이드라인들을 사용했는지 여부에 대해 설명하라. 여러분은 대처 기법들 중 사용한 것이 있는지 여부에 대해 설명하라. 만약 사용하지 않았다면 어떻게 대처했는가?

3. 여러분이 주로 수동적인지, 공격적인지 아니면 단정적인 스타일인지 판단하기 위해, 다음 문장들을 읽고 여러분이 동료에게 말하는 것과 비슷한 문장들을 나열하라.
   (Katz, 2001)

   1) 내가 그 열쇠들을 갖고 있을게.
   2) 저 잠시 나갔다 와도 될까요?
   3) 문을 세게 닫지 마.
   4) 2시까지 이 일을 마쳐주면 고맙겠어요.
   5) 마지막엔 약간 일이 남을 것 같긴 한데 확신할 순 없어.
   6) 이것을 도서관에 반납해주세요.
   7) 우리랑 함께하면 즐거운 시간을 보낼 거야.
   8) 너한테 손해야.
   9) 네가 그렇게 생각하는 줄 몰랐어. 내가 해볼게.
   10) 내가 뭘 했으면 좋겠는지 알려줘.

11) 그것을 이쪽으로 돌려. 그럼 무슨 일이 일어나는지 알게 될 거야.

12) 우리가 낸 두 아이디어 모두 시험해보고 어떻게 되는지 알아보자.

13) 이날까지 내 책상에 그것이 놓여 있으면 좋겠군요.

14) 내가 말한 대로 해.

15) 이런 모습을 원하신 게 아니었다면 제가 그것을 바꿀 수 있어요. 저한테 말해주시면 지시대로 할게요.

위 문장들은 어떻게 분류될 수 있는지 체크해보라. 분류한 것 중 깜짝 놀란 것이 있는가? 그렇다면 왜 그런가?

1. 공격적으로 의사소통하는 사람은 1, 3, 8, 13, 14번 문장을 사용할 가능성이 높다.

2. 수동적으로 의사소통하는 사람은 2, 5, 9, 10, 15번 문장을 택하는 경향이 있다.

3. 단정적으로 의사소통하는 사람은 4, 6, 7, 11, 12번 문장을 선택할 것이다.

4. 의료 서비스 전달 시 과실은 의학협회의 보고서, '과오는 인지상정(To Err Is Human, 1999)'에서 언급된 것처럼 심각하게 우려되는 문제다. 간호사 팀 리더나 책임 간호사를 면담하고 일어났던 대표적인 의료 과실들에 말해달라고 요청하라. 어떤 실수들이 있는가? 예로 든 그 실수들은 비효과적인 의사소통과 관련 있는가? 그렇다면 어떤 식으로 관련 있는가? 향후 유사한 과실들은 어떻게 방지할 수 있는가? 의사소통을 개선시키기 위해 의료 서비스 제공 조직은 어떤 조치를 취하고 있는가?

CHAPTER 11

효과적인 결과를 위한 직무 위임

본 단원의 개요

본 단원을 시작하기 전, 이 단원의 학습 결과들 중 익숙한 것이 있는지 살펴볼 것.

- 직무 위임을 정의할 것.
- 직무 위임의 장점들에 대해 비평할 것.
- 직무 위임과 관련된 주요 법적 문제들을 논의할 것.
- 직무 위임에 적용할 때 책임, 권한 및 관리 책임을 비교하고 대조할 것.
- 간호조무사들이 직무 위임을 이용할 때 직무 과정을 임상 상황에 적용할 것.
- 환자의 효과적인 치료 결과들에 도달하기 위해서 직무 위임을 모니터링하고 개선시키는 방법들을 평가할 것.

핵심 용어

● 관리 책임(Accountability)	● 수행하다(Perform)
● 업무 배정(Assignment)	● 임상 실무 기준들(Standards of practice)
● 권한(Authority)	● 감독(Supervision)
● 유능한(Competent)	● 간호조무사
● 직무 위임하다(Delegate)	(Unlicensed assisitive personnel, UAP)
● 직무 위임(Delegation)	● 사용자 책임/감독자 책임
● 직무 위임자(Delegator)	(Vicarious liability/Respondent superior)

학습 방향

현재 의료 서비스 시스템에서 팀들, 협업 및 조율을 강조하고(의학협회, 2001, 2003) 근무처들이 더욱 다양해짐에 따라 어떤 유형의 리더십을 발휘하는 직책이든 종국에는 직무가 제대로 수행되고 환자의 효과적인 치료 결과라는 목표에 달성할 수 있도록 직무 위임 기법을 이용하라고 요구받는다. 직무 위임은 환자에게 집중해야 한다. 즉 환자를 위한 양질의 치료를 보장할 수 있는 가장 좋은 것에 집중해야 한다. 책임 간호사들은 직무 위임 기법을 이용할 필요가 있을 뿐만 아니라 스태프 직책에 있는 간호사들 역시 매일 직무 위임 기법을 사용해야 한다. 직무 위임은 모든 스태프들의 재능과 전문 지식을 가장 잘 활용할 수 있는 방법으로, 조직의 업무를 촉진시킨다. 직무 위임을 효과적으로 수행하기 위해서, 간호사들은 직무 위임과 직무 대리인 감독을 제대로 할 수 있는 역량들을 키울 필요가 있다. 이 책의 여러 단원들에서 논의한 것처럼 어느 누구도 혼자 모든 일을 다 할 수는 없다. 생산적인 조직들에서 직무 위임은 필수적인 것이다. 따라서 모든 관리자는 직무를 위임해야 한다. 그러나 모든 간호사들은 환자 치료가 효과적이고 효율적이 될 수 있도록 그들의 임상 실무의 일부로 직무를 위임한다.

직무 위임이란 무엇인가?

직무 위임은 간단히 정의할 수 있는 것처럼 보이지만, 결코 간단한 과정이 아니다. 우선 직무 위임은 특정 과제나 한 범위에 속한 과제들, 프로젝트 같은 하나의 주된 업무 또는 팀 리더십을 배정하는 것과 관련된다. 미국 간호사협회(ANA)는 직무 위임을 "한 과제의 수행 책임을 한 개인에서 또 다른 개인으로 양도하는 것으로, 이때 직무 위임자는 과제 결과에 대한 관리 책임을 계속 갖고 있는 것으로 정의한다(예: 보조 스태프에게 하나의 과제를 위임하는 간호사(RN)는 과제 수행 책임은 양도하지만, 전반적인 치료에 대한 전문 의료진으로서 관리 책임은 계속 가진다)."(미국 간호사협회, 2005, p4) 간호사(RN)는 환자를 보호하고 환자를 옹호하는 그들의 역할에 입각해 직무 위임에 대해 신중하게 생각해야 한다(미국 간호사협회, 2004).

대체로 리더나 스태프 간호사가 직무를 위임하도록 만드는 원동력은 보통 그들이 모든 것을 할 수 없다는 점 때문이다. "한편으로 보면 직무 위임은 하나의 모순이다. 직원들이 의사 결정을 하고 그에 대한 책임을 갖도록 능력을 개발시키고 직무를 위임하는 관리자는 관리의 필요성을 없애는 과정으로 시작하기 때문이다." 물론 직무 위임이 관리가 전혀 필요 없는 지점까지 이루어지는 일은 결코 없다(Grohar Murray & DiCroce, 2003, p173). 간호 과정은 간호사(RN)의 업무 범위에 속한다. 아래에는 직무 위임이 될 수 있는 부분과 관련해 직무 위임이 될 수 있는 업무와 될 수 없는 업무가 기술되어 있다(미국 간호사협회, 2005).

- 사전 평가(assessment): 직무 위임 불가. 사전 피드백을 구하려 하기 때문임.
- 진단(diagnosis): 직무 위임 불가. 이 업무는 전문 의료진으로서 전문 간호 지식과 경험을 요구하기 때문임.
- 계획 수립(planning): 직무 위임 불가. 사전 피드백을 구하려 하기 때문임.
- 개입 조치(intervention): 감독하에 직무 위임 가능함.
- 평가(evaluation): 직무 위임 불가. 사전 피드백을 구하려 하기 때문임.

일부 핵심 조건들은 직무 위임을 논의할 때 중요하게 고려해야 한다(미국 간호사협회, 2005). 직무 위임자는 직무를 위임하는 사람이며 직무 대리인은 직무를 위임받는 사람이다. 감독은 직무 위임에서 주된 역할을 한다. 이것은 업무 지도나 지시와 관련 있는데, 여기에는 평가와 직무 위임자가 직무 대리인에게 제공하는 후속 조사가 포함된다. 직무 위임에는 간호조무사(UAP)를 포함해 다양한 유형의 스태프들에게 업무를 위임하는 것이 포함될 수 있지만, 이 논의의 많은 부분은 간호조무사들, 즉 "환자 치료 활동들에서 간호사(RN)를 보조하는 역할을 수행하도록 훈련받고, 간호 업무를 위임받는 직함에 관계없이 간호사(RN)로부터 직무를 위임받는 개인들"인 간호조무사들에 초점을 맞출 것이다. 직무 위임 대상으로는 간호사 보조 요원, 투약 보조 요원, 병원 잡역부들 및 환자 수행인들, 기사들이 포함되지만 이에 제한되지는 않는다(미국 간호사협회, 2005, p4).

직무 위임의 장점

직무 위임은 조직과 해당 스태프에게 많은 긍정적 효과를 제공한다. "직무 위임은 적절하게 이용하면 안전하고 효과적인 간호 치료라는 결과를 가져올 수 있는 과정이다. 직무 위임은 간호사가 더욱 복잡해진 환자 치료 욕구들을 충족시키기 위해 모든 치료 과정에 다 참석하지 않아도 될 자유를 줄 뿐만 아니라, 간호 보조 요원이 치료 기술들을 연마하고 키울 수 있는 기회와 의료 서비스 제공 조직에게는 비용 억제 효과를 높이는 것을 가능하게 할 수 있다."(미국 간호사협회와 미국 주립간호면허국 전국협의회(National Council of State Boards of Nursing), 2005, p4)

비용 효율성(cost-effectiveness)은 스태프들을 포함해 자원들을 적절하게 사용할 때 얻는 혜택이다. 직무 위임에는 잠재적 비용 절감 효과가 있다. 확실한 점은 직무 위임이 시간을 절약한다는 것인데 직무 위임을 통해 여러 활동들을 여러 사람들에게 배정하기 때문이다. 따라서 업무를 수행할 수 있는 능력을 여러 배로 늘림으로써 업무 효율성은 더욱 높아진다. 전문 의료진으로 성장 역시 일어날 수 있는 긍정적 효과로서, 스태프들이 새로운 기술들을 개발하기 위해 도전하는 것을 새로운 기회로 받아들이기 때문이다. 직무 위임자(관리자, 팀 리더 또는 스태프 간호사)는 늘 새로운 기술들을 배우고 다른 활동들을 할 수 있는 시간이 더 많아지기 때문에 역시 성장할 기회를 갖게 된다. 신중한 방식으로 직무를 위임하는 경우, 이러한 근무 환경에서 스태프들은 자신들의 가치를 인정받고 신뢰를 받는다고 느낀다.

직무 위임은 간호 부문에서 늘 있었으며, 역사의 여러 시점에서는 직무 위임이 다른 것들보다 더 중요하게 여겨지기도 했다. 간호조무사를 점점 더 많이 이용하게 됨에 따라 직무 위임은 지금 모든 간호사가 갖추고 효과적으로 사용해야 할 기술이 되었다. 직무 위임 기술을 갖추고 효율적으로 이용해야 하는 사람들 중에는 새로 면허를 받은 간호사들도 포함되는데, 어떠한 의료 서비스 환경에 근무하든 신규 간호사들조차도 직무를 위임하는 것을 피하기 어렵게 되었기 때문이다. 직무 위임은 "**유능한 한 개인에게** 하나의 선택된 상황에서 하나의 선택된 간호 업무를 수행하도록 **수행 권한을 양도**하는 것이다. 간호사가 직무를 위임할 때도, 여전히 직무 위임에 대해 관리 책임을 진다."(미국 주립간호면허국 전국협의회, 2005, p4) 이 정의에서 진하게 쓴 단어들은 성공적인 직무 위임의 핵심 요건들이다. 업무를 위임한다는 의미에는 업무는 수행 과정을 뜻할 뿐만 아니라 위임받은 간호사가 할 일이지만 그 책임은 또 다른 사람에게 있다는 메시지가 내포되어 있다. 이 정의에서 '유능한'이라는 용어는 해당 업무를 수행하는 데 요구되는 기술을 갖고 경험을 할 수 있는 사람이라는 의미다. 업무를 위임하는 간호사는 해당 스태프가 그 과제를 수행할 수 있는지 판단할 수 있어야 한다. 업무 수행 권한 또는 수행할 수 있는 권력은 해당 스태프에게 부여된다. '수행하다'라는 용어는 어떤 조치가 취해질 수 있다는 의미이며, 이 조치는 하나의 선택된 상황에서 하나의 선택된 간호 업무를 뜻하는 것이다. 간호사는 해당 스태프에게 어떤 일을 해야 할지 알려주어야 한다. 간호사(RN)는 어떤 과제를 위임할 필요가 있으며 누가 그 과제 또는 업무를 완수할 능력과 자격을 갖고 있는지 신중하게 고려하면서 위임하는 것이 중요하다. 간호사(RN)는 위임한 업무가 수행될 때 그 자리에 있지 않을 가능성이 높다.

직무 위임과 관련된 법적 문제들

직무 위임에 대한 결정을 내릴 때 간호사는 관련법을 준수해야 한다. 예를 들어 간호사는 직무를 위임하려는 스태프가 법에 따라 그 과제를 수행할 수 없는 경우에는 그 스태프에게 직무를 위임할 수 없다(미국 간호사협회, 2005). 각 주의 간호사 임상 실무법은 간호사(RN)들과 직무 위임을 위한 법적 길잡이가 된다.

직무 위임에 영향을 미치는 임상 실무 관련 법적 문제들과 요인들은 주립 간호 면허국, 임상 실무 범위와 간호사 임상 실무법들, 노조 및 치료 기준들이 있다. 이들 각 문제들은 직무 위임의 '대리인(누구)' '위임할 업무(무엇)' '위임 시기(언제)' 및 '위임 방법(어떻게)'에 영향을 미친다. 모든 간호사는 이러한 요인들이 직무 위임에 어떤 영향을 미칠 것인지 알고 있을 책임이 있다. 직무 위임에 대한 법적 권한은 관련 주립 법규들로부터 나온다. 주의 관련 조례와 관련법에 따라 간호 면허국이 설립된다.

이 법 자체는 매우 일반적인 내용을 담고 있는 것처럼 보이며 대체로 그런 편이다. 그러한 이유는 간호사들이 관련 규칙들과 규정들을 알고 있는 것 역시 중요하기 때문인데, 관련 규정들과 규칙들에 이 법이 어떻게 실행될지 기술되어 있다. 모든 간호사(RN)는 법적으로 정해진 임상 실무 범위와 법적 한계들에 대해 알 필요가 있다. 더불어 그들은 인증받은 간호사와 간호조무사가 할 수 있는 업무 범위에 대해서도 알 필요가 있다. 의료 서비스 제공 조직들에서 제시하는 직책 설명서가 결정적인 것이지만, 이 설명서는 간호 면허국이 개발한 가이드라인들과 상충해서는 안 된다. 간호사들은 직무 설명서가 간호 면허국의 규제들과 상충될 때가 언제인지 알고 있을 책임이 있다. 어느 누구도 직무 위임을 할 수 있는 과제들, 직무 대리인 및 직무 위임 시기에 대한 관련법의 요건들과 직무 설명서가 상충할 때 "난 직무 설명서에 따라서 했으니 정당하다"고 말할 수 없다. 간호 면허국은 또한 직무 위임과 관련된 원칙들 및 해당 주의 간호사(RN)들이 직무를 위임할 때 지켜야 할 요건들을 명료하게 기술할 책임도 있다.

간호사들은 자신이 근무하는 의료 서비스 제공 조직이 소재한 주의 간호 면허국에 연락을 해서 해당 주의 간호 임상 실무법 사본 한 부를 달라고 요청할 수 있다. 인터넷을 통해 쉽게 간호 면허국과 관련 문제들에 대해 더 많은 내용을 알 수 있다. 간호사(RN)들은 자신들의 속한 주의 간호사 임상 실무법 중 직무 위임과 관련된 법규들에 대해 배우려 할 때 어떤 질문들을 해야 하는가?

- 어떤 활동들을 위임할 수 있고 어떤 활동들은 위임해서는 안 되는가?
- 직무 위임은 어떻게 정의되는가?
- 간호사 임상 실무법에서 직무 위임이 가능한 특정 과제들을 구체적으로 기술하고 있는가? 또는 직무 위임할 수 없는 과제 리스트가 있는가?
- 특정한 상황들에 기초해 직무 위임 권한을 부여하는가?
- 간호사 임상 실무법에 간호조무사(UAP)의 역할이 기술되어 있는가?
- 이 주(state)에서 업무 감독이란 어떤 의미인가?
- 직무를 위임할 때 어느 정도 수준까지 감독을 해야 하는가?
- 간호사 임상 실무법에 부적합한 직무 위임으로 판정된 결과들에 대한 내용이 기술되어 있는가?
- 이 법에 직무 위임과 관련된 위험들을 줄이기 위한 가이드라인이 있는가?

(Fisher, 2000, p58)

임상 실무법 기준들은 법적 문서들은 아니지만 역시 중요한 문서들이다. 직무 위임과 관련된 법적 문제들을 논의할 때 왜 이 기준들도 논의해야 하는가? 직무를 위임할 때, 수행할 과제들은 임상 실무 기준들뿐만 아니라 조직의 정책과 절차들도 지켜야 한다. 간호사들은 이 같은 기준들, 정책과 절차들의 내용과 적용 방법에 대해 알고 있을 의무가 있다. 간호사(RN)는 각 간호사의 임상 실무 수행을 감독하고 그 결과에 대한 법적 책임을 지고, 최적의 환자 치료를 제공할 간호사의 의무와 일관된 방향으로 업무 과제들을 적절하게 위임해야 할 책임이 있다(간호사 행동 강령과 해석(Code of Ethics for Nurses with Interpretive Statements), 미국 간호사협회, 2009). 간호사(RN)들은 임상 실무 간호사(LPN)/직업 간호사(LVN) 및 간호조무사(UAP)에게 특정 간호 업무들을 위임할 수 있다.

한 간호사가 직무를 위임하기에 적합하지 않다고 생각하는 업무들(직무 대리인이 해당 업무를 안전하게 수행할 수 없다고 판단)에 대해 고용주가 그 업무를 위임하기 바란다면 어떤 일이 일어나는가? 간호사는 간호 과정과 직무 과정에 전문 의료진으로서 판단을 적용시키고, 환자를 옹호하는 입장에서 직무 위임 행위가 환자에게 적합한지 판단해야 한다. 이 말은 해당 의료 서비스 제공 조직은 위임할 수 있는 과제 리스트를 임의로 개발, 보유할 수 없다는 의미가 되기도 한다. 직무 위임에는 간호사의 판단과 간호 과정이 적용되어야 하기 때문이다. 설사 상관들로부터 직무 위임 명령을 받았다 할지라도 간호사가 전문 의료진으로 판단하기에 직무 위임이 적합하지 못하다고 여겨 직무를 위임하지 않을 경우에도 해당 간호사는 위임된 직무 수행 중 발생한 과실들에 대해 책임을 져야 한다. 이로 인해 간호 면허국로부터 징계를 받을 수 있으며 따라서 법적 책임과 관련해 문제가 늘어날 수 있다(미국 간호사협회, 2005). 법적 책임은 해당인/간호사(RN)는 전문 의료진으로서 자신의 임상 실무 및 위임한 업무들에 대해 법적으로 책임을 진다는 의미다. "책임 간호사들은 어떤 업무들이 그들의 주 간호사 임상 실무법 범위 내에 속해 있는지 알아야 하며 또한 자신이 관리하는 스태프들의 임상 실무 범위 및 가장 중요한 것으로 배정된 과제를 완수할 수 있는지 스태프들의 역량을 알고 있어야 할 법적 의무가 있다. 또한 책임 간호사들이 그들의 의무에 적용되는 치료 기준들을 어길 경우, 부하 직원의 임상 실무로부터 초래된 어떤 해가 발생할 경우, 책임 간호사는 관리 소홀에 대한 태만 죄를 짓게 될 것이다."(Grohar-Murray & DiCroce, 2003, p174~175)

    의료 과실 문제가 발생할 경우, 간호사 임상 실무법과 치료 기준들은 이에 대한 소송이나 반박 진술을 할 때 지지 기반으로 이용될 수 있다. 한 조직에서 한 스태프가 직무를 위임했다가 문제가 생겼을 경우 해당 조직은 어떤 법적 책임을 지게 되는지 물어볼 수 있다. "기업의 책임에 대한 법적 원칙은 대중에게 의료 서비스를 제공하는 데 있어 적절한 시설, 스태프, 안전 및 적절한 장비를 제공해야 하는 의료 서비스 제공 기관의 법적 의무와 관련 있다."(Grohar-Murray & DiCroce, 2003, p175) 따라서 스태프가 문제를 일으킬 경우, 이 법적 의무에 의거해 스태프가 속한 조직 역시 어느 정도 법적 책임을 지게 된다.

    이 원칙에 더해, 조직은 사용자 책임 또는 감독자 책임 원칙에 따라 책임을 져야 한다. 이 말은 직원들이 직무를 수행할 때 그들의 행위들에 대해 해당 조직이 책임을 져야 한다는 뜻이다. "전문 간호 임상 실무의 수용 가능한 기준 범위 내에서 업무를 위임하지 않거나 위임하고 감독하지 못하는 것은 업무상 과실로 여길 수 있다."(Guido, 2001, p340) "간호사(RN)나 책임 간호사는 그들이 감독하는 직원들의 기술과 역량들을 잘 알고 있어야 하며, 따라서 감독자의 지식 수준이 가장 중요하다. '알았거나 알았어야 한다'는 신조는 면허를 가진 간호사에게 직무를 위임하고 직무 수행을 감독하는 데 적용되는 법적 기준이다."(Guido, 2001, p340) 직무 위임자는 역량 사전 평가로서 알려진 과정을 통해 직무를 위임받을 스태프가 이 직무 수행 능력이 있는지 여부를 판단할 필요가 있다. 그러나 한 스태프 간호사가 간호조무사나 임상 실무 간호사/직업 간호사들에게 직무를 위임할 때, 책임 간호사뿐만 아니라 해당 스태프 간호사는 위임한 업무를 감독할 필요가 있다.

감독은 "한 개인의 활동 수행의 방향을 제시하고, 인도하고 그 결과에 영향을 미치는 적극적인 과정"이다(미국 간호사협회, 2005). 업무 감독은 직접적으로 이루어지거나 간접적으로 이루어질 수 있다. 간접 업무 감독이란 위임한 업무 활동이 수행되는 자리에 감독자인 간호사(RN)가 없다는 것을 의미하기 때문에, 따라서 이런 종류의 감독에는 직접적인 관찰이 포함되지 않는다. 간호조무사의 업무 수행을 효과적으로 감독할 수 있는 전략들 중에는 해야 할 업무와 수행 시기에 대해 명확히 설명하고 명확히 수행 방향과 지시를 제공하고 간호조무사가 할 일과 결과를 모니터링하기 위해 업무를 수행한 후 취해야 할 후속 조사에 대해 제대로 이해했는지 물어보는 것도 포함된다. 간호조무사는 보고할 내용과 보고할 시기를 알 필요가 있다. 간호조무사에게 제공하는 피드백 유형들로는 구어 피드백, 서면 피드백, 관찰 및 기록 검토가 있다(Finkelman & Kenner, 2010). 또 다른 스태프에게 맡긴 과제를 완수할 것이라고 믿고 그 스태프를 신뢰하는 것은 솔직히 어려울 수 있다. 특히 경험이 부족한 간호사들에겐 더욱 힘들 수 있지만 이것, 즉 직무 위임 결정 때 다른 사람들과 자신을 신뢰하는 법을 배우는 것은 중요하다.

직무 위임의 결정적 문제들: 권한, 책임 및 관리 책임

3단원에서 논의한 것처럼, 조직 구조는 업무가 배정되는 방식을 보여줄 뿐만 아니라 스태프들의 관계를 기술하고 있는데, 후자는 권한, 책임과 관리 책임을 통해 확인된다. 업무 배정과 직무 위임은 조직의 구조와 밀접하게 연계되어 있다. 수직적 라인들로 묘사된 조직도와 직원들의 상호 책임을 기술한 계층적 연쇄 원칙은 권한에 대해 더 많은 것을 배울 수 있는 중요한 자원이다. "선임 수간호사는 직무 관련 부문들에서 직무 위임자인 간호사(RN)와 직무 대리인, 양쪽의 자격 요건들을 지속적으로 평가하고 모니터링하고 검증하고, 이에 대해 소통할 시스템들을 구축할 책임이 있다.”(미국 간호사협회, 2005, p7) 선임 수간호사로는 CNO(수간호사)나 간호 서비스 부장(vice president of nursing service), 조직에서 간호 부문의 전반적인 행정 업무를 맡은 행정가 및 간호 스태프들과 서비스 병동들을 감독하는 모든 책임 간호사들이 될 수 있다(미국 간호사협회, 2009). 이들은 모두 개인 간호 스태프가 직무를 위임할 때 직무 위임에 대한 관리 책임과 위임 권한을 공유한다는 점에서 서로 연결되어 있다. 관리 책임을 통해 수행된 업무에 대해 답변을 할 수 있는 사람이 누구인지 알 수 있다.

관리 책임은 책임과 어떻게 다른가? 한 간호사가 한 업무 과제를 간호조무사에게 위임했다고 하자. 위임받은 간호조무사는 위임받은 업무를 완수할 책임이 있으며, 위임한 간호사는 직무 위임을 할지 여부와 위임받을 직무 대리인을 결정할 책임이 있다(Hanstein & Jackson, 2009). 직무 위임자는 자신의 관리 책임을 진중하게 받아들여야 하며 이 책임은 위임할 직무를 가장 잘 수행할 사람을 찾는 것과도 관련 있다(미국 간호사협회, 2005). 이것은 항상 판단하기 쉬운 일은 아니지만 신중하게 해야 하는 일이다. 예를 들어 한 간호조무사가 간호사(RN)나 직업 간호사에게 직무를 위임할 수 있는가? 안 된다. 그렇게 할 수 없다. 핵심 문제는 위임하려는 과제 또는 직무가 직무 대리인의 직책 설명서에 적혀 있는 과제에 속하는지 여부와 직무 위임자가 그 과제를 위임해도 되는 권한을 부여받았는지 여부다.

한 직무 위임에 대해 책임을 지는 사람이 한 사람 이상이 되는 관리 책임 겹치기는 책임 소재가 아주 분명하고 잠재적으로 겹칠 수 있다는 것을 양측이 인식하지 않는 한 문제가 되는 경우가 종종 있다. 그러나 관리 책임 공유가 적합한 경우도 종종 있다. 관리 책임을 공유하는 경우, 개인의 관리 책임에 적용될 동일한 원칙들을 정의할 필요가 있다. 미국 간호사협회(2005)는 공유된 관리 책임을 “책임을 지거나 대답할 수 있는 상태로 정의한다. 지식에 기초한 보건 전문 의료진이자 면허를 가진 전문 의료진으로서 간호사들은 환자들과 간호사 고용주들로부터 받은 질문들, 제공되는 치료의 질이 타협될 때 또는 전문 의료진으로서 어울리지 않는, 비윤리적인, 불법의, 용인할 수 없는, 부적절한 행동이나 대답을 했다는 혐의를 받을 때 간호 면허국과 민사 및 형사 재판 시스템들이 던지는 질문들에 대답할 의무가 있다.”(p4) 책임(responsibility)은 중요한데, 이것은 “한 사람이 한 업무를 배정받을 때 그와 관련된 의무”다(Kelly-Heidenthal & Marthaler, 2005, p9). 권한(authority)은 “행동하거나 다른 사람들에게 행동할 것을 명령할 수 있는 권리"다(Kelly-Heidenthal & Marthaler, 2005, p9). 간호사는 자신의 직책에 따른 권한을 가질 뿐만 아니라 간호사 임상 실무법으로부터 영향을 받는다. 권한 또는 의사 결정을 하고 통제할 수 있는 권리와 관련된 고민은 다음 2가지 질문들로 가장 잘 표현될 수 있다.

1. 위임받은 과제/직무를 수행할 때 직무 대리인이 직무 위임자의 허락 없이 행사할 수 있는 권한은 얼마나 되는가?
2. 직무 위임자가 직무 대리인의 업무 수행에 직접적으로 영향을 미칠 수 있는 범위는 어느 정도가 되는가?

(Heller, 1998, p6)

직무 위임을 하기 위해서는 충분한 생각이 필요할 뿐만 아니라 직무 위임자는 직무 대리인에 대해 사전 평가를 하고, 비판적 사고, 관리 책임, 권한 및 책임 수준에 대해 고려해야 한다. 책임은 업무를 위임할 때 적용될 수 있다. 직무 위임자는 위임할 직무를 가장 잘 수행할 사람을 선택하고, 그 과제를 철저히 조사하고, 직무 대리인이 어떤 일을 할지 제대로 이해했다는 것을 검증할 책임이 있다. 직무 위임 중 직무를 수행할 권한을 부여받은 직무 대리인은 직무 위임자와 직무 위임에 대한 지식을 공유할 필요가 있다. 위임받은 스태프들이 누구인지 업무상 알 필요가 있는 조직의 다른 직원들에게도 직무 대리인이 누구인지 알려야 한다. 위임한 직무를 수행할 수 있도록 자원들도 배정할 필요가 있다. 직무 대리인이 해당 직무나 과제에 대해 통제권을 행사할 수 있게 허용하는 것은 적절한 수준의 권한 부여의 한 부분에 해당된다. 관리 책임 범위와 수준을 정하면 직무 위임자는 직무 완수 마감 시한, 피드백 제공 시기 및 평가 준거들을 알려주고 성공을 강조해야 한다. 소속 조직에 노조가 있는 경우, 노조의 존재 역시 직무 위임에 영향을 미칠 것이다. 왜 그럴까? 노조 계약서에는 대체로 스태프 제공, 안전, 근무 스케줄, 연공서열과 고충 처리 절차같이 직무 위임에 중요한 문제들에 대한 조항들이 수록되어 있다(Hansten & Jakson, 2009).

미국 간호사협회와 미국 주립 간호면허국 전국협의회(NCSBN)의 공동 선언문에서 모든 간호사(RN)들에게 적용되는 핵심 직무 위임 원칙들을 볼 수 있다(2006, p2~3)

• 간호사(RN)는 간호 임상 실무를 제공할 책임과 관리 책임이 있다.

- 간호사(RN)는 치료를 지시하고 직접 환자 치료를 제공할 경우 적합한 보조 요원 활용 여부를 판단한다.

- 간호사(RN)는 치료를 구성하는 업무들을 위임할 수 있지만 간호 과정 자체를 위임할 수는 없다.

- 직무를 위임 또는 배정할지 여부에 대한 결정은 환자의 상태, 간호 팀의 모든 간호사들의 역량 및 하나의 과제를 위임할 경우 간호사(RN)가 의무적으로 감독하는 수준에 대한 간호사(RN)의 판단에 기초한다.

- 간호사(RN)는 스태프들의 훈련 수준, 문화적 역량, 실무 경험, 시설/기관의 정책들과 절차들을 고려해, 위임할 직무를 수행할 지식과 기술이 있다고 판단되는 의료 서비스 종사자들에게만 직무를 위임한다.

- 간호사(RN)는 간호조무사에게 직무를 위임하고 환자 상태에 대해 논의할 때 해당 조무사와 개별적으로 대화를 나누어야 하며, 이때 양측은 메시지를 분명하고 간결하고 정확하고 확정적으로 전달해야 한다. 간호사(RN)는 해당 간호조무사가 수행할 직무에 대해 제대로 이해했는지 검증하고, 직무 위임 제안과 그에 따르는 책임을 받아들일 것인지 간호조무사의 의사를 확인한다.

- 소통은 쌍방향 과정으로 이루어져야 한다. 간호조무사는 위임되는 직무와 관련해 질문을 하고 업무에서 기대하는 목표들이 무엇인지 정확히 알고, 궁금한 점을 질문할 기회를 가져야 한다.

- 간호사(RN)는 직무 위임 5대 적합성을 적용할 때 비판적 사고와 전문 의료진으로서 판단을 이용한다.

- 선임 수간호사는 직무 위임 요건들을 제대로 이해했는지 평가하고, 모니터링하고 검증

하고 이에 대해 지속적으로 이야기해야 한다.

- 직무 위임에 대해서는 개인과 조직 모두 관리 책임을 진다.

- 직무 위임에 대한 조직의 관리 책임은 충분한 자원들을 제공하는 것과 관련 있다.

직무 위임과 간호조무사

많은 의료 서비스 제공 조직에서 간호조무사(UAP)를 이용하고 있다는 것은 의심의 여지가 없다. 사실 이 직책은 64개 정도의 직업 명칭을 갖고 있는데, 그것은 도리어 직업 명칭을 더욱 혼동되게 만들 뿐이다(미국 간호사협회, 2005, 종양학간호사학회, 2007, Zimmerman, 2002). 천차만별의 명칭뿐만 아니라, 간호조무사에 대해서는 보편적인 채용, 훈련 및 직무 설명서가 없다는 점도 문제다. 지속성도 당연히 큰 문제다. 간호사들이 한 의료 서비스 제공 조직에서 다른 조직으로 옮겨 갈 때, 그들은 이러한 차이들을 확실히 아는 것이 아주 중요하다. 심지어 같은 조직 내 전문가 구역들이나 병동들에서도 차이가 날 수 있다.

급성 치료 병원, 가정 간호 치료, 장기 요양 시설을 포함해 모든 유형의 의료 서비스 제공 환경에서 간호조무사의 이용이 늘어남에 따라, 환자들은 치료를 받을 때 다양한 스태프들을 만나게 된다. 환자들은 스태프들이 직무 명칭을 알고 있을 때조차도 그 역할의 차이를 잘 모르는 경우가 종종 있다. 그들은 간호사(RN)와 간호조무사(UAP)의 역할과 책임이 어떤 차이가 있는지 제대로 설명할 수 없다. 간호사는 치료를 제공할 사회적 책임과 도덕적 의무를 갖고 있다. 제복 역시 간호사와 간호조무사의 차이를 분명하게 구분하는 데 도움을 주지 못하는 경우가 종종 있다. 심지어 이름표도 불분명하고 환자들이 읽기 어려울 수 있다.

직무 위임 과정과 미국 주립간호면허국 전국협의회 가이드라인

직무 위임을 고려할 때, 모든 과제들이나 활동들을 위임해서는 안 된다는 점에 유의하는 것이 중요하다. 위임할 수 있는 과제나 활동들은 어떻게 판단하는가? 직무 위임에 개입한 관리자는 의료 서비스 제공 조직의 직무 위임 기준들과 절차들을 수립하는데, 이 기준들과 절차들에는 해당 주의 간호 면허국 간호사 임상 실무법과 전문 의료진의 간호 기준들이 반영되어야 한다. 이 정보는 신규 직원 오리엔테이션 기간뿐만 아니라 스태프들이 직무 위임에 관한 현재 정보를 알고 있다는 것을 보장하기 위해서 의례적으로 스태프 교육에 포함시켜야 한다. 더불어 직무 위임 과정이 시작될 때 다음 핵심 질문들도 해야 한다.

1. 어떤 과제/직무를 위임해야 하는가? 해당 과제/직무의 수행 복잡성과 요구되는 기술을 고려하라. 그 과제/직무가 정말 달성할 필요가 있는 것인가?

2. 누구에게 해당 과제/직무를 위임해야 하는가? 직무 대리인이 그 과제/직무를 효과적으로 수행할 수 있는 기술과 시간을 갖고 있는지에 대해 생각하라.

3. 해당 과제/직무를 어떻게 배정해야 하는가? 직무 대리인이 받을 필요가 있는 정보와 설명 수준은 어떠한가?

4. 해당 과제/직무를 효과적으로 수행했는지 알아보기 위해 직무 위임자는 후속 조사를 얼마나 자주, 얼마나 심도 있게 해야 하는가?

어떤 활동과 과제들을 위임할 수 있는가? 자주 위임하는 활동과 과제들은 근본적으로 사무적인 것으로, 변화하지 않고 결과를 예측할 수 있으며 위임되는 전형적인 과제로서 직무 위임으로 발생할 잠재적 위험들은 최소한의 것으로 여겨진다(미국 간호사협회, 2005). [표 11-1]에는 직무 위임 5대 적합성 내용이 나와 있으며, [표 11-2]에는 직무 위임을 결정할 때 이용할 수 있는 직무 위임 준거들이 일부 나와 있다. 한스텐과 잭슨(Hansten and Jackson, 2009)은 간호 과정과 유사한, 하나의 주기적인 과정으로 묘사하며, 다음 단계들이 포함된다고 주장했다.

1. 사전 평가 단계는 여러분의 실무 부문과 소속 조직을 포함해 근무 세계, 여러분 자신, 여러분의 강점들과 한계점들 및 여러분의 직무 대리인에 대해 아는 데 초점을 맞춘다. 이

중 마지막 요소의 경우, 직무 위임자가 직무 대리인의 업무 수행 관련 역량 수준과 동기
부여 정도를 알아야 한다. 이 중 어떤 것도 평가하기 쉽지 않지만, 환자의 안전과 치료의
질을 보장하기 위해 절대적으로 필요한 것이다.

2. 계획 단계에서 여러분은 어떤 과제를 완수할 필요가 있는지 알아야 한다. 이를 모른다면
여러분은 직무를 위임받을 스태프, 즉 직무 대리인에게 그 과제를 명확하게 정의할 수
없을 것이다. 이 단계를 수행하기 위해서 여러분은 고객 서비스의 중요성들을 인식하면
서 전문 의료진으로서 전문 기술들과 사무 기술들을 갖추고 있어야 한다.

[표 11-1] 직무 위임의 5대 적합성

I. **적합한 과제**(Right Task): 한 특정 환자나 상황을 고려할 때 위임할 수 있는 과제 II. **적합한 환경**(Right Circumstances): 업무 수행에 이용할 수 있는 자원들과 다른 관련 요인들을 고려한, 적절한 근무 환경 III. **적합한 사람**(Right Person): 적합한 사람이 해당 업무를 수행할 다른 적합한 사람에게 적합한 과제를 위임	IV. **적합한 지시/소통**(Right Direction/Communication): 위임한 과제의 목표들, 한계들과 기대한 목표들을 포함해 해당 과제를 명확하고 간결하게 설명 V. **적합한 감독**(Right Supervision): 적절한 모니터링, 평가, 개입 조치(필요한 경우)와 피드백

출처: 미국 간호사협회(2005). 직무 위임의 원칙들(Principles of delegation). Silver Spring, MD: 저자

[표 11-2] 직무 위임 결정 기준

다음에 하나의 활동이나 과제를 직무 위임할지 여부를 결정하는 데 이용되는 일부 준거들을 나열했다. ● 합병증과 안정을 포함한 환자의 상태 ● 사전 평가의 복잡성 ● 과제의 복잡성 ● 과제의 반복성 ● 간호조무사(UAP)의 업무 수행 능력	● 요구되는 산업 기술 규모 ● 감염 통제와 안전 예방 조치들 ● 유해 잠재력 ● 간호사(RN)의 의무적인 감독 수준 ● 치료 결과 예측 가능성 ● 환자와의 상호작용 수준 ● 환경

출처: Yoder-Wise, P. 간호 부문 리드&관리(Leading and managing in nursing, 개정 4판) 내용을 저자가 요약. St. Louis, MO; Mosby; Zimmerman, P. 조무사에게 직무 위임(Delegation to unlicensed assistive personnel). 2002년 11월 5일 Nursing Spectrum Career Fitness Online에서 발췌. http://nsweb.nursingspectrum.com/ce/ce/124.htm. 미국 간호사협회(2005). 직무 위임 원칙들(Principles of delegation). Silver Spring, MD: 저자, 미국 간호사협회&미국 주립 간호면허국 전국협의회(National Council State Boards of Nursing, 2006). 직무 위임에 대한 공동 선언문(Joint statement on delegaiton). https://www.ncsbn.org/Joint_statement.pdf에서 발췌, Hansten, R & Jacksonm M(2009). 임상 차원 직무 위임 기술들(Clinical delegation skills, 개정 4판). Boston: Jones and Bartlett Publishers.

3. 개입 조치는 여러분이 과제 우선순위를 정할 수 있고 위임하려는 직무와 적합한 스태프를 연결시킬 능력이 있다는 것을 암시한다. 첫 지시 명령과 후속 조사에도 포함되는 소통은 직무 위임에서 결정적인 역할을 한다. 직무 위임자가 어떤 업무를, 언제, 어디에서, 누구에게, 어떻게 위임해야 할지 모를 때, 해당 과제는 기대한 대로 완수되지 못할 것이다. 또한 직무 수행 과정에서 갈등과 실수들이 늘어날 것이다. 직무 수행 과정은 협업과 협상을 요구하기 때문이다.

4. 평가는 직무 위임 과정 내내 지속적으로 이루어진다. 건설적인 피드백은 강력하게 동기를 부여할 수 있기 때문에, 여러분은 건설적인 피드백을 줄 방법을 알 필요가 있다. 평가를 하기 위해서는 문제 해결이 필요한데, 특히 수행 결과가 여러분이 기대한 것에 못 미칠 경우에는 더욱 문제 해결이 절실히 필요하다. 감독은 평가의 일부다.

직무를 위임받을 스태프, 즉 직무 대리인 선정은 직무 위임 과정에서 중요한 부분이다. 한 과제를 맡아서 할 스태프를 선택할 때는 필요한 경우 도움을 청하거나, 질문이나 고민이 있을 때 물어볼 수 있는 솔직한 성격의 스태프를 선택하는 것이 좋다. 이것이 성공적인 직무 위임을 결정짓는 가장 중요한 요인이다. 어떤 과제들에서는 혁신적인 스태프들이 좋은 선택이 될 수 있다. 분석적이고 체계적으로 조직하고, 문제들을 신중히 볼 수 있는 스태프들도 역시 직무 위임의 성공률을 더 높일 수 있다. 우리는 직무 위임 결정을 너무 빨리 내리는 덫에 빠지기 쉽다. 때때로 빠른 결정을 요구하는 상황도 있다. 그러나 가능할 때마다 시간을 두고 가능한 한 객관적인 태도로 직무 위임에 대한 결정을 내리는 것이 가장 좋다. 어떤 과제들, 활동들 또는 프로젝트들의 경우 직무 위임을 하도록 선정된 스태프는 위임된 업무를 하기 위해 추가 훈련을 받는 것이 필요할 수 있다. 이런 경우가 있다면, 직무 대리인에게 필요한 훈련을 제공해야 한다. 그 훈련은 하나의 투자로서, 조직의 목표들에 도달하는 데 도움이 될 것이다. 이러한 훈련은 사전에 계획될 필요가 있으며 필요한 경우 시행을 지시할 필요가 있다.

직무 위임한 과제, 활동 또는 프로젝트의 수행 과정을 모니터링하는 것은 어려울 수 있다. 너무 많이 또는 너무 적게 모니터링하는 것이 성공을 방해할 수 있다. 헬러(Heller, 1998)는 직무 과정을 모니터링하는 단계 때 할 일들과 하지 말아야 할 일들을 찾아냈다.

할 일

- 적절한 경우 모든 직무 대리인들에게 스스로 결정하도록 장려하기
- 가능한 한 빨리 간섭 모드에서 불간섭 모드로 이동하기
- 꼭 필요한 경우 개입하지만, 개입은 그때로 제한하기
- 직무 대리인들이 위임받은 과제를 하기 위한 준비를 철저히 했는지 물어보기

하지 말아야 할 일

- 여러분이 직무 대리인의 능력을 의심하고 있다는 말이나 암시 주기
- 브리핑 과정에서 어떤 단계 놓치기
- 은근슬쩍 과제를 회수하기
- 능력보다 연공서열을 중시하기
- 너무 많이 방해해 직무 대리인이 배울 수 있는 기회라는 점을 부인하기

이용할 수 있는 모니터링 방법들 중에는 관찰, 말로 전하는 피드백, 서면 피드백, 의무 기록과 기타 관련 기록들 검토 및 이메일도 포함된다. 모니터링을 할 때는 직무 대리인을 칭찬하고 보상을 하는 것이 중요하다. 설사 희망한 대로 일이 진척되지 않는 것처럼 보일 때도 칭찬거리를 찾는 것이 중요하다. 때때로 우리는 직무 대리인의 노력을 당연한 것으로 여기고 인정하지 않은 채 지나친다. 또 모니터링 기간 중 어려움들과 맞부딪히게 되는 때가 있다. 직무 위임자는 이런 어려움들을 어떻게 다루어야 하는가? 첫 단계는 바로 결론을 내리기 전에 그 어려움들을 분석하는 것이다. 이어 비위협적인 자세로 직무 대리인에게 이 점에 대해 이야기하라. 직무 대리인이 문제 해결에 참여하도록 하는 것은 직무 대리인이 나아지는 것을 도울 수 있고, 문제 해결에 일조하고 있다는 느낌을 받도록 하는 데 이용할 수 있다. 어떤 상황들에서는 업무 수행 자체가 문제가 되기도 하는데, 이런 경우 조직의 업무 수행 평가 절차를 따르고 문서 기록 의무를 준수해야 한다. 책임 간호사가 이 과정을 이끌 수 있으며, 직무 대리인의 감독관이 이 과정을 이끌 수도 있다.

효과적인 직무 위임

다른 과정들과 마찬가지로 직무 위임 과정은 유동적이며 자주 평가해야 한다. 단계들을 준수하는가? 환자, 스태프, 팀원들, 팀, 병동 및 조직을 위한 결과들은 무엇인가? 효과적인 직무 위임은 무엇인가 이해하는 것이 중요하다. [그림 11-1]에 직무 위임 과정에 대해 묘사되어 있다.

효과적인 직무 위임의 특징들

효과적으로 직무 위임을 하기 위해서 직무 위임자는 직무 위임 기술들을 갖추고 있어야 한다. 왜냐하면 직무 위임은 간단하지 않기 때문이다. 다음은 효과적인 직무 위임의 필수 요소들이다(미국 간호사협회, 2005, p12).

1. 전문 의료진으로서 간호 실무 강조
2. 간호사 임상 실무법과 규정에 기초해 직무 위임 정의
3. 직무 위임과 관련된 법규의 해당 섹션들을 검토하고 부적합한 직무 위임과 관련된 징계 조치 내용 확인
4. 위임할 수 없거나 의례적으로 위임할 수 없는 과제들/기능들을 기억하도록 강조
5. 과제 분석과 직무 위임 결정을 위해 간호사(RN)의 판단에 초점을 맞춤
6. 직무 위임에 요구되는 감독 수준 결정
7. 직무 위임과 관련된 위험 감소를 위한 가이드라인들 확인
8. 위임된 과제가 완수되었으며 그 결과를 평가하기 위해 업데이트된 데이터를 받을 수 있도록 피드백 메커니즘 개발

효과적인 직무 위임은 그냥 일어나는 것이 아니다. 모든 간호사는 직무를 위임하는 법을 배워야 한다. 이것도 연습이 필요하다. 한 간호사의 의도가 정말 좋다 할지라도 직무 위임은 여전히 힘들 수 있다. 또한 직무 위임을 방해할 수 있는 장벽들도 있다. 효과적인 직무 위임은

일이 효과적이고 효율적으로 이루어지고, 예산을 줄이고, 목표들을 달성하고 전문 지식을 효율적으로 사용하고 팀워크를 촉진시키는 데 도움이 된다.

인용

Bittner, N. & Gravlin, G. (2009). 비판적 사고, 직무 위임 및 간호 임상 실무에서 놓친 치료(Critical thinking, delegation and missed care in nursing practice). JONA, 39(3), 142~146.

개요

이 질적, 기술적 연구는 간호사들이 간호 치료를 위임하는 데 비판적 사고를 어떻게 이용하는지 조사했다. 이를 위한 데이터는 내과와 외과에 근무하는 27명 간호사(RN)들로부터 얻었다. 이들은 포커스 그룹에 참여했고 내용은 기록되었다. 포커스 그룹 참가자들은 그들이 직무 위임에 개입하게 되는 임상 상황들을 기술해달라는 요청을 받았다. 이 연구는 직무 과정과 성공적인 직무 경험, 성공적이지 못한 직무 경험에서 기술 및 치료 누락 논의에 대해 강조했다. 이 연구 결과를 보면 직무를 위임하기 전 간호사는 환자의 상태, 직무 대리인의 수행 역량 및 실무 경험, 해당 간호조무사의 업무량을 고려한다. 또한 간호사는 해당 간호조무사가 중요한 연구 결과들을 보고하고 사전 평가 때 더 높은 수준의 지식을 갖고 우선순위를 잘 정하는 기술을 갖고 있기를 기대하는 것으로 나타났다. 이 간호사는 성공적인 직무 위임은 자신, 즉 간호사(RN)와 직무 대리인 다시 말해 간호조무사의 관계, 소통, 시스템 지원 및 간호 리더십에 달려 있다고 느꼈다. 참가자들은 의례적인 치료를 깜박 잊고 누락한 경우들이 빈번했다고 보고했다.

응용

직무 위임은 비판적 사고와 임상적 근거 추론과 판단 기술의 사용을 포함하는 복잡한 과정이다. 직무 위임 과정에 대한 이해와 직무 위임 기술들을 가르치는 방법을 사용하는 것을 더 많이 강조할 필요가 있다. 비효과적인 직무 위임은 환자의 치료 결과들, 스태프들의 사기 및 치료비에 영향을 미친다. 관리자들은 일상적으로 직무를 위임하지만, 그들 역시 자신들의 스태프들이 직무 위임 기술들을 향상시킬 수 있도록 도울 필요가 있다.

질의

1. 비판적 사고와 직무 위임의 관계에 대해 논의할 것. 임상적 추론과 판단은 직무 위임에 어떻게 적용되는가?
2. 여러분은 다음 결과 즉 "해당 간호조무사가 중요한 연구 결과들을 보고하고 사전 평가 때 더 높은 수준의 지식을 갖고 우선순위를 잘 정하는 기술을 갖고 있기를 기대하는 것"에 대해 어떻게 생각하는가? 이것은 어떤 영향을 미치는가?
3. 여러분이 책임 간호사로서 여러분의 병동에서 치료 누락이 심각한 수준이라는 것을 깨달았다면 이 문제를 고치기 위해 어떻게 할 것인가?

[그림 11-1] 간호 보조 요원에게 직무 위임 시 의사 결정 나무(미국 주립간호면허국 전국협의회의)

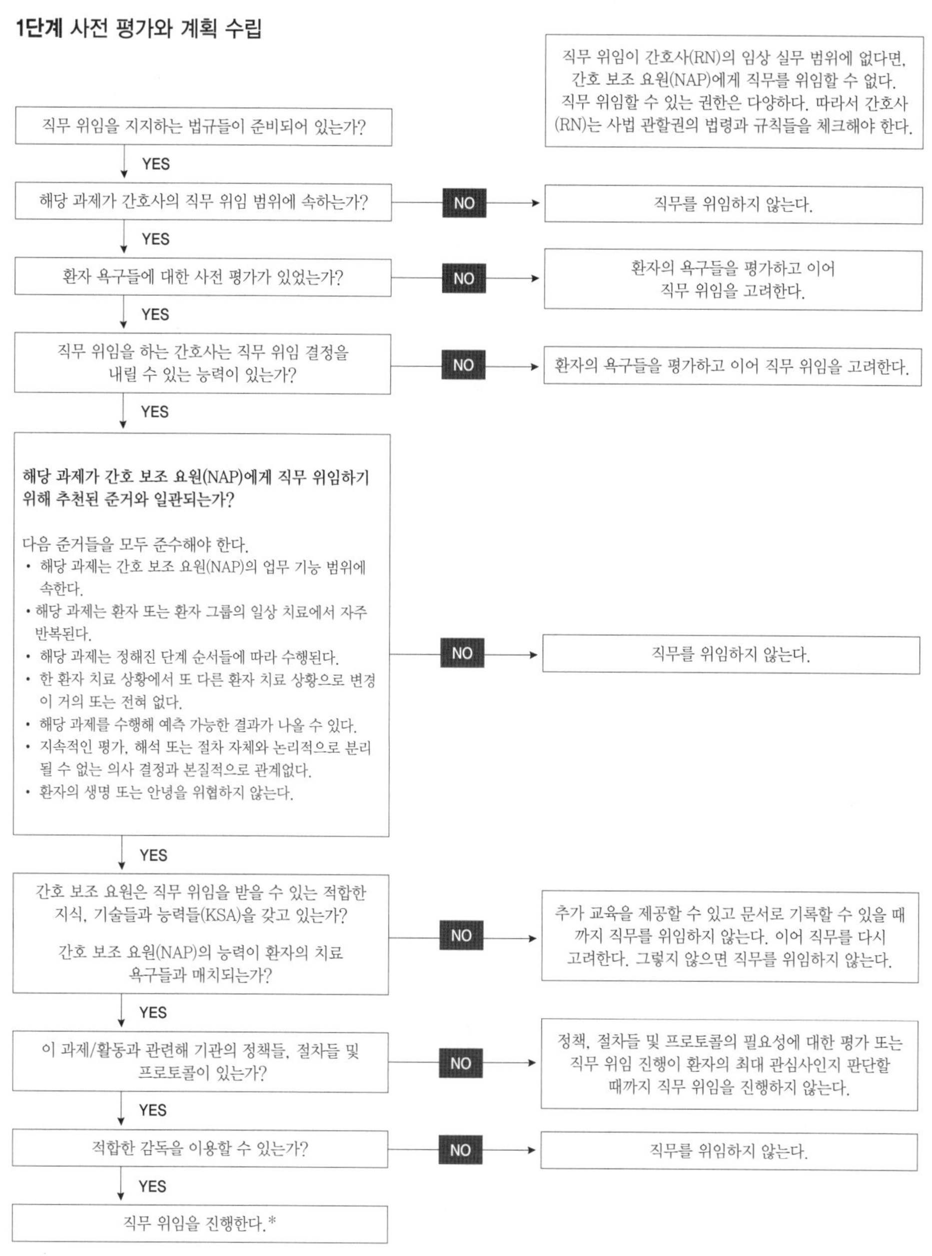

2단계 소통

소통은 쌍방향 과정이어야 한다.

간호사	간호 보조 요원	문서 기록

• 위임될 과제/활동에 대한 간호 보조 요원의 이해 수준을 평가
  ○ 해당 과제를 어떻게 달성할 것인가?
  ○ 다음 내용들을 포함해 언제 어떤 정보를 보고해야 하는가?
    ✓ 보고하고 기록해야 할 예상된 관찰 결과들
    ✓ 신속한 보고가 필요한 환자의 구체적인 고민들
• 간호 보조 요원과 환자의 상황을 개인적인 것으로 한정할 것.
• 환자의 독특한 요구 조건들과 성격에 대처하고 명확히 기대하는 목표들을 가질 것.
• 기대한 결과들에 대한 간호 보조 요원의 이해 수준을 평가할 것. 필요한 경우 명료한 설명을 제공할 것.
• 간호 보조 요원을 인도하고 지지할 수 있는 간호사(RN)의 의지와 이용 가능성에 대해 간호사(RN)와 소통할 것.
• 직무 대리인이 직무를 위임받고 책임을 수용한다는 것을 재확인하는 것으로 적절한 관리 책임을 보장할 것.
	• 직무 위임과 관련해 궁금한 점들을 물어보고 필요한 경우 기대한 결과들에 대한 분명한 설명을 요구할 것.
	• 간호 보조 요원이 직무 위임 전에 그런 과제/기능/활동을 한 적이 없는지 여부 또는 아주 간헐적으로 한 적이 있는지 여부에 대한 정보를 간호사(RN)에게 알릴 것.
	• 추가 훈련이나 감독을 요청할 것.
	• 기대한 목표들에 대해 제대로 이해한 것인지 확인할 것.
	• 간호사와 간호 보조 요원의 소통 방법을 정할 것.
	• 긴급 상황 시 소통 방법과 대처 계획을 정할 것.
		시기적절하게, 제공된 치료에 대해 정확하게 내용을 서식에 맞춰 완전히 기록할 것.
		• 의료 서비스 팀의 다른 팀원들과 적극적으로 소통할 것.
		• 제공된 간호 치료 내용을 기록할 것.

3단계 감시와 감독

감독과 모니터링의 목적은 환자군이라는 맥락에서 환자 치료에 대한 간호사의 책임과 관련 있다. 간호사는 하나의 과제나 기능이 제대로 수행되는지 모니터링하는 것으로 직무 위임을 감독하고 해당 과제/기능의 수행이 임상 실무 기준들, 정책들과 절차들을 따르는 것을 보장한다. 모니터링 횟수, 수준 및 근본 성격은 환자와 간호 보조 요원의 욕구들에 따라 다양하다.

간호사는 모니터링하고 감독할 때 다음의 것을 고려한다.	간호사는 다음의 것들을 결정한다.	간호사는 다음의 것들에 대해 책임을 진다.
• 환자의 건강 상태와 현재 상태의 안정성 • 반응들과 위험들에 대한 예측 가능성 • 치료가 제공되는 장소 • 자원과 지원 인프라 이용 가능성 • 수행되는 과제의 복잡성	• 현장 감독 횟수와 다음 조건들에 기초한 간호 보조 요원 사전 평가 ○ 환자의 치료 욕구들 ○ 직무 위임되는 기능/과제/활동의 복잡성 ○ 간호사의 소재지와 근접성	• 문제들과 고민들에 대한 시기적절한 개입 조치와 후속 조치. 개입 조치를 필요로 하는 욕구들로는 다음 것들이 포함된다. • 미묘한 징후들과 증세들에 대한 경계(빠른 포착으로 간호사와 간호 보조 요원은 환자의 상태가 현저하게 악화되기 전에 조치를 취할 수 있음) • 간호 보조 요원이 위임받은 활동들을 완수하는 것을 힘들게 하는 난관들 인식 • 문제들에 대한 충분한 후속 조치를 제공하고 상황을 바꾸는 것이 직무 위임의 필수적인 측면이다.

평가는 직무 위임 때 종종 잊고 지나가는 단계다.

직무 위임의 효과를 고려할 때, 간호사는 다음 질문들을 다룬다.

- 직무 위임은 성공적이었는가?
  - 직무 위임한 과제/기능/활동이 제대로 수행되었는가?
  - 환자가 원하고 또는 기대한 결과가 달성되었는가?
  - 그 결과는 최적이었는가? 만족스러웠는가? 아니면 불만족스러웠는가?
  - 소통은 시기적절하고 효과적이었는가?
  - 어떤 것이 잘되었으며 어떤 것은 도전 과제였는가?
  - 어떤 문제나 고민거리들이 있었는가? 그렇다면 그 문제들은 어떻게 다루었는가?
- 환자의 욕구를 충족시킬 더 나은 방법이 있는가?
- 치료의 전반적인 계획을 조정할 필요가 있는가? 아니면 이 접근법은 계속되어야 하는가?
- 간호 보조 요원 또는 간호사를 위한 어떤 '학습 순간들'이 있었는가?
- 위임된 과제 수행과 관련해 간호 보조 요원에게 적절한 피드백이 제공되었는가?
- 간호 보조 요원은 위임받은 과제/활동/기능을 달성한 공을 인정받았는가?

출처: 미국 간호사협회&미국 주립간호면허국 전국협의회(National Council of State Boards of Nursing, 2006). 직무 위임에 대한 공동 선언문(Joint statement on delegation). www.ncsbn.org/Joint_statement.pdf에서 발췌.

효과적인 직무 위임을 막는 장벽들

직무 위임 과정 시작 전, 진행 중 그리고 진행 후에도 효과적인 직무 위임을 막는 장벽들에 주의를 기울여야 한다. 직무 위임은 어떤 것을 다른 스태프에게 넘기는 것을 의미한다. 일부 스태프들은 심지어 그들이 다른 이들에게 직무를 위임하면 그들은 능력이 없다는 의미라고 생각한다. 이러한 생각은 이 스태프가 직무 위임을 제대로 이해하지 못했다는 것을 여실히 보여준다. 어떤 스태프들은 심지어 직무 위임에 대한 자신의 감정들을 인식조차 못 한다. 다음에는 효과적인 위임을 위한 전형적인 장벽들 중 일부를 제시하였다.

- '차라리 내가 하는 게 더 낫겠어'라는 태도는 시간과 기술들을 잘 활용하고 있는지 여부에 대한 의문들로 이어진다.

- 일부 스태프들이나 관리자들은 직무 위임은 이미 업무가 과도한 스태프에게 더 부담을

주는 것이라고 생각할 수 있다. 그런 경우, 직무 위임자는 직무 위임 과정을 제대로 이해하지 못한 것이다. 직무 위임 과정은 직무 대리인이 그 직무를 할 수 있는 능력에 대한 사전 평가를 필요로 한다. 이것은 직무 대리인이 수행할 능력들을 갖고 있는지 아는 것뿐만 아니라 수행할 시간이 있는지 아는 것과도 관련 있다.

- 스태프들은 직무 위임에 대한 지식과 경험이 없는 경우가 가끔 있다. 맡은 직무를 처리하는 데 필요한 업무 기술을 자신이 모른다는 것을 깨닫고 인정하기 힘들어하는 경우도 종종 있다. 직무 위임에 대해 더 많은 지식과 실무 경험을 필요로 하는 스태프들을 가르치고 인도할 수 있는 자원들이 거의 전무한 경우도 종종 있다.

- 경험이 없는 직무 위임자들은 무엇을 어떻게 해야 할지 몰라 직무를 위임하는 것을 주저하는 경우가 종종 있을 것이다. 더 많은 문제들이 생기는 것을 피하기 위해 그들은 직무를 위임하지 않으려 할 것이다. 그들은 모든 것을 스스로 하려고 하는데, 이것은 결국 심각한 문제들로 이어질 것이다.

- 스태프들은 직무 위임이 하나의 가능성이라는 생각조차 하지 않거나 그런 생각을 부인할 것이다(예: 잠재적 직무 위임자는 어떤 특정한 과제를 직무 위임할 수 있을 때도 할 수 없다고 생각할 수 있음).

- 스태프들은 통제력 상실을 두려워한다. 통제력 상실은 다른 이가 직무를 제대로 할 것이라고 믿지 못하는 불신, 확신 없음 및 의심과 관련 있다. 이러한 두려움이 직무를 위임하는 것을 방해한다.

- 조직의 정책들과 절차들은 직무 위임에 도움이 될 수 있을지 모르지만, 업데이트하지 않거나 제대로 적용하지 않으면 장벽들로 작용할 수 있다.

- 책임들과 관리 책임에 대한 내용이 명확하게 기술되지 않은 직책 설명서도 문제가 된다. 이 문제는 직무 위임자와 직무 대리인, 양측의 직책 설명서들에 해당되는 것이다.

- 직무 위임을 위한 교육과 훈련을 고민하는 것 역시 중요하다. 직무 대리인은 자신이 어떤 과제를 수행하도록 예상하지만 아직 준비가 되지 않았다면, 해당 직원은 적절한 훈련과 교육을 받아야 한다.

- 때로는 직무 위임에 대해 충분히 고려할 시간이 없는 것처럼 보이는 경우가 있다. 때로는 그런 상황은 너무 복잡하고 일을 빨리 해야 하는데 이런 경우 직무를 맡기는 것보다 직무 위임자가 하는 것이 더 쉽고 더 빠른 것처럼 보인다.

- 일부 직무 위임자는 스태프들이 그들을 좋아하기를 바라기 때문에, 업무량을 가볍게 해 주기 위해 직무를 위임하지 않는다.

- 다른 이들은 여러분이 할 수 있는 일을 못하므로 여러분이 그것을 전부 다 해야 한다고 느끼는 감정이나 슈퍼 간호사(supernurse) 증후군은 하나의 장벽이 될 수 있다.

- 체계적인 사고 결여는 언제나 효과적인 업무 수행의 장벽이 된다. 직무 위임자는 어떤 일을, 누구에게, 언제 맡길지 등에 대해 철저히 생각할 필요가 있다. 이것들은 모두 체계적인 사고를 요구한다.

- 스태프의 이직은 스태프에 대한 신뢰와 확신을 키울 시간을 허용하지 않는다. 오랜 시간 같은 스태프와 함께 일할 때 직무 위임자는 그 스태프에 대해 알게 되고 더욱 맘 편하게 직무 위임을 한다.

- 대부분 조직에서 직무를 효과적으로 위임할 수 있는 방법을 배울 수 있는 역할 모델이 없는 것을 발견할 수 있다. 학생 간호사들과 신규 졸업생들은 그들의 역할 모델로서 경험이 풍부한 간호사(RN)들을 따라 할 필요가 있다.

- 직무 대리인을 감독하는 간호사(RN)는 직무 대리인이 치료를 제공하는 환자와 거의 접촉하지 않을지 모른다. 이것은 간호사(RN)가 직무 대리인을 신뢰해야 한다는 의미가 된

다. 그렇지만 간호사(RN)는 어느 정도 환자와 접촉을 하는 것이 더 낫다.

- 부실한 소통은 직무 위임 과정의 모든 단계에서 방해가 된다. 이 과정 내내 정보를 많이 공유하게 되는데, 이를 위해서는 효과적인 소통이 필요하다.

- 스태프들이 위험을 받아들이기 힘들어하면 직무를 위임하기 어렵다. 직무 위임은 어느 정도 위험을 감수하는 것과 관련 있다. 직무 위임의 경우 위임 과정을 잘 따르면 위험 수준은 떨어지긴 하겠지만, 그렇다고 위험은 결코 없어지지 않는다. 위험 감수는 가치 있으며 처벌받지 않는 근무 환경을 조성하기 위해 훨씬 많은 노력이 필요하다.

- 일부 스태프들은 다른 사람들이 돕는 것을 거절하는 슈퍼 순교자 증후군(supermartyr syndrome)을 경험한다. 이 증후군은 직무 대리인이 필요할 때 도움을 요청하지 않는 경우에 특히 중요하다.

- 자신감 결여는 직무 위임자의 직무 위임 능력을 방해하며, 직무 대리인이 자신감이 없을 때 위임받은 업무를 효과적으로 완수하는 것을 방해할 수 있다.

- 비판에 대한 두려움은 직무 위임자와 직무 대리인, 양측에 모두 하나의 장벽이 될 수 있다. 스태프들이 평가와 피드백을 제대로 이해할 수 있도록 더 많은 노력이 필요하다.

- 스태프와의 좋지 못한 관계는 효과적인 직무 위임을 막는다. 스태프들은 적절하게 반응하도록 동기를 부여받지 못하거나 또는 직무 위임자를 신뢰하지 않을 수 있다. 스태프에 대한 존경심 결여는 하나의 주된 장벽이 될 것이다. 모든 사람들은 존중받고 한 일에 대한 감사 인사를 받고 싶어하기 때문이다.

(Kopishke, 2002, Grohar-Murray & DiCroce, 2003, Hasten & Jackson, 2009)

효과적인 직무를 방해하는 또 다른 장벽들은 직무 위임자의 개입과 관련 있다. 위임된 직무의 세부적인 것들에 지나치게 간섭하는(미세 경영(micromanaging)으로 지칭) 위임자들은 효과적인 직무 위임자들이 아니다. 이러한 지나친 간섭은 직무 위임자의 통제력과 신뢰를 회수하려는 직무 위임자의 능력에 대해 때 이른 지적이 나오게 만든다. 그렇다고 이 말은 직무 위임자가 업무 수행의 진전을 모니터링하기 위해 일정한 간격으로 피드백을 제공할 필요가 없다는 의미는 아니다. 정기적으로 모니터링하고 피드백을 제공하는 것은 직무 과정에서 중요한 단계이기 때문이다. 효과적인 직무 위임을 방해하는 또 다른 장벽은 직무 위임자들이 더 흥미로운 활동들은 여전히 자신이 맡고, 대신 불쾌하거나 따분한 활동들만 위임하거나, 또는 특정 스태프들에게 더 좋은 과제들을 위임할 경우이다. 직무 위임을 통해 이루어지는 것으로 스태프에게 권한을 부여하기 위해서 스태프들은 단순히 지루하거나 덜 중요한 일들이 아닌 더 흥미로운 활동들에 대해 어느 정도 책임을 부여받을 필요가 있다. 또한 한 스태프가 그 과제들을 수행하도록 선발된 이유에 대해 다른 스태프들을 이해시키는 것이 중요하다.

장벽들은 어떻게 극복할 수 있는가? 장벽들을 제거할 수 있는 가장 중요한 전략은 간호사(RN)가 직무 위임을 왜 해야 하는지, 직무 위임 과정은 무엇인지 완벽하게 이해하는 것이다. 이어 간호사(RN)는 직무 위임이 자신의 직무의 일부이며 자신이 모든 것을 할 수는 없다는 것을 이해할 필요가 있다. 간호사(RN)는 직무 위임 결정을 내리기 위해 실무 경험과 판단 능력을 이용해야 한다.

감독과 업무 배정

감독과 업무 배정을 고려하지 않고 직무 위임을 논의하기는 힘들다. 이 용어들은 모두 헷갈릴 수 있는 것인데, 특히 신규 졸업생들에게는 더욱 그럴 수 있다. 미국 간호사협회(2005)에서는 감독(supervision)을 "한 개인이 하나의 과제를 수행하는 데 지시하고, 인도하고 수행 결과에 영향을 미치는 적극적 과정으로 정의하고 있다. 감독은 일반적으론 현장 감독(과제가 수행될 때 간호사(RN)가 실제 그 자리에 있거나 즉시 간호사(RN)와 연락할 수 있음)과 **외곽 감독**(간호사(RN)가 다양한 서면 소통과 언어적 소통 수단들을 이용해 지시를 내릴 수 있는 능력을 가짐)으로 나뉜다. 환자 치료를 감독하는 데 개입하는 개인들은 고용주를 대신해서 관리 감독이 되는 것으로 구성되어서는 안 된다."(p4) 감독의 한 예는 간호사가 자신이 관리하는 팀의 모든 환자들을 방문해 간호조무사가 배정받은 과제를 완수했는지 확인하는 것이다. 업무 배정(assignment)은 "각 스태프가 한 특정 근무 시기 동안 책임져야 하는 업무 분포"로 정의된다(미국 간호사협회, 2005, p4). 이것은 임상 실무에서 어떤 의미인가? 스태프는 어떤 활동을 하도록 포함되는데, 이 활동의 수행에 대한 책임과 관리 책임이 포함된다.

업무 배정은 스태프의 실무 기술, 지식, 판단, 실무 가능한 법적 범위에 기초한다(Zimmerman, 2002, p2). 한 간호사가 책임 간호사로부터 한 무리의 환자들을 돌보라는 지시를 받았을 때, 이것이 업무 배정이다. 이 예에서 책임 간호사는 업무를 배정하고 그 환자들의 치료를 책임질 사람을 선택하는 것만 책임을 진다. 선택된 스태프 간호사는 실제 치료를 제공할 책임과 제공된 것을 보장할 책임이 있다. 결과적으로 스태프 간호사는 간호조무사 같은 다른 이들에게 직무를 위임할 수 있지만, 그 업무를 배정할 수는 없다. "비교하자면 직무 위임은 치료 활동들과 관련된 권한과 책임을 부분적으로 양도하지만, 완수와 치료 결과에 대한 관리 책임은 여전히 직무 위임자에게 있다."(Zimmerman, 2002, p2) 책임 간호사는 간호사(RN)가 배정된 업무를 완수하기를 기대한다. 간호사(RN)가 다른 스태프에게 직무를 위임한다 할지라도 간호사(RN)는 여전히 업무의 효과적인 완수를 보장해야 한다. 직무 위임자로서 간호사(RN)는 위임된 과제나 활동의 결과를 분석하고 평가해야 한다.

현재 중요한 핵심 질문은 어떤 활동들을 간호조무사에게 위임할 수 있는가 하는 것이다(미국 간호사협회&미국 주립간호면허국 전국협의회, 2006, 미국 간호사협회, 2007). 간호 임상 실무는 다음과 같은 방식으로 간호조무사의 직접 치료 활동들과 간접 치료 활동을 구분, 자세히 기술하고 있다.

- 직접 환자 치료 활동: 이 활동은 의료 기관, 가정 또는 기타 의료 서비스 환경에서 환자가 인간으로서 기본적인 욕구들을 충족시킬 수 있도록 돕는다. 여기에는 환자가 식사하고 음료를 마시고 거동하고 몸을 단장하고, 용변을 보고 옷을 입고, 사교 생활을 하는 데 도움을 주는 활동들이 포함된다. 또한 이전 활동들과 관련된 데이터를 수집, 보고, 문서로 기록하는 것도 포함될 수 있다. 데이터는 간호사(RN)에게 보고되며, 간호사는 이 정보를 환자 치료에 대한 임상적 판단을 하는 데 이용한다.

- 간접 환자 치료 활동: 이러한 활동은 환자와 환자의 환경을 지원하는 것으로 환자의 직접 치료를 부수적으로 돕는다. 이런 활동은 청결하고 효율적이고 안전한 환자 치료 환

경을 제공하는 것을 도우며 대체로 심부름, 환자 부축, 가사일, 운송, 사무 업무 및 유지 관리 등을 아우른다.

간호조무사에게 위임할 수 없는 특정 유형의 활동들이 있다는 점에 유의하는 것이 중요하다. 이러한 활동들 중에는 건강 상담 및 교육과 독립적이고 전문적인 간호 지식, 기술 또는 판단을 요구하는 활동들이 포함된다(p2~3).

어떤 활동들을 위임할 수 있고 또 어떤 활동들을 위임할 수 없는지는 분명하게 구분된 것처럼 보이지만, 실제로는 논의와 토론으로 이어지는 화제다. 많은 집단들이 특정한 의료 서비스 제공자들이 할 수 있는 일들과 없는 일들의 범위를 바꾸기 위한 노력해왔다. 이것은 간호사들이 정치적으로 나서야 하는 중요한 때라는 것을 잘 보여주는 예다. 또한 간호사(RN)들이 할 일과 할 수 없는 일의 범위를 정하는 데 목소리를 확실히 낼 수 있도록 많은 노력이 있어왔다. 글레이저(Glazer, 2000)는 "간호사라는 전문직은 오직 간호사(RN)가 할 과제나 활동들과 공유되고 직무 위임될 수 있는 간호 과제들과 활동들을 구분하는 것에 대해 의견 일치에 도달하도록 노력할 필요가 있다"고 주장했다(p1). 글레이저는 계속해서 고려할 필요가 있는 일부 핵심 문제들을 밝혔다. "간호사의 기능이란 무엇인가? 간호조무사가 하지 못하도록 금지된 구체적인 기능들의 준거 또는 논리적 근거는 무엇인가?"(Glazer, 2000, p2) 이 문제는 많은 논쟁을 초래했는데, 일부 간호사들은 어떤 활동들을 포기하는 것에 반기를 들거나 조무사 같은 이들이 그 특정 직무들을 안전하게 수행하며 질적 치료를 제공할 수 있는 능력이 있는지 우려를 표했기 때문이다. 여전히 의사들만이 수행하는 활동들도 있지만 과거에 의사들이 하던 활동들 중 일부는 현재 간호사(RN)들이 수행한다. 게다가 과거에 간호사(RN)들이 했던 활동들은 지금은 임상 실무 간호사/직업 간호사(LPN/LVN)나 간호조무사(UAP)가 한다. 그러나 주립 간호 면허국에서 정의한 업무들 이외에 이 사안과 관련해 아직까지는 어떤 의견 일치도 없다.

결론적으로, 일관되고 효과적인 직무 위임을 보장하기 위해서는 아래 제시한 핵심 가이드라인이 중요하다(Zimmerman, 2002).

- 긍정적인 태도로 시작할 것. 여기에는 스태프들의 질문과 요구에 신속하게 반응하고 그들이 하는 일에 대해 감사를 표하는 것이 포함된다. 훌륭한 업무 관계는 성공적인 직무

위임을 보장하는 데 장기적으로 영향을 미친다. 그러나 긍정적인 업무 관계를 수립하는 것은 직무 위임 때 이루어질 수는 없다.

- 이용 가능성을 분명히 밝힐 것. 어떤 상황들에서 간호조무사는 여러 간호사(RN)들의 직무 위임으로, 동시에 여러 업무를 배정받는다. 이런 상황은 확실히 혼란을 일으킬 수 있다. 따라서 간호조무사가 다른 활동들에 기초해 업무를 수행하는 시간이 얼마나 걸리는지 판단하는 것이 중요하다. 간호조무사는 자신을 차지하기 위해 간호사(RN)들이 경쟁하는 직책에 있어서는 안 된다.

- 직무를 위임하는 동안 지시를 어떻게 내릴지 신중하게 고려할 것. 이것은 신랄한 말투, 수박 겉핥기식으로 대충 지시를 내리는 것, 깎아내리거나 가르치는 듯한 말투, 다른 비효과적인 소통 접근법들을 피하고 상대 스태프를 존중하는 방식으로 지시를 내려야 한다는 점에서 존중과 관련 있다.

- 지시는 명확할 필요가 있다. 불분명한 지시는 스태프와 환자들에게 더 많은 문제들이 생기는 원인이 될 수 있다. 직무 위임자는 지시들을 명확히 내리고 직무 대리인이 그것들을 제대로 이해했다는 것을 보장할 책임이 있다. 앞서 논의한 것처럼 지시에는 위임할 직무, 직무 대리인, 직무 수행 방법과 직무 완수 시기가 포함될 필요가 있다. 위임할 활동이 복잡하면 지시 역시 보고할 내용들과 근거를 포함해야 한다. 이러한 활동의 한 예로서 간호조무사에게 간호사(RN)에게 즉시 보고해야 하는 혈압 범위를 알려주는 것을 들 수 있다.

- 원하지 않는 활동들은 공정하게 위임할 것. 간호사는 불쾌하거나 심지어 따분한 활동들이나 과제들에 면역되지는 않는다. 언제나 같은 사람이 이런 활동들을 하도록 선택되지 않도록 공정하게 위임해야 한다.

- 업무의 우선순위를 알려줄 것. 지시에는 직무 위임자가 정한 우선순위들, 즉 어떤 활동들이 더 중요하다거나 제일 먼저 해야 하는지 그 순서에 대한 정보가 포함되어 있다. 이 점은 직무 대리인에게 분명하게 알려야 한다. 간호사(RN)는 처리할 필요가 있는 모든 활

동들 및 취해야 할 접근법들의 우선순위들을 고려하기 위해 업무를 위임받은 간호조무사와 함께 일할 수 있다.

- 피드백을 주고받을 것. 간호사(RN)는 직무를 위임하는 동안 간호조무사에게 피드백을 준다. 이것은 지속적으로 이루어져야 하며 어떤 일이 잘못될 때만 제공해서는 안 된다. 피드백은 교육과 학습 시간으로 볼 필요가 있다. 간호사(RN)는 또한 위임한 활동이 효과적으로 완수되는 것을 확인하기 위해 자신이 하는 감독과 직무 위임과 관련해 위임받은 간호조무사로부터 피드백을 제공해달라고 요청해야 한다. 간호사(RN)는 정확한 지시를 내리는가? 간호조무사는 위임받은 활동들에 대해 어떻게 느끼는가? 간호조무사는 존중받는가? 이러한 점들은 고려할 질문들 중 일부이다.

새로 부임한 팀 리더는 새로운 역할에 대해 배우고 일을 시키느라 고군분투 중이다. 바쁘다 보니 수박 겉 핧기식으로 대충대충 배우는 형편이다. 외과 병동에서 오늘은 특히 힘든 날이다. 어젯밤 4명이 입원했는데, 한 명은 심한 교통사고 환자였으며, 두 번째 환자는 총상 환자였다. 5명의 환자들이 오전에 수술이 잡혀 있다. 한 간호과 학생이 팀 리더가 이끄는 팀의 환자들 중 한 명의 환자에게 배당되었다. 이 학생은 첫 임상 실습을 나왔기 때문에 오직 기초 치료만 제공할 수 있었다. 이 팀에는 팀 리더, 6개월 전 간호대학을 졸업한 또 다른 간호사(RN) 1명, 임상 실무 간호사(LPN) 1명과 지난 10년간 이 병동에서 근무해왔으며 필요에 따라 또 다른 팀과 공유해야 하는 간호조무사(UAP) 1명으로 구성되어 있었다. 야간 근무 교대 때 두 환자의 체온이 올랐으며 또 다른 두 환자는 회복실로 옮겨 갔다고 보고를 받았다. 오늘 이 팀에 12명 환자들이 배정되었다. 이 중 7명의 환자들은 정맥 주사(IV)를 꽂고 있으며 이 중 두 명은 뺄 예정이다. 또 다른 두 환자는 퇴원할 예정이고 수술 대비로 3명의 환자가 교대 근무 시간이 바뀔 때 입원할 예정이다. 이와 같이 보고가 되었으며 팀 리더는 오늘 업무 계획을 짜기 위해 팀원들과 회의를 하는 중이다.

질의

1. 팀 리더가 잠재적 강점들이나 한계점들로 간주할 필요가 있는 핵심 팀원의 성격들을 확인할 것.
2. 임상 실무 간호사(LPN)와 간호조무사(UAP)에게 직무를 위임하는 것과 관련해 팀 리더는 어떤 점을 기억해야 하는가?
3. 간호과 학생에게 업무를 배정하고 그 학생과 함께 일하는 것과 관련해 팀 리더는 어떤 점을 고려해야 하는가? 업무 우선순위는 어떻게 되는가?
4. 팀에 배정된 환자들, 가능한 과제들, 책임들을 고려해서 팀 리더는 팀에 어떻게 직무를 위임할 것인지 기술하라.
5. 팀 리더는 팀원들의 업무를 어떻게 감독해야 하는가?

리더십과 관리 기술 적용하기

나의 병동

여러분은 방금 병동의 질 개선 데이터와 가장 최근의 스태프 업무 평가 정보를 읽었다. 여러분도 확인한 것으로 직무 위임이 기대한 만큼 효과가 없는 경향이 있어 우려가 된다. 이번 단원에 나온 정보를 이용해, 특히 미국 주립간호면허국 전국협의회(NCSBN)의 정보와 이 협의회의 웹사이트에 나온 정보를 이용해 직무 위임을 위한 스태프 교육 모듈을 개발하라. 내용, 가장 좋은 지도 방법들, 스태프들이 내용에 접근하는 방식, 평가 방법들을 개발하라. 교육 경험에 대한 평가는 학습 경험뿐만 아니라 학습이 치료 결과에 미친 영향에도 초점을 맞추어야 한다는 점을 기억하라. 여러분은 이 과정에서 시간이 지나면서 여러분의 병동이 어떻게 변했는지 기술할 때 내용을 여러분의 병동에 맞춰 개별화하기 위해 무엇을 할 필요가 있는지 고려하라. [그림 11-1]에 제시된 정보를 활용하라. 여러분의 병동을 관리하는 책임 간호사로서 여러분이 하는 업무를 기록하기 위해 이 책에 있는 가상 병동 사이트를 이용하라.

비판적 사고 개발을 위한 질문&활동

1. 간호 전문직에서 확인한 직무 위임의 결정적 측면들로는 어떤 것들이 있을까? 직무 위임과 관련된 결정적 문제들에 대해 더 자세히 알려면 미국 주립간호면허국 전국협의회(NCSBN)의 사이트(www.ncsbn.org)를 방문해서, 다음 내용 부분들을 조사할 것. 직무 위임 의사 결정 나무(delegation decision-making tree), 직무 위임의 5대 적합성(five rights) 및 직무 위임 용어집을 조사하라. 이것들은 여러분이 다른 이들에게 직무를 위임할 때 알아야 할 중요한 정보다. 여러분이 한 간호조무사에게 하나의 과제나 활동을 위임할 때 직무 위임 의사 결정 나무를 어떻게 적용할지 예를 들어 설명하라. 의사 결정 나무와 의사 결정 그리드(decision-making grid)는 어떻게 다른가? 여러분은 위임할 하나의 과제나 활동을 찾고 그것을 한 간호조무사에게 어떻게 위임할 것인지 기술해야 한다. 위에 제시한 웹사이트에서 발견한 의사 결정 나무에 나온 질문들에 대해 모두 대답하라. 여러분의 임상 실무에 이 의사 결정 나무를 적용시킬 수 있도록 이것을 어떻게 기억할 것인가? 의사 결정 그리드는 7대 요소들에 대한 채점 메커니즘을 제공하고 있다([그림 11-1] 참조).

2. 관리 책임, 권한 및 책임은 직무 위임과 어떤 관련이 있는가?

3. 본 단원의 내용에서 기술했던 것처럼, 간호조무사를 위해 위임된 업무 수행 기준들은 주된 고민이었다. 현지의 한 의료 서비스 조직으로부터 간호조무사 직책 설명서 한 부를 입수하라. 소규모 팀들로 나눠, 수집한 직책 설명서들을 검토하라. 여러분이 검토한 내용을 요약하라. 여러분은 직책 설명서의 질을 판단하는 데 어떤 자원들을 사용할 수 있는가? 여러분은 검토 시 간호조무사의 자격 조건들, 간호조무사가 할 수 있는 일들(과제와 활동들), 간호조무사의 업무 감독자, 직책 설명서에 기술된 간호조무사의 업무 제한점들 및 스태프 교육에 대한 정보를 고려해야 한다. 간호조무사에 대한 정보를 찾을 때 여러분이 발견한 정보들 간에 어떤 대립되는 점들은 없는가? 여러분은 해당 조직의 치료 기준들, 주립 간호 면허국의 임상실무법과 다른 관련 정보, 간호학 문헌, 관찰과 인터뷰(책임 간호사, 팀 리더)를 조사를 위한 자원으로 이용할 수 있다. 병세가 더 심한 환자들, 더 짧아진 병원 재원 기간, 간호조무사 이용 증가 및 비용 효과적 치료 요구 강조라는 상황 요건들을 감안하면, 간호사(RN)는 다른 이들에게 환자 치료에서 일부 직무들을 위임하는 것이 필연적인 것이 되었다.

4. 여러분이 임상 실습을 하고 있는 현장을 생각해보라. 여러분이 관찰하거나 경험한 효과적인 직무를 방해하는 장벽들을 찾아보라. 각 장벽에 대해 그것이 발생하는 것을 막거나 극복하는 데 이용할 수 있는 전략을 하나 기술하라.

5. 임상 실습 기간 중 1주 동안 다음 문제들 중 하나에 대해 생각해볼 것.

- 환자들이 요구하는 어떤 과제들이나 어떤 치료 활동들을 위임할 수 있는가?
- 직무 위임 의사 결정 나무와 직무 위임의 5대 적합성을 적용할 것.
- 한 팀 리더와 직무 위임에 대해 논의할 것.
- 간호조무사에게 과제들을 이임할 때 그들은 어떻게 반응하는가?
- 여러분이 한 간호사(RN)가 간호조무사에게 직무 위임하는 것을 관찰할 기회가 있다면 소통 태도와 반응을 평가할 것.

CHAPTER 12

근거 중심 실무와 관리

본 단원의 개요

학습 목표

핵심 용어

학습 방향

연구

연구: 장벽과 전략

임상 연구: 간호사 리더와 관리자의 역할

윤리, 사전 동의 및 기관심의위원회

근거 중심 실무

장점과 장벽들

근거 중심 실무: 간호사 리더와 관리자의 역할

근거 중심 실무의 임상 환경 적용 예들

근거 중심 관리

근거 중심 관리 과정

근거 중심 관리: 장벽과 전략

연구, 근거 중심 실무 및 질 개선

리더십과 관리 기술 적용하기

비판적 사고 개발을 위한 질문&활동

학습 목표

본 단원을 시작하기 전, 이 단원의 학습 결과들 중 익숙한 것이 있는지 살펴볼 것.

- 간호 연구 과정에 대해 기술할 것.
- 간호 부문 리더와 관리자에 대한 연구의 시사점들에 대해 논의할 것.
- 근거 중심 실무 과정에 대해 기술할 것.
- 간호 부문 리더와 관리자에게 있어 근거 중심 실무의 시사점들에 대해 논의할 것.
- 근거 중심 관리 이용의 시사점들에 대해 비판할 것.
- 근거 중심 관리 과정을 적용할 것.
- 간호 부문 관리에 있어 근거 중심 실무 관리가 왜 중요한지 설명할 것.
- 연구, 근거 중심 실무, 근거 중심 관리 및 질 개선을 비교하고 대조할 것.

핵심 용어

● 적용된 연구(Applied research)	● 메타 분석(Meta-analysis)
● 기초 연구(Basic research)	● 메타 통합(Meta-synthesis)
● 근거 중심 관리	● 연구(Research)
(Evidence-based management)	● PICO 질문(PICO question)
● 근거 중심 실무(Evidence-based practice)	● 체계적 검토(Systemic review)
● 통합적 검토(Integrative review)	
● 기관 심의위원회(Institutional Review Board)	

학습 방향

의학협회(IOM)는 의료진들에게 "최상의 치료를 위해 최고의 연구와 임상 전문 지식 및 환자의 가치들을 결합시키고 실제 가능한 범위까지 학습과 연구 활동에 참여하라"고 권하고 있다(2003, p 4). 본 단원에서는 연구와 근거 중심 실무(EBP)의 관계 및 간호 부문 관리(nursing management)에 있어 근거 중심 실무의 중요성에 대해 논의할 것이다. 근거 중심 실무는 대개 간호 부문 과정들과 임상 실습 과정들에서 다루어지는 주제다. 그러나 책임 간호사는 근거 중심 실무가 실제 현장에서 실행되는 것을 보장하는 데 핵심 역할을 하고 있다. 근거 중심 관리(EBM)는 더 새로운 용어지만 간호사 리더와 관리자들은 더 효과적인 관리 관련 의사 결정을 하기 위해서 근거 중심 관리 접근법을 사용하기 시작하고 있다.

연구

근거 중심 실무(EBP)와 근거 중심 관리(EBM)를 이해하기 위해서는 연구에 대한 특정한 기초 정보를 검토하는 것이 중요하다. 간호 부문은 현재 적극적인 연구 개혁안들을 임상 환경과 대학 환경에 제시하는 중이다. 간호사들은 자신의 연구를 이끌고 다른 연구자들과 다른 전문직 부문들과 교차 연구를 진행하고, 임상 시험들을 관리하고 임상 시험들에 참여하는 것을 고려하는 환자들에게 길잡이가 되어주고 있다. 국립 간호연구원(National Institute of Nursing Research, NINR)은 미국의 주요 간호 연구 기구다. 이 기구는 워싱턴 DC에 소재한 미국 국립 보건원(National Institutes of Health, NIH)에 소속된 단체다. 국립 간호연구원(NINR)에 따르면 간호 연구는 다음 목적들을 위해 지식을 쌓는다(2010).

- 임상 실무를 위한 과학적 증거 축적
- 질병과 장애 예방
- 질병으로 초래된 증세들 관리 및 제거
- 임종 및 완화 치료 증진

연구(research)는 "질문들에 대답하기 위해서 또는 문제들을 해결하기 위해서, 훈련받은 방법들을 이용하는 것이다. 궁극적인 목표는 지식의 기반을 개발하고 다듬고 넓히는 것이다."(Polit & Beck, 2006, p4) 두 가지 주요한 연구 접근법으로는 기초 연구법과 응용 연구법이 있다. 기초 연구의 목표는 눈앞에 있는 문제를 해결하기보다는 지식 기반을 확대하는 것이다.

따라서 기초 연구에서 나온 결과들은 응용 연구들을 개발하는 데 이용된다. 응용 연구의 목표는 하나의 실질적인 문제에 대한 해결책을 찾는 것이다. 간호사들은 대개 응용 연구에 더 많이 관여하는 편이다. 물론 일부는 기초 연구를 하고 있다.

치료 결과 연구(outcomes research)는 위에 언급한 두 가지 주요한 유형의 연구들만큼 흔하지는 않지만 또 다른 유형의 연구다. "간호 결과들은 환자 개인, 가족들 또는 지역 사회의 진술들, 행동들 또는 인식 정도 등을 측정한다."(Moorehead, Johnson & Mass, Schmidt & Brown, 2009, p385) 치료 결과들의 예로서 피부 궤양 부재 또는 수분 섭취 제한 준수 같은 것이 있다. 치료 결과 연구의 목표는 의료 서비스와 환자 치료 결과의 유효성을 판단하는 것이다. 치료 결과의 유효성은 치료가 효과적이었는지, 환자 상태가 호전되었는지 여부를 알아볼 수 있는 결정적인 조건이다. 간호사들은 환자의 치료 결과를 확인하고 치료 결과가 목표에 도달했다는 것을 더 잘 보장하기 위해 개입 치료를 하는 데 중요한 역할을 한다. 따라서 간호사들은 치료 결과 연구에 참여해야 하고 현재 참여하고 있다. 책임 간호사들과 리더들은 그들의 조직들에서 이 유형의 연구를 지휘하는 데 적극적인 역할을 할 필요가 있다. 우리는 구체적인 간호 조치들이 환자 치료 결과들과 어떻게 연결되어 있으며, 환자 분류 시스템과 분류 체계, 전산화된 데이터 시스템 같은 더 넓은 간호 전달 문제들과 어떤 관련이 있는지에 대해 훨씬 더 많이 알 필요가 있다(Polit & Beck, 2008).

미국 국립 간호연구원(NINR)은 평생에 걸쳐 건강과 질병에 초점을 맞추는 임상 연구, 응용 연구, 기초 연구 및 연구 훈련을 지원한다(미국 국립 간호연구원, 2010). 미국 국립 간호연구원의 연구 초점은 건강 증진과 질병 예방, 삶의 질, 건강 불평등 문제와 임종 문제까지 광범위하게 아우르고 있다. 미국 국립 간호연구원은 대학들과 다른 연구 기관들(외부 연구)에서 외부 연구자들이 진행하는 연구들을 후원하고 국립 보건원(NIH)에서 자체 연구를 실행한다(내부 연구).

- 외부 활동 관리처(Division of Extramural Activities)를 통해 관리되는 외부 연구(extramural research) 프로그램은 연구자가 자발적으로 시작한 응용 연구들과 출간된 응용 연구에 대한 요청(Request for Applications, RFA)이나 프로그램 발표(Program Announcement, PA)의 답변서로 제출된 연구들을 접수한다.

- 내부 연구 활동 관리처(Division of Intramural Activities)를 통해 관리되는 내부 연구(intramural research) 프로그램은 증세 관리 연구실(Symptoms Management Laboratory), 통증 연구과(Pain Research Unit)와 연구 훈련과(Research Training Section)로 구성되어 있다.

"미국 국립 간호연구원(NINR)의 소명은 개인 환자, 가족들, 지역 사회 및 각계각층 사람들의 건강을 증진하고 호전시키는 것이다. 미국 국립 간호연구원은 평생에 걸쳐 건강과 질병에 초점을 맞추는 임상 연구, 응용 연구, 기초 연구 및 연구 훈련을 지원한다(미국 국립 간호연구원, 2010). 이 기관의 연구 초점은 건강 증진부터 질병 예방, 삶의 질, 건강 불평등 문제와 임종 문제까지 광범위하게 걸쳐 있다. 이 기관(NINR)은 간호학에 생물학, 행동 과학을 접목시키고, 연구 문제들에 신규 산업 기술들을 이용하고, 연구 방법들을 개선시키고 미래의 과학자들을 육성하는 활동들을 통해 간호학의 저변을 넓히는 것이다."(미국 국립 간호연구원, 2010)

연구 설계(research design)는 한 연구 프로젝트 계획의 세부 내용을 기술한 것이다. 대체로 연구 설계에는 연구 문제 묘사, 문헌 검토, 연구 유형(연구 접근법과 설계), 샘플 묘사 및 샘플 선정 방법, 연구 환경, 데이터 수집 측정 방법과 도구, 데이터 수집 과정, 연구 시간표, 데이터 분석 계획 및 잠재적 한계들을 기술한 내용이 포함된다. 연구 제안서는 연구 프로젝트를 시작하기 전 취할 단계들을 개략적으로 기술하고 있다는 점에서 간호 치료 계획서나 프로젝트 계획서와 비슷하다. 대체로 연구 제안서는 연구를 실행하기 위한 승인과 자금을 요청하는 데 이용된다. 승인을 받고 자금을 조달한 후에 연구가 시작된다. 연구 과정의 마지막은 데이터 분석, 연구 결과들과 결론을 서술하는 부분이다. 이것은 다음 2가지 핵심 질문들을 다룬다는 점에서 연구의 중요한 부분이다. 데이터 분석은 무엇을 입증하며, 그 데이터는 어떤 점들을 암시하는가?

연구: 장벽과 전략

어떤 연구든 완수하기가 쉽지 않다. 아래에는 연구에서 흔히 마주치게 되는 장벽들 중 일부와 이러한 장벽들을 방지하거나 줄이는 데 이용할 수 있는 일부 전략들이 기술되어 있다(Finkelman & Kenner, 2010, p394, 396).

1. 자금 부족: 충분한 자금을 얻을 필요성. 대체로 보조금을 통해 조달함.

2. 충분한 시간 부족: 훌륭한 연구는 계획을 하고 이를 달성하기까지 많은 시간이 요구된다. 연구자가 한 가지 연구를 하는 데는 상당한 시간이 필요하다. 일부 연구자들은 정규 근무 시간 내내 연구만 하기도 한다.

3. 연구 역량 부족: 수년에 걸쳐서 연구를 위한 전문 지식을 키울 필요가 있다. 멘토(스승)를 찾는 것도 중요하며, 이미 성공을 거둔 연구자들과의 공동 연구가 신참 연구자들에게 도움이 될 수 있다.

4. 샘플에 포함시킬 참가자 부족: 어떤 연구가 참가자들을 필요로 할 때, 적격의 참가자들을, 더구나 필요한 수만큼 찾기는 쉽지 않다. 샘플에 들어갈 참가자들을 찾는 데는 시간과 창의성이 필요하다. 또한 윤리적 원칙들도 지킬 필요가 있다.

5. 적당한 연구 환경 물색의 어려움: 한 연구에 전념할 수 있는 적당한 장소를 찾는 것도 문제가 될 수 있다. 이를 위해서는 많은 사람들과 연락하고 소통할 필요가 있다.

6. 통계 전문 지식 부족: 한 연구에 대해 논의할 때 통계 전문 지식을 사용하는 것은 큰 도움이 될 수 있다. 연구자들은 팀을 이루어 연구하는 편이다.

조직에서 실시되는 어떤 연구도 해당 조직과 경영진의 지원이 필요하다. 조직과 경영진의 지원이 없을 경우, 이것이 연구의 성공을 막는 주된 장벽이 될 것이다.

임상 연구: 간호사 리더와 관리자의 역할

많은 의료 서비스 제공 조직들은 조사 연구(research studies)를 실시하는데, 간호학을 다루는 연구들도 일부 있다. 또한 다른 종류 연구들의 경우에도 연구 팀에 간호사들이 포함될 수 있다. 예를 들면 임상 시험 팀의 경우 간호사들이 피험자 관리를 담당한다. 최고 간호 이사(Chief Nursing Executive) 같은 간호사 리더들은 조직 내 간호 스태프들의 간호 연구 프로그램에 적극적으로 참여하고 리더들의 지원을 적극적으로 요청할 수 있다. 한 조직에서 실시되는 연구 프로그램을 이끌도록 연구 간호사들(nurse researchers)을 고용할 수도 있다. 또, 연구 규모와 성격에 따라 스태프들이 연구에 참여할 수도 있다. 간호 스태프가 우려하는 간호 문제를 다루는 연구를 시작할 수도 있다. 간호 스태프들 중 일부는 연구를 실시할 자격을 갖추고 있을 수 있지만 어떤 스태프들은 전문 의료진의 도움을 필요로 한다. 한 의료 서비스 제공 조직의 목표가 간호 연구라면, 스태프들은 연구를 효과적으로 실시할 수 있는 시간과 자원들이 필요하다.

연구를 실행할 때는 자금을 조달할 필요가 있다. 한 연구가 끝나고 나면, 연구에 참여했던 스태프들은 그 결과를 널리 유포해야 한다. 이것은 학술회의에서 발표, 또는 연구에 대한 논문 발표 등의 형태로 이루어진다. 이 단계에서도 간호 리더들은 연구 과정과 동일한 수준으로 지원할 필요가 있다. 연구 결과들을 공유하는 것은 연구자의 책임이며 이것은 근거 중심 실무(EBP)와 직접 관련이 있다. 연구 결과들은 근거 중심 실무 과정에서 고려할 수 있기 이전에 이미 세상에 알려져 있어야 한다. 간호 관리자들은 또한 연구하는 데 관심 있는 스태프들을 지지할 수 있도록 장려할 필요가 있다.

의료 서비스 제공 조직(HCO)에서 간호 연구에 대한 전문 지식을 늘릴 수 있는 한 가지 접근법으로 간호대학과 연구 공조를 맺는 것이 있다. 그렇게 되면 간호대학 교수진이 멘토 역할을 하고 연구를 위한 스태프들을 교육시키는 것으로 도움을 줄 수 있다. 또한 공조를 맺은 의료 서비스 제공 조직에서 연구를 하도록 교수진을 초빙할 수 있으며, 스태프들은 연구에 참여하도록 장려할 수 있다. 어떤 의료 서비스 제공 조직은 교수나 외부 간호 전문 의료진을 그들의 연구 고문으로 지정한다. 한 의료 서비스 제공 조직에서 연구를 실행하는 간호대 교수에게 연구 결과의 발표를 요청하거나, 다른 의료 서비스 제공 조직들에서 연구하고 있는 교수에게 스태프들과 연구 결과를 공유해달라고 요청하는 것은 한 의료 서비스 제공 조직에서 실시되는 연구를 부각시킬 수 있는 유용한 방법이다. 어떤 의료 서비스 제공 조직들은 연례적으로 연구 기간과 근거 중심 실무 기간을 정해두고 있으며, 이 두 기간 동안 스태프들은 그들의 연구 결과를 발표한다. 스태프들에게 계속 공부하도록 장려하는 것 역시 조직이 연구 전문 지식을 늘리는 데 도움이 된다.

미국 간호집행기구(American Organization of Nurse Executives, AONE)는 연례적으로 자신의 웹사이트(www.aone.org)에 연구 목표들을 정해놓고 간호 연구들과 연구 프로그램 개발을 위한 장려금을 수여하고 있다. 매그넷 인증 프로그램(Magnet Recognition Program) 역시 매그넷 인증을 받은 의료 서비스 기관들에 활발한 연구와 근거 중심 실무를 적용하라고 권하고 있다. "근거 중심 실무(EBP)는 최상의 질적 치료 제공을 위한 표준 방법들로서 찬사를 받는다. 매그녀티즘(Magnetism) 작용 요인들을 구성한 필수 요소들 중 하나인 근거 중심 실무는 매그넷 인증을 받은 의료 서비스 제공 조직들이 제공하는 최고 수준의 간호가 가진 전형적인 특징이다. 이 1일 워크숍에서 참가자들은 간호 전문 의료진으로서 근거 중심 실무의 근원들과 간호 부문에서 이 방법의 발전에 대해 배우게 된다."(미국 간호사 인증 센터(American Nurses Credentialing Center), 2010) 미국 간호집행기구와 매그넷 인증 센터, 이 두 조직이 연구와 근거 중심 실무 적용을 위해 대대적으로 지원해왔으며, 또한 의료 서비스 제공 조직들에서 간호 연구와 근거 중심 실무 실행이 증가하는 데 일조해왔다.

윤리, 사전 동의 및 기관심의위원회

역사가 결정 내리는 방향을 이끄는 경우가 종종 있는데, 연구 윤리학 부문 역시 예외가 아니다. 연구 실행 방법에 대대적인 변화를 가져온, 연구 윤리학과 관련해 유감스러운 대표적인 3가지 연구가 있다. 첫 번째 예는 제2차 세계 대전 때 나치(Nazi)가 실시한 의료 실험들로서, 과학적 지식에 있어 긍정적인 소득은 거의 없이 기본적인 인권을 유린했다(Reich, 1995). 제2차 세계 대전이 끝난 후 이루어진 종범 재판과 이러한 생체 실험에 무고한 사람들을 참여시킨 의사들에 초점을 맞춘 뉘른베르크 재판 이후, 하나의 중요한 결과가 뉘른베르크 강령(Nuremberg Code)으로 출간되었다(미국 국립 보건원, 2010a). 이후 개발된 연구 윤리 강령들의 원형이 된 이 뉘른베르크 강령은 다음의 권리들을 반드시 보호해야 할 것으로 확인했다.

• 자기 결정 권리

- 개인 정보 보호 권리
- 익명성과 비밀 유지 권리
- 공정한 대우를 받을 권리
- 불편함과 해로움으로부터 보호받을 권리

조사 연구와 관련해 심각한 윤리적 문제들을 초래한 대표적인 3가지 예 중 나머지 2가지 예는 미국에서 있었던 터스키기(Tuskegee)의 매독(syphilis) 연구(1932~72)와 윌로브룩(Willowbrook)의 연구(1950년대 중반~1970년대)였다. 터스키기 연구는 매독의 자연적인 경과를 조사하기 위해 아프리카계 미국인들을 이용했는데, 참가자들에게 사전 동의서를 제공하지 않았다. 참가자들 중 많은 이들은 심지어 자신들이 이 연구에 참여하고 있다는 것조차 알지 못했다. 이 연구 결과 참가자들은 매독이나 매독 합병증들에 걸렸으며 심지어 사망한 사람들도 있었다. 수년간 지속된 이 연구가 끝난 후 미 연방 정부는 '벨몬트 보고서(Belmont Report)'를 통해 연구에 대한 명확한 윤리 강령을 제정했다. 이 강령은 (i)생물 의학 연구와 행동 연구와 의례적인 의료 실무의 경계, (ii)인간 피험자들이 참여한 연구의 적합성을 판단하는 데 있어 위험-편익 준거 평가가 하는 역할, (iii)이러한 성격의 연구에 참여할 인간 피험자 선정을 위한 적절한 가이드라인들, (iv)다양한 연구 환경에서 사전 동의의 근본 성격과 정의에 초점을 맞추고 있다(미국 국립 보건원, 2001b).

윌로브룩의 연구는 한 기관에 수용된 정신 지체아들을 대상으로 간염 연구를 실시했으며, 그 결과 참가 아동들에게 심각한 건강상의 문제들이 발생했다(Krugman, 1986). 참가 아동들의 부모는 자녀들의 연구 참여에 동의했지만 자녀들이 백신을 맞을 것이라고, 정확히 말해 간염에 감염될 것이라는 말을 듣지는 못했기 때문에 사전 동의를 받은 것이라 할 수 없다.

이러한 유감스러운 경험과 연구에서 인간의 권리와 윤리에 대한 이해가 더욱 커짐에 따라, 지금은 인간 피험자들을 위한 보호 장치들이 더 많아졌다. 기관심의위원회(IRB)의 탄생은 인간 피험자들을 보호하는 데 큰 기여를 해왔다. 기관심의위원회는 연구를 실행하기 전, 이 연구가 윤리적으로 실행될 것이라는 것을 보장하기 위해 사전에 연구 제안서를 심의하는 위원회다. 연방 기금을 받는 한 기관이 연구를 실시할 때, 그 기관은 기관심의위원회로부터 심의를 받아야 한다. 현재 미국의 대부분 의료 기관들이 자체적으로 어떤 유형이든 기관심의위원회의 심의 과정을 갖고 있다. 앞서 언급한 3가지 대표적인 비윤리적인 연구 행동의 예들은 연구 윤리, 특히 취약 계층이 참여하는 연구에 대대적인 개혁을 가져온 토대가 되었다. 연구 윤리 강령들에 제시된 것처럼 연구에서 추가 보호를 받을 필요가 있는 취약 계층은 다음과 같다(물론 모든 연구 참가자들이 충분한 보호를 받을 필요가 있음).

- 신생아
- 아동
- 임신한 여성과 태아
- 정신 질환자
- 인지 장애인
- 말기 환자
- 기관에 수용된 사람(예: 감옥, 장기 요양 병원)

기관심의위원회의 심의 과정에 대해 더 자세히 알기 위해서는 한 의료 서비스 제공 조직에서 조사 연구가 실시될 때 그 조직의 기관심의위원회에서 신경 쓰는 점에 대해 물어볼 수 있다. 기관심의위원회가 신경 쓰는 대표적인 문제로는 다음과 같은 것들이 있다(Finkelman & Kenner, 2010, p378~379).

1. 피험자는 속지 않았는가? 만약 그렇다면 그것이 이 연구의 무결성을 위해 꼭 필요했던 것인가?
2. 피험자는 자신들이 참가한 연구 프로젝트의 목적을 제대로 알고 있으며 그 프로젝트에서 자신의 역할을 완전히 이해하는가?
3. 사람들이 참가할 때 공개적으로 이들에게 지급되는 비용이나 은밀히 지급되는 비용이 있는가? 참가자들은 어느 때든 실험 참가를 철회할 수 있는가?
4. 혹시 있다면, 피험자가 얻는 혜택으로 어떤 것들이 있는가?
5. 연구에 참가함으로써 피험자가(알고 있는 경우) 감수할 즉각적인 위험과 장기적인 위험으로 어떤 것들이 있는가?
6. 연구자는 피험자의 비밀 유지 권리를 어떻게 보호할 것인가?

7. 문제가 생겼을 때 누가 피험자와 접촉해야 하는가?

8. 연구 결과의 용도는 어떤 것인가?

한 의료 서비스 제공 조직의 환자 치료 구역들에서 하나의 조사 연구가 실시된다면, 간호사 리더와 관리자들은 이 연구와 관련된 책임들을 지게 된다. 그들은 이 연구 과정과 특정 조사 연구들에 대해 잘 알고 있어야 한다. 여기에서 스태프는 어떤 역할을 하는가? 스태프는 이러한 연구를 위한 데이터 수집, 데이터 문서 기록 등에 참여하는가? 이러한 연구에 환자들이 포함된다면, 스태프들은 이에 대해 알고 있어야 한다. 연구 간호사들도 실험을 실시하고 그들의 연구에 스태프들을 개입시킬 수 있다. 의사나 다른 의료 서비스 부문 종사자들같이 간호사가 아닌 의료 서비스 종사자들도 임상 환경에서 연구들을 실시할 수 있다. 앞서 언급한 것처럼 일부 병원들은 병원에 연구 고문을 제공할 수 있도록 간호대학과 산학 업무 협력 관계를 맺고 있다. 따라서 병원은 효과적인 간호 연구를 실시할 수 있다. 어떤 병원들은 대규모 간호 연구 부서들과 경험이 풍부한 연구 간호사들이 있어 자체 연구를 실시하는 데 스태프들을 참여시키며 또한 스태프들이 연구를 실시하는 것을 도울 수도 있다. 어떤 연구 모델을 사용하든, 간호 관리자들은 스태프들이 연구에 대해 배우고, 연구 회의와 학술회의에 참여하고 연구 결과물을 출판하는 등의 연구 관련 활동들에 참여할 수 있는 방법들을 개발할 필요가 있다. 스태프들은 이용할 수 있는 연구가 없는 어떤 임상 차원의 문제를 만나게 되는 경우가 있다. 이것은 그 질문이 적합한 연구 대상이라는 의미가 된다. 그러나 모든 의문이 연구로 이어지는 것은 아닐 뿐더러 모든 스태프들이 그러한 연구를 실시할 자격을 갖춘 것은 아니다. 어떤 스태프들은 그러한 연구를 할 지식이나 경험이 거의 없을 수 있기 때문이다. 더구나 연구를 하는 데 많은 시간과 자금이 들며 그 연구를 실행하는 데 필요한 자원들이 없을 수도 있다. [그림 12-1]에 근거 중심 실무와 연구를 비교한 내용이 제시되어 있다.

한 연구에 대해 공개적으로 개인적 관심을 보인 간호사 리더와 관리자들은 스태프들에게 역할 모델이 된다. 환자들이 임상 연구에 참여하는 경우, 간호 관리자들은 언제나 해당 환자들의 권리가 보호받고 있음을 보장해야 한다. 이러한 책임들 중 일부는 스태프들이 연구 과정과 사전 동의의 중요성, 참가자의 권리와 기관 심의위원회(IRB) 심의 과정의 중요성을 충분히 이해하도록 돕는 것 등이 있다.

[그림 12-1] 근거 중심 실무(EBP)와 연구 과정 비교

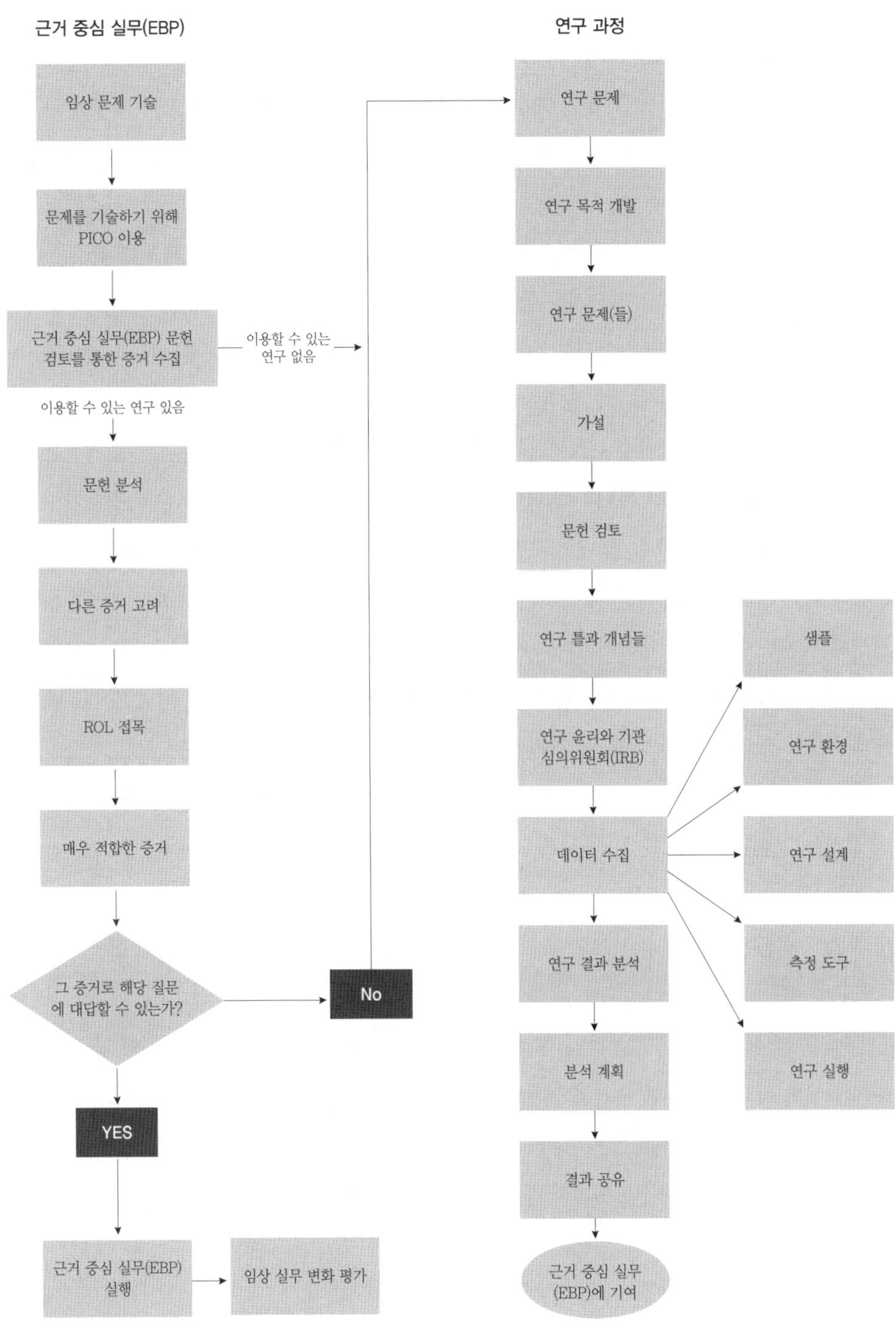

근거 중심 실무

간호사들에게 제공하는 의료 서비스에 대한 확신이 안 설 때가 있다. 즉 의료 서비스에 대한 불확실성이 존재한다. 이런 경우 적용하려면 어떤 개입 조치들이 가장 좋은지 어떻게 알 수 있을까? 근거 중심 실무(Evidence-based practice, EBP)가 이 딜레마를 해결할 수 있는 한 가지 방법이다. 때때로 이 방법은 아주 도움이 될 수 있다. 그렇지만 간호 부문의 연구는 한정되어 있기 때문에 최고 수준의 연구 증거나, 무작위로 통제된 임상 시험의 연구 결과들을 찾기 어렵다. 간호 부문 연구의 목표는 환자를 돕고 치료를 개선할 수 있는 증거를 찾는 것이다. 이 말은 간호사들은 환자에게 이득이 되는 접근법을 환자 치료에 적용할 능력을 갖고 있을 필요가 있다는 의미다. 근거 중심 실무는 점점 더 많은 의료 서비스 제공 조직들에서 이용되고 있다. 최근 발표한 치료의 질에 대한 보고서에서, 의학협회는 근거 중심 실무를 임상 실무에 적용할 필요성을 강조했다. 이뿐만 아니라 의학협회는 근거 중심 실무에 대한 보고서를 출간하기도 했다(2008). 근거 중심 실무는 "당대의 과학, 의료 서비스들을 수행하는 개인과 그 의료 서비스들을 이용하는 소비자들로부터 나온 최상의 데이터를 확실한 토대로 삼고, 변화와 개선들을 진행하는 실무 방식"으로 정의되었다(DePalma, 2002, p55). 간호에 집중하는 또 다른 정의는 "근거 중심 간호(evidence-based nursing)는 간호 임상 실무의 기초로서 의례적이고 개별적이고 비체계적인 임상 경험들, 증거 없는 의견들과 전통, 또한 연구 결과들을 이용하는 대신, 적합한 질 개선 데이터, 다른 운영 및 평가 데이터, 인정받은 전문 의료진의 의견들, 입증된 임상 실무의 확실한 경험들을 강조한다."(Stetler와 동료들, 1998, p48~49) 더 수용 가능한 용어는 근거 중심 간호가 아니라 근거 중심 실무인데, 근거 중심 간호는 전문 의료진 협진 치료 접근법을 지지하지 않기 때문이다.

근거 중심 실무 과정은 체계적인 과정이지만 연구와 다소 다른 과정을 따르고 있다. 근거 중심 실무와 관련된 유일한 증거의 원천으로서 연구를 지나치게 강조하는 오류를 범하기 쉽다. 멜닉과 파인아웃-오버홀트(Melnyk & Fineout-Overholt, 2005)는 근거 중심 실무는 연구 이외에도 더 많은 증거의 원천들이 있다고 강조했다. 이들 연구자들은 다음과 같은 증거 원천들을 제시했다(p15).

- 연구 증거에 기초한 이론, 의견, 리더/전문 의료진 패널로부터 나온 증거
- 환자의 병력과 신체 상태 평가 및 의료 서비스 자원에서 나온 증거
- 임상 전문 지식
- 환자의 기호와 가치들에 대한 정보(환자 중심 치료에서 특히 중요)

이 4가지 유형의 증거들이 모두 환자의 치료 목표에 도달하고 양질의 치료를 보장하기 위해 환자와 의료진 팀이 함께하는 임상 의사 결정에 사용된다.

근거 중심 실무는 임상 실무에 적용할 수 있는 양질의, 임상적으로 관련된 연구들을 찾고 접근하며 또한 보건 정책을 개발하는 데 도움을 준다. 치료를 위해 한 지역에서 다른 지역으로 이동하거나 또는 한 지역 사회의 한 의료 기관에서 또 다른 의료 기관으로 이동하면, 임상 실무와 치료 전달에서 다양한 차이가 있다는 것을 발견할 수 있다. 이들 지역, 같은 지역 내에서도 다른 의료 기관들마다 문제에 다르게 접근하고 종종 타당한 증거에 기초한 어떤 증거도 없이 임상 치료를 제공하는데, 이것은 멜닉과 파인아웃-오버홀트(2005)가 확인한 증거 요소들과 일치한다. 의학협회는 근거 중심 실무를 임상 치료의 다른 결정적 측면들 및 역량들과 접목시켰다. "개인의 임상 치료 전문 지식은 과학에 기초한 체계적인 연구 및 환자의 가치와 상황들에 비추어 치료에 적용되어 나온 최고의 정보들과 결합되어야 한다. 의사 결정 시 환자에게 초점을 맞추는 것은 의료 서비스 질을 개선하는 데 필수적인 것이다. 또한 이것은 이미 알려진 위험들과 이득들에 기초해 의료 서비스 결정을 내릴 때, 사전에 이 의료 서비스에 대한 안내를 받은 의료 서비스 소비자가 적극적인 역할을 할 경우에도 없어서는 안 될 필수적인 것이다. 이 보고서는 또한 의료 서비스 자원들이 한정되어 있다는 것도 인식하고 있다. 따라서 과학적인 증거에 대한 체계적인 평가를 위해 우선순위를 정하는 것은 필연적인 것이다."(의학협회, 2008, p3) 이렇게 해야 하는 결정적인 이유들이 있다. 근거 중심 실무를 적극적으로 활용하면 다음과 같은 측면에 긍정적인 영향을 끼칠 수 있다(의학협회, 2008).

- 의료 서비스 비용 절감
- 의료 서비스 이용에 있어 지리적 차이 감소
- 치료의 질 개선
- 소비자-지향 의료 서비스

- 건강 보험 적용 범위 결정

근거 중심 실무(EBP)는 전문 의료진의 연구에서 발견된 연구들을 종합하는 데 특히 관심이 많은데, 이들 연구 결과들은 치료나 의료 서비스 전달을 개선하는 데 이용할 수 있기 때문이다. 이러한 체계적 심의는 다음 역할들을 한다.

- 의료 서비스의 개입 조치들 추정
- 일반적으로 적용 가능한 대답들을 제공. 이러한 대답들은 다양한 연구 환경에서 이루어진 많은 인구들에 기초하며, 이러한 연구들에는 다양한 계층의 인구가 참여하기 때문에 일반적으로 적용될 수 있다.
- 치료의 효과에 영향을 미치는 개인적, 임상적, 맥락적 요인을 확인
- 연구에서 불확실성과 격차들 확인

  (Dickson & Entwistle, 1997, p3)

근거 중심 실무와 의료 서비스 제공 조직들의 중요한 증거에 기초한 정책 개발의 2대 핵심 목표는 (a)다른 이들에게 그들의 임상 실무에 대한 증거를 내놓도록 도전 과제를 제시하는 것, (b)임상적으로 접근해 증거들을 찾고 이용하는 것이다(Mooney, 2001. 9, 17). 오늘날 환자들은 그들의 질병과 치료에 더 많은 지식을 갖고 있다. 산업 기술은 소비자들에게 훨씬 더 많은 정보를 주었다. 정보는 소비자의 통제력을 늘렸으며 지금은 점점 더 많은 환자들이 최고의 의료 서비스를 받기 원한다. 현재 근거 중심(증거에 기초한) 치료는 최고의 치료법을 찾고 있다(Cope, 2003). 관리자는 이 두 가지 목표를 항상 기억할 필요가 있다. 이 목표들을 달성하기 위해서 관리자와 스태프들은 다음 과제들을 수행할 방법을 알 필요가 있을 것이다.

- 임상 차원의 문제들을 제기할 수 있는 틀 마련하기(전달, 정책 질문)
- 증거 찾기
- 증거 평가하기
- 증거 실행하기

  (Mooney, 2001, p17)

검색 가능하고 대답할 수 있는 질문을 한다는 목표와 함께 임상 실무를 개선시키기 위해 증거를 찾을 때 간호사들이 흔히 이용하는 방법으로 PICO 질문법이 있다. PICO 질문이란 무엇인가? PICO라는 약자는 다음을 뜻한다(Melnyk & Fineout-Overholt, 2005, p30).

1. 'P'는 성별, 연령, 진단, 인종 및 기타 정보같이 구체적으로 묘사할 필요가 있다.
2. 'I'는 예후 요인들, 위험 행동들, 질병이나 임상 개입 또는 치료의 노출이다.
3. 'C'는 치료가 아닌 또 다른 치료와의 비교를 의미한다.
4. 'O'는 치료 결과가 아니라 질병이나 합병증 부작용 또는 악화된 결과 같은 것이 된다.

다양한 유형의 PICO 질문이 있는데, [표 12-1]에는 PICO 질문을 개발하는 데 이용할 수 있는 하나의 샘플이 나와 있다. 이 템플릿(견본)에 있는 공란을 채워보는 연습을 하고 여러분의 PICO 질문을 만들 수 있다. 예를 들어 예방 템플릿을 이용한 PICO 서식은 다음과 같다.

( ) 경우 ( )을 이용하는 것이 ( )와 비교해 향후 ( )의 위험을 줄이는가?

여러분은 이 샘플에 이런 식으로 답을 넣을 수 있다. '폐암의 발병을 줄이기 위해서 12~18세 동안 흡연 감소에 대한 보건 교육을 이용하는 것이 흡연 감소에 대한 보건 교육을 전혀 하지 않은 것과 비교해 향후 폐암 발병 위험을 줄이는가?' 템플릿들은 단순히 PICO 질문들을 작성하는 간단한 방법을 제공하는 것으로 각 템플릿은 예방과 원인같이 각기 다른 문제에 초점을 맞추고 있다.

멜닉과 파인아웃-오버홀트(2005, p9)가 기술한 근거 중심 실무 과정의 5단계는 다음과 같다.

1. 화급한 임상 문제, 한 PICO 질문을 확인하는 단계
2. 이 질문과 관련해 최고의 증거들을 수집하는 단계
3. 임상에 적용하기 전에 증거를 비판적으로 평가하는 단계
4. 근거 중심 실무의 다른 부분들, 예를 들면 환자의 선호와 가치들, 여러분의 임상 전문 지식, 환자와 환자 병력에 대한 정보 평가와 이 증거를 결합시키는 단계

5. 임상 실무 의사 결정이나 변화를 평가하는 단계

근거 중심 실무를 이용하기 위해서는 구체적인 질문들에 답변할 수 있는 정보를 이용할 수 있어야 한다. 명확한 과학적 방법들을 이용해 연구 문헌들을 검토하고 이때 모든 관련 연구 문헌들을 포함시켜야 한다. 이 귀중한 정보는 임상의들이 이용할 수 있으며 그들의 치료 결정 방향을 결정하는 데 도움이 되어야 한다. 이와 관련해 한 가지 명확한 의문이 생기는데, 이 정보는 어떻게 얻으며 어떤 정보가 타당하고 신뢰할 수 있는지 아느냐 하는 것이다. 이때 근거 중심(증거에 기초한)의 검토가 지식의 수문장 역할을 한다(Evans & Pearson, 2001).

확실히 어떤 유형의 증거가 유용할지 판단하는 데 이용할 준거가 필요하다. 증거의 서열은 최고 수준을 뜻하는 I 수준부터 시작해 7개 수준으로 묘사할 수 있다(Guyatt & Rennie 연구를 수정한 Melnyk & Fineout-Overholt, 2002 & Harris와 동료들, 2001, p10).

[표 12-1] PICO 질문 템플릿

PICO 질문 템플릿

치료: ___ 경우, ___와 비교해 ___ 이 ___ 에 어떤 효과를 미치는가?

원인: ___을(를) 앓는 ___는 ___을(를) 가진 경우/가지지 않는 경우와 비교해 ___의 위험이 있는가?

진단 또는 진단 검사: ___이(가) ___와(과)비교해 진단이 더 정확한가?

예방: ___경우 ___을 이용하는 것이 ___와 비교해 향후 ___의 위험이 줄이는가?

예후: ___이 ___을(를) 앓는 환자들에게 ___한 영향을 미치는가?

의미: ___의 진단을 받은 ___은(는) ___을(를) 어떻게 인식하는가?

출처: Melnyk, B. & Fineout-Overholt, E.(2005) 간호와 의료 서비스에서 근거 중심 실무(Evidence-based practice in nursing and healthcare). Philadelphia: Lippincott Williams & Wilkins. www.lww.com에서 발췌. 허가하에 재출간.

- Ⅰ 수준: 체계적 심의나 모든 관련된 무작위 통제 임상 시험(RCT)들이나 관련된 무작위 통제 임상 시험들에 대한 체계적 심의를 바탕으로 한 근거 중심 실무 가이드라인에 대한 메타 분석 결과를 얻은 증거
- Ⅱ 수준: 최소한 1개의 잘 설계된 관련 무작위 통제 임상 시험(RCT)으로부터 얻은 증거
- Ⅲ 수준: 무작위가 아닌, 잘 설계된 통제 임상 시험들로부터 얻은 증거
- Ⅳ 수준: 잘 설계된 사례 통제 연구들과 코호트(cohort) 연구들로부터 얻은 증거
- Ⅴ 수준: 기술적, 질적 연구들의 체계적 심의로부터 얻은 증거
- Ⅵ 수준: 하나의 단일 기술적 또는 질적 연구로부터 얻은 증거
- Ⅶ 수준: 관련 당국들의 의견 또는 전문 의료진 위원회들의 보고서들로부터 얻은 증거

임상 종사자들(간호사, 의사, 약사, 보건 계열 직원), 보건 행정가들, 간호 행정, 보건 정책 결정자들 및 건강 보험사들은 가장 최근의 최고 실무를 찾기 위해 체계적 심의를 이용한다. 가장 높은 수준의 증거는 체계적 심의, 메타 분석 또는 근거 중심 실무(EBP)에 기초한 임상 실무 가이드 라인들로부터 나온다. 이러한 증거 출처들에서는 하나의 특정 문제를 다룬 기초 조사 연구들, 메타 분석 또는 체계적 심의, 출간 자료 및 미출간 논문들로부터 얻은 증거에 대한 개요를 제공할 뿐만 아니라 이들 자료들의 질적 가치와 강점의 등급을 매긴다. 전문 의료진들은 체계적인 방식으로 검토를 완수한다. 이들은 증거들로부터 비일관성과 약점들을 찾아낸다. 대부분의 간호사들은 체계적 심의를 할 시간과 여력이 없다. 근거 중심 실무 전문 의료진들은 전문적인 검토와 연구 분석을 할 수 있는 준비가 가장 잘된 사람들이다. 임상 실무 간호사들은 실제로 이런 유형의 검토를 할 시간이 없다. 증거 연구의 목표는 한 PICO 질문에 기초해 임상 실무에 적용할 수 있는 형태의 증거를 찾아내는 것이다.

최고의 연구 출처들로는 연구 저널이 있으며 다음으로는 임상 저널로, 이것들은 동료-검토 저널들이 되어야 한다. 근거 중심 실무의 경우 여러 가지 주요 데이터베이스와 문헌 출처들이 있다.

1. 코치런스 센터&협업(Cochrance Center & Collaboration): 이 센터는 임상의들이 사전에 환자에게 정보가 제공된 의료 서비스들에 대한 의사 결정들을 내릴 수 있도록 의료 서비스 개입 조치들에 대한 체계적 심의안을 개발하고 유지하고 업데이트한다.

2. 조안나 브릭스 연구소의 근거 중심 실무(Joanna Briggs Institute Evidence-Based Practice): 이것
   은 간호 부문과 동맹 관계의 보건 센터들의 국제적인 협업을 뜻한다.

3. 미 국립 임상 가이드라인들(National Clinical Guidelines): 이 출처는 정보에 기반을 두고 있
   지만 다양한 출처들에서 나온 정보들을 취합해 개발된 가이드라인들을 제공하고 있다
   (www.guideline.gov/).

4. 시그마 세타 타우 국제 센터(Sigma Theta Tau International, STTI): 자신의 온라인 출판물, 즉
   간호를 위한 지식 통합 온라인 저널(Online Journal of Knowledge Synthesis for Nursing, OJKSN)
   을 통해 근거 중심 실무 자원들을 제공한다. 이 저널은 간호사의 임상 실무를 안내하기
   위해 책 전체 내용을 체계적 심의에 할애하고 있다.

의료 서비스 전달 시스템에서 체계적으로 검토하면 많은 장점을 얻는데(근거 중심 간호 아카데
미 센터(Academic Center) 근거 중심 간호(Evidence-Based Nursing), 2008) 그중에 다음과 같은 것들도 포
함된다.

- 대량의 정보를 관리 가능한 형태로 줄임.
- 환자들, 환경들, 치료 차이들 및 연구 설계들에 관계없이 일반적인 적용이 가능
- 연구 결과들의 일관성을 평가하고 비일관성들에 대해 설명하는 것이 가능
- 인과관계를 제시할 수 있는 힘 증가
- 무작위 선정으로 인한 편향과 체계적인 오류를 줄임. 사실을 제대로 돌이켜보는 능력이
  향상됨.
- 임상 치료 결정, 경제적 결정, 향후 연구 설계 및 정책 형성을 위해 기존 정보를 통합시킴.
- 연구와 임상 연구 결과 실행 간의 시간 차이를 극복하고 효율성 증가
- 새로운 증거들로 지속적인 업데이트를 할 수 있는 기반 제공

근거 중심 실무를 다룬 보고서에서 의학협회는 효과적인 근거 중심 실무를 달성하기
위해서는 다음 과제들을 수행할 수 있는 전문 의료진들이 필요하다고 언급한다(Davidoff,

1999, Rosswurm & Larrabee, 1999, Grad, Macaulay, 의학협회, 2003, p57~58에서 인용된 Grad, Macaulay & Warner, 20).

- 현재 최고의 증거 출처들이 어디에 있고 어떻게 찾을 수 있는지 알기
- 명확한 임상 차원 질문들 만들기
- 구할 수 있는 가장 좋은 증거 출처들에서 질문들에 대한 관련 대답들을 찾고, 증거의 타당성과 한 특정 환자 또는 특정 환자 인구에 비추어 이 증거의 유용성을 평가하는 대답들 찾기
- 이 새로운 연구 결과들을 임상 실무에 언제, 어떻게 적용시킬지 결정하기

무니(Mooney, 2001)는 스태프들 또는 심의위원들은 기술된 서열 구조에 나온 것처럼 증거가 가진 장점에 기초해 정보를 평가할 뿐만 아니라 검토 시 다음 문제들을 고려해야 한다고 주장한다. 이 결과들은 이전에 나왔던 연구 결과들과 일치하는가? 이것은 데이터의 신빙성을 수립하는 데 도움이 된다. 이 결과들은 임상 실무, 조직의 정책이나 치료 전달과 관련이 있는가? 이 결과들을 임상 실무, 정책 또는 치료 전달에 포함시킬 때 얻게 되는 위험이나 이득으로 어떤 것들이 있는가? 이런 요인들을 고려하지 않고 그냥 아이디어를 채택하게 되면 비싼 교훈을 얻게 될 것이다. 새로운 증거를 포함시키는 것이 현실적으로 얼마나 가능한가? 이 질문은 앞서 한 질문과 관련 있는데, 이 역시 많은 대가를 치르거나 이득이 한정될 수 있기 때문이다. 이제 증거를 수집한 후 어떤 일이 일어나는가? 수집한 결과, 종종 방대한 정보량에 압도당할 수 있으며, 또 어떤 증거들은 대립되는 것일 수 있다. 대체로 한 무리의 관계자들과 전문 의료진이 선출되어 정보를 검토하고 이 정보들에 대해 의견 일치에 도달하게 된다(DePalma, 2002). 증거에 기초해 정보를 평가하고 임상 실무, 정책 또는 치료 전달에 대한 최고의 관점에 도달하려면 몇 가지 기술들이 필요한데, 다음에 효과적으로 사용될 일부 핵심 기술들을 제시하였다.

- 큰 그림을 볼 수 있는 거시적 사고
- 비판적 사고
- 융통성/새로운 것을 시도하고 지속적인 학습자가 되려는 의지
- 향상된 소통과 관계 구축 기술

- 두 진료과들의 상호 영향과 협진 팀 구축 기술

- 치료 결과에 대한 오리엔테이션과 추가된 가치들을 입증할 수 있는 능력

- 근거 중심 실무(EBP)를 실행하려는 노력

- 연구 시행 및 데이터 해석

- 전산 및 산업 기술 활용 기술

- 리더십 역량

  (Mooney, 2001, p18)

무니(Mooney, 2001)는 또한 지식 노동자의 중요성을 강조하는데, 이 문제는 지식과 리더십을 다룬 1단원의 내용과 관련 있다. "근거 중심 실무(EBP)로 이행하기 위해서는 기관의 정책이나 개인적 선호에 기초해 치료와 절차를 '수행하는 행위자'가 간호사라고 보는 전통적인 관점으로부터 벗어나 다른 관점으로 간호사의 역할을 보는 것이 필요하다. 대신 간호사를 업데이트되고 계속 변화하는 지식에 기반을 둔 '지식 노동자'로서, 종양(아니면 어떤 유형의 진료 과목) 의료 서비스 팀에 기여할 수 있는 지식 전달이 가능한 임상 동료로 볼 필요가 있다."(Mooney, 2001, p17) 다른 연구자들 역시 간호사들은 자신을 지식 노동자로 볼 필요가 있다고 주장했다. "간호학(clinical scholarship)은 가치 있는 원동력인데 근무 현장에 사랑과 믿음이 있기 때문에 창의성, 용기, 자율성을 시험할 수 있는 의지를 보여주는 학문이다. 이것은 또한 지적 문제 해결, 임상 실무에서 혁신 조치들의 활성화와 유포, 또는 협업을 다루는 학문이다. 증거를 수집, 분석, 통합하고 이것을 임상 실무에 적용하는 것은 간호학의 필수 구성 요소가 되었다."(Dickenson-Hazard, 2002, p6) 연구 결과들을 맹목적으로 수용하고 환자 치료에 적용하는 일은 간호사들이 절대 해서는 안 된다. 간호사들은 이보다 더 많은 일을 할 수 있다. 그들은 정보들을 평가하고 치료에 적용할 적합한 정보를 선택하는 데 하나의 역할을 할 수 있다. 그러나 이를 위해서 간호사들은 무니(Mooney, 2001)가 확인한 기술들을 갖추고 있다는 것을 입증해야 한다.

간호 부문에서 근거 중심 실무를 지지하는 데이터 출처들을 찾기란 항상 쉬운 것은 아니다. 확실히 말할 수 있는 점은 잘 설계된 연구가 가장 좋다는 것이다. 그렇다 할지라도 어떤 특정한 문제 부문에서 어떤 연구도 이용할 수 없는 상황들이 있을 수 있다. 보건 의료 질&연구청(AHRQ)은 그들의 심의에 기초해 연구와 출판 가이드라인들을 평가한다. 이곳은 근거 중심 실무를 지지하는 하나의 정보 공급원이 될 수 있다. 보건 의료 질& 연구청(AHQR)의 근거 중

심 실무 센터(Evidence-Based Practice Center, EPC) 프로그램은 가이드라인, 질 개선 프로젝트, 질 측정 도구, 보험 적용 범위에 대한 의사 결정을 위한 토대로 증거들을 제공하는 중요한 화제들을 다룬다. 또한 이 최신의 리뷰 연구들을 재정적으로 후원하고 이 연구 결과들을 배포한다. 이 프로그램은 방법론적 연구들과 체계적인 리뷰 논문들의 출판에 대한 재정 지원도 한다."(Cronewett, 2002, p4) 미국 전역에 소재한 12개의 근거 중심 실무 센터에서는 명료한 순위 선정 시스템들을 이용해 문헌에 대해 비판적 평가 내용이 포함된 보고서들을 발표하고 있다(Lohr & Carey, 1999). 크로네웨트(Cronewett, 2002)는 한 학문 분야 출신 과학자들이 보통 보건 의료 질&연구청(AHRQ)의 근거 중심 실무 보고서들을 작성한다고 주장한다. 따라서 이들은 두 의료 전문직의 종합적인 관점이 아닌 일방적인 하나의 관점을 제시하기 때문에, 이 점은 단점으로 작용한다. 임상 직원들, 환자들과 환자 옹호 단체들은 대체로 이 보고서 작성에 참여하지 않지만, 임상 실무 가이드라인들을 개발할 때는 이 집단들도 참여하기 시작했다. 근거 중심 실무 보고서에는 증거 분석, 증거 표들, 참고 문헌들 및 연구 전략들이 수록되어 있다. 크로네웨트(Cronewett, 2002)는 불완전한 문헌, 데이터베이스 출판물의 편향 가능성 및 정보를 왜곡시킬 수 있는, 무작위로 통제된 임상 시험들에서 나온 증거 사용 강조, 연구에 포함된 환자들과 관련해서만 결론을 내린 것을 이유로 들며 보건 의료 질&연구청(AHRQ)의 근거 중심 실무 보고서들은 문제가 있다고 비판한다.

장점과 장벽들

근거 중심 실무(EBP)의 목표는 근거 중심 실무를 적용해 임상 지식이 늘어날 때마다 간호사들이 임상적으로 타당하도록, 자율적으로 결정을 내리고, 자유롭게 실행에 옮기고, 그들의 업무 자율성 수준을 높이고, 환자와의 소통을 통해 의사 결정에 이를 수 있게 하는 것이다. 근거 중심 실무의 실행이라는 목표는 달성하기 어렵고 시간이 많이 든다. 그렇다면 근거 중심 실무의 실행을 막는 장벽들로는 어떤 것이 있을까?

- 근거 중심 실무에 대한 지식 결여
- 근거 중심 실무의 가치, 즉 치료의 질과 비용에 미치는 긍정적 영향들을 수용하지 않음.

- 변화를 실천할 수 있는 스태프들의 시간과 에너지를 제한하는 간호사 부족
- 근거 중심 실무는 치료에 대한 정형적인(cookbook) 접근법을 대표한다고 여김.
- 산업 기술과 도서 검색에 대한 지식과 경험 결여
- 근거 중심 실무을 연구로 간주하지만 실행할 수 있다고 느끼지 않음.

이 장벽 리스트는 간호 관리자 근거 중심 실무를 실행할 때 스태프들의 욕구를 충족시키는 계획을 짜는 데 이용할 수 있다.

근거 중심 실무의 실행을 막는 주된 장벽들 중 하나는 간호사로 하여금 근거 중심 실무를 이용하도록 준비시키는 것과 관련 있다. 간호사들은 한 조사 연구를 비평하는 법을 알 필요가 있다. 평균적으로 45세 이상 간호사들에게 있어서 이것은 하나의 도전 과제가 되는데, 그들 대부분은 공식적인 간호 교육에서 가르치는 전문 내용을 알지 못하기 때문이다. 〈미국 간호 저널(American Journal of Nursing)〉은 간호사들 중 단지 35%만이 전문 학술지를 구독하는 것으로 추정하고 있다(Mason, 2002). 그러나 온라인으로 많은 학술지를 이용할 수 있는 가능성이 있기 때문에 실제 간호 전문 문헌에 접근하는 간호사들이 얼마나 되는지 그 비율을 정확히 알 수는 없다. 간호사들이 근거 중심 실무 접근법을 이용할 필요가 있다면, 전문 문헌을 더 많이 접할 필요가 있을 것이다. 간호 관리자들은 스태프들에게 문헌을 검토하도록 장려하고, 문헌 검색에 대한 훈련, 이 단원의 앞부분에서 언급했던 컴퓨터 데이터베이스 같은 자원들과 사서의 도움을 제공할 필요가 있다.

2005년에 출간된 또 다른 연구(Pravikoff, Tanner & Pierce)에서는 760명의 간호사(RN)들이 근거 중심 실무에 대한 간호사의 준비를 묻는 93개 문항의 설문에 응답했다. 이 연구 결과에 따르면 "이 간호사들은 임상 실무에 대한 정보가 필요한 경우가 자주 있다고 인정하지만, 구체적인 정보를 찾기 위해 PubMed나 CINAHL 같은 도서 문헌 데이터베이스를 이용할 때보다 동료들에게 물을 때 훨씬 더 확신이 든다고 한다. 그들은 연구를 이해하지 못하거나 그 가치를 인정하지 않으며, 그들의 임상 실무 근거가 되는 증거를 찾을 수 있도록 도울 수 있는 도구들이나 이런 도구들을 이용한 훈련을 거의 또는 전혀 받지 못했다."(Pravikoff, Tanner & Pierce, 2005, p40)

슈미트와 브라운(Schmidt and Brown, 2009)은 근거 중심 실무의 실행을 막는 것으로 흔히 발견되는 장벽들을 극복하기 위해 다음과 같은 전략들을 추천한다.

장벽—시간

- 임상 문제와 관련된 증거를 읽는 데 15분을 투자할 것.
- 여러분이 관심 있는 부문에 대한 조사 연구들의 요약 내용을 제공하는 이메일을 구독할 것.
- 스태프들에게 작업을 골고루 나누어주기 위해 정책 변화를 고려할 때 팀 접근법을 이용할 것.
- 정보를 더 빨리 찾을 수 있도록 임상 가이드라인들이 나와 있는 웹사이트들을 북마크해 둘 것.
- 침대 옆에서 정보를 빨리, 편리하게 찾아볼 수 있는 시간 절약 시스템들을 가능하게 하는 산업 기술들의 성능을 평가할 것.
- 환자 치료 시간 중 환자 치료와 관련된 임상 가이드라인들에 대한 정보를 수집하고 읽고 공유할 수 있는 시간을 내도록 조율할 것.
- 이미 정해진 임상 가이드라인들을 찾아볼 것. 이 가이드라인들은 기존 연구들에서 통합한 내용을 제공하기 때문이다.

장벽—임상 실무에서 가치를 인정받지 못하는 연구

- 의료진들이 연구를 가치 있게 여겨야 할 이유 목록을 만들고, 동료들과의 논의를 위한 발판으로 이용할 것.
- 연구 간호사들을 초대해 그들이 직무를 열정적으로 하는 이유를 물어보고 공유할 것.
- 한 정책이나 프로토콜에 대한 의견이 불일치할 경우, 이 문제를 다루는 논문을 찾아볼 것(연구 논문이면 더 좋음).
- 한 근무 환경을 선택할 때 근거 중심 실무를 적용하려는 조직의 노력에 대해 질문할 것.
- 질적 지표들의 측정 도구들과 근거 중심 실무을 연계시킬 것.
- 전문성을 입증할 수 있는 근거 중심 실무에 참여할 것. 승진이나 근무 평정 인상을 통해 보상될 수 있어야 함.
- 근거 중심 실무에 참여한 개인들을 위해 간호사 주간(National Nurses Week) 동안 표창을 수여할 것.

장벽—근거 중심 실무와 연구에 대한 지식 결여

- 근거 중심 실무에 대한 정보를 제공하는 강좌나 지속적인 교육에 참석할 것.
- 근거 중심 실무를 논의하기 위한 병동 모임에 교수를 초빙할 것.
- 근거 중심 실무에 대해 전문 임상 실무 간호사들에게 상담할 것.
- 임상 연구 발표를 하는 학술회의에 참석해서 발표된 연구 논문들에 대해 발표자들과 이야기를 나눌 것.
- 정책들과 프로토콜들을 수립하는 위원회에 자발적 위원으로 참여할 것.
- 신규 간호사와 경험이 풍부한 간호사들이 함께 할 수 있는 멘토링 프로그램을 만들 것.

장벽—증거를 찾을 수 있는 산업 기술을 활용하는 기술 결여

- 데이터베이스에 접근해 논문들을 찾을 수 있는 방법에 대해 사서에게 문의할 것.
- 임상 가이드라인들의 원천인 중요한 웹사이트들을 북마크하는 법을 배울 것.
- 컴퓨터 활용 기술을 습득하도록 노력할 것.

장벽—증거에 접근할 수 있는 자원 결여

- 온라인 데이터베이스와 학술지들에 접근하는 것을 지원하는 기금 조달 제안서를 작성할 것.
- 자원들에 접근할 수 있도록 간호 프로그램과 협업할 것.
- 다른 자금 조달처들(예: 보조금, 제약사들 등)로부터 자금을 조달받을 가능성들에 대해 논의할 것.

장벽—연구자들과 간호 스태프들의 소통 격차

- 임상 문제들을 확인하고 연구 간호사들과 이 문제들에 대해 이야기를 나눌 것(스태프들은 연구와 근거 중심 실무를 혼동하기 쉬움).
- 병동에 기초한 연구들에 지속적으로 참여할 것.

장벽—변화에 대한 저항

- 변화에 대한 스태프들의 걱정을 경청하기

- 근거 중심 실무 프로젝트를 고려할 때, 스태프들이 관심 있고, 우선순위가 높고, 성공할 가능성이 높고 기저선 데이터가 있는 것을 선택할 것.
- 재능 있는 개인들을 변화 인자들로 활동할 수 있게 움직일 것.
- 변화가 진행되는 동안 리더십을 발휘하는 개인에게 보상을 제공할 수 있는 수단을 만들 것.

근거 중심 실무(EBP)를 수용하지 않는 조직 장벽

- 비용을 줄이고 효율성을 늘리기 위해 근거 중심 실무와 조직의 업무 우선순위를 연계할 것.
- 근거 중심 실무를 가치 있게 여기는 행정가/관리자들을 모집할 것.
- 근거 중심 실무의 지지 토대를 확대하기 위해 다른 의료진들과 연합을 맺을 것.
- 인가 기준들과 인정을 얻기 위해(예: 매그넷 인증) 근거 중심 실무를 이용할 것.

근거 중심 실무: 간호사 리더와 관리자의 역할

근거 중심(증거에 기초한) 접근법이 간호 관리 또는 행정에 어떻게 적용될 수 있을까? 이 문제를 다룬 티틀러, 컬렌과 아데리(Tilter, Cullen & Ardery, 2002)는 전문 의료진 협진의 중요성을 강조했다. 두 진료과의 협진은 오늘날 의료 서비스 업계에서 일어나는 많은 일과 관련된 핵심 문제처럼 보인다. 이들 연구자들은 두 전문 직종의 협업은 지속적으로 이루어져야 하며 이를 위해 많은 노력이 요구된다는 것을 확인했다. 협업 과정의 핵심 요인들은 다음과 같다.

1. 근거 중심 실무의 전문 용어들을 조직의 사명, 비전, 전략 계획 및 스태프들의 업무 수행 평가들에 포함시킨다.

2. 근거 중심 실무를 간호 부서들과 의료 서비스 시스템의 운영 구조에 포함시킨다.

3. 근거 중심 실무의 가치는 최고 간호 이사의 행정가로서 조치들을 통해 드러난다.

4. 임상 탐구를 가치 있게 여기는 문화를 조성하는 간호 부문 리더들(예: 책임 간호사들과 전문 임상 실무 간호사)을 위해 근거 중심 실무에 대한 명확한 기대치들을 정한다.

이러한 설명을 보면, 근거 중심 실무가 성공하기 위해서는 조직 구조의 모든 측면들, 문화 및 시스템들에 근거 중심 실무가 결합되어야 하는 것이 분명해 보인다. 위에 기술한 4가지 요소들을 실행시키기 위해 제시한 예로서, 모든 스태프 교육에 근거 중심 실무를 포함시키고, 선정된 근거 중심 실무들의 효과를 나타내는 핵심 지표들을 모니터링하고, 핵심 지표들의 결과에 영향을 미치며, 운영 또는 질 개선 데이터에서 매년 확인된 특정한 수의 근거 중심 실무 예들을 선택하고, 근거 중심 실무를 지지하는 문서 기록 시스템을 정하고, 응용을 추적하거나 모니터링하고, 의례적으로 스태프들에게 근거 중심 실무 교육을 제공하고, 오리엔테이션에 근거 중심 실무 교육을 포함시키는 것들이 있다. 근거 중심 실무는 치료와 간호사의 근무 방식을 개선하기 위해 관리와 간호 치료 전달의 많은 부분에 기여할 능력을 갖고 있지만 조직이 근거 중심 실무를 실행하려는 노력을 하지 않으면 얻을 수 없다.

[표 12-2]에는 존스 홉킨스 병원이 근거 중심 실무를 실행하기 위해 이용하는 한 도구에 대한 설명이 나와 있다.

[표 12-2] 간호 부문과 간호 행정 부문의 협업 기준 비교
임상 실무에서 발생하는 문제들은 무엇인가?
1. 어떤 임상 실무 부문인가?　□임상　□교육　□행정
2. 임상 실무 문제들은 어떻게 확인되었는가?(적용되는 것에 모두 체크할 것)
□ 안전/위험 관리 문제들 □ 불만족스런 환자 결과들 □ 임상 실무에서 나타나는 광범위한 차이들 □ 현저한 재정 문제들 □ 병원과 지역 사회 실무의 차이 □ 임상 실무 문제가 하나의 고민이다. □ 절차나 과정은 시간 낭비 요인이다. □ 임상 실무 문제는 어떤 과학적 증거도 없다.

3. 문제의 범위는 어떤 것인가? □ 개인 □ 인구 □ 기관/시스템

4. PICO 구성 요소들은 어떤 것이 있는가?

P-(환자, 인구 또는 문제)
I-(재고)
C-(적용할 수 있는 경우, 다른 치료들과 비교)
O-(치료 결과들)

5. 어떤 증거를 수집해야 하는가?(적용되는 것에 모두 체크할 것)

- □ 문헌 검색
- □ 기준들(규범, 전문 의료진 기준, 지역 사회 기준)
- □ 가이드라인들
- □ 전문 의료진 의견
- □ 환자 선호들
- □ 임상 전문 지식
- □ 재정 분석

6. 협의의 관리 가능한 용어들로 문제를 기술하기

근거 중심 실무로부터 나온 증거는 임상 실무에 어떻게 이용할 수 있으며 또한 그것을 적용하기 위해서는 어떻게 해야 할까? 임상 실무에 이용할 수 있는 한 가지 방법으로 근거 중심(증거에 기초한) 프로토콜을 사용하는 것이 있다. 프로토콜들은 "특정 환자 인구들을 위한 종합적인 치료 계획, 임상 조치의 실행 절차, 구체적인 치료 결과들을 겨냥한 치료 조치 그룹, 표준화된 명령 세트, 의사 결정 알고리즘, 치료 지도(care maps) 및 임상 경로(clinical pathways)" 형태로 이루어질 수 있다(Brown, 2009, p307) 건강개선협회(Institute of Health Improvement, IHI)는 한 치료 그룹을 "한 질병 진행 과정과 관련해 개별적으로 적용했을 때보다 함께 사용할 때 더 나은 치료 결과를 가져올 것으로 예상되는, 근거 중심(증거에 기초한) 개입 치료 그룹"이라고 정의한다(2007). 증거는 임상 실무에 어떻게 적용될 수 있는가?

- 한 환자나 한 환자 인구를 위한 치료 변화
- 한 정책이나 절차의 개정 또는 개발
- 근거 중심(증거에 기초한) 임상 가이드라인 이용 실행
- 임상 경로나 프로토콜을 개정 또는 개발하기 위해 이용
- 치료를 개선하기 위해 공동 운영에 이용
- 스태프들 교육
- 서면으로 된 정보, 웹사이트 및 다른 자료들을 통해 정보 공유
- 스태프들을 교육시키기 위해 자료표(fact sheet)와 포스터들 개발
- 스태프 회의 때 논의
- 치료 개선에 스태프 참여시키기
- 오류들 감소: 근본 원인 분석 이용
- 간호과 학생들 교육

한 조직은 근거 중심(증거에 기초한) 정책과 절차, 프로토콜과 기준같이 잘 정리된 문서들을 가져야 한다. 그렇지만 이런 문서들이 임상 실무를 바꾸고 치료를 개선시키지 못할 경우, 이들은 무용지물이 된다. 간호 관리자는 치료를 기술하는 문서들이 증거에 기초하고 있다는 것뿐만 아니라 실제 임상 실무에 적용되는 것을 보장할 필요가 있다. 이를 위해서는 임상 실무에 대한 모니터링이 요구되며 이러한 노력이 질 개선의 일부가 된다. 근거 중심 실무는 또한 환자/가족을 대상으로 한 교육 내용과 방법들이 현재 내용으로 계속 업데이트되고 효과적인 접근법으로 제공되어야 한다는 점에서 환자와 가족 교육에도 긍정적인 영향을 끼쳐야 한다. 효과적인 근거 중심 실무가 임상 실무에 더 잘 접목될 수 있도록 기반 시설을 개발해야 하는데, 다음 내용이 이러한 기반 시설에 포함된다(Gawlinski, 2008).

- 연구와 근거 중심 실무에 대한 논의
- 최전선 임상 직원들의 참여
- 연구와 근거 중심 실무 실행에 참여시키기 위한 스태프 교육
- 연구와 근거 중심 실무에 대한 내부 전문 지식 생성
- 문헌에서 조직의 요구들을 충족시키는 접근법들을 찾아 각색함.

- 환자 치료 개선

- 개인 프로 간호사로서 전설을 개발하고 유지

사례 연구	**우리는 치료를 개선하기 위해 증거를 필요로 하는가?**

한 대형 의료 서비스 기관은 투약 주입 실수들, 높은 낙상 비율과 스태프 만족도 저하라는 문제들을 확인했다. 이 3대 부문 문제들을 척결하고 심각한 안전사고 가능성을 줄이기 위해 상부 행정부는 임상 실무를 증거에 기초해 실행하라고 명령을 내렸다. 증거에 따른 임상 실무가 잘 이루어지고 있음을 보장할 수 있는 방법으로 조직의 전략 계획 준거들로서 증거를 유입하는 것이 포함되었다. 치료 현장에서 증거에 기초한 의사 결정을 포함시킬 수 있도록 이 조직의 사명, 비전 및 구체적인 목표들이 개발되었다.

치료 현장에서 병동 과장들은 치료에 증거를 포함시키는 것의 중요성에 대해 스태프들과 논의했다. 이러한 논의에는 가이드라인들, 정책과 절차들을 이용하느냐 여부에 대한 것이 포함되었는데, 이들은 모두 증거에 기초해 개발된 것이었다. 간호 스태프들은 임상 실무에 증거를 어떻게 접목시킬 수 있는지에 대해 논의하고 있다. 근거 중심 실무에 대한 지식, 증거들을 찾는 데 소요되는 시간, 일단 확인한 후 연구할 일 및 변화의 영향과 관련해 우려들이 쏟아져 나왔다.

많은 스태프들은 "우리는 언제나 이런 식으로 해왔잖아요" "증거를 찾아 읽기에는 시간이 너무 많이 걸려요" "우리 정책들과 절차들도 적용이 잘 안 되어 치료를 제공하는 방향을 제시하지 못해 도움이 안 되는데요"라는 식으로 말하고 있다. 게다가 간호 스태프들은 단기간 동안 여러 개의 질적 프로젝트들이 일어나 변화들을 검증하기 위한 여러 테스트들을 준비하고 치르느라 지쳐버렸다고 성토 중이다. 그들은 반문한다. "이런데 어떻게 제가 추가로 일을 더 하기를 기대하세요?"

관리자가 이 3개의 부문의 문제들을 해결하기 위해 치료 현장에서 다른 분야 의료진 스태프들과의 협업에 참여하게 했다. 이를 성공적으로 달성하기 위해 해결해야 할 첫 번째 도전 과제는 근거 중심 실무를 실행하는 문화를 확립할 수 있는 시스템을 찾는 것이었다. 이 과정을 시작하기 위해 공동 운영위원회가 설립되었다. 병동의 한 구체적인 활동은 치료 결과들에 영향을 미칠 수 있도록 근거 중심 실무의 실행을 요구하는 한 프로젝트를 찾는 것이었다. 기회는 집중 치료실(ICU) 외부에 있는 소아과 환자들의 통증을 통제하는 데 관련된, 한 의사가 주도하는 연구 프로젝트와 함께 찾아왔다. 이 병동의 업무는 매개 변수들을 모니터링하고 간호 스태프들을 제공하는 것이었다. 이 병동은 환자의 치료 욕구들과 통증 팀의 욕구들을 충족시키기 위해서 그날부터 근거 중심 실무와 함께하는 첫 여정을 시작했다.

이 과정에는 총 3개의 교대 근무 시간대에 속한 스태프들, 병동의 교육자, 병동의 리더 및 근거 중심 실무 멘토가 참여했다.

질의

1. 간호 리더는 어떤 방식들을 이용해 치료 결과 개선으로 이어질 수 있는 근거 중심 문화를 정착시키기 시작했는가?

2. 근거 중심 실무 과정에 스태프들의 참여를 촉진시키기 위해 필요한 도구들에 대해 논의하라.

3. 근거 중심 실무에 스태프들을 참여시키는 데 필요한 추가 시스템 과정들로는 어떤 것들이 있는가?

[표 12-3] 프로젝트 관리

임상 실무 문제
EBT 팀 리더(들)
EBT 팀원들
전반적인 목표

	시작일	필요한 일수	종료일	배정된 사람	이정표	비고 필요한 자원들
임상 실무 질문						
1단계 근거 중심 실무(EBP) 질문 확인하기						
2단계 임상 실무 문제 범위 정하기						
3단계 리더십 책임 배정하기						
4단계 두 진료과로 구성된 팀 모집						
5단계 팀 회의 스케줄 짜기						
증거						
6단계 증거를 찾기 위해 내적, 외적 연구 실시						
7단계 증거의 모든 유형들 평가						
8단계 증거 요약						
9단계 증거의 장점들 등급 매기기						
10단계 증거의 장점에 기초해 치료 과정이나 시스템들의 변화를 위한 내용 추천받기						
전환						
11단계 추천 내용들을 증거로 전환하는 것의 적합성과 실현 가능성 판단						
12단계 실행 계획 수립						
13단계 변화 실행						
14단계 결과들 평가						
15단계 의사 결정자에게 예비 평가 결과 보고하기						
16단계 내적으로 추천받은 변화를 실행하기 위해 의사 결정자들로부터 지원 확보하기						
17단계 다음 단계들 확인하기						
18단계 연구 결과들 소통하기						

출처: Newhouse, R., Dearholt, S., Pugh, L. & White, K.(2007). 존스 홉킨스 간호 근거 중심 실무 모델과 가이드라인들(Johns Hopkins Nursing Evidence-Based Practice Model and Guidelines). Indianapolis, IN: 시그마 세타 타우 국제 센터(Sigma Theta Tau International). 존스 홉킨스 간호 연구소의 허가받고 재출간. 존스 홉킨스 병원/존스 홉킨스 병원 저작권. 모든 저작권 보호.

근거 중심 실무의 임상 환경 적용 예들

오늘날 많은 의료 서비스 제공 조직들, 특히 급성 치료 병원들은 근거 중심 실무(EBP)를 간호 임상 실무에 적용하려고 노력하고 있다. 이러한 적용은 쉽지 않으며 많은 시간을 요할 뿐만 아니라 앞서 논의한 장벽들을 제거하기 위해 계획된 노력을 필요로 한다. 근거 중심 실무를 임상 환경에서 실행하려는 혁신 조치들 중 2가지를 제시했으며, 이외에도 간호 문헌에는 고를 수 있는 많은 예들이 나와 있다.

한 가지 예는 존스 홉킨스 병원의 한 산하 조직인 존스 홉킨스 간호 연구소(Institute for Johns Hopkins Nursing)에서 나온 것이다. 이 조직의 목표는 임상 환경과 행정 환경(근거 중심 관리) 및 교육 환경에서의 적용을 추구한다는 점에서 약간 다르다(존스 홉킨스 병원과 존스 홉킨스 간호대학교). "근거 중심 실무의 목표는 효과적인 간호 개입 조치들과 효율적인 치료를 증진시키고 환자들의 경우 향상된 치료 결과들을 늘리고 임상적, 행정적 그리고 교육적 차원의 의사 결정들을 위해 이용할 수 있는 증거들 중 가장 좋은 것들을 제공하는 것이다."(Newhouse, Dearholt, Poe, Pugh & White, 2007, pxiii) 근거 중심 실무는 간호사들에게 의사 결정에 더 많은 영향력을 행사할 힘을 준다. "대부분 의료 서비스 환경들에서 임상 실무를 담당하고 있는 간호사들이 200만 명이 넘는 것으로 추산되며, 보건 전문 의료진에서 수적으로 최대 규모를 차지한다. 모든 환자들은 간호사로부터 치료를 받을 가능성이 높다. 따라서 간호사들은 환자들에게 제공되는 치

[그림 12-2] 존스 홉킨스 간호 근거 중심 실무 모델

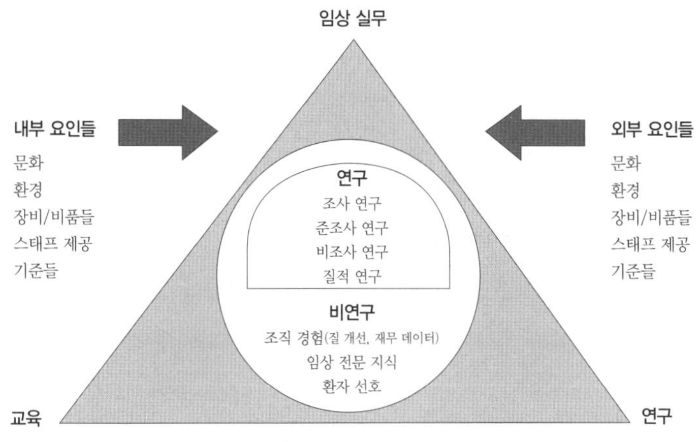

료의 유형, 질 그리고 비용에 영향을 미치는 중요한 직책을 맡고 있다."(Newhouse, Dearholt, Poe, Pugh & White, 2007, p10) [그림 12-2]에는 존스 홉킨스 병원의 근거 중심 실무 모델이 기술되어 있으며, 임상 실무, 행정 및 교육이라는 세 갈래 부문에 초점을 맞추며 고려해야 할 내적 요인들과 외적 요인들이 함께 제시되어 있다. 이 임상 실무 모델은 팀 접근법을 사용하는데, 여기에서 팀원들은 해당 문제를 다루어본 경험이 있는 전문 의료진들로서 두 전문 직종 출신들로 구성될 가능성이 높다. 이 팀은 근거 중심 실무 과정을 실행하는 동안 [표 12-2]에 기술된 식으로 PICO 방법을 이용한다. 근거 중심 실무 프로젝트에는 [표 12-3]에 기술된 프로젝트 관리의 18단계가 포함된다.

또 다른 예는 신시내티 아동 병원 메디컬 센터(Cincinnati Children's Hospital Medical Center)다. 이 아동 전문 병원은 한 멘토 프로그램을 이용해 이 병원의 간호 서비스들에 근거 중심 실무를 접목시켰다. [표 12-4]에는 이 프로그램에 대한 설명이 나와 있다.

본 단원에서 강조했던 또 다른 근거 중심 실무 모델들이 2개 있다. 물론 간호 문헌에는 근거 중심 실무 실행 모델들이 많이 나와 있다. 그중 첫 번째는 한 대학에서 개발한 ACE 스타 모델이며, 두 번째는 한 병원에서 개발된 아이오와 모델이다. [표 12-5]에는 이 2개의 모델들에 대해 더 자세히 알 수 있는 웹사이트들이 제시되어 있다. 이 모델들의 대부분은 본 단원에서 설명한 모델과 유사한 근거 중심 실무 과정들에 대해 기술하고 있다.

근거 중심 관리

"의료 과실에 대한 보고서들이 미국의 신문과 잡지들에서 대서특필되고 있다. 반면 관리 전술과 전략들의 과다한 사용, 저사용 및 잘못 오용하는 사례들은 훨씬 덜 주목을 끈다. 의료 서비스의 질 개선이 시급하다는 위기의식이 있는 반면, 이와 비교해 의사 결정자들의 역량을 늘리고 의사 결정 시 더욱 과학적인 방법들을 사용하도록 그들을 동기화시킬 수 있는 근거 중심(증거에 기초한) 접근법에 따라 의사 결정을 내리도록 하는 관리자의 질 개선에 대한 위기의식은 존재하지도 않는다."(Kovner & Rundall, 2009, p53) 대부분의 책임 간호사들은 의사 결정할 때 연구 같은 증거를 의례적인 기준으로 삼지 않으며, 많은 관리자들은 심지어 관리 증거라는 용

임상 실무에 증거의 유입을 지지하는 시스템들을 개발하는 것은 도전 과제다. 신시내티 아동 병원 의료 센터 개발 프로그램에서 독특한 역할을 하게 된, 근거 중심 실무(EBP) 멘토들은 시스템을 개발하는 내내 근거 중심 실무 과정에 전문 의료진들을 참여시킨다. 스태프들을 지도하면서 근거 중심 실무 멘토들은 근거 중심 실무 문화를 시작하고 유지시키는 데 실무 과정 개발, 자원 및 도구들이 필수적이라는 것을 알게 되었다. 스태프들이 임상 문제들을 다룰 때 그들에게 리더십과 지시 방향을 제공하는 증거 프로그램의 개발에 있어 시스템 전반에 적용되는 접근법이 필수적이다. 증거에 입각한 임상 실무를 위한 문화 개발을 지지하는 전략들 중에는 한 간호사와 의사가 공동으로 이끄는 두 전문 직종으로 구성된 팀 구성이 포함된다. 이 조직적 팀에는 근거 중심 실무를 가르치는 멘토 역할을 할 간호사들, 한 명의 사서와 간호사 교육 담당자 및 가이드라인 행정가들로 구성된다. 이 팀은 증거를 평가할 표준화된 과정을 개발하는 데 집중한다. 표준화라는 목표를 달성하기 위해 개발된 도구들에는 증거 평가 서식들, 증거 수준과 등급을 매기는 과정 및 추천서 형태의 가이드로 구성되어 있다. 또한 증거 웹사이트와 증거 요약집도 개발되었다. 분배 단계에 이르렀을 때, 한 공식적 근거 중심 실무 프로그램이 개발되었다. 이 프로그램은 모든 간호사들과 연계된 전문 의료진들이 적용할 수 있게 개방되었다. 치료 현장에서 중요한 한 임상 문제를 다루기 위해 선정된 참가자들이 일 년 동안 증거 연구 작업에 참여했다. 병동이나 치료 현장 수준에서, 스태프들은 공동 운영 활동들을 통해 근거 중심 실무에 참여했다. 위원회 위원들은 근거 중심 실무 멘토들에게 근거 중심 실무 과정이 진행되는 내내 임상 문제를 다루는 데 고문으로 참여해달라고 요청한다. 개인적이든 아니면 한 프로젝트의 팀원이든 치료 현장 스태프들도 또한 한 명의 근거 중심 실무 멘토와 함께 상의하고 문제가 되는 임상 차원의 사안들을 조사할 수 있다. 멘토는 간호사들 및 연계된 전문 의료진들에게 근거 중심 실무 변화들을 추구할 수 있도록 방향을 제시하고, 전문 지식과 길잡이를 제공한다.

시스템 전반에 증거를 적용하는 접근법을 적용해서 나온 직접적인 결과들 중에는 이 공식적 증거 프로그램에 스태프들의 꾸준한 참여, 전문직 능력 개발, 출판물 및 발표 자료들이 포함된다. 추가 결과들 중에는 근거 중심(증거에 기초한) 정책들과 절차들의 개발, 발작을 경험하는 소아과 환자들에게 방사선 동위 원소 촬영을 하는 것과 관련된 안전성 권고들의 실행 및 일관된 성격의 증거 요약집들 출간이 포함된다.

기고자들

Lisa English Long MSN, RN, CNS
근거 중심 실무 멘토
신시내티 아동 병원 의료 센터
신시내티, 오하이오

- ACE 스타 모델
  www.acestar.uthhscsa.edu/Learn_model.htm

- 아이오와 근거 중심 실무 모델
  www.uihealthcare.com/depts/nursing/rqom/evidencebasedpractice/iowamodel.html

어에 익숙하지도 않다. 물론 이 용어는 미국 간호집행기구(AONE)의 2010~12 전략 계획 같은 일부 간호 전문 의료진 기준들과 문헌에서는 강조되었다. 미국 간호집행기구의 전략적 목표들 중 하나는 "향후 환자 치료 전달 시스템들과 임상 실무 환경들의 개발에 근거 중심 관리 실무와 타당한 연구를 활용하는 것이다. 산업 기술, 시설 디자인 및 환자 치료 모델들의 상호 관계를 연구하고 지원하라."(미국 간호집행기구, 2010)

근거 중심 관리(Evidence-Based Management, EBM)는 무엇인가? 임상 치료 또는 실무에 관한 의사 결정을 할 때 증거가 중요하다면 그것은 당연히 관리 의사 결정에서도 중요한 역할을 해야 한다고 생각할 수 있다. 근거 중심 관리는 "의료 서비스 제공 조직들의 업무 수행을 개선하기 위한 경영 전략들을 평가하는 데 이용할 수 있는 가장 좋은 증거를 체계적으로 적용하는 것"이다(Kovner & Rundall, 2009, p56). 이 정의는 근거 중심 실무의 정의와 크게 다르지 않다. 간호 리더들과 관리자들은 가능할 때마다 관리 연구에 대한 최고의 증거들에 기초해 의사 결정을 내리는 것이 중요하다.

근거 중심 관리(EBM)의 5대 원칙들은 다음과 같다(근거 중심 관리, 2010).

- 엄연한 사실들을 마주 하고, 설사 불쾌한 것일지라도 사람들이 진실을 말하도록 장려하는 문화 풍토를 조성하라.
- '사실에 기초한' 의사 결정을 내리도록 노력하라. 이 말은 가장 좋은 증거를 얻고 실천 행동들을 인도하는 길잡이로 이것을 사용하기 위해 노력한다는 의미다.
- 여러분의 조직을 미완성의 원형(prototype)으로 대하라. 즉 실험과 학습을 장려하라.
- 사람들이 추천하는 약이나 치료법들이 가진 위험과 단점들을 살펴보라. 최고의 약들조차도 부작용을 갖고 있다.
- 테스트를 하지 않았지만 이득에 대한 믿음을 바탕으로 의사 결정을 하는 것을 피하고, 여러분이 과거에 했던 것, 또는 성공한 사람들이 하는 것을 무비판적으로 '따라 하는 것'은 피하도록 하라.

근거 중심 관리 과정

근거 중심 실무(EBP) 과정이 있는 것처럼 근거 중심 관리(EBM) 과정도 있는데, 양쪽 과정은 유사하다. 근거 중심 관리 과정의 단계들은 다음과 같다(Kovner & Rundall, 2009, p63).

1. 질문 개발하기: 조사 연구들을 찾을 수 있도록 관리에 관한 질문을 개발한다. 이를 위해서는 원래 제기한 것보다 더 폭넓은 질문을 개발할 것을 요구하지만, 이 질문이 너무 광범위하고 모호하면 도움이 되는 조사 연구를 탄생시킬 수 없을 것이다. 기법이나 도구, 환경 및 관심 있는 치료 결과에 대해 명료한 설명을 포함시키는 것이 가장 바람직하다. 이것은 근거 중심 실무에서 이용되는 PICO 질문과 유사하다.

2. 조사 증거 입수하기: 증거는 전문 의료진, 동료들, 개인적 경험들 및 출간된 문헌으로부터 얻을 수 있으며, 이러한 증거 입수는 단순히 문헌 조사 이외에 여러 출처로부터 얻는다는 점에서 근거 중심 실무의 출처들과 유사하다고 할 수 있다. 증거를 얻기 위해서 근거 중심 실무의 증거 수집처럼 문헌에 대한 검색이 필요하다. 가장 좋은 정보 공급원은 정해진 문제를 다룬 많은 연구 논문들의 통합 편람이다. 이런 유형의 증거를 찾는 것은 쉽지 않은데, 특히 간호 관리 부문에선 더욱 어렵다. 간호 관리학은 대규모 연구 도서관들이 다 갖추고 있는 분야는 아니다. 간호사 리더나 관리자가 제안할 수 있는 질문들 중 많은 것들이 실제로 의료 서비스 전달, 비즈니스 및 조직 연구 부문들에서 다루어질지 모른다. 물론 연구가 취약한 것은 사실이다.

3. 증거의 질 평가하기: 관리자들은 증거의 다음 측면들을 평가해야 한다. 즉 연구 설계의 강점, 연구 맥락과 관형, 샘플 크기, 혼동을 주는 요인들 통제 및 측정치들의 타당성, 방법과 절차들, 결론의 정당성, 연구의 재정적 후원 및 다른 연구 결과들과의 일관성을 평가해야 한다. 이러한 준거들은 근거 중심 실무 증거를 평가하는 데 이용되는 준거들과 아주 유사하다.

4. 증거 제시하기: 이 단계에서는 근거 중심 실무가 아닌 근거 중심 관리를 적극적으로 고려

하는 단계다. 관리자는 어떤 의사 결정을 지지하는 증거를 제시할 때 직접 하든 서면 형태로 하든 발표 시 다음 조건들을 고려해야 한다. 증거 발표는 시기적절하고 짧으며 전문 용어 사용을 자제해 쉽게 이해할 수 있어야 하고, 다룬 문제들, 연구 맥락, 증거의 질, 연구 결과들 및 이것들이 관리에 암시하는 점들을 분명하게 밝혀야 한다. 관리자가 의사 결정을 위한 '근거를 입증할 때'가 바로 이때다.

5. 증거를 의사 결정에 적용하기: 관리에 증거를 적용하는 것은 임상 실무에 증거를 적용하는 것만큼 까다롭다. [그림 12-3]에는 의사 결정 과정인 근거 중심 관리에 어떻게 적용되는지 또 다른 설명이 제시되어 있다.

문제를 확인한다는 것은 "일들의 기존 상태와 원하는 상태의 차이"를 묘사하는 것이다 (Kovner & Rundall, 2009, p57) 5단계와 6단계가 특히 중요한데, 이 두 단계는 대안들의 분석 필요성과 현재 가능한 증거들 중에서 가장 좋은 대안을 선택할 것을 강조하기 때문이다. 책임 간호사들은 이렇게 할 시간이 필요하다. 한정된 수의 대안들을 고려하고 이 대안들을 지지하는 증거들을 분석한 후 가능한 해결책을 선택하는 경향이 있다.

[그림 12-3] 의사 결정 과정의 8단계

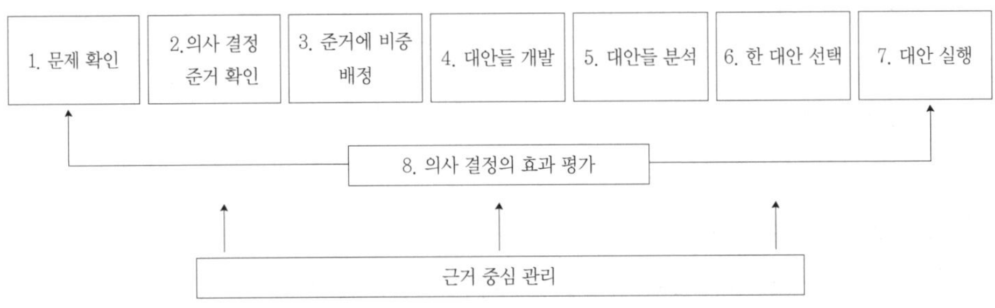

출처: Kovner, A. & Randall, T.(2009). 재고려된 근거 중심 관리(Evidence-based management reconsider). In A. Kovenr, D. Fine & R.D'Aquila(개정판). 의료 서비스 부문에서 근거 중심 관리(Evidence-based Management in Healthcare, p53~57). S. Robbins & D. Decenzo(2004)의 관리 근본 요소들: 필수 개념들과 응용들(Fundamentals of management: Essential concepts and applications, 4판) 내용을 Kovner & Randall이 각색. Upper Saddle River, NJ: Pearson Prentice Hall. 허가하에 재출간. Robbins, Stephen, P; Decenzo, David A. 관리 근본 요소들: 필수 개념들과 응용들(Fundamentals of management: Essential concepts and applications, 3판), 2001. Pearson Educaiton Inc의 허가하에 출판 및 전자 출판. Upper Saddle River, New Jersey.

근거 중심 관리: 장벽과 전략

근거 중심 관리(EBM)의 실행을 막는 많은 장벽들이 있는데, 일부는 근거 중심 실무(EBP)의 실행을 막는 장벽들과 유사하다. 대표적인 장벽들을 아래 제시하였다.

- 리더십 측의 지원 결여

- 산업 기술과 도서 전문 지식 결여

- 근거 중심 관리(EBM)에 대한 지식 결여와 근거 중심 관리와 근거 중심 실무(EBP)의 차이에 대한 혼동

- 관리자들이 근거 중심 관리 이용에 대한 기대가 한정되어, 근거 중심 관리의 가치를 한정적으로 인정하거나 전혀 인정하지 않음.
- 한정된 시간
- 의사 결정들에 대한 제약들(예: 중앙 집권적 의사 결정, 융통성이 없는 정책과 절차들 및 다른 관료주의적 요인들)
- 관련 연구들과 체계적 심의 같은 근거 중심 관리 문헌들이 한정됨.
- 근거 중심 관리를 실행할 구조 결여
- 증거보다는 개인적 선호도에 기초해 의사 결정을 내리기 위해서 근거 중심 관리에 거부감을 느끼고 저항함.

의료 서비스 제공 조직(HCO)에서 근거 중심 관리의 접목을 뒷받침하기 위해 어떤 전략들을 이용할 수 있을까? 런달(Rundall)과 동료들은 주된 의사 결정을 할 수 있도록 체계적인 과정들의 실행을 보여주는 몇 가지 예를 제시했다(2009, p15).

- 조직의 운영과 전략적 문제들과 관련된 최근 관리 연구들에 대해 관리자들에게 주기적으로 간단히 보고하기
- 연구 평가를 적정 평가 보고서들에 포함시키기
- 근거 중심(증거에 기초한) 의사 결정 단계들에 참여시켜 관리 팀원들 훈련시키기
- 학술 기관들, 연구 센터들과 연계 맺기

이런 전략들을 간호 관리에 포함시켜야 하는데 마지막 전략이 중요하다. 많은 간호 부서들은 근거 중심 실무(EBP) 실행을 위해 간호대학들과 연계를 맺고 있다. 간호대학이 리더십과 관리에 경험이 많은 교수진을 갖고 있다면, 이 전문 지식을 이용해 연계를 맺는 의료 서비스 제공 조직(HCO)을 도울 수 있다. 또한 간호대학과 해당 조직을 연결하는 다리를 더욱 공고히, 즉 협업을 더욱 활발하게 진행할 수 있게 될 것이다. 다퀼라(D'Aquila, 2009) 역시 근거 중심 관리를 관리자들의 업무 수행 평가에 접목시킬 것을 권한다. 관리자들은 근거 중심 관리를 어떻게 이용하는가? 이 문제는 추적하고 모니터링할 필요가 있을 것이다. 전략 계획 수립 역시 근거 중심 관리를 사용하는 것을 입증할 뿐만 아니라 전략 계획 수립 과정에 의사 결정 과정을 모니터링할 수 있는 방법을 포함시켜야 한다.

연구, 근거 중심 실무 및 질 개선

간호 연구(NR), 근거 중심 실무 및 질 개선(QI) 내용은 혼동하기 쉽다. 13단원에서 질 개선에 대해 더 자세히 논의하겠지만, 여기에서 이들의 유사점들과 차이점들을 분명히 밝히는 것이 중요하다. 헤지스(Hedges, 2006)는 이러한 유사점들과 차이점들을 임상 차원 의사 결정을 지지하는 연구, 근거 중심 실무(EBP) 및 질 개선이라는 세 개의 다리가 있는 의자로 묘사한다. 연구와 근거 중심 실무는 본 단원에서 정의하고 설명했다. 질 개선은 데이터 수집 및 분석과 관련 있는데, "데이터 수집과 분석은 연구에서처럼 많은 간호사들이 헷갈리는 것이다. 이 두 방법들에서 이용되는 용어들과 통계적 용어가 유사하기 때문이다. 그러나 질 개선은 이론적인 뒷받침을 전혀 갖고 있지 못하며, 따라서 새로운 지식이나 테스트의 개입 조치들을 생성하려고 하지 않는다는 차이점이 있다. 질 개선은 주기적으로 근무 과정을 평가하고 수립된 지표들에 어긋나는 임상 실무를 알아보기 위한 기준점이 되어, 정해진 임상 실무를 지속적으로 평가하고 개선시킬 수 있는 수단을 제공한다."(Hedges, 2006, p457)

연구에서 질 개선과 근거 중심 실무의 주된 차이는 대체로 조직 내부에서 데이터를 수집하고 내부에 보고하는 방식에 있다. 질 개선은 연구와 관련 있기 때문에, 질 개선의 목적은 새로운 지식을 생성하는 것이 아니다. 질 개선은 보통 기관심의위원회(IRB)의 승인이나 연구와 같은 방식으로 참가 동의서를 받을 필요도 없다. 그러나 최근에 이것에 대해 의문이 제기되거나 실제로 문제를 일으킨 상황들이 있었다. 최고의 접근법은 질 개선 프로젝트가 기관심의위원회의 심의 면제 요건들을 준수하고 있는지 문의하는 것이다(Miller & Emanuel, 2008). 그러나 프로젝트를 진행할 방법에 대한 의사 결정들은 리더나 관리자가 결정해야 할 것이다. "우리의 임상 실무와 환자의 치료 결과들을 모니터링하고(질적 관리), 증거를 검토하고(근거 중심 실무), 증거가 결여되어 있을 때 과학적인 연구들을 실시함으로써(간호 관리), 임상 실무의 기반을 강화할 수 있다. 그럼 환자들은 그들의 임상 실무에 대한 지속적인 검토와 수정을 지시받은 간호사들로부터 가능한 한 최고의 치료를 받게 될 것이다."(Hedges, 2006, p458)

리더십과 관리 기술 적용하기

비판적 사고 개발을 위한 질문&활동

1. 연구의 실행을 막는 장벽들과 이것들을 극복하는 데 이용할 수 있는 전략들에 대해 논의하라. 본 단원에서 논의하지 않은 전략들에 대해 고려하라.

2. 근거 중심 실무(EBP)의 4가지 유형의 증거들에 대해 논의하라.

3. 한 PICO 질문을 개발하고 여러분의 질문에 대답할 수 있는 체계적 심의나 임상 가이드라인을 찾아라.

4. 근거 중심 실무의 이용을 막는 장벽들과 이것들을 극복하는 데 이용할 수 있는 전략들에 대해 논의하라. 본 단원에서 논의하지 않은 전략들에 대해 고려하라.

5. 간호사들에게 있어서 근거 중심 실무를 이용하는 것이 왜 중요한가?

6. 근거 중심 관리(EBM)와 이 접근법이 간호 관리에 어떻게 적용될 수 있는지 설명하라.

7. 근거 중심 관리의 적용을 막는 장벽들과 이것들을 극복하는 데 이용할 수 있는 전략들에 대해 논의하라. 본 단원에서 논의하지 않은 전략들에 대해 고려하라.

8. 근거 중심 실무, 근거 중심 관리 및 질 개선(QI)의 연구를 비교, 대조하라. 각각을 대표하는 몇 가지 예를 제시하라.

의료 서비스의 질 개선하기

본 단원의 개요

학습 목표

핵심 용어

학습 방향

질적 치료: 측정과 개선

탓하기 또는 안전 강조 문화 지지하기

의료 서비스 안전에 관한 결정적 문제들

직장 내 안전

인증 과정
- 인증이란 무엇인가?
- 의료기관 평가위원회
- 간호사&의료기관 평가위원회

결과 관리
- 결과 평가 정보 세트

양질의 안전한 치료 정립 방법
- 이상 반응 모니터링
- 정책과 절차들
- 치료 기준들
- 면허 교부, 자격 인증 및 증명
- 의료 이용도 조사/관리
- 임상 가이드라인들과 표준 진료 지침
- 벤치마킹
- 의료 서비스 접근성

- 위험 관리
- 근거 중심 실무와 근거 중심 관리
- 질 성직표
- 간호 부문과 질 성적표

간호 안전을 위한 대표적인 혁신 조치들
- 임상 간호의 변혁적 치료
- 과실 분류 체계, 근본 원인 분석

협업을 통한 혁신 조치들: 매우 필요

프로그램 평가

3자 지급인들의 인증

질 개선을 위한 간호사의 역할

과거 활동과 미래 방향에 대한 리뷰: 간호 부문과 의료 서비스의 질

리더십과 관리 기술 적용하기

비판적 사고 개발을 위한 질문&활동

학습 목표

본 단원을 시작하기 전, 이 단원의 학습 결과들 중 익숙한 것이 있는지 살펴볼 것.

- 탓하기 문화(Blame Culture)와 안전 강조 문화(Culture of Safety)를 비교하고 대조할 것.
- 의료기관 평가위원회(Joint Commission)의 인증과 질 개선과 이 기관의 인증의 관련성에 대해 기술할 것.
- 질적, 안전한 치료를 측정하고 보장하는 데 이용되는 2가지 방법들을 비교할 것.
- 질 성적표들과 질 개선의 관련성에 대해 설명할 것.
- 질 개선에서 간호사들의 역할과 치료를 개선하기 위한 간호 부문의 혁신 조치들에 대해 논의할 것.
- 3자 지급인의 인증 목적에 대해 설명할 것.
- 전문 의료진 협진 팀의 치료 질 개선 혁신 조치들의 필요성에 대해 논의할 것.

핵심 용어

- 치료에 접근(Access to care)
- 인증(Accreditation)
- 이상 반응(Adverse event)
- 승인(Authorization)
- 벤치마킹(Benchmarking)
- 임상 가이드라인(Clinical guideline)
- 표준 진료 지침(Clinical pathway)
- 실패 모드들과 영향들 분석
  (Failure modes and effects analysis, FMEA)
- 구조 불이행(Failure to rescue, FTR)
- 무간섭 시간(Handoff)
- 건강 보험 가입 고용주 데이터와 정보 세트
  (Health plan employer data and
  information set, HEDIS)
- 지표(Indicator)
- 의료기관 평가인증원(Joint Commission)
- 전국 건강보험 품질보장위원회
  (National Committee for Quality Assurance,
  NCQA)
- 결과 평가 정보 세트
  (Outcome Assessment Information Set,
  OASIS)
- 질 성적표(Quality report card)
- 조기 대응팀(Rapid response team, RRT)
- 위험 관리(Risk management)
- 근본 원인 분석(Root cause analysis)
- 적신호 사건(Sentinel event)
- 기준들(Standards)
- 역치(Threshold)
- 의료 이용도 조사/관리
  (Utilization review/management)
- 이용심사인가위원회
  (Utilization Review Accreditation
  Commission, URAC)
- 변화량(Variances)
- 차선책(Workaround)

본 단원에서는 환자의 치료를 개선시킬 수 있는 혁신 조치들과 전략들의 실행에 초점을 맞춰 의료 서비스의 질에 대한 논의를 계속할 것이다. 각 간호사는 치료가 제공되는 동안 질적 치료를 보장하는 데 하나의 역할을 할 뿐만 아니라 조직의 질 개선 노력들에 참여할 책임이 있다. 모든 의료 서비스 제공 조직들은 질 개선(QI) 프로그램들을 운영해야 하는데, 이러한 프로그램들은 병원들, 장기 요양 시설 등에서 발견할 수 있다. 간호는 모든 의료 서비스의 주된 구성 요소이기 때문에, 간호사들은 모든 수준의 질 개선에 참여할 뿐만 아니라 치료의 질과 관련해 구체적인 간호 부문의 사안들을 다루어야 한다.

질적 치료: 측정과 개선

의학협회는 자체 보고서에서 질적 치료 수준에 대해 "개인들과 사람들이 원하는 건강 결과를 얻을 가능성을 높이고 현재 의료 서비스 전문직 지식과 일관된 의료 서비스들의 수준"(Chassin & Galvin, 1998, p1000)이라는 정의를 채택하고 있다. 의료 서비스의 질을 판단하기 위해 환자 치료의 수준을 측정하고 이를 개선할 수 있는 전략들을 시행하는 것은 모든 유형의 의료 서비스 전달 시스템에서 없어서는 안 될 필수 과정들로서, 간호사들은 질 개선의 모든 측면들에 중요한 역할을 한다.

탓하기 또는 안전 강조 문화 지지하기

의료 서비스 제공 조직들은 대개 과실을 저지른 스태프들을 확인하거나 또는 스태프들에게 과실이 일어난 사건 경위서를 작성해 과실을 보고하도록 요청하는 방식으로 의료 과실들에 대처해왔다. 시간이 지나면서 더욱 처벌에 초점을 맞춘 접근법이 힘을 얻게 되었지만 과실을 줄이거나 치료의 질을 향상시키는 데 그다지 효과는 없었다. 대부분의 과실들은 단순히 한

개인 스태프가 저지른 과실이라기보다는 훨씬 더 복잡한 것으로, 이 관점은 의학협회의 보고
서들에 의해 지지받고 있다. "하나의 의료 과실이 발생하면 우선 가져야 할 의문은 '누가 잘못
했는가'가 아니라 '우리의 방어가 왜 실패했는가'이어야 한다."(Reason, 2000) 의료 서비스 제공
에는 너무도 많은 사람들이 개입하고 있고, 의료 서비스 시스템은 너무 복잡해서 어떠한 과실
의 책임이 언제나 그것을 저지른 한 개인에게 있다고 생각할 수 없다.

간호사들은 많은 의료 서비스 제공자들과 팀 단위로 일하고 있기 때문에 의료 과실은 시스
템 문제들로 인해 더욱 흔해졌다는 사실을 이해하는 것이 중요하다. 의학협회(1999)는 의료 서
비스 시스템은 개선해야 할 원인들을 조사하는 대신 "비난 사냥"에 집중하면서 안전 정착 문
화에 보이는 노력이 한정되었다고 보고했다. 의학협회는 의료 과실들과 의료 서비스 환경을
이해시키는 데 리즌(Reason)의 연구를 활용했다(Reason, 2000). 스태프들은 의료 과실을 보고하
는 것을 걱정하고 두려워하는데, 이러한 두려움이 보고를 막을 수 있다. 실제 발생하기 전에
포착하는 위기일발 사고 또는 과실 역시 모니터링의 중요성을 부각시키는 것이지만, 이러한
예비 포착이 일상적으로 발견되는 것은 아니다. 그렇다 할지라도 다른 이를 탓하던 문화에서
안전 정착 문화로 옮겨 가는 변화의 움직임은 더욱 커졌다. 이러한 접근법은 치료 개선을 위
해 의료 과실들과 위기일발 사건들에 대해 더 활발히 소통하는 단계로 접어들었다. "의료 과
실을 줄이려는 시스템 접근법의 한 근본 원칙은 모든 인간은 실수를 하며 최고의 조직들에서
조차도 과실은 있을 수 있다는 것에 대한 인정"이다(Reason, 2000, p768). 간호 관리자들과 팀 리
더들은 병동에서 안전 문화의 수위를 정하고 의료 과실들이 일상적으로 어떻게 다루어지는지
에 대해 스태프들/팀원들과 대화를 나눈다.

치료의 질을 개선하기 위해선 현재의 치료 전달 상태를 측정하는 것이 필요하지만 일부 측
면들은 측정할 수 없다. 치료의 질을 측정하는 것은 쉬운 일이 아니기 때문에 의료 서비스 제
공 조직들은 질을 측정할 수 있는 가장 좋은 방법들을 찾기 위해 애를 쓰고 있다. 치료의 질을
측정기 어렵다는 것을 잘 보여주는 대표적인 예로는 어떤 것들이 있는가? 간호사-환자나 의
사-환자의 관계의 질을 양적으로 측정하기 어려운데, 많은 변수들이 개입되어 있고 또한 주
관적인 구성 요소들이 있기 때문이다. 성격들과 소통 방법들 역시 치료의 질을 측정하기 어렵
게 만든다(Nadzam, 2009). 만성 피로군같이 어떤 특정 질병에 대한 지식이 불완전할 경우, 그 특

정 질환에 대한 치료의 질을 측정하기 어려워진다. 많은 질환들의 경우 최고의 치료법들을 기술하기 위해서는, 근거 중심 실무(EBP) 과정이 있기는 하지만 우선 기준들과 가이드라인들이 개발되어야 한다. 그러나 이를 위해서는 많은 연구들이 필요하다. 치료의 질은 아주 많은 다양한 요소들로부터 영향을 받기 때문에 똑같은 치료를 받더라도 한 경험과 또 다른 경험 사이에는 큰 차이가 존재할 수 있다.

의료 서비스 안전에 관한 결정적 문제들

확실한 점은 의료 서비스에는 안전과 관련해 많은 문제들이 있다는 점이다. 그중 일부는 표면적으로는 환자들과 관련 있으며 다른 측면에서는 스태프들과 관련 있다. 환자와 관련된 결정적인 것들로는 투약, 억제대 사용, 폭력(환자 폭력은 환자, 다른 환자들, 가족들/방문객들 및 스태프들에 대한 상해로 이어질 수 있음), 병원 내 감염 및 엉뚱한 환자에게 치료한 경우, 환자에게 엉뚱한 치료를 하는 경우 같은 문제들이 있다. 이것들은 모두 복잡한 문제들로서 이러한 문제들을 방지하기 위해 이들에 대한 안전 기준(예: 억제대 사용 기준 등)과 투약의 필수 단계들(예: 정확한 환자, 정확한 약, 정확한 1회 투여량, 정확한 투약 시간 및 정확한 투약 경로)이 존재한다. '과오는 인지상정(To Err is Human, 의학협회, 1999)'이라는 제목의 의학협회의 보고서에서 언급한 것처럼 투약 시 의료 과실이 발생할 수 있다. 이 부문에서 의료 과실이 잦은 이유들 중에는 시간 압박, 피로, 스태프 부족, 해당 약물 또는 환자 기록 내용에 대한 지식 부족 및 시스템 실패 같은 것들이 있다. 미국 간호사협회는 안전한 치료를 보장하는 결정적 요소인 문서 작성을 하는 간호사들을 돕기 위해 문서 기록 원칙을 개발했는데, 이것은 [표 13-1]에 제시되어 있다.

"간호사가 의료 서비스 일터의 최대 구성 요소이며 환자에게 치료와 관련해 치료 제공, 관리, 연구 및 교육에 관여한다는 점을 감안할 때, 자신들의 직업에 대한 전문성과 환자 옹호 책임을 맡은 모든 간호사들에게 있어 안전과 의료 과실 감소는 해결해야 할 핵심 고민들이다."(Maddox, Wakefield & Bull, 2001, p8) 그렇다면 간호사들은 지속적인 질 개선(CQI) 노력에 어떻게 개입해야 하는가? 우선, 간호사들은 의료 과실 문제 및 이러한 문제들과 관련된 환경들을 이해할 필요가 있다. 의료 과실이 발생하여 이것을 분석하거나 이것이 일어난 상황을 분석할 때 의료 과실에 기여하는 요인들을 이해하는 것이 중요하다. 기여 요인들은 다음과 같은 방식

[표 13-1] 문서 기록 원칙

- 고유한 환자 신원 확인 서류를 바탕으로 하는 문서 시스템과 전자 의료 서비스 문서 기록 시스템들에서 확실하게 보장되어야 한다.
- 문서 기록 시스템은 환자의 정보 안전과 기밀 유지를 보장해야 한다.
- 문서 기록은 정확하고 일관성 있고, 명료하고, 간결하고 완전해야 한다. 문서는 환자의 반응들과 간호사의 치료와 관련된 결과들을 기록하고, 시기 적절하고, 순차적으로 기록되어야 하며 간호 부문의 고유한 방식으로 영구적인 편견을 뒤집어야 하며, 감사 대상으로 잘 정리가 되어 있어야 한다.
- 문서 기록은 주립 및 연방 법제 기관들이 제정한 기준들같이 기존 기준들(사법부(DOJ), 메디케어&메디케이드 서비스 센터(CMS)를 통해 제정된 것같이 법적 강제력을 지닌 건강 보험 상호 운영성과 설명 책임 법(HIPAA) 및 의료기관 평가인증원(Joint Commission)과 전국 건강보험 품질보장 위원회(NCQA) 같은 인가 기관들을 통해 집행된 기준들 포함)을 준수해야 한다. 의무 기록(치료 지시들 포함)은 합법적이고 완전하고

- 진본으로 인증받아야 하며 또 지시, 제공 또는 제공된 치료 평가 실시 날짜를 책임자가 기입, 서명해야 한다(의료기관 평가위원회).
- 문서에 쓸 수 있는 약어, 두문자어 및 상징 기호들은 표준화된 것이어야 한다(의료기관 평가위원회).
- 간호사는 문서 기록과 관련된 소속 조직의 정책과 절차들을 잘 알고 있어야 한다.
- 미국 간호사협회(ANA)가 인정한 간호 부문의 전문 용어들을 잘 알고 있어야 하는데, 이 용어들에는 간호의 범위가 규정되어 있고 다양한 의료 서비스 환경들에서 환자들에게 간호사가 제공하는 치료 계획 수립, 전달 및 평가 기록 문서들에서 이용될 용어들이 수록되어 있다. 데이터를 취합할 수 있도록 문서 기록 시 미국 간호사협회가 인정한 전문 용어들을 사용해야 한다. 그러나 임상 직원들이 참고 용어 부분에 링크된 데이터를 구조화하고 전자 정보 시스템들을 이용하는 경우에는 미국 간호사협회에서 인정한 용어들을 굳이 사용할 필요는 없다.

출처: 미국 간호사협회(2005). 문서 기록의 원칙들(Principles for Documentation). Washington, D.C: Author, 허가하에 재출간. ⓒ2005. By American Nurses Association. 허가하에 재출간. 모든 저작권 보호.

으로 분류할 수 있다.

- 제도 차원: 규제 맥락, 의료 법규 환경
- 조직과 경영 차원: 재정 자원들과 제약들, 정책 기준들과 목표들, 안전 문화 및 우선순위들
- 근무 환경 차원: 스태프 제공 수준과 스태프 조합, 업무량 패턴들과 교대 근무, 직무 설계, 이용 가능성 및 장비 유지 관리, 행정 차원 및 관리 차원의 지원
- 팀 차원: 직접(언어) 및 서면 소통, 감독과 도움을 주려는 의지, 팀 리더십
- 개인 스태프 차원: 지식과 기술들, 동기 부여와 태도, 신체적 건강
- 과제 차원: 프로토콜 이용 가능성과 이용. 테스트 결과들 이용 가능성과 정확성
- 환자 차원: 환자 상태의 복잡성과 중증 정도, 사용 언어, 소통, 성격 및 사회적 요인들

  (Vincent, 2003, p1050)

발생 가능한 의료 과실들에 대한 데이터를 수집하고 예방 전략을 개발하기 위해 이 데이

터와 분석 내용을 공유하는 것 역시 중요하다. 의학협회가 보고서들에서 지적한 것처럼, 간호
사들은 의료 과실에 대한 대처에서 초점을 실수한 개인 간호사가 아닌, 그러한 과실의 발생을
가능하게 한 시스템의 특성에 맞추어야 한다.

간호사 스태프 1인당 맡은 환자 비율은 스태프의 피로, 치료의 일관성, 소통, 팀워크, 효율
성 및 이직에 영향을 미칠 수 있으며, 이 모든 것이 의료 과실 증가로 이어질 수 있다(미국 간호사
협회, 2006a, 미국 간호사협회, 2006b, Christmas, 2008, Hendrich, Chow, Skierczynski & Zhenqiang, 2008, Benner,
Malloch & Sheets, 2010). '과오는 인지상정' 보고서(의학협회, 1999)에서 의학협회는 안전한 의료 서
비스 시스템을 설계하는 데 유용할 수 있는 5대 원칙들을 찾았다. 이 원칙들 중에는 (a)리더십
제공, (b)설계 과정에서 인간의 한계들 존중, (c)효과적인 팀의 기능 촉진, (d) 예상치 못한 결
과 기대, (e)학습 환경 조성이 포함된다. 이러한 원칙들은 간호사의 치료와 스태프들에게 적
용될 뿐만 아니라 이 책에서 논의했던 리더십과 관리 내용과도 관련 있다. 보건 의료 질&연구
청(AHRQ)은 스태프 제공과 치료의 질의 관계라는 문제를 다루는 한 체계적인 리뷰 논문을 발
표했다(본 단원의 끝 부분에 있는 활동들 편 참조).

추가로 현재 많은 병원들이 씨름하고 있는 질 개선(QI) 관련 문제들 중 아래에 제시한 문제
들은 간호 관리와 스태프들과 직접 관련되어 있다.

- 실패 모드들과 영향 분석(FMEA): 실패 모드들과 그에 따른 영향 분석은 초점을 개인에서
  시스템의 안전과 사고 예방으로 옮겼다(Wolf, 2001). 이것은 "과정 중 변화가 가장 필요한
  부분들을 확인하기 위해서 시스템이 어디에서 어떻게 실패했는지 확인하고 다양한 실
  패들의 상대적 영향들을 평가할 수 있는 과정을 평가할 수 있는 체계적이고 사전 대비
  적 방법을 제공하는 도구다."(의료서비스개선협회, 2008)

- 구조 불이행(FTR, Failure to rescue): "구조 불이행(FTR) 의도에 대한 지표는 심각한 합병증
  으로 진행한 환자를 구조할 수 있는지 병원의 구조 능력을 평가하는 것이다."(Manojlovich
  & Talsma, 2007, p504) 감시, 모니터링 및 환자 상태가 구조 불이행(FTR)의 3대 핵심 요소
  다(의학협회, 2004). "구조 불이행은 간호사의 치료 과실로 초래된 3대 합병증, 즉 의약
  품 관련 실수, 낙상 및 욕창과 관련 있다. 2008년 가을 현재, 이 3대 합병증들은 메

디케어의 절대 일어나서는 안 될 일(Never Events)에 수록되어 있다.”(Finkelman & Kenner, 2009, p145)

- 조기 대응팀(RRT, Rapid Response Team): 조기 대응팀(RRT)들은 집중 치료실이 아닌 일반 병동에 있는 환자가 생명을 위협하는 합병증들을 앓고 있을 때 신속한 의사 결정을 내리기 위해 환자의 병상으로 직접 오는 구명 치료 전문 의료진들로 구성된 팀들이다. 건강개선협회의 웹사이트를 방문하면 조기 대응팀에 대한 집중적인 정보를 얻을 수 있다.

- 무간섭 시간(Handoffs): 무간섭 시간은 치료 과정 중 환자가 한 치료 장소(환경)에서 또 다른 치료 장소(환경)로 이송되거나 또는 한 의료 서비스 제공자나 의료 서비스에서 또 다른 의료 서비스 제공자나 의료 서비스로 옮겨 가는 사이 치료가 중단된 시기를 말한다. 대표적인 예로서 응급실에서 입원실로 이송, 한 입원 병동에서 다른 입원 병동으로 이송, 입원 병동에서 수술실로 이송, 입원실에서 방사선 촬영실로 이송 및 병원에서 집으로 이송 시간이 해당된다. 이러한 이송은 단기 또는 장기 치료를 위해 이루어질 수 있다. 이 무간섭 시간에 줄어든 정보 공유나 소통의 혼선으로 인해 의료 과실 발생 위험이 매우 높다(Kitch와 동료들, 2009, 미국 국방부, 2010).

- 차선책들(Workarounds): 일은 대체로 기능들을 중심으로 조직된다. 그러나 어떤 일을, 언제, 어떻게 해야 할지가 항상 명확하게 제시되는 것은 아니다(Spear & Schmidhofer, 2005). 어떤 고장이나 문제가 있을 때, 스태프들은 실제로 어떻게 상황이 흘러가는지 분석하지 않은 채 업무를 진행시킬 수 있는 방법들을 찾는 경우가 종종 있다. 이러한 시도 결과, 차선책이 나온다. 스태프들은 차선책이 시간을 절약할 수 있다고 생각할지 모르지만 그렇지 않은 경우도 종종 나타난다. 도리어 이 시기는 의료 과실 위험이 늘어나는 시기다.

직장 내 안전

직장 안전은 의료 서비스의 전반적 질, 스태프 만족도 및 스태프 보유 수준에 영향을 미친다. 스태프들에게 있어서 직장 내 안전과 관련된 핵심 문제들로는 주사 침 처리, 인체 공학적 안전, 폭력, 라텍스 알레르기 및 사스(SARS)와 H1N1 바이러스에 감염되는 것 같은 병원 내 감염증 등이 있다. 실제로 다른 국가들에서는 많은 의료 서비스 제공자들이 이러한 감염병을 앓는 환자들로부터 감염된다. 직장 내 폭력 역시 의료 서비스 부문에서도 한 골칫거리인데, 이 문제는 응급실, 정신과/물질 과다 복용 치료 시설과 및 장기 요양 치료 시설들에서 특히 심각하다. 스태프들은 폭력적인 환자에게 상해를 입히지 않으면서 자신들과 다른 이들을 보호할 수 있는 방법을 배울 필요가 있다. 문제는 스태프들이 이러한 폭력 사건들을 경험한 후에 뒤따르는 정서적 반응들에서도 나타난다. 여기에 나열된 안전에 관한 각 문제는 복잡할 뿐만 아니라 스태프들에게 예방 교육을 받고 조직들에게 필요한 경우 지원과 예방 서비스들을 지원해줄 것을 요구한다. 직업 안전 보건국(Occupational Safety and Health Administration, OSHA)은 안전한 직장 모니터링을 책임지는 연방 기관이다. 간호 관리자들은 직무 계획을 수립하고, 스태프 오리엔테이션과 훈련을 실시하고, 스태프 보유 및 직원 사기 고양 전략들을 개발할 때 직장의 안전을 고려할 필요가 있으며, 또한 직장 내 폭력이 스태프들의 업무 수행과 환자에게 제공되는 치료의 질에 미치는 영향도 고려할 필요가 있다. [표 13-2]에는 직장 내 안전에 대한 미국 간호사협회의 직책 설명서가 나와 있는데, 이 리스트는 미국 간호사협회의 웹사이트에서 구할 수 있다.

[표 13-2] 미국 간호사협회의 직장 내 안전에 관한 직책 설명서

- 환자 안전 보장: 어떠한 역할을 맡든, 어떤 의료 서비스 환경에서 일하든 간호사(RN)들을 위한 건강한 간호 근무 시간을 장려하는 고용주의 역할(2006)
- 환자 안전 보장: 어떤 역할을 하든, 어떤 의료 서비스 환경에서 근무하든 피로할 때 업무로부터 자신과 환자를 보호해야 하는 간호사(RN)들의 책임(2006)
- 업무로 인한 근골격계 질환의 발생을 예방할 수 있도록 환자에 대한 수동 대처법(Mannual Patient Handling) 완전 제거(2003)

출처: 모든 직책 설명서들은 www.nursingworld.org에서 이용할 수 있음. ⓒ2010. By American Nurses Association. 허가하에 재출간. 모든 저작권 보호.

인증 과정

조직의 인증은 다양한 유형의 많은 조직들에게 중요하다. 예를 들어 간호대학이 인증을 받는다는 것은 그들이 간호 서비스들에 대한 교육을 제공할 수 있다는, 한 유형의 공식적 승인을 받는다는 의미로, 이 경우 (인증받은) 간호대학들은 간호 학위(전문 학사/학사/석사/박사) 취득을 위한 과정을 학생들에게 제공할 수 있다. 병원들과 여러 다른 유형의 의료 서비스 제공 조직들 및 3자 지급인(third-party payer) 조직들 역시 인증을 받아야 한다. 인증 승인을 하기 위해서는, 인증 신청을 한 조직에 대한 평가가 중요하다. 그런데 평가는 녹록치 않으며 한 의료 서비스 조직에게 있어서 평가는 주요 부문들, 즉 비용, 스태프의 시간과 에너지, 홍보 같은 부문들에 지대한 영향을 미칠 수 있다. 평가를 하기 위해 조직은 변화를 도입해야 하고 극단적인 경우 의료 서비스들의 제공을 중단하는 것이 필요할 수 있다. 다음 단락에서는 의료 서비스의 질에 대한 측정과 개선 과정으로서 의료 서비스 전달 시스템의 인증에 대한 정보를 제시하고 이에 대해 논의할 것이다.

인증이란 무엇인가? 인증이란 조직들이 정해진 최소한의 기준들과 업무 수행 능력에 기초해 그들의 질을 평가받는 과정이다. 의료 서비스 시설들은 오래전부터 인증을 받아왔지만, 인증 과정은 여전히 비판을 받고 있다. 특히 중요한 비판으로 의료 서비스 질을 규정할 수 있느냐 여부가 있다.

본 단원의 앞부분에서는 치료의 질에 대한 정의 중 널리 인정받는 하나의 정의를 가지고 치료의 질에 대해 논의했다. 그러나 많은 당국에서 제안한 다른 정의들도 많이 있다. 인증을 위한 평가는 질에 초점을 맞추기 때문에 치료에 관련된 모든 이들이 동일한 고민, 즉 질적 치료라는 문제를 다루는 것을 보장하기 위해 질을 정의하는 것이 반드시 필요하다. 인증(accreditation)은 의료 서비스 환경에 적응하고 질적 치료라는 관점들에서 변화들에 적응하면서 지난 15년 사이 많은 변화를 겪어왔다. 가장 눈에 띄는 변화는 지속적인 질 개선(CQI), 질 개선 또는 치료를 개선시키려는 지속적인 노력에 더 많이 집중하게 되었다. 또한 단순히 의료 서비스 제공자들의 업무 수행이나 이들의 과실을 탓하는 내용에 초점을 맞춘 것이 아니라 그러한 과실이 일어난 시스템들에 더 많이 초점을 맞추게 되었다는 것이다. 인증은 모든 간호사들이 경험하는 것이지만, 그 경험 수준은 간호사의 직책에 따라 다양하다. 오늘날 병원들을 대상으로 설문 조사를 했을 때 병원들은 소속된 모든 스태프들이 인증 평가를 대비해 준비하고 준비 과정에 참여하기를 기대하는 것을 나타났다. 인증을 위한 준비 과정과 관련해 조직의 목표는 단순히 관리직 스태프들이 아닌 직접 환자에게 치료를 제공하는 의료 서비스 제공자들을 더 많이 참여시키는 것이다. 우리는 인증을 위한 평가가 완벽한 게 아니라고 결론을 내릴 수 있다. 인증을 위한 평가 조건들은 시간이 지나면서 변화를 거듭해왔으며 지금은 치료의 질에 대한 이해와 간호사들의 참여를 요구하며 치료의 질 개선과 업무 수행에 초점을 맞추고 있다.

의료기관 평가위원회 의료 서비스 제공 조직들(HCO)을 인가하는 주요 기관으로 의료기관 평가위원회가 있다. 의료기관 평가위원회(Joint Commission)는 병원들, 장기 요양 시설들, 가정간호 대행기관들, 임상 연구소들, 이동 치료 조직들, 행동 건강 조직들, 구명 치료 병원들, 특정 질병 치료, 의료 서비스 스태프 제공 서비스들 및 외래 외과를 포함해 1만7000개 이상의 의료 서비스 제공 조직들을 인가한 비영리 단체다. 의료기관 평가위원회의 인가 과정은 복잡하고 시간과 비용이 많이 든다. 참가자는 자발적이지만 이 위원회의 인가를 받지 않은 채 미국에서 생존할 수 있는 의료 서비스 제공 조직은 거의 없다. 의료기관 평가위원회는 미국에서 가장 중요한 인가 조직이다. 이 위원회의 목적은 자체적으로 정한 기준들에 근거해 인가를 신청한 의료 서비스 제공 조직들의 업무 수행을 평가해, 이들 의료 서비스 제공 조직들이 대중에게 제공하는 치료의 질을 개선하는 것이다. 이 조직은 의료 서비스 제공 조직들이 치료의 질을 개선시킬 때 이용할 수 있는 의료 서비스들에 대한 최소 기준들과 비교 평가 대상 기준들(benchmarks)을 정해놓았다.

의료기관 평가위원회는 지속적인 질 개선(CQI) 과정을 통한 치료의 질 개선을 강조한다. 이 위원회는 의료 서비스 제공 조직들을 대상으로 3년마다 정기적인 설문 조사를 할 뿐만 아니라 스케줄에 없는 설문 조사를 실시할 수도 있다. 주기적인 업무 수행 심의 역시 받아야 하는데 이때 구체적인 보고서들을 제출해야 한다. 인증받은 의료 서비스 제공 조직들을 대상으로 설문 조사를 실시하고 업데이트된 내용으로 주기적 보고서들을 제출하도록 함으로써, 환자들의 치료 결과들이 예상한 목표에 도달하는지, 도달하지 못하면 왜 그런지 그 이유를 알아내려고 노력한다. 의료기관 평가위원회가 평가하는 결과들의 예로서 치사율, 병원 재원 기간, 이상 반응들, 합병증들, 재입원율, 환자/가족의 만족도, 전문의에게 진료 의뢰, 환자의 퇴원 계획 또는 치료 계획 준수 및 예방 조치들 준수(예: 유방암 검사, 자궁경부암 검사, 예방 접종) 같은 조건들이 있다. 이 모든 조건들의 결과는 보험사의 관심 대상들이다. 의료기관 평가위원회의 기준들은 다음 부문들에 적용된다(의료기관 평가위원회, 2009a).

1. 응급 상황 관리
2. 치료 환경
3. 인적 자원들
4. 정보 관리
5. 생명 안전
6. 의료 스태프
7. 약물 관리
8. 국가 차원의 환자 안전 목표
9. 업무 수행 향상
10. 치료(care), 의사 치료(treatment) 및 서비스들 제공
11. 치료, 의사 치료 및 서비스들 기록
12. 개인의 권리와 책임들
13. 권리를 포기한 검사

의료 서비스 제공 조직의 지속적인 질 개선(QI)을 강조하는 한편, 의료기관 평가위원회는 인가받은 의료 서비스 제공 조직들에게 "사람들이 일어나기를 바라지 않는 부정적인 결과를 한 환자에게 가져오는 사건"으로 정의되는 적신호 사건들을 확인하고 대처할 것을 요구한다(Paolucci, 2001, p8). 또한 근본 원인 분석이나 사건에 대한 체계적인 심의를 실시한다. 여기에서 핵심은 사건에 관련된 개인 스태프가 아니라 사건이 일어난 과정을 평가하는 것이다. 즉 비난하는 것이 목표가 아니라 이후 이러한 사건들이 발생하는 것을 예방하는 것이 분석의 목적이다. 이것은 의학협회의 보고서들에서 추천하는 방법이다. 질 개선(QI) 접근법은 의료 서비스 제공 조직의 인가에 불어닥친 대대적인 변화였다. 질 개선 기준들을 사용하기 전, 한 조직을 인가하기 위해서는 대규모 데이터 수집이 필요했는데, 이것은 가혹한 접근법으로 받아들여지는 경향이 있다. 의료 서비스 제공 조직들은 일단 한 특정 요건을 충족시키면 어떤 다른 일도 할 필요가 없다고 여겼다. 비유를 하자면 학생이 A학점을 받고 더 이상 배울 게 없다거나 또

는 성적이 떨어질 위험이 없다고 여기는 것과 같다. 따라서 인가를 받은 의료 서비스 제공 조직은 조직과 치료의 질을 개선시킬 방법들을 지속적으로 찾지 않았으며, 대신 문제들에만 초점을 맞추었다. 그러나 질 개선 접근법이 더욱 널리 수용되고, 수용될 것으로 기대되고 지속적으로 이용됨에 따라 현재 이러한 조직의 안일한 사고방식은 바뀌게 되었다.

이러한 노력과 관련해, 의료기관 평가위원회는 조직들이 중요한 문제들에 초점을 맞출 수 있도록 핵심 측정치 계획(core measures initiative)을 개발했다. 의료기관 평가위원회는 핵심 측정치들은 "표준화된 업무 수행 측정치들, 구체적으로 정의해 프로토콜들"로 정의했다(Nolan, 2004, p28). 이러한 측정치들은 환자들이 받아야 할 치료를 받고 있는지, 데이터는 평가 대상 기준들을 제공하는지 판단해야 한다. 의료기관 평가위원회는 한 조직과 또 다른 조직의 데이터를 더 잘 비교하기 위해서 데이터 수집과 보고에 적용되는 구체적인 규칙들을 개발했다. 병원들은 핵심 부문들에서 치료의 질을 개선시킬 수 있는 전략들을 개발해야 하는데, 이 핵심 부문들은 모두 간호사의 치료에 크게 좌우된다. 간호사들은 핵심 측정치 계획에 직접 개입할 필요가 있다.

의료기관 평가위원회는 의례적인 인가를 위해 3년마다 인가한 조직들을 대상으로 설문 조사를 실시한다. 의료 서비스 제공 조직들은 이 인가를 자발적으로 신청해야 한다. 그러나 의대생 훈련 프로그램들과 간호과 학생들을 위한 임상 실습 기회를 제공하고 연방 기금을 받는 의료 서비스 제공 조직들의 경우에는, 의료기관 평가위원회의 인가가 필수적으로 받아야 하는 요건이다. 따라서 인가를 진정 자발적인 것으로 보기는 어렵다. 의료기관 평가위원회의 인가 과정에는 사전 발표가 없는 깜짝 설문 조사들도 포함된다. 깜짝 설문 조사를 하게 된 변화는 보건복지부(DHHS)의 보고서 '병원 질에 대한 외부 심사: 더 많은 감사 요망(External Review of Hospital Quality: A Call for Greater Accountability)'에서 나온 비판 때문에 생겨났다(Gallagher & Kany, 2000). 이 보고는 병원들은 예정된 설문 조사를 준비할 시간이 충분하기 때문에, 설문 조사 직전에 준비하는 데 총력을 기울이고 설문 조사자들 사이에서는 기준을 지키는 데 덜 관심을 둔다며 우려를 표했다. 또한 설문 조사 감독관들은 환자 병동들에서 더 많은 시간을 보내며 실제 설문 조사를 하기 전 해당 조직에 대한 상세한 정보들을 더 많이 접수해서, 설문 조사를 더 잘 준비할 수 있게 되었다. 깜짝 설문 조사의 목표는 의료기관 평가위원회로부터 인증받은 의료 서비스 제공 조직들을 더 효과적으로 평가하는 것이다.

여기서 알아둘 것 하나, 미국의 의료기관 평가위원회에서 하는 모든 업무를 우리나라에서
는 의료기관평가인증원이 담당하고 있다.

간호사&의료기관 평가위원회 모든 간호사들은 종국에는 의료기관 평가위원회와 조우하게
된다. 즉 의료기관 평가위원회의 기준들 적용, 설문 조사 준비 및 설문 조사에 참여하는 것으
로 이 인가기관과 만나게 된다. 간호사들은 의료 서비스 조직들에서 이 모든 단계들의 리더
역할을 할 것으로 기대되고, 또한 의료기관 평가위원회의 감독관으로 설문 조사에 참여할 수
도 있다. 질 개선(QI)은 종착지 없이 계속 이어져야 한다. 문제들을 해결하고 치료의 질이 개
선되면, 이어 조직들은 새로운 고민들에 집중하고 개선을 계속해야 할지 결정하기 위해 과거
문제 부문들을 검토하게 된다. 각 조직은 치료가 평가되고 문제들이 다루어진다는 것을 보장
할 수 있는 평가 계획과 문제 대처 계획을 개발할 필요가 있다. 대체로 그런 편이지만 의료기
관 평가위원회에 초점을 맞추어서는 안 된다. 그 초점은 지속적인 개선에 맞춰져야 한다. 그
러나 설문 조사를 앞둔 조직에서 대체로 일어나는 일은 설문 조사 준비와 과정에 총력을 기울
이는 것이다.

조직들이 개선 목표를 달성할 수 있는 핵심 단계들은 다음과 같다.

1. 계획 개발(병동, 의료 서비스, 부서 및 전체 조직 포함)
2. 계획 실행
3. 데이터 수집 및 분석
4. 의사 결정에 유용하게 쓰일 수 있도록 데이터와 분석 결과를 요약한 보고서 작성
5. 데이터와 분석 내용을 스태프들과 공유
6. 확인된 문제들에 대한 수정 조치들 개발 및 실행
7. 더 많은 평가와 함께 다시 시작

간호 스태프들은 이 모든 단계들에 개입해야 한다. 의료기관 평가위원회의 설문 조사 시간
이 다가오면 조직들은 설문 조사를 준비하기 시작한다. 스태프들은 질 개선(QI) 프로그램, 의
료기관 평가위원회 및 설문 조사 과정에 대한 교육을 받을 필요가 있다. 설문 조사를 받을 때

는 대체로 긴장감이 높아진다. 인증을 받지 못하면, 물론 이런 일은 거의 없지만, 상황은 극히 심각해진다. 조직들은 변화를 실천하고 특정한 마감 시한까지 이러한 변화들을 보고하라고 요청받을 수 있으며, 이로 인해 조직은 추가 설문 조사를 요구할 수 있다. 이 모든 것은 많은 비용과 시간을 요하며 조직의 대중적 이미지에 타격을 입힐 수 있다.

결과 관리

의료 서비스 제공자들과 조직들은 의료 서비스의 질을 평가하는 데 점점 더 노련해질수록, 업무 수행 중심 치료의 질적 평가에 더 관심을 집중하게 된다. 업무 수행 중심 치료의 질적 평가는 의료기관 평가위원회로부터 강력한 지지를 받았다. 치료의 질을 평가하는 데 결정적인 문제는 '환자는 받은 치료로부터 어떤 혜택을 얻었는가?' 하는 것이다. 어떤 식으로 혜택을 입었으며, 왜 혜택을 받지 못했는가? 치료의 질은 그것을 규정하고 그 결과를 확인할 때까지 실제로 측정할 수는 없다. 이러한 문제들은 치료 결과의 개발에 필수적인 것이다. 치료 결과들을 평가할 때 포함해야 할 여러 측면들이 있다.

우선적으로 잠재적 문제들이나 치료 개선이 필요한 부분들을 찾는 지표들을 개발하는 것이 필수적이다. 이것이 평가의 주된 내용이거나 집중하는 초점이다. 한 질 지표나 측정치는 질의 측정할 수 있는 차원으로, 구체적으로 말해 환자의 치료 활동들과 모니터링할 수 있는 치료 결과들에서 이상 반응 발생이 지표들, 즉 측정 대상에 해당된다.

지표들은 또한 역치(threshold)라는 양적 요소도 포함해야 한다. 미리 정한 역치 수준은 더욱 집약적인 평가가 필요하다는 것을 암시하는데, 이러한 집약적 평가는 더 조사할 필요가 있는 상대적인 비율이나 트렌드들을 강조할 수 있다. 예를 들어, 내원 당시 처음, 수술 전 및 수술 후까지 3차례 실시한 통증 수준 평가에는 (a)통증 부위, (b)통증 유형, (c)통증 지속 기간, (d)발현 시간, (e)통증 관련 요인들, (f)92%의 역치를 가진, 결과들에 취해진 개입 치료들이 포함된다. 여기에서 역치는 추가 평가를 할 필요가 있는 때를 암시하는 것으로, 환자 평가의 8% 이상이 이 지표에 도달하지 못하면 추가 조사가 요구된다.

다른 지표들은 적신호 사건들이나 언제나 조사를 요구하는 사건들(예: 자살 시도, 분만 중 심장 발작, 전문의에게 진료를 의뢰하지 않음, 환자 사망)에 초점을 맞춘다. 질 지표를 구성하는 요소들은 [표 13-3]에 나와 있다.

[표 13-3] 품질 지표의 구성 요소들

● 접근 가능성(Accessibility)	● 효율성(Efficiency)
● 적합성(Appropriateness)	● 시간표(Timelines)
● 지속성(Continuity)	● 환자 관점 관련 사안들
● 효과(Effectiveness)	(Patient perspective issues)
● 효능(Efficacy)	● 치료 환경의 안전(Safety of care environment)

일부 결과들의 예로서 치사율, 병원 재원 기간, 이상 반응, 합병증, 재입원율, 환자/가족의 만족도, 전문의에게 진료 의뢰, 환자의 퇴원 계획 또는 치료 계획 준수 및 예방 조치들 준수(예: 유방암 검사, 자궁경부암 검사, 예방 접종) 같은 조건들이 있다. 지표들은 또한 과정(의료 서비스 제공자들이 하는 실제 치료 활동들)이나 구조(시설, 장비, 스태프, 재무 상태)에 초점을 맞출 수 있다. 결과의 초점(단기 및 장기 결과들, 합병증, 건강 상태 및 기능)은 점점 더 중요해지고 있다.

결과 평가 정보 세트 가정간호 치료대행 기관들 같은 일부 의료 서비스 제공 조직들과 일부 보험사들은 의료기관 평가위원회에서 후원하지 않는 전국적 평가 접근법들을 이용하고 있다. 가정간호 대행기관들은 1990년대 미국 보건사회복지부에서 개발한 '결과 평가 정보 세트 (Outcome Assessment Information Set OASIS)'라고 불리는 구체적인 결과 중심 접근법을 질 개선(QI) 에 적용한다. 평가 정보 세트는 환자의 신체적, 정서적 상태와 관련된 문항들로 이루어져 있는 표준화되고, 전산화된 환자 수준 평가 방법이다. 이 평가의 초점은 환자가 치료로부터 혜택을 보았는지 여부, 즉 치료 결과들과 업무 수행에 맞춰져 있다. 치료 결과들과 업무 수행은 모든 유형의 의료 서비스 제공 환경들에서 치료의 초점이 되어야 하는 것들이다. 이 과정은 다음 두 단계로 진행된다.

1. 첫 번째 단계는 결과 분석 단계로, 평가 정보 세트 평가 서식을 이용해 데이터를 수집하는 것이 포함되며 이어 다양한 가정간호 대행기관으로부터 수집한 데이터를 처리하고 편집하고 한 중심 장소로 전산망을 통해 데이터를 전송한다. 이어 각 가정간호 대행기관은

한 의료 병동에서 4명의 리더들이 지난 분기 동안 질 개선(QI) 데이터를 검토하기 위해 책임 간호사와 회의를 하는 중이다. 그들이 검토하는 데이터는 의약품 관련 과실들, 낙상 및 병원 내 감염 문제들을 다루고 있다. 질 개선부(QI Department)는 그래프 형태로 데이터를 제공했다. 책임 간호사는 이전 사분기와 비교해 데이터에 생긴 변화에 대해 우려감을 표했다. 4명의 리더들은 새로운 메디케어 서비스 센터(CMS)의 '절대 일어나서는 안 될 일(Never Events)' 정책 차원에서 이러한 변화들이 가져올 영향에 대해 논의했다. 팀 리더들 중 한 명이 문제는 스태프들이 이것을 진지하게 받아들이지 않는 것이라며, 팀 리더들은 모두 의료 과실을 저지르는 개인 스태프들을 확인할 필요가 있다고 자신의 생각을 밝혔다. 그러자 또 다른 팀 리더는 이것은 문제들에 대한 관점을 너무 좁히는 것이라고 반발했다. 나머지 두 명의 팀 리더들은 아무 말도 하지 않았지만, 그들 역시 스태프들이 의료 과실들에 대해 어떻게 대처해야 할지에 대해서는 양쪽 의견이 모두 맞는 것 같아 헷갈리는 상태였다. 팀 리더들은 대부분 개인 스태프의 의료 과실들에 집중하는 것이 자신의 직무라고 느낀다. 책임 간호사는 "우리는 자신의 병동의 질 개선 데이터에서 나타난 변화들에 대처할 계획을 내놓을 필요가 있어요"라고 말했다. 그녀는 또한 "우리는 실제로 우리의 안전 문화에 대해 논의할 필요가 있다고 생각해요"라고 말했다.

질의

1. 그래프에 제시된 데이터를 검토하라.

2. 이 데이터는 무엇을 말하고 있는가?

3. 목표, 개입 조치 및 결과들을 평가할 방법들을 찾는 것으로 다음 사분기에 발생할 문제들에 집중할 계획을 개발하라. 의약품 이용으로 발생할 수 있는, 예방 가능한 해로움을 줄이고, 의약품 관련 과실들을 줄일 수 있는 실행 계획을 개발하는 데 미국 식품의약국(FDA)의 안전한 사용 혁신 조치(Safe Use Initiative) 정보와 FDA에서 찾은 의약품 시스템의 4단계를 이용하라(www.fda.gov/Drugs/DrugSafety/ucm187806.htm 참조).

4. 여러분의 병동에서 안전 문화를 어떻게 다룰 것인가?

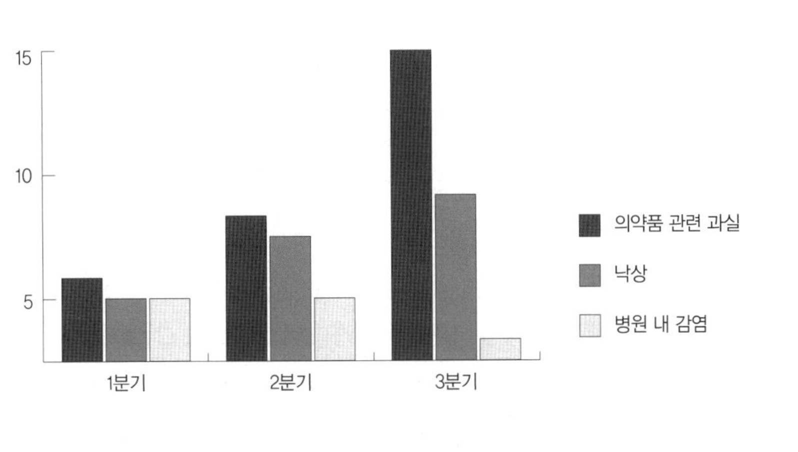

위험-조정 결과 보고서(risk-adjusted outcomes report)를 받는다. 이 보고서에는 질 성적표 (quality report card)를 제공한 다른 대행기관들과 각 대행기관을 비교한 내용이 수록되어 있다. 데이터 수집은 환자의 치료 과정에서 한 특정한 간격으로 이루어진다.

2. 두 번째 단계는 이 과정에 참여한 각 대행기관이 문제들과 강점들 확인, 실천 계획에 포 함시킬 수 있는 최고의 임상 실무 개발, 계획의 실행과 모니터링 및 이후 보고서에 수록 될 이러한 실행 조치의 영향에 대한 평가같이 추후 평가를 위한 결과들을 선택하는 결과 증진 단계다(Mosocco, 2001, 메디케어&메디케이드 서비스 센터들, 2010). 메디케어 변제를 받는 가 정간호 대행기관들은 결과 분석 단계로, 평가 정보 세트에 참가하도록 요구를 받으며 대 부분 참여한다.

양질의 안전한 치료 정립 방법

질 개선(QI) 과정에서는 많은 방법들이 사용되고 있다. 일부는 데이터 수집에 이용되고, 다 른 것들은 데이터를 분석하거나 의료 서비스 개선 방향을 제시하는 데 이용된다. 다음 내용은 이러한 방법들의 대표적인 것들에 대한 것이지만, 이 중 일부는 앞 단원들에서 더 자세하게 다루어서, 아래 내용에서는 검토하는 정도에 그치겠다. 여기서 우리는 치료의 질은 오직 한 가 지 방법으로 평가될 수도, 개선될 수도 없다는 점을 기억하는 것이 중요하다.

이상 반응 모니터링 안전성에 대한 보고서 '과오는 인지상정(1999)'에서 의학협회는 이 문제 의 해결책으로는 어떤 단 하나의 대답도 없다고 명확히 밝혔다. 이 보고서는 안전성을 "사고 로 인한 상해로부터 안전할 자유"로 정의하고 과실을 "계획된 조치를 의도했던 대로 완수하 지 못하거나 또는 목표를 달성하기 위해 잘못된 계획을 이용하는 것"으로 정의했다(의학협회, 1999, p3). 과실은 치료 결과와 직접 관련 있는 것으로 질 개선 노력의 주된 고민거리다. 과실에 는 두 가지 유형이 있는데, 계획 수립의 과실과 집행의 과실이 바로 그것이다. 과실은 환자에 게 해를 입힌다. 환자에게 상해를 입히는 일부 과실들로는 예방 가능한 이상 반응들도 있 을 수 있다. [표 13-4]에는 과실들과 치료의 질과 관련된 일부 핵심 요인들에 대한 설명이 제

- **안전:** 사고로 인한 상해로부터 안전할 자유
  예: 환자가 외과 수술 후 3일 동안 입원해 기대한 치료 결과들에 도달하거나 어떤 합병증도 없이 병원을 떠나는 것.

- 의료 **과실:** 계획된 조치를 의도했던 대로 완수하지 못하거나 또는 목표를 달성하기 위해 잘못된 계획을 이용하는 것. 과실은 치료 결과들과 직접적으로 관련 있다. 과실에는 두 가지 유형이 있는데, 하나는 계획 수립의 과실과 수행의 과실이다. 과실은 환자에게 해를 입힌다. 환자에게 상해를 입히는 일부 과실들로는 예방 가능한 이상 반응들도 있을 수 있다.
  예: 환자가 잘못된 약을 받은 경우

- **이상 반응:** 환자의 내재된 질병 상태가 아닌, 의료적 개입 조치로 발생한 상해. 모든 이상 반응이 의료 과실로 생기는 것이 아니고 모두 예방될 수 있는 것도 아니다. 조사와 분석을 한 후에야 이상 반응과 의료 과실의 관계를 결정할 수 있다. 한 이상 반응이 의료 과실의 결과로 판명된 경우, 그것이 예방 가능한 것인지 고려한다.
  예: 환자가 잘못된 약을 투약받고 발작을 일으킨 경우. 이 환자에게 발작 장애가 없고 이번 발작이 예방 가능한 이상 반응일 가능성이 다분하다면, 그 원인에 대해 더 알아볼 필요가 있다. 원인으로 지목된 의료 과실이 그 이상 반응으로 어떻게 이어졌는가? 이것이 발작을 일으킬 것인가? 이상 반응의 원인과 그 유형들이 [표 13-5]에 기술되어 있다.

- **진료 과오:** 환자가 한 의료 서비스로부터 받을 수 있는 모든 약효를 얻는 것을 막는 피할 수 있는 합병증들
  예: 환자가 처방받은 약이 환자의 알레르기들과 상충하는 약인 경우. 환자는 과민 반응을 경험하고 해당 약의 약효는 제한적으로 작용하게 된다. 이 환자에게는 그 약을 사용하지 말았어야 하기 때문이다.

- **과잉 진료:** 한 의료 서비스로부터 받을 수 있는 혜택을 넘어서 해로움을 입을 수 있는 가능성
  예: 여러 가지 약을 복용하는 노령 환자의 경우. 복용하는 약들 중 서로 부정적으로 작용하는 약들이 있다. 그런데 환자의 치료를 책임지는 여러 의료 서비스 제공자들은 다른 전문의들로부터 처방받은 약들에 대해 모른다.

- **위축 진료:** 환자에게 도움이 되는 치료 결과가 나올 수 있도록 의료 서비스를 충분히 제공하지 못하는 것.
  예: 치료 시설까지 거리가 너무 멀거나 환자의 보험사가 변제를 하지 않아서 환자가 암 전문의 치료를 받지 못하는 경우, 환자가 더 많이 거동할 수 있게 만드는 관절염 약에 대해 환자의 보험사가 변제를 거부해 약을 받지 못하는 경우

- **근접 오류 사건:** 이상 반응으로 이어질 수 있을 뻔한 사건이 발생한 것을 인식. 이 말은 의료 과실이 거의 일어날 뻔했다는 것을 의미한다. 이러한 과실들을 이해하는 것이 중요한데, 이러한 이해는 향후 실제 과실을 막기 위해 가치 있는 정보를 제공한다.
  예: 환자의 우측 무릎 수술 준비를 하고 있던 외과 수술 팀은 의무 기록을 체크하던 중 수술을 필요로 하는 것은 우측이 아니라 좌측 무릎이라는 것을 알게 되는 경우. 이로써 의료 과실은 막았지만 처음에 오진한 이유는 무엇 때문인가?

- **위해 사건:** 필요한 절차를 따르지 않은 결과로 생긴 의료 과실(Reason, 1990)
  예: 한 간호사가 특정 약 투약을 위해 확인할 필요가 있는 바이털 사인을 체크하지 않은 경우. 이 약이 필요 없을 때 투약되어 환자는 부작용을 경험했다.

- **잠재적 조건들:** 즉각적으로 나타나지 않는 위협들. 이것들은 시스템이 가진 문제들을 암시한다(Reason, 1990).

예: 한 새로운 정책이 실행될 것이라고 모두 예상하는 상황에서 그 정책의 변화 내용에 대해 잘 모르는 일부 스태프들의 경우. 과실은 지식 부족으로 인해 발생한다.

- **적신호 사건**: 극적인 부정적인 결과를 가져오는 사건. 예를 들어 예기치 못한 사망, 심각한 신체적 또는 정신적 상해나 심각한 위험이 해당됨. 이 사건과 관련된 개인 스태프가 아니라, 이 사건이 일어난 과정에 대한 근본 원인 분석이나 사건에 대한 체계적인 심의를 실시한다. 예: 치료를 위해 병원에 있는 동안 환자가 자살을 시도한 경우

- **근본 원인 분석**: 사건을 평가하고 원인들과 가능한 해결책들을 확인하기 위해 과실에 대해 심도 있는 분석. 의료기관 평가인증원의 근본

원인 분석표에는 평가해야 할 차원들이 제시되어 있는데(의료기관 평가위원회, 2008a) 그것들은 다음과 같다. 행동 평가 과정(환자 위험 평가에 환자 자신과 적절한 다른 사람들도 포함시킴), 신체적 평가 과정(밀반입 수색 포함), 환자 신원 확인 과정, 환자 관찰 절차들, 치료 계획 수립 과정, 치료 연속체, 스태프 제공 수준들, 오리엔테이션과 스태프 훈련, 역량 평가와 자격 인증, 스태프 감독(연수 중인 의사들 감독 포함), 스태프들의 소통, 정보 이용 가능성, 산업 기술의 충분한 지원 여부, 장비 유지 및 관리, 물리적 환경(가구 비품들, 바나 후크 같은 하드웨어들, 조명), 주의 분산, 안전 시스템과 처리 과정 및 의약품 관리(선정과 조달, 저장, 주문과 기록, 투약 준비와 공급 및 모니터링 포함) 이 모든 평가 차원들이 모든 적신호 사건에 적용되는 것은 아니지만, 각 사건마다 이 차원들을 고려할 필요가 있고 적용할 수 없는 경우 제외한다.

시되어 있다.

요즘은 제공되는 치료 상태를 더 잘 평가하기 위해 병원 환자들에게 나타난 이상 반응들을 모니터링한다. 이상 반응이란 "한 의료적 개입 조치로 발생한 상해, 즉 다시 말해서 환자의 내재된 질병 상태가 아닌 것으로 발생한 상해"를 뜻한다(의학협회, 1999, p3~4). 물론 모든 이상 반응이 의료 과실로 생기는 것도 아니고 모두 예방될 수 있는 것도 아니다. 따라서 한 이상 반응과 의료 과실의 관계를 결정하기 위해서는 분석이 필요하다. 근본 원인 분석은 이러한 이상 반응들을 더 잘 이해하고 치료를 개선하고 간호사들을 근본 원인 분석 과정에 참여시킬 목적으로 오늘날 많은 의료 서비스 제공 조직들이 이용하는 방법이다.

[표 13-5]에는 환자의 생명을 위협하는, 결정적 이상 반응들이 제시되어 있다.

[표 13-5] 주요 이상 반응	
이상 반응의 원인	**이상 반응의 유형**
치료 계획 수립	마취 이상 반응
치료 과정 설계	행동 이상 반응
소통	범죄 행위
치료의 연속성	환경 관련 사건
인적 요인	장비 관련 사건
정보 관리	감염 관련 사건
조직 문화	의약품 관련 과실
환자 평가	내과 사건
환자 신원 확인	소아과 관련 사건
환자 개입&교육	외과 수술 관련 사건
물리적 자원들	이송-퇴원 관련 사건
	기타 예상치 못한 사건

출처: 환자 안전 해결책들을 위한 세계보건기구의 협업 센터(WHO Collaborating Centre for Patient Safety Solutions, 2008). 이상 반응들 (Adverse Events). www.ccforpatientsafety.org/에서 2008년 11월 6일 발췌. 허가하에 재출간.

정책과 절차들 정책과 절차들은 한 의료 서비스 제공 조직이나 보험사 내부의 기준을 정하게 되는데, 이 기준은 의사 결정의 방향을 제시하고 치료의 제공 방법과 전달 방법의 일관성을 높이는 데 기여한다. 이러한 정책, 절차 및 기준들은 치료의 질 개선에 도움이 될 수 있다. 정책과 절차들은 스태프들이 필요할 때마다 검토할 수 있도록 쉽게 접근 가능해야 한다. 많은 의료 서비스 제공 조직들은 그들의 정책과 절차들을 내부 컴퓨터 시스템들에 입력시켜, 인쇄물 형태로 정책&절차 매뉴얼을 마련, 보관할 필요가 없으며 또한 필요할 때마다 정보에 접근하는 것을 더욱 용이하게 만들었다. 정책과 절차들을 개발하고, 심의하고 업데이트하는 데 이용하기 위해서 근거 중심 실무(EBP) 자원들이 필요하다.

치료 기준들 기준(standard)이란 한 의료 서비스 제공 조직이나 의사, 간호사, 사례 관리자 같은 개인 의료 서비스 제공자가 제공할 것으로 기대되는, 수용 가능한 의료 행위들에 대한 최소한의 설명을 제공하는 권한이 있는 설명문이다. 기준은 의료 서비스 제공 기관과 의료 서비스 제공자가 수행해야 할 업무에 대한 기대치를 기술하고 있다. 치료 기준들은 의료 서비스 제공 조직이나 특정 수준의 기술과 지식을 가진 의료 전문 의료진들이 할 것으로 기대하고 수용되는 의료 서비스 관련 행위들에 대해 최소한으로 설명하고 있다. 이러한 기준들은 업무 기대치를 정하는 데 중요하다. 기준들은 전문 의료진 단체들이나 인증 기구, 연방 및 주 정부 관련 기관 같은 규제 기관들, 의료 서비스 시설들에 의해 개발되며, 과학적 문헌과 임상 경로들로부터 학문적, 실무적 지지를 받는다. 이러한 치료 기준들의 대표적인 예로 미국 간호사협회(ANA)의 '간호 행정 범위와 임상 실무(Nursing Administration Scope and Practice, 2009)'와 미국 임상 종양 간호학회(Nursing the American Society of Clinical Oncology, ASCO)와 종양 간호사학회(Oncology Nurse Society, ONS)의 '화학 요법의 안전 기준들(Chemotherapy Safety Standards, 2009)'과 수술 전후 치료 기준들과 권고한 임상 실무들(Perioperative Standards and Recommended Practices, AORN, 2010)이 있다.

면허 교부, 자격 인증 및 증명 전문직 면허 교부 검증은 모든 의료 서비스 제공 조직들에서 중요한 활동이다. 면허(license)란 한 사람이 소속된 의료 서비스 제공 조직이 소재한 주의 임상 실무법에서 정한 최소한의 자격 기준을 충족했다는 것을 의미한다. 주의 관련법들은 특정한 의료 서비스 제공자들은 면허를 취득, 소지할 것을 요구한다. 면허 없이 의료 행위를 하는 것을 허용한다는 것은 해당 의료 서비스 제공 조직과 행위자가 법을 위반한다는 의미가 된다. 미국의 일부 주(states)의 경우에는 임상 실무를 개선시킬 의도로 면허 갱신 주기 때마다 지속적인 교육 인증을 요구한다. 자격 인증은 면허를 체크하는 것과 다르다. 이것은 더 심도 있는 과정으로 한 특정 의료 전문 분야에서 요구하는 면허와 증명, 의료 사고 소송 연루 기록 및 교육에 대한 훨씬 심도 있는 심의 과정이다. 자격 인증은 모든 의료 서비스 스태프들을 대상으로 실시하지는 않으며 주로 임상 치료를 하거나 의료 서비스 제공 조직으로 환자들을 입원시키는 의사들을 대상으로 실시한다. 조산사들과 임상 실무 간호사들 역시 자격 인증을 요구받을 수 있다.

면허 교부와 자격 인증 정보는 서류철로 보관되며 의료기관 평가인증원이나 다른 인증기관들의 설문 조사 때 심의를 받을 수 있다. 전문의 증명의 중요성 역시 더욱 커졌다.

의료 이용도 조사/관리 의료 이용도 조사/관리는 환자들에게 제공되는 특정 의료 서비스의 필요성, 적합성 및 효율성을 평가하는 과정이다. UM, 즉 의료 이용도 조사(utilization review)는 오랫동안 급성 치료 환경들에서 이용되어왔지만, 이것은 3자 지급인들이나 보험사들에게도 중요한 평가 과정이다. 의료 서비스 제공 조직들이나 보험사에 의해 간호사들이 UM 담당 스태프로 채용되는 경우가 빈번하다. 이들 간호사들은 환자의 치료 욕구들을 평가하고 제공되는 의료 서비스들의 필요성, 적합성 및 시기적절함을 평가하기 위해 반드시 필요한 임상 기술들과 지식을 갖고 있다.

의료비 비용을 줄이기 위해 치료의 적합성과 시기적절성을 평가하는 것이 필수적인 이 과정은 의료 서비스 제공자들이 내리는 의사 결정에도 영향을 미친다. '적합성(appropriateness)'은 UM(의료 이용도 조사)을 질 개선(QI)과 연계시킨다. UM은 치료 일수같이 자료를 수치로만 보는 것이 아니라, 환자 문제에 있어 적절한 치료가 무엇인지에도 초점을 맞춘다. 대개 이용도/자원 관리 또는 조사는 병원 재원 기간이나 치료, 서비스들의 이용, 합병증들, 재입원율, 이송 횟수, 처방전 발행 수와 유형들, 전문의 진료 의뢰 횟수, 처치 횟수 등을 집중적으로 살펴본다. 간호사들은 의료 이용도 조사/자원 관리를 위한 필수적인 실무 기술들, 임상 지식, 의료 서비스 제공 조직들에 대한 이해, 간호 과정 및 두 전문 직종으로 구성된 팀들의 소통과 상호 이해 및 문서 기록에 대한 지식을 갖고 있어야 한다. 이 기능은 또한 간호사에게 의료 서비스 변제, 의료 서비스 제공자 선택 조건들(옵션들), 치료의 혜택들과 비용들에 대해서도 지식을 갖출 것을 요구한다. 사례 관리자들 역시 자원 관리에 깊이 관여하는데, 서비스 이용 승인이 자원 관리의 핵심 업무다. 의료 이용도 조사/관리(UM/UR)가 간호 치료에 어떤 영향을 미치는가?

승인(authorization)은 의료 이용도 조사(UM)에서 주로 이용하는 것으로 특정 치료를 제공하기 위해 한 의료 서비스 제공 조직에서 3자 지급인에게 승인을 받는 것을 의미한다. 3자 지급인 또는 보험사는 어떤 의료 서비스들이나 혜택들이 승인을 요구하는지 확인한다. 이것은 건강 보험 플랜을 구입할 때 이루어진다. 보험사가 가장 큰 통제권을 행사하는 보험 플랜들은 깐깐한 승인 시스템을 갖고 있다. 진짜 효과적으로 비용을 통제하기 위해서, 보험사는 의료 서비스 제공자의 의료 이용 행위에 영향을 미칠 수 있어야 한다. 예를 들어, 한 보험사가 의료 서비스 제공자가 요청한 입원 횟수나 전문의에게 진료 의뢰한 횟수를 줄일 수 있는 방법을 찾을 수 없다면, 보험사가 지급해야 할 비용이 계속 문제가 될 것이다. 보험사들은 의료 서비스의 승인을 통제하는 데 특히 적극적이다. 건강 보험 플랜 구입자인 고용주는 부담해야 할 의료 서비스 비용 증가라는 개념을 좋아하지 않기 때문에, 보험사와의 계약을 해지하고 비용면에서 나은 또 다른 보험사와 계약하려고 할지 모른다.

그렇다면 의료 서비스들을 누가 승인하느냐가 절대적으로 중요한 결정 문제다. 이 결정은 여러 방식으로 이루어지는데, 가장 널리 인정받은 방법은 1차 의료 기관의 서비스 제공자/의사(PCP)가 승인하는 것이다. 만약 보험 가입자가 1차 의료 서비스 제공자/의사에게 진찰받기를 원한다면 어떤 승인도 받을 필요가 없다. 일부 1차 의료 서비스 제공 조직(PPO)들과 관리 보장 플랜들은 서비스들에 대한 스태프들의 승인을 요구한다. 이런 경우, 의사나 다른 유형의 의료 서비스 제공자는 환자의 보험 플랜 담당자에게 전화를 걸어 환자의 의료 문제들과 의료 서비스들의 필요성에 대해 설명할 것이다. 스태프 대표는 정해져 있는 준거와 이 정보를 갖고 타협한다. 이 대표는 사례 관리자가 될 수 있다. 간호사 사례 관리자는 의료 서비스 제공자와 환자의 치료 욕구들에 대해 논의하고 승인을 할지 결정한다. 간호사 사례 관리자의 의견에 동의하지 않으면 의료 서비스 제공자는 상관이나 의무 부장에게 자문을 구한다.

일부 보험 플랜들은 다른 승인 시스템을 이용한다. 이들 보험 플랜 가입자들이 간호사의 자문 전화나 사례 관리자의 도움을 받아 직접 보험사에 전화를 걸어 승인을 요청하는 것이다. 가입자는 전문의를 이용하기 위해 1차 진료 기관/의사(PCP)에게 갈 필요가 없고, 대신 보험사의 승인을 얻기 위해 자문 전화를 이용하면 된다. 이때 가입자의 요구들을 평가하기 위해 미리 정해진 준거를 이용하게 된다. 보험사들은 승인을 신속하게 처리하기 위해서 새로운 방법들을 찾기 위해 노력해왔다. 의료 서비스 제공자들은 승인은 시간을 낭비하는 과정이란 사실을 알게 되었으며, 특히 보험 플랜을 담당한 '스태프'가 의료 결정을 내린다는 데 모욕감을 느꼈다. 보험사들이 성장해서 더욱 복잡해짐에 따라, 이러한 비판들을 줄이기 위해 승인 업무를 맡는 데 더 많은 간호사를 이용하는 쪽으로 옮겨 왔다. 보험사들은 또한 의료 서비스 제공자들과 의료 문제들을 논의할 수 있는 전문 의료진들을 이용하는 것의 장점들을 알게 되었으며, 의료 서비스 제공자들도 환자들에 대해 다른 전문 의료진들과 이야기하는 것을 선호한다. 승인에 있어 미리 정해진 준거도 중요하지만 의료 문제들과 필요한 점들을 이해할 수 있는 전문 의료진으로서 경험을 갖고 준거를 적용하는 것뿐만 아니라 예외가 필요할 때도 있다는 것을 인정하는 것이 중요하다.

의료 이용도 조사 및 퇴원 계획 수립은 병원에서 상호 연결되어 있는 두 가지 기능이다. 일부 경우에는 이 두 기능이 함께 실행되기도 한다. 그러나 퇴원 계획 수립(DP)보다 의료 이용도 조사(UR)가 더욱 흔해지는 편인데, 왜 그런 것일까? "퇴원 계획 수립보다 의료 이용도 조사가 더 사용되는 이유는 부분적으로는 '의료 필요성'과 '적합성'을 변호하는 혁신 조치와 관련 있으며, 3자 지급인들(이들에 의해 치료비가 지급됨)과의 병원의 접촉 방식과 관련 있다."(Brimingham, 2007, p17) 의료 이용도 조사와 퇴원 계획 수립 활동들 중 많은 것들이 입원 조사, 지속된 병원 재원 기간 조사 및 퇴원 준비 평가와 비슷하다. 그러나 퇴원 계획 수립에는 무시해서는 안 될 핵심 구성 요소들이 있다. 이러한 요소들 중 일부로 보험 플랜에 나타난 변화들을 의례적으로 모니터링, 퇴원 계획과 환자/가족 교육에 대해 환자와 가족과의 소통이 있다. 현재 환자들의 급성 상태와 스태프 제공 부족으로 인해, 간호사들이 환자들을 퇴원시킬 준비를 하는 데 사용할 시간이 점점 더 적어지고 있다. 퇴원 계획 수립 과정에 참여하지 못한 환자들과 가족들은 치료의 다음 수준에서 여러 문제들을 마주치게 될 가능성이 더 높다. 이것은 모든 관계자들에게 시간적으로 경제적으로 큰 낭비가 된다.

임상 가이드라인들과 표준 진료 지침 임상 가이드라인들과 표준 진료 지침들은 치료의 개선에 초점을 맞추는 방법 또는 도구들이다. 4단원에 이 화두에 대한 정보가 자세히 수록되어 있다. 보건 의료 질&연구청(AHRQ)은 임상 또는 실무 가이드라인들을 개발하는 기관들 중 최고 기관이다. 가이드라인들은 치료 결과들을 확인하고 최고의 임상 실무들을 지원하기 때문에, 의료 서비스의 질과 비용을 결정하는 데 도움이 될 수 있다. 전문 의료진 조직들 역시 가이드라인들을 개발하는 데 매우 적극적이다. 임상 가이드라인들과 표준 진료 지침이 어떻게 임상 치료의 질을 증대시킬 수 있는가? 이러한 가이드라인들과 지침들은 치료를 개선시켜야 하지만 또한 치료에 일관된 접근법을 제공해야 한다. 한 임상 가이드라인이나 표준 진료 지침을 이용할 때, 그것을 한 특정 환자에게 적용할 방법을 결정할 때 이들 가이드라인이나 지침을 평가할 필요가 있다. 이러한 도구들은 환자 집단들이 치료에 접근하는 데(진단, 문제들 등) 이용할 수 있다. 예를 들어 환자에게 제공된 치료는 표준 진료 지침이나 임상 가이드라인을 따랐는가? 치료 결과들은 어떤 것이었는가? 의료 서비스 제공 조직들은 치료의 변제, 기준 수립과 관련해 스태프들을 교육시키는 데 이 도구들을 이용할 수 있다.

보건 의료 질&연구청(AHRQ)은 의료 서비스의 질에 대한 문제들에 초점을 맞추는 중요한 정부 기관이다. 이 기관의 사명은 "치료 결과들과 의료 서비스의 질을 개선하고, 치료 비용을 줄이고, 환자의 안전과 의료 과실 문제들을 다루고, 효과적인 서비스들로 접근을 확대하는 것을 목적으로 설계된 연구들을 지원하는 것"이다(보건 의료 질&연구청, 2003, 7, 9). 이 기관의 목표는 (a) 건강 개선 결과들을 지원하고, (b)환자 안전을 강화하고 의약품 과실을 줄이고, (c)환자의 치료를 고려하고 치료의 질과 치료 결과들에 대한 연구들을 실시하는 데 정보 기술의 이용을 권장하고, (d)치료 우선 계층 보호 사무소(저소득층, 소수 인종, 여성, 어린이, 노약자 및 특별한 치료 욕구들을 가진 개인이 치료받는 것을 보장)를 설립하는 것이다. 보건 의료 질&연구청은 입원 환자 치료, 안전과 예방을 위한 질 지표들을 개발했다. 보건 의료 질&연구청의 가이드라인 웹사이트에는 근거 중심 가이드라인들의 대표적인 예들이 제시되어 있다.

임상 가이드라인들은 치료 결과들을 확인하고 최고의 임상 실무들을 지원하기 때문에 의료 서비스의 질과 비용을 판단하는 데 도움이 될 수 있다. 전문 의료진 조직들 역시 가이드라인들을 개발하는 데 매우 적극적이다. 가이드라인들은 치료의 질을 어떻게 향상시키는가? 의료 서비스의 질에 대한 문제들, 특히 치료의 위축 진료, 과잉 진료, 또는 비효과적인 제공과 관련된 문제들을 확인하는 데 데이터가 도움이 될 수 있다. 특정 문제들의 경우 환자들이 치료에 반응하는 방식을 더 잘 이해하는 것은 문제 발생 방지에 도움이 될 수 있다. 환자의 치료 결과들과 환자의 만족도는 가이드라인들을 실행하고 데이터를 수집할 때 중요한 변수들이다. 문제들에 대한 이해는 구체적인 문제들에 요구되는 치료에 대해 더 완전한 관점을 가지고 가이드라인들을 개선시키는 것으로 이어져야 한다.

표준 진료 지침은 의료 서비스의 질과 비용을 평가하는 데 이용할 수 있는데, 치료 결과들에 대한 평가에 초점을 맞춘다. 표준 진료 지침은 개인 환자들을 위한 치료 방법의 기준점을 제공한다. 시기적절한 방식으로 자원들의 적합한 사용을 홍보하는 것이 각 진료 지침의 중요한 구성 요소다. 또한 시기적절한 때 자원들을 적합하게 사용하는 것은 비용 효율성도 높인다. 치료 목표들을 달성하지 못하면, 원인들을 판단하고 이후 이러한 문제들이 발생하는 것을 막기 위해 취할 필요가 있는 조치들과 변수 데이터를 분석한다. 이 정보는 또한 유사한 문제들을 겪을 수 있는 다른 환자들을 위해 치료를 개선하는 데도 이용될 수 있는 데이터를 제공하기도 한다.

벤치마킹 "최고의 임상 실무들"을 확인할 수 있는 하나의 도구다(Six Sigma, 2010). 그러나 이것은 또한 치료 기준들, 임상 가이드라인들, 문서 기록, 질 개선 프로그램들과 표준 진료 지침과 연계된 도구이기도 하다는 점에 유의하는 것이 중요하다. 벤치마킹은 조직들이 조직 내 또는 다른 조직들과 업무 성과를 비교하는 것을 가능하게 한다. 이것은 개선하는 데 데이터를 이용하는 과정이다. 벤치마킹은 스태프들이 데이터에 근거해 의사 결정 과정들을 이용하도록 요구하고 그렇게 함으로써 조직과 스태프들이 선택 방안들을 인식할 수 있게 만든다. 벤치마킹은 가장 개선이 필요한 부문들과 비교 가능한 업무 수행 데이터가 있는 부문들을 확인하는 것으로 시작된다. 조직의 업무 수행에 영향을 미치지 않을 문제들을 수집하거나 데이터를 얻기 어려운 문제들을 수집하는 데 시간을 낭비해서는 안 된다. "찾고 있는 개념은 여러분의 업체든, 경쟁 업체든 아니면 전적으로 다른 업계든 현재 달성되고 있는 최고의 업무 수행 방법이다. 벤치마킹은 개선을 위한 도구지만, 기업은 다른 업체들의 최고 실무들과 자사의 업무 수행이나 과정을 비교해 측정하고, 그 업체들이 어떻게 업무 수행을 목표 수준에 도달시켰는지 판단하고, 자사의 업무 수행을 개선하는 데 그 정보를 이용하는 것이다. 벤치마킹은 지속적인 과정이지만, 기업은 강력한 경쟁 업체들과 비교해 자사의 기능들, 시스템과 실무의 효율성을 측정하고, 자사 조직 내 질적 격차들을 확인하고, 현지 및 전 세계적으로 경쟁력 있는 이점을 성취하려고 노력해야 한다."(Six Sigma, 2008)

많은 병원들, 다른 유형의 의료 서비스 제공 조직들과 보험사들은 오늘날 벤치마킹을 이용한다. 대중적인 벤치마킹 접근법 중 하나로 식스 시그마(Six Sigma)가 있는데, 이것은 "효율성을 달성하기 위해 모든 관계자들의 기대치를 예상하고 이를 뛰어넘기 위해서 제조와 서비스 관련 과정들에 있는 '결함들'을 확인하고 발생을 방지함으로써 한 업체의 운영 업무 수행, 실무 및 시스템의 수준을 측정하고 개선할 수 있도록 정보(사실들의 관리)와 통계적 분석을 활용하는 엄격하고 체계적인 방법이다."(Six Sigma, 2008)

벤치마킹의 핵심 구성 요소들 중 하나는 공유다. 그렇지만 의료 서비스 제공 조직에서 공유가 언제나 쉬웠던 것은 아니다. 정보를 공유하면 다른 이들에게 이득이 될 것이지만, 이것은 어느 정도 신뢰를 요구한다. 벤치마킹에 참여하는 어떤 조직이나 보험사도 이 프로젝트와 관련된 정책과 절차들을 심의하는 법적 고문을 두기를 원하는 것은 의심할 여지가 없다. 경쟁은 사라지지 않는다. 사실 더 늘어날 뿐이다. 경쟁을 인정하고 벤치마킹에 참여하는 것은 복잡한 노력일 수 있다. 전국 건강보험 질보장위원회(National Committee for Quality Assurance, NCQA)에서 제공하는 질 성적표는 벤치마킹의 하나의 예가 될 수 있는데, 이 성적표 덕분에 보험사들과 의료 서비스 제공자들이 변화를 일으킴에 따라 의료 서비스의 비용과 질을 더 많이 비교할 수 있게 되었으며, 또한 개선을 기대할 수도 있다(전국 건강보험 질보장위원회, 2009a).

의료 서비스 접근성 접근성은 오늘날 의료 서비스 환경에서 결정적인 문제이자 환자 중심 치료의 필수적인 구성 요소다. 치료 접근성을 평가하고 치료에 접근할 수 없는 사람들을 조사하는 것은 치료의 질을 판단하는 데 중요한 측정 방법이다. 의료 서비스의 줄어든 접근성은 환자의 건강 상태를 나쁘게 만들며 환자의 몸 상태가 더욱 나빠지면 치료 비용이 더 들어가게 만들 수 있다. 환자들이 필요한 때 적합한 치료에 접근할 수 없기 때문이다. 경제적 요인들, 교통편 및 적절한 의료 서비스 제공자 이용 가능성이라는 요인들이 환자가 필요한 때 치료받는 것을 어렵게 만들 수 있다. 접근성은 현재 의료 서비스 환경에 존재하는 다양한 의료 서비스 전달과 재정적 (지급) 방식들로부터 크게 영향을 받는다. 또한 의료 서비스로의 접근에 대한 어떠한 논의도 윤리적 문제와 얽인다. 의료 서비스는 하나의 권리인가? 이 문제는 아직까지 명확한 해답이 나오지 않았다. 다음에는 의료 서비스로의 접근에 영향을 미치는 많은 요소들 중 대표적인 것들을 제시하였다.

1. 진료 약속 시간에 도착할 수 있는 능력(예: 진료를 보기 위해 이용할 수 있는 시간, 교통편, 작업 잠시 중단, 자녀 맡기는 것 등)

2. 전문의 치료를 받을 수 있는 능력

3. 치료비 지급 능력

4. 치료를 받아야 할 때를 아는 능력

5. 의료 서비스 정보를 이해하고 활용할 수 있는 능력

6. 의료 서비스 시설에 접근할 수 있는 능력(예: 장애인의 접근성)

7. 의료 서비스 제공자를 선택할 수 있는 능력

8. 시기적절한 방식으로 검사와 테스트를 받을 수 있는 능력

9. 환자 중심 치료를 더 잘 보장할 수 있는 능력

10. 근거 중심 실무를 개선할 수 있는 능력

접근성은 의료 서비스 시스템을 처음 이용하는 것 이상의 의미가 있다. 접근성에는 그 시스템에서 의료 서비스를 받는 방식과 그 치료로부터 얻는 결과도 포함된다. 의료 서비스 전달 시스템은 변화를 거듭해왔기 때문에 안전망 의료 서비스 제공자들(safety net providers, 예: 무료 진료 클리닉, 공립 및 인턴/레지던트 과정 제공 병원들, 제한된 자금이나 보험 적용 범위를 가진 사람들에게 치료를 제공하는 기타 의료 서비스 시설들)에 대한 제약은 더욱 커졌다. 이러한 의료 서비스 제공자들은 재정적으로 큰 어려움을 겪지 않은 채 무상 치료를 제공할 능력이 점점 떨어지고 있다. 게다가 의료 서비스 전달 시스템에 가해지는 제약과 과다한 업무는 제공되는 의료 서비스의 질에 영향을 미친다. 이런 사실들을 감안할 때 치료 서비스의 질 개선은 치료를 필요로 하는 모든 이들의 치료 접근성을 더욱 높이기 위해서 이런 문제들을 다룰 것을 요구한다. 치료 접근성을 고려할 때 중요한 다른 요인들로는 편의성, 시기 적절, 장애, 언어나 시력 장애로 인해 동행인 동반, 의료 정보 이해 능력, 의료 시설 운영 시간, 의료 서비스 제공자 선택, 응급 치료 및 의례적 치료 시간의 대기 시간, 실험실 검사의 시기 적절성이 있다. 이 각 요인들은 치료의 접근 가능성 수준을 판단하는 데 지표로서 이용될 수 있으며, 따라서 치료의 질을 평가하는 데도 도움이 될 수 있다. 의학협회는 치료의 접근성을 최고의 치료 결과에 도달하기 위해서 필요할 때 자신에게 필요한 의료 서비스들에 접근할 수 있는 소비자의 능력으로 정의했다(의학협회, 1993). 치료의 접근성 문제에 있어 오늘날 주된 초점은 접근 가능한 1차 치료, 특히 치료의 지속성, 시간, 의료 서비스 제공자 타입에 맞춰져 있다. 3자 지급인들은 치료의 접근을 통제하는 수문장이자 통제관으로서 1차 치료 제공자 이용을 더욱 강조해왔다.

특정 인구들이나 취약 계층들의 의료 서비스에 대한 접근 부족은 주된 고민으로 계속되어왔다. 의료 서비스 전달 시스템은 변화를 거듭해왔기 때문에 안전망 의료 서비스 제공자들, 예를 들면 무료 진료 클리닉, 공립 및 인턴/레지던트 과정 제공 병원들, 제한된 자금이나 보험 적용 범위들을 가진 사람들에게 치료를 제공하는 기타 의료 서비스 시설들에 대한 제약은 더욱 커졌다. '건강한 사람들(Health People) 2010'은 의료 서비스로의 접근성을 모든 유형의 의료 서비스 요구들 중 절대적으로 필요한 요구로 포함시켰으며, 이것은 또한 '건강한 사람들 2020'의 목표들 중 하나가 되었다(미국 보건사회복지부, 2010). 한 환자가 의료 서비스에 접근하지 못하면, 건강이 위험한 상태에 이르고 추가로 합병증이 발생할 수 있다. 종종 의료 서비스로의 접근성이 제한되곤 했던 취약 계층들로는 저소득층, 아동과 청소년, 노숙자, 정신 질환자, 장애인, 상이군인 출신 노인, 이민자들 및 재소자들이 있다. 이들은 더 취약한 인구들로서 의료 서비스 제공자들과 지역 사회에 덜 '매력적인' 대상들로 여겨지는 경우가 종종 있다. 이러한 문제들 중 일부를 해소하기 위해 여러 노력이 있어왔는데, 이 중 일부는 다른 것들보다 더 큰 성공을 거두었다. 메디케이드는 관리 치료를 자체 프로그램에 포함시키는 발전을 했지만, 취약 인구들의 의료 서비스로의 접근 문제들은 여전히 해결해야 할 문제로 남아 있다. 사례 관리는 복잡한 치료 욕구들과 건강 문제들을 가지고 있는 경우가 많은 취약 인구들의 의료 서비스 이용에 긍정적인 영향을 미칠 수 있다.

위험 관리 위험 관리(Risk Management, RM)는 의료 서비스 전달과 관련된, 특히 소송과 관련된 재정적 위험을 제한하는 데 초점을 맞추고 있다. 소송과 관련된 위험의 경우 의료 소송을 초래하는 사건들이 발생하기 전에 위험을 차단하기를 희망한다. 한 조직에서 위험 관리자의 역할은 "안전하고 효과적인 의료 서비스 환경을 유지하고 의료 서비스 제공 조직이 입을 수 있는 손해를 막거나 줄이는 것이다."(Pike, Janssen & Brooks, 2002, p3) 의료 서비스 제공 조직들이 이용하는 전략들 중에는 다음 것들도 포함된다.

- 재정 위기로부터 조직을 보호하기 위해 보험 상품을 구입하거나 자가 보험에 들기
- 위험들에 노출, 위험 유형, 발생 장소, 발생 빈도 및 수준을 확인하기
- 부당한 위험으로부터 조직을 보호하기 위해 법의학적 요인들 실행하기
- 재정 위험을 늘릴 수 있는 사건들의 발생을 막기 위한 조직적 프로그램들 실행(예: 사건 신고 시스템, 위험과 문서 기록에 대한 스태프 교육, 잠재적 문제들을 확인하는 데 도움이 될 수 있도록 데이터 수집)
- 소송 가능성이 있는 사건들은 발생하자마자 가능한 한 즉시 조사하기
- 위험 예방을 위한 전략들 모니터링하기

위험 관리 담당 스태프들은 질 개선(QI) 스태프들과 밀접하게 일하는데, 이들의 책무가 상호 관련 있기 때문이다. 정보의 주요 출처는 조직의 발생 또는 사건 보고 시스템이다. 간호사들은 한 사건에 연루되었을 때 요구된 사건 보고서를 작성하고 관련 정책과 절차들을 따르는 것으로 이 과정에 참여하게 된다. 그러나 대부분의 사건들은 소송까지 제기되지는 않는다.

간호사들은 매일 환자의 안전과 치료의 질을 보장하면서 위험 관리에 개입하게 된다. 위험

도가 높은 전형적인 부문들로는 투약, 낙상, 환자의 전반적인 안전, 산업 기술과 장비 이용(예: 수술실에서 장비를 사용하기 전 제대로 작동하는지 확인), 환자의 알레르기에 대한 사전 조사 및 대화, 환자에게 해가 될 수 있는 행동이나 개입 조치 부문들이 있다. 의료 서비스 제공 조직들은 또한 방문객들, 지역 사회 구성원들, 가족들같이 해당 조직에 들어오는 모든 사람들이 처할 수 있는 위험들(예: 방문객이 복도에서 넘어짐)에 대해서도 고려해야 한다. 의료 서비스 제공 조직들과 제공자들 역시 위험 관리 문제 발생 시 자신들을 도울 수 있는 법률 서비스들을 갖추고 있어야 한다. 흔히 간호사 변호사들을 사용하는데, 이들은 의료 서비스 제공 조직에서 일어나는 복잡한 문제들을 이해할 수 있는 법과 임상 차원, 양쪽에 실무 경험을 갖고 있기 때문이다. 이러한 예방 노력들은 비용이 많이 들지만, 의료 소송에 드는 비용만큼 크지는 않다. 변호사들은 조직을 재정 위기에 빠뜨릴 수 있는 사건이 발생할 경우 문서 기록과 취해야 할 조치들에 대해 법률 자문을 제공한다. 한 간호사가 의료 소송에 연루되면, 간호사의 고용주는 법률 서비스를 제공하지만, 해당 간호사 역시 자신을 대리하는 변호사를 두어야 한다. 모든 간호사가 들어야 하는 의료 사고 보험은 소송 관련 경비의 대부분을 지급하지만, 모든 관련 경비를 다 충당하는 것은 아니다.

근거 중심 실무와 근거 중심 관리 근거 중심 실무(EBP)는 의료 서비스 제공자들이 임상 실무에 적용할 수 있는 질적으로 훌륭하고 임상적으로 관련된 연구들을 찾고 평가하는 것을 돕는다(의학협회, 2008). 근거 중심 실무는 치료의 질을 개선할 수 있는 한 방법으로 여겨지는데 증거에 입각한 의사 결정이 치료 욕구들이 효과적인 방식으로 충족되는 것을 더 잘 보장할 수 있기 때문이다. 12단원에서 근거 중심 실무(EBP)와 근거 중심 관리(EBM)에 대해 더 자세히 다루고 있다.

질 성적표 질 성적표는 한 조직의 구체적인 업무 수행 데이터를 제공한다. 의료 서비스 제공 조직에서 발견할 수 있는 데이터로는 입원, 질병 진단 시 재원 기간, 질병 진단 시 사망률, 처치들, 외과 처치들, 의료 스태프의 자격 등이 있다. 이어 조직은 이 데이터를 다른 유사 조직들의 데이터와 비교할 것이다. 목표는 의료 서비스 구입자들, 의료 서비스 소비자들 및 건강 보험 플랜에 도움이 되는 정보를 제공하는 것이다. 고용주들은 건강 보험 플랜의 비용과 관련해 의료 서비스의 질적 차이들에 주된 관심이 있다. 환자들이나 소비자들은 건강 보험들 간의 의료 서비스 질과 의료 서비스 제공자들의 비교에 관심이 있다. 건강 보험 플랜들은 역시 마케팅 목적으로 이 업무 수행 정보를 원한다.

이러한 유형의 성적표는 점점 더 흔해졌으며 따라서 전문 의료진들과 조직들, 소비자들 및 고객들도 이것들을 더 많이 이용하는 추세다. 이러한 유형의 성적표에서 변화의 필요성과 문제가 발견되면 성적표가 포맷되고 내용은 신속하게 바뀐다. 3자 지급인들은 재무 수행, 운영 업무 수행, 멤버십, 서비스의 변화와 의료 서비스들에 대한 데이터에 관심이 있다. 그러나 이러한 성적표들은 완벽하지는 않다. 데이터 수집, 분석 및 공유에 비용이 많이 든다. 이러한 성적표는 내용을 판단하는 데 이용되는 지표들에서 나타난 개선들을 암시하지만, 이것이 치료의 다른 측면들에도 영향을 미치는지 전혀 알 수 없다. 한 성적표가 한 보험사의 보험 플랜이나 한 의료 서비스 제공 조직이 문제가 있다고 암시하면, 그 보험사나 의료 서비스 제공 조직은 이 정보가 공유되기를 원하지 않을 수 있다. 그러나 이 정보를 공개하는 것이 해당 기업의 서비스 질이나 고용주 또는 소비자의 선택에 영향을 미친다고는 전혀 보장할 수 없다. 그들의 의료 서비스에 대해 소비자들이 내리는 의사 결정들 중 많은 것들이 항상 수량적 데이터에 기초해 내려지는 것은 아니다. 새로운 데이터를 이해하고 그 데이터를 찾는 것이 항상 쉬운 것은 아니다. 환자는 종종 가족과 친구들로부터 의료 서비스와 보험에 대한 정보를 얻고 안내를 받는데, 이들 가족과 친구들은 사실에 기초하지 않을 수 있는 자신의 개인적 의견과 가치들을 갖고 있다. 전국 건강보험 질보장위원회(National Committee for Quality Assurance)는 웹사이트를 통해 쌍방향 의료 서비스 질 보고서들을 제공하고 있다.

간호 부문과 질 성적표 1990년대 중반 간호 부문은 간호사의 치료와 관련된 질 보고서들을 이용하는 쪽으로 이동했다. 1994년 미국 간호사협회는 직장 재편과 재설계가 급성 치료 환경에서 환자 치료의 안전과 질에 미치는 영향을 알아보는 조사를 시작했다. 이 조사 보고서의 목적은 "간호의 질적 지표들을 확인함으로써 간호사의 치료와 환자의 치료 결과들 관계의 근본과 그 힘을 탐구하는 것"이었다(Pollard, Mitra & Mendelson, 1996, p1).

그 결과, 이 프로젝트는 급성 치료 환경에서 간호 부문의 기여에 대해 간호사들, 소비자들 및 정책 입안자들을 교육하는 틀을 제공하게 되었다. 이 프로젝트는 급성 치료 환경들에서 제공되는 간호사 치료의 질을 추적하고 간호사의 서비스들과 연계해 병원의 업무 수행 측정치들을 추적하기 위해 현재 병원들과 의료 서비스 시스템들이 이용한 노력들을 고려했다_{(미국 간}
_{호사협회, 1996)}.

　이것은 간호 부문을 위한 커다란 조치였다. 간호의 질에 대한 데이터의 신뢰성을 보장하기 위해, 간호사들은 표준화된 데이터 보고 과정을 개발할 필요가 있었다. 의료 서비스 제공자의 업무 수행을 평가하기 위해 객관적인 측정 방법들을 찾을 필요성은 계속되고 있다. 관리 치료 접근법들을 통해 치료의 결과에 미치는 보험사의 영향 증가는 객관적인 측정 방법이 더욱 중요하게 되었는데, 소비자들과 의료 서비스 제공자들은 비용 감소만큼 치료의 질과 의료 서비스 업무 수행의 질에 대한 관심이 더욱 높아졌기 때문이다. 간호사가 민감해하는 질적 측정 방법들을 확인하는 것이 1994년 미국 간호사협회 보고서의 핵심 주제였다. 그러나 의료 서비스에서 치료 결과의 측정 방법은 여전히 비교적 새로운 부분이라는 점을 인정해야 한다. 이에 대해서는 배울 게 아직도 많다. 일반적으로 의료 서비스의 질을 측정하는 데 초점을 맞추는 데이터베이스와 성적표들은 간호 부문의 구체적인 질적 지표들은 포함하고 있지 않다.

　3가지 유형의 지표들이 보고서에서 사용되는데, 본 단원 앞부분에서 논의한 3가지 필수 요소들로서, 환자 중심 결과, 치료 과정 및 치료-간호사 스태프 제공 패턴들이 바로 그것들이다. 치료 결과 지표들은 환자들과 그들의 신체 상태가 간호 스태프들과의 상호작용으로부터 받는 영향에 초점을 맞추고 있다. 치료 과정 지표들은 치료 전달에 초점을 맞춘다. 이 연구에선 2가지 유형의 치료 과정 지표들을 확인했는데, (a)간호사들이 자신들의 역할을 인식하고 이행하는 방식과 (b)간호사들이 환자들에게 제공하는 치료의 근본 특징, 양과 질이었다. 이러한 지표들의 개발은 미국 간호사협회의 전국적인 간호 안전과 질의 개혁 조치에 속하는 일부이다. 이 개혁 조치는 의료 서비스 재편이 환자 치료의 안전과 질 그리고 간호 전문직에 미치는 영향을 조사하는 단계적 노력으로서, 이 지표들에는 앞서 논의한 급성 치료의 지표들도 포함된다_(Montalvo & Dunton, 2007, Dunton & Montalvo, 2009). 급성 치료 지표들을 확인하는 데 증거에 기초한, 근거 중심의 방법들이 이용되었는데, 근거 중심 방법들은 지역 사회에 기초한, 비급성 치료 지표들을 개발하는 데도 이용되었다.

　1998년 미국 간호사협회는 간호 질 지표 전국 데이터베이스_(National Database of Nursing Quality Indicators, NDNQI)를 수립했다. 2007년 현재, 1000개가 넘는 병원들이 이 데이터베이스에 참여하고 있다. 이 혁신 조치는 "각 간호사에게 증거를 검토하고 자신의 임상 실무를 평가하고 어떤 개선들을 할 수 있는지 판단할 수 있는 기회를 제공한다."(Montalvo & Dunton, 2007, p3) 이 데이터베이스에는 많은 병원들이 포함되어 평가 데이터의 공급원 규모를 확대하고 있다. 지표들은 필요성과 현재 데이터에 기초해 변화해왔다. 이 혁신 조치는 간호 전문직에게 중요한 것으로 간호사들이 환자의 치료 결과에 미치는 영향력을 입증할 수 있게 한다.

간호 안전을 위한 대표적인 혁신 조치들

임상 간호의 변혁적 치료(Transforming Care at the Bedside, TCAB) 의료서비스개선협회 (Institute for Healthcare Improvement, IHI)는 "전 세계에 의료 서비스의 개선을 위한 네버엔딩(never-ending) 캠페인을 위한 신뢰할 수 있는 에너지, 지식 및 지지의 원천으로 묘사된다. 이 협회의 프로젝트들은 의료 서비스 제공 조직들, 의료 서비스 제공자들 및 의료 서비스 교육에서 이용할 수 있는 실질적 해결책들에 초점을 맞춰 의료 서비스의 변화에 기여해왔다."(의료서비스개선협회, 2009) 의료서비스개선협회(IHI)의 프로젝트와 자원들은 안전(safety), 치료 효과(effectiveness), 환자 중심(patient-centeredness), 시기 적절(timeliness), 효율성(efficiency)과 치료 평등(equity)에 초점을 맞추었는데, 이 모든 요소들은 의학협회의 연작 보고서 '의료 서비스 질(Quality)' 시리즈에서 강조한 것이다. 의료서비스개선협회와 로버트 우드 존슨 재단(RWJF), 간호 부문 및 의료 서비스 제공 조직들의 협업 프로젝트들 중 하나는 임상 간호의 변혁적 치료(TCAB)다. 임상 간호의 변혁적 치료 프로젝트는 "내과/외과 병동들에서 극적으로 치료를 개선시키고 또한 스태프들의 직무 만족을 높일 수 있는 변화들을 탄생시키고 테스트하고 실행시키는 것을 목적으로 하는 독특한 개혁 조치(initiative)다."(의료서비스개선협회, 2009) 이 프로젝트의 웹사이트에서는 대표적인 임상 간호의 변혁적 치료 시범 연구들과 결과가 나와 있다. 임상 간호의 변혁적 치료는 이 책의 다른 단원들에서 논의하고 있다.

과실 분류 체계, 근본 원인 분석(Taxonomy of error, Root Cause Analysis, TERCAP) 의학협회의 안전에 대한 연구로 나온 결실들 중 하나가 바로 TERCAP, 즉 미국 주립 간호면허국 전국협의회(NCSBN)가 주도하는 새로운 혁신 조치인, TERCAP(과실 분류 체계, 근본 원인 분석)이다. TERCAP는 간호 실무의 오류와 그 원인을 기술하는 도구다. 이 도구는 (1)안전한 투여(safe administration), (2)문서 기록(documentation), (3)주의 집중/감시(attentiveness/surveillance, 환자 모니터링), (4)임상 추론(clinical reasoning), (5)예방(prevention), (6)개입 치료(intervention), (7)승인 권한을 가진 의료 서비스 제공자의 치료 지시 해석(interpretation of authorized provider orders), (8)전문 의료진으로서 책임/환자 옹호(professional responsibilities/patient advocacy)에 집중한다(Benner, Malloch & Sheets, 2010).

임상 실무 오류의 원인 조사 목적은 "환자의 안전 수준을 평가하고 의료 과실들을 보고하는 일관된 접근법을 개발해 의료 과실 탐지, 보고, 예방을 위한 지식과 방지 인센티브들을 늘리면서, 한편으로 안전하지 않은 임상 실무로부터 대중을 보호할 의무를 완수하는 것"이다(Benner, Malloch & Sheets, 2010, p2). TERCAP를 이용해, 주립 간호면허국은 기관으로 신고가 들어온 의료 과실들에 대한 심의 과정을 끝낸 후, 이에 대한 데이터를 자발적으로 제출한다. 이어 주립 간호면허국은 이 혁신 조치의 목표들을 달성하기 위해 이용할 수 있는 데이터베이스를 제공할 것이다.

협업을 통한 혁신 조치들: 매우 필요

간호사들은 비슷한 견해를 가진 의사나 다른 의료 서비스 제공자들과 협업을 통해 영향을 받는다. 또한 협업을 통해 최선의 해결책에 도달하기 위해서 다른 의견들을 가진 의료 서비스 전문가들과의 상호작용하는 것도 중요하다. 협업을 위한 노력은 치료의 질을 개선하기 위한 의료 서비스 전달에 큰 영향을 미친다. 개별 의료 서비스 제공 조직 내에서, 개별 간호사들과 다른 의료 서비스 전문가들 사이에서, 그리고 의료 서비스 전문직 조직들 사이에서 협업을 위한 노력이 필요하다. 이들 모두 두 전문직의 질적 능력 향상이라는 목표를 달성하기 위해 이러한 노력에 함께할 필요가 있다.

프로그램 평가

의료 서비스 프로그램들이나 서비스들은 정기적으로 평가받을 필요가 있는데 대개 일년 단위의 평가가 주류를 이룬다. 의료 서비스 프로그램들/서비스들에 대한 평가에는 의료 서비스 제공 조직의 비전과 사명 선언문, 목표들과 목적들도 함께 검토할 필요가 있다. 조직도(organizational chart)는 이러한 목표들의 달성을 위한 자원들과 함께 제공되어야 한다. 예산도 역시 심의해야 한다. 치료 목표들은 달성했는가? 문서 기록 역시 검토해야 한다. 스태프들의 근무 기록도 검토해야 한다. 프로그램 평가에 포함시킬 수 있는 문제들로는 다음과 같은 것들이 있다.

- 스태프들은 어떤 구체적인 활동들을 수행하는가?
- 관리자들과 스태프들은 구체적인 업무 활동들과 개입 치료들 사이에서 그들의 시간을

어떻게 분배하는가?

- 이 프로그램은 누가 수행하는가? 어떤 환자들인가? 지역 사회인가?

- 스태프들과 관리자들은 그들의 업무를 가장 잘할 수 있도록 충분한 교육과 훈련을 받았는가?

- 이 프로그램은 정해진 목표들을 달성하고 있는가?

- 이 프로그램은 비용-효율적인가?

- 환자들은 적절하게 선택했는가? 이 프로그램은 의료 서비스들이 가장 필요한 환자들과 향상된 치료 결과를 얻을 수 있는 가장 잠재력이 큰 사람들을 목표 대상으로 하는가?

- 환자들로부터 받는 치료의 강도 또는 수준은 적합한가?

- 임상적으로 적절한 때 환자들은 의료 서비스 기관에서 퇴원하는가? 적절한 후속 조치 치료 기관에 소개해주었는가?

- 환자 만족의 데이터는 어떤 것을 암시하는가?

- 치료는 환자 중심적으로 이루어졌는가? 어떤 점에서 환자 중심 치료라고 할 수 있는가?

- 두 전문 직종으로 구성된 팀은 어떻게 기능하는가? 관리팀이나 간호팀 같은 다른 팀들은 어떻게 기능하는가? 만족 수준이란 무엇인가?

- 정보는 어떻게 이용하는가? 이 방법들은 얼마나 효과적인가?

- 질 데이터는 어떤 것들을 암시하는가? 이 분석의 결과들과 개선을 위한 시사점들은 어떤 것들인가?

- 근거 중심 실무(EBP)와 근거 중심 관리(EBM)는 어떻게 사용되는가? 이 방법들은 효과적인가?

- 이 프로그램에 의료 서비스 전문직 전공 학생들을 포함시킬 경우, 교육 프로그램은 어떻게 기능하는가? 학생, 교수진 및 스태프들로부터 받는 피드백을 포함시켜라.

모든 직책 설명서들(position descriptions)을 검토해 실제 업무 내용이 제대로 기술되어 있는지 확인해야 한다. 정책들과 절차들, 임상 가이드라인들, 표준 진료 지침, 기준들 등도 검토해, 이들이 증거에 기초하고 있으며, 현재 정보로서 명확하고 효과적이라는 것을 보장해야 한다. 모든 관계자들로부터 피드백을 받는 것은 더욱 종합적인 심의를 보장하는 데 도움이 될 수 있다.

3자 지급인들의 인증

인증(accreditation) 과정은 3자 지급인 조직들 또는 보험사들을 평가하는 데도 사용된다. 이 평가 과정은 의료 서비스 조직 인증 과정과 유사하며, 정해진 최소 기준들에 근거해 이루어진다. 보험사들을 인증하는 주된 이유로 두 가지가 있다. 건강 보험/의료 서비스 구입자들(주로 고용주들이나 정부)은 그들의 투자로부터 더 나은 수익을 거두는 데 건강 보험 플랜들에 대한 정보를 알고 결정을 내리기 위해 보험사들과 건강 보험 상품들에 대한 객관적인 데이터를 원한다. 인증 상태뿐만 아니라 인증 자격 및 과정에 관한 데이터는 어느 정도 객관적인 데이터를 제공해줄 수 있다. 게다가 소비자들 역시 이용할 수 있는 보험 플랜들 중 어떤 것을 선택할지 결정할 때 보험 플랜들에 대한 관심이 더욱 많아진다. 구입자들과 소비자들에게 결정적인 관심 요소들은 비용과 질이다. 그들은 의료 서비스들의 감사가 더 많아지기를 바란다. 이용하려는 의료 서비스의 질과 치료 결과들을 기술한 성적표들은 환자들이 보험사들과 의사들이나 병원들 같은 의료 서비스 제공자들을 선택하는 데 도움을 준다. 인증은 자발적인 성격을 띠고 있다는 점에 유의하라. 그러나 많은 의료 서비스 구입자들/고용주들은 인증받지 않은 보험사들과 계약을 맺지 않는다. 연방 정부는 의료 서비스 보험 수혜자들을 위해 관리 치료 조직인 메디케어와 계약을 맺기 위한 조건으로 보험사들에게 인증을 받을 것을 요구한다. 다음에는 보험사의 인증과 관련된 조직들을 소개하였다.

- 전국 건강보험 질보장위원회(NCQA): 이 위원회는 1990년 설립된 독립적인, 비영리 기구지만 두 관리치료 거래협의회에 의해 1979년 설립된 한 기구로부터 기원한다. 이 위원회의 사명은 의료 서비스 보험 플랜들의 질을 개선하는 것으로, 건강 보험 플랜, 건강 유지와 건강 증진 프로그램, 관리 치료 조직들, 추천 의료 서비스 제공 조직들, 신규 건강 보험 플랜들, 질병 관리 프로그램들 및 질 플러스 프로그램들의 인증 신청을 심사하거 승인하고 있다(전국 건강보험 질보장위원회, 2009b).

- 건강 보험 가입 고용주 데이터와 정보 세트(HEDIS): 이것은 의료 서비스의 수행 결과를 측정하기 위해 미국 건강 보험 플랜의 90% 이상이 이용하는 시스템이다(전국 건강보험 질보장위원회, 2009b). 전국 건강보험 질보장위원회(NCQA)는 건강 보험 플랜이 업무 수행 정보를

양적으로 계산하고 보고하는 방법을 표준화할 필요성을 인식하고, 건강 보험 가입 고용주 데이터와 정보 세트(HEDIS)를 개발해 계속 이용하고 있다. 건강 보험 가입 고용주 데이터와 정보 세트는 보험사들이 유사한 건강 보험 플랜들을 벤치마킹하고, 비교할 수 있는 기회를 제공한다. 벤치마킹할 수 있는 다양한 방법들은 전국 건강보험 질보장위원회의 웹사이트에 나와 있다. 전국 건강보험 질보장위원회는 질적 의료 서비스를 "환자들이 그들의 건강을 가장 효율적으로 보호하거나 회복하는 방식으로 필요한 치료를 받을 수 있는 정도로 제공되는 서비스라고 기술한다. 이 말, 즉 질적 의료 서비스란 시기적절하게 치료에 접근해서, 효과가 있는 것으로 판명된, 의료적 증거를 바탕으로 한 치료를 받고 적절한 예방 치료를 받는 것을 의미한다. 양질의 의료 보험 플랜을 선택하고 양질의 의사를 선택하는 것이 여러분이 질적 치료를 받느냐 여부를 결정하는 데 결정적인 역할을 한다."(전국 건강보험 질보장위원회, 2009b) 건강 보험 플랜을 평가하기 위해 이용할 수 있는 보험 성적표는 전국 건강보험 질보장위원회의 웹사이트에서 볼 수 있다.

- 미국 의료서비스위원회(American Healthcare Commission)/이용심사인가위원회(Utilizati-on Review Accreditation Commission, URAC): 1990년에 시작된 활용 관리 프로그램들을 인가하고 인증하는 민간, 비영리, 독립적인 인증 조직이다. 활용 관리 업체들은 의료 서비스들을 관리하고 이들의 필요성, 적합성 및 효율성을 평가하는 데 3자 지급인들과 의료 서비스 제공자들에게 도움을 제공한다. 이용심사인가위원회(URAC)의 목적은 의료 서비스 질을 높이고 환자의 권리들을 지키는 것이다. 이용심사인가위원회는 22개의 인가&인증 프로그램들이 갖고 있으며 또한 사례관리 프로그램들을 위한 인가 기준들을 개발했다.

질 개선을 위한 간호사의 역할

이번 단원은 질 개선 과정에 간호사들이 참여할 필요가 있다는 점을 강조하면서, 그 과정의 실행에 초점을 맞추었다. 질 개선(QI) 과정이 효과적으로 이루어지기 위해서는 리더십이 필요하다. 소통은 모든 질 개선 활동들에서 필수적인 부분이다. 간호사들은 보건 정책의 의료 서비스 질에 대한 시사점들을 이해할 필요가 있다. 간호사들이 의료 서비스 제공 조직에서 질 개선 과정에 참여할 때 맡을 수 있는 역할들은 다양하다. 질 개선 활동들 중 대표적인 것들로는 업무 수행, 자신들의 업무 수행 평가에 참여, 데이터 수집, 의료 과실 인식 및 그것을 자신들의 임상 실무에 적용, 데이터 분석 돕기, 자신들의 임상 실무를 개선하기 위해 질 분석을 통해 얻은 결론 이용하기 등이 있다. 어떤 간호사들은 질 개선 활동들에 집중하는 공식적인 직책을 맡고 있다. 모든 책임 간호사들은 질적 치료를 보장하는 데 직접 관여하기 때문에 질 개선 활동들이 치료 결과에 미치는 영향을 늘 인식할 필요가 있다. 효과적인 질 개선이 이루어지기 위해서 간호사들은 변화와 변화의 실행 계획 및 방법, 현재 관련 문헌과 비평 문헌에 접근, 데이터 수집과 분석(보통 분석을 돕기 위한 자원들로서 통계 전문 지식을 가진 스태프들) 및 질 개선 방법들, 한 팀으로 일할 수 있는 능력이 필요하다. 이번 책에서 논의된 역량들 중 대부분은 업무 조율, 협업, 소통 및 계획 수립을 포함해 질 개선 과정 관련 책임들에 적용된다.

과거 활동과 미래 방향에 대한 리뷰: 간호 부문과 의료 서비스의 질

란츠(Rantz), 보스틱(Bostick)과 릭스(Rigss, 2002)는 미국 간호사협회로부터 간호 질 측정치들에 대한 세 번째 리뷰 연구를 의뢰받았다. 1995년부터 2000년 사이, 이들은 치료의 질을 다룬 315개의 간호학 논문들과 7개 논의/처리 과정에 대한 학술 논문들을 검토했다. 1989~94년 이루어진 두 번째 리뷰 연구 때와 비교해보면 이 세 번째 리뷰 연구에 180개의 연구들이 더 추가된 것은 주목할 만한 것이다. 이번 단원에서 논의한 것처럼, 이것은 치료의 질에 대한 관심 증가를 나타내는 또 다른 지표지만, 그러나 단순히 관심에서 끝나는 것이 아니라 개선에 대한 요구 증가를 암시하는 것이었다. 의료 서비스의 질에 대한 의학협회의 보고서들은 서비스 질적 개선 필요성과 취해야 할 조치에 지대한 영향을 미쳤다. 이 3차 리뷰 논문에는 이동 치료, 지역 사회 건강, 가정 간호, 병원-기반 치료, 재향 군인 의료 센터와 장기 요양 치료와 관련된 연구들, 모든 유형의 의료 서비스 환경에서 실시된 논문들과 질적 측정 방법들과 간호사가 민감한(nurse-sensitive) 결과들이 포함되어 있다. 3차 리뷰 논문은 다음 권고 사항을 제시했는데, 2차 리뷰 논문의 권고 사항들과 유사하다.

- 스태프들은 모든 전산화된 의무 기록 시스템들과 연방 및 주립 데이터베이스들을 개정할 때 간호 최소 데이터 세트(Nursing Miniumm Data Set) 요소들을 수록시켜야 한다. 이 요소들에 대해 수집된 정보는 의료 서비스의 질을 보장하기 위한 법을 집행하기 위해 관련 법규들을 반포할 때, 필수 데이터들로서 간주, 심의를 거쳐야 한다.

- 스태프들은 환자당 간호사의 치료 시간, 간호사의 교육 준비 및 치료 전달 시 보조 요원 이용에 대한 내용을 문서로 기록해야 한다. 각 간호사는 고유한 서비스 제공자 식별자를 소지해야 한다. 모든 의료 서비스 환경들에서, 스태프들은 치료 전달 시간을 해당 기관의 대규모 치료 정보 데이터에 입력해야 한다.

- 다양한 의료 서비스 환경들에서는 환자들에게 적절한 치료 결과들을 구성하는 요소들을 판단할 수 있는 시스템이 필요하다. 모든 의료 서비스 환경은 대규모 데이터 세트에 이러한 치료 결과들을 측정할 수 있는 데이터 요소들을 포함시켜야 한다. 이러한 시스템은 개인이 가진 자가 치료 또는 자연적 회복의 잠재력에 민감해야 한다.

- 간호사가 민감한 결과들과 간호 진단, 개입 조치들, 치료 결과들, 스태프 제공과 스태프들의 조합 관계를 확인할 수 있는 연구 노력에 대한 지속적인 지원 역시 꼭 필요하다.

- 간호사의 치료가 의료 서비스의 질적 개선을 주도해야 한다. 유구한 세월 동안 간호사들에게는 환자의 치료 결과들에 있어 너무도 가치 있는 질적 측정 연구들과 다른 의료 서비스 제공자들과 협업을 해왔다는 것을 역사가 증명한다.

(Rantz, Bostick & Riggs, 2003, p7)

스태프 제공이 환자의 치료 결과에 어떤 영향을 미치는지 알아보는 문제를 다룬 연구들에서 나온 데이터 역시 늘어났다. 6단원에서 간호사 스태프 제공에 대해 더 자세히 논의했지만, 확실히 이 문제는 본 단원 내용과 관련 있다. 니들맨(Needleman)과 동료들(2002)은 1997년 미국의 11개 주, 799개 병원(내과, 외과 환자들 포함)을 대상으로 실시한 그들의 연구를 바탕으로 "간호사(RN)가 제공하는 간호사의 치료 시간 비율이 더 높을수록, 일일 기준 간호사(RN)의 치료 시간이 더 많을수록 입원 환자들은 더 좋은 치료를 받았다"고 보고했다(p1715). 1998~99년 펜실베이니아 소재 210개 병원들을 대상으로 실시한 또 다른 연구 역시 유사한 결과들을 발표했다(Aiken과 동료들, 2002). 이 연구의 목적은 "환자-간호사의 비율과 환자 사망률의 상관성, 외과 환자들 경우 낙상과 (합병증으로 인한 사망) 원인과의 관계에 상관성 여부를 판단하고(Clarke & Aiken, 2003) 간호사 보유와 관련된 요인들을 찾는 것"이었다. 이 연구는 환자-간호사 비율이 가장 높은 병원들이 상당한 위험 수준에 있었는데(2배), 이 병원들의 간호사들은 기력 소진과 직무 불만을 경험하고 있는 것으로 나타났다. 기력 소진과 직무 불만은 의료 서비스 전달의 질과 안전에 영향을 미칠 수 있는 요인들이다. 스태프 제공 수준에 따라 효과적인 치료-감시, 조기 질병 탐지 및 생명을 구하는 시기적절한 개입이 가능해질 수 있다는 점에서 간호사들은 사망을 막는 데 중요한 역할을 하는 것으로 확인되었다. 이 연구는 사망 위험이 있는 환자들뿐만 아니라 예방할 수 있는 합병증을 앓는 환자들도 고려했다. 간호 스태프 제공 수준은 또한 이러한 환자들에게도 영향을 미쳤다. 이 연구는 간호사 스태프 제공 수준이 환자의 치료 결과에 큰 영향을 미친다고 결론을 내렸다. 1997년 데이터를 바탕으로 하는 미국 보건사회복지부(DHHS)의 연구 역시 환자의 치료 결과와 병원의 간호 스태프 제공은 강한 상관관계가 있다며, 위 연구 결론을 지지했다(미국 보건사회복지부, 2001). 로리(Lowry, 2010)는 하루에 간호사(RN)가 1명씩 감소할 때마다 엉덩이 골절로 입원한 노인 환자들의 사망 위험률이 20% 늘어났다는 것을 보여주는 연구를 학계에 보고했다.

미국 간호사협회도 스태프 제공 수준의 중요성과 이것이 환자의 치료 결과(치료의 질과 환자의 안전)에 미치는 영향을 인식할 필요성이 있다는 데 동의하면서도 의학협회의 보고서, '과오는 인지상정(To Err Is Human)'이 이 문제를 다루지 않은 것을 우려했다("의료 서비스 과실 보고서는 큰 논쟁을 일으켰다", 2000). 그러나 이후에 나온 의학협회의 보고서, '환자 안전 지키기: 간호사 근무 환경 바꾸기(Keeping Patients Safe: Transforming the Work Environment of Nurses)'는 스태프 제공 문제에 대해 논의하고 있다(의학협회, 2004).

간호 전문직 조직들, 간호사 교육자들 및 일반적인 의미로서 간호사들은 정책 입안자들, 의료 서비스 리더들과 소비자들에게 스태프 부족 문제를 널리 알리고 교육시키기 위해 더 많은 노력을 할 필요가 있다. 여기에서 언급된 것 같은 연구들은 간호사들, 소비자들, 고용주들, 3자 지급인들과 정부를 포함해 의료 서비스 제공자들의 주요 고민인 의료 서비스의 질과 안전을 개선하는 데 스태프 제공 수준의 개선과 스태프들의 자격 개발이 여러 방면으로 도울 수 있다는 것을 인정하는 데 필요한 데이터를 제공하기 위해 많은 노력을 기울여야 할 것이다. 근거 중심 실무(EBP)와 근거 중심 관리(EBM)는 간호 부문에선 걸음마 단계다. 치료의 질적 개선과 간호 부문에 대한 더 많은 연구가 필요하며, 또한 그 결과들은 근거 중심 실무와 근거 중심 관리를 통해 적용될 필요가 있다(12단원 참조).

2010년 가을, 의학협회는 로버트 우드 존슨 재단과 협력해 간호 부문에 대한 핵심 보고서를 출간했는데(2011), 이 보고서는 앞서 나온 연작 보고서, '질적 격차(Quality Chasm)' 시리즈 보고서들과 '2010년 적절한 치료법(Affordable Care Act)'으로부터 영향을 받았다.

간호 부문을 다룬 이 획기적인 보고서는 "간호사들은 그들의 교육과 훈련 지식을 최대한 임상 실무에 적용해야 한다. 간호사들은 연속적인 학술적 진전을 증진하는 교육 시스템의 개선을 통해 더 높은 수준의 교육과 훈련을 받아야 한다. 또한 간호사들은 미국에서 의료 서비스 시스템을 재설계하는 데 의사들과 전문 의료진 협진 팀의 최고의 파트너가 되어야 한다, 효과적인 직장 환경을 계획하고 정책을 결정하기 위해서 데이터와 정보 수집을 위해 더 개선된 기반 시설(인프라)을 필요로 한다."(의학협회, 2011, p. S-3) 의학협회가 제시한 보고서들과 의료 서비스 개혁과 관련된 현재 기회들을 효과적으로 활용하고 "안전하고, 양질의, 환자 중심의, 접근 가능하고 지급 가능한 치료 요구를 충족시킬 수 있는 의료 서비스 시스템의 구축"에 기여할 수 있도록 간호 전문직은 어떻게 변화할 수 있을까?(의학협회, 2011, p1-1) 이 보고서는 다음 내용을 추천한다(pS-8-S12).

1. 임상 실무의 장벽 범위를 제거한다. 전문 임상 실무 간호사들은 교육과 훈련으로부터 얻은 지식을 최대한 임상 실무에 적용할 수 있어야 한다.

2. 간호사들이 협업 개선 노력을 주도하고 확산시킬 수 있는 기회들을 확대하라. 민간 및 공공 자금 제공 기관들, 의료 서비스 제공 조직들, 간호사 교육 프로그램들과 간호협회들은 간호사들이 임상 실무 환경과 보건 시스템들에 대한 연구, 재설계 및 개선이 실현될 수 있도록 의사들과 의료 서비스 팀의 다른 팀원들과의 협업을 주도하고 관리할 수 있는 기회들을 확대해야 한다. 이 기관들은 또한 간호사들이 성공적인 임상 실무들을 유포시킬 수 있는 기회들도 제공해야 한다.

3. 수련 간호사 프로그램들 실행하기. 주립 간호면허국, 인증 기관들, 연방 정부 및 의료 서비스 제공 조직들은 간호사들이 면허를 재교부받은 후 또는 전문 임상 간호 학위 프로그램을 수료한 후, 또는 그들이 새로운 임상 부문들로 옮겨 간 후, 임상 실무 전문가로 전환 프로그램(수련 간호사)을 수료할 수 있도록 지원하는 조치들을 취해야 한다.

4. 2020년까지 4년제 학사 학위 소지 간호사 비율을 80%까지 늘려라. 모든 간호대학 교수진(학술적 리더들)은 4년제 학사 소지 학위 간호사 비율을 현재 50%에서 2020년까지 80%로 늘리는 데 협력해야 한다. 이 리더들은 교육 인증 기관들, 민간 및 공공자금 제공 기관들 및 고용주들과 협력해 자금 조달을 보장하고 진전을 모니터링하고, 의료 서비스 환경이 전 연령대의 다양한 사람들의 치료 요구들을 충족시킬 준비를 할 수 있도록 인종, 문화적으로 다양한 간호과 학생들을 늘리도록 해야 한다.

5. 2020년까지 박사 학위를 가진 간호사들 수를 현재의 2배로 늘린다. 민간 및 공공 자금 제공 기관들, 대학의 행정처들과 대학 신탁기금 및 인증 기관들로부터 재정 지원을 이용하고, 다양성에 더 많은 관심을 보이면서 간호대학들은 간호대학 교수진과 연구자 그룹 규모를 늘리기 위해 박사 학위를 가진 간호사의 수를 2배로 늘려야 한다.

6. 간호사들에게 평생 학습을 보장하라. 인증 기관들, 간호대학들, 의료 서비스 제공 조직들 및 다양한 의료 전문직 조직들의 지속적인 역량 교육 프로그램들은 서로 협력해 간호사들과 간호과 학생들 및 교수진이 교육을 계속하고 전 연령대의 다양한 사람들에게 치료를 제공하기 위해 필요한 역량들을 갖추도록 평생 학습을 보장해야 한다.

7. 건강을 증진시킬 수 있는 변화들을 이끌 수 있도록 간호사들을 준비시키고 능력을 갖추게 하라. 간호사들, 간호 교육 프로그램들과 간호협회들은 간호사의 일터로 하여금 모든 수준의 직책들에서 간호사들이 리더십을 발휘할 수 있다는 개념을 갖추게 하고, 공공, 민간 및 정부 차원에서 의료 서비스 결정자들은 리더십을 발휘하는 직책들을 간호사들이 맡을 수 있도록 보장해야 한다.

8. 두 전문 직종으로 구성된 팀으로 일하는 의료 서비스 환경에 대한 데이터를 수집하고 분석할 수 있는 기반 시설(인프라)을 구축하라. 미국의 회계 감사원(Accountability Office)과 미국 보건 자원 및 서비스 행정청(Health Resources and Service Administration)과 더불어 전국 의료서비스 인력위원회(National Health Care Workforce Commission)는 이 데이터가 시기적절하고 대중이 접근하는 것을 보장하기 위한 이러한 노력을 실천하는 데 주립 간호면허국, 주립 간호 인력 센터들(State Nursing Workforce Centers)과 노동부(Department of Labor)와 협력해야 한다.

리더십과 관리 기술 적용하기

나의 병동

여러분은 의학협회에서 확인한 의료 서비스의 6대 질적 개선 목표들(6 quality improvement aims)의 실행을 논의하기 위해 스태프들과의 회의를 계획하는 중이다. 여러분은 스태프들에게 이 목표들에 대해 뭐라고 말할 것인가? 여러분은 병동과 환자 치료에 이 6대 목표들을 접목시키는 데 스태프들을 어떻게 참여시킬 것인가? 스태프들이 논의에 집중할 수 있도록 구체적인 예들을 제시하라. 이번 단원에서 본 질 개선(QI) 실행에 대한 내용을 고려하라. 여러분의 병동을 위한 책임 간호사로서 여러분이 하는 업무를 기록하기 위해 이 책에 있는 가상 병동 사이트를 이용하라.

비판적 사고 개발을 위한 질문&활동

1. 치료 결과들은 치료 평가와 의료 서비스 제공 조직의 인증과 어떤 관계가 있는가?

2. 보험사들의 인증은 왜 중요한가?

3. 의료 서비스 질 성적표(report cards)는 어떤 가치가 있는가?

4. 탓하기 문화(Blame Culture)와 안전 문화(Safety Culture)를 비교, 대조하라.

5. 간호사들이 치료의 질에 영향을 미칠 수 있다고 생각하는가? 그렇다면 그러한 영향은 어떻게 일어나는가?(예들을 제시할 것) 간호 관리자와 팀 리더들은 질적 치료에 어떤 영향을 미치는가?

6. 질 개선(QI) 프로젝트에서 근무하는 한 간호사를 인터뷰하라. 본 단원을 바탕으로 여러분의 인터뷰 질문들을 개발하라. 여러분의 정보를 학습 팀 또는 과 학우들과 공유하라.

7. 임상 환경과 관련해 여러분의 고민들 중 안전에 관한 문제 하나를 제시하라. 이 문제와 이와 관련해 치료를 개선시키기 위해서 얻고 계획할 수 있는 데이터에 대해 설명하라.

8. 스태프 간호사 5명을 인터뷰하고 언제 질적 치료가 제공되었는지 그들은 어떻게 아는지 물어보라. 인터뷰 데이터를 요약하고 여러분의 학우가 수집한 데이터와 비교하라. 어떤 추세들이 나타나는가? 어떤 차이점들이 있는가?

9. 책임 간호사를 인터뷰하고 그 관리자가 담당하는 병동/서비스 부서에서 치료를 개선시키기 위해 그 관리자가 어떤 일을 하는지 알아보라.

10. 건강개선협회(Institute for Health Improvement)의 웹사이트(www.ihi.org)를 방문해, 실패 모드들과 영향 분석(FEMA), 구조 불이행(FTR), 조기 대응팀(RRT), 무간섭 시간(handsoff)과 차선책(workarounds)에 대해 더 자세히 알아보라. 이것들은 여러분이 임상 치료를 제공하는 조직들에 어떻게 적용할 수 있는가?

11. 근본 원인 분석(root cause analysis) 과정을 이용하는 것에 대해 논의하라. 이 과정에 대한 여러분의 생각은 어떠한가? 여러분은 간호사들과 두 전문직으로 구성된 팀에서 이 과정을 어떻게 이용할 수 있다고 생각하는가? 이 과정은 임상 치료에 영향을 미칠 것인가? 그렇다면 어떻게 미칠 것인가?

CHAPTER 14

의료 서비스 정보학과 산업 기술

본 단원의 개요

학습 목표

핵심 용어

학습 방향

정보와 임상 산업 기술의 중요성

산업 기술과 배려

정보학: 전문 용어와 표준화된 간호 용어

정보 산업 기술: 결정적 문제들

· 개인 정보 보호와 비밀 유지

· 임상 정보 시스템의 개발, 실행 및 평가

· 간호정보학

· 간호 행정과 정보학

산업 기술: 의료 서비스 전달에 미치는 영향

원격 진료

임상 실무를 위한 시사점들

간호 교육을 위한 시사점들

환자 교육을 위한 시사점들

간호 연구를 위한 시사점들

산업 기술과 의료 서비스

리더십과 관리 기술 적용하기

비판적 사고 개발을 위한 질문&활동

학습 목표

본 단원을 시작하기 전, 이번 단원의 학습 목표들 중 익숙한 것이 있는지 살펴볼 것.

- 의학협회의 정보학(Informatics) 핵심 역량을 기술할 것.

- 간호 부문에 있어 정보와 임상 IT 기술의 중요성에 대해 논의할 것.

- 개인 정보 보호와 비밀 유지 및 정보학과 관련된 결정적 문제들을 조사할 것.

- 전자 건강 기록 및 다른 관련 정보 통신 기술 방법들의 현재 상태를 분석할 것.

- 원격 진료(telehealth)가 간호 실무와 의료 서비스에 미치는 시사점들에 대해 비평할 것.

핵심 용어

● 알고리즘(Algorithms)	● 원격 간호(Telenursing)
● 전자-진료(E-health)	● 영상 회의(Telepresence)
● 프로토콜(Protocols)	● 화상 회의(Videoconferencing)
● 원격 진료(Telehealth)	

학습 방향

의료 서비스 정보 통신 기술의 팽창은 간호 교육, 임상 실무, 연구와 행정에 중요한 기회들을 제공하고 있다. 스태프든 아니면 관리자 직책에 있든, 간호사들은 산업 기술 혁명에 참여하기 위해서 우선 의료 서비스 산업 기술과 이 기술 활용이 가진 시사점들을 이해하고, 이용하는 데 필요한 실무 기술들을 익힌 다음, 이것을 임상 실무와 관리에 적용할 필요가 있다. 본 단원에서는 의료 서비스 산업 기술과 관련된 결정적 문제들과 이것들이 의료 서비스 실무와 관리에 미치는 시사점들에 대해 논의할 것이다.

정보와 임상 산업 기술의 중요성

　정보와 산업 기술의 폭발적인 성장세는 의료 서비스 전달 시스템을 새로운 부문으로 이끌었는데, 이로써 의료 서비스는 새로운 분야들로 범위를 확대하고 다른 부문들을 개선시키게 되었다. 정보와 산업 기술은 임상 실무, 소통, 조직 구조, 소비자들, 노동 인구 문제들, 질적 치료 문제들과 치료 결과들, 비용과 변제, 윤리적, 법적 문제들에 영향을 미쳤다. 2002년 7월 미국 간호사협회(ANA)는 '환자 치료 전달 효과를 높이는 데 혁신적인 산업 기술 이용하기'라는 타이틀의 중요한 회의를 후원했다. 이 회의에서는 의료 서비스 환경에 미친 산업 기술의 광범위한 영향을 반영하는 다음 7가지 사안들에 초점을 맞추었다. 이 사안들은 모두 간호사에게 영향을 미치며 이들의 관련성은 현재에도 계속되고 있다.

- 환자 안전과 치료의 질 개선하기
- 운영의 효율성과 전문 직종들로 구성된 팀의 임상 실무 효과 향상시키기
- 의료 과실을 줄이기 위해 의약품 사용 처리 과정 개선시키기
- 환자들에게 힘을 실어주고 환자 치료의 효과를 증대시키는 보건 산업 기술들 개선시키기
- 효율성, 임상 결과들 및 치유 경험을 개선시킬 수 있는 향후 치료 환경 조성하기
- 시뮬레이션을 통해 임상 실무 환경 개선하기
- 자동화를 통해 노동 인구 생산성 개선하기

　미국 간호사협회에서 후원한 이 회의 이후, 정보 통신 기술의 영향력은 의료 서비스 부문을 비롯해 모든 부문으로 그 범위를 크게 확장했다. 산업 기술이 환경에 미친 영향들에 대해서는 알려진 바도 많지만 또 알려지지 않은 것도 그만큼 많다. 산업 기술과 정보가 앞으로 성장하는 이 시점에서 의료 서비스 부문은 날로 커져가는 간호사 인력 부족 문제와 기타 의료 서비스 제공자들의 부족 문제에 직면하고 있다. 정보 통신 기술(IT)은 더 효과적인 문서 기록 방법 활용과 더불어 이러한 의료 서비스 제공자 부족 문제를 해결하는 데 도움이 될 수 있는 방법으로 여겨질 수 있다. 이번 단원에서는 의료 서비스 전달에 차이를 만들어내거나 적어도 더욱 효율적이고 효과적인 전달을 가능하게 하는 많은 예들이 제시되어 있다. 산업 기술도 이러한 요인들 중 하나다. "임상 정보 시스템은 간호사들이 자신들이 전하는 치료에 대해 더 확

신을 갖도록 도울 수 있는 즉각적인 조치들 중 하나가 될 수 있다. 의료 과실 방지, 원활한 업무 흐름과 소통, 잉여 데이터 입력 수고 감소라는 장점들뿐만 아니라 임상 정보 시스템들은 직무 전반에 지속적이고 긍정적인 영향을 끼쳐, 종국에는 우리의 귀중한 간호 자원들에 지대한 영향을 미칠 수 있다."(Meadows, 2002, p48)

미국 간호사협회는 〈간호 정보학 기준(Standards for Nursing Informatics)〉이라는 출판물을 출간했다. "간호 정보학은 컴퓨터학 그리고 정보 과학을 하나로 접목시켜 간호 임상 실무에 필요한 데이터, 정보, 지식 및 실무에서 얻은 지혜를 관리, 소통하는 것을 다루는 간호학의 한 전문 분야다."(2008, p1) 이 책의 초판은 2001년에 나왔는데, 이 책에 따르면 이 전문 분야를 전공한 간호사들은 다음 부문들 중 어느 부문의 업무도 맡을 수 있다(미국 간호사협회, 2008).

- 행정, 리더십 관리
- 분석
- 규칙 준수와 무결성 관리
- 상담
- 조율, 활성화와 통합
- 정보학 차원의 해결책들 개발
- 교육, 전문직 차원의 개발
- 정책 개발과 지지
- 원격 진료와 원격 간호
- 조사와 평가

의료 서비스 시스템을 다룬 의학협회(IOM)의 보고서들은 정보 통신 기술(IT)이 의료 서비스 전달 시스템에서 결정적인 역할을 하며 향후에도 그 영향력은 늘어날 것이라는 점을 인정하고 있다. IT 기술의 중요성을 가장 잘 드러내는 것은 5대 의료 서비스 전문직들의 핵심 역량들에 IT 기술이 포함되었다는 것이다. 이 정보 통신 기술(IT) 역량은 "소통하고, 지식을 관리하고, 의료 과실을 줄이고 정보 통신 기술을 이용해 의사 결정 내리는 것을 지지하기 위해 정보학을 활용하는 것"으로 기술된다(2003, p4). 모든 전문 의료진은 IT 기술을 활용하기 위해서 다음 요건들을 충족해야 한다(의학협회, 2003, p63).

- 워드 프로세싱, 프레젠테이션 및 데이터 분석 소프트웨어 이용하기
- 내부 데이터베이스와 외부 온라인 데이터베이스 및 인터넷을 통해 입수한 전자 데이터를 검색, 발췌, 관리 및 이를 이용해 의사 결정 내리기
- 이메일, 메신저(인스턴트 메시징), 리스트 서브(특정 그룹 전원에게 이메일 자동 전송 시스템)와 파일 전송을 이용해 소통하기
- 접근 제어, 데이터 보안과 데이터 암호화에 대해 이해하고 정보 통신 기술을 임상 실무에 이용하는 것과 관련된 윤리적, 법적 문제들을 직접 다루기
- 환자들을 위해 신뢰할 수 있는 건강 정보를 교육시키고 접근할 수 있는 기회 증대시키기

이 보고서는 의료 과실을 줄이고 치료를 개선하는 데 정보학을 이용하는 것에 대해 논의하고 있다. 이를 위해 사용하는 방법들 중 일부는 본 단원 후반부에서 논의될 것이다. 의료 서비스 제공자들은 환자에게 제공되는 근거 중심 실무(EBP)에 필요한 지식과 정보를 더욱 쉽게 관리할 수 있게 되고, 전공 부문 문헌에 접근하는 것이 가능해질 것이다. 전산화된 데이터베이스들로 더 큰 규모로 데이터를 수집, 분석할 수 있게 되며 그 결과 임상 실무와 연구에 데이터를 더 효과적으로 활용할 수 있게 된다. 의학협회 역시 전산화된 의사 결정 지지 시스템들이 치료를 개선하는 데 효과적이라고 주장하고 있다. 확실한 점은 이메일을 사용하고, 전자 건강 기록(EMR)에 접속하고, 조직의 인터넷 사이트들, 인터넷과 다른 전자 소통 수단들을 활용함으로써 소통이 더욱 효과적이고 시기적절하게 이루어질 수 있다(의학협회, 2003). 2010년 의료 서비스 개혁법에도 보건 정보학(Health Informatics)에 대한 조항들이 포함되어 있다.

산업 기술과 배려

정보 통신(IT) 기술에 많은 긍정적 측면들도 있지만 의료 서비스 제공 조직들이 IT 기술을 더 많이 활용할 때 고려할 필요가 있는 일부 약점들도 있다. "연결성(connectivity)은 새 천년의 유행어다. 우리는 인터넷, 지역 네트워크, 무선 호출기 시스템들(paging systems)과 음성 사서함

들을 통해 연결되어 있다. 그러나 정작 우리는 정서적 연결성이라는 목표를 잊고 있는 건 아닌가?"(Simpson & Keegan, 2002, p80) 이것은 특히 의료 서비스 제공자에게 중요한 문제인데, 의료 서비스 제공자는 산업 기술이 임상 실무와 의료 서비스 제공 조직들에 미치는 전반적인 영향을 고려해야 하기 때문이다. 스태프들이 자신의 정서와 반응들 및 그것들이 다른 이들에게 영향을 미치는 방식에 점점 더 많은 관심을 보이고 대인관계와 소통을 개선할 수 있도록 행동들을 바꾸게 되면서, 1단원에서 논의한 감성 지능 리더십이 의료 서비스 제공 조직들에서 더욱 중요하게 되었다. 그런데 산업 기술이 이 과정을 방해할 수 있다. '기계 장치들'을 통한 대화는 실제 관찰과 감정적 연결을 제한시킨다. 이러한 방식이 고립을 촉발시키는가? 정직한 소통을 막는가? 만약 그렇다면 이러한 문제들을 해결할 수 있는 방법들을 찾으려고 노력하는 것이 중요하다. 산업 기술의 발전은 중단되지 않을 것이며, 따라서 이러한 기술들을 효율적으로 이용하는 것이 중요하다. 환자들은 의료 서비스뿐만 아니라 정신적인 유대감으로 이어져 있고, 의료 서비스의 정서적 측면을 이해하고, 인간적 상호작용의 힘을 이용하는 의료 서비스 제공자를 필요로 한다. 이 목표를 달성하기 위해 의료 서비스 제공자는 정보 통신 기술을 배척하거나 무시해서는 안 되며, 대신 잠재적 문제들을 인식하고, 환자들과의 개인적 연결을 유지할 수 있는 방법들을 구축해야 한다. 또한 고립주의(Isolationism)라는 감정은 스태프들에게도 일어날 수 있다. 이러한 문제들에도 불구하고 보건 부문은 정보 통신 기술을 활용하라는 요구를 받고 있다.

정보 통신(IT) 기술은 지식 팽창(knowledge-expansion)과 분리해서 말할 수 없는데 그렇다면 점점 늘어나는 지식을 우리는 어떻게 따라잡을 수 있을까? 의료 서비스 조직들은 지금 임상적 판단 지지 도구들과 정보 시스템들을 그 어느 때보다 더 많이 필요로 한다. 이들을 마련하기 위해선 상당한 비용이 요구되는데, 어느 의료 서비스 제공 조직도 치료를 개선할 수 있도록 조직의 산업 기술 수준을 현재 수준에 맞는 규모로 투자할 재정적 여력이 없다. 게다가 보험사들과 인가 기구들은 의료 서비스 개선 결과들을 입증할 수 있는 데이터를 점점 더 많이 요구하고 있다. 간호사라는 전문직 종사자는 데이터의 중요성과 데이터를 잘 활용하는 방법을 이해할 필요가 있다. IT는 간호 부문을 포함해 의료 서비스에 대해 많은 데이터를 제공하기 때문에, 간호사의 치료가 환자의 치료 결과와 치료비에 미치는 영향을 더 잘 이해하기 위해서, 이러한 데이터를 활용하는 것은 간호 부문에 도움이 될 수 있다.

정보학: 전문 용어와 표준화된 간호 용어

컴퓨터 활용 능력, 즉 기본적으로 컴퓨터 응용 프로그램들을 이용하는 데 필요한 지식과 사용 기술들 및 컴퓨터 기술에 대한 지식은 오늘날 필수 역량이 되었다. 대부분의 사람들에게 있어서 컴퓨터 활용 능력은 큰 문제가 되지 않는데, 아주 많은 이들이 그들의 일상생활에 컴퓨터와 관련 산업 기술을 접목시켰기 때문이다. 정보 활용 능력은 정보가 언제 필요하고, 그 정보가 어디에 있으며, 적절한지 평가하고, 효과적으로 사용할 수 있는지 판단할 수 있는 능력이다(미국 간호사협회, 2008). 간호사들이 이렇게 하기 위해서는 더 많은 정보와 컴퓨터 활용 경험이 필요하다. 데이터, 문헌, 조사 결과, 근거 중심 실무(EBP)에 이르는 정보의 폭발로, 정보 활용 능력은 간호사들에게 결정적인 요건이 되었다. 아래에 간호사들에게 생소할 수 있는 일부 정보학 용어들을 제시하였다.

- 데이터(Data): 해석하지 않고 객관적으로 기술된 개별적 정보

- 데이터뱅크(Databank): 정보의 큰 저장소(store)로서 여러 데이터베이스들이 포함될 수 있음.

- 데이터베이스(Database): 한 컴퓨터에 체계적으로 배치된 데이터의 집약체로서, 종종 분석 목적으로 데이터를 발췌하고 조작할 수 있음.

- 데이터 마이닝(Data Mining): 데이터 위치를 찾고 알려지지 않은 패턴들을 확인해 데이터들의 관계를 확인할 수 있음.

- 데이터 분석 소프트웨어(Data Analysis Software): 데이터를 분석할 수 있는 컴퓨터 소프트웨어

- 소프트웨어: 컴퓨터 프로그램들과 응용 프로그램들

- 보안 보호 장치들(Security protections, 접근 통제, 데이터 보안 및 데이터 암호화): 이 정보에 접근 승인을 받지 않은 사람들이 읽거나 가져가지 못하도록 보장하기 위해 사용하는 방법

- 임상 정보 시스템(Clinical Information System, CIS): 임상 정보 시스템은 전자 의무 기록(EMR) 같은 전자 소통 임상 데이터 저장소들(clinical data repositories), 의사 결정 지지 프로그램들(임상 가이드라인과 약물 상호 작용 체크), 데이터 수집과 참고 문헌 자료 검토, 영상 촬영 기법들(imaging modalities)과 전자 메시지 시스템 같은 소통 도구들에 집중하면서 의료 서비스 제공 조직을 통해 임상 정보 습득, 저장, 조작 및 유통을 지지한다.

- 임상 데이터 저장소(Clinical data repository): 이 유형의 시스템은 "모든 환자의 인구 통계학적 데이터를 포함해 모든 다른 임상 정보 시스템들로부터 얻은 환자 정보에 대해 종단적인 임상 데이터를 위한 저장 장소를 제공한다."(Meadows, 2002, p48) 데이터는 환자 치료 개선, 연구, 교육 목적으로 이용될 수 있으며 임상 차원의 의사 결정을 내리는 데도 도움이 될 수 있다

- 의사 결정 지원 시스템(Decision support systems): 인간의 의사 결정을 촉진시킬 수 있도록 설계된 컴퓨터 응용 프로그램들. 의사 결정 지원 시스템들은 보통 규칙에 기반하고 있다. 이러한 시스템들은 데이터와 정보를 분석하기 위해 지식 베이스(knowledge base)와 일련의 규칙들을 이용하고 권고들을 제시한다.
  (미국 간호사협회, 2008)

표준 용어집(Standardized Language)은 간호 용어집으로, 정보 시스템 데이터베이스를 이용할 수 있도록 간호 용어들이 정의되어 있다. 이것은 동일한 조건들을 나타내기 위해 동일한 용어가 사용되기 때문에 비교를 가능하게 한다. 표준 용어집은 전자 건강 기록(electronic health records)에 문서를 기록하는 데 절대적으로 필요하다(미국 간호사협회, 2008). 현재 이것은 난제로서, 의료 서비스 제공자들은 자신들의 분야에서만 쓰는 전문 용어들을 자주 쓰기 때문이다. 간호 부문은 계속해서 북미 간호진단협회(North America Nursing Diagnosis Association, NADNA®)와 간

호 중재 분류(Nursing Intervention Classification, NIC®), 간호 결과 분류(Nursing Outcome Classification, NOC®)의 사용을 강조하며 표준 용어집의 사용을 강권하고 있다. 북미 간호진단협회, 간호 중재 분류, 간호 결과 분류는 간호 진단, 개입 치료들 및 치료 결과들에 초점을 맞추는 용어 시스템들이다. 이 용어 시스템들은 간호 교육계에서는 흔히 사용하고 있지만 임상 실무 현장에서는 아직 널리 사용되고 있지 않다. 그 결과 이 용어들로 배우고 병원에 입사한 간호과 학생들은 실제 현장에서 쓰이는 용어들이 달라서 혼란을 겪게 된다. 그들이 입사한 병원에선 다른 용어들을 사용하거나 해당 분야 종사자들 사이에서만 통용되는 전문 용어들을 사용할 수 있기 때문이다. 임상 실무에서 간호사들이 그 종사자 부문에서만 통용되는 전문 용어들을 사용하면, 다른 전문 부문의 의료 서비스 제공자들, 특히 의사들은 그 의미에 대해 전혀 모를 수 있다. "공통 의료 언어를 탄생시키는 것은 결코 만만한 일이 아니다. 한 부문의 전문 의료진들만이 아는 전문 용어를 개발하고 계속 사용하는 것은 정체성, 상태 또는 통제력을 보존하려는 전문 의료진들의 욕구가 발현된 모습일 수 있다."(의학협회, 2003, p123) 의학협회가 제시한 역량들은 모두 소통과 관련 있다. 따라서 통일된 의료 언어와 관련해 어떤 문제가 발생한다면 그것은 환자 치료에 영향을 미칠 것이다. 의학협회는 미국 보건사회복지부(DHHS)에 의해 탄생한 전문 의료진 협진 그룹은 "환자 중심 치료, 전문 의료진 협진 팀들, 근거 중심 실무(EBP), 질 개선(QI) 및 정보학을 포함하는 핵심 역량들"에 대해 보건학과들에서 공통적으로 사용하는 언어를 개발할 것을 권하고 있다(2003, p124).

이러한 공통 용어 개발이란 목표는 달성하기 쉽지 않을 것이며 현재까지 달성하지 못했다. 이를 위해선 의료 서비스 제공자들의 타협이 필요하다. 또한 공통 용어 개발은 표준화된 용어를 요구하는 전자 의무 기록(EMR)에도 영향을 미친다. 미국 간호사협회의 성명서에 따르면 "데이터 구성 요소 세트들과 용어들은 간호사의 문서 기록과 임상 정보에 대한 대화의 표준화를 위한 근본 토대로서, 통일된 용어로 기록하고 소통하게 되면 의료 과실을 감소시키고 치료의 질과 지속성을 향상시키게 될 것이다. 이것은 간호사의 문서 기록과 환자 치료에 대한 소통의 표준화를 통해 이루어질 것이다. 왜냐하면 한 환자를 돌보는 많은 간호사들이 환자 치료에 대해 공유하는 지식이 늘어나고 이해도가 높아질 것이기 때문이다. 더욱이 이 과정은 전자 의무 기록에서 사용되는, 점점 더 복잡해지는 의사 결정 지원 도구들을 개발하는 데 필요하고 최고의 간호 임상 실무를 확인하고 널리 유포하는 데 필요한 간호 데이터를 생성한다."(2006) 간호사협회의 이 성명서는 간호 부문에 집중하고, 해당 예들을 제시하고 있다. 그러나 모든 의료 서비스 제공자가 이런 유형의 데이터를 완전히 이해하고 활용하기 위해서는, 용어의 표준화가 필요하다. 최소 데이터 세트(minimum data set)란 다양한 데이터 사용자들의 기본적인 욕구들을 충족시키는 의료 서비스 시스템의 한 구체적 측면이나 차원과 관련해 통일된 정의와 범주들을 가진 최소 데이터 범주들이다. 이에 해당되는 대표적인 예들로는 간호 최소 데이터 세트(Nursing Minimum Data Set, NMDS)와 간호 관리 최소 데이터 세트(Nursing Management Minimum Data Set, NMMDS)가 있다(미국 간호사협회, 2008).

간호 최소 데이터 세트(NMDS)는 의료 서비스 환경들 전반, 각계각층 사람들, 지리적으로 다른 지역들과 시간들에 관계없이 나타나는 환자 문제들에 대해 기술하고 있다. 이러한 임상 데이터는 간호 진단, 간호 개입 치료 및 간호사가 민감한 환자 치료 결과들을 찾는 데 도움이 된다. 이 세트는 또한 간호사가 치료를 제공하는 데 이용한 자원들을 평가하는 데도 유용하게 사용된다. 이 세트의 목표는 의료 서비스 제공 조직들과 의료 서비스 제공자가 가진 데이터를 연계하는 것이다. 데이터는 또한 연구와 의료 서비스 정책 수립에도 이용할 수 있다. 간호 최소 데이터 세트는 모든 유형의 의료 서비스 환경에서 간호 행정 데이터 요소들에 초점을 맞추고 있다.

또 다른 데이터 세트들도 있는데, 그중 국제 간호 실무 분류(International Classification of Nursing Practice, ICNP®)는 모든 유형의 간호사 치료에 적용할 수 있는 하나의 통일된 간호 용어 시스템이다. 이 분류법에는 간호 진단(nursing diagnosis), 간호 개입 치료들(nursing interventions)과 간호 결과들(nursing outcomes)에 대한 데이터가 포함되어 있다(국제 간호사협의회(International Council of Nurses, 2008). 오마하 시스템(Omaha System)은 가정 간호, 지역 사회 및 공중 보건에서 임상 실무, 문서 기록 및 정보 관리를 개선하도록 설계된 표준화된 종합 분류 체계다(Omaha System, 2005). 수술 전후 간호 데이터 세트(Perioperative Nursing Data Set, PNDS)는 입원하기 전부터 퇴원할 때까지 진단, 개입 치료들 및 치료 결과들에 이르기까지 환자의 수술 전후 경험을 다루는 표준화된 간호 어휘집이다(수술간호사협회(Association of Perioperative Registered Nurses), 2008). 체계적 의료 임상 용어 명명법(Systematic Nomenclature of Medicine Clinical Terms, SNOMED CT®)같이, 다양한 전문 보건&의료 직종들에서 공통적으로 사용되는 용어 시스템들이 일부 있긴 하지만, 우리에게는 보건&의료 직종들에서 통용되는 용어 시스템들이 더 많이 필요하다. 체계적인 의료 임상 용어 명명법은 의료 정보의 전자 교환을 위해 미 연방 정부에서 인정한 종합 임상 용어 시스템이다(미국 국립 의학 도서관, 2008).

정보 산업 기술: 결정적 문제들

정보가 폭발하고 스태프들이 이러한 대세를 따라잡고 정보를 유용하게 사용하기 원하면서 여러 문제들이 중요해졌는데, 특히 개인 정보 보호와 비밀 유지, 간호 정보 전문 분야와 간호 행정 및 정보학이 중요한 화두로 떠올랐다.

개인 정보 보호와 비밀 유지 1996년 건강 보험의 상호 운영성과 설명책임법(Health Insurance Portability and Accountability Act, HIPAA)은 정보 통신 기술에 지대한 영향을 끼쳤다. 우선 이 법은 보험사들과 의사들이 자기 부담 비용을 줄이고, 환자 치료비의 지급 시간을 늘릴 수 있는 표준화된 방법을 개발할 것을 명령했지만, 환자의 개인 정보를 보호하는 방식으로 해야 한다는 단서를 달았다. 개인 정보 보호와 비밀 유지는 의료 서비스 산업에서 오래전부터 계속 논의해온 사안들이었으며, 또한 정보 통신 기술은 개인 정보 보호와 비밀 유지와 관련된 통제력이 거의 없이 발전해왔다. 그러나 이 법은 정보 통신 기술에도 영향을 미쳤다. 건강 보험의 상호 운영성과 설명책임법(HIPAA)은 환자의 개인 정보를 보호하기 위해 의료 서비스 제공자가 취해야 할 개인 정보 보호 단계들을 제안하고 있다. 현재 모든 유형의 의료 서비스 제공 조직들은 환자의 더 나은 개인 정보 보호와 비밀 유지를 더 잘 보장할 수 있도록 특정 요건들을 준수해야 한다.

임상 정보 시스템의 개발, 실행 및 평가 "전략적인 임상 목표들을 달성하기 위해 임상 정보를 효과적으로 관리하고 활용할 수 있는 의료 서비스 전달 네트워크의 능력은 통합 정보 중심의 임상 업체들로서 변형과 생존의 초석이 된다. 성공적인 의료 서비스 전달 네트워크는 매일 새롭게 출현하는 임상 정보 산업 기술들을 전략적 임상 목표들에 적용할 수 있는 네트워크이다."(Synder-Halpern & Chervany, 2000, p591) 어떤 유형의 임상 정보 시스템도 사용하지 않거나, 사용하기 위해 시스템을 평가하지 않는 의료 서비스 제공 조직은 찾아보기 힘들다. 임상 정보 시스템들 중에서 어떤 것들은 다른 것들보다 더 효과를 거두었다. 이러한 임상 정보 시스템들 중 어떤 시스템이 효과적인지 의사 결정을 내리는 것은 한 조직 내 많은 스태프들로부터 피드백을 받아야 하는 복잡한 과정이다. 자신의 조직에 맞는 시스템을 결정하는 것은 결코 쉬운 일이 아닐 뿐만 아니라, 비용도 아주 많이 치러야 한다. 한 임상 정보 시스템을 선택한 후, 스태프들은 훈련을 받아야 하고 이 시스템에 맞춰 업무 방식을 조정할 시간이 필요하다. 임상 정보 시스템의 전략적 계획을 개발하기 위해서는 무엇이 필요한가?

1. 해당 조직의 미래 모습을 묘사하는 임상 비전을 개발해야 한다. 해당 의료 서비스 제공 조직은 자사의 서비스들에 있어 정보 통신 기술이 어떤 역할을 할 것이라고 믿는가? 이것은 조직이 비용을 얼마나 투자해야 할지 정하는 데 도움이 될 가이드라인들을 제공할 것이다.

2. 임상 전략은 해당 조직의 비전을 지지하는, 조직의 일반 활동 범주에 포함되어야 한다. 임상 전략에는 외부의 영향들을 포함시킬 필요가 있다. 정보 통신 기술이 이 전략에 어떤 영향을 미칠 것인가, 혹은 미칠 수 있는가?

3. 이어 해당 조직과 이 조직의 업무에 중요한 전략적 임상 목표들을 개발한다. 정보 통신 기술을 지원하기 위해 목표들 내에 어떤 것들을 포함시킬 필요가 있는가?

4. 목표들의 달성 여부를 평가하는 데 전략적 임상 바이털 사인들을 이용한다. 데이터 수집, 분석 및 의사 결정을 하는 데 정보 통신 기술은 어떻게 이용할 수 있는가? 이어 이 목표들은 필요한 개선 분야들을 결정하는 것을 돕기 위해 정보 통신 기술을 평가하는 데 이용된다.

(Synder-Halpern & Chervany, 2000, p585~586)

이 문제들을 고려할 때, 의료 서비스 제공 조직은 간호사 역할들 같은 요인들을 검토할 필요가 있다. 간호사들이 문서 기록을 위해 정보 통신 기술(IT) 시스템에 접근하고, 이메일 등을 통해 임상 정보를 얻을 수 있을까? 의사의 치료 지시는 이 시스템을 통해 입력, 전달되는가?

입력, 전달이 가능하다면 그것이 간호 부문에 어떤 영향을 미치는가? 정보 통신 시스템은 해당 조직의 모든 측면에 필수적인 것인가? 스태프들은 이 시스템에 어떻게 피드백을 제공할 것인가? 이러한 것들은 의료 서비스 IT 시스템에 영향을 미치는, 고려해야 할 문제들 중 극히 일부분일 뿐이다.

간호정보학 정보 통신 기술에 초점을 맞추는 간호 전문 분야가 있는데, 바로 간호정보학(NI)이다. "간호정보학(Nursing Informatics)은 데이터, 정보간호학, 컴퓨터학 및 정보학을 접목해 간호 임상 실무에 필요한 데이터, 정보, 지식 및 실무에서 얻은 지혜를 관리하고 소통하는 학문 분야다. 간호정보학(NI)은 소비자, 환자, 간호사들과 다른 의료 서비스 제공자들이 의료 서비스 환경에서 모든 역할을 하고 모든 의료 서비스 환경들과 관련해 의사 결정을 내릴 때 그것을 학술적으로 뒷받침한다. 간호정보학의 학술적 지원은 정보 구조들, 정보 처리 과정들 및 정보 통신 기술의 활용을 통해 달성된다. 간호정보학의 목표는 정보 관리와 소통을 최적화함으로써 각계각층 사람들, 지역 사회들, 가족들과 개인들의 건강을 향상시키는 것이다." (미국 간호사협회, 2008, p1) 모든 간호사들은 간호 데이터와 간호 지식을 환자 치료를 개선하는 데 적용하는 것이 중요하다. 간호정보학 전문 분야(NI specialty) 인증서는 미국 간호사 자격인증 센터(American Nurses Credentialing Center, ANCC)를 통해 얻을 수 있다. 간호사는 정보학을 어떻게 이용하는가? 이 전문 학술 분야는 다음 문제들에 집중하고 있다(미국 간호사협회, 2007).

- 간호 부문에서 정보 통신 기술의 활용 방법 개발
- 간호사들이 환자에게 직접 치료를 제공하는 것과 관련해 간호사의 데이터 관리를 돕는 응용 프로그램들, 도구들, 처리 과정들과 구조들의 개발, 지원 및 평가
- 이론 수립, 연구 설계, 전략 개발, 마케팅, 선정, 테스트, 시스템 실행, 스태프 훈련, 유지 관리 및 간호사의 치료를 위한 정보 통신 기술 활용 증대

간호정보학을 전공한 간호사들은 임상 실무, 교육, 상담, 연구, 행정 및 정보 비즈니스 부문들에서 다양한 직책을 맡고 있다.

간호 행정과 정보학 한 의료 서비스 제공 조직에서 모든 수준의 간호 행정직들은 정보 통신

기술의 모든 측면에서 주된 역할을 할 필요가 있다. 미국 간호집행기구(American Association of Nurse Executives, AONE)는 산업 기술은 의료 서비스 전달 시스템에서 핵심 수준으로 인정받고 있다. 산업 기술은 업무량 수요를 줄이거나 늘릴 수 있는 독특한 역량을 갖고 있다. 적절한 균형을 유지하고 영향을 미치는 것이 리더의 결정적 역할이다(2009). 최고 간호 이사(chief nurse executive, CNE)는 자신이 속한 의료 서비스 제공 조직에 맞는 정보 시스템들을 선정하고 실행하는 데 리더십을 행사해야 한다. 정보 시스템들을 정착하는 것은 쉬운 일이 아니다(미국 간호집행 기구, 2007). 리더인 간호사가 조직의 정보 시스템 선정 및 실행 과정에 적극적으로 개입하지 않으면 그 결과, 환자 치료와 간호사들은 매우 부정적인 영향을 받게 될 것이다. 책임 간호사들은 일상적으로 정보 통신 산업 기술에 직접 관여하게 되는데, 특히 한 전자 의무 기록(EMR) 시스템을 이용하는 의료 서비스 제공 조직들의 책임 간호사들은 정보 통신 기술에 더 깊이 관여하게 된다. 전자 의무 기록 심의 과정, 과정과 실행에 대한 평가, 스태프 훈련 및 전자 의무 기록의 장기 평가에 간호사의 적극적인 참여는 전자 의무 기록으로의 성공적인 이전에 결정적인 역할을 한다. 전자 의무 기록으로 이전하게 되면 필연적으로 일부 문제들을 만날 수밖에 없다. 간호사들은 이러한 전자 의무 기록으로의 이전 과정과 문제 해결 과정에 적극적으로 개입하지 않으면 이 문제들은 더욱 커질 것이다. 게다가 변화를 다룬 단원에서 주장한 것처럼, 변화 과정에 관여하는 스태프들은 그 과정에 더 많이 개입할 것이며, 그 결과 변화는 더욱 효과적일 것이다.

산업 기술: 의료 서비스 전달에 미치는 영향

산업 기술은 단순히 정보 통신 기술 이상의 의미를 갖고 있다. 산업 기술에는 임상 치료, 교육 및 연구에 적용될 수 있는 산업 기술들이 포함된다. 아래에 산업 기술이 의료 서비스 전달의 다양한 측면들에 영향을 미쳤고 앞으로도 계속 미치게 될 영향에 대해 어느 정도 정보를 제시하였다.

의학협회의 권고 내용은 정보학은 안전한 질적 치료로 이어질 수 있을 뿐만 아니라 문제들로도 이어질 수 있다고 암시한다(의학협회, 2003). "산업 기술을 활용하면 스태프의 업무 수행에 초점을 맞추는 전략들보다 의료 과실이 더 적을 것이라는 믿음이 있다. 그러나 산업 기술은 최종 이용자들을 고려하지 못할 뿐만 아니라, 기술 훈련과 이에 맞춰 업무를 조종해야 하기 때문에, 스태프의 근무 시간을 증가시키고, 이미 나쁜 것으로 판명된 처리 과정을 복제하거나, 또는 훈련이 부족한 상태로 스태프들이 해당 기술을 실행한다는 단점들도 갖고 있다. 산업 기술에 대한 가장 좋은 접근법은 언제나 명확하게 나타나는 것은 아니며, 대부분의 접근법들은 장단점을 함께 갖고 있다."(Finkelman & Kenner, 2009, p164) 환자 중심 치료를 위해선 협업과 업무 조율이 필요하며 또한 전문 의료진 협진 팀 치료가 이 과정의 일부가 된다(의학협회, 2001, 2003). 정보는 이 과정에서 결정적인 역할을 한다. 정보가 소통되고 유지되는 방식이 치료의 질과 의료 과실을 통제하는 데 영향을 미친다. 이상적으로 보면, 가장 좋은 시스템은 의료 서비스 제공 조직들에서 개별 의료 서비스 제공자에게, 또는 그 반대 방향으로 정보가 이동하고 서로 공유할 수 있는 시스템이다. 미국은 이러한 정보 공유 시스템을 갖고 있지 못한 데다, 이런 시스템을 정착시키는 것은 아주 많은 시간과 비용이 들 뿐만 아니라 매우 힘들 것이다. 이 목표를 달성하기 위해 더 많은 노력을 해야 하지만 시간이 많이 걸릴 것으로 인식되고 있다.

대부분 의료 서비스 제공 조직들(HCO)은 동일한 전자 의무 기록(EMR) 시스템을 갖추고 있지 않기 때문에 정보를 공유하기가 매우 어렵다. 많은 의료 서비스 제공 조직들은 전자 의무 기록과 관련해 여러 문제들을 안고 있는데, 고비용 문제들로 이어진다. 의료 서비스 시설들은 전자 의무 기록으로의 이동을 적극적으로 추진했음에도 불구하고, 전자 의무 기록들, 임상 결정 지원(clinical decision support) 및 전산화된 의사 치료 지시(order) 입력 오류 같은 실수들을 줄이기 위해 8개 의료 서비스용 IT 응용 프로그램들에 집중한, 5082개 의료 서비스 시설들에 대한 평가를 포함한, 2008년 발표된 논문(Furukawa, Raghu, Spaulding & Avinze)을 보면 추진 노력만큼 성과는 크지 않았다는 것을 알 수 있다. 이 연구 결과를 보면, 2006년, 전자 기록 관련 8개의 응용 프로그램들 중 2.24개만이 의료 서비스 제공 조직의 시스템에 맞춰 각색되었으며, 이 연구에 참여한 병원들 중 4분의 1은 8개의 의료 서비스 IT 응용 프로그램 중 어떤 것도 사용하지 않았다. 병원 규모에 따라 이용 차이는 있었지만, 더 큰 병원일수록 더 많은 응용 프로그램들을 채택했다. 의료 과실을 줄이기 위해 주 정부 차원의 프로그램들이 있거나 의료 서비스 시설들의 안전에 대한 규제들을 제정한 주(state)의 경우 IT 응용 프로그램들을 더 많이(48% 더 높음) 사용하는 것으로 나타났다. 이 연구는 전자 의무 기록의 활성화를 위해선 훨씬 더 많은 개선 노력이 필요하다고 제안한다. 2010년 의료 서비스 개혁법 통과로, 전자 의무 기록 부문이 개선될 것이라는 희망이 보인다. 2010년 의료 서비스 개혁법에는 건강보험 플랜들은 서류 작업과 행정 처리 비용을 줄이기 위해 건강 정보의 전자 교류에 대한 통일된 기준들을 실행해야 한다는 조항이 포함되어 있다.

원격 진료

원격 진료(Telehealth)는 서로 다른 곳에 있는 참가자들 사이에 의료 서비스 정보가 교환될 수 있도록 정보 통신 장비와 커뮤니케이션 네트워크를 이용한다. 이 산업 기술은 직접 만나 상호작용하는 것이 불가능한 경우에, 치료를 제공할 수 있는 기회를 제공한다. 원격 진료는 정보 통신과 컴퓨터 기술들을 공중 보건과 의료의 광범위한 스펙트럼에 적용한다(미국 보건사회복지부, 2000). 또한 이것은 소비자들에게 건강 정보학을 알 수 있는 많은 기회들을 제공한다 (13단원 참조).

원격 진료에서 다음과 같은 변화들이 일어나고 있기 때문에 향후에는 원격 진료 기회가 늘어날 것이다.

- 주로 지역 사회에서 이루어졌던 가정 간호(home health care)와 학교 중심 의료 서비스의 제공 방향이 도심으로 이동
- 정보 습득과 전달에 집중하던 것에서 전달되는 정보의 질로 강조 방향 이동
- 임상의 중심 의료 서비스 시스템(practitioner-based health care system)에서 환자 중심 치료 및 예방 의료 서비스 시스템으로 이동. 그 결과 환자 중심 시스템에서 소비자 지향 시스템으로 이동

  (Dakins, 2002, p14)

"가장 성공적인 원격 진료 시스템들은 주로 시골 지역이나 도심 클리닉들의 1차 치료 제공

자들과 대규모, 3차 의료 센터들의 전문가들을 연결하는 쌍방향 화상 상담(two-way interactive video consultations), 원격 방사선 촬영술(teleradiology) 및 원격 병리 검사(telepathology)를 포함해 다양한 정보 통신 기술을 기반으로 한 방식들을 이용하고 있다. 실물과 같은 컴퓨터 비디오 게임들과 군대 로봇 위생병들을 우리에게 선사한 산업 기술의 동일한 진보에 의해 의료 서비스 전달과 교육이 가능한 가상 환경들이 조성되었다."(Predko, 2001) 효과적인 원격 진료의 결정적 요인은 간호사 같은 의료 서비스 제공자들이 정보 통신 기술을 임상 실무와 의료 서비스 관리에 적용할 수 있는 혁신적이고 실질적인 방법들을 활용할 수 있는 능력이다. 정보 통신 기술을 임상 실무에 적용했을 때, 안전과 질은 언제나 다루고 모니터링해야 한다.

대부분의 간호 전문 분야들은 간호사의 준수 실무 기준들을 개발했는데, 원격 진료 역시 예외가 아니다. 미국 이동치료 간호학회(American Academy of Ambulatory Care Nursing, AAACN)는 "원격 진료 간호(telehealth nursing)는 많은 관심을 받는 새로운 분야들 중 하나이자 이동치료 간호의 전문 분야로서 확인되었기" 때문에 그러한 준수 실무 기준들 중 일부를 개발했다(미국 이동치료 간호학회, 2001, p7). 미국 이동치료 간호학회(AAACN)는 원격 진료 간호를 "정보 통신 수단들을 통해 개인 환자들이나 지정된 환자 인구에게 치료를 제공하기 위해 간호 과정을 이용하는 간호 임상 실무로 정의한다. 원격 진료 간호 임상 실무는 많은 다양한 의료 서비스 환경들에서 이루어진다."(미국 이동치료 간호학회, 2001, p1) 원격 진료 간호 임상 실무의 결정적 준거에는 다음 조건들도 포함된다.

- 환자의 치료 욕구들을 체계적으로 평가하고 다루기 위해서 프로토콜, 알고리즘, 가이드라인들을 이용하기
- 환자의 치료 욕구들의 응급 수준에 따라 우선순위 정하기
- 환자에게 치료를 제공할 협업 계획과 환자 지원 시스템들 개발하기. 치료 계획에는 건강 증진, 질병 예방 교육, 치료 상담을 위한 조언, 질병 상태 관리 및 치료 조율이 포함될 수 있다.
- 임상 실무와 치료 결과들 평가하기

우선순위를 정하는 것, 치료 계획을 개발하는 것, 치료 결과를 평가하는 것은 간호사들에게

있어 전형적인 문제들이지만 프로토콜, 알고리즘 및 가이드라인들은 일부 간호사들에게는 새로운 개념들일 수 있다. 이러한 도구들을 이용해서 얻는 이득들 중에는 일관성, 정확성, 양질, 완전성, 용이성 및 (어느 정도) 법적 보호가 포함된다. 이 3가지 도구들은 종종 상호 교환되어 이용되지만, 다음 정의들에서 볼 수 있는 것처럼 약간 다르다.

원격 간호를 제공하는 간호사는 임상적 판단을 내리기 위해 프로토콜, 알고리즘과 가이드라인들 같은 다양한 도구들을 이용한다(미국 이동치료 간호학회, 2001). 예를 들면, 보험 상품 가입자들에게 제공되는 한 간호사 자문 번호로 전화를 건 환자들은 심장병, 당뇨병 또는 산부인과 고민들과 관련된 질문들에 대해 구체적인 프로토콜, 알고리즘 또는 가이드라인들을 안내받을 수 있다. 이 모든 것들은 산업 기술을 이용한 치료 제공과 관련된 기준들을 대표하는 것이다. 프로토콜들은 지속적인 치료나 다음 6개 부문에 속한 광범위한 문제의 관리를 정의한다. (a) 평가/데이터 수집/통화자 인터뷰 과정, (b)환자의 질환 분류/급성 상태 판단, (c)통화자에게 제공하는 조언/중재 조치/치료 방향 제시의 근본 성격/유형/정도, (d)통화자의 정보/교육 수준, (e)환자의 이해 확인/구어로 하는 계약 확인, (f)평가/후속 조치/조언 또는 개입 조치의 효과. 프로토콜은 조언/응급 환자 중증도 분류/교육/상담 과정의 방향을 제시하며, 우선순위에 대한 조직의 다량의 중요한 정보로 간호사들을 돕는다. 프로토콜은 모든 선택 가능한 의사 결정들을 고려하게 하는 것으로, 그렇게 함으로써 데이터에 기초한 의사 결정 방향을 제시하는 것으로 데이터의 상관관계를 입증하는 데 도움이 된다.

알고리즘들은 플로 차트(흐름도, flow chart)를 이용해 종이에 적은 임상 문제들이다. 알고리즘은 제시된 특정 상황들이나 특징들을 고려해 취해야 할 단계들을 제시하고 있다. 일부 알고리즘들에는 의사 결정 과정에서 지정한 지점들이 포함되어 있는데, 이 지점들에서 의사들과 다른 간병인들은 선택 가능한 특정한 치료법들 중 환자나 가족들이 선호하는 치료법을 결정하기 위해 환자나 가족과 논의할 필요가 있다. 알고리즘들은 임상 질문들에 대한 환자의 대답들을 분석하고 해석할 수 있는 간호사의 능력에 달려 있다. 가이드라인들은 환자와 통화 중 간호사를 지원할 수 있는 교육 자료와 상담 텍스트를 포함하고 있는, 더욱 서술적인 평가 단계 설명서다.

의료 서비스 분야에서는 모든 변화들과 관련된 비용을 고려할 필요가 있으며, 산업 기술의 이용도 예외가 아니다. 산업 기술을 이용하기로 결정을 내렸을 때 비용 편익 분석을 신중하게 할 필요가 있다. 원격 진료는 스태프 제공과 요구되는 시간을 고려해보면 다른 전통적인 임상 방법들보다 비용이 더 적게 들며, 의료 서비스 전달에서도 비용 효과적인 장치가 될 수 있다. 그러나 이 화제에 대해서는 확실히 더 많은 연구가 필요하다. 일반 의원, 클리닉, 병원들, 장기 요양 시설들 같은 개별 의료 서비스 제공자들은 정보 통신 기술, 원격 진료 기술들을 사용하기로 결정하기 전 자체 비용 편익 분석을 실시하고, 또한 실행했을 때도 비용 편익 요소들을 모니터링해야 한다. 한 전략이 새롭고 흥미로운 것처럼 보일 때 시류에 편승하는 짓은 피하는 것이 중요하다. 그것은 많은 것을 제공할 수 있지만, 신중한 분석이 필요하다. 산업 기술을 효과적으로 이용하기 위해서는, 효과적인 이용을 막는 장벽들을 평가할 필요가 있다. 가장 결정적인 장벽은 이런 서비스들에 대한 변제 능력 결여 또는 한정된 변제 능력이다. 평가 내용에 간호 교육, 지속적인 교육 및 이 부문의 실무에 초점 맞춘 간호 연구 범주들을 포함시키는 것이 장벽들을 줄이고 정보 통신 기술의 이용에 대한 이해도를 높이는 데 도움이 될 것이다.

임상 실무를 위한 시사점들

다음에 신기술을 임상 실무에 적용한 예들이 제시되어 있다.

투약 관련 과실 환자의 합병증과 사망의 한 중요한 요인이라고 암시하는 데이터들이 늘어남에 따라, 이 위험을 줄일 수 있는 투약 방법들에 대한 관심이 더 많아졌다(의학협회, 1999). 바코딩 역시 치료 개선에 이용할 수 있는 투약 관련 데이터를 수집하는 데 유용하다. '투약 때 서비스 시점(point-of-service)' 바코딩은 'five rights' 기준들을 충족했다는 것을 자동으로 검증함으로써 간호 제공자들이 의약품 안전을 보장하는 데 도움이 된다(Meadows, 2002, p47). 안전한 의약품 치료협회(Institute for Safe Medication Practices, ISMP)는 바코딩 방법을 강하게 지지하며 미국 식품 의약국(FDA)은 의약품에 바코드 부착을 의무로 하는 법규를 발의했다(Roark, 2004).

단위 복용량 시스템 이 시스템은 사전에 개별 포장된 1회 복용량을 제공한다. 이 시스템은 1회 복용량과 의약품에 대해 안전하게 확인할 수 있으므로 환자 치료를 개선한다. 환자에게 사용할 의약품은 1회 복용량으로 개별 준비해야 한다. 이 시스템을 바코딩 시스템과 함께 쓸 때, 환자 이름과 환자의 신원 정보, 단위 복용량(unit dose)에 붙은 바코드를 체크할 수 있다. 다른 시스템과 마찬가지로, 이 시스템이 효과를 발휘하기 위해서 간호사는 사용에 요구된 절차를 준수해야 한다.

치료 시점 임상 문서 기록 시스템 이 시스템은 치료가 이루어지는 현장에서 환자 앞에서 간호사가 문서를 기록하는 것을 가능하게 함으로써, 문서 기록 실수를 줄이고 때에 맞춰 기록할 수 있으며, 직접적으로는 환자 중심 치료로 이어진다. 이렇게 할 경우, 간호사가 활동을 기록하는 것을 잊어버리거나 제대로 기입하지 못할 가능성을 줄인다. 치료 현장에서 전자 의무 기록(EMR)을 이용하는 것 역시 시간을 절약하고 치료의 조율을 개선한다.

전문 의료진의 치료 지시 입력 시스템 이 유형의 시스템은 현재 의료 서비스 제공 조직에서 종종 발견된다. 의사들과 기타 전문 의료진은 그들의 치료 지시(order)들을 의무 기록지에 기입하는 대신 컴퓨터에 입력한다. 이 시스템은 환자 치료와 간호사들에게 제공할 수 있는 많은 장점을 갖고 있다. 치료 지시들은 법적인 효력을 지니고 있어, 의무 기록과 관련해 불법 행위가 있을 때 이를 입증하는 데 도움이 된다. 대부분 컴퓨터 시스템은 의료 서비스 제공자들이 의약품 비공존성(incompatibility)과 알레르기 같은 약물 상충이나 실수들을 경계하게 만든다. 일부 시스템들은 "임상 차원에서 의사 결정을 내리고 실행 조치가 일어날 때까지, 그 사이 시점인 '골든 세컨드(golden second)' 때 발생할 수 있는 과실들을 완전히 없애는 중이다."(Meadow, 2002, p47) 의료 서비스 제공자들은 치료 지시들을 심의하거나 갱신하는 것이 필요할 때, 이에 대해 통보를 받을 수 있다. 이 시스템은 간호사가 '경찰 역할'을 할 필요성과 의료 서비스 제공자들에게 처방 지시들을 기억할 필요성을 줄인다. 이 시스템은 간호사들에게 어떤 도움이 되는가? 이 시스템을 이용하면 전문 의료진 협진 팀원과의 갈등이 일어날 가능성이 있는 처방 지시들에 대해 후속 조치를 하는 데 쓸 시간을 줄어들어 시간이 절약된다. 간호사들은 받은 처방 지시가 제대로 된 것이라고 더 확신하고 믿을 수 있다.

의료 과실은 줄일 수 있다. 잘못된 치료 지시들로 인해 의사가 저지른 의료 과실, 문서 기록을 필요로 할 때 치료 지시들을 제대로 옮겨 적지 않았기 때문에, 또는 치료 지시가 명확하지 않아 제대로 따르지 못해 생긴 간호사들의 실수들을 줄일 수 있다. 의무 기록은 어떤 점이 잘 못될 수 있다거나 어떤 것이 필요할 때는 소통을 하면서, 위에 언급한 원인들 때문에 쌍방향 소통을 바탕으로 이루어져야 한다.

전자 의무 기록(EMR) 종이를 사용하지 않고 시스템에 문서를 기록하는 것은 많은 장점이 있는데, 예를 들면 시간 단축, 옮겨 쓰기·저장·복사 수고 감소 및 노무비 감소, 의료 서비스 제공자의 접근성 향상, 기록물 소실 위험 감소 및 회계 감사의 접근성 향상 등이 있다(Kerfoot & Simpson, 2002). 기억력에 덜 의존한 채 필요할 때 데이터를 이용할 수 있는데, 이러한 편의는 임상적 판단의 질을 개선한다. 전자 의무 기록은 읽기가 더 쉽다. 스태프들의 의무 기록 접근도 더욱 쉽게 이루어질 수 있다. 의무 기록 소실 문제도 과거의 일이 될 것이다. 그러나 컴퓨터 시스템이 고장 나면, 이것은 대형 위기가 된다. 따라서 전자 의무 기록은 백업 시스템을 필요로 한다.

스마트 투여 펌프 이 산업 기술은 주사약과 의약품을 투여하는 동시에 임상 현장에서 환자 상태를 체크하며 의료 과실을 찾을 수 있는 한 방법을 제공한다(Kerfoot & Simpson, 2002). 직접 치료에서는 시간이 언제나 중요하기 때문에, 안전한 치료를 보장하기 위해 필수적으로 장비 유지 및 수리 상태를 모니터링해야 한다.

조제 시스템 이 시스템은 전산화된 의약품 처방전을 출력하며, 온라인 문서 기록뿐만 아니라 문서 체크 및 폐기 기능들을 제공한다(바코딩은 이 시스템의 일부일 수 있음). 온라인 참조 문헌 시스템들도 이 시스템 유형에 속하는 것으로 근거 중심 지식의 적용을 가능하게 한다(Kerfoot & Simpson, 2002).

원격 계측 모니터링 이 산업 기술은 간호사들이 문자메시지를 받거나 담당환자의 신원 정보, 심박 수, 생체리듬 해석 내용을 간호사에게 통보하는 문자 알람을 제공한다. 이어서 간호사는 환자의 상태를 평가하고 적절한 조치를 취한다. 이 산업 기술을 사용할 수 있는 일부 예로는 심전도 판독과 태아 모니터링이 있다.

의료 이메일 의사들은 자신의 환자들과 소통하는 데 이메일을 점점 더 많이 이용하는 중이다(Hafner, 2002). 그러나 환자의 개인 정보 보호 사안들에 대해 신중한 주의가 필요하다. 전문 임상 실무 간호사들 역시 이메일이 유용한 소통 도구라는 것을 알게 될 수 있다. 그러나 일부 환자들이 이 소통 방법을 남용하고 또한 의료 서비스 제공자들로부터 빠른 답장을 기대할 수 있다는 우려가 있다. 현실적으로, 이러한 우려가 실제 문제로 표면화되는 것 같지는 않다. 일부 의료 서비스 제공자들은 환자들이 자신의 문제를 전체적으로 더욱 잘 파악할 수 있도록 매일 모니터하고, 그 데이터를 해당 의사들에게 보낼 능력이 되는 환자들을 선별하는 데 이 방법을 이용하고 있다. 환자들은 받은 의료 메시지들을 잘못 해석하거나 잘못 이해할 위험이 있기 때문에, 명확한 메시지를 보낼 필요가 있다. 이메일은 서신의 추적이 가능하고, 환자들에게 보냈던 내용이 문서 기록으로 남아 환자와 소통하는 데 도움이 될 수 있고 혼란을 줄일 수도 있다. 의사들을 위해 개발된 이메일 가이드라인들에는 다음 조건들이 포함된다. (a)다른 사람이 메시지를 읽을 경우에는 환자에게 사전에 이를 알리며, (b)주소록에 있는 다른 수신인들에게 단체 이메일로 보내는 것은 제한하며, (c)환자들에게 그들이 선호하는 유형의 소통 방법에 대해 묻고, (d)메시지들을 저장(환자들에게 발송, 수신한 메시지들)해야 한다(Hafner, 2002). 이 제안들은 모두 타당한 것처럼 보인다. 이메일 시스템이 웹에 기초하든 그렇지 않든 보안이 확실한 메시지 시스템은 아주 중요한 문제이며, 보안 문제는 모든 메시지들을 보낼 때 적어 보내야 한다. 어떤 가족들의 경우 일부 가족들이 동일한 이메일 주소를 공유하기도 하기 때문에, 보안 문제는 비밀 유지에 직접적으로 암시하는 점들이 있다.

휴대형 소통 시스템들 PDA(개인 휴대용 단말기) 같은 휴대형 전자 통신장비들을 위한 소프트웨어들이 점점 더 많이 출현해, 스태프들이 필요할 때 정보를 더 빨리 구할 수 있게 되었다. 현재 이러한 시스템들은 스마트폰을 통해 이용할 수 있어서 스마트폰만 들고 다니면 된다. 스태프들은 스마트폰에 문서를 기록하고 의료 정보를 검색하고, 의약품에 대한 의사의 처방 지침이나 의약품에 대한 간호사용 소프트웨어를 통해 정보를 검색하고, 다른 이들과 소통하고, 환자 정보를 모니터링하고, 업무 계획에 대한 메모를 작성할 수 있다. 이러한 시스템들이 점차 소형 수첩들(note pads)과 색인 카드들을 대체하는 중이다. 일부 시스템들은 사진 옵션들을 갖추고 있어서 이를 이용해 이미지 데이터를 문서로 기록할 수 있다. 현재, 이러한 시스템들 중 일부는 고가일 수 있지만 가격들은 아마도 떨어질 것이다. 대부분의 조직들은 스태프들에게 PDA

나 스마트폰을 제공하지 않고 있다.

인터넷 처방 현재 환자는 인터넷에 접속해 처방약을 받을 수 있다. 이러한 방식은 안전과 법적 위험이 큰데 인터넷 처방 업체들이 "전통적인 주법과 연방법 및 법규들의 저촉을 받지 않는 범위에서 운영할 수 있기 때문이다."(Waters, 2002, p12) 소비자들은 신뢰할 수 있는 인터넷 사이트들을 통해 약을 구입할 필요가 있다.

가정 건강관리&정보 통신 기술 의료 서비스 환경에서 무슨 일이 일어나고 있는가? 웹을 기반으로 하는 환자 모니터링 프로그램들과 쌍방향 화상(비디오) 프로그램들의 사용이 확대되는 중이다. 울혈성 심부전, 당뇨병, 관상 동맥 질환은 이러한 서비스들을 개발할 때 초점을 맞추었던 3대 질병들이다. 이 3대 질환들은 관리만 잘하면 의료 서비스 비용을 줄일 수 있는 만성 질환들이다. 만성 질환 병세 추이를 관찰하는 많은 모니터링 장치들을 현재 이용할 수 있거나 개발 중이다. 이러한 장치들의 대표적인 것들로는 "악성 흑색종 징후 스캔용 샤워기 모니터, 맥박, 호흡 및 체온을 지속적으로 체크하는 손목시계 같은 장치, 작은 단서들을 이용해 사라지는 기억을 추적하는 전산화된 안경 및 염증 진행을 감지하고 항생제 필요성을 확인하는 스마트 배지 등이 있다."(Predko, 2001, p79) 만성 질환들의 경우 질병 관리에 대한 관심이 폭발하면서 환자 교육, 자기 관리 및 질병 모니터링 방법들에 대한 요구가 점점 커지고 있다. 원격 진료(telehealth)는 이러한 요구들을 충족시킬 수 있는 많은 선택 방안들을 제시한다.

간호 교육을 위한 시사점들

정보 통신 기술과 원격 진료(telehealth)는 확실히 간호 교육에 암시하는 점들이 있다. 학생들은 개인 생활에서 정보 통신 기술을 더 많이 사용하게 되면서 IT의 더 많은 활용을 기대한다. 아이팟(iPod), PDA나 페이스북(Facebook)과 마이스페이스(MySpace) 같은 인터넷 이용 장치들과 커뮤니티 프로그램들 및 휴대폰은 즉각적인 정보를 제공하고 상호작용을 아주 활발하게 만들 수 있다. 정보 통신 기술을 이용한 이러한 방법들은 학생-교수진의 소통을 늘리고 임상 현장에 학생-교수진의 감독을 위한 다양한 방법들을 제공할 수 있는 잠재력을 갖고 있다. 이러한

인용

Thompson, D., Johnson, P. & Spurr, C.(2009). 전자 건강 기록들이 간호 효율성에 미치는 영향(The impact of electronic medical records on nursing efficiency). JONA, 39(10), 444~451.

개요

이 체계적 리뷰는 "한 개 이상의 환자 치료와 무관한 간호 활동들을 완수하는 데 필요한 시간"에 초점을 맞추고, 전자 의무 기록(EMR)의 영향을 수량으로 표시하는 것을 목적으로 11개 연구들을 평가했다(p445). 연구자들은 연구 결과들을 성공과 실패로 구분했다. "성공한 연구들은 전자 문서 기록과 다른 전자 의무 기록 도구들을 이용한 결과로, 간접적이고 환자 치료와 무관한 활동들을 하는 데 간호사들이 소비한 시간 중 감소된 시간을 수량으로 표시한 연구들로 정의되었다. 실패한 연구들은 간접적이고, 환자 치료와 무관한 활동들을 하는 데 간호사들이 소비한 시간 중 증가된 시간을 수량으로 표시하거나 전혀 변화가 없는 연구들로 정의되었다."(p445) 이 연구 결과, 시간을 줄일 수 있는 전자 의무 기록 특징과 그렇지 않은 특징들을 찾았다. 체계적인 검토 작업으로부터 배운 것을 활용해 이 논문은 전자 의무 기록의 장점 및 사전의 실행 계획이 효율성을 향상시키는 방식에 대해 기술했다.

응용

지금은 전자 의무 기록을 이용할 것을 적극 권하는 편이다. 물론 이러한 연구들이 주장하는 것처럼 현재까지 전자 의무 기록법의 영향에 대한 연구는 제한적이긴 하다. 전자 의무 기록을 실행할지 여부를 결정하고 실제 실행하는 것은 간단한 과정이 아니다. 고려할 필요가 있는 많은 요인들이 있고 또한 언제나 최선의 결정을 내릴 만큼 충분히 알지도 못한다. 전자 의무 기록을 이용하는 간호사들은 이 새로운 문서 기록과 산업 기술을 사용하면서 느끼는 좌절감을 토로하는 경우가 종종 있다.

질의

1. 성공으로 이끄는 전자 의무 기록의 특징들과 실패로 이끄는 특징들을 검토해보라. 여러분은 그 특징들에 대해 어떻게 생각하는가?
2. 병원들이 2000년에 적극적으로 전자 의무 기록을 실행하기 시작했음에도 불구하고, 전자 의무 기록에 대한 연구가 제한된 이유는 무엇 때문이라고 생각하는가?
3. 한 의료 서비스 제공 조직이 전자 의무 기록을 실행할 때 이것의 장점과 사전 계획 수립이 성공의 결정적 요소인 이유는 무엇인가?

잠재력은 학생들이 다양한 임상 현장에서 실습하고 교수진이 학생들을 감독하기 위해 한 현장에서 다른 현장으로 이동할 때, 지역 사회 보건 같은 부문들에서 특히 진가를 발휘한다. 교수진이 정보 통신 기술을 더 많이 교과 과정에 결합시키기 위한 변화들을 꾀하지 않으면, 학생들은 점점 더 그 기술을 갈망하고 추구할 것이다.

이 시대는 모든 수준에서 학습과 교육의 얼굴을 바꾸는 중이다. 가르침의 중심은 학습의 촉진으로 점점 이동하는 중이다. "전통적인 교육학에서 학습 파트너십과 학습 문화의 탄생으로 변화하고 있다. 교육학은 정보 전달을 최적화하는 것과 관련 있어야 한다. 아동과 청소년들은 주입식으로 소화도 못한 채 쌓이는 지식이 아닌, 몸소 체험을 통해 배우기를 원하며, 이러한 실천을 통해, 주로 실험을 통해 자신만의 이해를 만들어낸다."(Richards, 2001, p7) 이러한 움직임은 온라인 강의와 학위 프로그램들의 빠르고 탄탄한 성장, 전자책, 강의 문서들을 게재하기 위한 웹 사용 증가, 학생들과의 소통에 이메일 사용 및 대학 웹사이트들을 통한 화상(비디오) 이용 증가에서 볼 수 있다. 점점 더 많은 간호사들이 정보 통신 기술에 쉽게 접근하는 것에서 보듯이 정보 통신 기술 또한 지속적이고 평생 과정으로 학습할 수 있는 기회들이 점점 많아졌다는 의미이기도 하다.

넷 세대(Net Generation)를 끌어들이기 위해서, 간호대학들은 이 새로운 전략들로 눈을 돌리고 그들의 학습과 가르침 철학을 새 시대에 맞게 각색해야 하는데, 학습 촉진자 역할로서 교수진과 함께 학생들의 학습을 촉진하는 것에 더욱 집중해야 한다. 이것은 학생들을 간호 부문으로 끌어들이는 데뿐만 아니라 첨단의 기술을 이용하는 의료 서비스 환경에서 기능하고 기여할 수 있는 간호사로 준비시키는 데도 중요하다. 4년제 간호 학사(BSN) 학위나 석사·박사 학위를 따기 위해 학교로 돌아가는 간호사들은 이 새로운 학습 환경을 따라잡을 필요가 있으며, 교수진은 이들을 도울 준비가 돼 있어야 한다. 그렇지 않으면 그들을 잃어버리게 될 것이다. "베이비부머 세대들은 넷 세대에 비하면 천천히 움직이는 세상에서 살았다. 디지털 시대의 아동들은 모든 일들이 빨리 일어나기를 기대하고 그럴 것이라고 예상한다. 그들의 세상에서는 학습을 포함해 모든 일들이 빨리 일어나기 때문이다."(Richards, 2001, p8)

원거리 교육, 즉 학생과 강사가 시간이나 거리상 따로 떨어진 채 학습 서비스가 제공되는 방식의 교육은 지속적인 교육, 추가 취득 학위들, 인증서 취득을 위한 중요한 방법이 되었다. 이러한 방법의 장점들은 학생들에게는 융통성, 더 적어진 이동 거리로 인한 교통비, 주차비 등 비용 감소 등이 있다. 학교 입장에서는 더 적은 캠퍼스 건물 이용, 단기 교습을 위해 전문가들을 교수진에 포함시킬 수 있는 기회 증가, 여러 지역의 다양한 관점을 가진 학생들의 더 큰 조합, 다양하고 혁신적인 교습 전략 개발 기회가 있다. 또한 교수진에게 있어서는 집에서 가르칠 수 있기 때문에 이동, 교습 및 업무에서의 융통성이 있다. 산업 기술은 한 의료 서비스 제공 조직 내 스태프들에게 찾아가는 강좌 서비스들에도 이용될 수 있으며 또한 지리적으로 다른 장소에 있는 여러 조직들이 컴퓨터, 화상(비디오) 회의 및 기타 새로운 산업 기술을 이용함으로 써 먼 거리를 이동해 또 다른 의료 서비스 조직에 가야 하는 수고 없이도, 스태프들에게 교육과 훈련 프로그램을 제공할 수 있다.

여러분의 병원에선 6개월 전부터 전자 의무 기록(EMR)을 시행해왔다. 한 전문 의료진협진위원회는 간호, 의사, 정보, 병원 행정, 재무, 질 개선, 입원 수속, 정책과 절차 위원회 및 사례 관리 부서들의 대표들과 관리자들로 구성되었다. 이 위원회의 목적은 이 전자 의무 기록 프로젝트의 현재 상태를 평가하고 이 시점에서 필요한 개입 조치들을 판단하는 것이다. 간호 스태프들을 대상으로 한 설문 조사 결과, 간호 스태프들 중 60%가 이 시스템에 만족한 것으로 나타났으며 의사들을 대상으로 한 설문 조사에서는 48%의 의사가 만족하는 것으로 나타났다. 이 두 수치는 늘릴 필요가 있다. 질 개선(QI) 보고서들에 따르면 문서 기록은 여전히 완전하지 않으며 경계(alert) 시스템들이 항상 효력을 발휘하는 것은 아니며, 따라서 스태프들은 출력물로 백업을 계속하고, 이러한 복사물들에 대한 어떤 통제도 없으며, 일부 병동들에서는 컴퓨터 수가 부족한 것으로 확인되었다. 스태프와 의사들은 이 시스템을 이용할 준비가 아직 안 되었다고 느낀다. 직원들은 이 프로젝트가 실패할 것이라고 점치고 있다.

질문
1. 문제는 어떤 것들이 있는가?
2. 문제들을 제대로 이해하기 위해서 더 많은 정보가 필요한가? 그렇다면 어떤 정보가 필요한가?
3. 문제를 해결하기 위해 어떤 조치들을 취해야 할까?
4. 이 프로젝트가 처음에 계획되고 실행되었을 때 이 문제들을 막기 위해 어떤 조치를 취했어야 했는가?
5. 여러분은 추후 평가(시간표 포함)를 어떻게 계획하고 있는가?

환자 교육을 위한 시사점들

전자 건강관리(E-health)는 현재 많은 의료 서비스 제공 조직들에서 흔해졌다. 소비자들은 건강 정보를 찾고, 개인 건강 정보를 저장하고, 의료 서비스 제공자들과 소통하는 것뿐만 아니라 다른 많은 방식들로 인터넷을 이용한다. 인터넷은 환자나 소비자가 자신의 건강을 더 많이 통제할 수 있게 해주었다. 이 산업 기술은 완벽하지 않기 때문에 의료 서비스 제공자들의 질과 환자/소비자들의 안전에 대한 우려들이 많다. 전자 건강관리는 "건강을 증진시키고 의료 서비스를 이용하고 개선하는 데 새로 출현한 정보 통신 기술, 특히 인터넷을 이용"한다(Eng, 2001, p3). 연결성(connectivity)은 오늘날 개인 및 근무 환경에서 없어서는 안 될 핵심 요인들 중 하나로서, 이 요인(연결성)의 영향을 받는 근무 환경들 중에는 의료 서비스 환경도 포함된다. 소비자들과 의료 서비스 제공자들은 점점 더 많은 정보를 더 빨리 이용할 수 있기를 기대하는 동시에 신뢰할 수 있는 정보를 원한다. "인터넷 전화, 무선 PDA 또는 개입 조치를 요구하는 임상 경고 메시지가 적힌 이메일 같은 인터넷 소통 도구들을 통한 데이터 무선 접속(wireless access)은 간병인들에게 언제 어디서나 임상 데이터에 접근할 수 있는 능력을 제공함으로써 업무 효율성을 높일 것이다. 휴대 가능성과 즉각적인 경고가 합쳐진 효과로서 더 빠르고 더 정확한 의사 결정이 가능해졌으며 궁극적으로 더 나은 치료 결과가 나오게 된다."(Meadows, 2002, p295) 소비자들은 무엇을 원하는가? 그들은 자신들의 건강 정보를 빠르고 쉽게 얻을 수 있기를 원한다. 많은 사람들은 또한 가능한 정보 통신 기술들(예: 이메일과 음성 메일)을 통해 담당 의료 서비스 제공자들과 소통하는 데 관심이 많다.

많은 의료 서비스 제공 조직들은 자체 웹사이트를 만들었다. 이러한 웹사이트들의 주된 목적은 마케팅과 홍보다. 간호 부문에 대한 기사를 이러한 사이트들에 올릴 필요가 있다. 급성 치료 병원의 사이트들 경우, 대답은 간단하다. 간호사들이 병원 치료의 대부분을 제공하기 때문에, 소비자들은 이러한 사이트들에서 간호 부문에 대한 기사를 보아야 한다. 의료 서비스 제공 조직들에서 간호 리더십을 앞으로 내세우고 간호사들은 이러한 웹사이트에 출현해야 한다고 주장한다. 간호사들 역시 이 사이트 개발에 참여할 필요가 있으며, 간호사 리더들은 전자 건강관리와 관련된 주요 의사 결정에 관여해야 한다. 간호사 리더들은 또한 자체적으로 정보 통신 활용 실무 기술들과 기술 지능 지수(TIQ)를 높이기 위해 간호사 스태프들의 실무 기술들을 익힐 필요가 있다(Kerfoot, 2000). 이러한 웹사이트들은 또한 조직의 스태프 모집과 보유(구인 광고, 전문 지식 인식, 간호사들이 기여하는 내용들 공유), 환자 교육과 소비자 가이드라인들, 간호사 지속 교육, 웹을 통해 간호 스태프들과 업무에 필요한 자원들 연계, 위원회 같은 간호사의 활동들에 대한 소통 등을 도울 수 있다. 이러한 정보 중 일부는 핀 넘버(pin number)나 개인 정보 보호 시스템을 통해 이용해야 하지만, 다른 부분들은 대중에게 개방해야 한다. 다음에는 소비자 또는 환자 지향적 조언들이 나와 있는데, 소속 의료 서비스 제공 조직의 웹사이트에서 간호사들이 이용할 수 있는 경우, 이 조언들은 간호사가 환자들의 치료를 관리하는 데 도움이 될 수 있다.

- 수술 전 지시 사항들

- 흔한 질병들(예: 당뇨병, 심장 질환 등)에 대한 환자 교육 길잡이

- 수술 후 경험에 대한 설명

- 입원 과정에 대한 설명

- 퇴원 과정에 대한 설명

- 퇴원 계획과 환자 역할에 대한 설명

- 환자 권리

- 가족 방문 가이드라인

- 가족들을 위한 집중 치료 가이드라인

- 부모의 입원으로 함께 온 아동 돕기

- 병원 식단

- 병원에 입원한 한쪽 부모/한쪽 조부모에 대한 아동의 대처 돕기

- 안전을 보장하기 위해 병원에 보내도 되는 꽃들과 화분들

- 변제 문제들과 절차들

- 담당의와 대화 나누기

- 담당간호사와 대화 나누기

- 누가 누구인지 스태프들을 중심으로 자신만의 방법 찾기

- 환자 만족과 환자 옹호

이것들은 단지 소수의 예일 뿐이다. 환자들이 치료를 받을 때 어떠한 교육적 내용과 정보도 환자들에 맞춰 제공될 필요가 있으며, 환자들은 질문하고 논의하기 위해서 간호사와 연락할 필요가 있을 것이다.

간호 연구를 위한 시사점들

정보학은 간호 연구에 영향을 미쳐왔으며 앞으로도 계속 그럴 것이다. 이러한 영향으로 정보학의 활용은 연구를 촉진하는 도구이자 연구의 초점인 임상 실무와 행정 실무에서 응용되

는 것으로 여겨진다. 정보학과 이것이 의료 서비스 부문에 암시하는 점들을 이해하기 위해서는 더 많은 연구와 노력이 필요하다. 산업 기술에 접근할 수 있는 능력이 늘어남에 따라 많은 의료 서비스 제공 조직들은 아마도 연구 활동을 늘릴 것이다. 조직들 간에 소통하고 정보를 구하고 논의하는 능력이 더욱 커졌다. 데이터베이스도 검색하는 데 이용할 수 있도록 데이터를 보관할 수 있으며, 다양한 검색 능력들을 통해 데이터는 어떤 사안에 대해 더 명확하게 파악할 수 있게 해준다. 연구 간호사들은 정보 통신 기술의 가능성들을 이해하고 IT 전문가들과 일할 필요가 있다. 지금은 다양한 컴퓨터에 기초한 통계 소프트웨어 프로그램들 덕분에 연구에 통계를 적용하는 것이 더 용이해졌다.

산업 기술과 의료 서비스

정보 통신 기술의 빠른 성장세 속에서 의료 서비스의 관리와 제공 역시 빠르게 변화해왔다. 현재 정보는 다양한 유형의 산업 기술을 통해 이용할 수 있게 되어, 의료 서비스 제공자들에게 의료 서비스 환경들, 말 그대로 세계 어디에서든 환자의 정보를 추적하고 그 데이터를 효과적으로 분석할 수 있게 할 수 있는 능력을 주었다. 보험사들은 전화로 환자에게 조언을 하면 환자들이 직접 전문 의료진(종종 간호사가 됨)에게 말할 수 있기 때문에, 이 전화 조언 서비스가 뛰어난 응급 환자 중증도 분류(triage) 방법이라는 것을 알게 되었다. 이 방법은 응급 환자 중증도 분류, 상담, 질병 관리, 환자 교육, 자기 치료 지원, 진료 약속 및 전문의에게 진료 의뢰 서비스에 이용될 수 있다(Greenberg & Schultz, 2002). 전화 조언 서비스를 통해 환자는 자신의 질문들에 대한 답변을 받을 수 있는데, 이것은 환자가 의원에 방문할 필요성을 원천적으로 막을 수 있다. 환자들은 또한 몸 상태에 대한 평가를 받고 가장 좋은 의료 서비스 자원들을 추천받을 수 있다. 환자 교육과 관리 지침도 제공할 수 있다. 전화를 통한 환자의 몸 상태에 대한 평가는 미묘한 방식으로 환자가 전할 수 있는 결정적 정보를 포착할 능력을 갖춘, 매우 숙련된 임상의가 할 필요가 있다. 환자의 몸 상태를 평가할 수 있는 기술들과 의사들과 협업할 수 있는 능력을 가진 간호사들이 이 역할을 하는 데 특히 효과적이다. 전화를 통한 환자 조언 시스템은 통화 대상, 통화 시기, 통화 이유 및 요청받은 평가 데이터와 개입 조치들에 대한 내용이 포함된 가이드라인들과 명확한 문서 기록 정책들을 필요로 한다. 후속 조치는 매우 중요한 화두인데, 이것은 의료 서비스의 일부이자 그러한 서비스들을 문서로 기록하는 것도 후속 조치에 속하기 때문이다.

간호사들과 환자들 간에 이러한 유형의 소통을 할 때는 상호 신뢰의 중요성, 좋은 관계 수립 및 환자 맞춤 치료 필요성을 고려할 필요가 있다. 후자, 즉 환자 맞춤 치료가 중요한 이유는 환자를 위한 전화 조언 시스템들을 이용하는 많은 의료 서비스 제공 조직들이 아주 구체적인 프로토콜들, 알고리즘들 및 가이드라인들을 이용하기 때문이다. 그러나 환자에게 맞춤 치료를 제공하지 않는다면, 심각한 결과들을 초래할 수 있다. '정형화된(cookbook)' 치료는 피해야 한다. 환자의 몸 상태에 대한 평가는 다루어야 할 환자의 치료 욕구들에 대해 간호사가 취하는 개입 조치의 성공 여부를 결정하는 열쇠다. 간호사가 다루어야 할 치료 욕구들은 간호사에게 제공한 가이드라인들에서 찾을 수 있거나 찾을 수 없다. 이 임상 실무 현장에서 간호사들이 보통 이용하는 전형적인 4개의 개입 조치들이 있는데, 전화 상담, 전화 후속 조치, 전화를 통한 감시, 전화를 통한 응급 환자 중증도 분류가 그러한 조치들이다(Androwich & Hass, 2001). 환자 조언 시스템에서 사용하는 이 전형적인 4개의 개입 조치들 중 가장 쉽고 아마도 가장 흔한 조치는 환자의 후속 조치를 위해 전화를 이용하는 것이다. 주간 외과 수술 병동/이동 병동(ambulatory) 스태프들은 수술 전에 환자에게 전화를 걸어 수술 전 준비 요건들에 대해 논의하고 퇴원 후에는 그들의 상태를 판단하고 퇴원 때 제공한 조언을 잘 따르는지 여부를 확인할 것이다.

많은 의료 서비스 제공자들은 환자에게 연락하고 약속 시간에 오지 않는 환자 수를 줄이기 위해 진료 약속을 상기시키는 데 전화를 이용한다. 환자가 나타나지 않은 진료 약속은 의료 서비스 제공자들에게 있어선 큰 손해인데, 이 시간에 다른 환자들을 볼 수 있었기 때문이다. 의료 서비스 제공자들, 특히 병원들은 전화를 걸어 환자의 첫 입원에 필요한 접수 정보를 얻고 동시에 입원과 관련된 정보를 제공해 입원 수속 시간을 줄인다. 보험사들은 진료 약속 시간에 가지 않은 환자들에게 전화를 걸거나 이용 시설 만족 데이터를 얻기 위해 환자들에게 전화를 건다. 전화는 새로운 것은 아니다. 그러나 의료 서비스 제공자들은 이 기술을 아주 잘 이용하고 있다. 이러한 목적들로 전화를 사용하는 것은 스태프들의 시간을 뺏고 비용에 영향을 미친다. 그렇지만 이 방법은 대체로 직접 대면하는 데 필요한 시간보다는 적게 든다. 즉 전화는 의료 서비스 제공자와 환자의 시간을 절약한다. 환자에게 전화를 거는 스태프들은 전화 목적, 개인 정보 보호 문제, 통화 대상, 통화 내용 및 통화 내용을 문서로 기록하는 것과 관련된 훈련, 정책들에 대한 교육과 가이드라인들을 받을 필요가 있다.

리더십과 관리 기술 적용하기

나의 병동

여러분의 병동은 한 전자 의무 기록(EMR) 시스템을 실행하는 중이다. 이러한 환경을 이끌기 위해 각 책임 간호사는 자신의 병동에서 발생할 수 있는 문제들을 확인할 의무가 있다. 여러분이 이끄는 병동, 환자들, 스태프들, 특별할 수 있는 문서 기록 문제들, 변화에 대응할 수 있는 스태프 능력, 문서 기록과 전자 의무 기록(EMR) 및 정보 통신 기술(IT)와 관련된 교육 요구들 등을 고려할 필요가 있다. 여러분은 자신의 책상에 앉아 이 거대한 과제를 시작하려는 참이다. 여러분의 반응을 어떻게 묘사할 것인가? 이야기 형태, 표나 다른 형태로 묘사할 것인가? 여러분은 간호 과장에게 명확하게 설명을 하고 싶다. 여러분이 간호 과장에게 보낼 대답을 준비하라. 그 대답은 여러분의 병동에 특정한 것이어야 하며, 여러분의 병동과 관련해 앞서 다른 단원들에서 내렸던 결정들을 고려할 필요가 있다. 여러분의 병동을 위한 책임 간호사로서 여러분이 하는 업무를 기록하는 데 이 책에 있는 가상 병동 사이트를 이용하라.

비판적 사고 개발을 위한 질문&활동

1. 의료 서비스 환경에서 정보 통신 기술을 활용하는 정도는 지역 사회마다 다르다. 여러분은 일부 의료 서비스 제공 조직들이 다른 조직들보다 산업 기술을 더 많이 사용한다는 것을 알아차렸을지 모른다. 컴퓨터 이용은 아주 흔해졌지만, 그럼에도 불구하고 일부 조직들은 컴퓨터 사용법과 관련해 가야 할 길이 요원하다. 여러분의 지역 사회에서는 어떤 정보 통신 기술이 이용되고 있는가? 여러분의 과에서는 의료 서비스 제공 조직들이 적힌 리스트를 작성해 현재 의료 서비스 제공 조직들에서 공통적으로 사용할 수 있는 산업 기술 유형들과 해당 기술들을 포함하는 설문 조사를 실시하고 싶을지 모른다. 리스트를 작성한 후 거기에 적힌 의료 서비스 제공 조직들에서 어떤 정보 통신 기술들을 사용하는지 알아보라. 어떤 유형의 정보 통신 기술이 어떻게 사용되며, 어떤 환자 인구들이 그 기술의 혜택을 받으며, 그들은 해당 의료 서비스 제공 조직의 컴퓨터 문서 기록 시스템에 대해 어떻게 생각하는지(시스템이 있을 경우) 조사하라. 해당 조직들은 사용하는 정보 통신 기술의 장단점이 무엇이라고 생각하는가? 여러분은 또한 동료 학생들에게 그들이 다양한 의료 서비스 환경에서 이용했던 다양한 컴퓨터 문서 기록 시스템들의 순위를 매겨

달라고 요청할 수도 있다. 여러분의 대답은 여러분이 실습한 현지 의료 서비스 제공 조직들의 정보 통신 기술 활용 수준에 달려 있지만, 아마도 그 대답에는 컴퓨터 활용, 외과 수술과 다른 전문과들에서 치료에 이용된 산업 기술들, 전화, 화상 회의, 원격 진료 및 다른 방법들이 포함될 것이다. 기술들의 효과를 평가하기 위해 이용할 수 있는 준거들로는 초기 비용, 유지비, 훈련비, 과실 비율, 안전 문제들, 백업 시스템 필요성, 스태프들의 반응 등이 될 수 있다.

2. 의사와 간호사의 개입 치료, 양쪽 부문에서 산업 기술 증가와 소통이 간호사의 간호 부분에 영향을 미친다는 점을 여러분은 어떻게 생각하는가?

3. 팀을 이루어 하나의 전자 의무 기록(EMR)을 이용할 때 과실로 이어질 수 있는, 잠재적 문제들을 리스트로 작성하라. 이러한 문제들을 예방하기 위해 실행할 수 있는 전략들을 찾아보라.

4. 팀을 이루어 원격 진료가 향후에 어떻게 이용될지, 여러분의 상상력을 발휘해 논의하라.

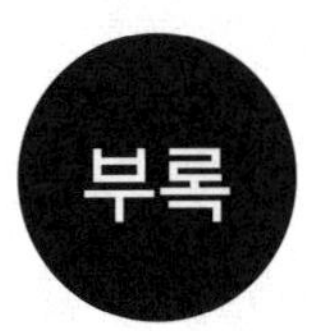

간호사 임원의 역량

I. 소통과 관계 구축

a. 효과적인 소통

- 간호 부문, 의료 서비스 및 조직 문제들에 대해 다양한 관객들 앞에서 프레젠테이션하기
- 관객들에게 간호 부문, 의료 서비스 및 조직 문제들 중 적합한 문제들을 다루기 위해 설득력 있는 서면으로 된 발표 자료 준비
- 갈등 해결 및 관리

b. 대인관계 관리

- 아래 사람들과 신뢰를 바탕으로 하는 협업 관계 구축
  - 스태프들
  - 동료들
  - 타 진료 부서들
  - 의사들
  - 판매 업체들
  - 지역 사회 리더들
  - 간호학 및 다른 교육 프로그램들
- '신뢰성'을 유지할 수 있는 방식으로 '나쁜 소식' 전하기
- 약속을 철저하게 지키기
- 불만족한 고객들에게 서비스 회복 제공하기
- 사람들을 인격체로서 존중하는 태도로 대하며 공감과 관심을 보이면서도 조직의 목표와 목적들의 완수를 보장하기
- 설득해서 목표들을 달성하고, 성공과 업적들을 축하하고, 공유한 비전에 대해 소통하기
- 비위협적이며 사전에 판단하지 않은 채 객관적인 방식들로 견해들을 제시하기

c. 영향을 미치는 행동들

- 공유한 비전을 탄생시키고 소통하기
- 적절한 행동들에 대해 보상하고 부적절한 행동들에 대응하기

- 행동 기대치들을 개발, 소통 및 모니터하기

d. 다양성

- 스태프들, 의사들, 환자들 및 지역 사회들의 차이를 인정하는 환경 조성하기
- 현재 환경을 평가하고 문화적 역량의 진전 지표들을 정하기
- 성별, 인종, 종교, 민족, 성적 지향성, 연령 등의 차원으로 다양성을 정의하기
- 문화적 성향 같은 그룹들(clusters)을 확인하기 위해 인구 데이터 분석하기
- 다양한 인구 집단들에게 부적합한 행동들과 태도들 정의하기
- 다양한 인구 집단들에게 부적합한 행동들과 태도들에 대립하고 철폐하도록 노력하기
- 문화적 신념들을 치료에 통합시키는 과정들 개발하기

e. 의사 결정 과정 공유

- 스태프들과 다른 이들을 의사 결정에 참여시키기
- 환자 중심적인 의사 결정 촉진하기
- 의견 공유를 격려하는 환경 조성하기

f. 지역 사회의 참여

- 지역 사회에 있는 비의료 서비스 부문들의 대표들 참여시키기
- 지역 사회와 비즈니스 리더들에게 간호 부문과 의료 서비스에 대한 컨설팅 서비스 제공하기
- 지역 사회 또는 전문직 조직의 효과적이고 폭넓은 시각의 구성원 되기

g. 의료 스태프와의 관계

- 환자 치료, 치료의 질 및 간호사 프로페셔널리즘의 최고봉으로서 의사와 신뢰 쌓기
- 환자들과 스태프들에 대한 부적절한 행동에 맞서고 문제로 다루기
- 의료 집행위원회와 다른 의료 스태프 위원회들에 간호 부문 대표로 참여하기
- 환자에게 필요한 의료 서비스들을 결정하는 데 의료 스태프 리더들과 협업하기
- 환자 치료의 프로토콜, 정책 및 절차들을 개발하기 위해 의사들과 협업하기

- 환자의 치료에 필요한 장비와 시설들을 결정하기 위해 의사들과 협업하기
- 의사의 임상 업무 수행 문제들을 다루기 위해 의료 스태프 메커니즘들 활용하기
- 의사들과 간호사들 또는 다른 진료 부서들과 관련된 분쟁 해결 촉진하기

h. 학계와의 관계

- 간호 치료를 위한 간호사들의 현재 및 향후 공급 및 수요 수준 판단하기
- 기존 및 잠재 간호 스태프들의 교육적 욕구들 확인하기
- 요구된 자원들을 제공하기 위해 간호 부문 프로그램들과 협업하기
- 임상 전문 졸업생들의 질을 평가하는 간호 프로그램들과 졸업생들의 질을 향상시킬 수 있는 메커니즘을 개발하기 위해 협업하기
- 학계 자문 위원회에서 위원으로 봉직하기
- 간호 부문 연구에서 간호학과 교수진과 협업하고 간호 연구를 임상 실무에 접목시키기

II. 의료 서비스 환경에 대한 지식

a. 임상 실무 지식

- 간호사의 임상 실무 및 환자 치료 팀의 팀원으로서 간호사의 역할과 기능들에 대한 지식을 늘 현재 수준으로 유지하기
- JCAHO(의료기관 평가위원회(Joint Commission))와 전문 간호사 문헌에서 출간한 환자 치료 기준들을 분명히 밝히기
- 서면으로 된 소속 조직의 임상 정책들과 절차들을 근거 중심 실무에 입각해 검토하고 이에 따라 업데이트되도록 보장하기
- 질병 진행 과정들, 제약 및 임상 기술 같은 임상 부문 주제들을 포함해 평생 학습의 역할 모델 되기

b. 다양성 모델들/업무 설계

- 환자 치료 전달 시스템과 개혁 조치들에 대한 지식을 현재 수준으로 유지하기
- 다양한 의료 서비스 전달 시스템과 환자 치료 모델들, 각각의 장단점들을 명확히 설명하기
- 환자 치료 작업/작업 흐름을 재설계할 때 변화 주역으로 활동하기
- 새로운 전달 모델들이 언제 적합한지 판단하고 이 모델들을 마음속에 그리고 개발하기

c. 의료 서비스 경제학

- 관련 규제들 및 민간 보험 관련 문제들을 분명하게 밝히기. 이것들이 의료 서비스 제공 조직의 재정에 영향을 미치기 때문임.
- 개별 의료 서비스 제공 조직의 지급인 조합(payer mix), CMI와 모범이 되는 기준점(벤치마크) 데이터베이스를 이해하고 명확하게 설명하기

d. 의료 서비스 정책

- 의료 과실/태만, 변제같이 환자 치료 제공에 영향을 미치는 법규들을 명확하게 설명하기
- 전문 의료 종사자 조직의 구성원으로서의 활동을 통해, 또한 공무원과의 개인적인 접촉을 통해 의료 서비스 관련 입법 과정에 참여하기
- 법과 규범 제정 과정 및 양쪽에 영향을 미치는 방법들에 대해 환자 치료 팀의 구성원 교육 시키기
- 법규가 간호&의료 서비스 조직들에 미치는 영향 해석하기

e. 운영

- 다음 부문들에서 의료 서비스 제공 조직의 운영 기관의 역할을 명확하게 설명하기
    - 신탁 책무들
    - 인증
    - 업무 수행 관리
- 운영 기관에게 환자의 치료 문제들 제기하기
- 운영 기관의 질 개혁 조치와 전략적 계획 수립 과정에 참여하기
- 의료 서비스와 간호사의 간호 가치와 관련해 의료 서비스 제공 조직의 이사회 이사들과

의견을 나누고 이들을 교육시키기

- 의료 서비스 제공 조직의 이사회 회의에 간호 부문 대표로 참석하기

f. 근거 중심 실무/치료 결과 측정

- 연구에서 나온 정보 해석하기
- 기준들, 임상 실무들 및 한 의료 서비스 제공 조직에서 환자 치료 모델 수립을 위해 연구 결과들 활용하기
- 환자 치료 팀의 팀원들에게 연구 결과들 유포하기
- 치료 결과 측정치들을 제공하는 연구들에 참여하기
- 환자의 급성 상태(acuity)/필요한 치료의 측정치들에 기초해 간호 자원들 할당하기

g. 환자 안전

- 한 의료 서비스 제공 조직의 광범위한 환자 안전 프로그램 개발 및 실행 지지하기
- 안전한 임상 시스템들, 처리 과정들, 정책들 및 절차들 설계하기
- 예상한 위험들과 예상치 못한 위험들을 확인하기 위해 임상 활동들을 모니터하기
- 처벌하지 않는 신고 환경과 불완전한 임상 실무 신고에 대한 보상 시스템 지원하기
- 안전 권고들에 대해 답변하고 실천하는 안전 설문 조사 지지하기
- 스태프들이 임상적으로 유능하고 환자 안전에 있어 그들이 해야 할 역할에 대해 훈련을 받았다는 것을 보장하기

h. 활용/사례 관리

- 소속 의료 서비스 제공 조직에서 채택한 준거 모델들을 해당 조직에 명확하게 설명하기
- 다양한 관객들(간호 부문, 재정 부문 및 의료 스태프들)과 이 모델의 핵심 요점들에 대해 이야기 나누기
- 지속적인 활용 관리 실무들에 의사들 개입시키기
- 장기 치료 병동, 응급 치료 센터, 입원/퇴원 병동 등의 환자 관리 데이터 처리 능력용 치료 선택 방안들이 하나의 선상에 연속적으로 있는 치료 옵션 연속체(continuum) 설계하기

i. 질적 개선/지표들

- 조직의 질 개선(QI) 프로그램들과 목표들을 명확하게 설명하기

- 환자의 치료의 질 개선 목표들과 목적들을 결정하기

- 매트릭스(matrix)를 치료 과정 개선과 관련된 것으로 정의하기

- 질 지표들(metrics)을 어떤 치료 과정의 질 측정 단위로 설명하고 활용하기

- 질 지표들과 목표들의 상관성을 명확하게 설명하기

- 조직의 질 지표들과 국가 차원의 질 개혁 조치들/지표들의 상관성을 명확하게 설명하기

- (데이터 벤치마킹과 비교해) 근거 중심 실무의 치료 결과들을 목표로 정하기

- 질 지표를 규정하는 요소들

  - 문제/해결 과정 확인

  - 환자 치료의 구체적인 부문들의 개선 성공도 측정

  - 질 기준들의 근본 원인이나 변동 분석

  - 증거를 갖고 해결 과정 개선

  - 해결책들 통제 및 성공 유지

j. 위험 관리

- 위험/법적 책임 있는 부문들 확인하기

- 스태프들이 위험 관리와 준수 사안들에 대해 교육받았다는 것 보장하기

- 모든 수준의 스태프들에게 잠재적 법적 책임이 있는 문제들에 대해 신속한 신고를 장려/ 요구하는 시스템들 개발하기

- 잠재적 법적 책임이 있는 것으로 확인된 부문들을 확인하고 수정 조치 취하기

III. 리더십

a. 근본적 사고 기술들

- 진지하게 고려해야 하는 아이디어들, 종교적 신념 또는 관점들을 신중하게 다루기

- 의사 결정에 대한 자신의 방법과 종교적 신념, 가치 및 추론의 역할 인식하기
- 증거를 검토한 후 조직의 문제들을 비판적으로 분석하기
- 새로운 지식과 아이디어들을 탐구할 수 있는 호기심과 열의 유지하기
- 과학과 인술, 양쪽 부문에서 간호 부문의 리더십 장려하기
- 반성하는(reflective) 리더십과 모든 리더십은 반성 속에서 시작된다는 점을 이해한다는 것 보여주기
- 의료 서비스 제공 조직에 영향을 미치는 문제들에 대해 선견지명 있는 사고력 제공하기

b. 개인적 훈련들

- 자신의 장점과 약점들과 관련해 제공되는 피드백을 귀하게 여기고 피드백에 맞춰 행동하기
- 자신이 모범을 보이며 평생 학습의 가치 입증하기
- 성공만큼 후퇴와 실패의 교훈을 잘 배우기
- 개인적 전문 의료진으로서, 직장인으로서 목표들을 평가하고, 직장인으로서 경력 발전 계획 수립하기
- 존중받는 동료들로부터 멘토십(mentorship) 구하기

c. 체계적 사고

- 간호 조직의 한 가치로서 체계적 사고(system thinking) 장려하기
- 간호 부문의 의사 결정이 전체로서 의료 서비스 제공 조직에 미치는 영향에 대해 고려하기
- 의료 서비스 제공 조직 전반에 걸쳐 충성심과 헌신 정신을 구축하는 데 리더십 제공하기
- 조직의 선(good)을 위해 여러 갈래의 관점들 통합하기

d. 성공 계획 수립

- 간호 부문 관리를 바람직한 전문 분야로 장려하기
- 문제들에 대해 성공 계획이 수립되었는지 확인하고 실천 계획들을 세우기 위해 주기적으로 의료 서비스 제공 조직에 대한 평가 실시하기
- 전문 의료진의 역할 모델이자 향후 간호 부문 리더들을 위한 멘토 되기
- 리더십 잠재력이 있는 스태프들을 조기에 확인하고 멘토링을 제공하는 메커니즘들 수립

하기

* 자신이 맡은 직책의 성공 계획 개발하기

e. 변화 관리

* 의료 서비스 제공 조직의 변화들을 실행하기 위한 계획을 세우기 위해 변화 이론 활용하기
* 변화의 중요성, 필요성, 영향 및 과정을 이해하는 데 다른 이들을 도우며, 변화의 주역으로 서 기여하기
* 시간이 많이 드는 어려운 변천 시기 동안 스태프들 지지하기
* 새로운 아이디어들과 접근법들에게 개방적인 태도를 유지할 수 있도록 변화에 대한 자신 의 반응을 인식하기
* 리더십 스타일을 상황의 필요성들에 맞춰 각색하기

IV. 프로페셔널리즘

a. 개인적이자 전문 의료진으로서의 책임

* 결과들을 발생시키는 조치들을 시작하도록 팀을 장려하는 환경 조성하기
* 환자에게 취한 조치들과 치료 결과들에 대해 자신과 다른 이들에 대한 관리 책임 지기
* 다른 이들이 기대치들을 세우고 서로에 대한 관리 책임을 지는 근무 환경 조성하기
* 자신의 행동과 조치들이 발생한 결과들에 대한 질문에 대답하기

b. 직장 경력 발전 계획

* 자신의 직장 경력 발전 계획을 세우고, 이 계획에 맞춰 어느 정도 진전하는지 측정하기
* 다른 이들이 그들 자신의 직장 경력 계획을 개발하는 데 코치 역할 하기
* 전문 직업인으로서, 개인으로서 성장이 하나의 기대 가치가 되는 환경 조성하기

c. 윤리

- 윤리 원칙들의 실무 적용 방침을 명료하게 표현하기
- 높은 윤리 기준들과 핵심 가치들을 일상 업무 활동들에 통합시키기
- 높은 윤리 기준들을 존중하고 평가하는 환경 조성하기

d. 근거-중심 임상 및 관리 실무

- 성문화된 최고 실무들의 이용을 적극 장려하기
- 근거 중심 데이터와 연구를 의례적으로 활용하도록 다른 이들을 교육시키고 멘토로서 지도하기

e. 권리 보호

- 환자 치료가 의료 서비스 전달 조직의 핵심 업무라는 관점을 가진 역할 모델 되기
- 임상적 관점이 조직의 의사 결정들에 포함되는 것 보장하기
- 간호사들이 그들의 실무에 영향을 미치는 의사 결정들에 적극적으로 참여할 수 있도록 보장하기

f. 전문 직업인 조직에 멤버로 적극 참여

- 최소한 하나의 전문 직업인 조직에 참여하기
- 다른 이들이 한 전문 직업인 조직에 참여하는 것을 지지하고 장려하기

V. 비즈니스 기술

a. 재정 관리

- 의료 서비스 제공 조직들을 위한 비즈니스 모델들과 경제학의 근본 개념들을 명확하게 설명하기
- 일반적인 회계 원리들을 기술하고 기본적인 회계 용어들 정의하기

- 재무제표 분석하기
- 비즈니스 계획들을 개발함으로써 재정 자원 관리하기
- 정확한 청구 메커니즘을 보장하기 위한 절차 정하기
- 환자 치료에 대한 의사 결정이 재정에 미치는 시사점들을 환자 치료 팀원들에게 교육시키기

b. 인적 자원 관리

- 인력 공급 계획 수립과 고용 결정들에 참여하기
- 다양한 인력 확보를 위해 싸우기
- 직장과 관련된 불미스런 행동 문제들을 줄이기 위해 수정 훈련 이용하기
- 직원 만족/업무의 질에 대한 설문 조사 결과들을 해석하고 평가하기
- 직원들이 의사 결정에 개입할 수 있는 기회들 조성하기
- 타의 모범이 되는 업무 수행을 보상하고 인정하기
- 업무-삶의 균형을 증대시키기 위한 프로그램들 개발하기
- 법규 가이드라인들 해석하기
- 단체 교섭 환경들을 관리하거나 교섭 요구를 피하기 위한 프로그램들 실행하기
- 성희롱, 직장 폭력, 언어 및 신체적 학대 문제를 확인하고 박멸하기
- 근로자 상해와 피로를 막기 위해 인간 공학적으로 타당한 근무 환경들 실행하기
- 생물학적 테러, 생물학적 위험 및 재앙 준비 계획을 개발하고 실행하기
- 직무 관련 과제들을 수행하는 데 필수적인 임상 차원 및 리더십 기술들 확인하기
- 적절한 기술 세트들과 조직의 요구들을 매치하면서 최고의 재능 선택하기(직무에 지원한 후보의 실무 기술 세트들 평가하기)
- 보상, 인정, 카운슬링 및 훈련 조치들을 통해 업무 수행 관리하기
- 임상 직원들과 리더들이 업무에 필요한 기술 세트들을 개발할 수 있도록(성공 계획 수립), 멘토십과 커리어 카운슬링 서비스 제공하기
- 경쟁력을 유지하는 데 필요한 향후 기술 세트들 확인하기
- 적절한 보상을 보장하기 위해 자원들의 공급, 요구 및 관리와 관련해 시장 데이터 분석하기
- 직원 모집과 보유 전략들 개발, 실행하기

c. 전략적 관리

- 상황을 분석하고 전략적 방향 확인하기
- SWOT(강점, 약점, 기회, 위협) 및 격차 분석 실시하기
- 사명, 비전과 관련된 목적, 목표들 및 구체적 전략들 개발하기
- 재정적 관점의 '균형'을 맞추기 위해 조직들이 측정해야 하는 것 이해하기
- 학습과 성장, 비즈니스 과정, 고객 및 재정 관점들에서 본 업무 수행을 측정하고 분석하기

d. 마케팅

- 마케팅 기회 분석하기
- 마케팅 전략 개발하기
- 마케팅 전략과 소통 전략 접목시키기
- 여러분의 조직을 홍보하기 위해 홍보와 언론 수단 이용하기

e. 정보 관리&산업 기술

- 이메일, 공통 단어 처리, 스프레드시트 및 인터넷 프로그램의 기본 활용 능력 입증하기
- 임상 실무 개선을 위한 간호 부문 데이터의 관련성 인식하기
- 컴퓨터 응용 프로그램의 한계점들 인식하기
- 정보 통신 장치들 이용하기
- 환자의 치료 과정과 시스템들을 위한 계획을 수립하는 데 이용하기 위해 여기저기 흩어져 있는 정보에 접근하고 데이터를 분석할 수 있도록 병원의 데이터베이스 관리, 의사 결정 지지 및 전문가 시스템 프로그램들 활용하기
- 시스템 변화 처리 과정과 공공시설(수도, 전기 등) 이용 분석에 참여하기
- 임상 실무 환경들에서 정보 시스템들의 평가에 참여하기
- 환자 치료 과정과 시스템들을 평가하고 개정하기
- 행정 데이터(계산서 데이터, 질 보장 데이터, 작업량 데이터 등)를 기록하기 위해 전산화된 관리 시스템들 이용하기
- 구조화된 데이터 입력용(분류 시스템, 환자 중증도 수준 등) 응용 프로그램들 이용하기
- 임상 실무 환경에서 정보 시스템들의 계획 수립, 설계, 선택 및 실행에 간호사들 참여 유

용성 인정하기

- 사회 및 산업 기술의 동향(트렌드들), 사안들 및 이들을 간호 부문에 적용할 때 새로운 발전들을 인식하는 것을 입증하기

- 임상 데이터, 정보와 비밀 유지와 관련된 법적, 윤리적 문제들에 대해 능통하다는 것을 입증하기

- 벤치마킹, 재정 및 병실 이용 관련 데이터 읽고 해석하기

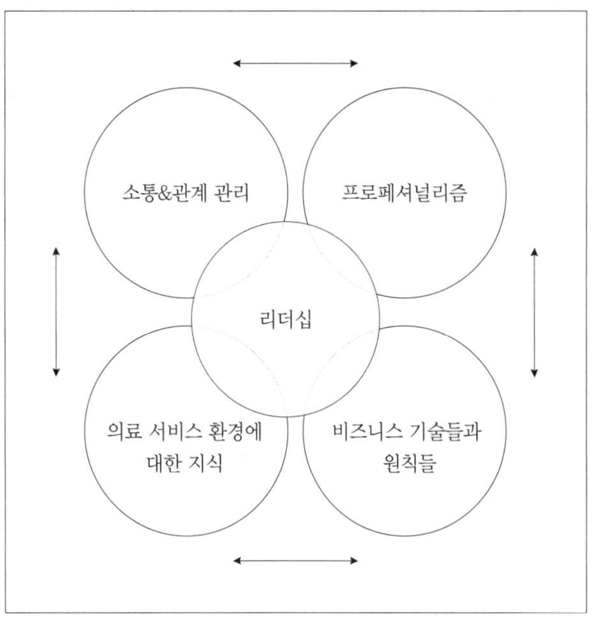

출처: 미국 간호집행기구(American Organization of Nurse Executives, 2005). AONE 간호사 임원의 역량들. 재출간 허가는 aone@aha.org로부터 받아야 함.

간호사 리더십

펴 냄 2013년 11월 25일 1판 1쇄 박음 / 2013년 12월 5일 1판 1쇄 펴냄
지은이 애니타 핀켈맨
옮긴이 유선이
펴낸이 김철종
펴낸곳 (주)한언
　　　　등록번호 제1-128호/등록일자 1983. 9. 30
주 소 서울시 종로구 삼일대로 453(경운동) KAFFE빌딩 2층
　　　　02)723-3114 팩스번호 02)701-4449
편집이사 이선애
마케팅 오영일 유은정 정윤정
이메일 haneon@haneon.com 홈페이지 www.haneon.com

이 책의 무단전재 및 복제를 금합니다.
잘못 만들어진 책은 구입하신 서점에서 바꾸어 드립니다.

ISBN 978-89-5596-673-2 13510

한언의 사명선언문

Since 3rd day of January, 1998

Our Mission – 우리는 새로운 지식을 창출, 전파하여 전 인류가 이를 공유케 함으로써 인류 문화의 발전과 행복에 이바지한다.

– 우리는 끊임없이 학습하는 조직으로서 자신과 조직의 발전을 위해 쉼 없이 노력하며, 궁극적으로는 세계적 콘텐츠 그룹을 지향한다.

– 우리는 정신적 · 물질적으로 최고 수준의 복지를 실현하기 위해 노력 하며, 명실공히 초일류 사원들의 집합체로서 부끄럼 없이 행동한다.

Our Vision 한언은 콘텐츠 기업의 선도적 성공 모델이 된다.

> 저희 한언인들은 위와 같은 사명을 항상 가슴속에 간직하고
> 좋은 책을 만들기 위해 최선을 다하고 있습니다.
> 독자 여러분의 아낌없는 충고와 격려를 부탁 드립니다.
> • 한언 가족 •

HanEon´s Mission statement

Our Mission – We create and broadcast new knowledge for the advancement and happiness of the whole human race.

– We do our best to improve ourselves and the organization, with the ultimate goal of striving to be the best content group in the world.

– We try to realize the highest quality of welfare system in both mental and physical ways and we behave in a manner that reflects our mission as proud members of HanEon Community.

Our Vision HanEon will be the leading Success Model of the content group.